GRUNDRISS DER ALLGEMEINEN CHIRURGIE

VON

PROFESSOR EDUARD MELCHIOR

OBERARZT DER CHIRURGISCHEN UNIVERSITÄTSKLINIK IN BRESLAU

MIT EINER EINFÜHRUNG

VON

GEHEIMRAT PROF. DR. H. KÜTTNER

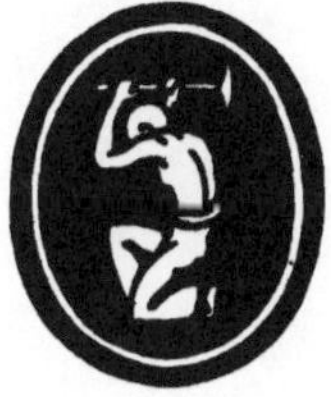

ZWEITE AUFLAGE

MIT 16 ABBILDUNGEN IM TEXT

MÜNCHEN · VERLAG VON J. F. BERGMANN · 1925

ISBN-13: 978-3-642-89359-9   e-ISBN-13: 978-3-642-91215-3
DOI: 10.1007/ 978-3-642-91215-3

Zur Einführung der ersten Auflage.

Zu einer Zeit der Hochflut von Repetitorien und Kompendien, welche durch Kürze sich gegenseitig überbieten, mag es gewagt erscheinen, ein neues Lehrbuch der allgemeinen Chirurgie zu schreiben. Und doch ist ein solcher Versuch gerade heute angebracht, wo vielfach Strömungen bemerkbar werden, welche den akademischen Unterricht auf das praktisch unbedingt „Notwendige" zu beschränken und ihm die Heranbildung technisch gewandter Routiniers als Ziel zu setzen suchen.

Chirurgisch urteilsfähig muß heute jeder Arzt sein, auch wenn er selbst nicht operativ tätig ist, sonst leidet die so verantwortungsvolle chirurgische Indikationsstellung. Deshalb muß der Mediziner chirurgisch denken lernen, und dazu bedarf er einer gründlichen Kenntnis der allgemeinen Chirurgie. Ohne die dauernde, innige Berührung mit dieser festen wissenschaftlichen Basis erschöpft sich auch die Kunst des Chirurgen gar bald wie die Lebenskraft des Antäus der Mythologie und läuft Gefahr, auf Irrwege zu geraten.

Eines Wortes der Erklärung bedarf der fast völlige Verzicht auf Abbildungen, zu dem sich der Verfasser in Übereinstimmung mit mir entschlossen hat. Zum Teil ist dieser Verzicht eine Konzession an die Not der Zeit; zum anderen Teil ist er dadurch begründet, daß alle Abbildungen entbehrlich sind, welche dem Studierenden in den Lehrbüchern der Pathologie, der Bakteriologie geboten werden oder gar in jedem Instrumentenkatalog zu finden sind; und schließlich vermag auch die beste Abbildung niemals das eindrucksvolle und wechselnde Bild der lebendigen Vorgänge zu ersetzen. Für die textliche Darstellung erwuchs daraus die Forderung einer um so größeren Klarheit; sollte diese erreicht sein, so würde die geringe Zahl der Bilder keinen Verlust, sondern einen Vorteil bedeuten.

„Glück auf den Weg" rufe ich bei seinem Erscheinen dem Werke meines Schülers zu. Ich habe die Überzeugung gewonnen, daß es nicht nur dem Studierenden der Medizin, sondern auch dem praktischen Arzte als sicherer Führer durch das wichtige Gebiet der allgemeinen Chirurgie zu dienen vermag.

Breslau, den 1. Januar 1921.

Hermann Küttner.

Vorwort zur ersten Auflage.

Dieses Lehrbuch ist hervorgegangen aus akademischen Vorlesungen. Wohl jeder, der unter den heutigen Verhältnissen „Allgemeine Chirurgie" zu lehren hat, wird zu der bedauernden Einsicht gelangt sein, daß es nicht möglich ist, in zwei Wochenstunden, die den vielbeschäftigten Studierenden hierfür gerade noch zur Verfügung stehen, dieses ausgedehnte vielseitige Thema auch nur annähernd zu erschöpfen. Es bleibt also nur die Wahl zwischen einer mehr skizzenhaften, kursorischen Darstellung oder dem Verzicht auf Vollständigkeit. Ich selbst habe im praktischen Unterricht das letztere gewählt, da es mir vor allem darauf anzukommen schien, dem Anfänger ein sicheres Verständnis der elementaren Grundlagen zu vermitteln, auf denen sich die Einzeltatsachen zwanglos aufbauen. Eine derartig sich beschränkende Vorlesung bedarf naturgemäß der Ergänzung durch häusliches Studium, und dem Wunsche, auch über den Hörsaal hinaus den Studierenden bei dieser Aufgabe zu begleiten, entsprang dieses Buch.

Die systematische Abgrenzung des Gebietes der allgemeinen Chirurgie ist im einzelnen bis zu einem gewissen Grade willkürlich und nur durch stillschweigendes Herkommen geregelt. Wenn hier in einzelnen Abschnitten über den üblichen Rahmen hinausgegangen wurde, indem z. B. die chirurgische Bedeutung der innersekretorischen Vorgänge eingehendere Berücksichtigung findet oder im Schlußkapitel die prinzipiellen Möglichkeiten operativen Vorgehens systematisch analysiert werden, so wird dies dem Leser gewiß nicht unwillkommen sein. An anderen Stellen erschienen dagegen Kürzungen möglich. So wurde die allgemeine Lehre von den traumatischen Knochenbrüchen und Verrenkungen nur kurz angedeutet, da dieser Gegenstand in den speziellen Darstellungen der Frakturlehre eingehend berücksichtigt zu werden pflegt.

Die Zusammenfassung eines so großen Gebietes im Rahmen eines Lehrbuches ist ferner bei aller Bemühung, einen unvoreingenommenen Standpunkt zu wahren, nicht ohne eine gewisse subjektive, persönliche Färbung möglich.

Daß hierbei die an der Küttnerschen Klinik vertretenen Grundsätze besonders zur Geltung gelangten, ist verständlich. Auch bei den kurzen Literaturangaben tritt eine hierauf beruhende Ungleichmäßigkeit hervor, obwohl in erster Linie der Grundsatz maßgebend war, demjenigen, der noch weiter in den Stoff einzudringen sucht, brauchbare Wegweiser hierzu in die Hand zu geben. Daß mir hierbei jegliche Unterschätzung oder gar absichtliches Übersehen fremder Auffassungen und Lehrmeinungen völlig fern liegt, sei besonders betont. Auch durften die vorhandenen Lehrbücher nicht ganz unberücksichtigt bleiben, obschon ich stets bemüht war, eigene Wege zu gehen. Vor allem sind die pathologisch-anatomischen Werke von Kaufmann, Herxheimer und Schmaus, die allgemeine Chirurgie von Lexer sowie die experimentelle Pharmakologie von Meyer und Gottlieb an dieser Stelle zu nennen. Ratschläge oder Hinweise auf Irrtümer werden jederzeit dankbare Aufnahme finden.

Ich möchte dieses Vorwort nicht schließen, ohne Herrn Geheimrat Küttner für die freundliche wertvolle Förderung dieses Buches, die in der Übernahme der „Einführung" ihren sichtbaren Ausdruck findet, meinen herzlichsten Dank auszusprechen. Auch der Freunde und Kollegen, die mich bei der Abfassung mancher Kapitel mit Rat und Tat unterstützten, sei an dieser Stelle dankbar gedacht. Das alphabetische Sachregister hat Fräulein G. Förster angefertigt. Dem Herrn Verleger danke ich für das stets bewiesene freundliche Entgegenkommen.

Breslau, den 20. Februar 1921.

Eduard Melchior.

Vorwort zur zweiten Auflage.

Freundliche Aufnahme des Buches seitens der Kritik, mancher beteiligter Kreise, sowie namentlich der Studierenden, hat gezeigt, daß die mit ihm verfolgten Absichten keinen Fehlgriff bedeuteten. Ich habe mich bei der zweiten Auflage bemüht, den Text gründlich zu sichten, Veraltetes zu entfernen, Neues, soweit es als das Bessere erschien, an seine Stelle zu setzen. Ratschläge, die mir dabei seitens der Kritik oder von anderer Seite freundlicherweise zugingen, sind nach Möglichkeit und dankbar benutzt worden, wobei ich Herrn Geheimrat Küttner auch diesmal wieder ganz besonders verpflichtet bin. Neu hinzugefügt sind zwei kurze Abschnitte über Regeneration und Fremdkörper. Um durch sonst noch notwendig gewordene Zusätze den Umfang des Buches nicht allzu sehr anschwellen zu lassen, ist von Kleindruck mehr als in der ersten Auflage Gebrauch gemacht worden, wodurch sich vielleicht auch eine bessere Übersichtlichkeit des Textes ergeben hat.

Auch die Literaturangaben sind eingehender Durchsicht unterzogen und im ganzen etwas vermehrt worden.

Einige wenige Abbildungen sind neu hinzugekommen, doch habe ich mich — nicht zuletzt mit Rücksicht auf die leidige Preisgestaltung — nicht entschließen können, ein wirkliches „illustriertes" Buch herauszugeben.

Breslau, Frühjahr 1925.

Eduard Melchior.

Inhaltsverzeichnis.

Die Schmerzstillung[1].

(Die Lehre von der Anästhesie.)

Die Möglichkeit der schmerzlosen Durchführung operativer Eingriffe ist eine Errungenschaft, die noch nicht viel älter ist als die der modernen Wundbehandlung. Starke Nerven gehörten in früheren Zeiten dazu, um sich bei vollem Bewußtsein einem großen chirurgischen Eingriffe — etwa einer Amputation — zu unterwerfen; starke Nerven erforderte es aber ebenso, um eine solche Operation an dem unglücklichen Opfer zu vollziehen. Freilich hatte es auch in der älteren Chirurgie nicht ganz an Versuchen gefehlt, hier eine gewisse Linderung anzustreben. Das zur Verhinderung der Blutung bei Amputationen angelegte „Tourniquet" sollte gleichzeitig durch Druck auf die Nervenstämme die Gefühlsleitung unterbrechen; mit dem Safte der Alraune (Mandragora), des Mohnes und des Bilsenkrautes getränkte „Schlafschwämme"[2], die dem Patienten vor die Nase gehalten wurden, suchte man vielfach im Mittelalter eine gewisse Betäubung des Kranken herbeizuführen. Auch alkoholische Getränke wurden zu diesem Zweck gereicht, und nicht zuletzt war es die unter dem furchtbaren Schmerz häufig eintretende Ohnmacht, die wohltätig die Sinne des Kranken verhüllte, allerdings sich auch zum tödlichen Schock steigern konnte. (Vgl. S. 393.)

Die Geschichte der modernen Anästhesie beginnt praktisch um die Mitte des 19. Jahrhunderts. Morton und Jackson in Boston führten 1846 die Äthernarkose, Simpson (Edinburg) 1847 die Chloroformnarkose ein. Unablässige Arbeit und Forschung hat seitdem die Anwendung der Anästhesie zu einem hohen Stande der Vollendung gefördert.

Die Bedeutung, welche die Einführung des schmerzlosen Operierens für die Entwickelung der gesamten Chirurgie gewonnen hat, ist mit der humanitären Seite nicht erschöpft, sondern reicht viel weiter. Mußte früher der Chirurg auf die Schnelligkeit des Operierens größten Wert legen, wobei an ein minutiöses präparatorisches Arbeiten kaum zu denken war, so räumte die Einführung der Anästhesie diese Beschränkung hinweg. Störende Preß- und Brechreflexe beeinträchtigen nicht mehr die in der Bauchhöhle sich abspielenden Eingriffe. Ähnliches gilt für die Operationen an Auge und Kehlkopf. Während in tiefer Narkose die meisten Verrenkungen sich spielend wieder einrichten lassen, setzte vordem die sich krampfende Muskulatur der Reposition schwerste Widerstände entgegen, die mitunter nur durch Zerreißen derselben zu überwinden war, wenn man es nicht vorzog, den Patienten bis zum Eintritt der Ohnmacht zur Ader zu lassen. Nicht zuletzt hat aber die Einführung des schmerzlosen Operierens die ganze operative Indikationsstellung wesentlich

---

[1] v. Brunn, Die Allgemeinnarkose. Stuttgart 1913. Meyer und Gottlieb, Experimentelle Pharmakologie. 3. Aufl. 1913.

[2] vgl. Husemann, Dtsch. Zeitschr. f. Chirurg. Bd. 42. 1896.

erweitert. Nur in letzter Stunde vermochte sich früher der Patient zu dem Martyrium der Operation zu entschließen; viele Eingriffe erfolgten deshalb zu spät und blieben nutzlos. Die Durchführung der Frühoperationen im heutigen Sinne wäre ohne die Mithilfe der Anästhesie niemals möglich gewesen.

Einteilung.

Das Zustandekommen der Schmerzempfindung beruht auf dem Zusammenwirken der den Reiz aufnehmenden sensiblen Endorgane, der die Erregung fortleitenden — teils den Nerven, teils dem Zentralorgan angehörenden — Bahnen und schließlich der die bewußte Empfindung vermittelnden Großhirnrindenzentren. Drei grundsätzliche Möglichkeiten sind somit gegeben, um künstlich eine Aufhebung der Schmerzempfindung herbeizuführen.

Wir unterscheiden dementsprechend:

1. die zentrale Anästhesie,
2. die periphere Anästhesie,
   a) die Leitungsanästhesie,
   b) die terminale Anästhesie.

Die zentrale Anästhesie.

Eine Ausschaltung der schmerzempfindenden Rindenzentren gelingt nach den bisherigen Methoden nur unter Aufhebung des gesamten Bewußtseins. Die zentrale Anästhesie fällt daher mit dem Begriffe der Narkose zusammen.

Auf verschiedenartigen Wegen läßt sich das zur Einleitung der Narkose dienende pharmakologische Mittel dem menschlichen Organismus zuführen. Die gebräuchlichste Methode bedient sich der Einatmung flüchtiger Substanzen: Inhalationsnarkose. Andere Formen der zentralen Anästhesie beruhen auf der intravenösen, intrarektalen, subkutanen, intramuskulären oder intraperitonealen Zuführung.

A. Die Inhalationsnarkose.

Chloroform und Äther, mit denen die Geschichte der modernen Anästhesie beginnt, stellen auch heute noch die gebräuchlichsten Narkotika dar.

Chloroform.

Das Chloroform ($CHCl_3$) — Trichlor-methan — ist eine klare farblose Flüssigkeit von süßlichem Geruch und Geschmack; sein Siedepunkt liegt bei 60—62°. Das Chloroform ist eine leicht zersetzliche Verbindung, die unter dem Einflusse des Lichts in Chlorkohlenoxyd (Phosgen), Chlor und Salzsäure zerfällt; das gleiche geschieht bei Berührung seiner Dämpfe mit offener Flamme. Da diese Zersetzungsprodukte ein schweres Reizgift für die Atemwege darstellen (Phosgen ist ja auch als „Kampfgas" verwendet worden), ist die Chloroformnarkose bei Anwendung offener Flammen unzulässig. Die Aufbewahrung in braunen Flaschen soll gegen die Zersetzung durch das Tageslicht schützen. Besondere Prüfungsmethoden dienen zur Feststellung des reinen Chloroforms, das allein zur Narkose verwendet werden darf; die Lehrbücher der Pharmakologie enthalten die darauf bezüglichen Vorschriften. Die äußere Haut wird durch Aufbringen von Chloroform lebhaft gereizt; es ist hierauf bei der Verwendung des Chloroforms zur Narkose Rücksicht zu nehmen.

Äther.

Der Äther ($C_2H_5OC_2H_5$) — auch Schwefeläther genannt — ist eine klare leicht bewegliche Flüssigkeit von bekanntem flüchtigen Geruche, die bei 35^0 siedet. Besonders reine Präparate — „aether pro narcosi" — dienen zur Inhalation. Ätherdämpfe sind leicht entzündlich und bilden mit der Luft explosible Gemenge. Äthernarkosen sollen daher ebenfalls nie bei offener Flamme vorgenommen werden.

Die Theorie der Narkose.

Das Wesen der Narkose besteht in einer allgemeinen Vergiftung, die besonders das Zentralnervensystem betrifft. Nach Meyer und Overton beruht diese elektive, vorzugsweise auf die nervösen Zentralorgane gerichtete Giftwirkung, auf ihrem hohen Gehalt an Lipoiden; entsprechend ihrer Lösungsaffinität zu fettartigen Substanzen verteilen sich die fettlöslichen Narkotika in den einzelnen Organen [1]). So lange diese wieder rückgängig zu machende Verbindung besteht, wird der Chemismus der betroffenen Zelle gelähmt; nach Verworn kommt dies unter anderem dadurch zum Ausdruck, daß die Aufnahme und Verwertung des Sauerstoffes sich vermindert. Andererseits wird aber auch das Zentralnervensystem selbst nicht gleichmäßig in allen Teilen von dem ihm zugeführten Narkotikum ergriffen, sondern dies erfolgt in einer nach bestimmten Gesetzen geregelten Reihenfolge. Am empfindlichsten ist die Großhirnrinde; es folgen die großen basalen Stammganglien, die reflexvermittelnden Rückenmarkszentren; am längsten leistet die Medulla oblongata der zunehmenden Vergiftung Widerstand. Das Wesen der tiefen Narkose besteht also darin, daß trotz Lähmung des Bewußtseins und der spinalen Reflexe (z. B. Aufhebung des reflektorischen Muskeltonus), die lebenswichtigen, Atmung und Kreislauf beherrschenden Zentren des verlängerten Markes noch ausreichend funktionieren. Kunst des Narkotiseurs ist es, diese bedeutungsvolle Grenze unter keinen Umständen zu überschreiten.

Die Verteilung des mit der Respirationsluft zugeführten Narkotikums vermittelt das Blut. Durch die Lungenkapillaren hindurch beladet sich das zirkulierende Blut mit dem eingeatmeten narkotischen Stoff und führt es den einzelnen Organen entsprechend ihrer Affinität zu. Zu Beginn der Narkose ist der Gehalt der Exspirationsluft an Äther und Chloroform wesentlich geringer als in der Inspirationsluft, weil das Blut einen beträchtlichen Teil des Narkotikums zurückbehält; ebenso ist wiederum die Konzentration im Blute eine höhere als in den Organen. Bei gleichbleibender Konzentration in der zugeführten Luft tritt nun allmählich ein Gleichgewichtszustand ein, in dem das Blut, sowie die einzelnen Organe eine weitere Aufnahme der narkotischen Substanz nicht mehr vornehmen. Der Chloroform- bzw. Äthergehalt der Exspirationsluft entspricht dann dem der Einatmungsluft. Eine darüber hinausgehende Speicherung des Narkotikums im Organismus ist in diesem Stadium nur dadurch möglich, daß der Prozentualgehalt des Narkotikums in der zugeführten Luft gesteigert wird. Läßt dagegen die Zufuhr des Narkotikums nach, oder wird sie gänzlich unterbrochen, so führt dies zu einem kontinuierlichen Absinken des Gehaltes im Blute, sodann seitens der Organe. Die Exspirationsluft enthält nunmehr mehr Chloroform oder Äther als die eingeatmete Luft, und dieser Umkehrungsvorgang hält so lange an, bis sämtliche narkotische Substanz wieder ausgeschieden ist. Diese Abgabe vollzieht sich zunächst schnell, doch lassen sich Spuren von Chloroform gewöhnlich noch nach mehreren Stunden nachweisen; beim Äther pflegt die Ausscheidung rascher vor sich zu gehen. Da nun die Tiefe der jeweiligen Narkose unmittelbar der Konzentration des Narkotikums im nervösen Zentral-

---

[1]) Hierauf beruht es auch mit, daß korpulente, sehr fette Leute sich besonders schwer narkotisieren lassen.

organ entspricht und diese nach den obigen Ausführungen ihrerseits von dem Gehalte der Atemluft abhängt, so folgt hieraus, daß die Tiefe der Narkose nicht durch die absolute Menge der verbrauchten Substanz bestimmt wird, sondern vielmehr von dem Grade ihrer Konzentration abhängt.

Für Theorie und Praxis der Narkose ist dieser zuerst von P. Bert begründete Satz von weitgehendster Bedeutung.

Der klinische Verlauf der Narkose.

Beginnt die Narkose sogleich mit· der Zuführung stärker konzentrierter Dämpfe, so ruft dies bei vielen Menschen ein Erstickungsgefühl hervor; sie werden unruhig und suchen sich die Maske vom Gesicht fortzureißen. Auch eine reflektorische Atemhemmung seitens der Trigeminusendigungen in der Nase kommt hierbei in Betracht, doch ist dieser Reflex im Tierversuch viel ausgesprochener als beim Menschen. Bei vorsichtiger „einschleichender" Dosierung pflegen diese Störungen auszubleiben. Der Patient empfindet, daß es sich wie ein Schleier um die Sinne und das Bewußtsein legt; Blutandrang nach dem Kopf, Klopfen und Sausen in den Ohren stellt sich ein. Namentlich beim Äther treten diese letzteren Zeichen gewöhnlich deutlich in die Erscheinung. Sie beruhen auf kräftiger Erweiterung der oberflächlichen Blutgefäße; die Haut des Gesichts, oft auch des Halses und der Brust, erscheint lebhaft gerötet. In diesem Einleitungsstadium der Narkose vermag der Patient noch geregelte Antworten zu geben, zu zählen usw. Bald aber verwirren sich die Worte, die Zahlen geraten durcheinander, die Antworten werden vielfach in singendem Tonfall, oft mit humoristischer Färbung gegeben, ganz ähnlich wie bei einem Betrunkenen. In diesem „Rauschzustande" sind die aufnehmenden Sinnesorgane noch durchaus erregbar. So funktionieren — wenn auch abgeschwächt — die Abwehrreflexe. Daß die peripheren Reize auch noch bis zur Hirnrinde gelangen, ist durch nachträgliches Befragen oft einwandfrei festzustellen.

Doch ist das eigentliche bewußte Erleben, das erst den Schmerz als quälendes Ereignis empfinden läßt, in dieser Form der oberflächlichen Narkose aufgehoben; nur wie dumpfe Traumvorstellungen gelangen die schmerzhaften Reize zur Wahrnehmung und sind beim Erwachen alsbald wieder vergessen. Man bezeichnet daher diesen Zustand — theoretisch nicht ganz einwandfrei — als Stadium analgeticum der Narkose, in dem kleinere Eingriffe sich gut ausführen lassen. Seine Technik werden wir in Gestalt des „Sudeckschen Ätherrausches" weiter unten (S. 19) besprechen.

Bei weiterer Steigerung der Narkosenzufuhr erlischt das Bewußtsein vollends; die Atmung wird rascher und oberflächlicher, der Puls schneller; die Pupillen sind halbweit, reagieren träge auf Lichteinfall, die Bulbi „wandern". Jede Berührung der Kornea wird mit Zukneifen der Lidspalte beantwortet. Bei kräftigen Männern — namentlich bei gewohnheitsmäßigen Trinkern, starken Rauchern, auch solchen, die früher viel narkotische Medikamente erhalten haben oder schon öfters narkotisiert worden sind — pflegt sich diese Phase rasch zum sog. Exzitationsstadium zu steigern. Heftige ruckweise Kontraktionen der Muskulatur setzen ein; mit außerordentlicher Kraft werden die Extremitäten oder der ganze Körper in Bewegung versetzt, so daß die Bandagen, mit denen der Patient auf dem Operationstische angeschnallt ist, in Gefahr kommen zu zerreißen. Die Atmung erfolgt stoßweise, wird oft längere Zeit angehalten, so daß das Gesicht blau anschwillt, ein Zustand, der umso beunruhigender ist, als die Kiefer durch die Wirkung der Kaumuskulatur mit enormer Kraft fest aufeinander gepreßt sind, so daß ein gewaltsames Öffnen des Mundes nicht immer gelingt. Schaumiger Speichel wird bei den heftigen Exspirationsstößen mit fortgeschleudert. Mit der weiteren Zuführung des Narkotikums löst sich allmählich die Starre der Glieder. Die gekrampften Extremitäten sinken schlaff zurück, die unregelmäßige Atmung wird gleichmäßig tief und schnarchend, die Injektion des Gesichts läßt nach, die Bulbi stehen still, die Kornealreflexe sind erloschen, die Pupillen sind eng (wie im natürlichen Schlafe) und reagieren nur wenig auf Lichteinfall — das tiefe Stadium der Narkose ist eingetreten.

Bei schwächlichen Individuen, Frauen und Kindern vollzieht sich der Übergang aus der oberflächlichen zur tiefen Narkose in der Regel nicht derartig stürmisch, sondern mehr allmählich. Doch pflegen auch hier Andeutungen eines Exzitationsstadiums nicht zu fehlen, die dem geübten Narkotiseur nicht entgehen. Schon ein leichtes Stocken der Atmung, ein vorübergehendes Unregelmäßigwerden derselben bedeutet in diesem Stadium ein Äquivalent der Exzitation.

Das Erwachen aus der tiefen Narkose erfolgt allmählich, wenn die weitere Zufuhr des Narkotikums unterbrochen wird. Die Atmung wird wieder oberflächlicher, die Bulbi fangen an zu wandern, die Pupillen werden langsam weiter, der Kornealreflex stellt sich wieder ein. Starke Abflachung und Verlangsamung der Atmung pflegt den Eintritt des Erbrechens anzukündigen, das nach vorangegangener tiefer Narkose nur selten ausbleibt. Willkürliche Bewegungen stellen sich dann nach und nach wieder ein; wenn die Operation noch nicht ganz beendet ist, wird die Anlegung der Hautnaht von mehr oder minder lebhaften Schmerzäußerungen begleitet. Nach dem Erbrechen, das sich in der Folge noch mehrfach wiederholen kann, sind manche Patienten fast unmittelbar völlig „wach", bei anderen dauert es einige Stunden, bis sie wieder zu sich kommen.

Die Gefahren der Inhalationsnarkose.

So lange zur Herbeiführung der zentralen Anästhesie Stoffe verwendet werden, die eine allgemeine Vergiftung mit vorzugsweiser Beteiligung des Zentralnervensystems im Gefolge haben, wird eine gewisse Gefährdung des zu Narkotisierenden unvermeidbar bleiben. Diese Gefahren stellen teils eine direkte Folge der Vergiftung dar, teils sind sie indirekter Art. Glücklicherweise lassen sie sich jedoch durch sorgfältige Handhabung der Narkose zumeist vermeiden, vorausgesetzt, daß der Narkotiseur mit diesen Möglichkeiten und den entsprechenden Gegenmaßnahmen gründlich vertraut ist.

I. Zufälle während der Narkose.

a) Atemstörungen mechanischer Art.

Das Zurücksinken der Zunge.

Sich selbst überlassen, würde bei tiefer Narkose in Rückenlage unfehlbar der Erstickungstod eintreten, weil in diesem Stadium bei völlig erschlaffter Muskulatur der Unterkiefer nach hinten sinkt. Die an ihm fixierte Zunge folgt dieser Lageveränderung. Sie legt sich auf die Epiglottis und führt durch ihre Schwere einen vollständigen oder teilweisen Verschluß des Kehlkopfeinganges herbei. Es ist daher notwenig in tiefer Narkose den Unterkiefer „vorzuhalten". Es geschieht dies durch Fingerdruck, der am Ramus ascendens ansetzt und den Kiefer unter „physiologischer Subluxation" nach vorn drängt, bis die untere Zahnreihe vor die obere tritt. Die am Unterkiefer befestigte Zunge folgt dieser Bewegung, und die Atmung wird damit wieder frei. — Bei Opera·

tionen an Gesicht oder Schädel, wo die Hände des Narkotiseurs stören würden, ist es zweckmäßiger, mit einer Kugelzange die derbe dem Knochen straff aufsitzende Haut der Kinngegend anzukrallen und auf diese Weise den Zug nach vorn auf Kiefer und Zunge zu bewerkstelligen.

Nur ganz ausnahmsweise kommt es vor, daß diese Maßnahme nicht ausreicht, um freie Atmung herbeizuführen. Unter solchen Umständen darf keinen Moment gezögert werden, den Mund mit einem meißelartigen Instrument, dessen zwei Branchen sich durch Schraubenwirkung spreizen lassen (Heisterscher Mundsperrer), schleunigst zu öffnen und mittels einer besonderen Zungenzange die Zunge nach vorn zu ziehen. Es müssen daher diese Instrumente, ebenso wie ein „Schlundtupfer" (s. weiter unten) dem Narkotiseur stets zur Hand liegen. Der Anfänger und der für seine Aufgabe wenig geeignete nervöse Narkotiseur neigt dazu, diese Instrumente alle Augenblicke zu gebrauchen, während der Geübte sich in den meisten Fällen ohne sie zu helfen weiß.

Es können ferner mechanische Störungen der Atmung in tiefer Narkose mitunter dadurch eintreten, daß bei der Inspiration die Nasenflügel oder die Lippen angesaugt werden und somit einen ventilartigen Verschluß der Luftwege herbeiführen. Es genügt in solchen Fällen die freie Mundatmung wiederherzustellen, wozu es nichts weiter bedarf, als mit dem Finger einen Lippenwinkel abzuspreizen. Um den Nasenweg freizumachen, sind besondere Sperrklammern angegeben worden; auch kann man ein kurzes Drain in die Nasenlöcher einlegen.

Aspiration von Gebissen und anderen Fremdkörpern.

Folgenschwere Zufälle können eintreten, wenn Gebißplatten oder frei im Munde getragene Gegenstände wie Kautabak, Bonbons u. dgl. während der Narkose in die Luftwege angesaugt werden. Für diese Komplikation ist der narkotisierende Arzt unbedingt verantwortlich, denn eine Narkose darf niemals begonnen werden, ehe nicht durch Besichtigung völliges Freisein der Mundhöhle festgestellt worden ist.

Aspiration von Mund- und Rachensekreten.

Reichliche Absonderung von Schleim und Speichel stellt eine der Nebenwirkungen des Äthers dar, die indessen durch eine vorausgeschickte Atropingabe (s. S. 11) größtenteils aufgehoben werden kann. Um jedoch mit größerer Sicherheit ein Herabfließen und Aspiration dieser Sekrete in die Luftwege zu vermeiden, wird bei der Äthernarkose der Kopf — soweit nicht operativtechnische Gründe eine andere Lagerung verlangen — rekliniert, d. h. durch ein unter die Schulter gelegtes Kissen dafür gesorgt, daß der Hals höher liegt als der Kopf. In dieser Lage sammelt sich der Speichel und Schleim am Rachendach an und wird, wenn er sich störend bemerkbar macht, durch Gazetupfer, die mit zuverlässig haltenden gebogenen Zangen gefaßt werden, vorsichtig entfernt.

Bezüglich der besonderen Methoden, die zur Vermeidung der Aspiration von Blut bei Operationen im Munde und Halse dienen, sei auf S. 19 verwiesen.

Aspiration von Mageninhalt.

Das Eindringen von erbrochenem Mageninhalt in die Luftwege kann momentanes Ersticken zur Folge haben, zum mindesten führt es leicht zu entzündlichen Lungenveränderungen: Pneumonie oder gar Lungenbrand. Eine der Grundregeln für die Vorbereitung zur regelrechten Narkose lautet daher dahin, daß der Magen leer sein muß. War es nicht möglich, den Patienten durch mehrstündiges Fasten darauf vorzubereiten, so ist die Entleerung des Magens durch Aushebern mit der Schlundsonde herbeizuführen. Aber auch schon der im Verlaufe der Narkose verschluckte Speichel sowie das im Magen sich ansammelnde Sekret kann, wenn es erbrochen und aspiriert wird, zu höchst unliebsamen Folgen Anlaß geben. Tritt also Erbrechen während der Narkose ein, so ist unter Lüftung der Maske der reklinierte Kopf (s. S. 6) unverzüglich auf die Seite zu legen, — man bevorzugt wegen der Lage des Ösophagus die linke Seite — und der Mund weit zu öffnen, damit die Flüssigkeit freien Abfluß findet. Zähe Schleimmassen werden durch Anwendung der Tupferzange entfernt. Liegt der Verdacht vor, daß trotz dieser Maßnahmen etwas von dem Sekret aspiriert worden ist, so empfiehlt es sich, die Narkose weiter abflachen zu lassen, damit der Hustenreflex sich wieder einstellt und auf diese Weise die eingedrungenen Partikel herausbefördert werden. Besser ist es freilich, durch sorgfältige Überwachung der Narkose dafür zu sorgen, daß während des Operierens dieses störende Erbrechen ausbleibt. Dem erfahrenen Narkotiseur kommt der Brechakt nicht unvorhergesehen, da eine eigentümliche Abflachung und Verlangsamung der Atmung, Kleinerwerden des Pulses, gewöhnlich von einer allmählichen Pupillenerweiterung begleitet, dem Eintritt des Erbrechens vorauszugehen pflegt. Man braucht dann nur die Narkose zu vertiefen, um diese störende Komplikation zu vermeiden.

Atemstockung durch Krampf der Atemmuskulatur.

Infolge der krampfhaften Innervierung der Muskeln im Stadium der Exzitation, an der auch die Atemmuskulatur teilnimmt, kann die Atmung unregelmäßig werden und sogar vorübergehend stocken. Die Sauerstoffaufnahme leidet hierbei Not, die Gesichtsfarbe wird zyanotisch, Patient wird „blau". Der Anfänger gerät in dieser Lage leicht in Verlegenheit, denn ein künstliches Öffnen des Mundes mit dem Sperrer wird durch die gleichzeitig bestehende krampfhafte Anspannung der Kaumuskulatur äußerst erschwert, wenn nicht gar unmöglich. Man halte sich daher nicht mit diesen unsicheren Versuchen auf, sondern suche im Gegenteil die Narkose zu vertiefen. Nur wenige kurze Atemzüge genügen meist, um die Muskulatur zum Erschlaffen zu bringen; ein leichter Fingerdruck drängt den Kiefer nach vorn und die Atmung ist wieder frei.

b) Die zentrale Atemlähmung.

Von viel ernsterer Bedeutung ist der zentrale Atemstillstand infolge Lähmung des Respirationszentrums in der Medulla oblongata. Dieser gefährliche Zustand beruht stets auf einer Überdosierung und ist bei sorgfältiger kunstgerecht durchgeführter Narkose nicht zu befürchten. Gewisse Vorboten weisen auf dieses Ereignis hin. In der Chloroformnarkose ist es vor allem das zunehmende Absinken des Blutdruckes — vornehmlich auf Lähmung des Vasomotorenzentrums beruhend —, das sich äußerlich in einer beunruhigenden Blässe des Patienten kenntlich macht. Die Pupillen verengen sich maximal; die Lichtreaktion ist nicht mehr sicher nachweisbar. Bei der Äthernarkose muß es bedenklich machen, wenn die gleichmäßigen, für die tiefe Betäubung charakteristischen schnarchenden Atemzüge allmählich flacher werden bei engen Pupillen, etwas bläulicher Gesichtsfarbe und ohne daß Zeichen des bevorstehenden Erwachens eintreten. Wenn in diesem Stadium die weitere Zufuhr des Narkotikums nicht sofort unterbrochen wird, kann die Atmung völlig stocken, während das Herz zunächst meist noch weiter schlägt. Von besonders ominöser Bedeutung ist es, wenn die vorher stecknadelkopfgroßen Pupillen sich plötzlich maximal unter Lichtstarre erweitern.

Nur rasches, zielbewußtes Handeln vermag in dieser gefährlichen Situation das schwerst bedrohte Leben noch zu retten. Daß die Narkose sofort unterbrochen und für reichliche frische Luft gesorgt wird — wenn möglich reine Sauerstoffzufuhr! — ist selbstverständlich. Künstliche Atmung muß an Stelle der gelähmten natürlichen Respiration treten. Vorbedingung ist natürlich, daß die zuführenden Luftwege frei sind. Mittels Heisterschem Sperrer werden die Kiefer geöffnet, die Zunge mit der Zange vorgeholt, etwa im Rachen angesammelter Schleim mit Tupfern fortgewischt. Zeigt sich dann noch irgendein mechanisches Hindernis, so ist unverzüglich der Luftröhrenschnitt auszuführen.

Die Technik der künstlichen Atmung gestaltet sich in der Weise, daß durch rhythmisches Heben der Arme und Senken bis zum Anpressen an die seitliche Brustwand der Thorax abwechselnd erweitert und verengt wird. Durch direkte Kompression des Brustkorbes läßt sich dieser Akt unterstützen. Gleichzeitiges Vorziehen der Zunge in der Inspirationsphase begünstigt reflektorisch die Wiederaufnahme der spontanen Atmung. Ein häufiger Fehler, der bei diesen Manipulationen begangen wird, ist der, daß sie zu schnell ausgeführt werden. Der Rhythmus hat vielmehr dem normalen Atemtyp, dessen Frequenz 16—20 in der Minute beträgt, zu entsprechen. Gleichzeitige subkutane Einspritzungen von Exzitantien, — Kampferöl, Koffein, Strophantin, Adrenalin (letzteres wirksamer intravenös) — sind dazu bestimmt, den Blutgefäßtonus aufrecht zu erhalten und das Herz anzuregen. Zur unmittelbaren Erregung des Atemzentrums selbst ist das Lobelin recht empfehlenswert [1]).

In günstigen Fällen pflegen dann allmählich spontane Atemzüge anfangs vereinzelt, dann im regelmäßigen Typus wieder aufzutreten; in anderen dagegen bleibt die Wiederkehr der natürlichen Atmung aus, das Herz stellt schließlich seine Tätigkeit ein; der Tod ist damit besiegelt. Doch soll die künstliche Respiration unter allen Umständen noch einige Zeit lang (mindestens $1/_4$ Stunde) weiter fortgesetzt werden, um alles nur irgendwie zur Rettung Mögliche getan zu haben.

c) Der primäre Herzstillstand.

Noch gefährlicher als die zentrale Atemlähmung ist der primäre Herzstillstand — die Synkope — in der Narkose. Man kennt diese bis auf wenige Ausnahmen tödlich verlaufende Komplikation praktisch nur von der Chloroformnarkose her. Ihr Eintritt beruht auf einer direkten Schädigung des Herzens durch das im Blute zirkulierende Gift. Im Verlaufe der Narkose wird diese Herzschädigung dadurch begünstigt, daß bei längerer Chloroformwirkung der Blutdruck — wie bereits erwähnt — zunehmend sinkt. Infolge dieser Beeinträchtigung der Zirkulation leidet auch die Durchblutung des Herzens selbst, und ist dieses Organ bereits vorher geschädigt — etwa im Gefolge einer Myokarditis oder einer Sklerose der Kranzadern —, so wird die Möglichkeit des plötzlichen Versagens nahegerückt. Aber auch das sonst gesunde Herz wird unter diesen Umständen schwer gefährdet, wenn die Konzentration des Chloroforms in dem aus der Lunge in das Herz einströmenden Blute plötzlich zunimmt. Momentanes Erblassen und Verfall der Gesichtszüge, starre maximale Erweiterung der Pupillen, völliges Aussetzen des Pulses, mitunter ein kurzer Muskelkrampf bezeichnen die eingetretene Katastrophe, — noch einige kurze, oft schnappende Atemzüge, und das Leben ist erloschen.

Aber auch schon ganz im Beginn der Narkose nach den ersten Atemzügen, wenn von einer allgemeinen Betäubung noch überhaupt keine Rede ist, können sich diese tragischen Chloroformtodesfälle ereignen.

---

[1]) 0,003—0,006 in die Muskulatur oder Vene. — Hellwig, Zentralbl. f. Chir. 1921. Nr. 21.

Man hat diese Frühtodesfälle zu erklären gesucht durch eine reflektorische Herzhemmung, die von dem zweiten Trigeminusast (Nasenendigungen) ausgeht. Diese Annahme wird aber dadurch höchst zweifelhaft, daß vom Äther, der lokal mindestens ebenso stark die Nervenendigungen reizt, eine derartige Wirkung nicht bekannt ist. Andere Autoren haben eine besondere Empfindlichkeit — „Idiosynkrasie" — derartiger Menschen gegen das Chloroform angenommen. Es bedarf aber heutzutage derartiger Hypothesen nicht mehr, denn wir müssen auf Grund der experimentellen Untersuchungen Pohls[1]) diese Todesart als unmittelbare Chloroformwirkung auf das Herz selbst auffassen.

Der hierbei stattfindende Hergang ist leicht verständlich. Wird im Beginn der Narkose ein zu stark konzentriertes Luftgemenge zugeführt, so macht sich dessen Wirkung nach Aufnahme in die Lunge zunächst voll auf das linke Herz geltend. Wird hierdurch aber die Austreibungstätigkeit der linken Kammer verzögert, so kann das sich stauende chloroformbeladene Blut immer mehr auf das Herz einwirken und die Vergiftung schnell zur Synkope steigern, ehe noch auf den übrigen Organismus eine narkotische Wirkung stattgefunden hat. Ein entsprechender Vorgang ist natürlich auch in jedem anderen Stadium der Narkose möglich.

Die Annahme, daß ein besonderer körperlicher konstitutioneller Zustand, der sich durch Vergrößerung der lymphatischen Organe (Lymphdrüsen, Tonsillen, Milz, Thymus) auszeichnet — „Status lymphaticus" Paltaufs, „Status thymicus" —, den Eintritt dieser Todesart begünstigt, ist noch unsicher. Neuere Erfahrungen weisen vielmehr darauf hin, daß die lymphatischen Organe bei allen möglichen Erkrankungen schnell reduziert werden, so daß ihre anscheinende Vergrößerung bei plötzlichen Todesfällen sonst gesunder Menschen in Wirklichkeit oft dem Normalzustande entspricht[2]). Ähnliches gilt für die Thymusdrüse[3]). —

Die Bekämpfung dieser Form der Narkosenzufälle liegt durchaus auf dem Gebiete der Prophylaxe, da bei eingetretener Synkope die Therapie meist machtlos ist. Größte Vorsicht ist bei der Chloroformnarkose geboten, um die Zuführung allzu konzentrierter Dosen zu verhüten. Es besteht diese Gefahr besonders im Beginn der Narkose, wenn der Patient den Atem willkürlich oder reflektorisch anhält. Wird während dieser Zeit trotzdem weitergeträufelt, so sammelt sich unter der Maske ein stärker konzentriertes Luftgemenge an; erfolgt dann schließlich nach Überwindung der Hemmungen ein tiefer Atemzug, so kann die fatale Herzvergiftung unmittelbar eintreten. Die gleiche Gefahr besteht im weiteren Verlaufe der Narkose, wenn diese für den Eingriff nicht genügend tief ist, der Operateur ungeduldig wird und nun der Narkotiseur rücksichtslos durch schnelles Aufgießen das Versäumte nachzuholen sucht.

Bei eingetretener Synkope ist natürlich die Narkose sofort abzubrechen und künstliche Atmung einzuleiten. Vor allem aber gilt es das Herz selbst wieder zum Schlagen zu bringen. Es dient hierzu in erster Linie die rhythmische Erschütterung des Herzens.

Dies geschieht in einfachster Form von der äußeren Brustwand aus, indem man mit dem flach aufgesetzten Daumenballen die Herzgegend in schneller Folge (120 mal und mehr pro Minute) tief eindrückt.

Handelt es sich um eine Operation bei geöffneter Bauchhöhle, so kann man wirksamer auch durch das Zwerchfell hindurch die „Herzmassage" ausüben; ja man hat sogar zu diesem Zwecke das Zwerchfell selbst durchtrennt oder auch das Herz von der Brustwand aus freigelegt. Stets aber bleibt der Erfolg höchst unsicher und andererseits kann das Herz durch diese Manipulationen selbst schwer geschädigt werden, wie die gelegentlich bei der Sektion in solchen Fällen gefundenen Blutungen lehren.

---

[1]) Arch. f. exp. Pathol. Bd. 28. 1901.
[2]) Vgl. Groll, Münch. med. Wochenschr. 1919. Nr. 30. — Haberda, Wien. klin. Wochenschr. 1924. S. 411.
[3]) Hammar, Bruns' Beitr. Bd. 104. 1917. — S. a. K. Löwenthal, Zeitschr. f. d. ges. Neurol. 79. S. 334. 1922.

Als unterstützende Maßnahme kommt die am besten intravenös auszuführende Injektion von **Exzitantien** in Betracht. Eine besondere Bedeutung besitzt hierbei das **Adrenalin**, das am wirksamsten mittels langer Hohlnadel in die Herzhöhle selbst zu injizieren ist [1]).

II. Nachträgliche Komplikationen.

Während die bisher besprochenen Zufälle den Verlauf der Narkose selbst bedrohen, gibt es andere Komplikationen, die erst in der weiteren Folge in die Erscheinung treten.

a) Entzündliche Erkrankungen der Atmungsorgane.

Katarrhalische Erscheinungen seitens der oberen Luftwege treten nicht selten im Anschluß an Narkosen auf. Ernster zu nehmen sind die Fälle, in denen auch die Lunge selbst beteiligt wird. Am häufigsten geschieht dies in Gestalt zerstreuter bronchopneumonischer Herde — Pneumonia lobularis —, weit seltener kommt es hierbei zu einer echten krüppösen lobären Lungenentzündung. Bei jüngeren Individuen pflegt sich der Verlauf bei entsprechender Behandlung meist günstig zu gestalten; ernster ist die Prognose, wenn es sich um ältere Menschen mit nicht mehr intakten Kreislauforganen handelt. In besonders ungünstigen Fällen bleibt es nicht bei der eigentlichen pneumonischen Infiltration, sondern das infiltrierte Gewebe geht in brandigen Zerfall — **Lungengangrän** — über. Namentlich nach ausgedehnten Magenresektionen wegen Krebs bildet nach den Erfahrungen der **Küttner**schen Klinik diese Komplikation nicht ganz selten die Ursache des tödlichen Ausgangs [2]). Eine andere glücklicherweise nicht häufige Komplikation der postoperativen Pneumonie bildet der Eintritt einer Brustfelleiterung.

Die Ätiologie der postoperativen Pneumonie ist jedoch keineswegs ganz einheitlich.

Zum Teil handelt es sich hierbei um eine regelrechte **Erkältungskrankheit**. Der in längerer Narkose befindliche Patient kühlt — wenn nicht besondere Gegenmaßnahmen getroffen werden — erheblich aus, wie aus thermometrischen Messungen längst bekannt ist. Diese Abkühlung beruht auf vermehrter Wärmeabgabe. Dieser Vorgang wird, zumal bei der Äthernarkose, dadurch begünstigt, daß hier die äußere Haut besonders stark durchblutet ist, ja sogar schwitzt; der physiologische Kältereflex, der durch Kontraktion der Hautkapillaren die Wärmeabgabe verringert, ist aufgehoben. Daß es sich tatsächlich so verhält und nicht etwa nur eine zentral bedingte Einschränkung der Wärmebildung vorliegt, geht daraus hervor, daß **Kionka** [3]) experimentell kein erhebliches Absinken der Körpertemperatur feststellen konnte, wenn er die Versuchstiere während der Narkose in Watte einhüllte [4]).

Ein weiteres wesentliches Moment ist dadurch gegeben, daß der Äther unmittelbar die Luftwege bis tief in die Lunge hinein **lokal reizt** und ihre **Sekretion erhöht**. Leidet dann in der Folge die Expektoration, so wird auf diese Weise die Entstehung entzündlicher Herderkrankungen außerordentlich begünstigt. Besonders gefährdet sind dabei solche Menschen, bei denen bereits vorher gewisse katarrhalische Veränderungen bestanden.

Eine solche Störung der Expektoration tritt besonders nach **Bauchoperationen** ein, da die Anspannung der frisch durchtrennten und genähten Bauchdecken schmerzhaft

[1]) Vgl. Frenzel, Münch. med. Wochenschr. 1921. S. 732.
[2]) Coenen, Dtsch. med. Wochenschr. 1912. Nr. 25.
[3]) Langenbecks Arch. Bd. 58. 1899.
[4]) Vgl. hierzu auch Schück-Breslauer, Chirurg. Kongr. 1922. I, S. 86.

ist und der Patient daher ängstlich jeden Hustenstoß und selbst schon ein regelrechtes tiefes „Durchatmen“ zu vermeiden sucht. Auch Eingriffe an der Brustwand können eine gleiche Wirkung hervorrufen. Zwerchfellhochstand infolge Darmblähung, anhaltende Benommenheit, zu eng angelegte Rumpfverbände bilden weitere wichtige Ursachen beeinträchtigter postoperativer Atmungstätigkeit.

Daß durch grobe Aspiration von Mageninhalt, Blut u. dgl. schwere Lungenveränderungen entstehen können, wurde bereits erwähnt.

Eine Reihe von Erfahrungen weist ferner darauf hin, daß auch infektiöse auf dem Wege des allgemeinen Kreislaufes vermittelte Vorgänge bei der Entstehung der postoperativen Lungenkomplikationen mitspielen können, wenn dieser Vorgang auch im einzelnen noch nicht durchweg geklärt ist.

Jedenfalls scheinen Lungenkomplikationen bei gestörtem Wundverlauf häufiger zu sein als unter aseptischen Verhältnissen.

In einzelnen Fällen schließt sich die pulmonale Herderkrankung in Gestalt des „hämorrhagischen Infarktes“ unmittelbar an die Verschleppung eines venösen Blutgerinnsels in die Verzweigungen der Lungenarterie an. Heftige Beklemmung, Stechen in der Brust und blutige Expektoration pflegen diese Komplikation anzuzeigen, die bei größerem Kaliber des Gerinnsels unter den Erscheinungen der „Lungenembolie“ in raschestem Verlaufe tödlich wirken kann.

Die allgemeine Disposition für die Ausbildung postoperativer Pneumonien ist keine einheitliche. Weitaus das größte Kontingent stellen die Männer in höheren Altersklassen. Bereits bestehende chronische Bronchitis auf dem Boden des gewohnheitsmäßigen Rauchens, Alkoholismus, und die damit häufig zusammenhängenden Schädigungen des Herzens und des Blutgefäßapparates bilden hierbei das vermittelnde Glied. —

Aus der Kenntnis dieser für die Entstehung der postoperativen Pneumonie in Betracht kommenden Ursachen ergibt sich für die Prophylaxe ein ausgiebiges Betätigungsfeld.

Zur Vermeidung der Abkühlung während der Operation muß der Operationssaal gut durchwärmt sein. (Mittlere Temperatur 26° C.) Die Teile, an denen nicht operiert wird, sind in warme Tücher oder Decken zu hüllen. Heizbare Operationstische, wie sie verschiedentlich empfohlen wurden, erübrigen sich bei Befolgung dieser Vorsorge. Auch beim Anlegen des Verbandes, bei dem Transporte bis in das Krankenzimmer ist in dieser Hinsicht besondere Sorgfalt geboten. Zugluft ist fernzuhalten, das Bett selbst wird mit Wärmeflaschen oder anderen Apparaten vorgewärmt.

Die schädliche Reizwirkung des Äthers auf die Luftwege läßt sich größtenteils durch eine vorausgeschickte Atropingabe unschädlich machen, da dieses Medikament die vermehrte Sekretion unterdrückt [1]).

Dem Ätherreiz selbst suchte man schon seit langem durch Anwendung ätherischer Öle zu begegnen. Becker [2]) empfahl zu diesem Zwecke einen Zusatz von 20 Tropfen Ol. pumilionis zu 200 ccm Äther. An der Küttnerschen Klinik verwenden wir seit Jahren das „Eukalyptol-Menthol“ [3]), von dem 1 ccm

---

[1]) Wir geben an der Küttnerschen Klinik bei Erwachsenen $\frac{1}{2}$ Stunde vor der Operation von folgender Lösung 1—2 ccm subkutan:

Morph. 0,2
Atrop. sulf. 0,01
Aqu. dest. ad. 20,0 steril!

Eine Teilgabe der Atropinlösung allein — $\frac{1}{10}$ ccm pro Lebensjahr — läßt sich auch schon bei kleineren Kindern mit Nutzen verwenden.

[2]) Zentralbl. f. Chirurg. 1901. S. 561.

[3]) Vgl. Technau, Bruns' Beitr. z. klin. Chirurg. 91, S. 624. 1914. Die Rezeptformel lautet: Menthol 10,0, Eukalyptol albiss. Schimmel 20,0, Ol. Dericini 50,0.

bei Beginn der Narkose subkutan oder intramuskulär gegeben wird, ebenso je einmal während der ersten folgenden Tage; bei katarrhalischen Erscheinungen wird diese Behandlung auch noch länger fortgesetzt. Die allgemeinen Erfahrungen, die wir hiermit gemacht haben, erscheinen günstig, obschon ein zahlenmäßiger Nachweis hierfür nicht leicht zu erbringen ist. Einen absoluten Schutz gegen postoperative Lungenkomplikationen bedeutet es natürlich nicht, doch stellt es zum mindesten ein recht wirksames Expektorans dar.

Sehr wesentlich ist sodann die sorgfältige Überwachung der Atmung in der Nachbehandlung, besonders bei Bauchoperierten. Hierbei ist es in erster Linie von Wichtigkeit, daß der Patient mit Beendigung der Operation auch wirklich wach ist, d. h. auf Anruf reagiert und nicht noch stundenlang in tiefem Schlafe liegt, wobei die Lunge ungenügend gelüftet wird und das notwendige Abhusten unterbleibt. Die Erfüllung dieser Forderung bildet einen Prüfstein für die Brauchbarkeit des Narkotiseurs. Hält die Betäubung noch einige Zeit an, so ist Patient auf das Genaueste zu überwachen und nach Möglichkeit durch künstliche sensible Reize zu wecken. Für den weiteren Verlauf wird an der Küttnerschen Klinik auf methodische Atemgymnastik größter Wert gelegt. Diese besteht darin, daß der Patient angeleitet wird, von Zeit zu Zeit tief durchzuatmen und kräftig abzuhusten; kleine Kodein- oder Morphiumgaben sind hierbei in den ersten Tagen oft nicht zu entbehren. Frühzeitiges Aufsitzen im Bett, kühle Abreibungen von Brust und Rücken, Inhalationen dienen dem gleichen Zwecke.

Ein gewisser Teil der postoperativen Lungenkomplikationen kann schließlich nur dadurch vermieden werden, daß Patienten, bei denen bereits vorher katarrhalische Erscheinungen bestehen, namentlich im höheren Alter, grundsätzlich von der Inhalationsnarkose ausgeschlossen werden. Die Anwendung der peripheren Anästhesie stellt unter solchen Umständen eine wesentliche — wenn auch nicht absolut wirksame — Prophylaxe der postoperativen Pneumonie dar. —

Die Behandlung dieser Komplikationen selbst entspricht den sonst üblichen Grundsätzen der inneren Medizin und kann daher hier übergangen werden.

b) Der Chloroformspättod.

Das Chloroform stellt ein allgemeines Zellgift dar, das seine toxische Wirkung nicht nur auf das Zentralnervensystem entfaltet, sondern auch auf die peripheren Nerven, die Muskulatur, die drüsigen Organe und andere Elemente. Wenn diese letztere Wirkung bei der gewöhnlichen Narkose nicht in die Erscheinung tritt, so liegt das daran, daß die vorübergehende geringfügige Konzentration des Giftes zu einer nachhaltigen Schädigung der Organe nicht ausreicht. Wohl aber kann diese eintreten, wenn es sich um länger dauernde mehrstündige Narkosen handelt. Das Mitspielen infektiöser Vorgänge scheint die Disposition für diese gewebliche Chloroformschädigung zu steigern, ohne indessen eine absolute Vorbedingung hierfür darzustellen.

Charakteristisch für diese Art der Chloroformvergiftung ist der Umstand, daß sie sich in ihrer ganzen Schwere nicht sofort offenbart, sondern erst allmählich. Protrahiertes postnarkotisches Erbrechen, anhaltende Somnolenz, die dem eigentlichen Narkosenschlaf folgt, bilden die gelegentlichen Vorboten der Katastrophe. Der weitere Verlauf kann sich verschiedenartig gestalten. In manchen Fällen steigert sich die allgemeine Benommenheit allmählich bis zur tiefen Bewußtlosigkeit, die in den Tod unmittelbar übergeht, oder es kommt zu Aufregungszuständen mit Delirien und Krämpfen; Eiweiß kann im Urin auftreten, die Harnsekretion sich vermindern oder schließlich ganz versiegen.

In einzelnen Fällen wird das klinische Bild beherrscht von einer allmählich einsetzenden, dann sich schnell bis zu den schwersten Graden steigernden Gelbsucht, die in ihrer Verlaufsweise durchaus der akuten gelben Leberatrophie entspricht. Das Symptom der progredienten Herzschwäche pflegt in allen Fällen vorhanden zu sein.

Zeitlich können etwa 8 Tage bis zum Beginn bedrohlicher Symptome vergehen; ist das Krankheitsbild einmal ausgebildet, so führt es gewöhnlich in schnellem Verlauf unaufhaltsam zum Tode.

Schwere parenchymatöse Degeneration der Leber und der Nieren liegt pathologisch-anatomisch dieser Spätkomplikation der Chloroformnarkose zugrunde; von den übrigen Organen ist besonders der Herzmuskel mit seinen Ganglien, vielfach auch die Körpermuskulatur betroffen. Auch in den Nebennieren sind typische Veränderungen gefunden worden, die mit völligem Schwund des Adrenalins einhergehen.

Therapeutisch steht man dieser Spätkomplikation, die dem Chloroform eigentümlich ist, völlig machtlos gegenüber. —

Leichte, gewöhnlich rasch vorübergehende Reizerscheinungen der Niere — bestehend in Zylindrurie oder geringer Albuminurie — werden anderseits gelegentlich auch nach Äthernarkosen beobachtet. Ein tödlicher Verlauf dieser Komplikation, wie er von Gröndahl[1]) mitgeteilt wurde, ist sehr ungewöhnlich und läßt daran denken, daß hier vielleicht noch andere Noxen mit im Spiele waren.

c) Die akute postnarkotische Magenlähmung.

Während unter normalen Verhältnissen die experimentelle stärkere Aufblähung des Magens zur Auslösung des Brechreflexes führt, ist dieser Abwehrmechanismus in der tiefen Narkose erloschen. Gewöhnlich wird nun diese Areflexie mit dem Aufhören der Narkose von einem vorübergehenden Stadium der gesteigerten Erregbarkeit — Narkosenerbrechen! — abgelöst. Ihr folgt, wie auch durch Untersuchungen an Menschen festgestellt wurde, ein Stadium herabgesetzter motorischer Leistung[2]), das unter normalen Umständen in 12—24 Stunden überwunden wird, gelegentlich aber auch sich zur völligen Lähmung steigern kann, zumal wenn eine stärkere Belastung des Magens hinzutritt.

Das klinische Bild dieser Komplikation, die sowohl nach Chloroform- wie Äthernarkosen vorkommt, ist recht charakteristisch. Es leitet sich ein durch massiges, wässerig-galliges Erbrechen, das meist erst an dem der Narkose folgenden Tage beginnt. Das Allgemeinbefinden braucht hierbei zunächst noch nicht wesentlich beeinträchtigt zu sein, doch pflegt eine gewisse Mattigkeit zu bestehen; der Puls ist bei normaler Temperatur etwas erhöht, Winde gehen nicht ab, das Epigastrium ist etwas aufgetrieben und Sitz eines Spannungsgefühls, der Durst ist vermehrt.

Sich selbst überlassen können diese Initialsymptome sich rasch in bedrohlicher Weise steigern. Gußweise in großen Massen wiederholt sich in immer kürzeren Zeitabständen das Erbrechen; die zunächst nur auf das Epigastrium beschränkte Auftreibung dehnt sich nach und nach über den gesamten Bauch aus und nimmt die Form eines gigantisch dilatierten Magens an. Der Puls wird kleiner und frequenter, das Gesicht spitz und eingefallen, die Extremitäten kühl. Singultus stellt sich ein, die Kranken sind bis auf den furchtbaren Durst, der sie quält, teilnahmslos, mitunter aber auch unruhig, Stuhl und Winde

---

[1]) Zentralbl. f. Chirurg. 1919. S. 938.
[2]) Payer, Mitt. a. d. Grenzgeb. d. Med. u. Chirurg. Bd. 22. 1910.

gehen nicht ab — unter zunehmendem Verfall tritt meist nach wenigen Tagen der Tod ein.

Der autoptische Befund zeigt in solchen Fällen eine riesige Dilatation des Magens, der fast für sich allein die ganze Bauchhöhle ausfüllt; auch das Duodenum und der obere Dünndarm kann an dieser Blähung teilnehmen[1]).

Die Todesursache dieser Fälle ist nicht völlig geklärt, jedenfalls aber wohl auch nicht einheitlicher Art. Außer der Wasserverarmung infolge Aufhebung der Darmpassage sowie der durch das hochgedrängte Zwerchfell bewirkten Erschwerung der Atmung scheint vor allem die Zerrung der abdominellen in der Magenwand bzw. den Mesenterien verlaufenden Nervengeflechte indirekt eine folgenschwere Lähmung der lebenswichtigen in der Medulla oblongata gelegenen vegetativen Zentren — namentlich der Vasomotoren — hervorzurufen.

Der Schwerpunkt des ärztlichen Verhaltens liegt durchaus auf dem Gebiet der Prophylaxe. Diese besteht vor allem darin, daß eine Belastung des Magens während der kritischen Phase vermieden wird. Die Patienten erhalten also erst am Abend des Operationstages vorsichtig geringe Mengen zu trinken; hat um diese Zeit das Narkosenerbrechen noch nicht aufgehört, besteht noch stärkeres Aufstoßen oder gar Singultus, so wird die Flüssigkeit rektal oder subkutan zugeführt. Die frühzeitige Anregung der Peristaltik durch Einlegen eines Darmrohres oder mittels Klistiers wirkt auch auf den Tonus des Magens fördernd ein. Kommt es trotz dieser Vorsichtsmaßregeln doch einmal zu einer Stagnation im Magen, worauf die Wiederkehr des Erbrechens, namentlich galliger Art hindeutet, so bildet die frühzeitige Einführung der Magensonde das souveräne Mittel, um einer stärkeren Dilatation vorzubeugen. Jede Nahrungszufuhr per os ist dann für 1—2 Tage wieder einzustellen und auf anderem Wege zu bewerkstelligen. Die Anwendung der Bauch- oder Seitenlage hat sich in diesen Zuständen oft als nützlich erwiesen.

Im Stadium der maximalen Atonie ist dagegen die Prognose der akuten Magenatonie ganz schlecht. Auch von operativen Eingriffen ist naturgemäß kein Nutzen zu erwarten.

d) Postnarkotische Azidosis[2]).

In zahlreichen Fällen kommt es nach der Narkose — Chloroform oder Äther — vorübergehend zum abnormen Auftreten intermediärer Stoffwechselprodukte im Blute, die mit dem Urin ausgeschieden werden. Es gehört hierher das Azeton, die β-Oxybuttersäure und Azetessigsäure. Außerdem wurde eine Steigerung des Blutfettes — Lipämie — nach langdauernden Narkosen nachgewiesen. Störungen in der Oxydation des Fettes — im Zusammenhang mit der elektiven Affinität der Narkotika zu diesen Körperbestandteilen — liegen diesen Erscheinungen offenbar zugrunde. Längere Nahrungsentziehung begünstigt ihr Zustandekommen. Klinisch ist dieses Verhalten deshalb so bedeutungsvoll, weil auch beim schweren Diabetes ähnliche Blutveränderungen auftreten, die schließlich den Eintritt des Coma diabeticum herbeiführen. (Vgl. 10. Abschnitt, S. 424 ff.) Bei bestehendem Diabetes bringt also die Narkose eine besondere Gefährdung mit sich und wird daher besser durch andere Formen der Anästhesie ersetzt. — Zuführung von Traubenzucker und von Na-Bikarbonat kommt sowohl als prophylaktische wie auch als therapeutische Maßnahme bei der postnarkotischen Azidosis in Betracht.

e) Periphere Nervenlähmungen.

Es handelt sich hierbei nicht um direkte Wirkungen des Narkotikums, sondern um mechanische Schädigungen der Nervenstämme, die bei unzureichender Überwachung des bewußtlosen Patienten während der Narkose eintreten können. Unzweckmäßige Lagerung oder Zwangshaltungen — wie

---

[1]) Bezüglich der viel erörterten Beziehungen dieses Zustandes zum „arterio-mesenterialen Duodenalverschluß" verweise ich auf meine Mitteilung in Langenb. Arch. 125, S. 633. 1923.

[2]) Neuere Literatur: Gramén, Acta chirurg. scandinav. Suppl. I. 1922.

z. B. die übermäßige Hebung des Armes bei der Ausführung der Mamma-
amputation — kommen in dieser Hinsicht in Betracht. Am häufigsten wird
der Plexus brachialis betroffen, seltener einzelne Nervenstämme wie der Radialis,
Peroneus oder Ulnaris. Die Funktion pflegt sich zwar meist wieder einzustellen,
doch kann es recht lange Zeit bis dahin dauern. Es genügt, diese Komplikation —
für die der Arzt unter Umständen weitgehend verantwortlich gemacht werden
kann — zu kennen, um sie mit Sicherheit zu vermeiden.

Chloroform oder Äther?

Wenn wir nunmehr dazu übergehen, einen Vergleich zwischen dem Chloroform und dem Äther hinsichtlich ihrer Eignung für die Narkose am Menschen
zu ziehen, so ist gegen den Äther als wesentlich nur der Einwand zu erheben,
daß er die Neigung zu postoperativen Erkrankungen der Atemwege und der
Lunge erhöht. Wir haben aber bereits die Maßnahmen kennen gelernt, mit
Hilfe derer es gelingt, diese Gefährdung auf ein Geringes herabzudrücken. Sie
versagen naturgemäß, wenn bereits ein katarrhalischer oder pneumonischer
Prozeß vorliegt; unter solchen Umständen ist aber jegliche Narkose im
allgemeinen kontraindiziert. Viel mehr Angriffspunkte für die Kritik bietet
das Chloroform. Es gilt dies zunächst hinsichtlich des primären Herztodes —
der Chloroformsynkope —, der bei Anwendung des Äthers nicht vorkommt.
Ebenso ist die zu den Spättodesfällen führende schwere Entartung der großen
Drüsen und des Herzens dem Chloroform eigentümlich. Eine weitere Gefährdung
birgt die Chloroformnarkose dadurch, daß in ihrem Verlauf der Blutdruck
wesentlich absinkt, während dies beim Äther weniger ausgesprochen ist, nur
bei längerer und tiefer Narkose eintritt und anfangs sogar eine Steigerung des
Blutdrucks stattzufinden pflegt [1]). Die in Deutschland allerdings kaum noch
übliche Anwendung des Äthers als Exzitans gründet sich ja gerade auf diese
Eigenschaft [2]).

Die Gründe für das Sinken des Blutdrucks in der Chloroformnarkose sind
nicht einheitlich. Zum Teil handelt es sich um zentrale Lähmung der Vasomotoren; ferner
kommt eine direkte Herzschädigung hierbei in Betracht; und schließlich ist auch die auf
S. 13 erwähnte zum Adrenalinschwund führende Veränderung der Nebennieren hierfür
verantwortlich zu machen. Durch prophylaktische Adrenalininjektionen hat man daher
versucht, dieser Blutdrucksenkung entgegenzuwirken [3]).

Ganz allgemein liegt aber die Hauptgefahr des Chloroforms darin, daß
seine „Narkosenbreite" d. h. der Abstand der zur tiefen Narkose notwendigen
Konzentration von derjenigen, die unmittelbar gefahrbringend wirkt, recht
gering ist, während beim Äther ein viel weiterer Spielraum in dieser Hinsicht
besteht. Es zeigt sich dies schon darin, daß es hier bei Anwendung der offenen
Gazemaske gewöhnlich überhaupt kaum möglich ist, die zur Herbeiführung
der Lähmung der Medulla oblongata erforderliche Konzentration aufzubringen.

Zahlenmäßige bündige Unterlagen für die vergleichsweise Gefährdung durch
die beiden Narkotika zu geben, wird dadurch vereitelt, daß die Todesursachen
nicht immer einheitlich sind und auch noch andere Momente, die in der Grund-
krankheit oder dem operativen Eingriffe als solchen begründet sind, mitspielen
können. Gurlt ermittelte seinerzeit für seine bekannte Narkosenstatistik je
einen Todesfall auf 2075 Narkosen mit Chloroform gegenüber 5112 mit Äther.
Eine absolute Gültigkeit können derartige Zahlen jedoch nicht beanspruchen,

---

[1]) Vgl. E. König, Chirurg. Kongr. 1922. I, S. 83.

[2]) Dies erklärt wohl auch die bei der Einführung des Äthers gemachte Erfahrung, daß
die Operationswunden stärker bluteten (vgl. Dieffenbach, Der Äther gegen den Schmerz.
Berlin 1847.)

[3]) Delbet ref. Dtsch. med. Wochenschr. 1912. S. 1528.

und es lassen sich sogar Statistiken beibringen, aus denen eine erhöhte Gefährdung durch Äther hervorgehen würde.

Der tatsächliche Vergleich fällt jedoch entsprechend den obigen Ausführungen durchaus zuungunsten des Chloroforms aus. Man hat hierbei auch zu berücksichtigen, daß nicht allein die absolute Zahl der Todesfälle für die Bewertung des Mittels maßgebend ist, sondern auch die Häufigkeit nicht letaler Zwischenfälle, und daß diese sich beim Chloroform weit zahlreicher ereignen als beim Äther, steht außer Zweifel. Wenn ich an meine eigenen Erfahrungen zurückdenke, so habe ich noch als Student nicht weniger als drei Chloroformtodesfälle erlebt, während mir bei langjähriger Tätigkeit an der Küttnerschen Klinik, an der ausschließlich Äthernarkosen ausgeführt werden, reine Narkosentodesfälle nicht bekannt geworden sind.

Praktisch ist dementsprechend das Chloroform von seiner zeitweise beherrschenden Stellung weitgehend verdrängt worden. Der Anfang wurde damit in England und Amerika gemacht; auch in Deutschland haben sich wohl die meisten Chirurgen dieser Wandlung angeschlossen.

Der Einwand, daß es nicht immer gelingt, kräftige Männer oder gar Potatoren allein mit Äther in Narkose zu bringen, ist, wie ich auf Grund ungezählter selbst ausgeführter Narkosen mit Bestimmtheit behaupten kann, nicht stichhaltig, vorausgesetzt, daß Morphium vorher gegeben wird.

Nur unter besonderen äußeren Verhältnissen, wo Transportfragen eine wichtige Rolle spielen — also im Kriege, bei kolonialen Expeditionen usw. — kann sich das geringere Volumen des Chloroforms und die fehlende Explosionsgefahr als entscheidender Vorzug geltend machen; doch sind dies Gesichtspunkte, die für die allgemeine Beurteilung nicht in Betracht kommen.

Man hat schließlich die dem Chloroform und Äther anhaftenden spezifischen Gefahren dadurch zu verringern gesucht, daß entweder von vornherein ein bestimmtes Gemenge beider Substanzen zur Anwendung gelangt oder daß das Chloroform nur zur Einleitung bzw. zur rascheren Vertiefung der Narkose dient, im übrigen aber nur Äther zugeführt wird. Aber weder eine derartige **Mischnarkose** — wobei das sog. Billrothgemisch (Alkohol, Chloroform, Äther im Verhältnis 1: 2: 3) eine Zeitlang besonderen Anklang fand — noch die **kombinierte Narkose** haben die auf sie gestellten Erwartungen erfüllt; man könnte vielmehr sogar fast umgekehrt sagen, daß hierbei qualitativ die Nachteile beider Narkotika in den Kauf genommen werden, ohne daß die Gesamtgefährdung quantitativ eine entsprechende Herabsetzung erfährt. Bei der Mischnarkose — soweit sie mit offener Maske erfolgt — macht sich überdies noch unliebsam der Umstand bemerkbar, daß die einzelnen Bestandteile des Narkosengemenges eine verschiedenartige Flüchtigkeit besitzen, das aufgebrachte Gemisch sich also durch Verdunstung dauernd in seiner Zusammensetzung ändert.

Ganz allgemein läßt sich nicht zuletzt die einer jeden Narkose anhaftende Gefahr durch eine exakte Indikationsstellung wesentlich verringern, indem dort, wo die Narkose nicht unbedingt erforderlich ist oder durch das sonstige Verhalten des Patienten ungeeignet erscheint, die periphere Anästhesie zur Anwendung gebracht wird.

Die technische Durchführung der Inhalationsnarkose.

Nicht in allen Fällen ist die Anwendung der Inhalationsnarkose zulässig. Sie verbietet sich bei schweren Herz- und Gefäßerkrankungen, bei erheblicher Nephritis, Diabetes und nicht zuletzt bei stärkerer Bronchitis oder gar Pneumonie. Eine exakte Allgemeinuntersuchung des Patienten hat daher schon aus diesem Grunde jeder Narkose vorauszugehen. Gut kompensierte Herzklappenfehler bilden keine Kontraindikation gegen die Äthernarkose.

Eine spezielle Berücksichtigung verdient ferner die Mundhöhle. Die Anwesenheit kariöser Zähne, von Mandelpfröpfen erhöht die Gefahr der Aspiration; wenn es die Zeit erlaubt, ist daher für Abhilfe zu sorgen.

Vor Beginn der Narkose ist jedesmal festzustellen, ob der Mund leer ist; künstliche Gebisse u. dgl. sind zu entfernen. Ebenso soll der Magen frei von Inhalt sein (vgl. S. 6); auch ist für Entleerung von Blase und Mastdarm Sorge zu tragen.

Beengende Kleidungsstücke müssen geöffnet oder abgelegt werden; für stationäre Patienten pflegt eine besondere Operationsbekleidung üblich zu sein.

Etwa eine halbe Stunde vor Beginn der Narkose erhalten Erwachsene 1—2 ccm der oben angeführten Atropin-Morphiumlösung, größere Kinder entsprechend weniger (s. S. 11). Während das Atropin die Aufgabe hat, die störende Schleim- und Speichelsekretion zu verringern, soll das Morphium dazu dienen, die Empfänglichkeit der Großhirnrinde abzustumpfen, die für den Patienten aufregenden Eindrücke der Vorbereitung abzuschwächen und die Wirkung des Narkotikums somit unmittelbar vorzubereiten. Nicht zuletzt muß aber dem Narkotiseur stets gegenwärtig sein, daß die Einleitung der Narkose um so leichter gelingt, je ruhiger die Gemütsverfassung des Patienten im entscheidenden Augenblicke ist. Eine allgemeine Fürsorge nach dieser Richtung hin kann also viel dazu tun, um die Narkose zu fördern.

Viel diskutiert wurde die Frage, auf welche Art das Narkotikum zugeführt werden soll. Da die Tiefe der Narkose in erster Linie abhängt von der Konzentration der zugeführten Dämpfe, so leuchtet ein, daß eine exakte Dosierung nur möglich ist mit Hilfe von genau arbeitenden Apparaten. Als solcher ist namentlich der von Roth-Dräger angegebene, der mit einem Äther- bzw. Chloroform-Sauerstoffgemisch arbeitet, vielfach in Gebrauch. Anderseits sind jedoch derartige Apparate schwer transportierbar, und der Arzt, der während seiner Ausbildung im Krankenhause nur mittels eines solchen Instrumentariums narkotisieren gelernt hat, würde in der Praxis leicht in Verlegenheit kommen. Vor allem bieten aber auch die kunstvollsten Apparate aus dem Grunde niemals einen vollkommenen Schutz gegen Überdosierung, weil die individuelle Toleranz gegen das Narkotikum so außerordentlich verschieden ist. Die gleiche Konzentration, die bei dem einen gerade zur Narkose hinreicht, kann bei einem anderen Menschen schon Schaden bringen. Aus allen diesen Gründen hat man in der Küttnerschen Klinik die Anwendung derartiger Apparate längst wieder zugunsten des Narkotisierens mittels offener Maske aufgegeben. Es dient hierzu die von Schimmelbusch angegebene Maske, ein handgroßes, Mund und Nase bedeckendes gewölbtes Drahtgestell, auf dem mittels aufklappbaren Bügels ein mehrfach zusammengelegtes Gazestück, das den aufgegossenen Äther aufnimmt, befestigt wird. Allerdings läßt sich beim Erwachsenen die notwendige Ätherkonzentration gewöhnlich nicht mit einer Maske herbeiführen, sondern es bedarf dazu zweier Masken, die von Zeit zu Zeit in ihrer Lage miteinander zu vertauschen sind. Auch kann es notwendig werden, vorübergehend noch ein besonderes Gazestück über die Masken zu breiten. Nur bei besonders kräftigen Männern und namentlich Potatoren kann auch dieses Hilfsmittel versagen. In solchen Fällen ist man, um die Konzentration zeitweilig zu erhöhen, auf eine geschlossene Maske angewiesen. Juillard hat ein solches Modell angegeben. Es besteht aus einem größeren Drahtkorb, der das ganze Gesicht bedeckt, innen einen dicken Gazebausch zur Aufnahme des Äthers enthält und außen von einem undurchlässigen Stoff — Billrothbattist — überzogen ist. Mit Hilfe dieser Juillardschen Maske, die für die typische Narkose allerdings nur in Ausnahmefällen und nur vorübergehend verwendet werden soll, läßt sich die Äthernarkose unter allen Umständen — d. h. auch bei stärkster Toleranz des Patienten — zur Durchführung bringen.

Die Einleitung der Narkose soll nie plötzlich erfolgen, sondern allmählich und einschleichend, um eine störende Abwehr des Patienten zu vermeiden. Aufgeregte Kranke lassen sich gewöhnlich dadurch beruhigen, daß man sie langsam zählen läßt. Bei anfänglichem Erstickungsgefühl tut man gut, die Maske etwas zu lüften; dann pflegen sich die Patienten meist rasch zu fügen. Überhaupt trägt die ruhige Sicherheit des Narkotiseurs schon psychisch wesentlich dazu bei, den Eintritt der Narkose wesentlich zu erleichtern; wir kommen auf diesen praktisch wesentlichen Punkt später noch einmal zurück (S. 23).

Als Lagerung dient die horizontale Rückenlage mit rekliniertem Kopf (vgl. S. 6). Falls die Ausführung der Operation eine davon abweichende Haltung verlangt, so ist mit dem Umlegen des Patienten so lange zu warten, bis die Narkose eingetreten ist.

Als Anhaltspunkt für die Tiefe der Narkose galt früher vornehmlich das reflektorische Verhalten der Augen. Man ist mit guten Gründen hiervon immer mehr zurückgekommen. Hat doch das allzu eifrige Prüfen des Kornealreflexes gelegentlich schon zur Entstehung von Hornhautgeschwüren geführt; andererseits kann auch schon das dauernde Offenhalten der Augen zur schädlichen Austrocknung führen, ganz abgesehen von der Gefährdung durch eindringenden Äther oder Chloroform. Der geübte Narkotiseur lernt es in der Tat bald, sich von der Beobachtung der Augen unabhängig zu machen; er beurteilt das Stadium der Narkose nach dem Typus der Atmung und nach dem Aussehen des Gesichts. Das sind natürlich Dinge, die sich nicht aus Büchern lernen lassen, sondern nur durch persönliche Schulung im Operationssaal. Auch die dauernde Kontrolle des Pulses erübrigt sich bei der normal funktionierenden Äthernarkose, soweit nicht besondere Umstände — wie Eingriffe am Schädel, der Pleura oder bei Basedowpatienten — vorliegen.

Die Kunst der Narkose liegt nun nicht darin, den Patienten während des Eingriffes in gleichmäßigem totenähnlichem Schlafe zu halten, sondern die Narkose soll sich vielmehr dauernd in labilem Gleichgewichte befinden, d. h. niemals tiefer sein, als es die jeweilige Phase der Operation erheischt. Der Narkotiseur muß also genau den Gang der Operation kennen und nicht hermetisch von ihr abgeschlossen bleiben, wie man es früher vielfach verlangte, sondern ihr vielmehr soweit folgen, daß er die Narkose genau den einzelnen Stadien des Eingriffes anzupassen vermag. So verlangt z. B. bei einer Abdominaloperation die Eröffnung der Bauchhöhle und ihre Besichtigung mit eingesetzten Wundhaken tiefe Narkose; bei den Manipulationen am vorgelagerten Darm oder Magen kann dagegen die Betäubung wesentlich abflachen, während die korrekte Anlegung der Peritonealnaht wiederum tiefe Narkose zur Voraussetzung hat. Diese muß jedoch so exakt abgemessen sein, daß beim Knüpfen der letzten Hautnähte der Patient schon wieder „reagiert", d. h. im Erwachen ist. Es handelt sich also um die Forderung der streng individualisierten Minimalnarkose, deren sorgfältige Durchführung einen wesentlichen Anteil an dem Gelingen größerer Eingriffe für sich beanspruchen darf.

Besondere Formen der Inhalationsnarkose.

I. Narkose bei künstlich verkleinertem Kreislaufe.

Da, wie oben auseinandergesetzt, die Tiefe der Narkose unmittelbar von der Konzentration des Narkotikums im Blute abhängt, so ist es klar, daß die Allgemeinbetäubung um so rascher und bei um so geringerem absolutem Verbrauch des Anästhetikums eintreten muß, je kleiner die Menge des zirkulierenden Blutes ist. Es entspricht dem die alte klinische Erfahrung, daß ausgeblutete Menschen sich besonders rasch und leicht in Narkose bringen lassen. Klapp[1]) hat hieraus die Konsequenz gezogen, die Menge des kreisenden Blutes

---

[1]) Therap. Monatsh. 1910. Nr. 1.

künstlich zu verringern, um damit den Narkosenverbrauch herabzusetzen und auf diese Weise die Anästhesie ungefährlicher zu gestalten. Es werden zu diesem Zwecke die Beine mittels hochangelegter Gummibinden gestaut, und wenn hinreichend Blut in ihnen abgefangen ist, fest abgebunden. Durch Aufhebung der Abschnürung ist es dann jederzeit möglich, die Konzentration der narkotischen Substanz im Blute — und damit die Narkosentiefe — zu verringern und insbesondere eine evtl. eingetretene Überdosierung rasch wieder auszugleichen. Leider hat jedoch diese physiologisch gut begründete Methode bisher keine größere praktische Anwendbarkeit zu finden vermocht. Es liegt dies daran, daß die Abschnürung etwas umständlich und mit einigen Schmerzen verbunden ist, außerdem bei längerem Druck die Nerven schädigen kann und schließlich die Neigung zur Thrombose seitens der Beinvenen zu begünstigen scheint.

II. Der Ätherrausch.

Der von Sudeck zuerst angegebene Ätherrausch stellt eine oberflächliche Form der Narkose dar, die zur Ausführung kurzdauernder Operationen, zur Reposition von Luxationen und Knochenbrüchen vortrefflich geeignet ist. Der richtig ausgeführte Ätherrausch beschränkt sich auf das oben (S. 4) besprochene „Stadium analgeticum". Wie aus der Ferne empfindet der Patient die einwirkenden Reize, aber es fehlt die bewußte Auswertung derselben; mit dem Augenblick des Erwachens liegt alles wie ein unbestimmter Traum von teils depressiver, mitunter aber auch ausgesprochen humoristischer Färbung hinter ihm.

Zur Erzielung einer derartigen kurzen Rauschnarkose bedarf es stärkerer Ätherkonzentrationen, wie sie am leichtesten durch Anwendung der Juillardschen Maske (vgl. S. 17) erzielt werden. Dieselbe wird mit einer einmaligen Äthermenge, die je nach dem Individuum zwischen etwa 20 und 100 ccm schwankt, beschickt und über das Gesicht aufgesetzt. Es soll aber dieser Akt durchaus allmählich — in vollem Gegensatz zu einem vielgeübten Brauch — vor sich gehen, um kein Erstickungsgefühl aufkommen zu lassen. Auch ist bei eintretender Unruhe die Maske sofort wieder zu lüften. Ein noch stärkerer Luftabschluß, wie ihn manche durch Umwickeln der Maske mit einem Handtuch oder dgl. erzielen, ist meist entbehrlich. Es empfiehlt sich, den Patienten von vornherein zählen zu lassen oder noch besser sich mit ihm zu unterhalten. Sobald die Zahlen sich verwirren oder die Antworten konfus ausfallen, ist das Stadium analgeticum erreicht und die Operation kann beginnen. Beim idealen Ätherrausch liegt der Patient während des ganzen Eingriffes ruhig da, antwortet auf Fragen — sogenannte Konversationsnarkose — und ist nach Abnehmen der Maske sofort wieder wach. — Häufig sieht man den Fehler begehen, daß die Narkose über das Stadium analgeticum zur Exzitation vertieft wird. Dann wird der Patient unruhig, jede Verständigung mit ihm hört auf und der Eingriff gestaltet sich zu einer recht wilden unschönen Szene. — Im Augenblick des Erwachens aus dem Ätherrausch sind die Patienten außerordentlich suggestibel; es genügt meist, sie in freudigem Ton zu fragen, was sie angenehmes geträumt haben, um sie zum Lachen zu bringen und damit die sonst bestehende Neigung zur Depression (Katerstimmung) zu verscheuchen. Erbrechen pflegt beim richtig ausgeführten Ätherrausch auszubleiben. Eine vorherige Entleerung des Magens ist daher nicht unbedingt erforderlich.

III. Narkosen bei Operationen im Bereiche der oberen Luftwege.

Die in der Mundhöhle, Pharynx und angrenzenden Gebieten auszuführenden Operationen bieten für die Narkose ein besonderes Problem dadurch, daß bei ihnen die Gefahr der Aspiration von Blut ohne weiteres gegeben ist. Außerdem bildet der Narkotiseur durch seine Person selbst ein räumliches Hindernis für die bequeme Ausführung des Eingriffes.

Die Aspiration von Blut läßt sich zunächst mit ziemlicher Sicherheit dadurch vermeiden, daß die Narkose nur ganz oberflächlich gehalten wird, so daß der Hustenreflex erhalten bleibt bzw. der Patient sogar der Aufforderung willkürlicher Hustenstöße nachzukommen vermag.

Um aber auch bei tiefer Narkose in Ruhe solche Eingriffe ausführen zu können, dient die von Rose[1]) angegebene „Operation am hängenden Kopf". Sie besteht darin, daß der narkotisierte in Rückenlage befindliche Patient auf dem horizontal eingestellten Operationstisch bis zu den Schultern vorgezogen wird; der Kopf hängt dann frei nach unten herab und wird in dieser Haltung von einem Assistenten gestützt. Austretendes Blut sammelt sich dann in der oberen Kuppel des Rachendaches an, wo es weggetupft werden kann, sonst läuft es durch die Nase nach außen ab, ohne in die tieferen Luft- und Speisewege zu gelangen. Die störende Nähe des Narkotiseurs läßt sich hierbei dadurch ausschalten, daß man die Ätherdämpfe mittels eines Gebläses in ein Metallrohr leitet, das in Mund oder Nase eingeführt wird; es dient hierzu ferner ein hohler „Narkosenspatel", mit dem gleichzeitig die Zunge auf den Mundboden herabgedrückt wird. Zum dauernden Offenhalten des Mundes ist das Einlegen eines „Mundsperrers" erforderlich.

Mit Hilfe der Roseschen Hängelage lassen sich kleinere Eingriffe wie z. B. die Beseitigung der Gaumenspalte recht gut ausführen. Bei größeren Operationen, wie etwa der Oberkieferresektion, macht sich dagegen die in dieser Haltung erheblich vermehrte Blutung recht störend bemerkbar, so daß ihre allgemeine Anwendung hierdurch wesentlich eingeschränkt wird.

Eine radikale Abhilfe bedeutet die preliminäre Tracheotomie. Die Narkose erfolgt hierbei mittels eines Gebläses, das mit der eingelegten Kanüle in Verbindung steht; vom Munde aus eingeführte Gazestreifen verhindern das Eindringen von Blut neben der Trachealkanüle. Trendelenburg hatte zu dem gleichen Zweck eine besondere Kanüle — Tamponkanüle — angegeben, die von einem aufblasbaren Gummimantel umgeben ist; wird dieser durch ein mit ihm in Verbindung stehendes Rohr aufgebläht, so verschließt er selbsttätig die Trachea. Bei der Hahnschen „Preßschwammkanüle" bewirkt die Feuchtigkeit der Umgebung ein Aufquellen der Preßschwammhülle und führt dadurch den dichten Abschluß herbei.

Ein offenbarer Nachteil dieser zuletzt genannten Methoden besteht jedoch darin, daß sie einen besonderen Eingriff voraussetzen, der den Eintritt der vollen Heilung wesentlich verzögern kann; außerdem erhöhen sie, wie alle Operationen an Kehlkopf und Trachea, die Gefahr postoperativer Pneumonien.

Prinzipiell das gleiche Ziel — aber ohne besondere Voroperation — verfolgt die Kuhnsche Tubage. Hierbei wird ein elastisches Metallrohr, ähnlich wie bei der Intubation wegen Kehlkopfdiphtherie, vom Munde aus durch die Stimmritze in die Trachea eingeführt und das Narkotikum hierdurch zugeleitet. Das Einfließen von Blut neben dem Tubus läßt sich durch Abstopfen mit Gazesteifen von oben her verhindern. Praktisch hat jedoch dieses technisch nicht immer ganz einfache Verfahren — das Kuhn sogar als Normalmethode der Narkose überhaupt ansieht — keine größere Verbreitung gefunden.

Ein verwandtes Prinzip stellt die aus Amerika stammende Insufflation nach Auer-Meltzer dar. Die Zuführung des Narkotikums geschieht durch eine Art von elastischem Katheter, der bis zur Bifurkation der Trachea eingeführt wird, jedoch von dem Querschnitt der Trachea mindestens ein Drittel freiläßt. Erfolgt nun in dieses System ein ununterbrochener Zufluß von unter Überdruck befindlicher Luft, so verhindert der neben dem Tubus kräftig zurücktretende Luftstrom jegliches Eindringen aspirationsfähigen Materials.

---

[1]) Chirurgenkongreß 1874.

Eine weitere Eigenschaft der Insufflation besteht darin, daß die kontinuierliche Lungenlüftung das Sauerstoffbedürfnis so vollkommen befriedigt, daß bei ausreichender Druckerhöhung eine Apnoe eintritt, d. h. die spontanen Atemzüge ausbleiben. Für Operationen an Lunge und Herz bietet dies einen entschiedenen Vorteil; andererseits eignet sich dieses Verfahren auch zur Bekämpfung des Atemstillstandes bei noch erhaltener Herztätigkeit.

Praktisch ist diesen speziellen Formen der Narkose die periphere Anästhesie meist wesentlich überlegen; ihre Verwendung ist dadurch stark eingeschränkt worden.

IV. Die Stickoxydulnarkose.

Das Stickoxydul — N_2O — auch Lach- oder Lustgas genannt, ist ein farbloses Gas von süßlichem Geschmack und schwachem Geruche, das keine lokalen Reizwirkungen ausübt. Seine betäubende Wirkung war schon vor Anwendung des Chloroforms und des Äthers bekannt; später spielte es eine Zeitlang in der zahnärztlichen Praxis eine gewisse Rolle.

Unverdünnt eingeatmet erzeugt das Lachgas sehr schnell eine tiefe Narkose. Die praktische Brauchbarkeit in dieser Form ist aber sehr gering, denn infolge des Abschlusses der atmosphärischen Luft würde in kürzester Frist Erstickung eintreten. Die reine Stickoxydulnarkose ist daher nur für Eingriffe verwendbar, die nicht länger als etwa $1/_2$ Minute dauern. Läßt man dagegen ein die notwendige Sauerstoffkonzentration ($20\,^0/_0$) enthaltendes Gasgemenge einatmen, so wird hiermit nur eine oberflächliche Halbnarkose erzielt. Es bedarf der Anwendung eines unter erhöhtem Druck stehenden Gasgemenges, um bei dem notwendigen Sauerstoffgehalt eine zur tiefen Narkose taugliche Konzentration des Stickoxyduls herbeizuführen. Komplizierte Apparate sind erforderlich, um mit diesem komprimierten Gase die Narkose in gleichmäßiger Weise zu unterhalten [1]), und dies ist der Grund dafür, daß die Stickoxydulanästhesie bisher — zumal in Deutschland — eine weitere Verbreitung nicht gefunden hat.

Theoretisch nimmt gegenüber den sonst gebräuchlichen narkotischen Substanzen das Stickoxydul insoweit eine Sonderstellung ein, als es kein allgemeines Zellgift darstellt, sondern nur die Oxydationsvorgänge der Nervenzellen unterbricht. In der Wirkung ihm nahestehend, diese aber auch bei Gegenwart von Sauerstoff entfaltend, ist das Azetylen; Versuche, diese Substanz in gereinigter Form — „Narcylen" — praktisch zur Narkose zu verwenden, haben brauchbare Resultate erzielt [2]), obschon eine endgültige Beurteilung heute wohl noch nicht möglich ist.

V. Die Chloräthylnarkose.

Auch die narkotische Wirkung des Chloräthyls — das allgemein bekannt ist wegen seiner Anwendung zur lokalen Kälteanästhesie (S. 25) — ist schon seit langem erkannt worden. Das Präparat — C_2H_5Cl — stellt eine klare farblose, eigentümlich riechende, sehr flüchtige Flüssigkeit dar, die schon bei 12^0 siedet.

Vielfach eingebürgert hat sich seine Anwendung zum Chloräthylrausch. Wenn man auf ein zusammengelegtes vor Mund und Nase des Patienten gehaltenes Gazestück in rascher Folge das Chloräthyl auftropft — Höchstdosis 120—150 Tropfen! —, so stellt sich sehr bald, nach etwa $1/_2$—$3/_4$ Minute, ein rauschartiger Zustand ein, in dem kurze innerhalb Bruchteile einer Minute ausführbare Eingriffe sich gut vornehmen lassen. Nimmt man die Gaze fort, so erfolgt das Erwachen ebenfalls fast momentan; Erbrechen oder andere unangenehme Nachwehen bleiben in der Regel aus.

Gegenüber dem Ätherrausch hat diese Form der Chloräthylanästhesie den Vorteil des raschen Eintrittes; doch läßt sich der Ätherrausch durch längere Zeit hindurch fortsetzen, während das Chloräthyl sich weniger dazu eignet. Einige in neuerer Zeit mitgeteilte Todesfälle im Chloräthylrausch [3]) haben überdies den bisherigen Glauben an die Ungefährlichkeit dieser Anästhesierungsform empfindlich erschüttert.

---

[1]) Vgl. Neu, Münch. med. Wochenschr. 1910. Nr. 36.
[2]) Gauß und Wieland, Klin. Wochenschr. 1923, 3 u. 4, sowie Kurtzahn und Teichert, Zentralbl. f. Chirurg. 1923, 37.
[3]) Hofmann, Münch. med. Wochenschr. 1922. S. 159.

Gänzlich ungeeignet ist das Chloräthyl zur Erzielung einer tiefen Narkose. Die Grenzen der wirksamen und toxischen bzw. letalen Dosis liegen hier so nahe beieinander, daß die Gefahr eine viel zu große ist. Überdies braucht selbst in tiefer Chloräthylnarkose der Muskeltonus nicht zu verschwinden, so daß schon aus diesem Grunde ihre Anwendung wesentlich eingeschränkt sein würde.

B. Besondere Formen der Narkosenzuführung.

Die intrarektale Narkose.

Auch vom Rektum aus wird Äther resorbiert und Versuche auf diesem Wege Narkose zu erzielen, sind schon alt. Zur Vermeidung direkter Darmschädigungen muß der Äther gasförmig zugeführt werden. Der Vorteil der hierzu ausgearbeiteten Methoden besteht darin, daß bei Eingriffen an Kopf und Hals die Gegenwart des Narkotiseurs nicht das Operationsfeld beschränkt; andererseits ist subjektiv diese Form der Anästhesierung nicht gerade angenehm und vor allem sind allerhand unliebsame Darmstörungen (Koliken, Meteorismus, blutige Diarrhöen) in ihrem Gefolge beobachtet worden. In einem von Baum [1]) mitgeteilten tödlich endenden Falle der Kieler Klinik fanden sich sogar Dickdarmgeschwüre, die zum Darmbrand und eitriger Peritonitis geführt hatten. Als ernsthafte Konkurrentin der Inhalationsnarkose kommt daher die intrarektale Ätherzuführung einstweilen nicht in Betracht.

Die intravenöse Äthernarkose.

Das Verfahren stammt von L. Burkhardt [2]). Durch Einleiten einer warmen, 5% Äther enthaltenden physiologischen Kochsalz- (oder Ringer-)Lösung in die freigelegte Vena mediana cubiti wird die Anästhesie herbeigeführt. Subjektiv wird diese Form der Narkose als besonders angenehm empfunden, die Ausschaltung des Narkotiseurs aus dem Operationsfeld bildet gelegentlich eine wesentliche Erleichterung des Eingriffes. Nachteile der Methode bestehen darin, daß es hierbei leichter zur Nierenreizung (Albuminurie, Zylindrurie) kommt; auch ist die bei längeren Narkosen eintretende Verwässerung des Blutes wohl nicht ganz gleichgültig, abgesehen davon, daß die sich hierbei ergebende stärkere Füllung des Gefäßsystems eine erhöhte Arbeit des Herzens verlangt, die bei Erkrankung dieses Organes verhängnisvoll werden kann. Fernerhin besteht, wie Küttner zuerst hervorgehoben hat, die Gefahr, daß sich in der freigelegten Vene Gerinnsel bilden, die dann in die Lunge verschleppt werden können. Durch andauerndes Einfließenlassen der Lösung, wobei bei genügend vertiefter Narkose reine Kochsalzlösung einzuschalten ist, läßt sich dieser Komplikation freilich einigermaßen begegnen. Doch vermeidet auch diese Form der Anästhesie nachträgliche Lungenkomplikationen nicht mit Sicherheit, da der Äther durch die Lunge wieder ausgeschieden wird und somit lokal reizen kann. Vor allem aber liegt es wohl an der etwas umständlichen Vorbereitung, welche diese Methode verlangt, daß sie sich trotz mancher Vorzüge — schneller Eintritt der Toleranz, verminderte Exzitation, rasches Erwachen und Verringerung der Nachwehen — nicht recht hat einbürgern können.

Die subkutane Narkose mit Morphium-(Pantopon)-Skopolamin.

Gelegentliche Beobachtungen an unruhigen Geisteskranken, die durch subkutane kombinierte Zuführung von Morphium und Skopolamin in tiefen narkotischen Schlaf versetzt wurden, veranlaßten Schneiderlin im Jahre 1900 dieses Verfahren auch für chirurgische Zwecke nutzbar zu machen, und zahlreiche Narkosen sind auf diese Weise ausgeführt worden [3]). Die Methode besteht darin, daß ein bis mehrere Stunden vor der beabsichtigten Ausführung der Operation die genannten Substanzen subkutan injiziert werden. Die hierzu empfohlene Dosis ist nicht einheitlich, sie beträgt etwa 0,001 Skopolamin. hydrobrom. und 0,02—0,03 Morphin. hydrochlor. Die Patienten verfallen dann allmählich in tiefen Schlaf, der zur Ausführung größter Operationen hinreichen kann. An Stelle des Morphiums ist später die Anwendung des Pantopons, d. h. eines konzentrierten Gemenges der Gesamtalkaloide des Opiums, von mancher Seite bevorzugt worden.

---

[1]) Zentralbl. f. Chirurg. 1909. Nr. 11.
[2]) Münch. med. Wochenschr. 1909. Nr. 46.
[3]) Historisch liegen freilich ähnliche Versuche schon viel länger zurück. So gelang es Liebreich (1869) im Tierexperiment durch subkutane Injektion von Chloralhydrat vorübergehenden tiefen Schlaf bei aufgehobener Reflexerregbarkeit zu erzielen. (Virchows Arch. f. pathol. Anat. u. Physiol. Bd. 47.)

Prinzipiell lassen sich gegen diese Formen der zentralen Anästhesie recht erhebliche Einwendungen vorbringen. Bedeutet doch diese summarische Dosierung gegenüber dem feinen individualisierenden Spiel der Inhalationsnarkose, wobei die Tiefe der Betäubung in jedem Augenblick gesteigert oder verringert werden kann, einen **entschiedenen Rückschritt.** Es ist nicht anders als ein Zufall zu bezeichnen, wenn bei der Skopolamin-Morphiumnarkose gerade der gewünschte Grad der Anästhesie zur richtigen Zeit erreicht wird; in andern Fällen bleibt die Tiefe der Narkose unzureichend, so daß Inhalationsanästhesie zu Hilfe genommen werden muß, oder — was noch viel unangenehmer ist — der narkotische Schlaf wird zu tief, und es besteht dann keinerlei direkte Möglichkeit, diese Überdosierung wieder rückgängig zu machen. Todesfälle haben sich auf diese Weise ereignet, aber auch wenn dieser schlimmste Ausgang ausbleibt, bildet der oft viele Stunden lang dauernde tiefe Schlaf Grund genug zur Beunruhigung und begünstigt außerordentlich die Entstehung von Lungenkomplikationen. Nicht minder unangenehm ist es ferner, wenn die volle Anästhesie zu früh oder zu spät eintritt.

Über diese unberechenbaren Schwankungen in der Wirkung des Mittels hilft keine individualisierende Dosierung hinweg, da die einzelnen Menschen hierauf recht verschieden reagieren. Hiergegen schützt auch nicht die später empfohlene fraktionierte — d. h. auf bestimmte Zeitabschnitte sich verteilende — Zuführung, die vor allem auch praktisch in größeren Betrieben undurchführbar ist. **Als Ersatz der Inhalationsnarkose kann daher die Skopolamin-Morphiumnarkose keineswegs empfohlen werden.**

Anders zu beurteilen ist die Anwendung dieser Alkaloide zur Herbeiführung eines „Dämmerschlafes" für geburtshilfliche Zwecke. Es handelt sich hierbei nicht um eine eigentliche Narkose, sondern es wird nur die Aufnahmefähigkeit der Großhirnrinde für Sinneseindrücke soweit abgestumpft, daß die Vorgänge des Geburtsaktes nicht in die Erinnerung übergehen. Auf die nicht ganz einfache Technik dieses Dämmerschlafes, der über viele Stunden, ja selbst mehrere Tage hindurch ausgedehnt zu werden vermag, kann hier nicht näher eingegangen werden.

Eine weitere Verwendungsform des Skopolamin-Morphiums besteht darin, daß man mit geringen Dosen eine Art von leichter Halbbetäubung herbeiführt, um auf diese Weise bei der ergänzenden Inhalationsnarkose den Verbrauch des Anästhetikums herabzusetzen. Als gelegentlicher Nachteil kann sich hierbei der Umstand bemerkbar machen, daß geringere Gaben des Skopolamins bei Menschen mit abnorm erregbarem Nervensystem — Psychopathen, Basedowkranken und Alkoholikern — gelegentlich zu schweren Aufregungszuständen führen. An der Küttnerschen Klinik wurde diese unliebsame Nebenwirkung so häufig beobachtet, daß dieses Verfahren aufgegeben wurde, zumal der lange Nachschlaf nach beendeter Narkose die Gefahr der Lungenkomplikationen sicherlich erhöht.

C. Elektrische Narkose.

Das Verfahren geht auf Leduc[1]) zurück. Es gelingt durch Ströme von 1—4 Milliampère mit konstanter Richtung und gleichmäßiger Unterbrechung (etwa 100 in der Sekunde), die vermittels auf Stirn und Rücken aufgesetzter Elektroden durch Gehirn und Rückenmark geschickt werden, einen tiefen Schlaf zu erzielen, in dem jeder operative Eingriff ausgeführt werden kann. Ausgedehntere Erfahrungen beim Menschen scheinen bisher nicht vorzuliegen. Das Verfahren wurde anfänglich als gänzlich gefahrlos hingestellt; doch sind auch schon Todesfälle bei Anwendung dieser pulsierenden Gleichströme bekannt geworden.

D. Psychische Narkose.

Eine bekannte Eigenschaft mancher hysterischer Individuen besteht in einer eigenartigen Hemmung der Schmerzempfindung. Obwohl der aufnehmende (periphere) Sinnesapparat intakt ist, kann man bei solchen Menschen die Weichteile tief mit Nadeln durchstechen, ohne daß sie einen Schmerz äußern. Durch suggestive bzw. hypnotische Ein-

---

[1]) La Presse méd. 1907. Nr. 17. Arch. f. physik. Med. u. med. Technik. Bd. 5. H. 1.

wirkungen läßt sich bei prädisponierten Individuen eine solche Gefühlslosigkeit künstlich hervorrufen bzw. steigern. Dieses Verhalten für chirurgische Zwecke auszunützen, lag nahe, und es ist auch gelegentlich gelungen, selbst mittelschwere Operationen in „psychischer Narkose" schmerzlos auszuführen. Immerhin bleibt sie von Fall zu Fall ein unsicheres Experiment, dessen Gelingen von vornherein nie feststeht, und Bernheim [Nancy][1], einer der besten Kenner auf diesem Gebiet, hat sich dahin ausgesprochen, daß selbst bei „guten Somnambulen" diese Methode nicht berufen ist, die Narkose zu verdrängen.

Immerhin ist es interessant, derartige Versuche zu kennen. Denn auch bei der Einleitung der Inhalationsnarkose spielt — wie schon oben (S. 17) angedeutet — das Mittel der seelischen Beeinflussung eine unverkennbare Rolle, ohne jedoch immer voll und bewußt ausgenützt zu werden. Hallauer[2] u. a. haben diese Kombination zur besonderen Methode erhoben.

Die periphere Anästhesie[3].

Wenn es auch die Narkose ermöglicht, jeglichen Eingriff schmerzlos zu vollziehen, so stehen doch ihrer grundsätzlichen allgemeinen Anwendung gewichtige Bedenken gegenüber. In manchen Fällen verbietet sie sich aus Gründen, die in dem Allgemeinzustande des Kranken gelegen sind; ein anderes Mal sind es technische Erwägungen, welche die Ausschaltung der Allgemeinbetäubung wünschenswert erscheinen lassen. Nicht zuletzt stehen aber bei kleineren Eingriffen die Gefahren der Narkose oft in entschiedenem Mißverhältnis zum operativen Akte selbst. Unter allen diesen Umständen erscheint die periphere Anästhesie berufen, die Allgemeinnarkose zu ersetzen.

Wie bereits eingangs besprochen, kann die periphere Anästhesie sowohl an den perzipierenden Nervenendigungen, als auch an den reizvermittelnden Leitungsbahnen angreifen. Wir unterscheiden demgemäß eine terminale und eine Leitungsanästhesie. Aus Gründen der Einfachheit empfiehlt es sich jedoch, der folgenden Darstellung nicht dieses Einteilungsprinzip zugrunde zu legen, sondern die Besprechung an die einzelnen Methoden, welche zur Herbeiführung der peripheren Anästhesie dienen, anzuknüpfen.

A. Physikalische Anästhesie.

I. Kompression der Nerven.

Daß Nervenstämme durch mechanischen Druck derartig geschädigt werden können, daß die Sensibilität der von ihnen versorgten Bezirke aufgehoben wird, entspricht einer alten Erfahrung. In leichteren Graden ist diese Erscheinung von den Parästhesien her bekannt, die das „Einschlafen" der Gliedmaßen begleiten. Wiederholt sind daher Versuche unternommen worden, diese Form der Leitungsunterbrechung für die Herbeiführung einer peripheren Anästhesie nutzbar zu machen. Brauchbare Resultate lassen sich indessen auf diesem Wege nicht erzielen, denn eine geringfügige Kompression reicht zu diesem Zwecke nicht aus, während der notwendige stärkere Druck — durch Binde oder Pelotte hervorgerufen — nicht nur sehr schmerzhaft ist, sondern auch die Nerven derartig gefährdet, daß selbst irreparable totale Lähmungen hiernach zurückbleiben können. Dieses Verfahren besitzt daher nur noch ein historisches Interesse.

---

[1] Hypnotisme, Suggestion usw. 2 éd. Paris 1903. (p. 100).

[2] Berlin. klin. Wochenschr. 1908. Nr. 16. — Eingehend unterrichtet über dieses Problem die empfehlenswerte Monographie von A. Friedländer, Die Hypnose und die Hypnonarkose. Stuttgart 1920.

[3] H. Braun, Die örtliche Betäubung. 6. Aufl. Leipzig 1921. — Härtel, Die Lokalanästhesie. 2. Aufl. Stuttgart 1920.

II. Kälteanästhesie.

Daß bei strenger Kälte frei getragene Körperteile, wie Nase und Ohren, gefühllos werden können, hat wohl schon jeder an sich erfahren. Bei dem starren Frost, unter dem die Schlacht von Preußisch-Eylau ausgefochten wurde, konnte Larrey, Napoleons Feldchirurg, schmerzlose Amputationen ausführen. Praktisch ist diese Eigenschaft der Kältewirkung schon seit langem für die Chirurgie nutzbar gemacht worden in Gestalt der lokalen geweblichen Vereisung. Es diente hierzu anfangs eine Eiskochsalzmischung; später verwendete man den Ätherspray, an dessen Stelle neuerdings das Chloräthyl — das wir bereits als Inhalationsnarkotikum kennen gelernt haben — getreten ist.

Die Technik des Verfahrens ist sehr einfach: Aus einer Glasflasche mit feiner Öffnung wird unter dem Einflusse der Erwärmung durch die Hand das Chloräthyl in dünnem Strahl auf die zu inzidierende Hautstelle aufgespritzt; innerhalb weniger Sekunden erfolgt eine Vereisung der benetzten Partie, die, solange dieser Zustand anhält, ein schmerzloses Operieren in dem gefrorenen Gebiete zuläßt. Der rasche Ablauf dieses Vorganges schützt vor ernstlicheren Gewebsschädigungen.

Praktisch ist freilich die Verwendbarkeit dieser Anästhesie eine recht beschränkte, da ihr keine nennenswerte Tiefenwirkung zukommt und sie nur ganz kurze Zeit, — d. h. nur wenige Augenblicke — anhält. Ein weiterer Nachteil besteht darin, daß in dem gefrorenen Gewebe jedes feinere Operieren unmöglich ist; die Einschnitte fallen daher leicht zu klein aus. Dies ist z. B. einer der Gründe dafür, daß erfahrungsgemäß die an den Fingern sich abspielenden Eiterungen — die praktisch so wichtigen „Panaritien" — oft unzureichend inzidiert werden. Führt man aber das Messer mit Kraft, so ist es leicht möglich „auszufahren" und ungewollte Nebenverletzungen zu setzen. Es kommt daher diese Form der Anästhesie im allgemeinen nur für die Eröffnung solcher oberflächlich gelegener Eiteransammlungen in Betracht, bei denen die Ausdehnung und Tiefe der Inzision schon vorher genau beurteilt werden kann. Auch für Zahnextraktionen wird die Vereisung gelegentlich angewandt, doch sind ihr die weiter unten zu besprechenden Injektionsverfahren weit überlegen. Es wäre schließlich noch darauf hinzuweisen, daß die flüchtige Chloräthylanästhesie mitunter teuer erkauft wird, da der Akt des Gefrierens selbst, sowie des Auftauens — zumal bei entzündlich verändertem Gewebe — recht schmerzhaft sein kann. Manche Patienten verzichten daher lieber auf die Anästhesie überhaupt.

Der Versuch, die gelegentlichen Vorzüge des Kälteverfahrens für die Leitungsanästhesie nutzbar zu machen, scheiterte ebenfalls an der hierbei auftretenden enormen Schmerzhaftigkeit.

III. Quellungs- und Schrumpfungsanästhesie.

Nur aus theoretischem Interesse soll hier die auf Änderung des Wassergehaltes der nervösen Substanz beruhende Anästhesie kurz berührt werden. Jede dissoziierbare chemisch indifferente Substanz kann physikalisch zu erheblichen Zellveränderungen führen, wenn sie in anderer als isotonischer Lösung in das Gewebe eingespritzt wird. Ist die molekulare Konzentration niedriger als die der Gewebsflüssigkeit, also hypotonisch — das Extrem bildet das destillierte Wasser — so erfolgt ein Ausgleich dadurch, daß die Gewebselemente unter Wasseraufnahme aufquellen; der umgekehrte Vorgang, d. h. eine mit Wasserentziehung einhergehende Schrumpfung, tritt dann ein, wenn eine hypertonische Lösung verwendet wird. Bei der nervösen Substanz äußert sich die auf Änderung des Wassergehaltes beruhende Schädigung in dem Zustandekommen einer Anästhesie, die etwa so lange dauert, bis durch Flüssigkeitsaustausch mit der Umgebung der normale Zustand sich wieder hergestellt hat. Eine praktische Verwertung dieser Form der Schmerzaufhebung scheitert daran, daß der Vorgang der Quellung bzw. Schrumpfung als solcher lebhafte Schmerzen hervorruft. Es handelt sich also hierbei, wie Liebreich es ausgedrückt hat, um eine „Anaesthesia dolorosa". Außerdem können auch nachhaltige gewebliche Schädigungen davon zurückbleiben.

B. Chemische Anästhesie.

Die chemische periphere Anästhesie, die im Laufe der beiden letzten Jahrzehnte eine ungeahnte Entwicklung und Verbreitung genommen hat, ist aus der Anwendung des Kokains hervorgegangen.

I. Das Kokain.

Das Kokain ist ein Alkaloid, das in den Blättern des südamerikanischen Kokastrauches — Erythroxylon Coca — enthalten ist und zuerst von Wöhler 1860 dargestellt wurde. Schon seit alters her galt in der Heimat des Kokastrauches das Kauen der Blätter als ein Mittel, um unangenehme Sensationen, wie Hunger und Durst, zu unterdrücken. Wöhler selbst kannte die durch das Alkaloid hervorgerufene örtliche sensible Lähmung der Zunge. Die praktische Anwendung des Kokains beginnt jedoch erst mit dem Jahre 1884, wo Koller den Nachweis erbrachte, daß das in gelöster Form in den Konjunktivalsack eingeträufelte Medikament die Vornahme schmerzloser Eingriffe am Auge erlaubt. Es zeigte sich nun bald, daß im Gegensatz zur Schleimhaut, das äußere Integument wegen seiner Hornschicht nicht zur Aufnahme dieses Anästhetikums befähigt ist; es bedarf hierzu vielmehr der intrakutanen bzw. subkutanen Einspritzung.

Das Zustandekommen der Kokainanästhesie beruht darauf, daß dieses als allgemeines Zellgift wirksame Alkaloid — praktisch verwendet als salzsaures Salz — zur nervösen Substanz eine derartig elektive Affinität besitzt, daß es auf diese eine lähmende Wirkung bereits in solchen verdünnten Lösungen entfaltet, die auf das übrige Gewebe noch keine Schädigung ausüben. Gelangt das Gift in die Blutbahn, so verankert es sich ebenfalls zunächst im Zentralnervensystem. Bei der Einwirkung auf die sensiblen Nervenendigungen sowie die letzten feinen Ausläufer der Nerven tritt die anästhesierende Wirkung fast momentan ein (terminale Anästhesie); bei den Nervenstämmen dauert es dagegen um so länger, je dicker die umgebende Bindegewebsschicht (Perineurium) ist, welche das Anästhetikum zunächst durchdringen muß (Leitungsanästhesie). Diese Verzögerung kann jedoch dadurch vermindert werden, daß die Lösung in den Nervenstamm selbst — „endoneural" — injiziert wird. Wie bei den früher besprochenen narkotischen Substanzen ist die chemische Verbindung zwischen dem Alkaloid und der nervösen Substanz eine sogenannte reversible, d. h. das Gift tritt nach einiger Zeit unter Wiederherstellung der normalen Zellbeschaffenheit und Funktion in das Blut über; zum Teil wird es auch im Gewebe selbst zerstört.

Die berechtigte Begeisterung, welche der Entdeckung des Kokains als lokalem Anästhetikum folgte, wurde bald wesentlich herabgestimmt, als man die Gefahren dieses Mittels kennen lernte. Schwere Zufälle schlossen sich seiner Anwendung an, und zwar sowohl bei der Oberflächenapplikation wie bei den geweblichen Einspritzungen; nicht wenige Fälle endeten tödlich. Klinisch äußert sich die Allgemeinvergiftung in den leichteren Formen als vorübergehendes Schwäche- und Schwindelgefühl, auch Kollapszustände können hierbei auftreten; in höheren Graden kann sich zunächst eine Erregung der nervösen Zentren in Gestalt epileptiformer Anfälle, hochgradiger psychischer Unruhe geltend machen, die dann überleitet zur Lähmung der Medulla oblongata.

Der eigentümlich insidiöse Charakter dieser Unglücksfälle schien nun darin zu bestehen, daß ihr Eintritt offensichtlich an eine bestimmte Dosis nicht gebunden war. Während gelegentlich außerordentlich große Giftmengen von 50 oder selbst 100 Zentigramm ohne Störung vertragen wurden, sah man anderer-

seits auch schwerste Intoxikationen nach Gaben, welche die spätere arznei-
gesetzliche Maximaldosis von 0,05 g nicht überschritten. Eine besondere individuelle Empfindlichkeit, eine Idiosynkrasie, wurde daher angenommen,
um die unerwarteten Folgen zu erklären.

Der neueren pharmakologischen Forschung ist es indessen auch hier gelungen, die Kokainvergiftungen ihres mystischen Charakters zu entkleiden und
auf eine wissenschaftliche Basis zurückzuführen. Ebenso nämlich wie für die
früher besprochenen allgemeinnarkotischen Substanzen, gilt auch für das
Kokain, daß das Maß der Giftwirkung nicht ohne weiteres von der absoluten
Dosis abhängt, sondern von der Höhe der Konzentration, die das Alkaloid
zeitweilig im Blute erreicht. Gelingt es also, die Resorption der örtlich zugeführten Dosis zu verlangsamen, so daß die Ausscheidung, bzw. die im Organismus erfolgende Entgiftung mit der Aufnahme Schritt hält, so ist es möglich, recht erhebliche, die „Maximaldosis" weit hinter sich lassende Mengen
ungefährdet zu verwenden, während die plötzliche Aufnahme selbst weniger
Zentigramm in dem Kreislauf schwerste Vergiftungen auslösen kann. Es erklären sich hieraus die gefährlichen Zufälle, die bei versehentlicher direkter
Injektion des Kokains — aber auch seiner Ersatzpräparate — in die Vene
hinein eintreten können. Die Dosis von 0,05 g ist daher nach Brauns treffenden
Worten keine Maximaldosis, „da sie weder vor Kokainvergiftungen schützt,
noch diejenige größte Menge angibt, welche ungestraft verwendet werden darf."

Verschiedene Wege sind angegeben worden, um das Zustandekommen einer
toxischen Kokainkonzentration im allgemeinen Kreislauf — und damit im
Zentralnervensystem — zu verhindern. Schleich[1]), der sich um die Einführung der Lokalanästhesie große Verdienste erworben hat, verwandte zu
diesem Zweck außerordentlich verdünnte Lösungen (0,2, 0,1 und 0,01 %).
Nur für die äußerlichen Applikationen an solchen Schleimhäuten, wo bei genügender Vorsicht eine nachhaltige Resorption nicht zu befürchten ist — Konjunktiva, Mundhöhle, Kehlkopf — blieb auch weiterhin die Anwendung stärker
konzentrierter Lösungen (2 bis 20 %) statthaft. — Eine andere Möglichkeit, die
Kokaingefahr herabzusetzen, besteht darin, daß man bei Eingriffen an den Extremitäten diese zentral von der Injektionsstelle mit der Esmarchschen Binde
abschnürt; das Gift wird hierbei länger an Ort und Stelle im Gewebe zurückgehalten, und fällt schon teilweise der Zerstörung anheim, ehe es zur Resorption
gelangt. — Einen weiteren Fortschritt in dieser Richtung bedeutete der Zusatz
von **Suprarenin** zu der anästhesierenden Lösung. Diese in der Nebenniere
gebildete Substanz bringt in den mit der Lösung in Berührung kommenden
Gewebsbezirken die Blutgefäße zur kräftigen Kontraktion und wiederholt somit
im kleinen den Vorgang der künstlichen Blutleere. Die Dauer der anästhesierenden Wirkung wird hierdurch weiterhin wesentlich verlängert; durch die
Verbindung mit dem Suprarenin erfährt also das Verfahren eine geradezu ideale
Ergänzung.

Trotz aller dieser Fortschritte wurde die allgemeinere Anwendung der chemischen peripheren Anästhesie jedoch erst dann ermöglicht, als es der chemischen
Forschung gelang, wirksame, aber weniger giftige Ersatzmittel des Kokains
synthetisch darzustellen. Zahlreiche Präparate sind zu diesem Zwecke empfohlen worden. Wir beschränken uns zunächst auf die Besprechung der beiden
wichtigsten dieser Substanzen, des Novokains und des Alypins.

II. Novokain.

Das Novokain wurde 1905 durch Einhorn dargestellt und gelangt als
salzsaures Salz zur Verwendung. Seine Giftigkeit beträgt im Tierversuch nur

---

[1]) Chirurgenkongreß 1892. I, S. 121.

etwa $^1/_{10}$ des Kokains. Zwar ist auch seine anästhesierende Kraft der des
Kokains wesentlich unterlegen ($^1/_3$), doch wird dies durch die Möglichkeit der
höheren Dosierung reichlich ausgeglichen. Der Zusatz des Suprarenins —
vgl. oben — verringert weiterhin die Giftigkeit und verlängert die Dauer der
Wirkung. Es wird entweder der durch Kochen sterilisierten Novokainlösung
zugefügt (1 gtt der käuflichen Lösung auf 10 ccm) oder man benutzt die fertig
dosierten suprareninhaltigen Tabletten der Höchster Farbwerke. Praktisch
lassen sich zur Injektion 250 ccm der $^1/_2\,^0/_0$ Lösung (= 1,25 g) ohne Gefahr
verwenden. Die Gewebe werden auch von stärker konzentrierten Lösungen
(bis zu $10\,^0/_0$) nicht geschädigt, bei schwächeren Verdünnungen ist durch Koch-
salzzusatz der isotonische Zustand herzustellen. Anstelle der physiologischen
Kochsalzlösung empfiehlt sich ein Zusatz von Kaliumsulfat, welches die an-
ästhetische Wirkung des Präparates steigert (NaCl 7,0, K_2SO_4 4,0, Aq. 1000,0).
Für die direkte Oberflächenanästhesie der Schleimhäute ist das Novokain ungeeignet; es wird hier durch das Alypin ersetzt.

Die Vergiftungserscheinungen äußern sich — ähnlich wie beim Kokain (S. 26) —
in leichterer Form durch Übelkeit, Schweißausbruch, Blässe, Sinken des Blutdrucks mit
Anstieg der Pulsfrequenz, Erbrechen; bei höheren Graden kann es zu bedrohlichem Kollaps,
Krämpfen oder gar zum unmittelbaren Tod durch Herzlähmung kommen. Anwendung
stärker konzentrierter Lösungen, unmittelbare Aufnahme in die Blutbahn oder den Spinalkanal kommt hierbei — abgesehen von grober Überdosierung in herkömmlichem Sinne —
ursächlich besonders in Betracht. Als eigentümliche Erscheinung kann es unter solchen
Umständen gelegentlich zur Totalanästhesie — d. h. zur Aufhebung der gesamten
peripheren Sensibilität — kommen.

Die Anwendung dünner Hohlnadeln, die möglichste Vermeidung der Nähe größerer
Venen sucht vor der gefährlichen Injektion in die Blutbahn zu schützen; im Zweifelsfalle ist vor der Einspritzung zu prüfen, ob sich aus der eingestochenen Nadel Blut entleert. —
Ungewolltes Eindringen der Lösung in den Spinalkanal kann sich am ehesten bei
Einspritzungen in unmittelbarer Nähe der Wirbelsäule — „paravertebrale Anästhesie“
(s. S. 29) — ereignen. Man geht daher dieser gefährlichen Nachbarschaft möglichst aus
dem Wege.

a) Die Infiltrationsanästhesie.

Es handelt sich hierbei um eine terminale Anästhesie. Mittels feiner Hohlnadel wird eine $^1/_2-1\,^0/_0$ Lösung in das zu durchtrennende Gewebe schicht-
weise injiziert. Der Eintritt der Schmerzlosigkeit erfolgt, wenn nicht größere
Nervenäste in diesem Gebiete verlaufen, fast augenblicklich. Die gleichzeitige
Suprareninanwendung hat überdies zur Folge, daß die Blutung wegen der
Kontraktion der Gefäße sehr gering ist; der Eingriff als solcher wird hierdurch
wesentlich erleichtert. Nur muß die operative Blutstillung um so sorgfältiger
ausgeführt werden, als später auf das Stadium der Verengerung eine Gefäßerweiterung folgt und dadurch bei unzureichender Versorgung Gelegenheit zu
Nachblutungen gegeben ist.

Praktisch wird die Durchführung der peripheren Anästhesie dadurch wesentlich gefördert, daß nicht alle Gewebe des Körpers gleichmäßig schmerzempfindlich sind.

Am empfindlichsten ist die Haut selbst, in geringerem Maße sind es die
äußeren Schleimhäute; das subkutane Gewebe ist es nur im Bereiche durch-
tretender Nervenstämmchen. Muskulatur und Sehnen sind schmerzfrei; ihre
Sensibilität beschränkt sich auf die sie umgebenden Faszien und Bindegewebsscheiden, sowie die die Muskulatur durchsetzenden nerven- und gefäßfüh-
renden Septen. Ebenso ist der Knochen als solcher gefühllos. Träger der
Sensibilität ist hier vor allem das Periost, aber auch das Mark. Sehr schmerzhaft sind die Zähne bis auf den Schmelz und die äußeren Dentinlagen. Reich
sensibel ausgestattete Organe sind ferner die Gelenke; schmerzempfindlich ist
hier außer der Kapsel vor allem die Synovialis. Die inneren Organe sprechen

dagegen im allgemeinen auf äußere Einwirkungen nicht an, ebensowenig die viszeralen Blätter der serösen Häute, während das parietale Peritoneum und die Pleura hochgradig empfindlich sind. Auch die Mesenterien reagieren auf Zug und Quetschung mit Schmerzen. Gehirn und Rückenmark sind insensibel; die Dura mater scheint nur im basalen (ventralen) Abschnitt schmerzempfindlich zu sein. Außerordentlich sensibel sind dagegen sämtliche Nervenstämme.

Die direkte Infiltrationsanästhesie hat ihre Grenzen darin, daß sie bei ausgedehntem Operationsfeld allzu große Mengen der anästhesierenden Lösung beansprucht. Ihre Anwendung verbietet sich ferner innerhalb entzündlich veränderter Gewebe. Die Injektion ist hier schmerzhaft und kann den Prozeß ungünstig beeinflussen. In mangelhaft durchblutetem Gewebe kann es ferner infolge der verstärkten Ischämie zum Absterben kommen; ähnliches gilt auch für Bezirke gestörter Innervation. Ganz allgemein setzt also die anästhesierende Infiltration die Anwesenheit intakten Gewebes voraus.

In allen diesen Fällen tritt an Stelle der örtlichen Infiltration — soweit überhaupt eine periphere Methode angezeigt ist — die Leitungsanästhesie.

b) Die Leitungsanästhesie.

1. Die Umspritzung.

Das Wesen dieses von Hackenbruch angegebenen Verfahrens besteht darin, daß das Operationsfeld gegen die weitere Umgebung überall durch eine Zone infiltrierten Gewebes abgegrenzt wird. Bei oberflächlichen Eingriffen genügt hierzu die Umspritzung in der gleichen Ebene, vorausgesetzt, daß nicht innerhalb des umgrenzten Bezirkes Nervenstämme aus tieferen Schichten sich zur Haut begeben.

Eine besondere Form der Umspritzung stellt die Oberstsche Anästhesie der Finger dar, wobei mittels ringförmiger Durchtränkung des subkutanen Gewebes an der Basis die Sensibilität der Finger unterbrochen wird.

2. Die Nerven- und Plexusanästhesie.

Das Verfahren zielt dahin, bestimmte Nerven in ihrer Leitung zu unterbrechen und eine Anästhesie der von ihnen versorgten peripheren Bezirke herbeizuführen. Da es ohne Freilegung der Stämme gewöhnlich nicht sicher gelingt, das Anästhetikum endoneural zu injizieren, bedarf es zu diesem Zwecke meist stärkerer $(2\,^0/_0)$ Lösungen; doch kommt man mit geringeren Mengen (5—20 ccm) aus. Das Hauptanwendungsgebiet findet diese technisch gründliche Vorstudien voraussetzende Form der Leitungsanästhesie besonders im Trigeminusgebiet, sowie im Bereiche des Plexus cervicalis und der Interkostalnerven (Paravertebralanästhesie); für die obere Extremität wird die Anästhesie des Plexus brachialis vielfach verwandt. Leider sind jedoch diese letzteren beiden Anwendungsformen nicht ganz frei von unliebsamen Komplikationsmöglichkeiten.

Mehrfach sind bei Anwendung der Paravertebralanästhesie — namentlich im Bereiche des Halses, insbesondere bei Kropfoperationen — schwere Kollapse, selbst mit tödlichem Ausgang beobachtet worden, so daß die meisten Chirurgen ihre Anwendung wieder aufgegeben haben. Bei der Anästhesie des Plexus brachialis spielt andererseits die Verletzungsmöglichkeit der Pleura eine nicht zu unterschätzende Rolle[1]). Vereinzelt sind ferner hartnäckige Schädigungen der betroffenen Nerven beobachtet worden.

---

[1]) Vgl. Weil, Zentralbl. f. Chirurg. 1919. Nr. 45. — Hering ibid. 1920. Nr. 27.

Auch für Eingriffe im Bereiche des Bauches ist die paravertebrale Unterbrechung der Interkostalnerven unmittelbar neben der Wirbelsäule mit Gefahren verbunden. Sie ist überdies technisch etwas umständlich, verlangt große Mengen der anästhesierenden Lösung, so daß es fraglich bleibt, ob diese Methode gegenüber der Narkose einen wirklichen Vorteil bedeutet.

Ein anderes Verfahren der Leitungsanästhesie für Bauchoperationen stellt die Unterbrechung des Splanchnikus dar. Sie erfolgt am besten nach Kappis durch Infiltration des retroperitonealen Gewebes vor der Wirbelsäule von der geöffneten Bauchhöhle aus. Es genügen 100 ccm der $1/2\%$-Lösung, um im Oberbauchraum schmerzlos operieren zu können. Freilich muß außerdem die Bauchdecke im Bereiche der Inzision infiltriert werden. Zur prävertebralen Injektion selbst ist oft eine kurze Rauschnarkose notwendig, auch kommen gelegentlich Versager vor, so daß an der Küttnerschen Klinik die Splanchnikusanästhesie wieder aufgegeben worden ist. Ein solcher Verzicht wird im übrigen durch die Erfahrung erleichtert, daß für typische Bauchoperationen — wie etwa die Anlegung einer Magenfistel — fast regelmäßig auch schon die Infiltration der vorderen Bauchwand zur schmerzlosen Durchführung des Eingriffes genügt. Selbst Magenresektionen lassen sich bei verständigen Menschen auf diese Weise gut durchführen, falls das Organ ohne Zug vorgelagert werden kann.

3. Epidurale (sakrale) Anästhesie.

Der mit lockerem Binde- und Fettgewebe erfüllte, sowie von venösen Plexus durchzogene epidurale Raum ist vom Hiatus sacralis aus direkt zu erreichen. Flüssigkeiten, die von hier aus in diesen Raum injiziert werden, können bei Beckenhochlagerung bis zur Halsgegend heraufdringen. Um eine derartige gefährliche Höhenwirkung zu vermeiden, bedarf es konzentrierter Novokainlösungen, zumal die Nerven in diesen Zonen mit dicken Durascheiden versehen sind.

Für praktische Zwecke ist die „hohe epidurale Anästhesie" bis auf das Gebiet der Lumbal- und Dorsalnerven ausgedehnt worden, vornehmlich zu gynäkologischen Laparotomien. Die Häufigkeit der hierbei vorkommenden Intoxikationen — vornehmlich verursacht durch rasche Resorption der in den epiduralen Raum eingeführten Anästhetika — haben jedoch zu einer völligen Ablehnung dieser Methode geführt.

Um eine Anästhesie im Bereiche des unteren Mastdarmes, des Penis, des Skrotums, der Scheide und der Portio vaginalis herbeizuführen, dient die „tiefe Sakralanästhesie" (Läwen). In sitzender Stellung wird hierbei eine Kanüle vom Hiatus sacralis bis höchstens 6 cm Höhe in den Kreuzbeinkanal eingeführt und 20 ccm einer 2%igen Novokainbikarbonatlösung mit Suprareninzusatz langsam injiziert. Patient bleibt bis zum Eintritt der Anästhesie in halbsitzender Stellung, da sich sonst die Wirkung durch Verteilung auf höhere Segmente abschwächen kann und die Gefahr der Intoxikation erhöht wird. Die Häufigkeit der Versager, anderseits die Möglichkeit durch Infiltration der Kreuzbeinhöhle mit schwacher ($1/2\%$) Novokainlösung — „parasakrale Anästhesie" (Braun) — das gleiche Ziel sicherer und gefahrloser zu erreichen, schränkt freilich auch die Bedeutung der „tiefen" sakralen Methode wesentlich ein.

4. Die Lumbalanästhesie[1]).

Die von Bier eingeführte Lumbalanästhesie stellt eine besondere Form der Leitungsanästhesie dar, bei der das in den Subduralraum eingebrachte Anästhetikum zur Einwirkung auf die Stämme der Cauda equina sowie der Spinalwurzeln gelangt. Da diese Gebilde innerhalb der harten Rückenmarkshaut nicht mit Scheiden versehen sind, kann sich die Wirkung der anästhesierenden Substanz um so rascher und intensiver gestalten. Bier verwendet hierzu Tropakokain in einer Dosis von 0,05—0,06; an der Küttnerschen Klinik wird dem von Braun empfohlenen Novokain (0,15) der Vorzug gegeben. Beide Substanzen gelangen in 5 $\%$ Lösung zur Anwendung; empirisch hat sich ein Suprareninzusatz von 0,00025 bewährt[2]). Eine derartige isotonische Lösung ist körperwarm zu injizieren; der Zutritt von Alkali, selbst in Spuren, hat sich als schädlich erwiesen; die mit Sodazusatz ausgekochten Spritzen sind daher vor dem Gebrauch mit physiologischer Kochsalzlösung durchzuspülen.

---

[1]) v. Brunn, Neue Dtsch. Chirurg. 29. 1922.

[2]) Gebrauchsfertige sterile ausdosierte Ampullen mit Novokain liefern die Höchster Farbwerke; Tropakokain-Ampullen werden von Pohl in Schönbaum bei Danzig hergestellt.

Die Injektion selbst wird — wenn angängig — am sitzenden Kranken vorgenommen, die Wirbelsäule ist dabei möglichst nach hinten durchzubiegen, ohne daß sie sich aus der Mittellinie entfernt. Der Einstich erfolgt der Technik der Lumbalpunktion entsprechend dicht oberhalb der Verbindungslinie zwischen den Beckenkämmen. Erst wenn der Liquor frei abfließt, befindet sich die Spitze der Hohlnadel sicher im Subduralraum. Erweist sich der Liquor blutig verfärbt, so kann man die Punktion nochmals in einem höheren Zwischenwirbelraum versuchen; gewinnt man auch dort keinen klaren Liquor, so ist von der Ausführung der Lumbalanästhesie Abstand zu nehmen. Bei richtiger Technik tritt — im Kaudagebiet beginnend — nach 5 Minuten eine vollkommene Anästhesie ein, auch die motorischen Bahnen sind fast regelmäßig gelähmt, die Reflexe erloschen. Die Dauer der Schmerzlosigkeit schwankt zwischen $1/_2$ und 2 Stunden. Die Ausbreitung der Unterbrechung hängt ab von der technischen Ausführung. In je mehr Flüssigkeit gelöst das Anästhetikum eingespritzt wird, und je steiler man den Patienten danach in Beckenhochlagerung bringt, desto höher hinauf erstreckt sich die spinale Lähmung. Nach Biers Vorschrift [1] genügt für Eingriffe am Damm die Injektion der fertigen Lösung mit nachfolgender horizontaler Lage; für Operationen am Bein wird die zu injizierende Lösung mit 5 ccm aspirierten Liquors verdünnt, für Leistenhernien mit 8, darüber hinaus mit 10 ccm und gleichzeitig eine entsprechend gesteigerte Beckenhochlagerung angewendet. Um auch an der Brust und an den oberen Extremitäten oder gar am Halse operieren zu können, hat Dönitz nach erfolgter Einspritzung nochmals 10 ccm aspiriert und dann von neuem injiziert.

Leider ist jedoch die praktische Durchführung dieser sonst so einfachen und schönen Methode mit mancherlei Nachteilen und Gefahren verbunden. Es gilt dies insbesondere für die hohe Anästhesie. Durch unberechenbare Beteiligung der Medulla oblongata kann es hierbei zur sofortigen Atemlähmung und zum plötzlichen Tode kommen. Die meisten Operateure verwenden daher die Lumbalanästhesie nur noch bei Eingriffen am Becken und den unteren Extremitäten, wobei die nicht unbedenkliche Beckenhochlagerung völlig vermieden werden kann. Versuche, durch Zusatz von Gelatine oder Gummilösung eine ungefährliche Form der „hohen" Anästhesie zu erzielen, haben bisher nicht zum Ziele geführt.

Aber auch bei der gewöhnlichen „tiefen" Anwendung der Anästhesie kommt es nicht selten zu erheblichen Blutdrucksenkungen oder gar zu ausgesprochenen Kollapsen, die eine bedrohliche Wendung nehmen können. In leichteren Formen beschränken sich diese Zufälle auf den Eintritt eines Übelkeitsgefühls mit Erbrechen. Wiederholt sind Lähmungen beobachtet worden, am häufigsten im Gobiete des Abduzens und des Peroneus, selbst bleibende Paralyse der unteren Extremitäten ist danach zurückgeblieben [2]. Auch schwere, zum Gewebstod und Dekubitus führende trophische Störungen der Beine fallen in einzelnen Fällen der Lumbalanästhesie zur Last. Einzelne Beobachtungen von nachfolgender eitriger Meningitis sind in der Regel wohl nur durch technische Fehler zu erklären: bei septischen Zuständen erscheint es allerdings möglich, daß durch die Lumbalanästhesie die hämatogene Ansiedlung der Mikroorganismen begünstigt wird. Recht lästig sind fernerhin die häufig auftretenden, oft recht intensiven Kopfschmerzen, denen gegenüber die üblichen medikamentösen Mittel gewöhnlich völlig versagen. Auf Grund der zahlreich ausgeführten Druckbestimmungen gehen diese Zustände gelegentlich mit einer intraspinalen Hypertension, häufiger mit einer Herabsetzung des Liquordruckes einher. Im ersteren Falle kann eine erneute Lumbalpunktion von Nutzen sein; bei Unterdruck wird die subkutane Injektion physiologischer Kochsalzlösung empfohlen. Als nachteilig der allgemeinen Durchführung der Lumbalanästhesie erweisen sich schließlich die gelegentlichen Versager, die auch bei einwandfreier Technik vorkommen. In den letzten Kriegsjahren wurden alle derartigen Störungen häufiger beobachtet und auf mindere Güte des Präparates bezogen. Vielleicht handelte es sich aber auch um abnorme Reaktion

---

[1] Dtsch. Zeitschr. f. Chirurg. 1909. 95.
[2] Vgl. A. Müller, Dtsch. med. Wochenschr. 1921. S. 553.

eines durch die Kriegsschäden gesundheitlich schwer beeinträchtigten Menschenmaterials. In ihrer vitalen Gefährdung läßt die Lumbalanästhesie die üblichen Methoden der Allgemeinnarkose weit hinter sich. Wenn auch die von Hohmeyer und König auf dem Chirurgenkongreß 1910 mitgeteilte Mortalitätsziffer von 1 : 200 heute wohl nicht mehr zutrifft, so beträgt sie doch auch nach neuen großen einheitlichen Statistiken (A. Mayer, Franz) nicht weniger als etwa 0,2 % und erreicht damit eine enorme Höhe. Es wäre also jedenfalls ein ganz erheblicher Irrtum in der Lumbalanästhesie eine harmlose Methode zu erblicken, und es hat ihr gewiß nur geschadet, daß sie — wie Braun es ausdrückt — entgegen der ursprünglichen Absicht des Erfinders vielfach als eine Konkurrenzmethode der Allgemeinanästhesie angesehen wurde. Sie kommt vielmehr nur unter ganz bestimmten Umständen in Betracht.

Ungeeignet sind von vornherein Kinder; bei Personen unter 18 Jahren wenden wir sie selten an. Auch neuropathische Individuen bleiben am besten anderen Methoden der Anästhesie vorbehalten. Die Gegenwart organischer Nervenerkrankungen sowie septischer Allgemeininfektion bildet eine strikte Kontraindikation. Auch ist es zweckmäßig, sich grundsätzlich auf die tiefe Lumbalanästhesie zu beschränken. Besondere Vorteile bietet sie für die Prostatektomie bei alten Leuten, die ja erfahrungsgemäß ein besonders schlechtes Narkosenobjekt darstellen, während sie gerade die lumbale Methode oft auffallend gut vertragen. Auch der sakralen Operation des Mastdarmkrebses kommt die spinale Anästhesie entschieden zu gute. An den unteren Extremitäten eignen sich hierfür vor allem solche größere Eingriffe, die nur in der für die Narkose so ungünstigen Bauchlage ausführbar sind. Grundsätzlich sind jedoch solche Operationen, die sich im Ätherrausch oder mit den einfacheren Methoden der peripheren Anästhesie gut vornehmen lassen, auf diese Formen der Anästhesie zu beschränken.

c) Venenanästhesie.

Bei der von Bier in die Praxis eingeführten Venenanästhesie wird das durch Gummibinden abgeschnürte Segment einer Extremität von einer freigelegten Hautvene aus mit dem die Venenwand rasch durchdringenden Anästhetikum durchtränkt. In dem abgebundenen Abschnitte selbst kommt es hierbei zu „direkter Venenanästhesie", weiter peripher durch Leitungsunterbrechung zu „indirekter Venenanästhesie". Die Intoxikationsgefahr ist bei diesem Verfahren besonders gering, da es möglich ist vor der definitiven Abnahme der zentralen Konstriktion die in den Venen noch zurückgebliebene Lösung durch Auswaschen mit Kochsalzlösung wieder zu entfernen. Praktisch hat sich freilich die Venenanästhesie — offenbar wegen ihrer etwas umständlichen Technik — nicht recht durchzusetzen vermocht.

d) Arterielle Anästhesie.

Auch durch Injektion von der Arterie aus gelingt es an den Extremitäten nach vorausgeschickter zentraler, die Zirkulation unterbrechender Abschnürung Anästhesie im versorgten Bezirke herbeizuführen. Daß praktisch dieses Verfahren bisher keine allgemeinere Anwendung gefunden hat, liegt nicht zuletzt daran, daß die hierbei meist notwendige präparatorische Freilegung der Schlagader wesentlich umständlicher ist als bei den subkutanen Venen.

III. Alypin.

Das Alypin wird als Schleimhautanästhetikum dort als Ersatz des Kokains angewendet, wo der Gebrauch des letzteren zu gefährlich erscheint, also vornehmlich zur Anästhesie von Harnröhre und Blase. Leider hat aber auch das Alypin gelegentlich zu schweren Vergiftungen geführt, so daß es nicht als unbedingt harmloses Anästhetikum gelten kann. Es sind daher, wie Braun hervorhob, für seine Handhabung die gleichen Vorsichtsmaßregeln wie für das

Kokain erforderlich, d. h. Verwendung möglichst verdünnter Lösungen und Beschränkung derselben auf möglichst kleine Schleimhautflächen.

IV. Tutokain.

In neuester Zeit hat neben dem Novokain das von Bayer (Leverkusen) hergestellte Tutokain in weiteren Kreisen besondere Beachtung gefunden [1]), so daß sich vielleicht hier ein prinzipieller Wandel vorbereitet. Doppelt so giftig wie das Novokain ist das Tutokain achtmal wirksamer, also der ersteren Substanz praktisch um das Vierfache überlegen; dabei bietet es den Vorteil, auch ein brauchbares Schleimhautanästhetikum darzustellen (2 bis 3% ige Lösung für Eingriffe an den Augen, 5% ige als Ersatz des 20% igen Kokains bei Nasenoperationen). Für die Infiltration — mit Adrenalinzusatz — reicht eine $0,2\%$ ige Lösung aus, für Leitungsanästhesie eine $0,2-0,5\%$ ige.

V. Anwendungsgebiete und Indikation der peripheren Anästhesie.

Ursprünglich nur für kleinere Eingriffe berechnet und verwendbar, hat sich die periphere Anästhesie allmählich den größten Teil der operativen Chirurgie erschlossen. Die Eingriffe an Extremitäten, Kopf, Hals, Becken lassen sich sämtlich, die Operationen an Thorax und Bauchhöhle wenigstens zum Teil ohne Allgemeinbetäubung durchführen. Manche Operateure sind sogar noch weiter gegangen, indem z. B. Finsterer sich in der gesamten Bauchchirurgie grundsätzlich auf die periphere Anästhesie beschränkt [2]). Prinzipiell werden die Vorteile der peripheren Anästhesie besonders dann empfunden, wenn man gezwungen ist, mit unzureichenden Hilfskräften zu operieren. Die Sorge um die schlechte Narkose fällt dann fort; ein ruhiges, ungestörtes Arbeiten wird ermöglicht. Im einzelnen gibt es bestimmte Gruppen von Operationen, denen die Anwendung der peripheren Anästhesie besonders zu gute gekommen ist, indem ihre technische Durchführbarkeit gefördert und ihre Gefahr verringert wird. Es gilt dies zunächst für alle Eingriffe im Bereiche des Kopfes, bei denen schon aus räumlichen Gründen die Inhalationsnarkose störend empfunden wird. Die periphere Anästhesie schaltet hierbei ferner die sonst oft drohende Aspiration in vollkommener Weise aus, sie wirkt blutsparend und erleichtert infolge der sie begleitenden lokalen Anämie den Eingriff oft wesentlich. Für Operationen am Gehirn — namentlich für Eingriffe in der hinteren Schädelgrube — fällt außerdem noch zugunsten der örtlichen Anästhesie ins Gewicht, daß die Narkose hierbei erfahrungsgemäß eine erhöhte Gefahr für das Atemzentrum mit sich bringt.

Ähnliche Gesichtspunkte machen sich auch für die Eingriffe am Halse zugunsten der peripheren Anästhesie geltend. Bei Kropfoperationen kommt hierzu noch der Umstand, daß die Möglichkeit den Patienten jederzeit phonieren zu lassen, die Vermeidung einer Verletzung des Stimmnerven (N. recurrens) wesentlich erleichtert.

Bei der Operation des Pleuraempyems gestattet die Infiltrationsanästhesie die Anwendung der für die Atmung viel günstigeren sitzenden Stellung; die Gefahr, daß das Empyem noch während des Eingriffes in die Bronchien durchbricht und bei dem bewußtlosen Patienten eine zur Erstickung führende Aspiration herbeiführt, wird bei dieser Form der Schmerzbetäubung wesentlich verringert.

Die Operation eingeklemmter Brüche bei älteren, widerstandslosen Individuen — namentlich bei bestehender Bronchitis —, die Anlegung einer künstlichen Magenfistel bei einem durch Verengerung der Speiseröhre fast

---

[1]) Braun, Klin. Wochenschr. 1924. S. 730. — Herfarth, Bruns' Beitr. z. klin. Chirurg. Bd. 132, S. 161. 1924.

[2]) Die Methoden der Lokalanästhesie in der Bauchchirurgie. Berlin-Wien 1923.

verhungerten Individuum, die Operation des künstlichen Afters beim tiefen Darmverschluß, die Prostatektomie bei alten dekrepiden Männern — alles das sind Eingriffe, deren Mortalität wesentlich gesunken ist, seitdem man gelernt hat, sie ohne Narkose schmerzlos auszuführen.

Gelegentliche Vorteile der peripheren Anästhesie bestehen ferner darin, daß der Patient durch aktive Bewegungen — z. B. bei Anlegung von Sehnennähten oder bei Entfernung freier Gelenkkörper — den Operateur direkt zu unterstützen vermag. Auch kann es bei unvermittelt angetroffenen Befunden nützlich sein, daß man in der Lage ist, sich mit dem Patienten sofort über die notwendige Änderung des Eingriffes zu verständigen.

Daß anderseits dagegen auch die periphere Anästhesie bei Bauchoperationen nicht unbedingt vor nachfolgenden Lungenkomplikationen schützt, wurde bereits früher erwähnt (vgl. S. 12).

Auf die namentlich der Lumbalanästhesie, der hohen epiduralen sowie der paravertebralen Methode anhaftenden Gefahren wurde bereits hingewiesen. Bei richtiger Dosierung und korrekter Technik (vgl. oben) lassen sich jedoch ernstere Komplikationen vermeiden. Vorübergehende leichtere Vergiftungserscheinungen und selbst Nierenschädigungen kommen freilich auch bei den gewöhnlichen Formen der peripheren Novokainanästhesie mitunter vor[1]).

Kontraindiziert ist die periphere Anästhesie bei bestehenden septischen Allgemeininfektionen; die Methoden der direkten Infiltration ferner im Gebiete örtlicher Infektionen, von Geschwülsten bei drohenden Ernährungsstörungen des Gewebes (Gefäßveränderungen, Diabetes, trophischen Schädigungen usw.), also ganz allgemein in pathologisch veränderten Gewebsbezirken.

Am geringsten erscheint einstweilen der Vorteil der peripheren Anästhesie für Eingriffe an den oberen Extremitäten, soweit diese die Anwendung der nicht immer ganz unbedenklichen Plexusanästhesie (vgl. oben) notwendig machen. Diese Zurückhaltung liegt um so näher, als derartige Eingriffe in der Regel keine tiefe Narkose verlangen, sondern sich meist in dem ungefährlichen Ätherrausch ausführen lassen.

Was schließlich die allgemeine Indikationsstellung für die Anwendung der peripheren Anästhesie anbetrifft, so hat Härtel gegenüber dem Kocherschen Standpunkt, wonach die Lokalanästhesie überall dort einzutreten hat, „wo Kontraindikationen für die allgemeine Narkose vorhanden sind", den Satz aufgestellt: „Lokalanästhesie hat überall einzutreten, wo nicht besondere Gründe die Allgemeinnarkose erfordern." Wie ohne weiteres ersichtlich, ist der Unterschied zwischen diesen beiden Anschauungen recht beträchtlich und persönlich neige ich mehr einer vermittelnden Stellungnahme zu. Denn man darf ja auch nicht vergessen, daß die Äthernarkose (vgl. oben) bei richtiger Technik, nicht zu langer Dauer und bei sonst widerstandsfähigen Individuen eine nennenswerte Gefährdung gewöhnlich nicht mit sich bringt, während es andererseits nicht angängig erscheint, jede periphere Anästhesie ohne weiteres als gefahrlos zu bezeichnen. Im Gegenteil lehrt die neuere Entwicklung der örtlichen Betäubung ganz unzweideutig, daß das Bestreben ihr Anwendungsgebiet immer mehr zu vergrößern, auch wiederum ihre Gefahren wesentlich erhöht hat. Gewissenhafteste Kritik ist daher erforderlich, wenn sich nicht ihr ursprüngliches Ziel in das Gegenteil verkehren soll. Rein äußerlich kommt für größere Betriebe außerdem noch in Betracht, daß die periphere Anästhesie durchschnittlich eine längere Vorbereitungszeit erfordert, zumal es nicht immer vorher möglich ist, zeitlich genau zu disponieren. Vor allem aber darf nicht

---

[1]) Vgl. Denk, Wien. klin. Wochenschr. 1920. Nr. 29.

übersehen werden, daß bei nervösen und willensschwachen Menschen auch trotz Fehlens jeglicher Schmerzen, schon das bewußte Miterleben der Operation, wie es bei der Lokalanästhesie unvermeidlich ist, eine gewisse Schädigung mit sich bringen kann; bei Basedowkranken sind daher manche Operateure — wie z. B. Küttner — grundsätzlich bei der Narkose geblieben. Natürlich macht sich praktisch nicht zuletzt auch der Grad der persönlichen technischen Beherrschung der peripheren Anästhesie für ihre Indikationsstellung geltend.

In manchen Fällen erscheint die Kombination der zentralen mit der peripheren Anästhesie geeignet, die beiden Verfahren anhaftenden Nachteile auszugleichen. Namentlich bei ausgedehnten Thoraxresektionen habe ich diese Verbindung schätzen gelernt; der Narkosenverbrauch ist hierbei sehr geringfügig.

Daß bei geschickter psychischer Beeinflussung die periphere Anästhesie auch bei Kindern anwendbar ist, haben Erfahrungen von verschiedenster Seite gelehrt. Innerhalb des ersten Lebensjahres ist dagegen bei solchen Eingriffen, die keine Ausschaltung der Reflexe verlangen, die Anästhesie überhaupt meist entbehrlich. Es fehlt in dieser Altersperiode das bewußte Erleben, das ja erst dem Schmerz seine volle nachhaltige Wirkung verleiht und unmittelbar nach dem Abklingen des Wundschmerzes ist das ganze Ereignis wieder vergessen.

VI. Wundanästhetika.

Schmerzende Geschwüre lassen sich durch Anwendung von Orthoform oder Anästhesin — gepulvert oder in Salbenform — wirksam anästhesieren. Doch scheint bei längerer Anwendung die Qualität der Wundgranulationen zu leiden. Für Schleimhäute kommt auch dem Anästhesin eine schmerzstillende Wirkung zu, so wird es in Form von Stuhlzäpfchen bei schmerzhaften Fissuren des Afters verwendet. Der gelegentlich empfohlenen Einpulverung von frischen Operationswunden, um auf diese Weise den „Nachschmerz“ zu vermeiden, kommt keine praktische Bedeutung zu.

Allgemeine Infektionslehre[1]).

Die Chirurgie steht in dauerndem Kampfe mit kleinsten Lebewesen, die den Menschen und seine Sphäre umgeben — den Bakterien. „Feinde ringsum!" Dieser Kampf muß durchgeführt werden unaufhörlich, ohne Pausen, und wenn die Aufmerksamkeit auf den unsichtbaren allgegenwärtigen Gegner auch nur einen Augenblick erlahmt, kann dies die schwersten Folgen für das Schicksal des Patienten nach sich ziehen.

Nur die allgemeinen Vorgänge der Infektion und die prinzipiellen Möglichkeiten ihrer Bekämpfung sollen an dieser Stelle zum besseren Verständnis der späteren Ausführungen kurz erläutert werden, während bezüglich der übrigen Biologie der Mikroparasiten auf die Lehrbücher der Hygiene und Bakteriologie verwiesen werden muß. Doch werden die speziell für chirurgische Infektionen in Betracht kommenden wichtigsten Bakterien weiter unten (S. 114) kurz charakterisiert werden. Die allgemeine prophylaktische Abwehr der bakteriellen Feinde findet sich in dem die Desinfektion behandelnden Kapitel dargestellt (S. 45); ebenso werden die einzelnen chirurgischen typischen Infektionsformen in besonderen Abschnitten ausführlich besprochen (vgl. S. 117 ff.).

Wege der Infektion.

Von manchen Infektionskrankheiten ist es bekannt, daß ihre Erreger durch die intakten Schleimhäute — z. B. des Verdauungskanals — in das Körperinnere hinein gelangen können. Es gehört hierher die Cholera und der Typhus; ebenso vermag der Erreger der Gonorrhöe von der unverletzten Harnröhrenschleimhaut aus in den Organismus einzudringen. Der lymphatische Rachenring, also namentlich die Tonsillen, bildet ferner eine nicht seltene Eintrittspforte für mancherlei bakterielle Erkrankungen; andere Infektionserreger, wie der Diphtheriebazillus, vermögen von der gesunden Schleimhaut aus ihre gefährliche Fernwirkung auf den Gesamtorganismus zu entfalten.

Bei den chirurgischen Infektionen im engeren Sinne handelt es sich dagegen gewöhnlich darum, daß von einer gewaltsam — traumatisch — gesetzten Kontinuitätstrennung der äußeren Körperbedeckung, d. h. von einer Wunde aus, die Erreger in die Tiefe der Gewebe hinein gelangen. Eine solche Wunde braucht dabei durchaus nicht immer größere Dimensionen zu besitzen; sie kann vielmehr recht klein, ja mit dem bloßen Auge kaum sichtbar sein, wie das für feine Stichverletzungen, oberflächlichste Rasiermesserschnitte, kleinste Kratzeffekte, Schrunden u. dgl. gilt. Es liegen hier also die Verhältnisse ähnlich wie bei der Syphilis, deren Inokulation sogar überwiegend auf dem Wege feinster Epitheldefekte — sog. Rhagaden — vor sich zu gehen pflegt.

Durchaus nicht immer führt aber die **bakterielle Invasion**, die sich einer solchen Verletzung gröberer oder feinerer Art anzuschließen

---

[1]) P. Th. Müller, Infektion und Immunität. Jena. 5. Aufl. 1917.

pflegt, nun auch zur **Infektion im klinischen Sinne.** Wenn wir bedenken, daß die gesamte Körperoberfläche dauernd belebt ist von unsichtbaren bakteriellen Gästen, daß die uns umgebende Luft stets Keime führt und daß ferner — abgesehen von dem kunstgerecht vorbereiteten Messer des Chirurgen — alle verletzenden Gegenstände in der Umgebung des Menschen als „infiziert" zu gelten haben, so muß sich vielmehr die Überzeugung aufdrängen, daß bei der Häufigkeit solcher Verletzungen im täglichen Leben der Eintritt der Infektion geradezu die Ausnahme bildet. Es führt diese Erwägung zur Frage, unter welchen Umständen überhaupt die bakterielle Invasion eine Infektion im klinischen Sinne nach sich zieht.

Das Zustandekommen der Infektion.

Das Zustandekommen der Infektion hängt teils von dem Verhalten der Bakterien, teils von dem des Organismus ab.

. Was die bakterielle Seite des Problems anbetrifft, so ist zunächst zu berücksichtigen, daß nicht alle Bakterien fähig sind beim Menschen krankheitserregend zu wirken, d. h. sie sind nicht durch Anpassung in den Stand gesetzt, als selbständige Gegner ihm gegenüber aufzutreten. Es können hierzu Bakterien gehören, die für gewisse Tiere hochgradig infektiös sind. Zumeist handelt es sich jedoch um solche Parasiten, die sich auf die Ernährung mit leblosen Produkten — in der Regel unter Auftreten von Fäulniserscheinungen — beschränken. Man bezeichnet bakterielle Lebewesen letzterer Art als **Saprophyten** und unterscheidet weiterhin unter ihnen solche, die dauernd an diese Rolle gebunden sind: obligate Saprophyten — gegenüber denjenigen Vertretern ihrer Gruppe, die immerhin gelegentlich bei besonders günstigen Bedingungen auch als eigentliche Infektionsträger wirken können: fakultative Saprophyten. — Im allgemeinen sind es dagegen nur die pathogenen Bakterien, die **Parasiten** im engeren Sinne, die befähigt sind, den Kampf gegen den Menschen im fremden Terrain selbst aufzunehmen. Freilich ist mit der bloßen Anwesenheit derartiger Bakterien das Problem der Infektion noch nicht erschöpft. So hängt es wesentlich auch von Menge und Virulenz der Eindringlinge ab, ob es ihnen gelingt, im fremden Gewebe festen Fuß zu fassen. Die Bedeutung dieser beiden Faktoren ist durch Tierversuche weitgehend geklärt worden und läßt sich auch klinisch oft recht gut erkennen. So spielt das quantitative Verhalten sicherlich eine wesentliche Rolle für das Schicksal der „aseptischen" Operationswunde. Denn, wie wir später sehen werden, ist es auch bei sorgfältigstem aseptischen Schutze nicht möglich, größere Operationswunden absolut steril bis zum Schlusse des Eingriffes zu erhalten; es kommt vielmehr aus der Luft unvermeidlich zur Ansiedelung von Keimen, die selbst pathogener Art sein können. Wenn es aber trotzdem zumeist gelingt, die Infektion im klinischen Sinne fernzuhalten, so liegt es daran, daß bei sorgsamer Asepsis die Keimansiedlung nur eine sehr spärliche ist und sich daher in der sonst intakten Wunde nicht halten kann.

Welche Bedeutung der Virulenz, d. h. der spezifischen Lebensenergie der Mikroparasiten, die besonders in ihrer Fähigkeit der weiter unten zu besprechenden Giftbildung greifbar zutage tritt, für die Gestaltung mancher Infektionsformen zukommt, lehren vor allem die beruflichen Infektionen der Ärzte und des Krankenpersonals. Es gibt nämlich bei der Züchtung pathogener Bakterien kein besseres Mittel zur Virulenzsteigerung, als die sog. Tierpassage. Sie besteht darin, daß man bei einem Tier eine tödliche Infektion hervorruft und sodann die Erreger auf ein weiteres Exemplar der gleichen Spezies überimpft. Diesem Vorgang entspricht es, wenn bei der Behandlung einer akuten bakteriellen Infektion des Menschen der Chirurg selbst sich durch eine zufällige Verletzung mit den gleichen Keimen infiziert und dadurch erklärt sich die Erfahrung, daß diese beruflichen ärztlichen Infektionen meist besonders schwer verlaufen.

Andererseits steht aber auch der verwundete Organismus der bakteriellen Invasion nicht wehrlos gegenüber. Schon in der äußeren Blutung und selbst dem Serumaustritt, den die meisten offenen Verletzungen im Gefolge haben, müssen wir einen Vorgang erblicken, der geeignet ist, eingedrungene Keime rein mechanisch wieder auszuschwemmen. Andere können von den zirkulierenden Leukozyten — Freßzellen — aufgenommen und auf diese Weise unschädlich gemacht werden. Auch besitzen die normalen Körpersäfte den meisten Bakterien gegenüber eine hemmende Wirkung, so daß dieser Schutz gegenüber wenigen Keimen und solchen von nicht allzu hoher Virulenz ausreichen kann. Eine wirksame Steigerung erfahren diese Kampfmittel von dem Augenblicke an, wo es den Bakterien gelingt, festen Fuß zu fassen und ihre spezifische Wirkung zur Geltung zu bringen, also dann, wenn die bakterielle Invasion sich zur eigentlichen Infektion gestaltet. Wir werden diese Vorgänge weiter unten besprechen.

Nicht zuletzt erscheint schließlich das Schicksal der bakteriellen Invasion abhängig von allerhand örtlichen und allgemeinen Faktoren, die in ihrer Gesamtheit das darstellen, was man als allgemeine Disposition zu bezeichnen pflegt.

So gibt es manche Menschen, die für alle möglichen Infekte besonders empfänglich sind, bei denen fast jede Verletzung zu bakteriellen Störungen der Wundheilung führt, ohne daß es möglich wäre, diese Eigenschaft näher zu präzisieren. Ebenso wie man anderen Personen begegnet, bei denen selbst grobe mikroparasitäre Invasion ohne nachhaltige Wirkung zu bleiben pflegt. — Allgemeine Stoffwechselerkrankungen können die Empfänglichkeit erhöhen; bekannt ist z. B. in diesem Sinne die Bedeutung des vermehrten Blut- und Gewebszuckergehaltes beim Diabetes. Das Fehlen der polynukleären Leukozyten bei der akuten lymphatischen Leukämie macht den Menschen geradezu wehrlos gegen jegliche bakterielle Invasion. In gleicher Weise können schwere sonstige Infektionen wirken; so begünstigt z. B. der Typhus oder der Scharlach die „Mischinfektion" mit den chirurgischen Eitererregern. Kriegsstrapazen, allgemeine Unterernährung, Kälte können sich in ähnlicher Weise geltend machen. Ein besonders anschauliches Beispiel für den Einfluß des Allgemeinzustandes auf die gewebliche Resistenz bildet ferner das Stadium des erlöschenden Lebens, die Agone, in der — zumal bei längerem Verlauf — die sonst als Oberflächenschmarotzer des Darmes vegetierenden Kolibazillen die biologischen Schranken durchbrechen und in das ihnen bis dahin unzugängliche Körperinnere einzudringen vermögen.

Unter den lokalen Bedingungen, die zum Eintritt der Infektion besonders disponieren, sind in erster Linie grobe Schädigungen der Wundränder und das Zustandekommen „toter Räume" zu nennen, d. h. die Ansammlung von gerinnendem Blut und Lymphe in unzugänglichen Buchten und Taschen. In dem absterbenden Gewebe sowie den extravasierten und sich verändernden Körperflüssigkeiten finden die Bakterien einen ausgezeichneten Nährboden, auf dem sie sich rasch vermehren können und wo sie überdies der Gegenwirkung der lebenden Organbestandteile mehr oder weniger entzogen sind. Außerdem fehlt in den abgestorbenen Bezirken der respiratorische Gasaustausch und dieses Verhalten muß besonders denjenigen Bakterien zugute kommen, auf die der Sauerstoff als Gift wirkt, d. h. den sog. Anaerobiern. Ähnliches gilt für eingedrungene poröse oder unregelmäßige Fremdkörper, die den Bakterien einen ausgezeichneten Schlupfwinkel darbieten. Fernerhin wird die Ansiedelung der Anaerobier begünstigt, wenn gleichzeitig mit ihnen andere Bakterien in das Gewebe gelangen, die ihnen als Sauerstoffzehrer indirekt ein anaerobes Terrain schaffen. Abschluß der arteriellen Zirkulation — eine so häufige Komplikation der groben Kriegsverletzungen — kommt in gleicher Weise der Entwicklung der anaeroben Bakterienflora fördernd entgegen.

Auch bei den übrigen bakteriellen Infektionen bildet die Herabsetzung der Zirkulation — z. B. im Gefolge der „Schlagaderverkalkung" (Arteriosklerose) — ein wichtiges disponierendes Moment. Ebenso findet sich bei Beeinträchtigung der peripheren Innervation — sog. trophischen Störungen — die normale Resistenz des Gewebes oft wesentlich herabgesetzt. (Vgl. 10. Abschnitt, S. 434 ff.)

Äußerst zahlreich sind also die Bedingungen, von denen es abhängt, ob die bakterielle Invasion zur eigentlichen Infektion führt oder nicht. In allen Fällen liegt jedoch zwischen den beiden Zuständen eine mehr oder minder nach Stunden, Tagen, ausnahmsweise — so bei der Hundswut und gelegentlich beim Wundstarrkrampf — selbst nach Wochen und länger zählende Zeitspanne, die als Inkubation bezeichnet wird.

Die beiderseitigen Kampfmittel.

In dem bei der Infektion stattfindenden Kampfe zwischen den mikroskopischen Erregern und dem Organismus können erstere schon allein durch ihre bloße Gegenwart eine schädigende oder selbst deletäre Wirkung entfalten. In reinster Form tritt dies zutage bei der Allgemeininfektion durch Milzbrandbazillen. In dichten Haufen erfüllen hierbei die Parasiten das Blutgefäßsystem bis in die feinsten Verzweigungen fast wie Ausgüsse, und es liegt auf der Hand, daß der Ablauf der elementarsten Funktionen des Organismus hierdurch auf das Schwerste beeinträchtigt werden muß. Das Gegenstück zu dieser Form der Infektion, für die besondere chemische Noxen bisher nicht bekannt sind, bildet etwa der Wundstarrkrampf, dessen Erreger die Eintrittspforte meist nicht überschreiten, aber durch Produktion löslicher Gifte, die auf dem Wege der direkten Diffusion, vermittels der Blut- und Lymphgefäße, sowie — im Sonderfalle des gewählten Beispiels — vor allem durch Fortleitung innerhalb des Nervensystems schwerste Fernwirkungen in dem befallenen Organismus auslösen können. Man bezeichnet derartige hochgiftige Sekrete der pathogenen Bakterien als Toxine; ihnen reihen sich Giftkörper an, die durch Zerfall der bakteriellen Leibessubstanz frei werden und Endotoxine benannt werden.

Während chemisch über diese Giftkörper noch tiefes Dunkel herrscht, sind ihre biologischen Eigenschaften, welche die Wirksamkeit der strukturell bekannten Gifte weit hinter sich lassen, viel besser erforscht. Die Schädigungen, welche diese Toxine hervorrufen, treten teils an Ort und Stelle des Infektes, teils entfernt davon in die Erscheinung. Lokal wirken sie häufig entzündungserregend, und zwar kann sich dieser Vorgang bis zum örtlichen Gewebstod steigern. In schwächeren Konzentrationen pflegen sie meist auf die polynukleären Leukozyten eine chemotaktische Anziehung auszuüben, die jedoch bei stärkerer Konzentration in das Gegenteil umschlägt, d. h. eine Lähmung derselben herbeiführt. Wir sprechen dann von negativer Chemotaxis. Zu den Fernwirkungen der Toxine gehört die bei vielen derselben vorhandene Fähigkeit, die roten Blutkörperchen aufzulösen (Hämolyse); wir kennen ferner schädigende Wirkungen auf die drüsigen Organe (Niere, Leber, Nebenniere), auf das Herz und seinen nervösen Apparat, sowie die Muskulatur. Als toxische Symptome des Zentralnervensystems kommt namentlich die durch Sinken des Blutdruckes sich kenntlich machende Wirkung auf das Vasomotorenzentrum in der Medulla oblongata in Betracht; auch eine anfänglich erregende, später zur zunehmenden Benommenheit führende lähmende Wirkung auf die Großhirnrinde ist manchen schweren Infektionen eigen. In solchen Fällen kann die toxische Allgemeinwirkung durchaus das klinische Bild beherrschen, wie dies namentlich für die foudroyanten Formen des Gasbrandes (S. 173) bekannt ist. Das bei den meisten Infektionen vorkommende Fieber, das aber gerade auch in schwersten Fällen fehlen kann, wie u. a. jene fulminanten Gasbrandinfektionen lehren, stellt wahrscheinlich nicht immer eine direkte Toxinwirkung dar, sondern kann auch indirekt dadurch zustande kommen, daß Körpergewebe zugrunde geht und Spaltungsprodukte zerfallender Zellen oder der Bakterienleiber selbst in die Zirkulation gelangen. Die Rolle derartiger „Gewebsgifte" ist bisher bei dem Studium der chirurgischen Infektion vielleicht allzusehr im Hintergrund geblieben [1]).

Abgesehen von derartigen allgemeinen Giftschädigungen kommt es vielfach auch zu klinisch erkennbaren spezifischen Toxinwirkungen. Die Steigerung des Muskeltonus und der reflektorischen Erregbarkeit beim Wundstarrkrampf, die nervösen Spätlähmungen der Diphtherieinfektion gehören hierher.

Die **Abwehrvorgänge,** die der Organismus diesen Kampfmitteln entgegen zu setzen hat, sind ebenfalls teils lokaler, teils allgemeiner Natur. Zu den ersteren gehören die in der Umgebung des Infektionsherdes sich meist einstellenden Entzündungsvorgänge. Diese Entzündung ist charakterisiert durch Veränderungen der Zirkulation, indem unter zunehmender Füllung und Stromverlangsamung in den Kapillaren ein vermehrter Austritt von Lymphe und — vorwiegend polynukleären — Leukozyten (Mikrophagen) in das Gewebe hinein erfolgt. Im Anschluß daran kommt es zu einer Proliferation der sonst träge im Gewebe ruhenden Bindegewebszellen, von denen ein Teil die embryonale Eigenbewegung wiedergewinnt und sich aktiv an dem Kampfe gegen die eingedrungenen Parasiten beteiligt [Makrophagen] [2]). Rötung, Schwellung und Schmerz sind die klassischen Kardinalzeichen dieser Abwehrreaktion des Organismus, deren genauerer Hergang an späterer Stelle zu besprechen sein wird (S. 83). Mittels dieser lokalen Entzündungsvorgänge schafft der Organismus die den Kampf mit den Bakterien aufnehmenden „Freßzellen" an die bedrohte Stelle, die Bindegewebsreaktion der Umgebung sucht die Stelle des Einbruchs gleichsam abzuriegeln. Nicht zuletzt aber ist die Bedeutung der Entzündung darin zu erblicken, daß Gewebssäfte in erhöhtem Maße dem Kampfgebiete zugeführt werden. Denn in den allgemeinen Körpersäften sind inzwischen unter dem Einfluß des Infektes wichtige Veränderungen vor sich gegangen, die in der Abwehr gegen die bakteriellen Erreger eine hochbedeutsame Rolle spielen.

Es handelt sich hierbei um die fundamentale Erscheinung, daß unter dem Einflusse der bakteriellen Giftwirkung im Organismus die Produktion von Gegengiften angeregt wird, die imstande sind, jene toxische Wirkung aufzuheben, zu neutralisieren. Dem Toxin setzt der Organismus das Antitoxin entgegen. Der nähere Hergang dieses Geschehens ist bisher noch Gegenstand der Hypothese; es sei daher diesbezüglich auf die Lehrbücher der Hygiene und Parasitologie verwiesen. Immerhin dürfte es feststehen, daß es sich hierbei — auch bei den einzelnen Infektionen — in der Regel nicht um einen

---

[1]) Vgl. Lexer, Chirurgenkongr. 1922. S. 315.
[2]) Metschnikoff versteht hierunter gleichzeitig auch die mononukleären Leukozyten des Blutes.

einheitlichen Körper handelt, sondern die Antitoxine stellen ebenso wie wohl auch die Toxine meist eine Gruppe derartiger Substanzen dar. Außer den eigentlichen, die Giftbindung herbeiführenden Antitoxinen im engeren Sinne kennt man andere „Gegenkörper", die wahrscheinlich als Reaktion auf die Bazillenleiber — bzw. ihre als Endotoxine bezeichneten wirksamen Bestandteile — selbst gebildet werden. Es gehören hierzu z. B. die eine Verklumpung der Bakterien herbeiführenden Agglutinine, deren Auftreten im Blute — wie beim Typhus abdominalis — auch diagnostisch verwertet werden kann.

Während manche Forscher nach dem Vorgange Ehrlichs die Bildung der Antikörper als einen „humoralen", d. h. in den Gewebssäften sich abspielenden Prozeß auffassen, sehen Metschnikoff u. a. die schon genannten „Freßzellen" — die Phagozyten — als die hauptsächlichsten Träger dieser Reaktion an. Eine gewisse Vermittlung zwischen diesen verschiedenen Auffassungen bedeutet die Lehre Wrights, wonach das Auftreten der Abwehrkörper im Blute vornehmlich zur Folge hat, daß die eingedrungenen Parasiten leichter von den Phagozyten aufgenommen werden können. Wright bezeichnet diese hypothetischen Stoffe als Opsonine.

Wahrscheinlich nicht streng zu trennen von den bisher betrachteten Immunitätsreaktionen sind gewisse weitere Vorgänge, die als „allergetisch" im engeren Sinne aufgefaßt werden. Man versteht unter „Allergie" Veränderungen der Reaktionsfähigkeit, die durch parenterale Zufuhr zahlreicher körperfremder Substanzen zustande kommen und die insbesondere auch bei den bakteriellen Infektionen wohl nie ganz ausbleiben. Es entwickelt sich hierbei zunächst eine erhöhte „Empfindlichkeit" („Sensibilisierung") des betroffenen Organismus, die in weiterer Steigerung über den Gipfel des anaphylaktischen Schocks (vgl. S. 199) jäh abfallend zur völligen „Unempfindlichkeit" (Antianaphylaxie) führt. Der zyklische Verlauf vieler Infektionen, an deren Entwicklung aus oft unscheinbarem „Primäraffekt" sich eine zunehmend fortschreitende Phase der erhöhten Giftempfindlichkeit anschließt, um dann — falls nicht der Tod erfolgt — oft mit plötzlichem Umschwung nach Art der akuten Exantheme — „kritisch" — überzuleiten zu völliger Heilung bzw. zu einem Stadium weitgehender Toleranz von torpidem Charakter scheint für die Berechtigung einer solchen Vorstellung zu sprechen, deren Verständnis im einzelnen freilich schon eine genauere Kenntnis der Infektionsformen voraussetzt und daher hier nur angedeutet werden kann [1]).

Auch die Ausscheidung der Bakterien spielt bei der Abwehr der Infektion eine wichtige Rolle. So können in die Blutbahn eingedrungene Keime durch die Nieren mit dem Urin wieder ausgeschwemmt werden; eine noch größere Bedeutung besitzt bei den „chirurgischen" Infektionen die Abstoßung auf dem Wege der nach außen hin erfolgenden Eiterung.

Das Schicksal der Infektion.

Wir haben im voranstehenden die Kampfmittel genannt, mit denen der auf Leben und Tod vor sich gehende Konflikt zwischen dem menschlichen Organismus und den bakteriellen Eindringlingen ausgefochten wird. Jeweilig von der Stärke der Waffen hängt der schließliche Ausgang ab. Entweder die Bakterien unterliegen oder der Organismus geht zugrunde. Soweit die bei diesem Kampfe stattfindenden reaktiven Vorgänge zu einer „Festigung" des Organismus gegenüber den bakteriellen Krankheitserregern führen, bezeichnen wir diesen Endzustand als Immunität. Zweifellos wird eine solche Immunität beispielsweise bei dem in Heilung ausgehenden Wundstarrkrampf erzielt; doch weist die Erfahrung darauf hin, daß diese spezifische Immunität viel schneller vorüberzugehen pflegt als etwa nach überstandener Pocken- oder Maserninfektion. Von den meisten chirurgischen Infektionen wissen wir sogar, daß die Immunität, falls sie überhaupt völlig eintreten sollte, nur sehr flüchtiger Art ist. Es gilt

---

[1]) Vgl. Melchior, Bruns' Beitr. z. klin. Chirurg. Bd. 126, S. 477. 1922.

dies namentlich für die häufigste Form der chirurgischen Infektionen, wie sie durch Staphylokokken und Streptokokken herbeigeführt werden. Ja, man sieht manche Menschen so häufig und immer wieder an Staphylomykosen (z. B. dem Furunkel) oder Streptomykosen (Erysipel) erkranken, daß man eher auf den Gedanken einer besonderen durch die Infektion erworbenen Disposition gelangen könnte.

Im übrigen ist aber die Heilung mancher chirurgischen Infektion nicht immer gleichbedeutend mit einem definitiven Absterben oder Ausscheidung der eingedrungenen Bakterien. Ebenso, wie es z. B. nach Heilung des Typhus vorkommt, daß die Bazillen nunmehr als für den Träger oft harmlose Saprophyten weiter im Körper — etwa in den Gallenwegen — verbleiben, so wird dies auch nach den mit Eiterung einhergehenden Infektionen gelegentlich beobachtet. Während es sich aber beim Typhus hierbei offenbar um eine immunisatorisch bedingte gegenseitige Anpassung handelt, beruht das Latentwerden der chirurgischen Infektionserreger vorzugsweise — wenn auch gewiß nicht ausschließlich — auf mechanischen Verhältnissen. Durch bindegewebige Abkapselung werden hierbei die Parasiten dem Stoffwechselaustausch mit dem Wirtsorganismus entzogen. Es ist klar, daß dieses Verhältnis der „ruhenden Infektion" [1] jeden Augenblick gestört werden kann, wenn durch irgendwelche mechanische Vorgänge der feste Abschluß der eingekerkerten Bakterien durchbrochen wird. Es ist dies ein Geschehen, welches praktisch eine recht weitgehende Bedeutung besitzt; bei Besprechung der einzelnen Infektionsformen werden wir noch darauf zurückkommen. Besonders interessant ist dabei jene Form der „ruhenden" Infektion, wobei der Akt der Invasion selbst entweder überhaupt völlig symptomlos verlief, oder nur wenig markant in die Erscheinung trat. Es besteht nämlich unter solchen Umständen leicht die Möglichkeit, daß eine derartige Phase der ruhenden Infektion mit einer abnorm langdauernden Inkubation verwechselt wird. Die prinzipiellen Unterschiede beider Vorgänge sind aber klar, denn bei dieser handelt es sich um einen kontinuierlichen Prozeß, während bei der ruhenden Infektion die progressive Phase von einem Stadium völliger Latenz unterbrochen wird.

Die Therapie der Infektion.

So außerordentlich verschiedenartig gestaltet sich praktisch die Behandlung der einzelnen Formen der chirurgischen Infektionen, daß sie für jede Art gesondert zu besprechen ist. An dieser Stelle kann es sich daher nur darum handeln, die gemeinsamen Richtlinien kurz zu skizzieren.

Wesentlich ist die Bedeutung der **Prophylaxe** für die Bekämpfung der Infektion. Die hierzu dienenden Maßnahmen finden sich im Kapitel über Asepsis und Wundbehandlung dargestellt.

Das Ideal jeglicher Therapie der bakteriellen Invasionskrankheiten würde darin bestehen, durch Einverleibung bestimmter chemischer Agentien, welche die Körperzellen selbst intakt lassen, eine völlige **Abtötung der eingedrungenen Parasiten** herbeizuführen [2]. Wenn es aber bisher noch nicht gelungen ist, ein solches Mittel aufzufinden, so liegt das wohl daran, daß die hier in Betracht kommenden pathogenen Mikroorganismen sich im Laufe ihrer Entwicklung derartig innig dem menschlichen Organismus angepaßt haben, daß eine ausreichende Schädigung der Parasiten mittels der herkömmlichen Antiseptika nicht möglich ist, ohne auch die Zellen des Wirtes auf das schwerste zu gefährden.

---

[1] Melchior, Volkmanns Samml. klin. Vorträge 743/44. 1918. — Melchior und Rosenthal, Berlin. klin. Wochenschr. 1920. S. 293.

[2] Laqueur, Ergebn. d. inn. Med. 23. 1923.

Hiermit hängt es auch zusammen, daß zahlreiche chemische Stoffe, die im Reagenzglase eine ausgezeichnete bakterizide Eigenschaft entfalten, innerhalb des lebenden Gewebes diese Wirkung verlieren. Hierzu kommt weiterhin die leidige Erfahrung, daß die Mikroorganismen sich gegenüber den aufgebotenen chemischen Giften keineswegs passiv zu verhalten brauchen, sondern mit einer rasch einsetzenden Resistenzänderung — „Arzneifestigkeit" (Ehrlich) — reagieren können, die jede weitere Zuführung des betreffenden Mittels zwecklos macht.

Von einer „Therapia magna sterilisans" kann daher in chirurgischer Hinsicht noch keine Rede sein. Immerhin ist praktisch auch dann schon viel gewonnen, wenn es auf medikamentösem Wege wenigstens gelingt, eine gewisse Hemmung und Giftabschwächung der Bakterien innerhalb des lebenden Organismus herbeizuführen, und daß die moderne Chemotherapie tatsächlich diesem Ziele näher gekommen ist, darf dankbar anerkannt werden. So stellen das von Morgenroth eingeführte Chininderivat Vuzin [1]), ferner die Akridinabkömmlinge Rivanol und Trypaflavin Substanzen dar, die noch in starker, für das Gewebe selbst ungefährlicher Verdünnung innerhalb des lebenden Körpers eine ausgesprochen bakterienfeindliche Wirkung entfalten. Sie vermögen freilich nicht dem Organismus den Kampf gegen die feindlichen Parasiten völlig abzunehmen, wohl aber ihn hierbei — wenn gewiß auch nicht immer — wirkungsvoll zu unterstützen.

Auf Einzelheiten der Wund- und Infektionsbehandlung mittels der genannten chemotherapeutischen Substanzen werden wir noch zurückkommen.

Eine künstliche passive Immunisierung durch Einverleibung von antitoxinhaltigem Serum vorbehandelter Tiere ist nach dem Vorbilde der Diphtherietherapie vor allem beim Wundstarrkrampf üblich; allerdings ist ein wesentlicher Erfolg dieser Behandlung nur bei prophylaktischer Anwendung zu erwarten.

Die aktive Immunisierung durch allmählich gesteigerte Zuführung eines abgeschwächten „Virus" gilt für die Vorbeugung der Wutkrankheit seit Pasteur als das Normalverfahren (s. später). Für die Behandlung mancher Staphylomykosen dient nach Wright die Vakzinierung, die in ähnlicher Weise mit abgetöteten Bazillenleibern durchgeführt wird; doch läßt sich über die Wirksamkeit dieser Therapie zur Zeit wohl noch kein endgültiges Urteil abgeben.

Gegenüber einer derartigen **spezifischen Therapie,** die durch auf den jeweiligen Erreger eingestellte chemische Stoffe oder Immunitätsreaktionen in den Verlauf der Infektion einzugreifen sucht, macht sich neuerdings eine andere Form der Behandlung geltend, die unter Aufgabe des spezifischen Prinzips weniger den unmittelbaren Kampf gegen die Bakterien verfolgt als eine Verstärkung der Gesamtgegenwehr des befallenen Organismus. Den Ausgang dieser „**nichtspezifischen Reiztherapie**" [2]) bildet die von Matthes und R. Schmidt eingehend studierte Erscheinung, daß der parenterale Abbau von Eiweiß im Organismus zahlreiche Vorgänge — wie vorübergehende Temperatursteigerung, Leukozytose, Änderungen immuno-spezifischer und pharmakologischer Reaktionen, Beschleunigung der Blutgerinnung, Verstärkung der Blutneubildung u. a. — hervorzurufen vermag, die in ihrer Gesamtheit den Ablauf infektiöser Prozesse günstig beeinflussen können. Neben einer allgemeinen Anregung der Zelltätigkeit („Protoplasmaaktivierung" Weichardts) spielt hierbei vor allem wohl eine besondere Wirkung auf den Mutterboden der zellulären und humoralen

---

[1]) Vgl. Morgenroth (und Abraham), Dtsch. med. Wochenschr. 1919. Nr. 19 und 1920. Nr. 3.

[2]) R. Schmidt, Med. Klinik. 1920. S. 693.

Abwehrvorrichtungen, d. h. den hämatopoetischen Apparat bestimmend mit. Außer einer derartigen „Allgemeinreaktion" kommt es in manchen Fällen — namentlich bei chronischen Gelenkerkrankungen, tuberkulösen Prozessen u. a. — oft auch noch zu einer gesteigerten entzündlichen Phase in der Umgebung der örtlichen Veränderungen — sog. Herdreaktion, und die klinische Erfahrung hat gelehrt, daß dem Eintritt dieser Erscheinungen oft eine günstige Wendung der Erkrankung folgt. Zum Hervorrufen eines solchen „Heilfiebers" und „Heilentzündung" — Bier [1]) — diente ursprünglich Milch, die intramuskulär injiziert wurde; besser dosierbare Präparate stellen u. a. Kaseosan und Aolan dar, die auch intravenös verwendet werden können.

Bei weiterem Studium dieser Erscheinungen hat sich gezeigt, daß sie durchaus nicht ausschließlich an parenterale Zufuhr körperfremden Eiweisses gebunden sind; mit gleichartigen Vorgängen ist vielmehr überall auch dort zu rechnen, wo ein erhöhter Zelluntergang zum Auftreten bestimmter Zerfallsprodukte im zirkulierenden Blute führt. Es ergeben sich somit zweifellos Beziehungen zum „aseptischen traumatischen Fieber" (S. 68), zur Anaphylaxie, zum Fieber nach Blutverlusten; auch ein Teil der Röntgenwirkung (s. S. 299) dürfte mit auf dieser Erscheinung beruhen, deren Grenzen überhaupt nicht abzusehen sind. So kommt es beispielsweise auch bei Injektion hypertonischer Salzlösungen zum Zelluntergang und entsprechender Reaktion; manche neuere Erfahrungen weisen darauf hin, daß sogar bei der anscheinend spezifisch chemischen Therapie infektiöser Vorgänge mit Kollargol, Yatren (Jodbenzolpräparat), selbst Trypaflavin und Salvarsan die chemisch-bakterizide Komponente zum mindesten nicht ausschließlich für den Erfolg bestimmend ist, sondern oft wesentlich auch die durch Zellschädigung bedingte indirekte Proteinwirkung in Betracht kommt.

Auf einzelne praktische Gesichtspunkte dieser nicht-spezifischen Reiztherapie kommen wir im folgenden noch zurück und betonen hier nur, daß die Schwierigkeit ihrer Anwendung hauptsächlich in der Frage der Dosierung besteht.

Unter den rein **chirurgischen Maßnahmen** steht bei den mit Einschmelzung einhergehenden Infektionen die Inzision an souveräner Stelle. Die Infektion als solche wird natürlich durch den Einschnitt nicht beseitigt, wohl aber der Kampf gegen die Parasiten dadurch wirksam unterstützt, wie an anderer Stelle näher begründet werden soll. Wesentlich radikaler wirkt die Totalelimination des gesamten Infektionsherdes, die aber nur ausnahmsweise — z. B. bei der Eiteransammlung in der Gallenblase — ausführbar ist, ohne zur Verstümmelung — wie bei der Extremitätenamputation — zu führen.

Eine bessere Ausnutzung der im Blute kreisenden Schutzstoffe und Phagozyten bezweckt die Stauebehandlung Biers [2]), wobei das Infektionsgebiet in intensiveren und nachhaltigeren Kontakt mit dem Blute versetzt wird. Auch die Wirkung mancher „feuchten Verbände" ist auf eine dadurch bedingte „Hyperämie" zurückzuführen. Sonstige Einzelheiten würden hier zu weit führen. —

Nicht zuletzt darf schließlich daran erinnert werden, daß der Chirurg von heute nicht wie der Wundarzt früherer Zeiten nur das „örtliche Übel" „kuriert" und die Sorge um die allgemeinen Störungen dem „Medicus purus" überläßt. Wie überhaupt in der Chirurgie, so gilt vielmehr gerade auch für die hier in Betracht kommenden Krankheitszustände, daß wir keine Infektion behandeln, sondern einen kranken Menschen. In jedem Falle sind also die Funktionen des Gesamtorganismus genau so zu überwachen und gegebenenfalls durch therapeutische Maßnahmen zu unterstützen, als wenn es sich um ein „inneres Leiden" handelte.

---

[1]) Münch. med. Wochenschr. 1921. Nr. 6.
[2]) Die Hyperämie als Heilmittel. 7. Aufl. 1907.

Die Lehre von der chirurgischen Desinfektion[1].

Die Lösung des Problems, der operativen Wundinfektion wirksam vorzubeugen, leitet den Beginn der modernen Chirurgie ein. Diese Wende fällt zeitlich in die sechziger und siebziger Jahre des vorigen Jahrhunderts. Erst nachdem diese Aufgabe im Prinzip gelungen war, konnte daran gedacht werden, der rasch fortschreitenden Technik jene großen Gebiete der menschlichen Pathologie zugänglich zu machen, die heute in den Bereich der alltäglichen chirurgischen Tätigkeit fallen.

Was dieser Fortschritt an Großartigkeit bedeutet, läßt sich nur auf dem Wege eines kurzen historischen Rückblickes ermessen.

Geschichtliches.

Während wir heute uns daran gewöhnt haben, den chirurgischen Eingriff geradezu als die Wiederholung eines bekannten Experimentes aufzufassen, dessen Ausgang mit einer gewissen Wahrscheinlichkeit vorauszusehen ist und bei dessen Gefahrenquellen die Möglichkeit einer durch den Operationsakt d. h. von außen hereingetragenen Infektion nur noch eine verschwindende Rolle spielt, bedeutete vormals jeder blutige Eingriff im noch nicht infizierten Gebiete einen folgenschweren Schritt ins Ungewisse. Wundinfektionen schwerster Art schlossen sich in erschreckender Häufigkeit auch kleinsten Operationen an und die durchschnittliche Sterbeziffer war eine außerordentlich hohe.

So hatte z. B. Billroth während seines Wirkens in Zürich (1860—1867) unter den offenen Gelenkfrakturen und Luxationen eine Mortalität von $60^0/_0$ zu beklagen. Die Amputation der krebsigen Brustdrüse, wobei 7 von 38 den akzidentellen Wunderkrankungen erlagen, galt demgegenüber als „nicht so sehr gefährliche" Operation; von 20 Kropfexstirpationen endeten 8 ($= 32^0/_0$) durch foudroyanteste Allgemeininfektion tödlich. Aber die Züricher Klinik war eine Musteranstalt, und an anderen Stellen ging es noch schlimmer zu. Man staunt über den Mut, der damals dazu gehören mußte, Chirurgie zu treiben.

Die Gründe dieser Fehlschläge sind rückschauend leicht verständlich. Es fehlte der älteren Chirurgie der elementarste Reinlichkeitsbegriff. Man wusch die Hände nicht vor der Operation, sondern nachher. Als infiziert im heutigen Sinne mußten die Instrumente gelten, die oft von eiternden Händen gezupfte Charpie und die zum Austupfen des Blutes verwandten Schwämme, welche die Keime von einer Wunde zur anderen verimpften. Es wurde also unbewußt in größtem Stile jenes die Steigerung der bakteriellen Giftigkeit („Virulenz") am sichersten fördernde Experiment der „Tierpassage", wie es im voranstehenden Abschnitt besprochen wurde, verwirklicht. Man versteht daher die enorme Bösartigkeit der damaligen Wundinfektionen. Nur dem Zufall war es zu danken, wenn ein Operierter davon verschont blieb. Der Chirurg selbst war es, der ahnungslos die tragische Rolle des Keimüberträgers spielte, und es ist schwer zu begreifen, daß jahrhundertelang auch nicht ein Schatten

---

[1] C. Brunner, Handbuch der Wundbehandlung. Stuttgart 1916.

dieser Erkenntnis aufdämmerte. Man hatte sich vielmehr daran gewöhnt, den Eintritt solcher Komplikationen als unvermeidlich zu betrachten, und dieser Fatalismus mußte natürlich jeden Fortschritt lähmen. Allerdings konnte es nicht unbeachtet bleiben, daß zur gleichen Zeit, wo in den großen Spitälern die Wundkomplikationen geradezu verheerend wirkten, der Heilungsverlauf im Privathause sich oft viel günstiger gestaltete. Es führte dies zur Annahme, daß es die verdorbene Luft in solchen überfüllten Krankenhäusern sei, die krankhaften Ausdünstungen der vielen Menschen, die „Miasmen", welche die Schuld an den Störungen der Wundheilung trugen; durch besonders intensive Lüftung der Räumlichkeiten, eigene Ventilationsanlagen usw. suchte man — wenn auch vergebens — das Gespenst der Wundkomplikationen zu bannen. Nur vereinzelt tauchte dazwischen der Gedanken auf, daß kleinste belebte Keime als Träger des unbekannten Krankheitsstoffes in Betracht kommen könnten. So entwickelte Henle, angeregt durch die Entdeckung der Krätzmilbe, des von Schönlein nachgewiesenen Erregers des Erbgrindes (Favus), den Befund der Sarzine bei Stauungszuständen des Magens schon im Jahre 1844 [1]) die ausführlich begründete Theorie, daß das Auftreten und der Verlauf der „kontagiösen" Erkrankungen nur zu erklären sei durch die Annahme kleinster fortpflanzungsfähiger parasitärer Organismen. Wenn Henles geistvolle Hypothese damals ohne Nachwirkung blieb, so lag es daran, daß sie dem Stande der Forschung weit vorauseilte, und insbesondere blieb auch die Lehre von der Wundinfektion und ihrer Bekämpfung hiervon unbeeinflußt. Einem Geburtshelfer — Ignaz Philipp Semmelweis in Wien — war es vorbehalten, praktisch den ersten erfolgreichen Schritt in dieser Richtung zu tun.

Von klassischer Einfachheit und Logik sind die Tatsachen und Folgerungen, auf denen Semmelweis sein Verfahren aufbaute. An der ersten Gebärklinik in Wien, an der Semmelweis in den Jahren 1846—1849 als Assistent wirkte, zeigte es sich, daß die Puerperalinfektion bemerkenswerte Verschiedenheiten darbot in dem örtlichen Auftreten. Von trostloser Häufigkeit in der dem akademischen Unterricht dienenden Abteilung, blieben die Räumlichkeiten, in denen die Hebammenschülerinnen ausgebildet wurden, weit mehr von dieser Seuche verschont. Da nun im übrigen die Zustände in beiden Abteilungen sich nicht wesentlich voneinander unterschieden, so schloß Semmelweis hieraus, daß die Tätigkeit der Studierenden mit der Übertragung des Puerperalfiebers zusammenhängen müßte. Als nun die Autopsie eines im Anschluß an eine Sektionsverletzung verstorbenen Mediziners prinzipiell ganz ähnliche innere Veränderungen ergab wie beim Wochenbettfieber, gelangte Semmelweis zu der Ansicht, daß die gemeinsame Quelle der Ansteckung zu suchen sei in feinsten durch die gewöhnliche Waschung nicht entfernbaren „Kadaverteilen". Wenn diese durch äußere Verletzungen in den Körper gelangten oder durch den tuschierenden Finger in Kontakt mit den wunden puerperalen Genitalien gebracht würden, so seien sie imstande, eine identische Krankheit hervorzurufen. Entsprechend angestellte Tierversuche bestätigten diese Annahme, und Semmelweis ging daher folgerichtig dazu über, nach einem Mittel zu suchen, das geeignet erschien, „die an der Hand klebenden Kadaverteile zu zerstören", bevor sie in die Genitalien der Kreißenden eingeführt würden. Er wählte hierzu den Chlorkalk und ordnete Waschungen mit Chlorlösung als obligat vor dem Tuschieren auf seiner Abteilung an. Ein unmittelbares erhebliches Absinken der puerperalen Mortalität trat im Anschluß an diese Maßnahme ein und hielt an, solange sie durchgeführt wurde [2]).

Das Schicksal dieser großen Entdeckung, die von weitgehendster Bedeutung für die ganze Lehre von der Wundinfektion hätte sein müssen, bildet einen dunklen Punkt in der Geschichte der Medizin. Verkannt und den größten Anfeindungen ausgesetzt wurde Semmelweis zum Märtyrer seiner Idee und starb 1865 im Irrenhause.

Wenn wir nach einer Erklärung dieses unglücklichen Geschickes suchen, so lag es vor allem daran, daß die damals herrschenden wissenschaftlichen Zeitströmungen für die Auf

---

[1]) Zeitschr. f. rationelle Med. Bd. 2.
[2]) Semmelweis, Ätiologie, Begriff und Prophylaxis des Kindbettfiebers. Herausgegeben von Sudhoff. Leipzig (Barth) 1912.

nahme der Semmelweisschen Ideen denkbar ungeeignet waren. Das medizinische Wien stand in jener Zeit unter dem Einflusse der Lehrtätigkeit Rokitanskys gänzlich im Zeichen der pathologischen Anatomie. Die Krankheitsforschung geschah fast rein naturwissenschaftlich; dagegen herrschte in der ärztlichen Behandlung ein ausgesprochener „Nihilismus", für therapeutische Reformbestrebungen fehlte das Interesse.

Unter einem günstigeren Sterne vollzog sich das Lebenswerk Joseph Listers[1]). Sein Ziel ging von wesentlich anderen Voraussetzungen aus, als jenen, die Semmelweis geleitet hatten. Bestimmend für ihn war die Forschungsarbeit Pasteurs. Pasteur hatte nachgewiesen, daß die Gärungsvorgänge gebunden sind an die Anwesenheit feinster in der Luft schwebender Keime, während der Kontakt mit der Luft als solcher belanglos ist. Daß auch für die Wunden ähnliche Gesetze gelten müßten, schloß Lister daraus, daß bei offenen Verletzungen des Brustkorbes die Vereiterung der Pleurahöhle die Regel bildet, während diese Komplikation auszubleiben pflegt bei Lungenverletzungen durch subkutane Rippenbrüche. Wohl tritt auch in letzterem Falle die Luft in die Brusthöhle und in das Unterhautzellgewebe ein; doch bleibt die Eiterung aus, weil die in der Luft schwebenden Keime — wie Lister ganz richtig vermutete — innerhalb der Atmungswege festgehalten, geradezu abfiltriert werden. Auf die Prinzipien der Wundbehandlung übertragen, müßte es demnach gelingen, die Eiterung zu verhüten durch völligen Abschluß der Wunde gegen die aus der Luft stammenden septischen Keime; bereits eingedrungene Parasiten suchte er durch eine stark chemisch wirkende Substanz zu zerstören und zwar wählte er hierzu die Karbolsäure. Dieser Versuch gelang in der Tat. Im Jahre 1867 berichtete Lister über 10 Fälle von mit äußerer Wunde komplizierten Frakturen — d. h. für damalige Zeit außerordentlich gefährliche Verletzungen —, die ohne Todesfall zur Heilung gelangten; nur einmal wurde die Amputation notwendig; ein 11. Patient starb infolge von Gefäßarrosion durch Druck der Fragmente.

Es gibt in der Geschichte der Medizin wohl keine zweite Beobachtungsreihe von solcher Tragweite wie jene wenigen Krankengeschichten aus der Glasgower Klinik.

In rascher Folge verbreitete sich die Kunde dieser Entdeckung; zahlreiche Nachprüfungen erbrachten ihre Bestätigung, und nun setzte an allen Orten eine emsige Tätigkeit ein, um die Methode noch vollkommener zu gestalten und unter dem Schutze des Karbols die operative Tätigkeit weiter auszudehnen.

Es liegt eine eigentümliche Ironie des Schicksals darin, daß die Voraussetzungen, auf denen Lister sein Verfahren aufbaute, eigentlich irrige waren. Denn wir haben ja schon im vorausgegangenen Abschnitt darauf hingewiesen, daß die Luftkeime von allen Infektionsquellen am wenigsten zu fürchten sind. Ungleich gefährlicher ist dagegen die digitale Kontaktinfektion, wie Semmelweis richtig erkannt hatte, wogegen in den ersten Veröffentlichungen Listers von einer Desinfektion der Hände überhaupt noch nicht die Rede ist. Und fernerhin ist — wie ebenfalls schon besprochen wurde — die chemische Abtötung der Bakterien in der Wunde, zumal wenn sie nicht mehr ganz oberflächlich liegen, im allgemeinen ohne gleichzeitige tiefgehende Verätzung des Gewebes selbst nicht möglich. Überdies werden die meisten Antiseptika in der Wunde dadurch ihrer desinfektorischen Kraft beraubt, daß sie mit dem Körpereiweiß bakteriell unwirksame Verbindungen eingehen. Wenn trotzdem die Einführung der Karbolantisepsis die Resultate der Wundheilung außerordentlich verbesserte, so lag dies zweifellos in erster Linie daran, daß der sorgfältig gehütete hermetische „Okklusivverband" das freiliegende Gewebe vor jedem unberufenen Kontakt schützte.

---

[1]) Erste Veröffentlichungen. Herausgegeben von Sudhoff, Leipzig (Barth) 1912.

Diese inneren Fehler, die der Listerschen Methode innewohnten, geben nun ihrerseits die Erklärung dafür, daß völlige Sicherheit eines keimfreien Verlaufes auch dann nicht erzielt wurde, als man den Karbolschutz immer weiter ausdehnte, und schließlich nur noch unter einem Sprühregen feinster Karboltröpfchen — dem „Spray" — zu operieren wagte. Um so mehr machten sich dagegen die eigentlichen Karbolschädigungen geltend, teils lokaler Art als Verätzung der Wundoberfläche, teils in Form allgemeiner Vergiftung, der auch der Operateur selbst nicht immer entging. Diese Erkenntnis führte nun im Verlaufe der Zeit, zumal unter dem Einflusse der von Robert Koch und seinen Schülern angestellten vergleichenden Untersuchungen über die Desinfektion dazu, daß an Stelle der chemischen **Antisepsis** die **Keimbekämpfung auf physikalischem Wege immer mehr in den Vordergrund trat.** Man pflegt diese vorwiegend physikalisch eingestellte Antisepsis, deren Einführung sich vornehmlich an Neuber und v. Bergmann knüpft und die heutezutage durchaus im Vordergrunde steht, als **Asepsis** zu bezeichnen. In welcher Form diese Keimbekämpfung sich praktisch gestaltet, soll nunmehr besprochen werden.

Die praktische Durchführung der Desinfektion.

Das Grundgesetz der chirurgischen Desinfektionslehre lautet dahin, **daß nur sicher keimfreie Gegenstände mit der Wunde in Berührung kommen dürfen.** Diese Forderung läßt sich am leichtesten durchführen für die Instrumente, das Nahtmaterial sowie die teils zum Austupfen des Blutes, teils zur Bedeckung der Wunde dienenden Verbandstoffe.

Die Instrumente — Messer, Scheren, Pinzetten, Nadelhalter, Sägen, Haken usw. — bestehen zum Zwecke der sicheren Durchführbarkeit der Desinfektion nur noch aus Metall. Ihre Flächen sind möglichst glatt gehalten; mit Gelenken versehene Teile sind auseinandernehmbar, damit sich in ihren Spalten keine Schmutzpartikel festsetzen können. Dem eigentlichen Desinfektionsakte geht stets eine gründliche Säuberung voraus, die sofort nach dem Gebrauch vorgenommen wird und die jede Reste organischer Verunreinigung — Blut, Eiter u. dgl. — zu beseitigen hat. Es genügt sodann die Instrumente 10 Minuten lang in Wasser zu kochen, um mit Sicherheit völlige Keimfreiheit zu erzielen. Ein geringfügiger Sodazusatz schützt das Metall vor dem Verrosten.

Die Schärfe der Messer wird durch das Kochen etwas beeinträchtigt, auch wenn man die Schneiden durch Gazeeinwicklung geschützt hat. Es ziehen daher manche Chirurgen es vor, die Messer nach gründlicher Säuberung sorgfältig mit 70°/₀ Alkohol abzureiben und dann unter Alkohol bis zum Gebrauch aufzubewahren.

Zur Sterilisation von Glasschalen, wie sie zur Aufnahme anästhesierender Lösungen gebraucht werden, der Metallbecken für Alkoholwaschung usw. dient die Trockensterilisation in einem mit Asbestwänden ausgekleideten Heizschranke. Man beläßt die Gegenstände hierin ½ Stunde lang bei einer — von außen zu kontrollierenden — Temperatur von 180°.

Die zur Verwendung gelangenden Verbandstoffe — Tupfer, Gazestücke, Zellstoffkissen, Binden — sowie die Operationsmäntel, Handschuhe und die zur Abdeckung des Operationsfeldes, zur Bedeckung und Unterlage der Instrumente dienenden Tücher verschiedenster Art werden in strömendem Dampfe sterilisiert. Das sauber hergerichtete Material wird zu diesem Zwecke in mit Klappdeckel versehene Metallbüchsen verpackt — sog. Schimmelbusch-trommeln —, deren Seitenwandungen vielfältig perforiert sind und durch Verschieben eines Griffes geöffnet und geschlossen werden können. Diese Trommeln werden zu mehreren in Autoklaven eingeschlossen und während ³/₄ Stunden von Wasserdampf unter einem Überdruck von $^1/_2$ Atmosphäre bei 112° durchströmt. Bei dem Herausnehmen der Metallbüchsen sind die Ventile wieder zu schließen.

Ein besonderes Problem bildet die Desinfektion des Nahtmaterials. Am meisten Verwendung findet die Seide. Es läßt sich nun der Seidenfaden zwar sicher durch Kochen sterilisieren, doch haftet ihm der Nachteil an, daß er porös ist. Infolgedessen bietet er etwaigen mit ihm in Kontakt gelangenden Keimen, die aus der Luft oder von der Hand des Operateurs bzw. des zureichenden Instrumentarius stammen können, einen guten Unterschlupf, aus dem sie schwer wieder zu beseitigen sind. Eine solche Fadeninfektion pflegt zwar meist gutartig zu bleiben, doch führt sie zu lästigen umschriebenen Eiterungen, die sich um die versenkten Nähte ausbilden und noch nach Wochen und Monaten, ja selbst noch später zum Ausstoßen der Fäden Anlaß geben können.

Aber auch umfangreichere Eiterungen und Gewebsinfiltrationen — z. B. die sog. Schlofferschen Bauchdeckentumoren [1]) — können sich an solche schleichende Infektionen anschließen.

Man ist daher im allgemeinen dazu übergegangen, bei der Sterilisation der Seidenfäden die reine Asepsis mit der Antisepsis zu kombinieren. Die Seide wird zu diesem Zwecke, nachdem sie eine halbe Stunde lang gekocht ist, in 1 °/$_{00}$ Sublimatalkohol aufbewahrt. Durch diese antiseptische Durchtränkung wird das Auskeimen eingedrungener Keime gehemmt, zum mindesten eingeschränkt. In der Küttnerschen Klinik pflegen wir außerdem jede versenkte Nahtreihe mit einer 1 °/$_{00}$ Sublimatlösung zu betupfen, um die Imprägnierung noch intensiver zu gestalten.

Freilich müssen auch diese Methoden versagen, wenn das Operationsterrain selbst — wie etwa bei der Operation einer eitrigen Appendizitis — nicht aseptisch ist. Unter diesen Umständen kann nur die Anwendung eines resorbierbaren, nicht-porösen Nahtmaterials vor den genannten Störungen schützen. Ein solches besitzen wir in Gestalt des ebenfalls von Lister in die Chirurgie eingeführten Katgutfadens. Es handelt sich hierbei um tierisches Material, das ursprünglich aus der Darmwand von Katzen, heute zumeist von Hammeln gewonnen wird. Diese Herkunft macht es verständlich, daß das Katgut in rohem Zustande als besonders infiziert zu gelten hat; vor allem kann es die Erreger des Wundstarrkrampfes — die Tetanusbazillen — in sich beherbergen. Es setzt daher eine besonders intensive Desinfektion voraus, wobei das rein physikalische Verfahren nicht anwendbar ist, da durch die Erhitzung das Material seine Festigkeit verlieren würde. Wir benutzen daher ein antiseptisch präpariertes Katgut, wobei wir dem Jodkatgut den Vorzug geben, das sich im eigenen Betriebe herrichten läßt. Ein empfehlenswertes käufliches sterilisiertes Katgut ist das nach Kuhn in Melsungen hergestellte. — Erwähnt sei in diesem Zusammenhange, daß die sonst so erwünschte Resorbierbarkeit des Katguts gelegentlich auch unliebsame Folgen haben kann. Ein solcher Nachteil macht sich dann geltend, wenn die Naht einer besonderen mechanischen Beanspruchung unterliegt und die Resorption der natürlichen festen Vereinigung der Wundränder zuvorkommt. Es kann dann zum Aufplatzen der Naht kommen, ein Ereignis, das zumal am Bauche eine höchst fatale Komplikation bedeutet. Man muß daher aus technischen Gründen gelegentlich die Seide auch dann anwenden, wenn der aseptische Verlauf nicht ganz gesichert erscheint. —

Ein viel schwierigeres Problem als die Sterilisation des leblosen Operationsmateriales bildet die Desinfektion der mit dem Operationsfelde in Berührung kommenden Haut. Diese Frage betrifft

---

[1]) Chirurgenkongr. 1908. 1.

sowohl den Patienten wie den Operateur, und für beide hat sie eine verschiedene Lösung gefunden.

Die Schwierigkeit der Desinfektion der lebenden Haut ist darin begründet, daß ihre Oberfläche nicht glatt ist, sondern rauh infolge des Abschilferns der obersten Epidermisschichten und der aufsitzenden Haare. Außerdem führen zahlreiche feine Öffnungen — Poren —, die den Ausführungsgängen der Schweißdrüsen und der Haarbälge mit den zugehörigen Talgdrüsen entsprechen, in die Tiefe, wo sie zahllosen Bakterien als Schlupfwinkel dienen. Auf diese Weise erklärt es sich, daß selbst dann, wenn durch gründliche mechanische Reinigung mit heißem Wasser, Seife und steriler Bürste die locker anhaftenden Epidermisschüppchen entfernt sind und durch weitere Anwendung eines Antiseptikums die Oberfläche zunächst keimfrei geworden ist, dieser Zustand kein dauernder bleibt. Es wandern vielmehr die in der Tiefe haftenden Bakterien aus den Spalten der Hornschicht und den Ausführungsgängen wieder hervor und durchbrechen auf diese Weise die Asepsis. Begünstigt wird diese Auswanderung, wenn die Haut in ein feuchtwarmes Milieu gelangt, wie es die Wunde darstellt; künstlich läßt sich diese Wirkung demonstrieren, wenn man etwa die Hand in einen Schwitzkasten einbringt. Diese sekundäre Auskeimung läßt sich nun am leichtesten verhindern für die Haut des Patienten, indem man sie während des ganzen Verlaufes der Operation geradezu ,,ausschaltet". Angeklemmte sterile Tücher lassen nur den unbedingt erforderlichen Hautbezirk frei, ist die Haut durchtrennt, so kann man überdies an die Wundränder einen impermeablen Stoff — Billrothbattist oder dgl. — fixieren, so daß jede Gefährdung nach dieser Richtung hin im wesentlichen beseitigt ist. Der eigentliche Akt der Hautdesinfektion selbst, soweit sie den Patienten betrifft, hat sich innerhalb des letzten Dezenniums durch die Einführung des sog. Grossichschen Verfahrens außerordentlich vereinfacht:

Die Vorbereitung geschieht in der Weise, daß der Patient am Abend vor dem Operationstage ein Vollbad erhält; das Operationsfeld wird ausgiebig rasiert. Zu Beginn der Narkose bzw. vor Ausführung der peripheren Anästhesie erhält die in Betracht kommende Hautpartie einen einmaligen Anstrich mit einer $5^0/_0$igen Jodtinkturlösung (die offizinelle $10^0/_0$ige hat vielfach einen zu starken Hautreiz im Gefolge). Das Operationsfeld wird sodann mit einem sterilen Tuche bedeckt und der Jodtinkturanstrich noch einmal unmittelbar vor Beginn der Operation selbst wiederholt. War es nicht möglich, die elementare Hautreinigung am Tage vorher auszuführen, so ist diese entweder mittels Äthers und trockener Rasur vorzunehmen, im anderen Falle ist nach der Wasser- und Seifenapplikation die Haut mit Alkohol und Äther wieder zu trocknen, da die Gegenwart von Wasser die Wirksamkeit der Jodtinktur beeinträchtigt. Das Aufpinseln der Jodtinktur auf schmutzige Haut — wie es gelegentlich in der Unfalls- und Kriegschirurgie geschieht — ist aus dem gleichen Grunde nicht zu empfehlen, auch wird die Entstehung von Ekzemen hierdurch begünstigt. Bei Kindern mit sehr zarter Haut oder bei vorhandener Jodüberempfindlichkeit — Basedowscher Krankheit! — ist es ebenfalls zweckmäßig, sich mit einem einmaligen Jodanstrich zu begnügen, der Rest ist nach Beendigung der Operation mit Alkoholbäuschen wieder zu entfernen. Auch bei der meist sehr empfindlichen Skrotalhaut ist dies zu empfehlen. Sonst pflegt man dagegen nach Schluß der Wunde die Nahtreihe noch einmal mit der Jodlösung zu betupfen. — Über die Wirkungsweise der Jodtinktur als Hautdesinfiziens sind zahlreiche Untersuchungen angestellt worden. Daß eine wirkliche Tiefenantisepsis nicht erzielt wird, dürfte feststehen. Wenn sie sich trotzdem ausgezeichnet bewährt hat, so liegt das daran, daß sie offenbar eine mit Gerbung der Haut einhergehende Keimarretierung, eine sog. ,,Fixierung" herbeiführt, den gleichen Vorgang also, wie man ihn der Färbung eines Bakterienausstriches auf dem Objektträger vorausschickt.

Weniger einfach liegt das Problem der Desinfektion der operierenden Hand[1]). Der naheliegende Gedanke, auch hier die Jodtinktur anzuwenden, ist nicht durchführbar, da selbst die widerstandsfähigste Haut diese Behandlung auf die Dauer nicht vertragen würde. Am gebräuchlichsten ist das **Fürbringersche Verfahren**:

---

[1]) Küttner, Chirurgenkongr. 1911. II.

Es besteht in einer gründlichen Reinigung mit Heißwasser, Seife und Bürste; besondere Sorgfalt ist hierbei dem subungualen Raume und dem Nagelfalz zuzuwenden. Hierauf werden die Hände gründlich an einem sterilen Tuch abgetrocknet, wobei die aufgelockerten Epidermisschuppen mitentfernt werden. Es folgt ein 5 Minuten langes Waschen in etwa 70% Alkohol, wobei man sich zweckmäßig eines Gazebausches bedient; eine ebenso lange Waschung in 1%/oo Sublimatlösung beendigt das Verfahren. Es kommt hierbei zu einer Bindung des Hg-Salzes an die Haut, so daß diese noch nach 1—2 Tagen ein förmlich desinfektorisches Vermögen behalten kann [1]).

Den wichtigsten Akt bildet hierbei die Alkoholapplikation, deren Wirkung durchaus so zu beurteilen ist wie die der Jodtinkturlösung. Es handelt sich also auch hierbei weniger um eine wirkliche Sterilisierung als um eine Keimfixation. Die Sublimatwaschung als selbständiger Akt dieses Desinfektionsverfahrens ist daher nach den Erfahrungen der Küttnerschen Klinik entbehrlich. Doch ist es notwendig, die Hände durch wiederholtes Abspülen in öfters zu erneuernder Sublimatlösung möglichst blutfrei zu erhalten. Das sekundäre Auswandern der in der Tiefe der Hautschichten befindlichen Bakterien bleibt sonst nicht aus. Einen permanenten Sublimatschutz gewährt das Tragen dauernd angefeuchteter Zwirnhandschuhe, wie sie von v. Mikulicz eingeführt worden sind. Diese Zwirnhandschuhe haben allerdings den Nachteil, daß sie einmal eingedrungenes Infektionsmaterial sehr hartnäckig festhalten. In solchem Falle genügt also das einfache Abspülen nicht, sondern die Handschuhe müssen gewechselt werden.

Eine vollkommene unter allen Umständen einwandfreie Asepsis der Hand des Operateurs läßt sich indessen auch nur dadurch erzielen, daß die gefährliche Hautoberfläche völlig ausgeschaltet wird. Man hat dies dadurch zu erreichen gesucht, daß man die Hand mit einer dünnen schnell trocknenden harzartigen Lösung überzog — Klapps „Chirosoter". Viel zuverlässiger und einfacher ist das Tragen dünner Gummihandschuhe, wie sie von Friedrich in die Praxis eingeführt worden sind. Die glatte Oberfläche dieser Gummihandschuhe ist dem Haften der Bakterien ungünstig; durch Abreiben mit Alkohol oder Sublimatlösung lassen sich daher etwaige Verunreinigungen schnell wieder beseitigen unter Erzielung vollständiger Sterilität. Es empfiehlt sich über diesen Gummihandschuhen ebenfalls noch solche aus Zwirn zu tragen, einmal, weil diese für das Zufassen einen besseren Halt gewähren, besonders aber, weil sie die Gefahr einer Verletzung der Gummihandschuhe, wodurch die ideale Asepsis empfindlich durchbrochen wird, wesentlich verringern. Aus diesem letzteren Grunde ist es auch notwendig, daß die Hand vorher genau so desinfiziert wird wie beim „handschuhlosen" Operieren. Nur bei dringenden Notfällen, in denen keine Zeit zu verlieren ist, darf hiervon abgesehen werden.

Die Frage, ob die Gummihandschuhe feucht oder trocken zu sterilisieren sind, hängt ebenfalls mit der Möglichkeit der „Handschuhverletzungen" zusammen. Die „feuchte" Sterilisation geschieht auf antiseptischem Wege mit einer Lysol- oder Sublimatlösung; man zieht hierbei die Handschuhe in gefülltem Zustande an und drückt die überschüssige Flüssigkeit zu den Rändern heraus. Die trockene Sterilisation erfolgt im „Schimmelbusch". Um ein Verkleben der Handschuhe bei dieser Prozedur zu vermeiden, ist es notwendig, den gegenseitigen Kontakt des Gummis zu verhindern; es geschieht dies am einfachsten, indem man sie vor der Sterilisation zwischen zwei Zwirnhandschuhen anzieht und dann gemeinsam abstreift. Das Einführen der desinfizierten und getrockneten Hand wird durch Einpudern mit sterilem Talkum erleichtert.

Bei dem letztgenannten Verfahren bleibt die Hand auch weiterhin trocken, während bei der antiseptischen Handschuhdesinfektion sich stets eine feuchte Schicht über der Haut befindet, die in der Wärme das Auswandern der Bakterien begünstigt, und denen gegenüber auch die desinfizierende Kraft der Lösung versagt. Es bildet sich also ein höchst gefährlicher „Handschuhsaft", der bei der Verletzung der Gummihülle unmittelbar in die Wunde gelangen kann. Aus diesem Grunde wird die Handschuhsterilisation an der

---

[1]) Vgl. Neufeld, Chirurgenkongr. 2, S. 339. 1922.

Küttnerschen Klinik prinzipiell auf trockenem Wege vorgenommen, obwohl die Haltbarkeit des Materials dabei mehr leidet.

Wenn es durchführbar ist, sind die Gummihandschuhe grundsätzlich bei allen Operationen zu tragen. Ist dies aus äußeren Gründen nicht möglich — namentlich im Kriege machte sich dieser Notstand geltend —, so sollte ihre Anwendung mindestens bei allen „eitrigen" Eingriffen sowie bei unsauberen Digitaluntersuchungen (Mastdarm, Scheide) als Regel gelten. Denn wenn das gewöhnliche Desinfektionsverfahren auch ausreichen mag gegenüber einer „gesellschaftlich sauberen" Hand, so bleibt es unzulänglich, wenn grobe bakterielle Verunreinigungen vorausgegangen sind. Die chirurgische Händedesinfektion ist daher nicht mit dem relativ kurzen Sterilisierungsakte erschöpft, sondern es gehört dazu eine dauernde Kontrolle und Pflege der Hand, die nicht nur für die eigentliche Arbeitsstätte gilt, sondern auch für das tägliche Leben. Wieviel eine solche dauernde Kontrolle bedeutet, geht daraus hervor, daß Spencer Wells schon vor Einführung der Antisepsis rein durch elementare Sauberkeit überraschend günstige Resultate bei Ovariotomien zu erzielen vermochte. Eine weitere Möglichkeit, die Gefahr der durch die Hand bedingten Kontaktinfektion zu verringern, besteht darin, daß die Hand als solche beim Operieren die Wunde möglichst nicht berührt: „händeloses Operieren". Alles was rein instrumentell ausgeführt werden kann, soll auch auf diesem Wege vorgenommen werden; das gleiche gilt für den Verbandwechsel.

Bezüglich des weiteren aseptischen Schutzes nur noch wenige Worte. Wir operieren heute nicht mehr im eleganten Frack, wie es im vorigen Jahrhundert noch vielfach üblich war, sondern im langen aseptischen Operationsmantel. Um ein Herabfallen von Kopf- und Barthaaren in die Wunde zu verhindern, dient eine ebenfalls sterilisierte Kopf- und Gesichtshaube. Diese bedeckt gleichzeitig den Mund und verhütet dadurch die sonst beim Sprechen leicht eintretende „Tröpfcheninfektion". Es werden nämlich, wie Flügge durch große Untersuchungsreihen festgestellt hat, beim Sprechakte, Husten und Räuspern stets feinste Tröpfchen aus dem Munde fortgeschleudert, in denen zahlreiche Bakterien suspendiert sein können.

Auch der Operationsraum hat den hygienischen Anforderungen Rechnung zu tragen. Glatte abwaschbare Wände und Fußböden sichern die elementare Staubfreiheit; zur Vermeidung des Hereintragens von Straßenschmutz darf der Saal nur mit sauberen Gummiüberschuhen betreten werden. Der Patient gelangt in den Operationsraum erst nach völliger Vorbereitung, Lagerung auf dem Operationstische und nach Eintritt der Anästhesie. Wenn es räumlich durchführbar ist, muß eine strenge Scheidung zwischen aseptischen und septischen Operationen stattfinden; in den für die aseptischen Operationen dienenden Saal sollte Eiter niemals gelangen. Wo dies nicht möglich ist, ist es zum mindesten so einzurichten, daß die „sauberen" Operationen vor den übrigen vorgenommen werden; nachher hat eine besonders gründliche Reinigung des ganzen Raumes stattzufinden. Praktisch gelingt es auf diese Weise bei nötiger Schulung sowie dauernder Kontrolle der Desinfektionseinrichtungen und des Personals die operative Wundinfektion mit annähernd vollkommener Sicherheit aus unsern Arbeitsstätten zu bannen. Dies ist jedoch, wie schon früher erwähnt wurde, nicht gleichbedeutend mit absoluter Asepsis, denn wir finden in einem gewissen Prozentsatze auch in den regelrecht angelegten Operationswunden kultivierbares Keimmaterial, das größtenteils aus der Luft stammt, im allgemeinen aber so spärlich und wenig virulent ist, daß es zur Herbeiführung einer Wundinfektion im engeren Sinne nicht ausreicht. Freilich ist auch die Beschaffenheit der Operationswunde selbst von wesentlicher Bedeutung für die bakterielle Gefährdung.

So günstig glatte scharfgeschnittene Wunden sind, so sehr sind solche mit gequetschten Rändern, buchtigen Taschen, in denen Blut und Lymphe stagnieren kann, zur Infektion disponiert.

Es besitzt daher nicht zuletzt auch die operative Technik einen wesentlichen Einfluß auf den aseptischen Heilungsverlauf. Wer gelernt hat mit glatten Schnitten zu arbeiten, das Gewebe zart zu behandeln und unnötige Pausen zu vermeiden, wer die exakte Blutstillung beherrscht, und dort wo Sekretverhaltung droht, rechtzeitig für Abflußmöglichkeit sorgt, wird unter sonst gleichen Umständen bessere Resultate erzielen als der ungeschickte Operateur, der das Gewebe maltraitiert, unnötig Zeit verliert und die Wunde nicht zweckmäßig versorgt. Bei Besprechung der Wundbehandlung werden wir hierauf noch zurückkommen. —

Wir haben im Voranstehenden die operative Asepsis so geschildert, wie sie in großen Betrieben, die gleichzeitig als Lehrstätte dienen, gehandhabt wird. Der dazu notwendige Apparat mag manchem kompliziert erscheinen, und es ist sicher, daß auch unter einfacheren, selbst primitiven Verhältnissen, wie es namentlich derjenige weiß, der im Felde gearbeitet hat, gute Erfolge bei ausreichender Sorgfalt zu erzielen sind. Wenn wir trotzdem an der Forderung des verstärkten Wundschutzes unbedingt festhalten, so geschieht es deswegen, weil allen unseren bisherigen Methoden „schwache Punkte" anhaften. Nur ein Höchstmaß der Sicherungen bietet daher einigermaßen die Gewähr für einwandfreies Gelingen.

Die mechanischen Verletzungen.

Die ursprüngliche Aufgabe, von der alle Chirurgie ihren Ausgang genommen hat, bildet die Behandlung der durch mechanische Gewalten hervorgerufenen Gewebsschädigungen. Mehr oder weniger ausgedehnte Gewebstrennungen, die sich aber auch in mikroskopisch erkennbaren Grenzen halten können, kennzeichnen diese Verletzungsform. Grundsätzlich ist von vornherein zu unterscheiden, ob durch die Kontinuitätstrennung der Abschluß der Körperoberfläche gegen die Außenwelt aufgehoben wird oder nicht, da hiervon der Eintritt der Infektion in erster Linie abhängt. Wir teilen die mechanischen Verletzungen demgemäß ein in **offene** und **geschlossene**. Letztere werden vielfach auch als subkutane bezeichnet, doch decken sich diese Begriffe nicht vollkommen, da bei den geschlossenen Verletzungen auch die Haut selbst geschädigt sein kann.

Die geschlossenen Verletzungen.

Die geschlossenen Verletzungen entstehen durch Einwirken stumpfer Gewalten. Ein Stockhieb, Hufschlag, ein auftreffender Stein, Überfahrungen u. dgl. kommen als ursächliches Moment in Betracht. Ein gleicher Mechanismus ist gegeben, wenn der fallende Körper seinerseits auf breite Flächen auftrifft. Die Wirkung auf das Gewebe hängt hierbei — dem dynamischen Grundgesetz entsprechend — in erster Linie von der Größe der Beschleunigung und der Masse der einwirkenden Gewalt ab. Nicht in jedem Falle freilich bleibt bei einer solchen Kontusion die Körperdecke intakt. So kann z. B. bei schwerer Überfahrung des Oberschenkels die Haut bersten. Denn bei jeder Kompression erfahren die Weichteile in den senkrecht zur Druckachse stehenden Durchmessern eine Erweiterung, die in höheren Graden eine derartige explosive Spannungszunahme herbeiführt, daß die Haut geradezu platzt. Bei der direkten Kontusionswirkung hängt das Schicksal der oberflächlichen Schichten wesentlich von ihrer Verschieblichkeit sowie der Elastizität der tieferen Teile ab. So kann z. B. ein stumpfer Schlag gegen den Bauch zur subkutanen Darmzerreißung führen, während über der Schienbeinkante und am Schädel häufig auch die Haut selbst einreißt. Auch die straff fixierte Bedeckung der Handfläche ist in dieser Hinsicht besonders gefährdet.

Die direkte Wirkung der Kontusion äußert sich in reinster Form als Quetschung, d. h. die graduell verschiedenartig ausgedehnte Gewebszerreißung beruht darauf, daß einzelne Teile über ihre Elastizitätsgrenze hinaus verdrängt werden. Tritt bei der kontundierenden Gewalt gleichzeitig eine mehr tangential zur Körperoberfläche gerichtete Komponente in die Erscheinung, so können sich die dadurch herbeigeführten Zugspannungen besonders geltend machen.

Abrisse von Darmschlingen sind unter solchen Verhältnissen möglich; bei Besprechung des „Décollement der Haut" werden wir hierauf noch zurückkommen (S. 60). Trifft die kontundierende Gewalt mit erheblicher Geschwindigkeit auf, so können Schädigungen der tieferen Teile dadurch eintreten, daß sie der Wirkung der durch den Stoß ausgelösten Kraftwellen unterliegen. Wir sprechen in solchen Fällen von einer „Erschütterung". Diese Art der „Fernwirkung" spielt besonders beim Gehirn, Rückenmark, dem Nervensystem eine praktisch wichtige Rolle. Es leitet dieser Vorgang über zu weiteren Verletzungsformen, bei denen die Inkongruenz zwischen dem Orte der Gewalteinwirkung und der Lokalisation der Gewebsläsion selbst besonders sinnfällig ist: indirekte Verletzungen. So kann z. B. bei einem Fall auf den Fuß der Oberschenkelhals im Sinne einer forcierten Biegung beansprucht werden und dabei brechen. Auch durch Torsion sowie durch Stauchung können solche indirekten Frakturen entstehen. Werden die Ansatzpunkte des kontrakten Muskels plötzlich gewaltsam voneinander entfernt, so kann eine Ruptur der Muskelsubstanz, aber auch der Sehnen, bzw. ein Abriß des Skelettansatzes erfolgen oder selbst ein grober Knochenbruch eintreten. Ja selbst ohne eigentliches äußeres Trauma sind durch unphysiologisch dosierten Muskelzug derartige Verletzungen möglich. Auch die Berstungsrupturen, die bereits eingangs erwähnt wurden, können unter den Begriff der indirekten Verletzung fallen; es gilt dies namentlich für die subkutanen Verletzungen des Magen-Darmkanals. —

Daß durch splitternden Knochen sekundär wiederum die Weichteile erheblich verletzt werden können, darf nicht unerwähnt bleiben. Ein ähnlicher Vorgang kommt dann zustande, wenn das bei der Kontusion austretende Blut unter höherem Druck steht als es der Festigkeit der umgebenden Weichteile entspricht. Das ausströmende Blut wühlt sich dann in die auseinanderweichenden Gewebe ein, bis resistentere Bezirke ihm Halt gebieten.

Nachträglich kann der Unterschied zwischen offenen und geschlossenen Verletzungen dadurch wieder verloren gehen, daß bei ursprünglich nicht penetrierender Läsion sekundär eine Kommunikation nach außenhin eintritt. Es kann dies auf einem Absterben der Haut durch die traumatische Schädigung selbst beruhen, in anderen Fällen führt der Druck eines vorstehenden Knochenfragments, eines ausgedehnten Blutergusses oder etwa gar eines schlechtsitzenden Verbandes schließlich zur Perforation.

Eine allgemeine Einteilung der durch Kontusion hervorgebrachten geschlossenen Verletzungen läßt sich danach treffen, je nachdem die Läsion mehr oberflächliche oder tiefe Teile befällt, leichterer oder schwererer Art ist. Eine strikte Unterscheidung ist aber ohne Zwang nicht immer durchführbar, da alle diese Typen sich in mannigfachster Weise miteinander kombinieren können.

A. Die oberflächliche Kontusion.

In den leichteren Graden der oberflächlichen Kontusion sind die äußerlich wahrnehmbaren Veränderungen geringfügige. Zu dem anfänglichen Schmerz gesellt sich eine bald einsetzende Rötung, welche scharf umschrieben der Stelle der Gewalteinwirkung entspricht, nach einem Stockschlag oder Peitschenhieb also als roter Streifen auftritt. Diese Rötung beruht auf einer durch den mechanischen Reiz ausgelösten Erweiterung der kapillaren Blutgefäße; bei empfindlicher Haut oder stärkerer Gewalteinwirkung kann diese vermehrte Gefäßfüllung mit einem gesteigerten Flüssigkeitsaustritt in das betroffene Gewebe einhergehen (vgl. S. 84); in diesem Falle wird der Streifen erhaben und erscheint als Striemen. Falls derartige Veränderungen schon nach gering-

fügigen mechanischen Reizen auftreten, so deutet dies auf eine **abnorme
Erregbarkeit des vasomotorischen Nervensystems** des betreffenden
Individuums hin, und wird in dieser Form als **Dermographismus** bezeichnet.
Von den durch Blutaustritte hervorgerufenen Hautverfärbungen unterscheidet
sich die auf vermehrter Durchblutung beruhende Rötung dadurch, daß sie durch
äußeren Druck zum Verschwinden gebracht wird. Geringfügige Abschabungen
der Epidermis — **Excoriationen** — oder Einrisse derselben — **Rhagaden** —
bilden eine häufige Begleiterscheinung der Kontusion; der Charakter der
geschlossenen Verletzungen bleibt jedoch hiervon unberührt, solange diese
kleinsten oberflächlichen Verletzungen nicht mit den die tieferen Schichten
durchsetzenden Lücken kommunizieren.

B. Die Blutung.

Jede stärkere kontundierende Gewalt führt im Gebiete des Koriums oder
der tieferen Teile zu einer Zerreißung von Blutgefäßen und infolgedessen zum
Blutaustritt in das Gewebe selbst. Die Beteiligung der Kapillaren ist hierbei
eine regelmäßige; wie weit nennenswerte arterielle oder venöse Äste überdies
betroffen werden, hängt von den anatomischen Verhältnissen und dem Grade
der Gewalteinwirkung ab. Gelangen die Blutextravasate in oberflächlichen
Schichten zur Ausbildung, so werden sie infolge der hierdurch verursachten
Verfärbung der Haut oder Schleimhäute sofort sichtbar, während die in den
tieferen Gewebslagen stattfindenden Blutungen sich erst allmählich bemerkbar
zu machen pflegen (s. w. unten). Oberflächliche Blutaustritte umschriebener Art
werden als **Petechien** oder **Ekchymosen** bezeichnet, flächenhafte ausgedehntere Blutungen gehen unter dem Namen der **Suggillation** oder **Suffusion.**
Kommt es dagegen infolge der Blutung zur Entstehung künstlicher Hohlräume
im Gewebe, so bezeichnet man einen solchen Blutungsherd als **Hämatom.**
Eine andere Form massiger Blutungen ist dadurch charakterisiert, daß die
einzelnen Gewebsschichten — oft bis zur Unkenntlichkeit — durch das extravasierte Blut dicht infiltriert erscheinen: **hämorrhagischer Infarkt.** Blutungen in präformierte Körperhöhlen werden besonders bezeichnet; so spricht
man von **Hämatoperikard, Hämatokolpos, Hämarthros** usw. Ein
seltenes Vorkommnis stellen die von **Küttner** beschriebenen traumatischen
Hämatome der Sehnenscheiden dar [1]). Die Farbe des frisch extravasierten
Blutes erscheint unter zarten Schleimhäuten — z. B. der Conjunctiva bulbi —
rötlich, unter der Haut blau, an einzelnen Stellen — wie dem Skrotum —
schwärzlich, was hier vielleicht mit dem Fehlen des subkutanen Fettgewebes
zusammenhängt. Bei tieferen Blutaustritten macht sich die Verfärbung erst
allmählich geltend; die primären Erscheinungen beschränken sich auf eine
diffuse Schwellung, insofern die Blutung einigermaßen beträchtlich ist.
Umschriebene Hämatome zeigen gewöhnlich das wichtige Symptom der
Fluktuation.

Man versteht hierunter die Erscheinung, daß bei Druck an einer Stelle der
Schwellung diese nachgibt, um an allen anderen Stellen deutlicher zu werden.
Die Prüfung geschieht in der Weise, daß die Mittelfinger beider Hände auf die
zu untersuchende Schwellung möglichst weit voneinander zart aufgesetzt werden.
Das Ergebnis ist positiv, wenn bei Eindrücken des einen Fingers der andere
gehoben wird und zwar mindestens bei der Untersuchung in zwei aufeinander
senkrecht stehenden Durchmessern. Die auf einen Durchmesser sich beschränkende Fluktuation ist dagegen insofern bedeutungslos, als auch jeder Muskel
quer zur Faserrichtung dieses Phänomen aufweist. Theoretisch ist das

---

[1]) Bruns' Beitr. z. klin. Chirurg. 44. 1904.

Zustandekommen der Fluktuation daran gebunden, daß flüssige oder weiche Massen unter nicht zu hoher Spannung in einer strafferen Kapsel eingeschlossen sind. Da nun nach physikalischen Gesetzen die Flüssigkeiten selbst praktisch nicht kompressibel sind, so muß jede umschriebene Verdrängung dazu führen, daß alle anderen Kapselabschnitte sich stärker vorwölben (s. Abb. 1). Bei den traumatischen Hämatomen wird diese Kapsel von den in der Peripherie jedes größeren Extravasates sich findenden strafferen Gewebsbezirken dargestellt. Befindet sich die Flüssigkeit von vornherein schon unter sehr starkem Druck, so mißlingt jedoch die Prüfung, da unter solchen Umständen eine nennenswerte umschriebene Eindellung nicht mehr möglich ist. Andererseits darf aber auch die Spannung im geschlossenen hydraulischen System nicht zu gering sein. Der eindellende Finger wird nämlich sonst durch die gegenüberliegende Wand gehemmt, bevor eine zur Erzeugung der positiven Phase ausreichende Verdrängung des Inhalts eingetreten ist. Bei sehr ausgedehnten Flüssigkeitsansammlungen kann ferner der Nachweis der Fluktuation daran scheitern, daß die Eindellung mit dem Finger nicht genügt, um die übrigen Durchmesser ausreichend zu erweitern. In solchen Fällen ist es daher zweckmäßig, die Prüfung auch mit der ganzen Hand vorzunehmen. Bietet andererseits die Schwellung nicht mindestens Raum für zwei Fingerspitzen, so entfällt technisch die Möglichkeit des Fluktuationsnachweises. Ebenso kommt es nicht zur Fluktuation, wenn der Inhalt an irgendeiner Stelle frei mit anderen Hohlräumen kommuniziert, da dann auf Druck eine völlige Verdrängung eintritt. Man nennt solche Schwellungen (Geschwülste) **kompressibel**. In Wirklichkeit sind aber nur gashaltige Schwellungen nennenswert zusammendrückbar; der Ausdruck **expressibel** ist daher vorzuziehen. Es gehören hierher z. B. die mit größeren Venen in Verbindung stehenden Blutgefäßtumoren (Hämangiome). „Ausdrückbarkeit" und Fluktuation schließen sich gegenseitig aus. Auch sonst macht

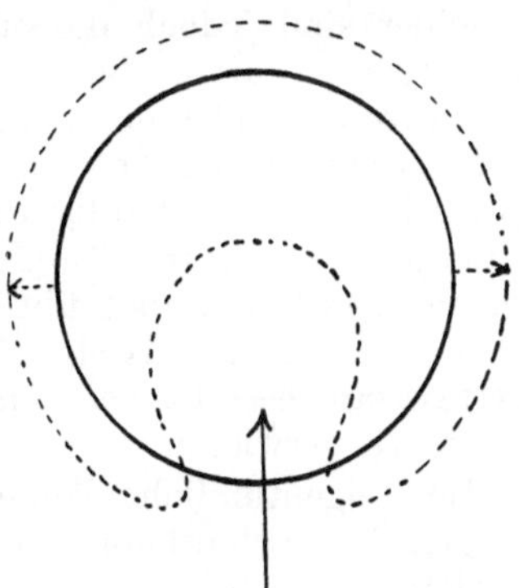

Abb. 1. Schema der Fluktuation.

das Fehlen eines kapselartigen Abschlusses das Zustandekommen der Fluktuation unmöglich, da die Flüssigkeit nach allen Seiten frei ausweichen kann, bevor noch eine palpable Drucksteigerung erfolgt. In gewissen Fällen — wie es z. B. für das auf S. 60 zu besprechende traumatische Décollement der Haut zutrifft — ist dagegen mitunter zu beobachten, daß ein gegen das Zentrum der Schwellung geführter kurzer Stoß sich wellenartig nach allen Seiten hin fortpflanzt und von dem aufgelegten Finger in dieser Form wahrgenommen wird. Man bezeichnet dieses für Flüssigkeitsansammlungen charakteristische Symptom, das besonders deutlich bei intraperitonealen Ergüssen vorhanden zu sein pflegt, als **Undulation**. — Dem Nachweis der Fluktuation kommt dagegen eine entsprechende pathognomonische Bedeutung nicht zu, da nach der obigen Theorie ihr Zustandekommen auch bei eingekapselten weichen Gewebsmassen zu erwarten ist. So findet sich die Fluktuation deutlich z. B. bei Fettgewebsgeschwülsten; auch die Fingerbeere, der normale Hoden und andere Gebilde fluktuieren in ausgesprochener Weise. Man pflegt unter solchen Verhältnissen von „Pseudofluktuation" zu sprechen, doch ist diese Bezeichnung nicht korrekt, da das Phänomen als solches mit dem der Fluktuation identisch ist und die Unterscheidung sich daher auf andere Momente stützt [1].

---

[1] Vgl. Melchior, Med. Klinik. 1920. Nr. 30.

Eine wirkliche Vortäuschung der Fluktuation ist — abgesehen von groben technischen Fehlern — besonders dann möglich, wenn das zu untersuchende Gebilde innerhalb seiner Umgebung leicht und gleichmäßig verschieblich ist, wie das beispielsweise bei einzelnen vergrößerten Lymphdrüsen am Halse oft der Fall ist.

Die Pulsation eines Hämatoms, die von den fortgeleiteten rhythmischen Erschütterungen durch eine in der Nähe verlaufende Schlagader wohl unterschieden werden muß, bildet ein Zeichen dafür, daß es mit einer verletzten größeren Arterie in offener Kommunikation steht. Eine Besprechung dieser pulsierenden Hämatome findet in dem die „Aneurysmen" betreffenden Abschnitte statt (vgl. Neunter Abschnitt, S. 380 ff.).

Die Größe der nach Kontusion sich bildenden Blutextravasate hängt von verschiedenen Umständen ab. Maßgebend ist hierfür die Ausdehnung der Gewebszerreißung, der Blutdruck, das Kaliber und Zahl der getroffenen Gefäße, sowie der Widerstand der Umgebung. So disponiert das lockere Zellgewebe, wie es sich im Bereiche der Augenlider und vor allem des Skrotums vorfindet, zu stärkeren Blutaustritten. In noch höherem Maße gilt dies für präformierte Hohlräume — Gelenke, Brust- oder Bauchhöhle. Im allgemeinen sind jedoch die subkutanen Kontusionsblutungen gewöhnlich erheblich geringer, als es bei entsprechender offener scharfer Verletzung der Fall sein würde. Außer der „natürlichen Tamponade" durch das umgebende Gewebe beruht dieser Unterschied hauptsächlich darauf, daß der Vorgang der Quetschung selbst häufig die kleineren, ja selbst mittlere und stärkere arterielle Gefäße verlegt. Zweifellos spielt hierbei auch der durch die Kontusion auf die Gefäßwand ausgeübte Reiz, der zu energischer Kontraktion des Lumens führt, eine wichtige Rolle. Eine abnorme Neigung zur Bildung umfangreicher Extravasate besteht bei den sog. „hämorrhagischen Diathesen"; es sei hierzu auf S. 78 verwiesen.

Eine eigentümliche Sonderstellung nehmen gewisse Fernblutungen ein, die gelegentlich nach erheblicher ausgedehnter Rumpfkompression [1]) beobachtet werden.

Es handelt sich hierbei um Blutungen, die durch Rückstauung in die Vena cava sup. und das Gebiet der klappenlosen Jugularvenen hinein erfolgen. Es kommt hierbei oft zu ausgedehnten oberflächlichen oder tiefen Blutaustritten in die Weichteile von Hals und Kopf; auch feine Hämorrhagien in die Hirnsubstanz können auf diese Weise eintreten.

Die Schicksale des extravasierten Blutes sind nicht einheitlich.

Daß das aus den Gefäßen ausgetretene Blut auf dem Wege der Lymphbahnen und des Ductus thoracicus in intakter Form wieder resorbiert und dem Kreislauf von neuem zugeführt werden kann, erscheint experimentell erwiesen. Doch dürfte praktisch dieser Vorgang nur eine untergeordnete Rolle spielen. Die Hauptmasse des extravasierten Blutes unterliegt vielmehr der Gerinnung. Bezüglich der Einzelheiten dieses Vorganges sei auf die spätere Darstellung verwiesen (vgl. S. 78). Es hat der Gerinnungsprozeß zur Folge, daß die Lücken im Bereich der traumatischen Gewebstrennung überall von einem dichten Faserstoffnetz ausgekleidet werden; der Eintritt des natürlichen Aufhörens der Blutung ist wohl wesentlich mit hierauf zurückzuführen. Nur im Bereich der Gelenke und der serösen Höhlen soll — wie bisher vielfach angenommen wurde — diese Gerinnung ausbleiben, doch haben neuere Untersuchungen gezeigt, daß diese Annahme nicht haltbar ist. Die blutartige nicht gerinnbare Flüssigkeit, die sich nach Traumen frei in den Körperhöhlen und den großen Gelenken findet, ist vielmehr bereits das Produkt des Gerinnungsvorganges

---

[1]) Leupold, Frankfurt. Zeitschr. f. Pathol. Bd. 21, H. 2. 1919.

selbst [1]). Bei der Betastung ruft die Anwesenheit frischer Gerinnsel oft ein eigentümliches weiches Krepitieren — das sog. Schneeballknirschen — hervor. Blutfarbstoff geht bei der Gerinnung in Lösung und diffundiert allmählich in die Umgebung. Nach tieferen Blutungen dauert es daher eine Reihe von Tagen, bis die hämorrhagische Verfärbung unter der Haut sichtbar wird. Präformierte Spalträume des Gewebes sind für die Ausbreitung dieser „Imbibitionen" von wesentlichem Einfluß. So sieht man nach Kontusion des Schultergelenks „Senkungen" entlang der langen Bizepssehne eintreten; nach Quetschung der tieferen Schicht der Glutäalgegend folgen sie gern dem Verlaufe des N. ischiadicus, um erst in der Kniekehle subkutan zu werden. Hierbei bleibt jedoch die ursprüngliche Verfärbung nicht bestehen, sondern geht von dunkelblaurot allmählich in grünliche und gelbliche Farbentöne über. Diesem wechselnden Farbenspiel liegt eine chemische Umsetzung des Hämoglobins in eisenfreies Hämatoidin zugrunde; letzteres ist chemisch identisch mit dem in der Galle sich findenden Bilirubin.

Infolge der gelblichen Verfärbung, die in der Umgebung der Verletzungsstelle sich oft über große Strecken ausbreitet, ist es berechtigt von lokalem Ikterus (Gelbsucht) zu sprechen. Daß dagegen allgemeiner echter Ikterus infolge von Resorption innerer Blutaustritte erfolgen kann, ist trotz gelegentlicher Behauptung [2]) noch unerwiesen. Daß immerhin unter diesen Umständen die normale Bilirubinkonzentration im Blute ansteigen kann, steht außer Zweifel. Es kommt dementsprechend zur Bildung einer intensiver gefärbten — „pleiochromen" — Galle, und auf diese erhöhte Beanspruchung der Leberzellen ist es zurückzuführen, daß bei der Rückverarbeitung des im Darm zu Urobilin reduzierten Bilirubins eine relative Insuffizienz der Leberfunktion sich bemerkbar macht. Es führt dies zum Auftreten von Urobilin im Blute und da die Niere dieses Produkt schon bei sehr niedriger Konzentration ausscheidet, so ist das Urobilin nach inneren Blutungen mit großer Regelmäßigkeit im Urin nachzuweisen. Dieses Verhalten hat schon v. Bergmann [3]) für die Diagnostik der intrakraniellen Blutungen zu verwerten gesucht; ich selbst fand es regelmäßig nach Blutungen infolge Ruptur der schwangeren Tube. Fiedler hat meine Untersuchungen fortgesetzt und veröffentlicht [4]). Thormählen [5]) fand bei dem gleichen Prozeß das Auftreten des eisenhaltigen Hämatins im Urin sowie eine ikterusartige allgemeine Verfärbung der Haut und der Skleren.

Ein anderes Produkt des zerfallenden Blutfarbstoffes ist das eisenhaltige Hämosiderin, das in Gestalt intrazellulärer Pigmentkörnchen zunächst in der Umgebung des Blutungsherdes auftritt, dann aber auch an entferntere Stellen — Lymphdrüsen, Nieren — verschleppt werden kann.

Die extravasierten Blutkörperchen selbst zerfallen größtenteils; ihre Trümmer werden von eingewanderten weißen Blutkörperchen, aber auch von gewucherten Bindegewebszellen aufgenommen. Mit den Leukozyten gelangt das Trümmermaterial — aber wie oben erwähnt, auch zellige Elemente des Extravasates — auf dem Lymphwege in die regionären Lymphdrüsen, die sich infolgedessen vergrößern und hämorrhagisch infarziert erscheinen. Kleinere, mehr flächenhafte Extravasate werden auf diese Weise restlos resorbiert; beim eigentlichen, auf grober Gewebszerreißung beruhenden Hämatom erfolgt eine stärkere bindegewebige Reaktion der Umgebung, die zur Narbe führt. Sekundäre Verkalkungen, ja Verknöcherungen kommen hierbei vereinzelt vor;

---

[1]) A. Israel, Mitt. a. d. Grenzgeb. d. Med. u. Chirurg. 30. 1918.
[2]) Poncet, Thèse de Paris. 1874.
[3]) Volkmanns Samml. klin. Vorträge. 190. 1881.
[4]) Dtsch. Zeitschr. f. Chirurg. 95. 1908.
[5]) Mitt. a. d. Grenzgeb. d. Med. u. Chirurg. Bd. 30. 1918.

letzteres gilt vor allem für Blutungen in bestimmte Muskeln. („Myositis ossificans" — vgl. Neunter Abschnitt, S. 389 ff.) Ein anderer Ausgang ist die **Einkapselung des Hämatoms**, der freilich unter chirurgischen Verhältnissen nur ausnahmsweise zur Beobachtung gelangt. Ein typisches Beispiel hierfür bildet die aus einer Ruptur der schwangeren Tube hervorgehende **Hämatocele retrouterina**; eine entscheidende Rolle spielt dieser Vorgang ferner bei Ausbildung der später zu besprechenden **Aneurysmen**.

Ein besonderes Schicksal kann schließlich ein traumatisches Hämatom im Bereiche der harten Hirnhäute erleiden, indem es von einem äußerst gefäßreichen Granulationsgewebe (vgl. S. 86) durchwachsen wird. Geringste Insulte können ausreichen, um diese zarten Gewebe erneut zum Bluten zu bringen; wiederum tritt eine „Organisation" des Extravasates ein und dieser Vorgang kann sich solange wiederholen, bis die Dicke der neugebildeten Schicht zu schweren Druckerscheinungen des Gehirns Anlaß gibt. Man bezeichnet diesen Prozeß als **Pachymeningitis haemorrhagica**. Ein ähnlicher Vorgang kann von der inneren Scheidenhaut des Hodens seinen Ausgang nehmen und zur **Hämatozele testis** führen.

Die allgemeine Bedeutung der traumatischen Hämatome hängt ab von ihrer Größe und Lokalisation. Sind sie sehr umfangreich — namentlich bei Beteiligung der großen Körperhöhlen — so können sie unmittelbar zu den Zeichen der lebensbedrohlichen inneren Blutung (vgl. S. 81) führen. Selbst kleine Hämatome vermögen andererseits eine gleiche vitale Bedeutung zu gewinnen, wenn sie einen stärkeren **Druck auf lebenswichtige Teile** — z. B. das Gehirn — ausüben oder das zarte Hirngewebe im Momente des Extravasierens zerreißen. Letzteres gilt für den Schlaganfall (Apoplexia sanguinea), jenes für die aus einer Ruptur der A. meningea media hervorgehenden Hämatome. Ebenso kann eine hämorrhagische Infarzierung der Zungensubstanz die Atmung auf das Schwerste gefährden oder eine Blutung in den Herzbeutel hinein das Herz mechanisch zum Stillstand bringen: „**Herztamponade**". Im Bereiche der Extremitäten kommt es sogar vor, daß das sich ansammelnde Hämatom einen derartigen Druck auf die **Hauptgefäße** ausübt, daß die Zirkulation unterbrochen wird. Selbst die bedeckende Haut kann durch den Druck eines prall gespannten Hämatoms derartig geschädigt werden, daß sie abstirbt und damit der Blutungsherd in offene Verbindung mit der Außenwelt tritt. Eine besondere Bedeutung der Hämatome liegt ferner darin, daß sie als „totes Material" ganz besonders zum **Eintritt der Infektion** disponieren. Auf dem allgemeinen Blutwege, sowie auch durch direkte Einwanderung aus der Umgebung („per continuitatem") kann die bakterielle Invasion erfolgen.

C. Das Décollement traumatique[1]).

Trifft eine stumpfe Gewalt den Körper nicht senkrecht zur Oberfläche, sondern mehr in tangentialer Richtung, so findet eine Verschiebung der Haut gegen die Unterfläche statt. Das lockere Gewebe, welches mit wenigen Ausnahmen zwischen dem Integument und der Muskelfaszie eingeschaltet ist, gestattet dieses Ausweichen meist in ausgiebiger Weise. Wird jedoch die Elastizitätsgrenze der verbindenden Faserzüge hierbei überschritten, so erfolgt eine flächenhafte Trennung zwischen Haut und Faszie und damit die Bildung einer geschlossenen Tasche. Ausnahmsweise kann — zumal an den Stellen, wo die Haut mit den tieferen Schichten in straffer Verbindung steht — eine solche Trennung auch innerhalb der Muskulatur, zwischen Muskel und Periost, ja selbst zwischen Periost und Knochen erfolgen. Morel-Lavallée, der diese Verletzungsform zuerst genauer beschrieben hat, bezeichnete sie als „Décollement de la peau et des couches sous-jacentes". Ein solches Décollement

---

[1]) Literatur bei Stierlin, Bruns' Beitr. z. klin. Chirurg. 88. 1914.

wird am häufigsten beobachtet bei Überfahrungen; ähnlich wie das rollende Rad kann gelegentlich auch ein Fußtritt, ein Geschleiftwerden, eine Verschüttung oder ein Fall wirken. Der Lokalisation nach finden sich diese Ablösungen am häufigsten im Bereiche des Oberschenkels, der angrenzenden Beckengegend und der Dorsolumbalregion des Rückens, also überall, wo breite Flächen äußeren Gewalteinwirkungen besonders ausgesetzt sind.

Nach Art des traumatischen Herganges ist es klar, daß bei weiterem Fortwirken der Gewalt unter solchen Umständen eine Lappenwunde (S. 71) entstehen würde. Außer der Art der Schädigung bildet also auch eine ganz bestimmte Dosierung die Vorbedingung zur Entstehung dieser Verletzungsform und hieraus erklärt sich wohl in erster Linie die Seltenheit ihres Vorkommens.

Die klinischen Zeichen des Décollements sind anfänglich meist geringfügig und uncharakteristisch. Es findet sich zunächst nur das Bild der oberflächlichen Kontusionswirkung auf die Haut, doch ist bei genauer Untersuchung gewöhnlich festzustellen, daß ein größerer oder kleinerer Hautbezirk blaß und gefühllos ist. Der Abriß der versorgenden Nerven und Gefäßstämmchen ist hierfür verantwortlich zu machen, dabei bleiben einzelne Verbindungsstränge zu den tieferen Teilen meist erhalten. Diese zentrale Blässe kontrastiert oft eigentümlich mit einer blutunterlaufenen Zone in der Peripherie. Ein Flüssigkeitserguß im Bereiche der Ablösung pflegt anfänglich meist zu fehlen, da eine nennenswerte Blutung ausbleibt. Erst allmählich, mitunter erst nach 8—14 Tagen, wird ein mäßiger subkutaner eigentümlich schwappender Erguß nachweisbar, der niemals stärkere Spannung erreicht und an Menge hinter der Kapazität der Tasche erheblich zurückbleibt. Dieser Erguß besteht aus Lymphe, einer gelblichen oder gelegentlich durch Blutbeimengung rötlichbräunlich erscheinenden Flüssigkeit, die spontan nicht gerinnt. Der geringe Druck, unter dem die Lymphe im Gewebe entsteht, gibt die Erklärung dafür, daß große pralle Ergüsse im Bereiche des Décollements nicht zustande kommen können. Daher fehlt auch die Fluktuation, außer wenn es durch entsprechende Handgriffe gelingt, die Flüssigkeit in einem Winkel der Tasche unter stärkerem Druck zu vereinigen. Dagegen ist die Undulation (vgl. S. 57) sehr ausgesprochen nachweisbar, ebenso die sogenannte Reliefbildung. Man versteht hierunter die Erscheinung, daß bei Lagewechsel die relativ spärliche Flüssigkeit sich jeweils an den tiefsten Stellen als sichtbarer Wulst ansammelt, während die übrigen Partien einsinken. Da die subjektiven Beschwerden beim Décollement überdies meist gering sind, so erklärt es sich, daß dieser Verletzungstypus leicht übersehen wird. Komplikationen sind vor allem dadurch möglich, daß Teile der abgelösten Haut infolge Unterbrechung der Zirkulation dem Gewebstod verfallen und die Tasche somit sekundär in offene Verbindung mit der Außenwelt tritt. Eine spontane Heilung ist bei größeren Décollements kaum zu erwarten, da — offenbar infolge der ausbleibenden Gerinnung — eine Verlegung der eröffneten Lymphbahnen auszubleiben pflegt. Aus diesem Grunde kommt es daher gewöhnlich auch zur Wiederansammlung des Ergusses, wenn man sich darauf beschränkt, die Flüssigkeit mittels Punktion abzulassen. Mitunter findet sich in dem flüssigen Inhalt des Décollements freies Fett beigemengt, das in Form feinster oder auch gröberer Tropfen an der Oberfläche schwimmt.

Therapeutisch kommt in erster Linie die Kompression mittels elastischer Einwickelung in Betracht, sodann Punktionen, die man mit Injektion von verdünnter Karbollösung kombinieren kann. In rebellischen Fällen mußte man öfters zur Inzision — die natürlich unter allen aseptischen Kautelen zu erfolgen hat — seine Zuflucht nehmen.

Ausnahmsweise ist auch ohne die Gegenwart grob erkennbarer Gewebstrennung der spontane Eintritt eitriger Infektion beim geschlossenen Décollement beobachtet worden.

D. Das traumatische Emphysem.

Eigenartige Veränderungen entstehen dann, wenn unter der geschlossenen Hautdecke eine Verletzung lufthaltiger Räume oder Organe erfolgt, wie etwa der pneumatischen Schädelhöhlen oder der Lunge. Es kommt dann zum Lufteintritt in das Gewebe und von der Rupturstelle aus können sich die Luftbläschen schrankenlos in den bindegewebigen Interstitien weiterverbreiten. Man bezeichnet diesen Zustand als **traumatisches Emphysem**. Sind die luftinfiltrierten Teile der Palpation zugänglich, so geben sie sich der Betastung durch ein eigentümlich weiches Knistern zu erkennen; der Klopfschall über solchen Partien ist tympanitisch. Das traumatische Emphysem ist schmerzlos; die Haut darüber ist intakt, soweit nicht direkte traumatische Einwirkungen auf dieselbe stattgefunden haben. Von geringfügiger Ausdehnung bei Läsion der pneumatischen Räume kann das Emphysem enorme Grade erreichen bei breiter Kommunikation der Gewebsinterstitien mit der Lunge oder den Hauptbronchien. Die ganze Körperoberfläche kann unter solchen Umständen unförmig aufgetrieben werden. Eine vitale Gefährdung tritt beim traumatischen Emphysem dann ein, wenn auch das **Mediastinum** sich an der pneumatischen Infiltration beteiligt. Schwerste Atem- und Zirkulationsstörungen hat dieses zur Folge. Der Tod kann eintreten, wenn operative Hilfe ausbleibt. Diese hat solchen Fällen palliativ zunächst in der Eröffnung des vorderen Mediastinum vom Jugulum aus zu bestehen; der Austritt der eingedrungenen Luft läßt sich durch Anwendung einer Saugglocke beschleunigen. Der radikale Eingriff besteht in dem Verschluß des Lungenrisses bzw. des Defektes der Luftwege.

Weitere Möglichkeiten zur Entstehung des traumatischen Emphysems bestehen bei **offenen Verletzungen**. So kann zunächst im Momente der Verwundung selbst — z B. durch ein rasantes Projektil oder bei Explosionen — Luft, bzw. die Verbrennungsgase mechanisch in das Gewebe mit hineingerissen werden. Ferner machen sich die Atemexkursionen des Thorax mitunter als Saugwirkung bei klaffenden, in ihrem Bereich befindlichen äußeren Wunden geltend. Ebenso kann bei Schleimhautwunden der Nase durch kräftiges Niesen oder Schneuzen Luft in das umgebende Gewebe eingepreßt werden. Bei penetrierenden Lungenverletzungen ist die Neigung zum Emphysem im allgemeinen um so größer, je geringer die äußere Wunde ist, je mehr also die Verwundung dem Typus der geschlossenen Läsion sich nähert.

Auch durch forcierte Exspirationsstöße — zumal beim Keuchhusten — kann eine Ruptur von Lungenbläschen und damit ein spontanes Emphysem eintreten. In noch höherem Maße gilt das für grobe Herderkrankungen der Lunge.

Im Bereiche der Schädelweichteile ist eine spontane Luftansammlung bei Erkrankungen des Warzenfortsatzes beobachtet worden. (Pneumatozele). Die Ansammlung von Luft in den präformierten Körperhöhlen wird als Pneumothorax, Pneumoperikard usw. bezeichnet.

Die Luft als solche pflegt keine Gewebsschädigungen hervorzurufen, sondern wird rasch resorbiert, wenn der weitere Nachschub sistiert.

Anders verhält es sich mit dem Freiwerden von Luft im Gewebe bei der sog. Caissonkrankheit. Die Vorbedingungen hierzu sind gegeben, wenn plötzlich eine beträchtliche Erniedrigung des umgebenden atmosphärischen Druckes eintritt, also insbesondere nach vorherigem Aufenthalt in stärkerem Überdruck. Taucher, Arbeiter in Tunnels sind diesem Ereignis besonders ausgesetzt. Die Blutgase entweichen dann schäumend, führen Gefäß- und Gewebszerreißungen herbei und schädigen namentlich die nervösen Zentralorgane. Doch kommt es hierbei nicht zu einem äußerlich nachweisbaren Emphysem.

Nicht zu verwechseln mit einem derartig mechanisch bedingten Emphysem sind solche Luftansammlungen, die auf der Gewebszersetzung durch Bakterien beruhen. Bei Besprechung des Gasbrandes werden wir ausführlich hierauf zurückkommen.

E. Die geschlossenen Verletzungen der tieferen Gewebe.

Zerreißungen der Muskulatur bilden eine häufige Begleiterscheinung der durch schwere Gewalteinwirkung herbeigeführten Verletzungen. Auf die hierbei in Betracht kommenden mechanischen Vorgänge wurde zum Teil schon hingewiesen (vgl. S. 55). Im allgemeinen ist der Muskel erheblich mehr gefährdet, wenn die äußere Gewalt ihn im Stadium der Kontraktion trifft, als im entspannten Zustande. Einzelne Fälle von muskulärem „Schiefhals" werden auf traumatische, beim Geburtsakt eintretende Blutungen zurückgeführt.

Bei Erkrankung der Muskulatur kann gelegentlich schon die normale Beanspruchung ausreichen, um eine Kontinuitätstrennung herbeizuführen. Ein typisches Beispiel hierfür bilden die gelegentlichen „Spontanrupturen" des M. rectus abdominis auf Grund der typhösen „wachsartigen Degeneration".

Verletzungen der Sehnen durch kontundierende Kräfte sind nur möglich bei allerschwersten Gewalteinwirkungen. Aber auch die Zerreißung der normalen Sehne durch reinen Längszug setzt sehr erhebliche Kraft voraus, praktisch bedeutsam ist die hierbei eintretende auf Muskelzug beruhende beträchtliche Retraktion des zentralen Stumpfes. Verlagerungen der Sehnen — Luxationen — durch Trauma setzen eine Zerreißung der sie in ihrer Lage fixierenden Bänder und Bindegewebssepten voraus. Als typisch für diese seltene Verletzungsform kann die Luxation der Peronealsehnen oberhalb des äußeren Knöchels gelten.

Pathologische Rupturen der Sehnen beruhen teils auf chronischen beruflichen Schädigungen (wie die sog. Trommlersehne), teils treten sie im Gefolge von Gelenkerkrankungen auf, welche die Festigkeit der Sehne in Mitleidenschaft ziehen. Das häufigste Beispiel hierfür bildet die Ruptur der langen Bizepssehne bei chronischer Omarthritis sowie arthropathischen Erkrankungen des Schultergelenks (vgl. Zehnter Abschnitt, S. 434 ff.).

Auch die Faszien stellen ein sehr widerstandsfähiges Gewebe dar. Es handelt sich bei ihren subkutanen Verletzungen im wesentlichen um Einrisse. Durch diese Lücken kann die darunter befindliche Muskulatur bei der Kontraktion als Muskelhernie prolabieren. Restlos geklärt ist jedoch die Entstehung dieser Gebilde damit noch nicht, denn wir entfernen häufig ausgedehnte Faszienstreifen — zum Zwecke der freien Transplantation (vgl. Zehnter Abschnitt, S. 438 ff.) — ohne daß dies die Entstehung von Muskelbrüchen nach sich zieht.

Die Verletzungen der großen Blutgefäße gelangen wegen ihrer großen praktischen Bedeutung in einem besonderen Abschnitte zur Besprechung. An dieser Stelle sei nur erwähnt, daß nicht nur die Kontinuitätstrennung der großen Schlagadern schwerwiegende Zirkulationsstörungen herbeizuführen vermag, sondern dies kann auch schon nach einfacher Quetschung der Fall sein. Das vermittelnde Glied bilden hierbei Einrisse — mit oder ohne Einrollung — der Intima, die eine intravaskuläre Gerinnung des Blutes zur Folge haben und damit einen völligen Verschluß des Gefäßrohres herbeiführen können. Bei Besprechung der Ligatur werden wir auf diesen Vorgang, der zum Absterben ganzer Extremitäten nach durchaus umschriebener Gewalteinwirkung führen kann, noch zurückkommen.

Differentialdiagnostisch ist jedoch für die Beurteilung dieses Zustandes wohl zu berücksichtigen, daß ein ganz ähnliches Bild auch rein durch spastischen Gefäßverschluß nach umschriebener Kontusion auftreten kann (vgl. S. 398).

Die subkutanen Verletzungen des Knochensystems — einschließlich der knorpligen Elemente — gehören systematisch zum Gebiete der Frakturlehre und können daher an dieser Stelle außer acht bleiben [1]). Das gleiche gilt für die Gelenkverletzungen. Wir unterscheiden hierbei Gelenkbrüche, Verrenkungen (Luxationen), Verstauchungen (Distorsionen) und einfache Kontusionen. Bei den traumatischen Luxationen, deren nähere Besprechung hier ebenfalls unterbleibt, handelt es sich darum, daß infolge Zerreißung von Teilen der Kapsel sowie des übrigen Bandapparates der Kontakt der artikulierenden Flächen verloren geht. Bleibt dieser trotz eintretender Verschiebung noch teilweise gewahrt, so spricht man von unvollständigen Verrenkungen. Distorsionen verlaufen in der Regel ebenfalls mit partiellen Einrissen der Kapsel, des äußeren oder inneren Bandapparates; auch Meniskusverletzungen gehören hierher. Solche Läsionen des Gelenkbinnenapparates wurden früher auch als „Dérangement interne" bezeichnet; sie führen an einzelnen Gelenken zu charakteristischen Störungen, deren Darstellung zur Aufgabe der speziellen Chirurgie gehört.

Allen Typen der genannten Gelenkverletzungen gemeinsam ist die Ansammlung von Blut innerhalb der Gelenkhöhle, der sog. Hämarthros. Ein solcher erscheint klinisch als eine rasch auftretende fluktuierende Schwellung, die den Konturen der ausgefüllten Kapsel entspricht; besonders charakteristisch pflegt hierbei das durch die Abscheidung der Gerinnsel auf der Synovialfläche hervorgebrachte, bei der Palpation und bei Bewegungen auftretende eigentümliche palpatorische Phänomen zu sein, das treffend als „Schneeballknirschen" bezeichnet wird und damit jede weitere Beschreibung ersetzt.

Schon hieraus hätte sich ergeben müssen, daß die alte Vorstellung, wonach das in Gelenke extravasierte Blut nicht gerinnt (S. 58) irrig ist.

Eine besondere Bedeutung dieses Gerinnungsvorganges liegt darin, daß die Fibrinauflagerungen entzündliche Wucherungen der Synovialis anregen können, die später zu Verwachsungen gegenüberliegender Kapselteile führen. Auch kann es bei Auftreten von Granulationsgewebe, das die Fibrinauflagerungen durchsetzt, zur Usur des Knorpels kommen (vgl. S. 79). Häufig schließen sich seröse Ergüsse an den ursprünglichen Hämarthros an, die mitunter recht hartnäckig sind. Eine weitere unliebsame Folge größerer Hämatome beruht auf der Überdehnung der Kapsel, wodurch die Gelenkfestigkeit leidet. Therapeutisch ist es daher wichtig, bei nennenswertem Hämarthros das Blut möglichst frühzeitig wieder zu entfernen; dies geschieht mittels Punktion, deren Ausführung natürlich strengste Asepsis voraussetzt. Nachfolgende Kompression mittels Einwicklung sucht der Wiederansammlung von Blut oder serösem Exsudat vorzubeugen.

Es dienen hierzu elastische Binden. Ein älteres aber auch heute noch empfehlenswertes Mittel besteht in der Anwicklung feuchter Schwämme, die mit fortschreitender Wasserabgabe ihr Volumen zunehmend vergrößern und auf diese Weise eine schonende aber recht wirksame Kompression ausüben.

Bezüglich des habituellen Hämarthros der Hämophilen — „Blutergelenke" — sei auf S. 79 verwiesen.

Bei Knochenerkrankungen der verschiedensten Art kann ihre Festigkeit derartig leiden, daß mitunter schon geringfügigste Anlässe, selbst der normale Muskelzug oder die physiologische Belastung dazu ausreichen, um eine Kontinuitätstrennung herbeizuführen. Man bezeichnet solche Brüche als spontane, besser als pathologische Frakturen. Ihre Darstellung erfolgt bei den einzelnen Knochenerkrankungen.

Pathologische Luxationen können im Gefolge von Gelenkerkrankungen ohne grobes Trauma zustande kommen. Kapselerschlaffung durch ausgedehnte Ergüsse, bzw. stärkere Zerstörung der artikulierenden Knochenflächen bilden ihre wichtigste Ursache. Man bezeichnet sie dementsprechend als Distensions- bzw. Destruktionsluxationen. Ähnlich wie durch Ergüsse kann eine zur Luxation ausreichende Kapseldehnung auch durch

---

[1]) S. z. B. Zuppinger-Christen, Allgemeine Lehre von den Knochenbrüchen. Leipzig 1913. — Matti, Die Knochenbrüche und ihre Behandlung. Berlin 1918/1922.

Lähmung der Muskulatur zustandekommen. Derartige paralytische Luxationen werden am häufigsten im Bereiche des Hüftgelenks beobachtet. Ein weiterer Typus — die sog. Deformationsluxation — beruht auf Inkongruenz der artikulierenden Flächen. Mangelnde Ausbildung von Kopf oder Pfanne kann auf diese Weise zu Spätrezidiven nach anfänglich gelungener Reposition bei Luxatio coxae congenita Anlaß geben; auch Geschwülste kommen gelegentlich als Ursache derartiger Verrenkungen in Betracht. Von „Deviationsluxation" könnte man schließlich dann sprechen, wenn durch permanente Kontraktur in abnormer Zwangsstellung allmählich der Gelenkkopf aus seiner Pfanne herausgedrängt wird, wie dies namentlich beim chronischen Gelenkrheumatismus (S. 372) vorkommt.

Charakteristische Spätstörungen nach Gelenkverletzungen können eintreten, wenn durch das Trauma einzelne Knorpel- oder Knorpelknochenstücke abgesprengt werden. Derartige freie Körper können der Resorption entgehen, sich vielmehr sogar noch vergrößern, sich allseitig mit Knorpel überziehen und als „Gelenkmäuse" zu höchst lästigen „Einklemmungserscheinungen" Anlaß geben [1].

Unter den traumatischen Schädigungen des Nervensystems ist an erster Stelle die „Hirnerschütterung" zu nennen. Bei allen Unfällen, die eine plötzliche allgemeine Stoßwirkung auf die Hirnsubstanz ausüben, kann dieser Symptomenkomplex ausgelöst werden. Klinisch äußert sich die Hirnerschütterung durch blitzartigen Eintritt tiefer Bewußtlosigkeit; Störungen der Atmung und des Pulses können hiermit verbunden sein. Schnell vorübergehend in leichteren Fällen kann die schwere Commotio cerebri unmittelbar tödlich enden. Der Eintritt dieses Zustandes ist nach den bisherigen Feststellungen nicht an nachweisbare anatomische Veränderungen gebunden.

Die Theorie der Hirnerschütterung ist noch nicht völlig geklärt. Am meisten Beachtung scheint Tilmans Gedanke zu verdienen, wonach Verschiebungen zwischen der grauen und weißen Substanz entsprechend ihres verschiedenen spezifischen Gewichts hierfür verantwortlich zu machen sind. Allerdings wird man diesen Vorgang wohl weiter fassen müssen, da Unterschiede des spezifischen Gewichtes auch zwischen den einzelnen Ganglienzellen und der Stützsubstanz, ja nach Rahm [2] selbst innerhalb des Gefüges der einzelnen Hirnzellen bestehen dürften, die eintretende molekulare Verschiebung also viel weitgehender in die Architektur der Gehirnmasse eingreift. Wenn Breslauer [3] demgegenüber neuerdings auf Grund von Tierversuchen als Ursache der Commotio cerebri eine umschriebene Druckschädigung des Hirnstammes am Boden der Rautengrube annimmt, so scheint seine Versuchsanordnung doch sehr wesentlich von den Bedingungen, unter denen praktisch die Gehirnerschütterung eintritt, abzuweichen.

Auch für das Rückenmark [4] und das periphere Nervensystem werden plötzlich einsetzende und ebenfalls restlos reparable traumatische Aufhebungen der Funktion auf den Begriff der Erschütterung zurückgeführt.

Andersartige traumatische Schädigungen des Gehirns liegen dem Symptomenkomplex des Hirndruckes und der Hirnquetschung zugrunde.

Bei letzterer — der Contusio cerebri — handelt es sich um traumatische Zerstörung der Gehirnsubstanz, die zum unmittelbaren funktionellen Ausfall der betroffenen Teile führt. Diese Verletzungen sind im allgemeinen als irreparabel aufzufassen.

Das wichtigste Substrat des traumatischen Hirndruckes — Compressio cerebri — bilden extra- oder intradurale Blutungen. Allmählicher Eintritt der Erscheinungen, die vornehmlich in zunehmender Benommenheit, Anstieg des Blutdruckes mit Pulsverlangsamung — sog. Druckpuls, Störungen der Atmung, progressivem Ausfall der beteiligten Zentren bestehen, sind für dieses Syndrom charakteristisch. Sich selbst überlassen kann schließlich der Tod

---

[1] Ausführliche neuere Untersuchungen über „Gelenkmäuse" von Kappis, Dtsch. Zeitschr. f. Chirurg. 154. 1920.

[2] Bruns' Beitr. z. klin. Chirurg. 119. 1920.

[3] Dtsch. med. Wochenschr. 1919. Nr. 33.

[4] J. Bauer, Wien. klin. Wochenschr. 1917. Nr. 47, S. 2106.

durch Lähmung der Medulla oblongata eintreten; dagegen ist es möglich, durch rechtzeitigen operativen Eingriff die bedrohlichen Erscheinungen wieder zu beseitigen. Diese Fälle bilden daher eine der dankbarsten Aufgaben der sonst an Enttäuschungen oft reichen Hirnchirurgie.

Subkutane Nervenverletzungen kommen vor teils als völlige Zerreißung, ferner als Quetschung, mit mehr oder weniger ausgedehnter Zertrümmerung und Durchblutung der leitenden Fasern, schließlich können aber auch allein durch stärkeren Druck ohne grob nachweisbare gewebliche Destruktion schwerste Schädigungen der Nervensubstanz eintreten. Hierauf wurde bereits bei Besprechung der Narkosenlähmungen hingewiesen. Auch bei Knochenbrüchen sind die Nerven besonders gefährdet, indem sie von spitzen Fragmenten durchspießt oder gar völlig durchtrennt werden können. Gefährdet in dieser Hinsicht ist besonders der N. radialis bei Brüchen des Humerusschaftes. Sekundäre Schädigungen können dadurch erfolgen, daß die sich bildende Knochennarbe — Callus — den Nerven komprimiert, auch schrumpfende Weichteilnarben vermögen in ähnlicher Weise zu wirken. Ferner sind die in der Nachbarschaft von Aneurysmen (vgl. Neunter Abschnitt, S. 380 ff.) gelegenen Nerven ganz besonders einer progredienten Druckschädigung ausgesetzt.

Die Durchtrennung bzw. die hiermit gleichwertige Querschnittsläsion der Achsenzylinder führt zur Lähmung in den zugehörigen motorischen und sensiblen Bezirken. Änderungen des elektrischen Verhaltens — „Entartungsreaktion“ — sowie eine Degeneration der zugehörigen Muskeln ist hierfür charakteristisch. Auch Parästhesien und Schmerzen (Neuralgien) bilden keine seltene Folgeerscheinung der Nervenverletzungen.

Bezüglich der einsetzenden degenerativen Veränderungen in der nervösen Substanz selbst — die sowohl peripher wie zentral von der Stelle der Läsion erfolgt — muß auf die Lehrbücher der Nervenheilkunde verwiesen werden [1].

Die trophischen Ernährungsstörungen, die nach Unterbrechung der Innervation auftreten können, werden in einem besonderen Kapitel besprochen. (Zehnter Abschnitt S. 434 ff.)

Traumatische Verlagerungen von Nervenstämmen aus ihrem anatomisch präformierten Bette werden als Luxationen bezeichnet. Man trifft diese ziemlich seltene Verletzungsform noch am häufigsten beim N. ulnaris, der infolge seiner Lage am Epicondylus int. humeri äußeren Gewalteinwirkungen besonders ausgesetzt ist.

Bei den mechanischen Verletzungen der großen Eingeweide — wie Leber, Milz, Nieren — steht vielfach die Blutung im Vordergrunde, bei den keimführenden Hohlorganen — Magen-Darmkanal — dagegen die Gefahr der Infektion. Bei den traumatischen Läsionen der Lunge machen sich überdies die Folgen des Lufteintrittes in die Pleurahöhle (Pneumothorax) — abgesehen von dem bereits besprochenen traumatischen Emphysem — in bestimmender Weise geltend. Rupturen der Blase können durch peritoneale Resorption des Urins das Bild der Urämie herbeiführen. Bezüglich der operativen Behandlung solcher Verletzungen sei auf S. 104 f. verwiesen.

F. Die Zermalmung.

Die schwersten Grade der geschlossenen Verletzung werden als Zermalmung bezeichnet. Man sieht solche Verletzungen vornehmlich nach Eisenbahnüberfahrung, Verschüttung durch Einsturz massiver Gebäude, in Bergwerken, zerschossenen Unterständen und dgl. Während die widerstandsfähige und elastische

---

[1] Ausführliche Darstellung der neueren Kriegserfahrungen bei Lehmann, Chirurgie der peripheren Nervenverletzungen. Berlin-Wien 1921.

Haut hierbei mitunter ihre Kontinuität größtenteils zu erhalten vermag, können
die tieferen Teile breiartig zertrümmert sein. Die Sehnen und straffen Faszien
wahren hierbei am längsten ihren Zusammenhang. Die zelligen Elemente selbst
können in der Zertrümmerungszone zunächst noch intakt erscheinen, doch sind
sie aus ihren Verbänden gelöst, ihrer Ernährung beraubt und sterben daher rapide
ab. Zur klinischen Beobachtung gelangen derartige schwerste Verletzungen
begreiflicherweise nur dann, wenn sie sich auf einzelne Extremitäten beschränken.
Die Blutung kann hierbei wegen der hochgradigen Quetschung nahezu völlig
fehlen.

G. Der primäre Gewebstod.

Auch ohne ausgedehnte grobe Zertrümmerung kann durch äußeren Druck
ein Absterben von Gewebselementen herbeigeführt werden. Man sieht dies am
häufigsten dann eintreten, wenn ein umschriebener äußerer Druck längere
Zeit auf dünne dem Knochen unmittelbar aufliegende Weichteile einwirkt.
Es gehört hierher der sog. Decubitus d. h. das Wundliegen schwerkranker
bettlägeriger Patienten. Durch den dauernden Druck wird die Haut anämisiert
und stirbt ab. Der nun einsetzende geschwürige Zerfall kann bis auf die Knochen
reichen und diese ausgedehnt freilegen. Fortschreitende Eiterung pflegt sich
hieran anzuschließen. Man beobachtet diesen Vorgang am häufigsten in der
Kreuzbeingegend, über den Fersenhöckern, ausnahmsweise auch über dem
Schulterblatt, dem Dornfortsatz des 7. Halswirbels, dem Hinterhaupt, der Ellen-
bogenspitze oder dem Trochanter major femoris. Schlecht angelegte Gipsverbände können eine gleiche Wirkung hervorbringen. Rötung, Blutaustritte
unter der Haut, Blasenbildung pflegen dem Eintritt des Decubitus voranzugehen. Doch beschränkt sich die primäre Schädigung durchaus nicht immer
auf die Haut selbst, sondern auch die tieferen Teile können gleichzeitig oder
sogar vorwiegend betroffen sein. So beschrieb Dietrich[1] ausgedehnte tiefe
keilförmige Absterbungsherde (Nekrosen) der Gesäßmuskulatur, die er in erster
Linie auf Drosselung der Glutaealgefäße durch Kompression zurückführt. Bei
bestehenden bakteriellen Erkrankungen können diese Nekroseherde auf dem
Blutwege infiziert werden. Auf die Bedeutung dieses Vorganges für die Entstehung von Glutaealphlegmonen habe ich[2] zuerst hingewiesen, später namentlich Wieting[3]. Schwund des Fettpolsters, Herabsetzung des allgemeinen
Kräftezustandes, Zirkulationsstörungen — namentlich im Gefolge der Arteriosklerose — septische Allgemeinerkrankungen, Diabetes, Benommenheit, Lähmungen, zumal wenn sie mit Aufhebung der Sensibilität vergesellschaftet sind,
begünstigen den Eintritt des Decubitus. Im übrigen hängt aber selbst bei
prädisponierten Individuen diese Komplikation in erster Linie von der Sorgfalt
der Krankenpflege ab. Peinliche Sauberhaltung, gründliche Hautpflege, häufiger
Lagewechsel, Schutz der gefährdeten Partien durch Hohllegen mittels Watte-
kränzen, die Anwendung von Luft- und Wasserkissen, in schwersten Fällen
des Dauerbades sind die wichtigsten Faktoren, welche den Eintritt des Decubitus wesentlich einzuschränken vermögen.

In besonders ausgedehnter akuter Weise wird der primäre Gewebstod nach
Verschüttungen beobachtet. In gehäufter Form sah Colmers diesen Hergang
bei der Erdbebenkatastrophe von Messina. Eine eingehende Studie über
Verschüttungen im Kriege verdanken wir Küttner[4]. Blasse oder mehr
bläuliche Verfärbung der Oberfläche, Kälte und Gefühllosigkeit, das Auftreten

---

[1] Virchows Arch. f. pathol. Anat. u. Physiol. Bd. 226. 1919.
[2] Bruns' Beitr. z. klin. Chirurg. Bd. 95, S. 538. 1915.
[3] Münch. med. Wochenschr. 1918. Nr. 12. — Vgl. auch Stoye, ibid. 1922, Nr. 28.
[4] Bruns' Beitr. z. klin. Chirurg. Bd. 112. H. 5. 1918.

von Blasen charakterisiert derartige schwerste Verletzungen, die zum unmittelbaren Absterben ganzer Extremitäten führen können. Neben der direkten intensiven und langdauernden Druckschädigung der Gewebe selbst kommt auch hier die prolongierte Unterbrechung der Zirkulation wesentlich mit in Betracht. Nicht immer ist die Schädigung der Gewebe eine gleichmäßige, in manchen Fällen erscheint vielmehr vorzugsweise die Haut, in anderen mehr die Muskulatur betroffen. Prognostisch ist die letztere Form, die sich in ihrer ganzen Tragweite erst allmählich zu erkennen gibt, günstiger; ihre Gefahr besteht hauptsächlich in der Neigung des abgestorbenen Gewebes zur Infektion, zumal es an bakteriellen Eintrittspforten bei solchen schweren Verletzungen nicht zu fehlen pflegt.

H. Das aseptisch-traumatische Fieber.

Auch ohne den Eintritt der Infektion oder das Mitspielen sonstiger Komplikationen kann nach traumatischen Verletzungen Fieber auftreten. Man bezeichnet es daher als „aseptisches Fieber". Von den infektiösen febrilen Zuständen unterscheidet es sich klinisch dadurch, daß der Puls und das Allgemeinbefinden wenig oder überhaupt nicht gestört zu sein pflegen. Die hierbei auftretenden Temperaturerhöhungen halten sich meist in niedrigen Grenzen. Seine Ursache ist wahrscheinlich darin zu suchen, daß bei dem Untergange geschädigter Zellen und des Blutes abnorme Zerfallsprodukte des Körpereiweißes zur Resorption und Aufnahme in die Blutbahn gelangen. Nach Schnitzler und Ewald[1]) kommen in dieser Hinsicht besonders Nukleine und Albumosen in Betracht (vgl. auch S. 295).

Weitere Folgen der Gewebsautolyse werden wir bei Besprechung des Schocks kennen lernen (vgl. S. 395).

Nach Bürger und Grauhan[2]) lassen Änderungen des antitryptischen Titers des Serums Rückschlüsse auf das Maß eines solchen Eiweißzerfalls zu, ein positiver Ausschlag stellt sich selbst nach unkompliziert verlaufenden aseptischen Operationen ein.

Über das gelegentliche Vorkommen postoperativer tetanischer Erscheinungen sei auf S. 430 verwiesen.

J. Fettembolie.

Auch Fettröpfchen, deren Freiwerden bei Quetschung, Erschütterung und Zerreißung fetthaltigen Gewebes — namentlich der subkutanen Schichten und des Knochenmarkes — bereits erwähnt wurde, können nach ihrer Resorption, die vorwiegend direkt in die Blutbahn erfolgt, zum geringen Teil aber auch durch Vermittlung der Lymphbahnen möglich ist, zu schweren Störungen Anlaß geben. Es handelt sich hierbei nicht um chemische, sondern um rein mechanische Wirkung. So können die Lungenkapillaren derartig mit feinsten flüssigen Fetttropfen erfüllt werden, daß die pulmonale Zirkulation und damit die Atmung sowie die Herztätigkeit in schwerster Weise beeinträchtigt wird. Das Auftreten hochgradiger Kurzatmigkeit, quälenden Lufthungers, blutiger Sputa deutet hierauf hin und kann unmittelbar tödlich enden. Bei massiver Überschwemmung des Stromgebietes der Lungenschlagader kann sogar der Tod eintreten, noch bevor das Fett in das Kapillargebiet gelangt ist. Neben dieser pulmonalen oder respiratorischen Form wird eine zerebrale Form der Fettembolie unterschieden, die mit zunehmender Benommenheit, gelegentlich auch Krämpfen einhergeht und ebenfalls zum Tode führen kann[3]). Der hierbei auftretende

---

[1]) Chirurgenkongr. 1896. 2, S. 436.
[2]) Zeitschr. f. d. ges. exp. Med. 1922. 27, S. 97.
[3]) Melchior, Grenzgebiete. 1924. 38. S. 178.

Symptomenkomplex besitzt meist große Ähnlichkeit mit dem der traumatischen Compressio cerebri (vgl. S. 65), doch kommt es in der Regel nicht zum eigentlichen Druckpuls, und auch die Benommenheit steigert sich meist nicht zu den hierfür charakteristischen schwersten Graden des Komas; auch die Lichtreaktion der Pupillen ist dementsprechend gewöhnlich nicht aufgehoben. Die Fettropfen gelangen in das zerebrale Kapillargebiet nach Passage des Lungenkreislaufs; besonders gefährdet ist das Gehirn bei offenem Foramen ovale. Auch im Herzen, der Milz, den Nieren lassen sich solche Fettembolien nachweisen, es kann unter diesen Umständen selbst zum Auftreten von Fettropfen im Urin kommen. Diagnostisch bemerkenswert für diese Embolisierung des großen Kreislaufes ist weiterhin das anscheinend nicht seltene Vorkommen feiner Hautblutungen namentlich am Rumpfe; ausnahmsweise wird derartiges auch im Bereiche der Netzhaut beobachtet. Qualitativ gelingt im übrigen der Nachweis der Fettembolie nach allen möglichen Verletzungen sehr häufig; es geht daraus hervor, daß geringere Fettmengen ohne nachweisbaren Schaden vertragen werden. Die Gefährdung hängt also in erster Linie von der Quantität des in die Zirkulation geratenen Fettes ab. Die frühzeitige Absetzung zerschmetterter nicht mehr lebensfähiger Extremitäten besitzt daher für die Prophylaxe der Fettembolie eine entschiedene Bedeutung. Um auch dann noch, wenn bereits klinische Zeichen der Fetteinschwemmung manifest geworden sind, einen weiteren verhängnisvollen Nachschub möglichst zu verhindern, hat Wilms die Durchtrennung des Ductus thoracicus am Halse, dicht oberhalb der Einmündung in die Vena subclavia, empfohlen; einen wesentlichen Nutzen kann man sich jedoch hiervon nicht versprechen, da — wie bereits eingangs erwähnt — dieser Lymphtransport praktisch keine wesentliche Rolle spielt.

K. Parenchymembolie.

Ebenso wie freiwerdendes Fett können nach grober Gewalteinwirkung auch ganze Fettgewebszellen, wie die morphologischen Elemente des Knochenmarks in den Blutstrom geraten und verschleppt werden. Nach Geburtstrauma ist der Eintritt einer Hirngewebsembolie beobachtet worden. Bei Verletzungen der Oberbauchgegend können so beträchtliche Lebergewebsteile verschleppt werden, daß sie durch plötzliche Verlegung der Lungenschlagader direkt den tödlichen Ausgang herbeiführen.

L. Geschoßembolie.

Von besonderem Interesse ist die Möglichkeit des Wanderns von Projektilen, die in größere Venen gelangt sind. Sie können sowohl mit dem Blutstrom transportiert werden, als auch der Schwere nach gegen denselben. Stich und Fromme haben eine größere Zahl derartiger Beobachtungen aus neuerer Zeit zusammengestellt [1]).

Die offenen Verletzungen.

Die Lehre von den Wunden.

Unter „Wunde" verstehen wir jede mit der Außenwelt in offener Verbindung stehende Gewebstrennung. Die besondere Bedeutung, welche der gleichzeitigen Läsion der bedeckenden Haut bzw. der Schleimhaut hierbei zukommt, beruht darauf, daß mit der Durchbrechung der Körperoberfläche der Organismus seines wirksamsten Schutzes gegen die ihm feindliche Umwelt — insbesondere die Bakterien — beraubt wird. Selbst die kleinste

---

[1]) Ergebn. d. Chirurg. u. Orthop. 1921. 13.

Verletzung kann zur verhängnisvollen Einbruchstelle pathogener Mikroparasiten werden, und es ergibt sich hieraus die Folgerung, daß auch die geringfügigste Wunde wohl zu beachten ist und gewissenhafter Fürsorge bedarf. Der für die Rechtspflege gültige Satz: „de minimis non curat praetor" darf nie und nimmer auf das ärztliche Handeln übertragen werden.

Die äußere Körperoberfläche, die schon bei den primitivsten Einzelligen als protoplasmatische Grenzschicht, bei den Infusorien als strukturelle Membran auftritt, schützt aber nicht nur den Organismus vor fremder Invasion, sondern sie verhindert auch den Abfluß der Körpersäfte nach außen. Bei den höher organisierten vielzelligen Arten tritt dieses letztere Moment, soweit es sich auf die eigentlichen Gewebssäfte bezieht, weniger zutage, doch kann es bei sehr ausgedehnten Zerstörungen der Oberhaut — namentlich nach Verbrennungen — eine größere Bedeutung gewinnen.

Die Einteilung der Wunden geschieht auf Grund ihrer Entstehung und ihrer äußeren Form.

Der **Entstehung** nach unterscheiden wir im Prinzip Wunden durch „scharfe Gewalteinwirkung", ferner solche, die durch „stumpfe Gewalt" zustandekommen, und Rißwunden.

Die durch scharfe Gewalteinwirkung gesetzten Wunden werden durch Schnitt, Hieb oder Stich hervorgebracht. Der Form nach sind hierfür charakteristisch — falls das verwendete Instrument wirklich scharf war — die lineären glatten Wundränder, wie sie sich typisch bei der regelrecht angelegten Operationswunde finden. Diese scharfe Trennung gilt auch im mikroskopischen Bilde für die einzelnen Zellen, eine nennenswerte mechanische Schädigung der dem Wundrande benachbarten Gewebselemente bleibt aus.

Umso mehr tritt dagegen die Schädigung der Wundränder bei den durch stumpfe Gewalt erzeugten Kontinuitätstrennungen — den Quetschwunden — in die Erscheinung. Je nach der Ausdehnung der stattgefundenen mechanischen Einwirkung zeigt die Umgebung Blutunterlaufungen, mehr oder weniger oberflächliche Abschürfungen; die Wundränder selbst sind unregelmäßig, zackig zerrissen, stellenweise verdünnt. Fernerhin tritt bei derartigen äußeren Verletzungen, wie sie in schwerer Form durch Überfahrung, Hufschlag, Quetschung in maschinellen Betrieben und dgl. herbeigeführt werden, das Moment der Verunreinigung vielfach schon grob sichtbar in die Erscheinung. Straßenschmutz, Maschinenschmiere oder auch Partikel, die von der äußeren Haut — Haare — oder gar der Kleidung stammen, werden bei diesem Quetschungsmechanismus mit Gewalt in das Gewebe eingepreßt, so daß die Wunde oft geradezu damit imprägniert erscheint.

Stumpfe Messer, Säbel oder dgl. rufen Verletzungen hervor, die ihrer Beschaffenheit nach vielfach eine gewisse Mittelstellung zwischen Schnitt- und Quetschwunden einnehmen.

Andererseits können gelegentlich aber auch durch stumpfe Gewalteinwirkungen annähernd scharfrandige Wunden zustande kommen. Dies geschieht z. B., wenn die äußeren Weichteile mit Gewalt gegen scharfkantige Knochenvorsprünge — wie die Crista tibiae — angepreßt werden. Ein weiteres forensisch wichtiges Beispiel bildet der Stockhieb gegen die Schädelkonvexität. Die Möglichkeit hierfür ergibt sich aus der mathematischen Vorstellung, daß die Berührung von Körpern mit konvex gekrümmter Oberfläche in punktförmiger bzw. lineärer Weise erfolgt.

Rißwunden entstehen, wenn durch die einwirkende Gewalt die äußere Haut über ihre Elastizitätsgrenze hinaus in Zugspannung versetzt wird. Durch Anstreifen eines fallenden Körpers an feste Gegenstände, durch Kontakt mit einer rotierenden Maschine oder einem in Gang befindlichen Treibriemen kann dieser Mechanismus zustande kommen. Ferner gehören hierher die schon oben besprochenen Platzwunden durch explosive Gewalt. Wie bei der Quetschwunde zeigt auch die Rißwunde meist unregelmäßig gestaltete zackige Wundränder, die in dieser Form dadurch zustande kommen, daß die Festigkeit der einzelnen Gewebsteile eine ungleichartige ist, so daß einzelne Elemente früher einreißen als andere. Zum Unterschiede gegenüber den durch stumpfe Gewalt erzeugten Wunden fehlt jegliche lokale Quetschwirkung; sind äußere Zeichen der direkten Gewalteinwirkung vorhanden, so finden sie sich nicht im Bereiche der Wunde selbst, sondern in einiger Entfernung davon.

Nach der **Form** der äußeren Verletzung unterscheiden wir:

1. Lineäre Wunden. Diese Benennung ist natürlich nicht im streng mathematischen Sinne zu verstehen. Die Bezeichnung wird außerdem dadurch abgeschwächt, daß auch bei wirklich lineärer Durchtrennung die Wunde durch „Klaffen" nachträglich verzogen werden kann. Dieses Klaffen der Wunde beruht darauf, daß die Haut und manche tieferen Teile, wie namentlich die Muskulatur, sich normalerweise unter elastischer Spannung befinden und sich daher nach erfolgter Durchtrennung zurückziehen. Nur dort, wo die Haut einer starren Unterlage fest aufsitzt, bleibt ein nennenswertes Klaffen aus. Es gilt dies z. B. für den Schädel, in dessen Bereiche die Haut mit der Kopfschwarte straff verbunden ist. Erst wenn auch die Galea mit durchtrennt ist, klafft daher eine Schädelwunde. Auch an anderer Stelle, wie z. B. der Greiffläche von Hand und Fingern, klafft die durchschnittene Haut nur wenig. Im übrigen ist aber das Klaffen der Wunden an den einzelnen Körperstellen verschieden je nach der Richtung, in der die Wunde verläuft, und zwar läßt sich hierbei ein durchaus gesetzmäßiges Verhalten feststellen. Es beruht dies auf einer bestimmten systemartigen Anordnung der elastischen Fasern und macht sich dementsprechend auch noch an der Leiche geltend. Legt man also am Kadaver etwa mit einer rundlichen Schusterahle — in regelmäßigen Abständen gleichartige Stichverletzungen an, so ergibt sich, daß nur an wenigen Stellen der Einstich rundlich bleibt, sondern sich zumeist nach bestimmten Richtungen verzieht. Verbindet man die derartig sich ergebenden strichartig skizzierten Liniensysteme, so erhält man die von dem Anatomen Langer zuerst nachgewiesenen Spaltlinien der Haut, deren Abbildung in jedem Lehrbuch der Anatomie zu finden ist. Jede Hautwunde, die im Zuge einer solchen Spaltlinie verläuft, klafft wenig oder gar nicht, während bei abweichender Richtung ihre Ränder umso stärker auseinander weichen, je mehr der Wundverlauf sich der hierzu Senkrechten nähert.

Für die operative Chirurgie hat die Kenntnis der Langerschen Spaltlinien eine wesentliche Bedeutung. Überall, wo es darauf ankommt, wenig auffällige lineäre Narben, deren Heilung ohne Zugspannung zustande kommt, zu erzielen, wird man nach Möglichkeit bestrebt sein, die äußere Inzision mit dem Verlaufe der Spaltlinien in Einklang zu bringen. Wo es dagegen erwünscht ist, daß die Inzisionswunde klaffend bleibt, also z. B. nach Eröffnung von Abszessen, empfiehlt es sich den Einschnitt senkrecht zur Richtung der Spaltlinien anzulegen.

2. Lappenwunden. Wird durch die Kontinuitätstrennung ein bestimmter Hautbezirk — mit oder ohne die tieferen Teile — in nennenswerter Ausdehnung von seiner Unterlage abgelöst, so spricht man von Lappenwunden. Derjenige Bezirk, durch den der Lappen noch mit seiner Umgebung zusammenhängt, wird als sein Stiel bezeichnet. Die Breite dieses Stieles hat eine wesentliche Bedeutung, denn von ihr hängt es ab, ob der Lappen voraussichtlich noch

genügend mit Blut ernährt sein wird oder nicht. Auch die Richtung des Stiels ist in dieser Hinsicht von Bedeutung (vgl. Zehnter Abschnitt, S. 438 ff.). Die Neigung zur Retraktion pflegt bei Lappenwunden eine besonders große zu sein.

3. Wunden mit Substanzverlust. Denkt man sich bei einer Lappenwunde die Trennung des Stieles immer weiter fortgesetzt, so kommt es schließlich zur völligen Ablösung eines Gewebsbezirkes; wir sprechen dann von Defektwunden oder „Wunden mit Substanzverlust". In großartigster Form kommen — abgesehen von den schwersten Graden der Artillerieverletzungen — solche Defektwunden in Gestalt des Ausreißens ganzer Extremitäten vor, wie es namentlich in maschinellen Betrieben gelegentlich beobachtet wird. Das Abquetschen ganzer Körperteile bei Eisenbahnüberfahrungen läßt sich dem an die Seite stellen. Beschränkt sich ein größerer Substanzverlust auf die äußere Haut, so spricht man auch von „Schindung". Am Schädel wird der traumatische Verlust der die Hirnschale deckenden Weichteile als Skalpierung bezeichnet. Diese Verletzung ist nicht etwa nur dem Indianerkrieg eigentümlich, sondern kommt auch mitunter in maschinellen Betrieben bei Frauen vor, wenn sich ihr Haupthaar an einem rotierenden Rade, Treibriemen oder dgl. verfängt. Die oberflächlichste Form des Substanzverlustes, wobei nur die Epidermis verloren geht, wird als „Exkoriation" bezeichnet. In reinster Form findet sich dieser Vorgang verwirklicht bei der kunstgerechten Entnahme von Epidermisläppchen nach Thiersch zum Zwecke der Überpflanzung (vgl. Zehnter Abschnitt).

In mancher Hinsicht eine Sonderstellung nehmen die durch **Schußverletzung** hervorgebrachten Wunden ein [1]).

In der Umgebung des durch den Durchgang des Projektils hervorgerufenen primären Wundkanales, bei dessen Zustandekommen auch die elastische Retraktion der durchtrennten Teile eine wechselnde Rolle spielt, befindet sich zunächst eine Zone, in der das Gewebe durch die mechanische Einwirkung d. h. die Zertrümmerung, Quetschung, Aufhebung der Gefäßversorgung, oft auch durch thermische und gelegentlich selbst durch chemische Zerstörung dem Absterben preisgegeben ist. Man bezeichnet diesen mehr oder weniger ausgedehnten Bezirk als Zone der direkten traumatischen Nekrose. Die später zu besprechenden Infektionsvorgänge, welche das Schicksal der Schußwunde in erster Linie beherrschen, gehen regelmäßig von diesem Territorium aus. Weiter nach außen hin folgt die sogenannte Zone der molekularen Erschütterung. In diesem Bezirk beschränkt sich die abklingende Schädigung auf eine mehr oder minder beträchtliche nicht mit groben anatomischen Veränderungen einhergehende Herabsetzung der Vitalität, deren Endausgang — Restitution oder Zelltod — wesentlich von dem sonstigen Verlaufe der Verletzung abhängt.

Die der Rückenmarkserschütterung (S. 65) sowie dem traumatischen segmentären Gefäßkrampf (S. 398) zugrunde liegenden Fernwirkungen fallen wohl größtenteils unter diesen Begriff.

Beim rasanteren Projektil nimmt der sonst zylinderförmige Schußkanal eine sich trichterartig erweiternde Gestalt an. Die allseitige Ausbreitung des Stoßes im Gewebe führt diese Formveränderung herbei, die sich äußerlich durch einen großen zerfetzten Ausschuß bei kleiner Einschußöffnung kennzeichnet.

[1]) Borst in: Die deutsche Chirurgie im Weltkrieg. Leipzig 1920. — Vgl. auch L. B. Wilson, Milit. surg. 1921. 49. Ref. Zentralorgan f. d. ges. Chirurg. 15. Bd. S. 52. 1921.

Bei Granatsplittern und atypisch auftreffenden Infanterieprojektilen (,,Querschlägern") kann sich hierbei auch die Rotation des Geschosses bemerkbar machen. Besonders schwere Störungen kommen dann zustande, wenn ein rasantes Geschoß im Beginne der Schußbahn auf weiche Gewebe trifft, die in einer wenig nachgiebigen Kapsel eingeschlossen sind. Es kann dann zu förmlicher Explosivwirkung mit hochgradiger Zerstörung kommen. Schädelnahschüsse, Treffer auf die Niere oder die gefüllte Blase, das Herz im Stadium der Diastole stellen typische Beispiele hierfür dar. Die Weichteile sind hierbei oft auf weite Strecken zerrissen; größte Substanzverluste können eintreten.

Ähnliche Explosivwirkungen werden beobachtet, wenn das Geschoß selbst im Körper zersplittert. Das klassische Paradigma stellt hierzu das Teilmantelgeschoß dar, dessen weicher Bleikern in einem unvollständigen Stahlmantel eingeschlossen ist, der beim Auftreffen zerreißt. Diese teils beabsichtigten, zum Teil aber auch unfreiwilligen ,,Dum-Dum"-Verletzungen haben im letzten Kriege eine gewisse Rolle gespielt.

Schußverletzungen, bei denen das eingedrungene Projektil nicht mehr die Kraft aufbringt, den Körper zu verlassen, werden im Gegensatz zum Durchschuß als Steckschüsse bezeichnet. Stumpfe matte Treffer, die schon vor der Haut Halt machen, fallen unter den Begriff der Prellschüsse. Doch können auch hierdurch sehr schwere Kontusionen herbeigeführt werden.

Eine ähnliche stoßartige Energieübertragung kann auch bei tangentialen Treffern zustande kommen, d. h. bei rasanten Streifschüssen, deren Wirkung auf den getroffenen Körper in einer von der Flugbahn des Geschosses wesentlich abweichenden Richtung erfolgt[1]). Fehlende oder geringfügige äußerliche Verletzung braucht unter solchen Umständen — wie bei der typischen Prellung — selbst umfangreiche Zerstörung der tieferen Teile nicht auszuschließen.

A. Die Begleiterscheinungen der Verwundung.

I. Der Schmerz.

Unter den Begleiterscheinungen der Verwundung ist an erster Stelle der Schmerz zu nennen. Geringfügig in manchen Fällen, kann er sich in anderen zu derart überwältigender Intensität steigern, daß der Verletzte ohnmächtig zusammenbricht (vgl. Zehnter Abschnitt, S. 391 ff.). Doch ist dieses Ereignis prinzipiell durchaus zu unterscheiden von dem Schock, dessen Besprechung an anderer Stelle stattfindet (vgl. daselbst). Bis zu einem gewissen Grade hängt die Schmerzhaftigkeit von der Örtlichkeit der Wunde ab. Je nervenreicher das Gebiet ist — wie etwa im Bereiche der Finger, Lippen, Ohr und Nase —, desto größer pflegen die Schmerzen zu sein; besonders intensive Schmerzempfindungen werden durch die Läsion großer Nervenstämme ausgelöst. Von großer Bedeutung ist ferner die Art des Traumas. Rasch erfolgende Verletzungen mit scharfem Instrument schmerzen durchschnittlich erheblich weniger als solche, die durch stumpfe Gewalteinwirkung erfolgen, zumal wenn diese langsam vor sich geht. Auch das psychische Verhalten ist von bestimmendem Einflusse. Je mehr die Aufmerksamkeit abgelenkt ist, desto geringer wird der anfängliche Schmerz empfunden. Es entspricht dem die bekannte Erfahrung, daß in der Aufregung des Sturmangriffes der Soldat oft erst durch das rinnende Blut auf seine Verletzung aufmerksam wird. Ähnliches gilt wohl auch für die Ekstase des Märtyrers. Daß schließlich auch das individuelle Verhalten gegen schmerzhafte Wirkungen außerordentliche Verschiedenheiten aufweist, ja sogar die einzelnen Rassen in dieser Hinsicht deutliche Unterschiede erkennen lassen, ist bekannt. Allerdings darf man nicht ohne

---

[1]) Vgl. Melchior, Zentralbl. f. Chirurg. 1922, S. 1332.

weiteres die äußerliche Reaktion auf den Schmerz mit der Schmerzempfindung selbst identifizieren. Sitten und persönliche Erziehung sind hier von großem Einflusse.

Eine pathologische Steigerung der Schmerzhaftigkeit in Form der sog. Hyperästhesie kommt bei manchen organischen Nervenkrankheiten vor; auch bei der Entzündung der weichen Hirnhäute — z. B. der Meningitis tuberculosa — ist dieses Phänomen gewöhnlich ausgesprochen vorhanden und hat daher eine gewisse diagnostische Bedeutung. Eine pathologische Abschwächung der Schmerzempfindung — Hypästhesie —, die sich bis zur völligen Anästhesie steigern kann, findet sich häufig bei Tabes dorsalis und vor allem bei der Syringomyelie, bei Quertrennung des Rückenmarks und peripheren Nervenverletzungen. Eine psychogene (funktionelle) Aufhebung der Schmerzempfindung ist gelegentlich bei der Hysterie anzutreffen bzw. suggestiv hervorzurufen. Wahrscheinlich auf ähnlicher Stufe steht die Anästhesie der Fakire und Gaukler, die gelegentlich zur öffentlichen Schaustellung gelangt.

Nach Überschreitung eines Schmerzmaximums, das zeitlich nicht mit der Verletzung zusammenzufallen braucht, pflegen sich die von frischen Wunden ausgelösten Schmerzen allmählich zu beruhigen. Je glatter die Wunde ist, je einfachere Verhältnisse sie darbietet, je vollkommener der Luftabschluß ist, desto rascher tritt diese Schmerzlosigkeit im allgemeinen ein. Äußerst schmerzhaft pflegen dagegen solche Wunden zu bleiben, in denen größere Nerven frei zutage liegen oder unter umschriebener Druckwirkung stehen. Hält der Schmerz dauernd an, oder steigert er sich gar nach anfänglichem Abklingen wieder aufs neue, so weist dies auf Störungen des Wundverlaufes hin. Die einsetzende bakterielle Infektion pflegt sich auf diese Weise anzukündigen. Die sorgfältige Beachtung der subjektiven Wundphänomene besitzt daher auch eine nicht zu unterschätzende praktische Bedeutung.

II. Der Lymphfluß.

Jede Verletzung des Gewebes führt zum Austritt von Gewebsflüssigkeit, der Lymphe. Wenn bei weitaus den meisten Wunden dieser Vorgang nicht selbständig in die Erscheinung tritt, so liegt dies daran, daß ihn die intensivere Blutung gewöhnlich verdeckt.' Man beobachtet daher den isolierten Lymphaustritt meist nur bei oberflächlichen Abschürfungen der Haut, wobei der gefäßführende Papillarkörper des Koriums nicht wesentlich beteiligt wird. Das klare, gelbliche Sekret, das unter solchen Umständen die Wundfläche feuchtet, um bald zur dünnen Borke oder Kruste zu erstarren, ist nichts anderes als Lymphe. Bei größeren Wunden wird der Lymphausfluß nur dann bemerkbar, wenn die großen Lymphstämme eröffnet sind. Man sieht dies gelegentlich am Halse bei Verletzung des Ductus thoracicus. In anderen Fällen, — z. B. bei Wunden, welche die großen Lymphdrüsengruppen der Leistenbeuge betreffen —, macht sich der Lymphfluß erst nachträglich geltend, wenn die ursprüngliche Blutung versiegt ist. Der Austritt einer klaren oder auch mehr milchigen Flüssigkeit aus der Wunde ist hierfür charakteristisch.

III. Die Blutung.

Alles lebende Gewebe — mit Ausnahme der Hornhaut und des Knorpels — wird dauernd vom Blute durchströmt. Jede Gewebstrennung führt daher zur Blutung, die somit eines der konstantesten Begleitsymptome der Wunden darstellt.

Besondere mechanische Verhältnisse müssen vorliegen, wenn jede äußere Blutung bei frischen Wunden ausbleibt. Man trifft dies am ehesten bei röhrenförmigen Wunden — z. B. bei Stichverletzungen, langen Schußkanälen — zumal wenn die äußere Öffnung nicht klafft, schlitzförmige Faszienlücken einen

Abschluß herbeiführen, oder wenn infolge nachträglicher Verziehung die äußeren Weichteile den inneren Wundkanal decken. In solchen Fällen kann die Hämorrhagie rein als „innere Blutung" erfolgen (vgl. S. 56 und 81).

a) Art der Blutung.

Bezüglich der Art der Blutung werden drei Formen unterschieden:

1. die kapillare,
2. die arterielle,
3. die venöse Blutung.

1. Die kapillare Blutung erfolgt, wie der Name besagt, aus den feinsten Endverzweigungen der Blutgefäße im Gewebe. Diese Form der Blutung findet sich daher bei jeder äußeren Verletzung, wenn sie auch an Bedeutung hinter der aus größeren Arterien oder Venenstämmen erfolgenden Hämorrhagie meist zurücktritt. Bei genauer Betrachtung im Momente der Gewebseröffnung — z. B. beim Anlegen eines oberflächlichen Flachschnittes durch die Haut — gibt sich die kapillare Blutung durch das Auftreten zahlreicher feinster Blutpünktchen zu erkennen, die rasch zu einer diffusen Blutlache konfluieren. Man kann daher die kapillare Blutung auch als diffuse Gewebsblutung bezeichnen. Geringfügig innerhalb wenig durchbluteter Bezirke — z. B. des Fettgewebes — tritt sie stärker in solchen Gebieten auf, deren kapillare Versorgung besonders reichlich ausgebildet ist. So kann sie z. B. bei Leberwunden höchst bedrohliche Grade annehmen. Der kontinuierlichen Strömung im Kapillargebiet entsprechend läßt normalerweise die aus den Haarröhrchen erfolgende Blutung rhythmische Schwankungen nicht erkennen. Doch kommen unter pathologischen Verhältnissen — z. B. der Aortenklappeninsuffizienz — Pulsationen auch im Kapillargebiete vor und könnten sich demnach auch bei der Wundblutung bemerkbar machen.

2. Die arterielle Blutung ist charakterisiert durch das rhythmische synchron mit dem Pulse erfolgende Ausschleudern von hellrotem Blute aus dem verletzten Gefäße. Die Arterie „spritzt". Dieser Blutstrahl ist im allgemeinen umso kräftiger, je näher sich die Arterie dem Herzen befindet, aber auch bei den kleinsten Arterien ist die rhythmische Schwankung des Ausflusses noch gut zu erkennen. Praktisch wichtig ist hierbei die Tatsache, daß nach Quertrennung einer Arterie die Blutung gewöhnlich nicht nur aus dem zentralen, sondern auch aus dem peripheren Ende erfolgt. Reichliche Ausbildung der Kollateralen erklärt dieses scheinbar paradoxe Phänomen. Der ausgeworfene Blutstrahl ist auch bei vollständiger Gefäßtrennung stets geringer, als es dem Kaliber der Arterie entspricht; dieses Verhalten ist zum Teil rein physikalisch bedingt, doch kommt hinzu, daß das Gefäßrohr sich noch nach der Durchschneidung erheblich zusammenzieht.

Wie bereits erwähnt, ist normalerweise die Farbe des ausströmenden arteriellen Blutes eine hellrote. Dies ändert sich aber bei Stauung des venösen Rückflusses und vor allem bei Erschwerung der Atmung. Das Schlagaderblut nimmt dann ein zusehends dunkleres Kolorit an. Die Beobachtung der Farbe des Arterienblutes gibt daher bei Operationen einen ausgezeichneten Anhalt für den Verlauf der Narkose, und Störungen der Atmung werden auf diese Weise mitunter früher vom Operateur bemerkt, als vom Narkotisierenden selbst.

Die Intensität des Blutstrahls stellt ferner einen objektiven Maßstab für die Beurteilung der Herzkraft dar. Wir betrachten es daher als ein beunruhigendes Zeichen, wenn im Verlaufe einer Operation die arterielle Blutung plötzlich oder allmählich wesentlich schwächer wird.

3. Die venöse Blutung erfolgt im allgemeinen kontinuierlich. Dunkles Blut ergießt sich — je nach dem Kaliber der durchschnittenen Ader — in engem oder breitem Strome aus der Wunde. Die Energie des Ausflusses hängt wesentlich von dem in dem betreffenden Teile herrschenden hydrostatischen Venendrucke ab. Je tiefer die Wunde sich unterhalb des Herzniveaus befindet, desto größer ist der Impuls, mit dem das Blut ausfließt; die Blutung kann daher außerordentlich heftig werden bei Operationen am „hängenden Kopfe" (vgl. S. 20) oder aus den unteren Extremitäten bei aufrechter Körperhaltung; letzteres vor allem dann, wenn die zur Verhinderung des regelwidrigen Rückflusses dienenden Venenklappen insuffizient sind (vgl. Neunter Abschnitt). Ferner ist die venöse Blutung verstärkt bei Stauungszuständen — z. B. im Gefolge der Leberzirrhose, bei Herzinsuffizienz oder bei zu locker angelegter Esmarchscher Blutleerebinde (vgl. S. 95). Auch Störungen der Atmung, starkes Pressen vermehren die venöse Blutung. Liegt die Venenwunde nicht weit unterhalb oder gar oberhalb des Herzniveaus, so macht sich die Wirkung der Atmung sichtbar auf den Blutausfluß geltend, indem bei Exspiration der Strom anschwillt, um bei der Inspiration abzuflachen. Oberhalb des Herzniveaus kann sogar bei tiefer Inspiration ein negativer Druck innerhalb der Vene zustandekommen. In manchen Fällen führt dies zu einem rhythmischen Kollaps der Venenwand ohne weitere schädliche Folgen. Verhindert jedoch die Fixierung mit der Umgebung die Möglichkeit des Kollabierens — z. B. bei der Subclavia an der Stelle des Durchtrittes unterhalb des Schlüsselbeins, der Jugularis in Höhe der oberen Thoraxapertur, den venösen Blutleitern im Bereiche der harten Hirnhaut —, so kann es infolgedessen zur Aspiration von Luft in die Vene hinein kommen.

Man bezeichnet diesen höchst fatalen Vorgang als **Luftembolie.** Die aspirierte Luft gelangt in das rechte Herz, wird hier zu Schaum geschlagen und wirkt als unüberwindliches Zirkulationshindernis. Es kommt infolgedessen zu akuter Blähung der rechten Kammer und schließlich zum Herzstillstand. Einzelne Luftblasen können in die Zirkulation geraten und durch Verlegung der Kapillaren des Herzens selbst, der Lunge und des Gehirns die Funktion dieser Organe aufs schwerste gefährden. Bei plötzlichem Eindringen erheblicher Luftmengen in die Vene, das sich durch ein charakteristisches „Schlürfen" anzuzeigen pflegt, tritt der Tod innerhalb weniger Minuten ein. In anderen Fällen kann sich dieser Kampf über mehrere Stunden hinziehen; nach Überwindung des ursprünglichen Insultes bleibt die volle Erholung aus, die Herzaktion wird irregulär, Unruhe oder Benommenheit stellen sich ein, bis schließlich das Leben erlischt. Geringere aspirierte Luftmengen können dagegen ohne nachhaltige Schädigung, selbst ohne wahrnehmbare Störungen, durch Resorption wieder verschwinden.

Auch vom kleinen Kreislauf her sind verhängnisvolle Luftembolien möglich. In typischer Weise ist dies beobachtet worden, wenn beim Anlegen eines künstlichen Pneumothorax die luftzuführende Nadel in das Lungengewebe selbst geriet. Ein ähnlicher Vorgang ist bei Lungenoperationen möglich. Ein Teil der als „Pleurareflex" beschriebenen Zustände gehört hierher [1]). Ich halte es ferner für möglich bzw. wahrscheinlich, daß auch beim plötzlichen Tode nach Lungenverletzungen die Luftembolie des kleinen Kreislaufes eine gewisse Rolle spielt.

Prophylaktisch ist bei der operativen Freilegung „saugender" Venen besondere Vorsicht geboten. Ist bereits Luft eingetreten, so ist die Wunde sofort mit dem Finger zu verschließen, um weiteres Eindringen zu verhindern. Ein Teil der Luft läßt sich mitunter — bei Operationen in peripherer Anästhesie — dadurch wieder herausbefördern, daß man den Patienten auffordert kräftig zu husten und im gleichen Augenblick das Venenloch lüftet. Auch die sofortige

---

[1]) **Gundermann**, Grenzgebiete. 33. 1921.

Ausfüllung der Wundhöhle mit steriler Kochsalzlösung schützt vor weiterem Nachschub von Luft, ebenso die Tieflagerung des Wundgebietes. Therapeutisch ist die Punktion des Herzens empfohlen worden. Clairmont[1]) hat zu diesem Zwecke sogar das Herz operativ freigelegt.

b) Die Intensität der Wundblutung.

Es wurde bereits im Voranstehenden auf gewisse lokale Einflüsse hingewiesen, welche für die Intensität der Blutung von Bedeutung sein können. Daneben machen sich aber gelegentlich auch noch allgemeine Faktoren entscheidend in dieser Hinsicht geltend. So ist die Blutung oft auffällig gering bei anämischen Individuen, zumal bei der sekundären Blutarmut, wie sie zum Bilde des durch bösartige Geschwülste verursachten allgemeinen Körperverfalls — der Krebskachexie — gehört. Das sich spärlich entleerende Blut ist hierbei auffällig wässerig. Vermehrte Blutung findet sich dagegen bei vollblütigen Individuen — der Plethora vera; auch die mit abnormer Vermehrung der roten Blutkörperchen einhergehende Polycythämie pflegt sich in dieser Weise geltend zu machen. Ebenso ist bei Zuständen erhöhter Spannung im arteriellen System — der Hypertonie —, z. B. im Gefolge der Nephritis, die Blutung gewöhnlich eine verstärkte. Das gleiche pflegt der Fall zu sein, wenn während der Menstruation operative Eingriffe zumal im Bereiche der Genitalsphäre und der Brustdrüsen vorgenommen werden. Die vermehrte „Fluxion" in diesen Bezirken ist hierfür verantwortlich zu machen. Recht unliebsam macht sich ferner oft die vermehrte Blutung bei der Operation von Basedowkröpfen bemerkbar. Sie beruht ursächlich durchaus nicht nur auf der hierbei meist besonders reichlichen Gefäßversorgung. Auch in der Umgebung von Entzündungsherden, sowie in der Nachbarschaft schnell wachsender bösartiger Geschwülste pflegt eine vermehrte Durchblutung zu bestehen, die sich bei der operativen Gewebstrennung entsprechend bemerkbar macht. Nicht zuletzt ist schließlich die Beschaffenheit der Wundränder selbst von wesentlichem Einflusse auf den Grad der Blutung. Am lebhaftesten erfolgt sie aus glatten, scharf durchtrennten Wundflächen, sie ist dagegen umso geringer, je stärker eine Quetschwirkung auf das durchtrennte Gewebe zur Geltung gelangt. Einzelheiten dieses Vorganges werden bei Besprechung der künstlichen Blutstillung näher dargestellt (vgl. S. 97). Historisch gründet sich auf dieses Verhalten das von Chassaignac angegebene „Ecrasement", wobei die Trennung des Gewebes mittels Durchquetschung erfolgt, um auf diese Weise die Blutung zu beherrschen. Auch bei Rißwunden pflegt die Blutung geringer zu sein als bei Schnittwunden, es gilt dies besonders dann, wenn gleichzeitig eine Torsion dabei im Spiele war (vgl. S. 98).

c) Das spontane Stehen der Blutung.

Ein spontanes Versiegen der Blutung ist im allgemeinen nur bei kapillaren Hämorrhagien und solchen, die aus nicht zu großen und zahlreichen Gefäßstämmen erfolgen, zu erwarten. Bei offener Verletzung großer Arterien ist dagegen die Gefahr der Verblutung stets eine unmittelbar drohende. Die Vorgänge, die zum spontanen Sistieren der Blutung führen, sind nicht einheitlicher Art. Eine wichtige Rolle spielt zunächst die Gefäßkontraktion. Die Kapillaren und kleinere arterielle Äste vermögen sich auf diese Weise spontan zu schließen. In gleicher Weise kann sich äußerer Druck geltend machen. Es kommt hierbei besonders die Muskulatur in Betracht. Der durchschnittene Muskel

---

[1]) Chirurgenkongr. 1910. 2, 356.

verkürzt sich unter gleichzeitiger Verbreiterung in den senkrecht stehenden Durchmessern. Dies hat naturgemäß eine Steigerung des Querschnittdruckes zur Folge, die sich auf die Blutgefäße als Kompression geltend machen muß. Auch das austretende Blut selbst kann „tamponierend" wirken, wie früher erwähnt wurde. Weiterhin kommt das Sinken der Herzkraft — sei es als unmittelbare Wirkung der Verletzung, sei es erst infolge des Blutverlustes selbst — dem Stehen der Blutung zugute und wurde daher auf einer primitiven Entwickelungsstufe der Chirurgie gelegentlich sogar bewußt zu diesem Zwecke angestrebt. Es gründete sich hierauf die Empfehlung des starken Aderlasses zur Bekämpfung heftiger arterieller Blutungen.

Für die Wirksamkeit des durch aktive Kontraktion erfolgenden arteriellen Gefäßverschlusses ist im einzelnen die jeweilige Art der Verwundung von wesentlicher Bedeutung. Am ausgiebigsten erfolgt nämlich die Zusammenziehung, wenn die Trennung den ganzen Querschnitt betrifft, während die Erhaltung einer noch so schmalen seitlichen Verbindung einen völligen Kollaps des Lumens verhindert. Es handelt sich dementsprechend bei der Entstehung der traumatischen Aneurysmen (Neunter Abschnitt) fast stets um seitliche Gefäßwunden; man versteht daher auch die in der alten griechischen Chirurgie ausgesprochene Empfehlung, bei sonst nicht stillbaren Blutungen das verletzte Gefäß völlig zu durchtrennen. — Eine wesentliche Unterstützung findet die örtliche Gefäßkontraktion durch weitere Zirkulationsänderungen in der Umgebung, die durch Umschaltung der Stromrichtung bei kleineren Gefäßen dazu führen können, daß die verletzte Stelle selbst geradezu trocken gelegt wird [1]).

Alle diese bisher besprochenen Momente können jedoch nur als Hilfsfaktoren der spontanen „Hämostase" gelten, denn in letzter Linie kommt das natürliche Versiegen der Blutung wohl stets erst auf dem Wege der Gerinnung zustande. Ein dichter Schleier eines aus Faserstoff (Fibrin) bestehenden Gerinnungsnetzes breitet sich bei diesem Vorgange über die ganze Wunde aus und verlegt dicht abschließend die kapillaren Öffnungen; gröbere Gerinnsel — Thromben — bilden sich in den Endstücken der durchtrennten Gefäße.

Biochemisch ist der Vorgang der Blutgerinnung ein komplexer. Das Fibrin ist im normalen Blute und der Lymphe nicht als solches enthalten, sondern in einer Vorstufe, die als Fibrinogen bezeichnet wird. Unter dem Einflusse eines Fermentes — des Thrombins — wandelt sich das gelöste Fibrinogen in den gerinnenden Faserstoff um. Auch das Thrombin selbst findet sich nicht fertig im zirkulierenden Blute vor, sondern stammt aus dem Thrombogen. Es bedarf eines weiteren „Fermentes", der sog. Thrombokinase, damit das unwirksame Thrombogen unter Mitwirkung von Ca-Ionen sich umwandelt in wirksames Thrombin. Die Thrombokinase ist vornehmlich enthalten in den Blutplättchen (Thrombozyten); es wird aber auch frei bei dem Absterben von Körperzellen überhaupt, also bei jeder Verletzung. Das Trauma selbst schafft also gleichzeitig auch die wirksamsten Vorbedingungen für die Hämostase. Es scheint, daß die Muskulatur besonders reich an Thrombokinase ist, jedenfalls hat sich praktisch das Auflegen kleiner exzidierter Muskelstückchen auf Gefäßwunden zur Förderung der Blutgerinnung schon oft bewährt. Ein von den Gefäßendothelien geliefertes Antithrombin verhindert durch Bindung der auch im normalen Blute, wenn auch nur spärlich, sich bildenden Thrombokinase den Eintritt der Gerinnung im intakten Zirkulationssystem.

Natürlich ist ein solcher thrombotischer Verschluß blutender Gefäße noch ein recht unsicherer, und da der Eintritt der Gerinnselbildung vielfach erst durch das Sinken der Herzkraft ermöglicht wird, so kann es leicht geschehen, daß nach Erholung der Herztätigkeit unter zunehmendem Blutdruck der frische Thrombus wieder herausgeschwemmt wird und damit die Blutung aufs neue wieder einsetzt. Die weiteren Schicksale des geronnenen Fibrins werden in den die Wundheilung und die künstliche Blutstillung behandelnden Abschnitten näher dargestellt werden.

d) Störungen der Blutgerinnung.

Störungen der Blutgerinnung, und damit eine pathologische Erschwerung der Blutstillung, werden unter verschiedenartigsten Umständen beobachtet.

---

[1]) Stegemann, Klin. Wochenschr. 1924. Nr. 26 u. 34.

Es gehört hierher in erster Linie die sog. **Hämophilie.** Bei den hieran leidenden Individuen können selbst kleinste Wunden derartig unstillbar bluten, daß das Leben unmittelbar gefährdet wird. Auch bei subkutanen Verletzungen leichtester Art pflegt die abnorme Neigung zu Blutungen hervorzutreten, so daß solche Menschen mitunter dauernd Blutunterlaufungen — „blaue Flecken" — an den exponierten äußeren Teilen aufweisen. Häufig rezidivierende spontane bzw. nach leichten traumatischen Schädigungen auftretende Gelenkblutungen können zu weiteren charakteristischen Schädigungen führen, die unter den Begriff der „Blutergelenke" fallen.

Die Erscheinungen entsprechen anfangs dem Bilde des einfachen traumatischen Hämarthros und können sich wieder zurückbilden. Wiederholen sich dagegen solche Attacken, wie es gewöhnlich der Fall ist, so setzt eine nachhaltige, chronisch entzündliche Reaktion des Gelenkbinnenapparates ein. An Stelle des Fibrinniederschlages kommt es zum Auftreten von Granulationsgewebe, das seinerseits Knorpelusuren hervorruft; die ganze Synovialis erscheint verdickt, zottig gewuchert, dabei besteht ein hämorrhagisch verfärbtes seröses Exsudat. Schmerzen, Bewegungseinschränkungen, Knarren und Reiben bei Bewegungen vervollständigen dieses Bild, das am häufigsten im Bereiche der Kniegelenke zur Ausbildung kommt und äußerlich oft weitgehende Ähnlichkeit mit einem tuberkulösen Gelenkprozeß gewinnt. Durch Verödung des Kapselraumes, Verwachsung der stellenweise vom Knorpel entblößten Gelenkenden, narbige Schrumpfung der granulierenden Synovialis, wobei auch der übrige Kapselapparat und das periartikuläre Gewebe sich beteiligt, kann sich schließlich das „kontrakte Blutergelenk" (König) entwickeln, das teils unter den Begriff der fibrösen, teils der ossalen Ankylose fällt. Neben hochgradigen Zwangsstellungen können auch förmliche Subluxationen eintreten. In leichteren Fällen entsprechen die Veränderungen mitunter mehr einer Arthritis deformans (9. Abschnitt, S. 373 ff.).

Die Therapie kann im wesentlichen nur eine symptomatische sein und sich darauf beschränken, durch Kompression eine Zunahme der Extravasate zu verhüten und durch Schienenhülsenapparate dem Eintritt einer Versteifung in fehlerhafter Stellung vorzubeugen.

Von sonstigen „Spontankomplikationen" der Hämophilie sei hier nur das gelegentliche Vorkommen ausgedehnter retroperitonealer Blutungen — Psoashämatom, Massenblutung in das Nierenlager [1] — genannt.

Welche Ursache dieser meist verhängnisvollen Erkrankung zugrunde liegt, ist noch recht unklar, da grobe Veränderungen des Blutes oder der Gefäße hierbei nicht nachweisbar sind. Dagegen läßt sich die Beeinträchtigung der Blutgerinnung auch in vitro nachweisen. Fängt man das aus der Ader strömende Blut des normalen Menschen in einem sauberen staubfreien Uhrschälchen auf und beobachtet den Gerinnungsvorgang in der „feuchten Kammer", so pflegt die Gerinnung nach etwa 7—14 Minuten einzutreten, um nach 15—25 Minuten soweit beendet zu sein, daß man das Uhrschälchen um 90° drehen kann, ohne daß Blut abfließt. Beim Blute Hämophiler dagegen pflegen bis zum Beginn der Gerinnung 1—2 Stunden zu vergehen; es kann 3 Stunden und noch länger dauern, bis der Vorgang abgeschlossen ist; der dabei entstehende Blutkuchen erscheint im Gegensatze zur Norm als ein lockeres, wenig resistentes Gerinnsel.

Die Hämophilie ist eine exquisit hereditäre Erkrankung mit der Eigentümlichkeit, daß sie in ausgesprochen manifester Weise nur bei den männlichen Individuen auftritt, während die erbliche Übertragung durch die weiblichen Familienmitglieder erfolgt. Der weiteren Verbreitung des Leidens könnte daher nur durch ein Heiratsverbot der weiblichen Familienangehörigen begegnet werden. Die meisten an echter Hämophilie erkrankten Individuen sterben frühzeitig, da auch größte Vorsicht sie nicht völlig vor Verletzungen zu schützen vermag. Selbst eine Zahnextraktion kann tödlich enden. Operative Eingriffe sind nur dann zulässig, wenn die Gefahr des Abwartens größer erscheint als das Risiko der Operation.

Prinzipiell zu unterscheiden von der echten Hämophilie sind verschiedenartige anderweitige Zustände, in denen ebenfalls eine

---

[1] Bollag, Dtsch. Zeitschr. f. Chirurg. 152. 1920.

abnorme Neigung zu Blutungen besteht. Dieselben fallen unter den weiten Sammelbegriff der **Pseudohämophilie** oder der **„hämorrhagischen Diathesen"**. Es gehören hierher die verschiedenen Formen der **Purpura**, der **Skorbut**, die **Möller-Barlowsche Krankheit**, die **akute Leukämie**, manche **septische Allgemeininfektionen**, das **Fleckfieber**, die **Cholämie**. Für einen Teil dieser Erkrankungen scheint die Ursache der „Hämophilie" bekannt zu sein, indem bei ihnen ein abnormer Mangel der Blutplättchen besteht, deren Bedeutung für die Blutgerinnung bereits erwähnt wurde. **Frank**[1]) hat sie daher unter dem Namen der „Thrombopenie" zusammengefaßt. Ein solcher Plättchenmangel kann teils dauernd, teils intermittierend bestehen. In vitro ist hierbei im Gegensatz zur echten Hämophilie die Gerinnungszeit nicht verlängert, doch zeigt der Blutkuchen eine mangelhafte Retraktion. Klinisch pflegt die Thrombopenie in die Erscheinung zu treten, wenn die Zahl der Plättchen im cmm auf 20 000 und weniger sinkt, während sie normalerweise etwa 250 000 beträgt. Da die Milz anscheinend eine hemmende Wirkung auf die im Knochenmarke erfolgende Bildung der Blutplättchen ausübt, mußte es naheliegen, die Exstirpation dieses Organs zur Behandlung der Thrombopenie in Vorschlag zu bringen; tatsächlich sind auch günstige Erfolge hiermit erzielt worden.

Die Wirkung ist in der Regel eine so unmittelbare, daß auch im floriden Stadium — beispielsweise bei unstillbarem Nasenbluten — die Splenektomie unbedenklich gewagt werden kann, ja sogar gelegentlich die einzig mögliche Rettung darstellt.

Bei der großen Bedeutung, welche die Störungen der Blutgerinnung für das Gelingen operativer Eingriffe besitzen, ist die Kenntnis dieser Zustände für den Chirurgen von besonderer Wichtigkeit.

In diagnostischer Hinsicht hat sich hierbei die Feststellung der Gerinnungszeit des entnommenen Blutes in vitro weniger bewährt als die der Blutungszeit[2]). Man versteht hierunter die Frist, die nach einem Stich in das Ohrläppchen oder die Fingerbeere vergeht, bis die Blutung spontan zum Stehen kommt. Während diese beim Gesunden nur wenige Minuten beträgt, erfährt sie bei Hämophilen eine erhebliche Verlängerung, deren Feststellung auf die operative Indikationsstellung (vgl. oben) von größter Bedeutung sein kann.

Auf die praktischen Maßnahmen, welche unter solchen Umständen geboten sein können, werden wir noch zurückkommen.

Auch beim Diabetes wird ausnahmsweise eine hämorrhagische Diathese beobachtet, die sich durch diätetische Behandlung günstig beeinflussen zu lassen scheint[3]). Küttner sah die gleiche Komplikation bei langbestehender äußerer Gallenfistel offenbar bedingt durch den erheblichen Kalkverlust[4]).

e) Allgemeinsymptome des Blutverlustes.

Geringere Blutverluste werden, wie die tägliche Erfahrung lehrt, vom sonst gesunden Menschen anstandslos vertragen und ohne daß nennenswerte Krankheitserscheinungen dadurch herbeigeführt werden. Dagegen gewinnen stärkere Blutverluste eine selbständige klinische Bedeutung, die soweit gehen kann, daß die Wunde selbst zur Nebensache wird. Jede erhebliche, rasch erfolgende Hämorrhagie vermindert die Menge des zirkulierenden Blutes und beeinträchtigt die Durchblutung der Organe. Abgesehen von dem weiter unten zu besprechenden Einströmen von Gewebssäften (Lymphe) vermag der Organismus diesen Ausfall bis zu einem gewissen Grade dadurch rasch zu kompensieren, daß die **Blutgefäße** — zumal in der Peripherie — **sich verengern**. Der Blutdruck wird

---

[1]) Zeitschr. f. ärztl. Fortbild. 1919. Nr. 8.
[2]) Vgl. Morawitz, Zeitschr. f. ärztl. Fortbild. 1922. Nr. 15.
[3]) Gorke, Münch. med. Wochenschr. 1921. S. 1324.
[4]) Chirurgenkongr. 1923. S. 13.

auf diese Weise hochgehalten, so daß die Zirkulation in den lebenswichtigen Organen ausreichend gewahrt bleibt. Die Blässe, eines der frühesten Zeichen der akuten Hämorrhagie, dürfte oft zunächst auf diese Vasokonstriktion zu beziehen sein. Doch leidet schließlich auch die Durchblutung des Herzens selbst, seine Triebkraft erlahmt und ein zunehmendes Sinken des allgemeinen Blutdruckes wird damit eingeleitet. Am empfindlichsten gegen eine verminderte Durchblutung ist von allen Organen das Gehirn. Zerebrale Erscheinungen machen sich daher in der Symptomatologie des akuten Blutverlustes mit am frühesten geltend. Eine unwiderstehliche Müdigkeit, zwangsartiges Gähnen setzt ein, der Verwundete taumelt und stürzt hin, wenn er sich nicht rechtzeitig niederlegen konnte — wie durch einen Nebel dringen die Sinneseindrücke auf ihn ein, es wird ihm „schwarz" vor den Augen, ja selbst eine Amaurose akutester Art kann eintreten. Schließlich kommt es zu Aufregungszuständen, die sich zu Krämpfen steigern können, Urin und Kot gehen ab und in diesem Stadium erfolgt der Tod. Doch kann das Ende auch unter weniger dramatischer Form eintreten, oft bei völlig klarem Bewußtsein, wie wir das im Felde wiederholt gesehen haben. Dieser tödliche Ausgang ist im allgemeinen unausbleiblich, wenn der Blutverlust die Hälfte der Gesamtmenge erreicht. Für die Schätzung ist dabei zu berücksichtigen, daß das Gesamtblut etwa $1/_{13}$ des Körpergewichtes ausmacht. Doch sind die Grenzen natürlich keine starren. Kinder — namentlich in dem ersten Lebensjahre — sind im allgemeinen besonders empfindlich gegen Blutverluste. Frauen pflegen in dieser Hinsicht widerstandsfähiger zu sein als Männer, vielleicht infolge einer Anpassung an die mit den Sexualvorgängen normalerweise zusammenhängenden Blutungen. Rasch erfolgende Blutungen sind vergleichsweise gefährlicher als solche, die in mehr protrahierter Form verlaufen. Schwächliche Menschen, solche, die bereits unter dem Einflusse einer zehrenden Krankheit stehen, vertragen Blutverluste schlechter als sonst robuste Individuen. Dies gilt natürlich besonders für bereits bestehende Anämien.

Kongenital liegt wahrscheinlich eine Herabsetzung der Menge des Gesamtblutes — eine Anaemia vera — vor bei Menschen mit angeborener Enge der Aorta und des gesamten arteriellen Systems einschließlich des Herzens. Dieser Status hypoplasticus findet sich nicht selten kombiniert mit der bereits auf S. 9 erwähnten allgemeinen Hyperplasie des lymphatischen Apparates. Entsprechend der allgemein verringerten Kapazität des arteriellen Systems darf auf eine entsprechende Verminderung der zirkulierenden Blutmenge geschlossen werden. Es ist also zu erwarten, daß schon an und für sich geringe Blutverluste bei solchen Individuen folgenschwere Bedeutung erlangen können. Hierauf habe ich[1]) zuerst auf Grund zweier unerwarteter Todesfälle der Küttnerschen Klinik hingewiesen; eine Bestätigung dieser Beobachtungen erbrachte die Mitteilung von E. Vogt[2]).

Ganz die gleichen Folgen, wie sie größere Blutverluste nach außen mit sich bringen, können aber auch eintreten, wenn die Hämorrhagie in die Gewebe oder die großen Körperhöhlen hinein erfolgt. Wir bezeichnen diesen Vorgang als „innere Blutung". Leber- oder Milzrupturen, Zerreißungen des Lungengewebes können auf diese Weise zur „inneren Verblutung" führen. Daß dieses gelegentlich auch bei Extremitätenverletzungen vorkommt, lehrt u. a. der von Burckhardt mitgeteilte Fall einer Verblutung in die Muskulatur des Oberschenkels nach Schuß[3]).

Eine dem Symptomenbilde der inneren Verblutung ähnliche Komplikation kann schließlich dadurch hervorgerufen werden, daß infolge einer ausgedehnten Gefäßlähmung das Blut sich derartig in den großen Bauchvenen ansammelt, daß die übrigen Organe wegen mangelnder Blutzufuhr ihre Funktion einstellen müssen. Man hat diesen

---

[1]) Melchior, Dtsch. med. Wochenschr. 1913. Nr. 4.
[2]) Ibid. Nr. 28.
[3]) Bruns' Beitr. z. klin. Chirurg. 97..1915; vgl. auch Elsner, Inaug.-Dissert. Breslau 1919.

Zustand, der beim Spätstadium der allgemeinen eitrigen Bauchfellentzündung, sowie wahrscheinlich auch beim Schock (vgl. dort) eine wichtige Rolle spielt und vor allem für die Cholera, die akute Arsenvergiftung charakteristisch ist, nicht unzutreffend als „Verblutung in die Blutbahn" bezeichnet.

In denjenigen Fällen, in denen es nach vorausgegangenem Blutverluste zur Wiederherstellung kommt, geht der Ersatz des verlorengegangenen Blutes zunächst nur in der Weise vor sich, daß ein vermehrter Zustrom von Lymphe in die Blutbahn hinein erfolgt. Es tritt also eine Verwässerung des Blutes ein, während umgekehrt die Gewebe einen Wasserverlust erleiden. Der intensive, oft sehr qualvolle Durst, der sich sehr rasch nach nennenswerten Blutungen einstellt, bildet den subjektiven Ausdruck dieser Gewebseintrocknung. Klinisch macht sich die Blutverdünnung bei protrahiert erfolgenden Blutungen mitunter deutlich geltend, indem das austretende Blut nach und nach immer durchsichtiger und wässeriger wird. Die alte Bezeichnung des Aderlassens „bis zum Weißbluten" ist hierauf zu beziehen.

Der Ausgleich geringerer Blutverluste pflegt sich sonst bei gesunden Menschen innerhalb weniger Tage zu vollziehen; nach schwereren Blutungen kann es eine Reihe von Wochen und selbst Monate dauern, bis die letzten Folgen des Blutverlustes überwunden sind. Es kommt bei dem vor allem im Knochenmark sich abspielenden Regenerationsprozeß zum Auftreten von Jugendformen, (Makrozyten) sowie von kernhaltigen roten Elementen (Normoblasten) innerhalb der Blutbahn. Bis zur Wiederkehr normaler Blutverhältnisse sind solche Menschen eigentümlich blaß, leicht erschöpfbar und neigen zu Ohnmachtszuständen, besonders bei aufrechter Körperhaltung.

B. Die Wundheilung[1]).

Die Wundheilung stellt einen der großartigsten Vorgänge des Zellenlebens dar. Die Fähigkeit des Organismus, auf Trennung der Gewebe mit reparatorischen Maßnahmen zu reagieren, ist als eine Elementarfunktion aufzufassen, nicht anders wie etwa der Ablauf des Stoffwechsels. Es bedarf hierzu keiner „Übung" und auch das Lebensalter bleibt im allgemeinen auf ihren Hergang ohne Einfluß. Nur dann, wenn die gesamten Körperfunktionen darniederliegen, können auch die zur Wundheilung führenden Reaktionen in ihrem Hergang beeinträchtigt werden.

Man pflegt nach altem Brauche zwei Formen der Wundheilung zu unterscheiden, die sog. prima und secunda intentio. Man dachte sich die erstere als eine direkte Vereinigung der Gewebe; wurde dieser Vorgang gestört — vornehmlich durch Eiterung —, so mußte sich die Heilung per secundam vollziehen. Diese ursprüngliche Definition entspricht unseren heutigen Kenntnissen nur noch unvollkommen. Denn auch bei der I. Intentio handelt es sich durchaus nicht um eine direkte Gewebsvereinigung im eigentlichen Sinne, noch braucht der Heilung per II. stets ein „Versagen" zugrunde zu liegen. In allen Fällen nämlich, in denen die Form der Wunde eine primäre Verklebung der Ränder ausschließt und diese Möglichkeit auch künstlich nicht herbeigeführt wird, ist die sekundäre Wundheilung als der normale Vorgang aufzufassen. Zweckmäßiger ist es daher die Heilungsvorgänge der Wunde danach zu unterscheiden, ob sie „mit" oder „ohne Defekt" erfolgen. Wenn sich trotzdem im allgemeinen Sprachgebrauch die ältere Bezeichnung erhalten hat, so ist dies darauf zurückzuführen, daß die Heilung ohne Defekt einen aseptischen Verlauf der Wunde voraussetzt. Die Gründe hierfür werden sich aus der folgenden Darstellung ergeben.

---

[1]) Marchand, Der Prozeß der Wundheilung. Stuttgart 1901. — v. Gaza, Der Stoffwechsel im Wundgewebe. Bruns' Beitr. z. klin. Chirurg. Bd. 110. 1917.

Ganz allgemein handelt es sich bei allen Formen der Wundheilung darum, daß zunächst das fertige ruhende Gewebe der Wundränder in eine reaktionsfähige, jugendliche, geradezu embryonale Form übergeführt wird. Nicht mehr verwertbare Elemente des Wundgebietes selbst werden abgebaut oder eliminiert, der Defekt mit Keimgewebe ausgefüllt. Sobald dieses provisorische Ziel erreicht ist, erfolgt unter fibröser Verfestigung eine Rückbildung, deren Endstadium die Narbe bildet.

Die histologischen Vorgänge der Wundheilung zeigen bei den einzelnen Geweben kein ganz gleichartiges Verhalten. Am ausgesprochensten unterscheidet sich in dieser Hinsicht das Bindegewebe von den epithelialen Elementen. Das klassische Objekt für das Studium der Wundheilung bildet daher die Haut, bei der beide Gewebsarten gleichmäßig beteiligt und der äußeren Betrachtung gut zugänglich sind. Wir werden daher auch der folgenden Besprechung das Verhalten der Hautwunden zunächst zugrunde legen. Die Abweichungen im Heilungsverlauf der einzelnen differenzierten Gewebsarten sollen im Anschluß daran kurz erörtert werden.

I. Die Heilung ohne Defekt.

Die elementare Vorbedingung für das Zustandekommen der sog. primären Wundheilung besteht darin, daß die Ränder der frischen Wunde sich breit und lückenlos aneinander legen können. Die Wundränder müssen also annähernd lineär beschaffen sein und dürfen keine groben Fremdkörper einschließen. Bei nicht klaffenden glatten Wunden ist der Kontakt von vornherein gegeben; bei klaffenden Wunden muß er künstlich herbeigeführt werden, wozu im allgemeinen die Naht dient. Der erste Akt der primären Wundheilung kann nunmehr einsetzen; er besteht in einer Verklebung der Wundränder. Das ausgetretene Blut und Lymphe gerinnt an der Wundoberfläche bzw. in dem Wundspalt und der sich niederschlagende Faserstoff bildet die Kittmasse, welche eine primitive vorläufige Vereinigung der Wundränder herbeiführt und damit das Eindringen von Luft, infektiösem Material und sonstigen fremden Elementen bis zu einem gewissen Grade verhindert [1]).

Auch bei der lineären scharf angelegten Schnittwunde verfallen einzelne Zellen, die bei der Durchtrennung getroffen wurden, dem Untergange. Bei Fehlen einer groben Infektion führt dies jedoch nicht zu merklichen Störungen, da diese abgestorbenen Trümmer sich teils verflüssigen, teils bei der Bildung des „Keimgewebes" (s. w. unten) fortgeschafft werden. Durch ausgedehntere Zerstörungen der Wundränder wird dagegen das Zustandekommen der I. Intentio unmöglich gemacht. Denn es bleibt hierbei entweder schon die vorläufige Fibrinverklebung der Wundränder aus oder es kommt nachträglich wieder dadurch zum Klaffen der Wunde, daß die nicht mehr lebensfähigen Randpartien abgestoßen werden. Ganz das gleiche gilt — um es hier kurz vorweg zu nehmen — auch für die ursprünglich verklebte infizierte Wunde, da durch die bakterielle Tätigkeit eine mehr oder weniger ausgedehnte Nekrose der Wundränder herbeigeführt wird.

Bedeutet die aus dem austretenden Blut und Lymphe sich niederschlagende Fibrinverklebung gewissermaßen einen passiven Vorgang, so wird die aktive Phase der Wundheilung eingeleitet durch lebhafte Reaktionen des Bindegewebes, die unter den allgemeinen Begriff der **Entzündung** fallen.

---

[1]) Bezüglich der allgemeinen Bedeutung des Fibrins sei verwiesen auf Bergel, Berlin. klin. Wochenschr. 1918. Nr. 35.

Dieser Vorgang gibt sich zunächst an den Gefäßen zu erkennen. Unter dem Reize des Traumas, des Fibrinniederschlages, der eindringenden Luft und weiterhin auch unterhalten durch das Auftreten von Zerfallsprodukten, die aus den absterbenden Zellen der Wundränder stammen, kommt es zu einer Erweiterung der Gefäße im angrenzenden Gebiete. Infolgedessen wird die Strömung verlangsamt, die Kapillaren werden — wahrscheinlich durch Quellung der Kittleisten — durchlässig, Blutplasma tritt nach außen und führt zu vermehrter Durchfeuchtung und Aufquellung des Wundgewebes. Diese „Ödem"flüssigkeit ist eiweißreich; in abgestorbenen Zellterritorien kann es zur Fibrinabscheidung innerhalb des Gewebes selbst kommen. Aber nicht nur das Plasma, sondern auch Formelemente des Blutes verlassen die Kapillaren. Unter der Erscheinung amöboider Eigenbewegungen sind es vornehmlich die polynukleären (neutrophilen) Leukozyten, welche durch die Stomata der Kapillaren austreten und sich in die Nähe der Wundränder begeben. Dieses „per diapedesin" austretende Exsudat ist umso zellreicher, je heftiger die Entzündungsvorgänge sind; in den stärksten Graden — bei manifester Infektion — nimmt es einen eitrigen Charakter an. Auch Erythrozyten können sich den weißen Elementen zugesellen. — Die allgemeine Bedeutung der als „Mikrophagen" bezeichneten polynukleären Leukozyten wurde bereits früher gewürdigt. Ihre Aufgabe besteht darin, abgestorbenes Gewebsmaterial mittels der in ihnen enthaltenen Fermente zur Auflösung zu bringen und unlösliche Partikel — auch Bakterien — in sich aufzunehmen. Wichtige Veränderungen erleiden unter der allgemeinen Gewebsquellung die Fasern des kollagenen Gewebes. Sie werden durch die Wasseraufnahme aus dem festen widerstandsfähigen Zustand in eine weiche biochemisch reaktionsfähige Modifikation übergeführt. Die normalerweise spärlichen kleinen „ruhenden" Bindegewebszellen vergrößern sich hierbei und teilen sich, so daß nach wenigen Tagen die normale Bindegewebsstruktur völlig verschwunden ist; an ihre Stelle ist ein zellreiches weiches Gewebe getreten, das mit dem embryonalen Keimgewebe große Übereinstimmung zeigt und mit dem später zu besprechenden „Granulationsgewebe" identisch ist. Daß bei diesem Vorgange ein Teil der neugebildeten Bindegewebszellen aus dem Zellverband heraustritt, Eigenbewegungen zeigt und sich an der „Phagozytose" als „Makrophagen" beteiligt, wurde bereits erwähnt.

Die Wachstumsrichtung des jungen Keimgewebes erfolgt allem Anschein nach unter dem bestimmenden Einflusse der Blutkapillaren. Die endständigen Gefäßschlingen treiben hierbei solide Sprossen von beiden Seiten her in die verklebende Fibrinschicht hinein. Die Kittmasse wird durchsetzt, die Zapfen dringen über den Wundrand hinaus in die gegenüberliegende Seite ein und entfalten sich röhrenförmig. Das Keimgewebe schließt sich diesen kapillaren Sprossen an, beseitigt die letzten Fibrinreste, so daß nunmehr die Verbindung der getrennten Wundbezirke durch ein zellreiches Bindegewebe wiederhergestellt ist.

Nicht unerwähnt soll bleiben, daß diese Vorgänge nach der Auffassung von P. Grawitz [1]) sich wesentlich andersartig gestalten. Nach diesem Autor sind es nämlich die bindegewebigen Fasern selbst, die zur Teilung und Kernbildung befähigt sind; ebenso stammt nach seiner Untersuchung die „leukozytäre Infiltration" nicht aus dem Blute, sondern ist autochton im Gewebe selbst entstanden. Mit diesen Anschauungen steht die Grawitzsche Schule bisher ganz vereinzelt da und es wird künftigen Prüfungen vorbehalten bleiben, hier die Entscheidung zu treffen.

Ehe wir die weiteren Schicksale dieses vorläufigen Zwischengewebes verfolgen, müssen wir das Verhalten der epithelialen Elemente kurz betrachten. Auch in der durchtrennten Epidermis kommt es durch Diffusion zu einer Auf-

---

[1]) Langenbecks Arch. 111. 1919.

lockerung und Quellung der tiefen Zellverbände (Stratum germinativum). Zellteilungen unter Auftreten von Mitosen stellen sich ein, die Zellen der Keimschicht schieben sich gegenseitig vor, bis beide Wundränder in Kontakt miteinander geraten; die Vereinigung selbst erfolgt wahrscheinlich mittels der sich verhakenden stachelartigen Protoplasmafortsätze. Liegen die durchtrennten Epidermisränder gut „adaptiert" nebeneinander, so kann diese Vereinigung schon nach etwa 4 Tagen erfolgt sein, so daß damit ein vorläufiger Abschluß der primären Heilung erreicht ist. Um diese Zeit schimmert das an Kapillaren reiche Keimgewebe durch die zarte Epidermis deutlich durch, so daß die junge „Narbe" rötlich erscheint.

Liegen dagegen die Wundränder nicht genau aneinander, haben sich die Ränder etwa bei unsorgfältiger Naht gegenseitig verschoben oder gar eingekrempelt, so dauert die Epidermisierung erheblich länger, da die wuchernden Epithelzellen den Zwischenraum erst überbrücken müssen. Ja es kann sogar zur Bildung von frei zutage tretendem Granulationsgewebe (s. w. unten) kommen, so daß damit der Begriff der prima intentio durchbrochen wird.

Die Notwendigkeit der exakten Adaptierung bei der Wundnaht ergibt sich hieraus mit aller Deutlichkeit.

Die bereits verhornten oberflächlichen Bezirke der Epidermis verhalten sich bei der Wundheilung völlig passiv, gelangen also nicht wieder zur Verschmelzung. Bei der Betrachtung frisch geheilter Hautwunden ist dieser persistierende Spalt des Stratum corneum gewöhnlich deutlich zu erkennen.

An diese progressive Phase der Wundheilung, die bei normalem Verlauf etwa eine Woche in Anspruch nimmt, schließt sich weiterhin eine regressiv gerichtete Umwandlung des neugebildeten Bindegewebes an. Der ursprünglichen Quellung folgt eine Wasserentziehung, die zahlreichen Bindegewebszellen schrumpfen, nehmen Spindelform an und werden spärlicher. Innerhalb des weichen amorphen Zwischengewebes tritt wieder eine Faserstruktur zutage, die zahlreichen Kapillarsprossen veröden; die anfangs rötlich durchschimmernde Narbe nimmt eine weißliche Farbe an. Mikroskopisch ist sie in diesem „verfestigten" Stadium hauptsächlich noch daran zu erkennen, daß die elastischen Fasern den Defekt noch nicht überbrücken, erst nach einer Reihe von Wochen beginnt auch für diese Gewebselemente der langsam sich vollziehende Ersatz. —

Der Kliniker pflegt den in Voranstehendem geschilderten Prozeß der Wundheilung ohne Defekt auch als „reaktionslose Heilung" zu bezeichnen. Dieser Ausdruck ist indessen — wie schon Marchand betonte — irreführend. Denn die Heilungsvorgänge stellen in ihrer Gesamtheit eine außerordentlich wirkungsvolle Reaktion dar; fehlt dem Gewebe die Kraft, diese Reaktion aufzubringen, wie man es gelegentlich bei alten dekrepiden Menschen sieht, dann bleibt jegliche Heilung aus, die etwa genähten Wundränder fallen nach Entfernung der Fäden einfach wieder auseinander. Jener Ausdruck der „reaktionslosen" Heilung ist daher nur in dem Sinne zu verstehen, daß bei aseptischem Verlaufe jene heftige entzündliche Reaktion ausbleibt, wie sie bei infizierten Wunden auftritt (vgl. S. 118). Es fehlt bei der prima intentio jegliche nennenswerte Rötung und äußerlich nachweisbare Schwellung der Wundränder, sowie der für die Infektion so charakteristische klopfende Schmerz. Nur in diesem eingeschränkten Sinne ist daher der Ausdruck der „reaktionslosen" Heilung zulässig.

II. Die Heilung mit Defekt.

Die geweblichen Vorgänge, die der Wundheilung per secundam zugrunde liegen, unterscheiden sich im Prinzip nicht von denjenigen, die sich bei der Heilung ohne Gewebsdefekt abspielen. Nur die äußere Erscheinungsform ist wesentlich verändert.

Wir betrachten ihren Hergang zunächst, wie er sich beim Fehlen grober Infektion und Abwesenheit ausgedehnter Gewebsnekrosen darstellt.

Auch bei der Heilung mit Defekt bedeckt sich zunächst, nachdem die Blutung zum Stehen gekommen ist, die mehr oder weniger tiefe Wundfläche mit einer ausgedehnten Fibrinschicht. Dieser fibrinöse Überzug, dessen Bedeutung für den Verschluß der Gefäßöffnungen wir schon besprochen haben, bildet freilich keinen völligen Abschluß, sondern schützt die Wunde nur so, als wenn sie etwa mit Fließpapier abgedeckt wäre. Lymphe, der bei fehlender bakterieller Infektion nur spärliche Blutzellen beigemengt sind, tritt durch dieses Filter hindurch und gibt der frischen Wunde den charakteristischen feuchten Glanz. In den nächsten Tagen gehen nun weitere Veränderungen mit der Wunde vor sich, unter deren Einfluß die anfangs noch durch Form und Farbe sich charakteristisch darstellenden Gewebsschichten immer undeutlicher werden.

Die Wunde ist wie von einer feinen glasigen, etwas rötlich schimmernden Deckschicht überzogen. Innerhalb dieser homogenen Masse machen sich nun etwa vom 4. Tage ab feinste, leicht körnige, rötliche Erhebungen bemerkbar, die allmählich größer werden und nach etwa einer Woche die ganze Wunde wie mit einem dichten homogenen, bei jeder Berührung leicht blutenden rötlichen Teppich auskleiden, der nunmehr jedes Gewebsdetail verhüllt. Die Wunde ist damit in das Stadium der **Granulation** eingetreten.

Histologisch entspricht das Granulationsgewebe dem oben besprochenen Keimgewebe, mit dem es sich in identischer Weise entwickelt. Nur tritt hier die führende Rolle der Kapillaren noch deutlicher zutage. Senkrecht zur Oberfläche sprossen, wie in einem Blumenbeete, die einzelnen Kapillarbüschel hervor, ihnen schließt sich das Granulationsgewebe konzentrisch geordnet an und erhält auf diese Weise jenes polypöse Gefüge. In älterem Granulationsgewebe treten außerdem noch besondere Zellformen in die Erscheinung. Es gehören hierher vor allem die Plasmazellen, große Zellen mit reichlichem Protoplasma, das bei Färbung mit Methylenblau eine eigentümlich körnige Beschaffenheit aufweist. Außerdem finden sich — oft herdweise eingesprengt — kleinere Zellformen vom Aussehen der Lymphozyten, die indessen nicht aus dem Blute zu stammen scheinen, sondern z. T. wenigstens als Bindegewebsabkömmlinge zu betrachten sind und zu den Plasmazellen in nahem genetischen Zusammenhange stehen. Bei Gegenwart von Fremdkörpern — in typischer Weise z. B. um versenkte Seidenfäden — finden sich auch Riesenzellen, deren Herkunft recht verschiedenartig sein kann; Bindegewebszellen, Zellen des Fettgewebes, Leukozyten, die Deckzellen der Gefäße kommen vornehmlich als ihre Matrix in Betracht.

In gleicher Weise wie bei der Heilung ohne Defekt folgt auch beim sekundären Wundheilungsprozeß auf das Stadium der Proliferation das der Schrumpfung. Die Zellen werden spärlicher, Bindegewebsfibrillen scheiden sich — vornehmlich parallel zur Oberfläche — ab, ein Teil der Kapillaren verödet; — kurz, es handelt sich auch hier um den Vorgang der fibrös-narbigen Verfestigung. Oberhalb dieser fibrösen Schicht wuchern die Granulationen weiter in die Höhe, um schließlich die Wundhöhle auszufüllen und das Oberflächenniveau zu erreichen. — Inzwischen ist nun aber auch die Epidermis nicht untätig geblieben. Lebhafte mitotische Teilung hat in den tieferen Epithelschichten eingesetzt und von allen Seiten her schieben sich die neugebildeten Zellen über die Granulationen herüber. Für das bloße Auge werden diese proliferierenden Zellterritorien als feiner milchiger Streifen sichtbar, der die Wundränder konzentrisch nach innen umgibt. Sind im Bereiche der Wunde selbst Epithelreste erhalten geblieben — die Schweiß- und Talgdrüsen kommen hierbei vornehmlich in Betracht —, so bildet jede derartige Epithelinsel ein Zentrum der Neubildung für sich. Die Schnelligkeit der Überhäutung wird hierdurch außerordentlich gefördert. Dieser Prozeß dauert — im idealen Falle — so lange, bis die Epithelsprossen in der Mitte der Wunde zusammentreffen und miteinander verschmelzen. Sobald dies geschehen ist, erlischt sofort jede weitere

Proliferation des Granulationsgewebes und ihre narbige Umwandlung vervollständigt sich. Infolge der körnigen Struktur der Granulationen erhält die neugebildete Epidermisdecke wiederum einen annähernd papillären Bau. Doch unterscheidet sie sich von dem normalen Zustande zunächst wesentlich dadurch, daß den aus Defektwunden hervorgehenden Narben die Anhangsgebilde der Haut — Haare, Talg- und Schweißdrüsen — fehlen. Die Narbe ist infolgedessen glatt, trocken und spröde. Außerdem fehlt ihr die Verschieblichkeit gegen die Unterlage; reichte die Verletzung bis auf den Knochen, so wird die sich ausbildende Narbe unmittelbar an das Skelett fixiert. Es ergibt sich hieraus eine ausgesprochene Verletzlichkeit der Epitheldecke, zumal ihre Ernährung infolge der Gefäßverödung in der Umgebung oft notleidet.

Immerhin kann gelegentlich auch eine tiefgreifende, fest zur Unterlage fixierte Narbe im Laufe der Jahre einen gewissen Grad von Verschieblichkeit wiedergewinnen. Man sieht dies namentlich an Stellen, die besonders dauernder Bewegung ausgesetzt sind, wie etwa im Bereiche des großen Brustmuskels. Regelmäßige Massage vermag diesen Hergang zu unterstützen.

III. Die Heilung unter dem Schorf.

Dieser Modus stellt im idealen Falle eine Zwischenstufe zwischen der primären und sekundären Wundheilung dar. Unter dem zu einer undurchlässigen Kruste eintrocknenden Wundsekret kann sich die Epithelialisierung so rasch vollziehen, daß, wenn der Schorf schließlich abfällt, bereits die gesamte Granulationsfläche überhäutet ist. Nur eine seichte Delle pflegt die Stelle des ehemaligen Defektes anzudeuten. Man sieht diesen Vorgang am häufigsten bei nicht zu tief reichenden Schürfwunden, die der eintrocknenden Wirkung der Luft ausgesetzt bleiben. Ebenso wie ein solcher Blut- oder Lymphschorf kann auch die abgestorbene oberflächliche Gewebsschicht selbst (vgl. S. 93) als schützende Decke wirken. Die Heilung der subkutanen Gewebstrennungen entspricht weitgehend diesem Vorgange.

IV. Die Wundheilung bei Infektion und Nekrose der Wundränder.

Die fortschreitende Infektion der Wundränder, wie sie vor allem dem Begriff der Phlegmone angehört, bildet den Gegenstand eines eigenen Kapitels (vgl. S. 117). Hier soll nur von dem Einflusse der bakteriellen Infektion auf die Wundränder selbst die Rede sein. Ihre wichtigste Folge in dieser Hinsicht bildet das Absterben der angrenzenden Zellterritorien — die Nekrose. Es handelt sich hierbei um einen komplexen Vorgang. Beteiligt sind in erster Linie die Giftstoffe der Bakterien, ferner die unter der heftigen Entzündung einsetzende Drucksteigerung im Gewebe, welche die Gefäße verlegt und dadurch die Ernährung der betroffenen Bezirke gefährdet. Diese Drucksteigerung kommt zum Teil dadurch zustande, daß bei schwerer Zellschädigung die großen Moleküle des Protoplasmas in die kleineren Komplexe der Abbauprodukte zerfallen. Auf diese Weise nimmt die osmotische Spannung zu, Gewebswasser wird mächtig aufgenommen und infolge dieser Quellung kann der Druck sich so steigern, daß er die bereits geschädigten Zellen — aber auch ihre Umgebung — zum Absterben bringt. Die eintretende Infektion führt also sekundär den gleichen Zustand herbei, wie er bei Wunden, die durch grobe Quetschwirkung oder sonstige Schädigungen wie Hitze, Verätzung oder dgl. zustandegekommen sind, bereits von vornherein besteht. Diese abgestorbenen Wundränder sind nun nicht mehr reaktionsfähig; erst in den tieferen Schichten, in denen eine solche Schädigung ausgeblieben ist oder nicht so hohe Grade erreicht hat, können die Abwehrvorgänge des Organismus wirksam einsetzen. Die Aufgabe der Wundheilung wird unter diesen Umständen völlig verschoben. Es handelt sich hier nicht mehr um das Problem der Wiedervereinigung der getrennten Gewebe, sondern es kommt zunächst darauf an, die nekrotischen Bestandteile zu eliminieren.

Wer sich diese Verhältnisse klar macht, wird damit ohne weiteres begreifen, warum das Mitspielen einer groben Infektion oder das Vorhandensein massiger Nekrosen die „Prima intentio" von vornherein ausschließt.

Bei dem Prozeß der Gewebselimination spielt nun wiederum das Granulationsgewebe die führende Rolle. Die auswandernden Leukozyten bringen durch eine verdauungsähnliche Fermentwirkung die Grenzschicht des nekrotischen Bezirkes schrittweise zur Auflösung; in diese mikroskopischen Lücken wuchert das Granulationsgewebe ein, das seinerseits an der Sequestrierung des toten vom lebenden Gewebe teilnimmt. Am raschesten vollzieht sich die Trennung in lockeren und weichen Gewebsarten, länger dauert sie im straffen Bindegewebe, bei Sehnen, Faszien oder gar dem Knochen. In dichten Mengen häufen sich die Leukozyten unter den nekrotischen Bezirken an und dringen seitlich und aus Lücken der Oberfläche als Eiter zutage. Allmählich wird die „Nekrose" hie und da abgestoßen, soweit nicht völlige Verflüssigung eintritt. Pilzartig ragen an diesen Stellen die Granulationspfröpfe zutage, bis schließlich das gesamte tote Gewebe eliminiert ist und die Granulationsfläche überall frei zutage tritt. Die sog. Wundreinigung hat damit ein Ende erreicht und der weitere Verlauf gestaltet sich dann in der bereits besprochenen Weise.

V. Zur Physiologie der Wundgranulationen[1]).

Im Rahmen der allgemeinen Aufgabe der Wundheilung, die darin besteht, eine äußere Lücke des Körpergefüges unter möglichster Wiederherstellung der normalen Verhältnisse wieder zu schließen, bildet das Stadium der granulierenden Wunde eine wichtige Etappe. Als ersten vorläufigen Ersatz haben wir die Fibrinbedeckung der Wunde kennen gelernt, doch ist dieser Abschluß ein noch recht unvollkommener, der einen nennenswerten Schutz nicht zu bieten vermag. Viel näher kommt jedoch dieser Aufgabe die Granulationsschicht. Im Gegensatz zur Fibrindecke bildet sie kein einfaches Filter, sondern wir haben es hier mit der Wirkung protaplasmatischer Membranen zu tun, die sowohl den Abfluß der Körperflüssigkeiten nach außen wie die Aufnahme fremder Stoffe in das Gewebe hinein wesentlich einzuschränken vermögen. Es gilt dies in erster Linie für Bakterien, welche — von wenigen Ausnahmen (vgl. S. 109) abgesehen — die intakte Granulationsschicht nicht zu durchdringen vermögen.

Es scheint sogar, daß das Granulationsgewebe eine antibakterielle — bakterizide? — Eigenschaft zu entfalten vermag. Denn während die nicht gereinigte Wunde zahllose Mikroorganismen zu beherbergen pflegt, ist auf der sauberen Granulationsfläche diese Flora weit spärlicher oder kann sogar gänzlich fehlen, wie sich aus eigenen mit Dr. Lubinski zusammen ausgeführten Untersuchungen ergab[2]).

Das gleiche gilt für bakterielle Stoffwechselprodukte. So ist selbst der Tetanusbazillus auf der unverletzten granulierenden Wunde nur ein harmloser Parasit. Versuche von granulierenden Wunden aus eine Immunisierung gegen Milzbrand herbeizuführen, verliefen negativ, ebensowenig vermochten Melchior und Rosenthal[3]) die Aufnahme von Typhusbazilleneiweiß und Pferdeserum festzustellen. Auch zur Aufnahme von Wasser und Luft von außen her ist das Granulationsgewebe nicht befähigt. Weiterhin werden chemische Stoffe — soweit sie nicht imstande sind, die Granulationen zu zerstören, wie das etwa für die Karbolsäure gilt —, von der intakten granulierenden Wunde aus in der

---

[1]) Vgl. Melchior, Bruns' Beitr. z. klin. Chirurg. 127, S. 138. 1922.
[2]) Zentralbl. f. Chirurg. 1923. Nr. 33. Vgl. auch N. Blumenthal, ibid. 1924. Nr. 34.
[3]) Berlin. klin. Wochenschr. 1920. Nr. 13.

Regel nicht resorbiert, so z. B. das Jodoform oder das Chinin. Nur einzelne besonders diffundible Substanzen, wie das zur Vitalfärbung dienende Methylenblau, durchsetzen — anscheinend hemmungslos — die Granulationsschicht bis ins normale Gewebe hinein und werden prompt mit dem Urin wieder ausgeschieden. Ob nach alledem die Annahme berechtigt ist, daß eine Ernährung der Granulation von dem sie umgebenden Eiter erfolgen kann (Bier), erscheint fraglich.

Bei der intensiven Wachstumsenergie der Granulationen darf es schließlich nicht wundernehmen, daß hierbei auch elektrische Potentialdifferenzen gegenüber der Umgebung auftreten. Zusammen mit Rahm [1]) konnte ich nachweisen, daß die Granulationsfläche sich positiv zu den umgebenden Hauträndern verhält. Vielleicht spielen bei der Überhäutung diese „Wundströme" eine gewisse Rolle; durch ihre künstliche Verstärkung konnten wir wiederholt den Heilungsvorgang beschleunigen.

VI. Störungen der Wundheilung per granulationem.

Die granulierende Wunde kann geradezu als ein Spiegel des Allgemeinzustandes bezeichnet werden. Alle Störungen, die den Gesamtorganismus betreffen, kommen auch in dem Verhalten der Granulationsbildung zum Ausdruck. Frisch, rotglänzend, turgeszent, gleichmäßig gekörnt bei gesunden Individuen erscheinen sie bei anämischen, dekrepiden oder sonst kranken Menschen blaß, oft eigentümlich glasig gequollen infolge übermäßigen Wassergehaltes und von mehr gleichmäßiger Oberfläche. In anderen Fällen sind sie mehr speckig, schlaff oder es besteht eine abnorme Neigung zur Fibrinabscheidung an der Oberfläche. Sie erscheinen livide bei allgemeinen Stauungszuständen, leicht blutend, auch von spontanen Suffusionen durchsetzt bei den hämorrhagischen Diathesen. Düsterrot, eigentümlich trocken ist die granulierende Wunde vielfach bei fieberhaften Zuständen namentlich septischer Art. Auch die Epidermisierung ist bei schlechtheilenden Wunden gestört. Infolge des Wegfalls der durch die Epithelialisierung bedingten Wachstumshemmung wuchern in solchen Fällen die Granulationen oft pilzförmig über das Wundniveau hinaus; man bezeichnet sie dann als „wildes Fleisch" — „Caro luxurians".

Außer derartigen allgemeinen Faktoren können auch örtliche Einflüsse sich auf den Verlauf der sekundären Wundheilung störend bemerkbar machen. Als solcher ist zunächst die Anwesenheit abgestorbener Gewebsteile oder Fremdkörper zu nennen, welche die Granulationsbildung unterhalten und den Eintritt der Überhäutung verhindern. Lokale venöse Stauung — im Gefolge von Krampfadern, zu eng angelegten Verbänden — kommt ferner in dieser Hinsicht in Betracht. Wesentlich kann auch der Ablauf der normalen Heilung in Bezirken beeinträchtigt sein, deren zentrale Innervation aufgehoben ist, die sich also im Zustande trophischer Störung befinden. (vgl. Zehnter Abschnitt, S. 434 ff.) Ebenso wird durch unzureichende arterielle Blutzufuhr — z. B. im Gefolge der Schlagaderverkalkung — der Ablauf der Wundheilung wesentlich verzögert oder gar unmöglich gemacht. Eine weitere Beeinträchtigung der Heilung mit Defekt ist dann zu befürchten, wenn die Ausdehnung der Wunde nach Fläche oder Tiefe sehr beträchtlich ist. Ist die Wunde sehr tief, so wird infolge der Vernarbung der zuerst gebildeten Schichten die Ernährung des später gebildeten Keimgewebes allmählich so beeinträchtigt, daß die Wachstumsenergie der Granulationen immer geringer wird und schließlich erlischt, ehe die völlige Ausfüllung des Defektes eingetreten ist. In solchen Fällen sucht die Epidermis durch Tiefenwachstum diesen Ausfall auszugleichen; selbst Knochenhöhlen mit überhängenden Rändern

[1]) Zentralbl. f. Chirurg. 1918. Nr. 35 und 1923. Nr. 7 u. 33.

können auf diese Weise allmählich epithelialisiert werden. Gewöhnlich bleibt aber dieser Prozeß unvollkommen, da auf den fibrösen Granulationen auch die Ernährung der Epidermis unzureichend wird. Selbst bereits gebildete Epithelauflagen können sich infolge mangelnder Saftdurchströmung nachträglich wieder abheben, so daß die Wunde von neuem frei zutage tritt. Der gleiche Vorgang macht sich bei sehr ausgedehnten Flächenwunden bemerkbar. Infolge der langsamen Epithelialisierung unterliegen im Zentrum die Granulationen der narbigen Schrumpfung, die sie zur Haftstätte der überwandernden Epithelien ungeeignet macht. Die unzureichende Ernährung hemmt ferner in den Randpartien der Epidermis die weitere Zellteilung und es gibt schließlich eine gewisse Größe der Wunden, bei der auf spontane Heilung überhaupt nicht mehr gerechnet werden kann.

Eine dritte Gruppe bilden die spezifischen Wunderkrankungen im engeren Sinne, d. h. die Tuberkulose, die Diphtherie und der Hospitalbrand. Wir kommen hierauf an späterer Stelle zurück.

VII. Die Pathologie der Narbe.

Die aus der Wundheilung mit Defekt hervorgehende Narbe ist nicht selten Gegenstand pathologischer Veränderungen. So wurde auf die leichte Verletzlichkeit der fibrösen Narbe und ihrer Epitheldecke bereits hingewiesen. Die in diesem Gebiete entstehenden Verletzungen heilen wegen der unzureichenden Gefäßversorgung nur äußerst langsam, und wiederholen sich diese Läsionen an exponierten Stellen — z. B. an der narbigen Stumpffläche nach Amputationen — des öfteren, so bilden sich schließlich hartnäckige Geschwüre aus, die einer spontanen Heilung oft nicht mehr fähig sind. Atypische Epithelwucherungen kommen in derartig dauernd gereizten Bezirken vor, und wir werden später in dem Narbenkarzinom eine typische wenn gewiß auch seltene bösartige Spätkomplikation der Narbe kennen lernen. Sehr unangenehm machen sich fernerhin bei manchen Narben die Folgen der fibrösen Schrumpfung bemerkbar. So können durch ausgedehnte Narbenzüge im Gesicht die natürlichen Öffnungen — Mund und Nase — aufs schwerste verengt werden; sind die Narben einseitig gelegen, so kommt es zur Verziehung. An den Lidern spielt diese Komplikation in Gestalt des Ektropions eine besondere Rolle; die Konjunktiva ist hierbei den äußeren Schädigungen frei ausgesetzt, der Schluß des Auges ein unvollkommener, so daß eine unmittelbare Gefährdung des Sehorganes eintritt. Befindet sich die schrumpfende Narbe in der Nachbarschaft von Gelenken, so kann daraus eine erhebliche Bewegungshemmung oder Zwangsstellung (Kontraktur) resultieren. Die nach tiefen Verbrennungen sich bildenden Narben neigen ganz besonders zu derartigen hochgradigen Schrumpfungen. Wirkt dagegen auf die sich bildende, noch nicht fibrös verfestigte Narbe ein dauernder Druck senkrecht zur Faserrichtung ein, so kann dies zu einem Auseinanderweichen der bindegewebigen Elemente, zu einer Verdünnung und schließlich zur Ausbuchtung der Narbe — der sogenannten Ektasie — führen. Dieser Vorgang spielt praktisch besonders eine Rolle bei Bauchwunden und bildet mit eine Ursache der postoperativen Bauchbrüche, deren Eintritt bei Störung der Asepsis stets zu befürchten ist. Schließlich ist in diesem Zusammenhange noch das Narbenkeloid zu nennen. Man versteht hierunter eine geschwulstartige Hyperplasie der bindegewebigen Narbenelemente, welche als derbe Wülste im gesamten Narbenbereiche unter der meist rötlich durchschimmernden Epidermis zutage treten. Eine besondere Disposition liegt dieser Entartung zugrunde, indem einzelne Menschen auf jede Verletzung mit einem Keloid reagieren. Besonders häufig wird dies bei Negern beobachtet.

Die operative Entfernung dieser Gebilde ist daher meist zwecklos oder gar schädlich. Günstige Erfahrungen sind dagegen gelegentlich mit Thiosinamin-(Fibrolysin)-Injektionen gemacht worden, mitunter auch mit Röntgenbestrahlungen. Payr empfiehlt neuerdings die Pepsin-Pregl-Lösung [1]). Eine recht seltene praktisch meist belanglose Komplikation bildet das Auftreten von Verknöcherungen in der Narbe [2]). —

Wenn wir nunmehr zurückschauend zu einem kurzen Vergleich der primären mit der sekundären Wundheilung übergehen, so fällt dieser durchaus zu ungunsten der letzteren aus. Die Heilungsdauer ist hierbei eine längere, soweit spontane Heilung bei sehr großen Wunden nach diesem Vorgang überhaupt möglich ist. Ferner geht die Wundheilung mit Defekt stets mit einem langwierigen Säfteverlust einher, zumal die Granulationsfläche bei geringstem Anlaß leicht blutet. Während der ganzen Dauer der Heilung besteht überdies die Möglichkeit sekundärer infektiöser Wundkomplikationen, wobei namentlich das Erysipel zu nennen ist; die schließlich sich ausbildende Narbe ist unvollkommen und kann ihrerseits noch der Sitz erheblicher Störungen sein. Die demgegenüber bestehende Überlegenheit der primären Wundheilung ist also sehr beträchtlich. **Es ergibt sich hieraus die Folgerung, daß das ideale Ziel der chirurgischen Therapie stets darin bestehen muß, die primäre Wundheilung an Stelle der sekundären zu setzen.** Wie weit sich diese Forderung verwirklichen läßt, wird bei Besprechung der Wundbehandlung näher dargestellt werden (vgl. S. 105f.).

VIII. Die Heilungsformen einzelner Gewebsarten.

Auch bei der Heilung differenzierter Gewebe — die wir hier nur in aller Kürze besprechen — stehen die gleichen Vorgänge, wie sie im voranstehenden für die Wiedervereinigung des Bindegewebes erörtert wurden, zunächst im Vordergrunde. So kommt z. B. für die quergestreifte Muskulatur die Vereinigung praktisch nur durch eine Bindegewebsnarbe zustande, ebenso bei Sehnen; das gleiche gilt für Gehirn und Rückenmark. Bei der Heilung von Nervenwunden ist dagegen eine vollkommene Regeneration möglich; diese erfolgt regelmäßig auf die Weise, daß vom Zentrum aus — also für die motorischen Nerven von den Ganglienzellen des Vorderhorns — neue Achsenzylinderfortsätze durch die Narbe hindurch zur Peripherie aussprossen. Die lange Dauer, die gewöhnlich bis zur Wiederherstellung vergeht, erklärt sich hieraus unmittelbar. Trifft die regenerierte Faser auf zu dichtes und ausgedehntes Narbengewebe, so kann die Wiederherstellung der Leitung ausbleiben; die Regeneration beschränkt sich in diesen Fällen auf eine kolbige blinde Auftreibung des zentralen Endes, die als „Neurom" bezeichnet wird. — Bei manchen drüsigen Organen — wie der Niere — schließt sich nach Defektwunden an die bindegewebige Ausheilung eine Vergrößerung — kompensatorische Hypertrophie — des übrigen Parenchyms an, wodurch der Ausfall der sezernierenden Substanz ausgeglichen werden kann. Beim Knochen reagiert zunächst ebenfalls das Bindegewebe. Besonders deutlich wird dies bei der Demarkierung abgestorbener Skeletteile. Man sieht hierbei aus der Markhöhle und den bindegewebshaltigen Knochenkanälchen das Granulationsgewebe zutage treten, während die Knochensubstanz selbst sich passiv verhält. Bei der Frakturheilung kommt die definitive knöcherne Vereinigung auf dem Wege des Kallus zustande, an dessen Bildung sich das Endost (Knochenmark) und das Periost — oft aber auch dessen Umgebung — beteiligen.

---

[1]) Zentralbl. f. Chirurg. 1922, S. 1.
[2]) Vgl. Capelle, Bruns' Beitr. z. klin. Chirurg. 73. 1911.

Die hierbei ablaufenden Vorgänge zeigen eine weitgehende Übereinstimmung mit der entwicklungsgeschichtlichen Osteogenese.

Zahlreiche konstitutionelle Einflüsse wie Rachitis, Lues, mangelnder Kalkansatz infolge von Ernährungsstörungen (Kriegskost) können die normale Kallusbildung beeinträchtigen. Im gleichen Sinne sind ausgedehnte Zerstörungen von Periost und Knochenmark zu bewerten, wie sie namentlich nach schweren offenen Zertrümmerungsbrüchen (Schußfrakturen) vorkommen. Auch die Interposition stärkerer Weichteilschichten vermag ein absolutes Hindernis für die spontane knöcherne Vereinigung abzugeben. Daneben gibt es aber Typen von Pseudarthrose, die sich ohne Mitwirkung derartiger grob erkennbarer Störungen entwickeln. Namentlich bei gelenknahen Knochenbrüchen wird dies nicht selten beobachtet, so heilt beispielsweise die intrakapsuläre Schenkelhalsfraktur nur ausnahmsweise anders als pseudarthrotisch. Auch Brüche im Bereiche des unteren Drittels des Unterschenkels disponieren zu dieser Störung; wie sehr diese Neigung der betreffenden örtlichen Stelle anzuhaften scheint, geht daraus hervor, daß auch die operative Beseitigung solcher „gemeinen Pseudarthrose" — wie Bier es nennt [1]) — vielen Hindernissen begegnet; insbesondere kommt es nach künstlicher Überbrückung des Defektes mit anderweitig entnommenen Knochen leicht wieder zur falschen Gelenkbildung im Bereiche des Transplantates selbst.

Solange unter solchen Umständen ein definitiver Zustand noch nicht eingetreten ist. spricht man von verzögerter Frakturheilung, im anderen Falle — also bei endgültigem Ausbleiben der knöchernen Vereinigung — von Pseudarthrose. Man unterscheidet hierbei echte Pseudarthrosen, bei denen die anatomischen Verhältnisse weitgehende Ähnlichkeit mit einem normalen Gelenk aufweisen und solche, die nur auf Einschaltung von straffem Bindegewebe zwischen den Knochenenden beruhen (fibröser Typus). — Eine interessante Sonderform der Pseudarthrose ist gelegentlich am Vorderarm bzw. Unterschenkel des Hundes nach Kontinuitätsresektion des Nachbarknochens beobachtet worden. Über die Entstehung einer solchen „sympathischen" Pseudarthrose — Martin [2]) — sind freilich die Meinungen noch sehr geteilt. —

Eine Sonderstellung nehmen die Wunden der serösen Häute ein, indem hierbei unter Fibrinausschwitzung ein Anheilen intakter Serosaflächen möglich ist.

Im Bereiche der verklebten Stellen kommt es zur proliferierenden Entzündung, wobei das Endothel sich ähnlich wie Bindegewebszellen verhält; durch das sich bildende Granulationsgewebe wird das Fibrin durchwuchert und ersetzt, „organisiert", wie die technische Bezeichnung lautet. Die gute Heilungschance der Gewebstrennungen am Magen-Darmkanal, die Möglichkeit der Abkapselung infektiöser Prozesse im Bauchraume beruht auf dieser Sondereigenschaft der serösen Häute.

IX. Wundheilung und Regeneration.

Wenn man die im Voranstehenden geschilderten Wundheilungsvorgänge mit denen vergleicht, wie sie bei tiefer in der Tierreihe stehenden Arten — etwa den Amphibienlarven — sich vollziehen, so zeigen sich wesentliche Unterschiede. Während hier nämlich die wahre Regeneration im Vordergrunde steht — wofür etwa der Ersatz des in Verlust geratenen Schwanzes das klassische Beispiel bildet — stellt beim Menschen die vorwiegend in Betracht kommende narbige Ausheilung einen weit unvollkommeneren Vorgang dar. Nur ein funktionell minderwertiges Ersatzgebilde tritt an Stelle des Defektes, das seinerseits wieder zum Ausgang mannigfacher Störungen werden kann, wie eingangs besprochen wurde. Immerhin fehlt aber auch beim Menschen

---

[1]) Langenbecks Arch. Bd. 127, S. 1. 1923.
[2]) Berlin. klin. Wochenschr. 1920. Nr. 8.

die Möglichkeit **echter Regeneration** durchaus nicht. In einfachster Form
tritt dies bei dem Ersatz oberflächlicher Epidermisdefekte — etwa nach der
Thierschschen Transplantation — in die Erscheinung, wobei das Regenerat sich
kaum von dem ursprünglichen Gewebe unterscheidet. Das gleiche gilt für
die Schleimhäute sowie vor allem für die Bindegewebsgruppe. Das Fettgewebe, sowie namentlich auch Sehnen und Faszien können sich — insbesondere bei subkutanem Wundverlauf und ausbleibender Infektion — in geradezu vollkommener Weise regenerieren. Ähnliches gilt für das Skelett, insbesondere die langen Röhrenknochen sowie mit gewisser Einschränkung auch
für die Gelenke, wie besonders die neueren Erfahrungen der operativen Arthroplastik gelehrt haben. Die vom spinalen Zentrum ausgehende Regeneration
peripherer Nerven wurde bereits im Prinzip besprochen. Innerhalb des nervösen Zentralorgans selbst kommt dagegen die Heilung nur mittels fibröser
funktionell nutzloser oder gar störender Narbe zustande. Bei Blutgefäßen
ist wenigstens indirekt durch Aussprossung, Wiederwegsammachen verschlossener
Röhren (vgl. S. 97) oder schließlich durch Ausbau des Kollateralsystems ein
der echten Regeneration oft sehr nahekommender Ersatz möglich. Daß selbst
die quergestreifte Muskulatur im Prinzip regenerationsfähig ist, steht
nach Bier [1] fest, doch spielt praktisch dieser Vorgang jedenfalls keine wesentliche Rolle. Die Möglichkeit der Regeneration ganzer Organe ist besonders
von der Gallenblase her bekannt; aus einem am Zystikus zurückgebliebenen
Stumpf kann sich hier unter Umständen erneut ein geräumiges Reservoir
bilden. An den großen drüsigen Organen — wie Leber und Nieren — vollzieht sich der eigentliche Heilungsvorgang zwar in Gestalt bindegewebiger
Vernarbung; durch Neusprossung des übrigen Parenchyms kann jedoch selbst
ein beträchtlicher Ausfall funktionell wie anatomisch so weitgehend gedeckt
werden, daß diese „kompensatorische Hypertrophie" der echten Regeneration im Enderfolg mindestens sehr nahe kommt.

C. Die Wundbehandlung.

Sehr viele Wunden vermögen zweifellos auch ohne Kunsthilfe zur Heilung
zu gelangen. Ein idealer Verlauf ist indessen nur bei kleinen, oberflächlichen,
nicht nennenswert infizierten Verletzungen zu erwarten, denen der Schutz des
Schorfes zugute kommt. Bei allen klaffenden Wunden, die sich selbst überlassen
bleiben, ist dagegen nur eine Heilung per secundam möglich, deren
prinzipielle Nachteile bereits eingehend besprochen wurden, ganz abgesehen
von den Gefahren, die durch die Wundinfektion drohen. Unter diesen Umständen bietet sich für die chirurgische Wundbehandlung ein weites, dankbares
Gebiet, deren Aufgaben recht mannigfacher Art sind und sich in eine primäre
und sekundäre Therapie gliedern.

Bei der primären Wundversorgung handelt es sich zunächst um die
Stillung der Blutung, die Bekämpfung bedrohlicher Allgemeinerscheinungen, dann aber vor allem um die Aufgabe, nach Möglichkeit
die Wunde dem Vorgange der prima intentio zugänglich zu machen.
Bei infizierten Wunden setzt dies die künstliche Schaffung aseptischer Verhältnisse voraus. Wo dieses Ziel nicht erreichbar ist, ist wenigstens danach zu
streben, den Ablauf der Infektion möglichst milde zu gestalten.

Der Eintritt der prima intentio läßt sich aber gelegentlich auch noch im
weiteren Wundverlaufe nachträglich ermöglichen. Es gehört hierher die
Sekundärnaht der Wunde, sowie sinngemäß auch alle diejenigen Verfahren,

---

[1] Dtsch. med. Wochenschr. 1917. Nr. 23ff.

die auf operativem Wege einen der „Heilung ohne Defekt" annähernd gleichwertigen Zustand herbeizuführen suchen, d. h. die der plastischen Deckung.

Ein weites therapeutisches Feld bietet ferner das Stadium der granulierenden Wunde. Zahlreich sind die Möglichkeiten, die hier eine Störung der natürlichen Heilungsvorgänge veranlassen können. Dementsprechend kann es hiergegen kein Universalmittel geben, sondern Aufgabe des Arztes ist es, auf Grund exakter Analyse des einzelnen Falles der jeweiligen Noxe die entsprechenden Abwehrmaßnahmen entgegen zu setzen.

Alle diese Fragen sollen hier — wie es bei der Wundheilung selbst geschah — ausführlich nur für die Wunde im allgemeinen Sinne besprochen werden, da die Therapie der einzelnen Verletzungsformen zum Gebiete der speziellen Chirurgie gehört.

I. Die primäre Wundversorgung.

a) Die Behandlung der Blutung.

Bei der Behandlung der frischen Wunde bildet die Versorgung der Blutung vielfach die zunächst liegende Aufgabe. Die Blutung kann so vehement sein, daß alles andere dagegen in den Hintergrund tritt. Rasches entschlossenes Handeln ist unter solchen Umständen erste Pflicht.

Wir unterscheiden hierbei zwischen der provisorischen und der definitiven Blutstillung.

1. Provisorische Blutstillung.

Die Herbeiführung der provisorischen Hämostase ist mitunter recht einfach. So genügt es bei Blutung aus einer Extremitätenvene das betreffende Glied hochzulagern, um den weiteren Austritt von Blut sofort zu unterbrechen, das gleiche Mittel wird bei den häufigen Blutungen aus dem Venengeflecht der Nase angewandt. Doch besitzt dieses Verfahren keine allgemeine Verwendbarkeit, da es z. B. bei Blutungen aus den Halsvenen die Gefahr der Luftembolie (vgl. S. 76) mit sich bringt.

Das wirksamste in vielen Fällen anwendbare Mittel um Blutungen jeder Art provisorisch zum Stehen zu bringen, bildet die direkte Kompression. Ein Stück steriler Gaze durch kräftiges Anwickeln — am wirksamsten mittels Gummibinde — auf die Wundfläche fest aufgepreßt, bringt in den meisten Fällen auch eine profuse Blutung zum Versiegen oder schränkt sie mindestens in ungefährliche Grenzen ein. Natürlich muß die Methode versagen, wenn das blutende Gebiet eine feste Kompression nicht zuläßt, wie dies z. B. für Gehirnwunden, Wunden am Halse oder Bauchverletzungen gilt. Unter Umständen ist es aber auch in solchen Fällen mitunter noch möglich, rasch den Finger auf das Loch in der Schlagader zu setzen, um auf diese Weise den Verletzten vor der unmittelbaren Verblutung zu schützen,

Ein im letzten Kriege nicht selten verwendetes Mittel, um unter primitiven Verhältnissen stark blutende Wunden provisorisch zu versorgen, bestand darin, daß die Wunde fest mit Gaze ausgestopft und darüber die Haut mit einzelnen starken Nähten verschlossen wurde.

Gegenüber der direkten Kompression bietet die zentrale Kompression, soweit sie durchführbar ist, den Vorteil, daß sie die Asepsis nicht gefährdet und die Wunde selbst den weiteren Maßnahmen zugänglich läßt. Bei isolierten Schlagaderblutungen genügt meist die digitale Kompression zentral von der Verletzungsstelle, um zunächst die unmittelbare Gefahr zu beseitigen, doch braucht bei vorhandenem kollateralen Zufluß die Blutung damit noch nicht völlig beseitigt sein. Einzelne Arterien lassen sich ferner dadurch verlegen, daß man die Extremität in extremer Beugestellung fixiert

(v. Adelmann). Es gilt dies besonders für Blutungen an Vorderarm und Hand, die sich durch forcierte Beugung im Ellenbogen beherrschen lassen. Die Subklavia läßt sich bei manchen Menschen dadurch komprimieren, daß man den Arm kräftig nach hinten und innen zieht, der Radialpuls pflegt hierbei zu verschwinden.

Ein vollkommenes Mittel der provisorischen Hämostase bildet die zirkuläre Umschnürung, die naturgemäß nur an den Extremitäten möglich ist. Im Prinzip ist dieses Verfahren alt; es dienten früher hierzu die „Tourniquets" und Aderkompressen. In improvisierter Form läßt sich die Abschnürung bewerkstelligen durch ein Tuch, Krawatte oder dergleichen, die mittels Knebeltorsion fest angezogen wird. Zur kunstgerechten Anlegung der „Blutleere" dient die von Esmarch eingeführte Umschnürung mittels eines kräftigen Gummischlauches oder Gummibinde. Dieses Verfahren der Esmarchschen Konstriktion dient vor allem auch zum prophylaktischen Gebrauch, um Extremitätenoperationen ohne Blutverlust ausführen zu können. Zu diesem Zwecke wird das betreffende Glied zunächst für etwa 10 Minuten vertikal suspendiert, um die darin enthaltene Blutmenge möglichst zu verringern. Noch wirksamer ist die vorausgeschickte Auswicklung (vgl. S. 101), die aber bei septischen Prozessen, manchen Geschwülsten, verkäsender Tuberkulose usw. wegen der Möglichkeit einer Propagation in den Kreislauf zu unterlassen ist.

Die Anwendung der Esmarchschen Konstriktion ist nicht ohne Gefahren, die nur bei sorgsamer Beachtung der vorgeschriebenen Technik zu vermeiden sind. So ist zunächst der Schlauch nur bei muskulösen Extremitäten, also den Oberschenkeln verwendbar, da bei weniger geschützten Gliedmaßen der lokale Druck schwerste Nervenschädigungen, selbst irreparable Lähmungen herbeizuführen vermag. Daher ist an der oberen Extremität grundsätzlich nur die Gummibinde zu verwenden; ein stärkerer umschriebener Druck wird dadurch möglichst verhindert, daß man die einzelnen Touren nicht zur Deckung bringt, sondern als ausgezogene Spirale anlegt. Bei mageren Armen empfiehlt sich überdies eine Unterpolsterung mittels Watte. Aber auch die kunstgerecht angelegte Konstriktion kann nicht unbeschränkte Zeit liegen bleiben. Als Maximum gilt etwa 4 Stunden. Darüber hinaus kann ein totales Absterben der Extremität im Gefolge der Abschnürung eintreten. Am empfindlichsten von den Geweben der Extremität gegen die Absperrung der arteriellen Blutzufuhr ist die Muskulatur. In einzelnen Fällen von weniger intensiver Schädigung beschränkt sich der Gewebstod daher auf die kontraktile Substanz. Diese Komplikation wird gelegentlich an der oberen Extremität beobachtet und zieht den Eintritt der „ischämischen" Muskelkontraktur — die sonst meist eine Folge zu eng angelegter Gipsverbände darstellt — nach sich. Es kommt hierbei zur Myosingerinnung wie bei der Totenstarre; die der Autolyse anheimfallende Muskelsubstanz wird allmählich durch Bindegewebe ersetzt, das narbig schrumpft und auf diese Weise zu einer festen Fixierung der Extremität führt, die jede aktive Tätigkeit von Hand und Fingern ausschließt. — Besondere Vorsicht ist ferner geboten, wenn es sich um akut infektiöse Prozesse im Bereiche der Extremität handelt; die Stellen, an denen die Konstriktion eingewirkt hat, können hierbei infolge der unausbleiblichen Gewebsschädigung die Bedeutung eines „locus minoris resistentiae" gewinnen und ihrerseits zum Ansiedelungsort der Bakterien werden. So kommt es namentlich auf diese Weise leicht zur Entstehung lymphangitischer Abszesse (vgl. S. 132 f.). Ein häufig begangener technischer Fehler bei der Ausführung der Konstriktion besteht darin, daß die Binde nicht fest genug angelegt wird. Es kommt dann zur Stauung und die Blutung wird nicht gehemmt, sondern im Gegenteil vermehrt. Ich habe im Kriege wiederholt tödliche Verblutung aus geringfügigen Schußwunden erfolgen sehen, die nur auf diesen Fehler zurückzuführen war.

Eine Erweiterung ihres Anwendungsgebietes hat die Konstriktion durch Momburg erfahren, der den Nachweis erbrachte, daß auch die Umschnürung in der Taille, wobei die Aorta abdominalis verlegt wird, praktisch durchführbar ist. Große Eingriffe am Hüftgelenk und Becken lassen sich auf diese Weise blutleer ausführen, lebensbedrohliche Blutungen aus den weiblichen Genitalien mit Sicherheit beherrschen. Allerdings haften diesem heroischen Verfahren auch wieder besondere Gefahren an. So kann bei Menschen mit geschwächten Kreislaufsorganen die durch Absperrung der unteren Körperhälfte bedingte Blutdrucksteigerung verhängnisvoll werden [1]), ferner sind direkte Druckschädigungen der Darmwand beobachtet worden, die sich in leichteren Fällen durch blutige Abgänge manifestieren, in schwererer Form aber auch zur Darmperforation und tödlicher Bauchfellentzündung führen können [2]). —

Nach Abnahme der Konstriktionsbinde erfolgt regelmäßig eine sekundäre vermehrte Durchblutung der abgesperrten Bezirke. Die Blutstillung muß daher besonders sorgfältig ausgeführt werden, um Nachblutungen oder Hämatome zu vermeiden. Man darf in dieser Hyperämie wohl den Ausdruck des vermehrten Bluthungers der von der Zirkulation vorübergehend abgeschlossenen Gewebe erblicken. Da der Eintritt dieses Phänomens in erster Linie an die Anwesenheit gesunder erweiterungsfähiger Arterien geknüpft ist, läßt sein Ausbleiben gewisse, wenn auch nicht absolut zuverlässige Rückschlüsse auf die arterielle Versorgung zu. Bei der Beurteilung, wie hoch eine Extremität wegen Verlegung der Schlagadern abzusetzen ist, spielt daher diese Prüfung eine Rolle (vgl. auch S. 402).

An Stelle der Esmarchschen Binde wird neuerdings am Oberschenkel auch eine durch Schraubenzug zu schließende Metallklemme nach Sehrt häufig verwendet.

Ein weiteres Mittel, um den operativen Blutverlust zu vermindern, stellt die gebräuchliche Infiltrationsanästhesie infolge des hierbei verwandten gefäßverengernden Suprarenins dar. Auch bei der Leitungsanästhesie — namentlich im Bereiche des Trigeminus — tritt diese vasokonstringierende Wirkung deutlich in die Erscheinung. — Prophylaktische Unterbindungen der großen zuführenden Arterien — wie dies z. B. bei der Exstirpation der Zunge, Resektion des Oberkiefers im Interesse der Blutersparnis gewöhnlich geschieht — werden bei Anwendung der peripheren Anästhesie meist entbehrlich. In den Kreislauf eingebracht, übt jedoch das Adrenalin keinen hämostyptischen Effekt aus, da die allgemeine Blutdrucksteigerung die lokale arterielle Verengerung im Erfolg übertrifft, ganz abgesehen von seiner flüchtigen Wirkung. Dagegen ist das Ergotin ein solches „Telehämostyptikum" wenigstens für einzelne Organe, indem es namentlich den Uterus zur Kontraktion bringt und auf diesem Wege die Blutgefäße verlegt.

2. Die definitive Blutstillung.

Bei kleineren oder flächenhaften oberflächlichen Wunden ohne Beteiligung größerer Arterien reicht bereits der gewöhnliche Druckverband aus, um definitiv die Blutung zum Versiegen zu bringen. Energischer hämostypisch als die gewöhnliche sterilisierte Gaze wirkt die mit Jodoform imprägnierte. Die Jodoformgaze wird als blutstillende Tamponade benutzt bei ausgedehnten Höhlenwunden, z. B. bei Uterusblutungen; auch zur Beherrschung der Blutung aus Leberrissen erweist sie sich nützlich. Ein altes, heutzutage nur noch ausnahmsweise in Betracht kommendes Verfahren, um auch in stärker „spritzenden" Wunden die Blutung zum Stehen zu bringen, bildet die Verschorfung mittels Hitze oder chemischer Ätzung. Zur Erzielung des

---

[1]) Trendelenburg, Chirurgenkong. 1909.
[2]) Vgl. Melchior, Berlin. klin. Wochenschr. 1911. Nr. 11.

Verbrennungsschorfes diente das Glüheisen — „cauterium actuale" —, an dessen Stelle später der durch Benzindämpfe gespeiste Platinbrenner nach Paquelin trat; unter den Ätzmitteln stand der Liquor ferri sesquichlorati an erster Stelle. Bei diesen Methoden wird nicht nur das Blut selbst zur Koagulation gebracht, sondern auch das umgebende Gewebe in weiter Ausdehnung. Ein solcher Schorf ist aber mit der primären Wundheilung unvereinbar; er unterliegt der Abstoßung, die mit Eiterung vor sich geht. Bei dieser Demarkierung werden nun leicht auch die thrombosierten Gefäße wieder eröffnet und es kommt zu Nachblutungen. Daher bedeutete es einen außerordentlichen Fortschritt, als Ambroise Paré um die Mitte des 16. Jahrhunderts an Stelle der Verschorfung die Ligatur der Gefäße, die schon im Altertum bekannt, aber im Laufe der Jahrhunderte in Vergessenheit geraten war, wieder einführte.

Daß es überhaupt möglich ist selbst große Blutgefäße ohne dauernden Nachteil zu unterbinden, beruht darauf, daß die Ernährung der meisten Körpergewebe durch kommunizierende Kollateralen gesichert ist. Insbesondere gilt das für die abführenden Venen. Selbst die V. jugularis communis läßt sich meist ohne Schaden unterbinden, vereinzelt ist selbst die Ligatur beider Seiten vertragen worden. Dagegen reicht bei den meisten viszeralen Arterien der Kollateralkreislauf nicht aus, um den versorgten Bezirk genügend zu ernähren. Die Notwendigkeit einer Ligatur bedeutet hier also den Eintritt des Gewebstodes mit seinen weiteren Folgen. Um diesen zu entgehen, kann es z. B. bei Verletzungen von Mesenterialarterien notwendig werden, gleichzeitig die zugehörigen Darmabschnitte zu entfernen. Auch die Unterbindung der A. renalis führt mit Sicherheit zur Nekrose der zugehörigen Niere. Besonders empfindlich ist ferner das Gehirn. Trotz des Circulus Willisii, welcher eine Verbindung der Karotiden mit den Vertebralarterien an der Hirnbasis darstellt, pflegt bei Menschen jenseits des zweiten Dezenniums die Unterbindung der Carotis interna schwere progressive Ernährungsstörungen der zugehörigen Hemisphäre nach sich zu ziehen. Im Bereich der Extremitäten führt die Ligatur der A. iliaca communis regelmäßig, die der A. poplitea häufig, seltener die der A. femoralis oberhalb des Abganges der A. profunda zum Absterben des Beines, von den übrigen Arterien ist hauptsächlich noch die Unterbindung der A. subclavia und axillaris zu fürchten [1]). Der allgemeine Kräftezustand, das Verhalten des Herzens, Alter und Blutbeschaffenheit sind im einzelnen oft von wesentlichem Einfluß auf das Schicksal solcher Ligaturen. (Vgl. Neunter Abschnitt, S. 380 ff.) Die Einführung der die Zirkulation erhaltenden Gefäßnaht (s. w. u.) hat hier einen außerordentlichen Fortschritt mit sich gebracht. Besonders ungünstig gestalten sich schließlich die Ernährungsverhältnisse, wenn die betroffenen Gewebe unter dem Zeichen einer schweren Infektion oder eines erheblichen Traumas stehen.

Die Wirkung der Ligatur ist nicht damit erschöpft, daß rein mechanisch das Gefäß blockiert wird, sondern es schließt sich hieran ein organischer Verschluß des Lumens. Bei kunstgerechtem Anziehen des Fadens bricht die spröde Intima des Gefäßes, rollt sich zentral ein und löst die Blutgerinnung aus. Der entstehende Thrombus wird dann im weiteren Verlaufe bindegewebig substituiert und dadurch die organische Obliteration des Lumens herbeigeführt.

Durch Einsprossen von Kapillaren kann ein solcher Verschluß im Laufe der Zeit allmählich wieder eine gewisse Durchgängigkeit gewinnen, „kanalisiert" werden. Wenn es bei der Unterbindung in der Kontinuität auf einen dauernden Verschluß ankommt, ist es daher zweckmäßig, ein Stück des Gefäßrohrs gleichzeitig auszuschneiden.

Praktisch wird die Ligatur in der Weise vorgenommen, daß man das blutende Gefäß mit einer Arterienklemme nach Péan oder Kocher bzw. mit einer Schieberpinzette faßt und oberhalb des Instrumentes zirkulär abbindet. Bei größeren Gefäßen ist es erforderlich, sie zunächst auf eine kurze Strecke zu isolieren, um ein Abgleiten des Fadens zu verhüten. Auf die Notwendigkeit, auch den peripheren Stumpf zu versorgen, wurde schon früher hingewiesen. Die Technik im einzelnen, — wie etwa die Knotenbildung — braucht hier nicht näher geschildert zu werden, es ist dies Sache der Operationslehre.

In der vorantiseptischen Zeit, als man noch Anlaß hatte, das Zurücklassen von Fäden in der Wunde zu fürchten, konkurrierte mit der Ligatur die Angiotripsie und die Torsion.

---

[1]) Vgl. Heidrich, Bruns' Beitr. z. klin. Chirurg. 124, S. 607. 1921.

Es wird bei diesem Verfahren das Arterienende entweder stark gequetscht oder ausgiebig um die Längsachse gedreht. Hier wie dort kommt es zu Intimarissen und zur Verlegung des Lumens, an die sich dann die Gerinnung und spätere Organisation anschließt. Für größere Arterien ist jedoch dieses Verfahren unzuverlässig und wird daher heute nicht mehr geübt. Von der Torsion macht man immerhin noch gelegentlich zur Versorgung kleinster Gefäße Gebrauch in Gestalt des „Abdrehens". Die Angiotripsie ist neuerdings wieder von Blunck, der eine eigene Klemme hierfür angab, empfohlen worden. Eine nennenswerte praktische Bedeutung besitzt das Verfahren jedoch nicht.

In derben Gewebsbezirken — z. B. der Kopfschwarte —, wo das „Fassen" der einzelnen Gefäße auf Schwierigkeiten stößt, wird die Unterbindung zweckmäßig so ausgeführt, daß der mittels einer Nadel herumgeführte Faden gleichzeitig das benachbarte Gewebe in die Ligatur hineinnimmt. Diese „Umstechung" stellt somit eine Form der „Massenligatur" dar. Beim Abbinden des Netzes, des Stieles von Ovarialzysten findet dieses Verfahren seine hauptsächlichste Anwendung. Zum Herumführen des Fadens dient hierbei die sog. Deschampssche Nadel. Bei klaffenden blutreichen Geweben — z. B. den Schwellkörpern der Genitalien — dienen die zum Wundverschluß benötigten breitfassenden Nähte gleichzeitig zur Stillung der Blutung; man bezeichnet sie daher als „hämostyptische Naht". Eine weitere Anwendung der Naht zur Blutstillung besteht darin, daß mit feinen Suturen die Öffnung im Blutgefäße selbst verschlossen wird. Die Intima wird hierbei möglichst nicht mit durchstochen, um Gerinnselbildung zu vermeiden. Dieses Verfahren gewinnt eine vitale Bedeutung dort, wo eine Ligatur aus den oben besprochenen Gründen nicht zulässig ist. Selbst Herzwunden lassen sich auf diese Weise versorgen.

Grobe Zerreißungen parenchymatöser Organe wie der Niere oder Milz können schließlich die operative Entfernung zum Zwecke der Hämostase erfordern.

3. Die Behandlung hämophiler Blutungen.

Besondere Maßnahmen sind erforderlich, um bei hämophilen Zuständen der Blutung Herr zu werden. Am häufigsten gelangt man in diese Verlegenheit bei operativen Eingriffen an ikterischen Menschen. Da hierbei die Operation in der Regel nicht unerwartet kommt, so besteht die Möglichkeit, die herabgesetzte Gerinnungsneigung des Blutes durch rechtzeitig eingeleitete prophylaktische Gegenmaßnahmen wieder zu heben. Hierzu dient in erster Linie das Chlorkalzium (in $10^0/_0$ wässeriger Lösung 3 Eßlöffel pro die); wo es auf schnelle Wirkung ankommt, verdient das zur intravenösen Injektion sich eignende Afenil ($10^0/_0$ Chlorkalzium-Harnstofflösung) in Dosen von 10—20 ccm den Vorzug. Weiterhin gehört hierher die Gelatine (G. sterilisata Merck), die am besten intramuskulär injiziert wird, doch tritt das Optimum ihrer Wirkung erst nach einigen Tagen ein. Nach den Untersuchungen von Schmerz und Wischo beruht diese im übrigen ebenfalls nur auf ihrem Kalziumgehalt[1]). Ein weiteres rasch wirksames Mittel stellt das intravenös zu injizierende Koagulen (Kocher-Fonio) dar. Dieses Präparat wird aus Blutplättchen gewonnen und besitzt daher bei thrombopenischen Blutungen (vgl. S. 80) die Bedeutung einer kausalen Therapie, doch scheint es auch bei andersartigen Blutungen gerinnungsfördernd zu wirken und kann auch lokal auf die Wunde selbst appliziert werden. Frisches normales Serum oder Blut ist für die gleichen Zustände empfohlen worden, in Ermanglung dessen kann man das stets leicht zu beschaffende, aus Pferdeserum bestehende Diphtherieantitoxin verwenden. Schließlich ist jeder Proteinkörper bei parenteraler Zufuhr — am besten intramuskulär — geeignet, die Blutgerinnung zu beschleunigen, wie bereits an früherer Stelle (S. 43) angedeutet wurde. Ein anderes schon innerhalb weniger

---

[1]) Grenzgebiete. Bd. 30. 1918.

Minuten wirksames Mittel besteht nach van den Velden[1]) in der intravenösen Injektion von zwanzig und mehr Kubikzentimetern einer hypertonischen (10%) Kochsalzlösung. Hierbei wird der osmotische Gleichgewichtszustand des Blutes in stürmischer Weise gestört, und die Erfahrung hat gelehrt, daß die hierbei eintretenden Umsetzungen den Gerinnungsvorgang momentan begünstigen.

Über die von Stephan zu dem gleichen Zweck empfohlene Röntgenbestrahlung der Milz sind die Akten noch nicht geschlossen. Auch ihre theoretische Begründung ist umstritten. Im Prinzip stimmen aber wahrscheinlich alle zuletzt genannten Methoden darin überein, daß sie einen raschen Untergang von Zellen herbeiführen, deren Zerfallsprodukte unmittelbar in die Blutbahn übergehen und dadurch den Gerinnungsvorgang aktivieren, d. h. beschleunigen und fördern können[2]).

Ein sicheres Mittel, um bei echter Hämophilie die Blutung zum Versiegen zu bringen, besitzen wir nicht. In günstigeren Fällen mag die Anwendung der oben genannten Mittel dazu ausreichen, in den schwersten Formen kann jedoch alle Therapie versagen.

Außer bei den genannten hämophilen Zuständen kommt die Anwendung der oben aufgeführten fern von der Applikationsstelle wirksamen Blutstillungsmittel — „Telehämostyptika" — dann in Betracht, wenn die Quelle der Blutung direkten Maßnahmen unzugänglich ist. Schwerste Magen-Darmblutungen, pulmonale Hämorrhagien gehören hierher.

Es handelt sich dementsprechend nur um eine Verlegenheitsmaßnahme, deren Erfolg zweifelhaft bleibt.

Ein besonderes Mittel, um Lungenblutungen zum Stehen zu bringen, besteht in der Anlegung eines künstlichen Pneumothorax. Hierbei kollabiert die Lunge, wobei auch das klaffend erhaltene Blutgefäß sich leichter schließen kann.

4. Die Bekämpfung der Allgemeinfolgen des Blutverlustes.

In manchen Fällen handelt es sich nicht nur darum, die Blutung an Ort und Stelle zum Stehen zu bringen, sondern auch die allgemeinen Folgen des Blutverlustes — die drohende Verblutung — fordern gebieterisch zum Handeln. Eine einfache Maßnahme, dem drohenden Kollaps vorzubeugen, besteht in Tieflagern des Kopfes; aufgeregte Menschen sind durch Morphium zu beruhigen. Sind die Erscheinungen weniger dringlich, so genügt schon das Trinken reichlicher Flüssigkeitsmengen, wonach der Verletzte ganz instinktiv infolge des quälenden Durstgefühls verlangt, um zunächst quantitativ den Ausfall zu decken. Ist die Zufuhr per os nicht möglich, so kann man auch per Klysma — am besten in Gestalt des kontinuierlichen Tröpfcheneinlaufs — ausreichende Wassermengen zuführen. Schneller erfolgt die Resorption bei subkutaner Einverleibung. Es dient hierzu die 0,8%, d. h. isotonische sogenannte physiologische Kochsalzlösung. Ihr überlegen ist die Ringersche Lösung, welche auch die wichtigsten sonstigen Blutsalze enthält[3]) und damit mehr Recht auf obige Bezeichnung hat, in Wirklichkeit aber auch nicht völlig indifferent ist. Dagegen scheint die von Straub angegebene Normosallösung allen Anforderungen gerecht zu werden, die man an ein derartiges „künstliches Serum" stellen kann[4]). In dringenden Fällen ist die Infusion intravenös vorzunehmen, wobei ein gleichzeitiger Adrenalinzusatz als

---

[1]) Chirurgenkongr. 1913. I. S. 64.
[2]) S. a. v. Mikulicz, Strahlentherapie. 1923. 16, S. 222.
[3]) Die an der Küttnerschen Klinik gebräuchliche Vorschrift lautet:

Kal. chlorat. } zu 10,0 dieser Lösung wird 9,0 NaCl zugesetzt und mit destilliertem
Calc. chlorat. } Wasser auf 1 l verdünnt.
āā 15,0:500

[4]) S. Brütt, Münch. med. Wochenschr. 1922, S. 696.

wirksames Herzstimulans dienen kann. Es dürfen jedoch diese Injektionen in die Blutbahn nicht unter zu hohem Druck und nicht in zu großen Mengen auf einmal — maximum etwa $1\,^{1}/_{2}$ Liter — erfolgen, da sonst eine verhängnisvolle Belastung des Herzens eintreten kann.

Ein Nachteil aller derartigen kristalloiden Lösungen besteht freilich darin, daß sie die Blutbahn sehr rasch wieder verlassen. Eine nachhaltigere Wirkung zur Auffüllung eines bedrohlich entleerten Gefäßsystems läßt sich durch Zusatz von Kolloiden erzielen. Praktisch dient hierzu eine 6—7 %ige Gummikochsalzlösung[1]; statt des NaCl kann auch Traubenzucker (10%) genommen werden, der gleichzeitig der unmittelbaren Ernährung zugute kommt, sowie eine stimulierende Wirkung auf das Herz ausübt. Insbesondere beim Schock (vgl. S. 397) scheint eine solche Gummilösung anderen Präparaten entschieden überlegen zu sein.

Wirksamer als die Injektion eines derartigen „künstlichen Serums" ist natürlich die Überleitung wirklichen Blutes in den verarmten Kreislauf. Eine derartige Transfusion[2] im eigentlichen Sinne ist schon seit langer Zeit geübt worden, doch kam man wieder von ihr ab, da üble Zufälle ihr häufig folgten. Dieselben beruhten vornehmlich auf der Verwendung artfremden Blutes, das hämolytisch zu wirken pflegt. Schwerste Vergiftungserscheinungen und intravaskuläre Gerinnungen können sich an das Freiwerden des Hämoglobins anschließen und unmittelbar zum Tode führen. Es wird daher heutzutage zur Transfusion grundsätzlich nur Menschenblut verwandt, das man gern einem blutsverwandten Spender entnimmt. Doch sind große Altersdifferenzen hierbei tunlichst zu vermeiden. Wenn es die Zeit erlaubt, sollte auch auf die Anwesenheit etwaiger gegenseitiger Agglutinine und Hämolysine vorher geprüft werden ; nicht minder wichtig ist die Anstellung der Wassermannschen Reaktion. Eine wesentliche systematische Vervollkommnung der Transfusion bedeutet die Gruppenbestimmung nach Moß.

Es geht diese Methode von der Erfahrung aus, daß bezüglich des Verhaltens der Agglutination vier verschiedene Gruppen bestehen. Hiervon ist die erste dadurch charakterisiert, daß ihre Blutkörperchen von dem Serum der übrigen Gruppen agglutiniert werden, während umgekehrt das Serum der ersten Gruppe auf die übrigen eine derartige Wirkung nicht entfaltet. Die Blutkörperchen der zweiten Gruppe werden durch das Serum der dritten und vierten Gruppe agglutiniert, während das Serum der zweiten Gruppe die Blutkörperchen der ersten und dritten Gruppe agglutiniert. Die Blutkörperchen der dritten Gruppe werden durch das Serum der zweiten und vierten Gruppe agglutiniert, während ihr Serum die Blutkörperchen der ersten und vierten Gruppe agglutiniert. Die Blutkörperchen der vierten Gruppe werden vom Serum der übrigen Gruppen nicht agglutiniert, wohl aber agglutiniert ihr Serum die Blutkörperchen der übrigen Gruppen.

Durch Prüfung der Gruppenzugehörigkeit mittels sog. Testsera ist es nun rasch möglich, ein Urteil über die Eignung des Blutes eines bestimmten Spenders zu einem bestimmten Empfänger zu gewinnen, wobei eine besondere Untersuchung auf Hämolyse sich als unnötig erwiesen hat. Namentlich in Amerika hat dieses Verfahren eine große praktische Bedeutung erlangt.

Die Technik der Zuführung selbst ist nicht einheitlich: Ein älteres Verfahren besteht darin, daß das zu transfundierende Blut zur Vermeidung von Gerinnungen zuvor defibriniert wird. Besser ist es, das native Blut zu verwenden. Um die Auslösung der Gerinnung zu verhindern, muß die Überleitung aus dem einen Gefäßsystem in das andere unmittelbar vor sich gehen. Hierzu diente die direkte endständige Gefäßnaht zwischen einer Arterie des Spenders und einer Vene des Empfängers. Schneller zum Ziele führt das Einbinden eines erwärmten und paraffinierten Schaltstückes aus Glas. Eine weitere Vereinfachung der Technik, die neuerdings vielfache Verwendung findet, besteht darin, daß man das Blut des Spenders durch Zusatz einer 2 %igen Natrium-

---

[1] Külz, Dtsch. med. Wochenschr. 1921, S. 1393. — Schenk, Zeitschr. f. ärztl. Fortbild. 1922. S. 459.

[2] Ausführliche Literatur bei Laqua und Liebig, Ergebn. d. Chirurg. 18. 1924.

Citratlösung (1:10) ungerinnbar macht und dann mittels Spritze oder auch einfacher Infusionskolben in die Vene des Empfängers injiziert. Ein nicht zu unterschätzender Vorteil dieser Methode besteht darin, daß das Zitratblut in der Kälte haltbar ist. Man kann also auf Unfallstationen jederzeit eine gewisse Menge davon fertig zum Gebrauch vorrätig halten.

Auch bei inneren Blutungen — z. B. in die Bauchhöhle — ist man neuerdings dazu übergegangen, das extravasierte Blut wieder zu verwenden, falls es sich unter aseptischen Verhältnissen befindet. Es genügt hierzu unter Umständen die einfache Filtration durch eine stärkere Gazeschicht[1]).

Auch Verdünnung mit physiologischer Kochsalzlösung oder Zusatz von Natrium-Zitrat wird hierbei empfohlen.

Daß freilich auch dieses Verfahren keinen sicheren Schutz gegen Hämolyse — selbst mit tödlichem Ausgang — gewährleistet, lehren einige neuere Beobachtungen von Schweitzer[2]) und Schäfer[3]).

Nicht zu verwechseln mit dieser Form der „Autotransfusion" ist ein anderes ebenso benanntes Verfahren, das dazu bestimmt ist, die allgemeine Blutverteilung zum Zwecke der besseren Versorgung der lebenswichtigen Teile auf Kosten der Extremitäten vorübergehend zu ändern. Dies geschieht in der Weise, daß Arme und Beine von der Peripherie her mit Flanell- oder Gummibinden „ausgewickelt" werden. Man kann dann an der Wurzel des Gliedes eine typische Konstriktion anlegen und die übrige Einwicklung wieder entfernen. Druckschädigungen können auch hierbei vorkommen, ich selbst sah einen Fall, bei dem eine schwere Nervenlähmung hiernach zurückgeblieben war.

5. Die chirurgische Behandlung innerer Blutungen.

Die Behandlung innerer Blutungen unterscheidet sich prinzipiell von der Hämostase bei äußeren Blutungen nur dadurch, daß zunächst operativ die Stelle der Verletzung freizulegen ist. Die hierbei in Betracht kommenden diagnostischen Erwägungen sowie das technische Verhalten im einzelnen Falle gehört zum Gegenstande der speziellen Chirurgie.

b) Die Wundversorgung im engeren Sinne.

Wir haben die Besprechung der Blutstillung der eigentlichen Wundversorgung selbst vorausgeschickt, weil jene in einzelnen Fällen als dringlichste Forderung alles andere in den Hintergrund drängt. Praktisch gilt dies freilich nur ausnahmsweise, so daß zumeist der Gang der Wundversorgung sich in typischer Weise gestalten kann. Die Durchführung der Asepsis steht hierbei im Vordergrunde und diese setzt voraus, daß auch die nähere Umgebung der Wunde in einwandfreien Zustand versetzt wird. Hierzu dient die Säuberung der Haut mit Benzin oder Tetrachlorkohlenstoff, der ein Jodanstrich folgt; behaarte Partien sind zu rasieren. Die Wunde selbst wird während dieser Maßnahmen durch aufgelegte sterile Gaze vor nachträglicher Verunreinigung geschützt.

Dieser Akt hat selbstredend nicht die Bedeutung einer dauernden Sterilisierung des Wundgebietes. Es handelt sich vielmehr hauptsächlich nur darum, das sekundäre Einwandern von Keimen aus der Umgebung für die Zeit der besonders kritischen ersten Phase zu verhindern und die Fäulnisvorgänge außerhalb der Wunde einzuschränken. Auch ist es nur bei einwandfrei sauberer Umgebung möglich, die so wichtigen reaktiven Vorgänge, welche sich im Bereiche der äußeren Wundränder abspielen, zuverlässig zu beobachten.

---

[1]) Thies, Zentralbl. f. Gynäkol. 1914. Nr. 34. — s. a. Döderlein, Dtsch. med. Wochenschr. 1920. Nr. 17.

[2]) Münch. med. Wochenschr. 1921, S. 699.

[3]) Berlin. klin. Wochenschr. 1921, S. 1542.

Falls die Größe und Art der Wunde für die vorzunehmende Revision die Anwendung der Narkose erforderlich macht, so ist diese schon vor der äußeren Säuberung einzuleiten. In vielen Fällen kommt man jedoch auch mit der peripheren Anästhesie aus, die namentlich im letzten Kriege von mancher Seite viel dazu verwendet wurde[1]). Oft genügt auch schon die subkutane Verabreichung von 1—2 cg Morphium, um die weiteren Maßnahmen erträglich zu gestalten.

Ist die Umgebung sauber hergerichtet, so erfolgt die genaue Inspektion der Wunde, wobei die Form und Beschaffenheit der Wundränder besonders zu berücksichtigen ist. Vervollständigt wird dieser Akt durch Einsetzen von Haken, wodurch man sich die Wunde in allen Teilen gut zugänglich macht. Nur auf diese Weise ist es möglich, sich über die Tiefe und Ausdehnung der Wunde, Art der betroffenen Gewebe ausreichend zu orientieren, vorausgesetzt, daß die Wunde gehörig zum Klaffen zu bringen ist. Dieser Modus versagt daher bei Stichwunden und engen Schußkanälen, bei deren Beurteilung andere diagnostische Momente, die in das Gebiet der speziellen Chirurgie fallen, heranzuziehen sind. Mitunter ist es aber auch notwendig, einer solchen röhrenförmigen Wunde durch Einschnitt künstlich eine breite übersichtliche Form zu geben.

Zur Feststellung, ob etwa in der Tiefe ein Knochen verletzt, ein grober Fremdkörper eingedrungen ist, oder etwa bei einem Schädelbruch Knochensplitter in die Hirnsubstanz verlagert wurden, kann ferner die digitale Austastung erforderlich werden. Diese Untersuchung hat in schonender Weise mit der kunstgerecht desinfizierten — am besten mit Gummischutz versehenen — Hand zu erfolgen. Die früher so beliebte Sondierung enger Wunden ist dagegen durchaus fehlerhaft. Denn die Sonde verfängt sich einerseits leicht im Wundkanal und gibt dann über die örtlichen Verhältnisse nur unzureichenden Aufschluß, vor allem aber erhöht sie wesentlich die Gefahr der Infektion, indem sie den Transport oberflächlich eingedrungener Keime nach der Tiefe unmittelbar begünstigt.

Nach einer solchen einleitenden Orientierung folgt dann im allgemeinen die Blutstillung, deren Einzelheiten bereits besprochen wurden.

Alles weitere Handeln hängt zunächst von der Frage ab, ob die betreffende Wunde voraussichtlich als infiziert oder nicht infiziert betrachtet werden kann. Diese Entscheidung ist daher von größter Bedeutung. Streng genommen kann natürlich nur mittels bakteriologischer Prüfung, die sich dabei nicht nur auf die oberflächlichen, sondern vor allem auch auf die tiefen Schichten erstrecken müßte, diese Frage gelöst werden. Ein solches Verfahren läßt sich indessen in praxi nicht durchführen, zumal es ja nicht mit dem Nachweise von Bakterien überhaupt sein Bewenden haben würde, sondern auch ihre Zahl und Virulenz zu berücksichtigen wäre. Derartige Untersuchungen sind aber kompliziert und zeitraubend, während die therapeutische Forderung eine dringliche ist. Klinische Erwägungen müssen also den Ausschlag geben. Daß es aber tatsächlich allein auf diesem Wege gelingt, in der Regel das Richtige zu treffen, hat vielfältige Erfahrung gelehrt. Auf Grund derselben können als praktisch nicht infiziert im allgemeinen solche frische oder erst wenige Stunden alte Wunden angesehen werden, die durch scharfe Instrumente hervorgebracht wurden, deren Ränder wenig geschädigt sind und glatte Flächen bilden, bei denen eine grobe Verschmutzung fehlt und die innerhalb einer einigermaßen sauberen und unbehaarten Umgebung zustande gekommen sind, vorausgesetzt, daß unzweckmäßige Manipulationen bisher nicht vorgenommen wurden. Wunden im Gesicht — selbst im Bereiche des Mundes — verlaufen ferner erfahrungsgemäß häufig auch dann noch „aseptisch", wenn sie jenen obigen Bedingungen nicht völlig entsprechen; die reichliche Blutgefäßversorgung dieser Teile — vielleicht auch eine gewisse

---

[1]) Härtel, Ergebn. d. Chirurg. u. Orthop. Bd. 11. 1919.

lokale Immunität gegen die dauernd in der Nähe befindlichen Parasitenarten — begünstigt offenbar die bakteriellen Abwehrvorgänge. Als infektionsverdächtig haben dagegen alle Wunden zu gelten von unregelmäßiger buchtiger Form, deren Ränder oder Grund von gequetschtem, zerfetztem, chemisch oder thermisch geschädigtem Gewebe gebildet wird, ebenso solche, die grobe Verschmutzung — zumal durch Erde — aufweisen. Wunden des behaarten Schädels, der Füße und Unterschenkel gelten unter solchen Umständen als besonders infektiös. Kräftig blutende Wunden sind unter sonst gleichen Verhältnissen weniger infektionsverdächtig als solche, bei denen eine nennenswerte anfängliche Blutung ausgeblieben ist. — Alle diese Kriterien stellen naturgemäß nur gewisse allgemeine Richtlinien dar, deren Auswertung im einzelnen Falle der persönlichen Erfahrung zu überlassen ist.

1. Die Versorgung der nicht infizierten Wunde.

Das ideale Mittel, um die voraussichtlich nicht infizierte Wunde der prima intentio zuzuführen, bildet die Wundnaht. Ihre Aufgabe besteht darin, die einzelnen Teile so aneinander zu legen, daß sie lückenlos in zweckentsprechender Weise zusammenheilen können. Als Typus einer derartigen Versorgung mag die Naht einer aseptischen Operationswunde, wie sie etwa nach Entfernung einer nicht zu großen dem Knochen aufsitzenden Geschwulst des Oberschenkels sich darstellt, gelten. Es genügt, unter solchen Umständen nicht etwa die Haut oberflächlich zu vereinigen. Denn es würde hierbei unfehlbar zur Ansammlung von Blut und Lymphe in der Tiefe kommen und damit der Eintritt der Infektion begünstigt werden, ganz abgesehen von dem Nachteil, der sich funktionell aus der mangelnden Vereinigung von Muskulatur und Faszien für die Funktion der Extremität ergeben würde. Der Verschluß tiefer Wunden hat vielmehr in Schichten, „etagenweise", zu erfolgen. Muskulatur, Aponeurose oder Faszie, bei stärkerer Entwickelung auch das Fettgewebe, wird je für sich mit Nähten vereinigt, die Wundhöhle somit von der Tiefe aus zur Verödung gebracht. Ist man der Asepsis sicher, so kann die Naht eine vollständige sein, in anderen Fällen muß als Sicherheitsventil in die Tiefe der Wunde ein perforiertes Gummi- oder Glasrohr, ein sogenanntes Drain eingeführt werden, dem die Aufgabe zufällt, etwa sich bildendes infektiöses Exsudat abzuleiten und somit der Möglichkeit einer Verhaltung sicher vorzubeugen. Aber auch einwandfrei aseptische Wunden wird man stets drainieren, wenn voraussichtlich noch Blut nachsickern wird, um auf diese Weise das Zustandekommen eines die Infektion begünstigenden Hämatoms zu verhindern. Natürlich kann die Drainage ihren Zweck nur dann voll erfüllen, wenn die Ableitung vom tiefsten Punkte der Wunde aus erfolgt. Man hat sich daher stets vorher darüber klar zu werden, welche Haltung der Patient nachher einnehmen wird; unter Umständen muß die Drainage so eingerichtet sein, daß sie für verschiedene Stellungen paßt.

Auf die Technik der Wundnaht selbst soll hier nicht näher eingegangen werden, da sie zum Gegenstande der Operationslehre gehört. Immerhin sei erwähnt, daß wir im wesentlichen unterscheiden zwischen der Knopfnaht und der fortlaufenden Naht. Bei letzterer wird für die ganze Nahtreihe ein einziger Faden verwendet, bei der Knopfnaht wird jede Naht einzeln verknüpft. Während die fortlaufende Naht den Vorzug der schnelleren Ausführbarkeit besitzt, haftet ihr gegenüber der Knopfnaht der Nachteil an, daß ein „Aufgehen" des Fadens gleich die ganze Nahtreihe gefährdet; es entfällt demnach bei ihr die Möglichkeit, nach Bedarf — z. B. bei Verhaltung — einzelne Fäden nachträglich wieder zu entfernen. An der Küttnerschen Klinik wird daher die fortlaufende Naht nur dann angewendet, wenn es auf wasserdichten Abschluß — also bei der Vereinigung des Darmes oder eines Blutgefäßes — ankommt.

Für die Vereinigung der Haut sind vielfach auch kleine Metallklammern — nach Michel oder v. Herff — in Gebrauch.

Die genähte Wunde wird mit steriler Gaze bedeckt, die einerseits zum mechanischen Schutze dient, andererseits — zumal bei drainierten Wunden — auch das austretende Sekret aufzunehmen hat. In manchen Fällen hat der Verband überdies die Aufgabe, auf das Wundbett eine gleichmäßige Kompression auszuüben, um der Entstehung eines Hämatoms vorzubeugen. Wo derartiges nicht in Betracht kommt — z. B. bei glatt vernähten Gesichtswunden — ist jeder Verband entbehrlich; das spärliche Wundsekret trocknet an der Luft ein und bildet einen natürlichen wasserdichten Wundschutz. In der Umgebung von Mund, Nase und Auge kann sogar ein Verband direkt schädlich wirken, da er Speichel und dergleichen ansaugt und auf diese Weise die frische Wunde gefährdet.

Ist schon bei jeder aseptischen Operationswunde genaueste Beobachtung von Körpertemperatur, Puls, Allgemeinbefinden während des Heilungsverlaufes unbedingt erforderlich, so gilt dies um so mehr für die mit Naht versorgten akzidentellen Wunden. Steigt die Temperatur an, tritt stärkerer Schmerz oder „Klopfen" in der Wunde ein, so ist unverzüglich eine lokale Besichtigung vorzunehmen. Zeigen sich hierbei die Wundränder hie und da gerötet oder geschwollen, so müssen die Nähte sofort teilweise oder gänzlich wieder entfernt werden, um der Entwickelung einer fortschreitenden Infektion vorzubeugen. Die wieder geöffnete Wunde ist sodann nach den Prinzipien, wie sie für die infizierte Wunde gelten, zu behandeln.

Freilich kann auch bei „aseptischem" Verlauf allein durch Resorption von Eiweißzerfallsprodukten Fieber auftreten (vgl. S. 68). Doch hält sich dies gewöhnlich in niedrigen Grenzen und beeinflußt das Allgemeinbefinden nicht. In praxi wird man jedenfalls gut daran tun, bei jedem Temperaturanstieg zunächst den Verdacht einer Infektion zu hegen und dementsprechend zu verfahren.

2. Die Wundversorgung bestimmter Gewebe.

Die Naht der Muskulatur bietet keine Besonderheiten. Bei ungestörter Heilung bildet sich an der Stelle der Verletzung eine narbige Brücke — gleichsam eine Inscriptio tendinea — aus, die kaum einen funktionellen Nachteil bedeutet.

Eine besondere Technik verlangt die Naht der Sehnen, da sie von vornherein eine nicht unbeträchtliche Festigkeit gewähren muß, andererseits die längs angeordneten Sehnenfasern unter dem Druck des Fadens leicht auseinanderweichen. Einzelheiten gehören der Operationslehre an.

Bei der Nervennaht soll nur die Nervenscheide — Perineurium — von den Suturen gefaßt werden. Der Nerv selbst ist hierbei möglichst so zu lagern, daß die zugehörigen Achsenzylinder wieder aufeinander treffen. Doch stellt dies keine absolute Vorbedingung dar. Über die Methoden der Überbrückung, die in den Fällen in Betracht kommt, wo eine unmittelbare Vereinigung nicht gelingt, wird an anderer Stelle berichtet (vgl. Zehnter Abschnitt, S. 438 ff.).

Wird die Freilegung eines verletzten Nerven erst zu späterem Termin vorgenommen, so kann inzwischen eine bindegewebige Vernarbung zwischen den Stümpfen eingetreten sein. Durch Prüfung mittels direkter faradischer Reizung oberhalb ist dann festzustellen, ob der Kallus noch leitende Fasern enthält. Falls dies nicht zutrifft, muß er reseziert werden. In manchen Fällen beruht die Lähmung nur auf Kompression des Nerven durch äußere Narbenschwielen oder Knochenkallus. In solchem Falle kann man sich darauf beschränken, den Nerven auszulösen — Neurolyse. Um einer Wiederkehr der Kompression vorzubeugen, empfiehlt es sich, den freigelegten Nerven in gesunde Muskulatur oder Fettgewebe einzuscheiden. Setzen sich einzelne Narbenzüge auch in den Nervenstamm selbst fort, so kommt die sog. innere Neurolyse in Betracht. Sind mehr als 2 Jahre nach der Verletzung vergangen, so ist auf Erfolg der Sekundärnaht kaum noch zu rechnen.

Für die operative Vereinigung der Knochen stehen verschiedene Methoden zu Gebote. An erster Stelle ist die Drahtnaht zu nennen, auch mittels Metallklammern, Schrauben, Nägeln läßt sich dieses Ziel herbeiführen. Die anschraubbaren Metallschienen nach Lambotte haben den Nachteil, der jedem Einbringen von massivem toten Material anhaftet, und können insbesondere leicht Eiterung und Fisteln unterhalten. Bei der Vereinigung der langen Röhrenknochen stellt die Bolzung mittels eines in die Markhöhle eingebrachten Spans ein oft brauchbares Verfahren dar. Als Stützmaterial kommt Horn oder Elfenbein, besser jedoch eigener lebender von anderer Stelle — Tibia — entnommener Knochen in Betracht.

Bei verzögerter Frakturheilung (s. S. 92) leistet — soweit keine spezifischen Schädigungen vorliegen — der Reiz der mechanischen Belastung oft Gutes: „Heilgehen". Auch Injektionen von Jodtinktur, Blut, Fibrin[1]) sind zu dem gleichen Zwecke empfohlen worden. Bei definitiv ausgebildeter **Pseudarthrose** kommt in der Regel nur die plastische Deckung des Defektes mit frei verpflanzten Knochen von demselben Individuum in Betracht; die reaktionsunfähigen Bruchenden sind vorher ausgiebig zu entfernen.

Die Ausführung der **Darmnaht** ist gänzlich auf die Fähigkeit der Serosa, mit anliegenden gleichartigen Flächen zu verkleben, eingestellt. Diesem Prinzip entspricht die sog. Lembertnaht, welche die Serosaflächen in breiten Kontakt bringt. Die Naht der Schleimhaut dient hierbei hauptsächlich nur der Blutstillung. Ungünstige Nahtverhältnisse bieten dementsprechend die serosafreien Darmteile wie die retroperitonealen Bezirke von Duodenum, Kolon, Rektum; insbesondere macht sich dies auch beim Ösophagus unliebsam geltend.

Nach den gleichen Grundsätzen wie offene Wunden lassen sich entsprechende Verletzungen auch behandeln, wenn sie durch subkutanes Trauma hervorgerufen werden bzw. die äußere Wunde so geringfügig ist, daß die Verletzung praktisch einer geschlossenen gleichkommt, wie es z. B. für manche glatte Durchschüsse mit kleinkalibrigem Projektil der Fall ist. Es liegt ein außerordentlicher Fortschritt der modernen Chirurgie darin, daß sie es auf Grund der erfolgreichen Keimbekämpfung wagen darf, auch bei nicht lebensbedrohlichen, aber funktionell wesentlichen Verletzungen tieferer Teile — wie der Sehnen, Knochen oder Nerven — bewußt den Abschluß der subkutanen Wunde zu durchbrechen, um eine unmittelbare Wiedervereinigung derartiger Gebilde operativ anzustreben.

Die lebensbedrohlichen Folgezustände der Verletzungen tieferer Teile — insbesondere der großen Körperhöhlen — bestehen vorzugsweise in der Gefahr der **Blutung** sowie der **Infektion,** die von der Kontinuitätstrennung der keimführenden Hohlorgane droht. Beim Gehirn und Rückenmark, ferner auch den Brustorganen, kommt überdies noch die Funktionsstörung durch **Druck** in Betracht.

Die Besprechung der operativen Behandlung derartiger Verletzungen gehört in das Gebiet der speziellen Chirurgie.

3. Die Versorgung infizierter Wunden.

Bei voraussichtlich grob infizierten Wunden steht als erste Aufgabe die **Vorbeugung der fortschreitenden Infektion** durchaus im Vordergrunde. Die Frage, in welcher Weise sich später die eigentliche Heilung selbst gestalten wird, kommt erst in zweiter Linie in Betracht. Das wichtigste Mittel, um das Zustandekommen einer progredienten Infektion möglichst zu verhindern, besteht darin, **die Wunde breit offen zu halten, freie Abflußbedingungen zu schaffen** und damit jeder Verhaltung von vornherein vorzubeugen. Hierzu wird die Wunde bis in die Tiefe hinein locker mit Jodoformgaze austamponiert; Buchten oder Taschen sind zu drainieren, evtl. zu spalten und Gegenöffnungen anzulegen. Grobe Verunreinigungen, weit aus dem Zusammenhang gelöste Gewebsfetzen werden dabei am besten gleich mit Pinzette und Scheere entfernt, bei diffuser Verschmutzung mit Erde oder dergleichen läßt sich die Säuberung am schonendsten durch Berieselung mit Wasserstoffsuperoxydlösung vornehmen.

Nähte kommen unter diesen Umständen **nur ausnahmsweise** und auch nur zur weitläufigen Fixierung — „Situationsnaht" — in Betracht. Es gilt dies namentlich für Lappenwunden am Schädel und Gesicht, bei denen sonst leicht eine so starke Schrumpfung eintritt, daß der Lappen sich später nicht wieder entfalten läßt. Um so sorgfältiger ist unter solchen Umständen für ungestörten Abfluß unterhalb des locker angehefteten Lappens zu sorgen. Auch bei **durchtrennten Sehnen,** die sich sonst weit zurückziehen würden, ist eine primäre

---

[1]) **Wohlgemuth,** Med. Klinik. 1922. Nr. 39.

Fixierung selbst im unreinen Milieu statthaft, das gleiche gilt für Quertrennung der Nerven. Abgesehen jedoch von derartigen Sonderverhältnissen stellt im allgemeinen die **Naht im infizierten Terrain** einen schweren oft nicht mehr wieder gut zu machenden **Kunstfehler** dar. Schon manches Glied und manches Leben ist durch einen derartigen Fehler verloren gegangen. Ist durch die Verletzung ein größeres arterielles Gefäß freigelegt, so empfiehlt es sich, dasselbe mit einem gestielten gesunden Gewebslappen — Muskulatur — zu bedecken, um es gegen arrodierende Einflüsse zu schützen (vgl. S. 142). Der Eintritt von Eiterung stellt unter solchen Umständen ein normales Ereignis dar; zurückgebliebenes abgestorbenes Gewebe wird hierbei allmählich abgestoßen, bis schließlich die Wunde überall in das Granulationsstadium eingetreten ist.

Gegenüber einer derartigen resignierenden Therapie, welche den infektiösen Charakter als etwas unabänderlich gegebenes ansieht, hat es nun nicht an Bestrebungen gefehlt, durch aktive Maßnahmen die infizierte Wunde in den Zustand der Keimfreiheit zu versetzen, so daß sie im idealen Falle genau so behandelt werden kann wie die aseptische Operationswunde. Das klassische heroische Verfahren bildete hierfür das Ausbrennen der Wunde. Mit siedendem Öl oder dem Cauterium actuale — dem Glüheisen —, an dessen Stelle später der durch Benzindämpfe gespeiste Platinbrenner nach Paquelin trat, wurden die Wundränder ausgedehnt verschorft. Auch auf chemischem Wege suchte man dieses Ziel zu erreichen, Chlorzink, sowie die verflüssigte Karbolsäure diente hierzu. Wenn jedoch die auf diesem Wege erzielten Resultate nicht befriedigten, so liegt das einmal daran, daß diese ausgedehnten Schorfe eine prima intentio naturgemäß nicht zulassen, sie werden vielmehr unter Eiterung — oft langwieriger Art — abgestoßen. Vor allem aber bleibt es dem Zufall überlassen, ob die Tiefenwirkung ausreicht, um alle eingedrungenen Keime zu zerstören. Bleibt aber die Sterilisation unvollkommen, dann wirkt der Schorf als verhängnisvoller Abschluß, der die Auskeimung und Vermehrung der Bakterien begünstigt; schwerste progrediente Infektionen können sich daher an diese Form der Wundbehandlung anschließen. Die schonendere Form der antiseptischen Spülung[1] — am besten mit Trypaflavin (1:500) oder Rivanol (1:1000) — verspricht anderseits nur Erfolg bei frischen und glatten Wunden, also unter Verhältnissen, die praktisch meist keine besonderen desinfektorischen Maßnahmen erfordern.

Eine weit vollkommenere Methode stellt demgegenüber die **Exzision der Wunde** dar. Auch dies ist ein altes Verfahren, das bei gewissen „vergifteten" Wunden — zumal dem Schlangenbiß — schon seit langem angewendet wurde; eine „abgeschwächte" Modifikation dieser Methode, bestehend in der Entfernung grob zertrümmerter Gewebsteile lernten wir bereits bei der oben besprochenen „Wundtoilette" kennen. Die wissenschaftliche Begründung und die Erweiterung der Wundexzision zum Zwecke der zielbewußten Sterilisation des traumatischen Gewebsdefektes verdanken wir Friedrich[2]. Friedrich stellte in einer großangelegten experimentellen Untersuchungsreihe fest, daß die unter dem Bilde des „malignen Ödems" verlaufende regelmäßig tödliche Staub- und Erdinfektion des Meerschweinchens mit weitgehender Sicherheit heilbar ist, wenn man innerhalb der ersten sechs Stunden die Wundränder in der Ausdehnung von 1—2 mm exzidiert. Sein Vorschlag, dieses Verfahren prinzipiell für die Behandlung infizierter Wunden anzuwenden, fand indessen nur zögernd Nachahmung, bis die „traumatische Massenepidemie" des jüngsten Krieges

---

[1] Vgl. Neufeld, Chirurgenkongr. 1922. S. 326.
[2] Chirurgenkongr. 1898.

mit ihrer Häufung schwerster Infektionen jenen Gedanken wieder aufleben ließ. Es ist Garrès Verdienst, diese operative Form der Wundversorgung vor allem für die schweren Granatverletzungen durchgesetzt zu haben und die Chirurgie der Schußwunden stand während der letzten Kriegsjahre durchaus unter diesem Prinzip. Die hiermit gemachten Erfahrungen waren im allgemeinen recht günstige, so daß Fründ und andere es wagen konnten, in manchen Fällen der Wundexzision die primäre Naht anzuschließen, um damit die ideale Forderung aller Wundtherapie zu verwirklichen. Am einfachsten durchführbar ist die Wundexzision bei breitklaffenden Wunden; Stich- und Schußverletzungen mit engem Wundkanal können oft nur nach ausgiebiger Erweiterung diesem Verfahren zugänglich gemacht werden.

Leider läßt sich jedoch das Friedrichsche Prinzip nicht bei allen Wunden durchführen, da die erforderliche Rücksicht auf wichtige anatomische Gebilde einer systematisch durchgeführten Exzision vielfach feste Grenzen entgegensetzt. Es gilt dies insbesondere für die Halsgegend, die Ellenbeuge, die Kniekehle und noch manche andere Regionen. In solchen Fällen muß man sich daher zu bescheiden wissen, die Exzision auf die zertrümmerten Teile beschränken und im übrigen den Schwerpunkt auf das Offenhalten der Wunde und das Herbeiführen freier Abflußverhältnisse legen, wie dies bereits besprochen wurde. Auf die Bedeutung dieses letzteren Verfahrens hat im übrigen auch schon Friedrich selbst nachdrücklich hingewiesen. Als zeitliche Grenze, bis zu der die Exzision der Wunde angezeigt ist, gilt im allgemeinen die Frist von sechs Stunden. Ich halte es indessen für durchaus willkürlich, diesen von Friedrich für eine bestimmte Infektionsform des Meerschweinchens ermittelten Grenzwert ohne weiteres auf die so variablen Verhältnisse beim Menschen zu übertragen, zumal wir hier die Exzision oft viel ausgiebiger vornehmen können als beim Versuchstier. Ich habe mich daher bei eigener Tätigkeit auf dem Hauptverbandsplatz nicht an eine bestimmte Zeitspanne gehalten, sondern die Exzision stets dann noch vorgenommen, solange bei der frischen Verletzung die Zeichen einer fortschreitenden Infektion fehlten.

Eine wirksame Ergänzung der Wundexzision bildet die Imprägnierung der Wundfläche mit einem nur langsam sich zersetzenden Dauerantiseptikum. Wir selbst haben auf Grund praktischer Erfahrungen namentlich das Jodoform schätzen gelernt. Nach v. Behring[1] beruht diese Wirkung nicht auf Abtötung der Bakterien, wohl aber können die Toxine der Eitererreger dadurch unschädlich gemacht werden. Stets ist bei der Verwendung des Jodoforms in quantitativer Hinsicht Vorsicht geboten, um Intoxikationen zu vermeiden.

Daß durch derartige pulverförmige Antiseptika, zu denen auch das Airol, Isoform und Vuzin (s. w. u.) gehört, bei frühzeitiger Anwendung selbst ohne gleichzeitige Exzision eine wirksame Keimbekämpfung möglich ist, haben C. Brunner und seine Mitarbeiter in sorgfältig durchgeführten Tierexperimenten — speziell für die anaerobe Infektion (vgl. S. 173) — exakt nachgewiesen; auch die Jodtinktur hat sich hierfür als brauchbar erwiesen[2]. Die Gegenwart ausgedehnter Nekrosen setzt allerdings die Desinfektionskraft dieser Stoffe wesentlich herab.

Zur Desinfektion der frischen Kriegsverletzungen diente auf Seiten der Entente in ausgedehntem Maße die Anwendung einer von Dakin angegebenen Natriumhypochloritlösung.

Ein anderes Prinzip verfolgt die von Klapp begründete Tiefenantisepsis mittels des von Morgenroth angegebenen Vuzins. Hierbei wird die Umgebung der Wunde mit der antiseptischen Lösung in weiter Ausdehnung infiltriert. Doch kann als sicherer Schutz gegen die Entwicklung einer fortschreitenden Wundinfektion diese prophylaktische Vuzin-

---

[1] Dtsch. med. Wochenschr. 1887. Nr. 20. 1889. Nr. 41—43.
[2] Brunner, v. Gonzenbach und Ritter, Bruns' Beitr. z. klin. Chirurg. 111. 1918.

injektion schon deshalb nicht angesehen werden, weil ihre Wirkung auf Bakterien nur eine
elektive ist. Von deutlichem Einfluß auf Staphylokokken und Streptokokken, versagt
das Vuzin gegenüber Kolibazillen und dem Pyocyaneus, ist unsicher gegenüber den Gas-
brandbazillen und wirkungslos vor allem gegenüber den Sporen dieser Krankheitserreger
sowie denen des Wundstarrkrampfes. Als unentbehrlich für die Versorgung infizierter
Wunden kann jedenfalls das Vuzin nicht gelten und manche Autoren neigen sogar der
Ansicht zu, daß die günstigen Erfolge der Vuzintiefenantisepsis bei den frischen Kriegsverletzungen bereits in der damit verbundenen zielbewußten Verbesserung der übrigen
Wundbehandlung — insbesondere der systematischen Exzision — eine ausreichende Erklä-
rung finden. Ob das neuerdings von Klapp[1]) für den gleichen Zweck empfohlene
Rivanol eindeutigere Erfolge aufzuweisen haben wird, muß abgewartet werden.

Bei der Naht exzidierter Wunden ist natürlich stets größte Vorsicht
geboten. Sie ist grundsätzlich nur dann statthaft, wenn der Patient unter
genauester Beobachtung bleibt. Hat man Bedenken getragen, die Naht primär
auszuführen, und zeigt der weitere Verlauf, daß die Wundfläche rein bleibt
und infektiöse Vorgänge ausbleiben, so gelingt es mitunter noch nachträglich,
durch einige Situationsnähte die „Prima intentio" zu retten. Auch bei der
bereits granulierenden Wunde läßt sich diese Sekundärnaht mitunter
anwenden und der Heilungsverlauf dadurch wesentlich abkürzen.

II. Die Wundbehandlung in späteren Stadien.

Es soll hier nicht die Behandlung der infektiösen Wundkomplikationen
selbst besprochen werden, sondern nur diejenigen Maßnahmen, die sich auf
die Förderung der Wundheilungsvorgänge selbst beziehen. Wir haben es hier
also mit dem sekundären Wundstadium zu tun. Diese Periode ist von
dem Zeitpunkt an zu rechnen, wo der bakterielle Infekt überwunden und überall
eine Abgrenzung gegen die infektiöse oder traumatische Nekrose eingetreten
ist. Hielt sich der Gewebstod in geringfügigen Grenzen, so haben wir die gleichmäßig granulierende Wunde vor uns, im anderen Falle zeigt sich die Oberfläche
in größerer oder geringerer Ausdehnung von nekrotischen oft mißfarbigen Gewebsmassen bedeckt, die von dem Granulationsgewebe unterminiert und unter
Eiterung abgelöst werden. Warme prolongierte Seifenbäder, feuchte Verbände — z. B. mit verdünnter essigsaurer Tonerde — dienen dazu, diesen
Demarkationsprozeß zu befördern. Auch mechanisch kann man zur Lösung
der Nekrose beitragen, lockere von Eiter umspülte Knochensplitter entfernen,
abgestorbene Sehnenfetzen abtragen usw. Ist dann überall die Granulationsschicht zutage getreten, so darf sich bei normalem Verlaufe die Wundbehandlung
darauf beschränken, die Sekrete dauernd fortzuschaffen und die Wunde
vor äußeren Insulten zu schützen. Es dient hierzu der gewöhnliche
sterile Wundverband aus Gaze, dessen obere Schichten aus Sparsamkeits-
rücksichten durch Zellstofflagen zu ersetzen sind. Die aufsaugenden Teile des
Verbandes sollen hierbei so reichlich genommen werden, daß ein „Durchschlagen"
des Sekretes nach außen hin nicht erfolgt. Es kommt sonst leicht zu sekundärer
Fäulnis an der Oberfläche, die sich retrograd auf die Wunde übertragen kann.
Auch verhindert die oberflächliche Eintrocknung ein weiteres Aufsaugen, so daß
damit die wichtigste Funktion des Verbandes aufgehoben wird. Je nach der
Stärke der Sekretion bleibt ein solcher Verband einen oder mehrere Tage liegen.
Das Abnehmen des Verbandes hat mit größter Schonung zu erfolgen, da das
Granulationsgewebe mit der Gazeschicht fest verklebt, bei längerem Liegenlassen
sogar die Maschen durchwächst und daher bei brüsker Entfernung leicht verletzt
wird. Damit wird aber die Oberflächenkontinuität aufs neue durchbrochen,
das tiefere Gewebe seines wichtigsten provisorischen Schutzes beraubt und
es kann nicht überraschen, wenn in solchen Fällen jeder Verbandwechsel von

---

[1]) **Dtsch. med.** Wochenschr. 1921. Nr. 46. — S. a. Ritter, Klin. Wochenschr. 1923. S. 73.

Fieberanstieg gefolgt wird, ja sogar greifbare infektiöse Komplikationen sich hieran anschließen können. Auch ist der hierbei eintretende Blutverlust, wenn er sich längere Zeit hindurch täglich aufs neue wiederholt, nicht ganz bedeutungslos, und schließlich pflegt das unsanfte Abreißen des Verbandes auch meist recht schmerzhaft zu sein. Man muß also den Verband vorsichtig „abweichen"; dies geschieht im Seifenbade oder mittels Irrigation mit einer Wasserstoffsuperoxydlösung. Eine andere Methode, um sich den Verbandwechsel zu erleichtern, besteht darin, daß man an Stelle der trockenen Gaze die Wunde zunächst mit einem indifferenten Salbenlappen bedeckt. Hierdurch wird das Haften der Verbandsstoffe an der Granulationsfläche verhindert, allerdings auch die Saugkraft des Verbandes etwas beeinträchtigt.

Völlig auf die Anwendung von Verbänden verzichtet die offene Wundbehandlung. Bei oberflächlichen Wunden erstarrt hierbei des Sekret rasch zu einer Kruste, welche die Heilung „unter dem Schorf" gestattet. Bei tieferen buchtigen Wunden beschränkt sich dagegen die Eintrocknung nur auf die oberflächlichen Schichten, es kommt infolgedessen in der Tiefe zur Verhaltung. Die Durchführung des offenen Verfahrens setzt also voraus, daß die Borken häufig durch Spülung oder dergl. entfernt werden und bedeutet somit durchaus nicht immer eine Vereinfachung der Wundbehandlung.

Die Behandlung sehr ausgedehnter, schmerzhafter und stark sezernierender Wunden läßt sich mitunter nur mit Hilfe des „permanenten Wasserbades" in einer für den Kranken erträglichen Weise durchführen.

Eine große Rolle bei der Behandlung der granulierenden Wunde spielen die chemischen Wundmittel. Eine unendlich große Zahl hierfür empfohlener Medikamente existiert bereits, fast täglich tauchen neue auf, werden mit größter Begeisterung angepriesen, um meist ebenso rasch wieder der Vergessenheit anheimzufallen. Vor derartigen Enttäuschungen kann man sich nur dadurch bewahren, daß man sich von vornherein klar macht, unter welchen Umständen überhaupt eine medikamentöse Beeinflussung der Wunde erwünscht ist und was eine solche Behandlung erreichen kann. Vor allem wird man aber dabei die durch ungezählte Erfahrungen festgelegte Tatsache nicht übersehen dürfen, daß die große Mehrzahl aller Wunden auch ohne derartige künstliche Nachhilfe zur Heilung gelangt.

Ein Vorzug, der den meisten Wundmitteln nachgerühmt wird, soll darin bestehen, daß sie desinfizierend wirken. Man muß aber hierbei berücksichtigen, daß in dem eiweißreichen Wundsekret die keimtötende Wirkung solcher Stoffe gewöhnlich nicht mit dem Verhalten des Reagenzglasversuches verglichen werden kann, wie das schon früher betont wurde. Auch bleibt die Wirkung der meisten Desinfizientien in der Wunde eine oberflächliche, während die Bakterien zum Teil auch tiefer haften. Vor allem aber darf man nicht außer acht lassen, daß die Gegenwart der meisten Bakterien an der Wundoberfläche für den Vorgang der Heilung im Sekundärstadium durchaus belanglos ist[1]). Auch die schönste kräftig granulierende und sich prompt überhäutende Wunde kann zahlreiche Mikroorganismen beherbergen, deren Beseitigung schon deshalb zwecklos wäre, weil die Reinfektion der Sterilisierung unmittelbar folgen würde. Anderseits vermag sich aber die granulierende Wunde eine Keimfreiheit oder wenigstens Keimarmut auch ohne chemische Unterstützung oft selbst zu schaffen, wie schon früher (vgl.

---

[1]) Eine Ausnahme bilden die später zu besprechenden spezifischen mykotischen Erkrankungen der granulierenden Wunde wie der Hospitalbrand und zum Teil auch die Diphtherie.

S. 88) betont wurde. Wenn wir trotzdem in manchen Fällen von antiseptisch wirkenden Substanzen bei granulierenden Wunden Gebrauch machen,
so geschieht es in erster Linie nur deshalb, um faulige Zersetzung stagnierenden Sekretes nach Möglichkeit einzuschränken. Namentlich
bei buchtigen Wunden in der Umgebung des Afters und der Mundhöhle macht
sich diese Indikation geltend.

Am meisten bewährt hat sich in dieser Hinsicht das Jodoform, aus dem
in der Wunde kontinuierlich Jod in statu nascendi abgespalten wird [1]).

Ein Nachteil des Jodoforms besteht in seinem den meisten Menschen unangenehmen Geruch und der gelegentlich vorkommenden Jodoformidiosynkrasie. Es sind daher zahlreiche Ersatzpräparate — wie Vioform, Isoform,
Xeroform, Noviform usw. — hergestellt worden, von denen aber keines dem
Jodoform an praktischer Wirksamkeit gleichzukommen scheint. Mit der
Verwendung des Jodoforms auf frischen Wunden muß man wegen der Intoxikationsgefahr sehr zurückhaltend sein, von intakten granulierenden Wundflächen findet dagegen eine nachweisbare Resorption nicht statt (vgl. S. 88)
so daß nach dieser Hinsicht keinerlei Bedenken bestehen. Im letzten Kriege
hat weiterhin das schon seit alter Zeit zur Desinfektion benutzte Chlor (vgl.
S. 46) in Gestalt der oben genannten Dakinschen Lösung vielfach Verwendung
gefunden. Sie besitzt außerdem eine entschieden desodorisierende Wirkung,
wobei allerdings von dem unangenehmen eigenen Geruche abzusehen ist. Auch der
Perubalsam darf mit der obigen Einschränkung als Wunddesinfiziens gelten.
Heidenhain empfahl als Ersatz neuerdings die Pix liquida. Eines der wirksamsten Desodorisationsmittel stellt ferner die feingepulverte Tierkohle dar;
ihre Wirkung ist eine rein physikalische und beruht auf Adsorption. Bei der
Irrigation mit Wasserstoffsuperoxydlösung kombiniert sich der mechanische
Effekt der Wundreinigung mit der die Fäulnisvorgänge beschränkenden Oxydation. Auch die Preglsche Jodlösung scheint sich für solche Zwecke zu
eignen [2]).

Zur Eintrocknung oberflächlicher Wunden, die man der Heilung unter
dem Schorfe zuführen möchte, stellt das als Streupulver aufgetragene Dermatol
(Bismuthum subgallicum) ein brauchbares, zum mindesten unschädliches
Mittel dar.

Bei stark sezernierenden Wunden kommt es in der Umgebung leicht zu
Ekzemen; man schützt daher die benachbarte Haut durch Bedecken mit Zinkpaste oder einem ähnlichen Präparat. Ichthyol (3%) oder Tannoform
($5-10\%$) wird dem zweckmäßig zugesetzt.

In manchen Fällen besteht das Bedürfnis, die zögernde Granulationsbildung anzuregen. Das klassische Mittel bildet hierfür das Tuschieren
mit dem Höllensteinstift ($AgNO_3$). Viel verwendet wird für den gleichen
Zweck die „Schwarzsalbe", die zu 10% aus Perubalsam und zu 1% aus
Arg. nitricum besteht. Auch dem „Granugenol" — einem Mineralöl — wird
eine derartig spezifische Wirkung nachgerühmt, dabei übt es gleichzeitig auch
einen die Epidermisierung fördernden Reiz aus.

Eine weitere Anwendung des Arg. nitricum-Stiftes ist gegeben bei allzu
üppiger Granulationswucherung. Hier kommt es darauf an, die überschüssigen
Massen durch starke Ätzung zu zerstören. Man kann sie auch unmittelbar mit
der Cooperschen Schere abtragen; in früheren Zeiten pflegte man die aufschießenden Granulationen durch darüber geklebte Heftpflasterstreifen mecha

---

[1]) Vgl. auch S. Löwe und G. Magnus, Zur Pharmakologie der Wundbehandlung.
Therapeut. Monatsh. 1918/19.

[2]) Kleinschmidt, Zentralbl. f. Chirurg. 1921. S. 1646. — S. a. Dittrich und Herrmann, ibid. 1922. S. 1050.

nisch niederzuhalten. Das hartnäckige Wiederkehren solcher luxurierenden Granulationen muß im übrigen stets an die Gegenwart lokaler Störungen — namentlich an die Anwesenheit von Fremdkörpern — denken lassen, wie es in harmlosester Form bei versenkten Seidenfäden so oft beobachtet wird. Die gedankenlose Anwendung des Silberstiftes ist unter solchen Umständen natürlich vergeblich. Als ein spezifisch die Epidermisierung anregendes Mittel hat man einen aromatischen Azofarbstoff — das Scharlachrot — kennen gelernt, das in Form einer 2% Salbe vielfach Verwendung findet (Schmieden).

Wie sich aus dem Voranstehenden ergibt, hat also jegliche Wundmedikation bestimmten Indikationen zu folgen. Von einer für alle Verhältnisse passenden „Panacee“, nach der anscheinend immer wieder gesucht wird, kann durchaus keine Rede sein. —

Manche Wunden heilen schließlich trotz aller Therapie einfach deshalb nicht, weil sie zu ausgedehnt sind oder ihre Umgebung derartig fibrös geworden ist, so daß die Ernährung der Granulationen und der überwandernden Epidermis eine unzureichende wird. In solchen Fällen ist es zwecklos, die konservative Behandlung weiter fortzusetzen, sondern es muß auf operativem Wege Hilfe gebracht werden. Frühzeitige Anwendung der Epidermistransplantation nach Thiersch (vgl. Zehnter Abschnitt, S. 438 ff.) schützt vor dem Eintritt dieses refraktären Stadiums; im Stadium der fibrösen Induration muß das bindegewebige Wundbett zunächst exzidiert werden. Man kann dann den Defekt durch freie Transplantation decken oder den Verschluß durch Lappenverschiebung nach den Grundsätzen der plastischen Chirurgie herbeiführen. Auch vorspringende Knochenflächen können die Überhäutung verhindern und müssen dann beseitigt werden. Bei Amputationsstümpfen ist derartiges am häufigsten zu beobachten.

Ein schwerwiegender Fehler ist es unter allen Umständen, wenn übersehen wird, daß dem Ausbleiben der Heilung spezifische Veränderungen des Wundbettes — Tuberkulose, Lues, Karzinom — zugrunde liegen (vgl. Zehnter Abschnitt, S. 410 ff.).

Manche Wunden heilen ferner deshalb nicht, weil die Zirkulation in bestimmter Weise gestört ist. Man sieht dies am häufigsten an der unteren Extremität infolge von Stauung durch Krampfadern. Hochlagerung der Beine, zirkuläre Einwicklung oder radikale Beseitigung der Störung durch operativen Eingriff an den Venen selbst ist unter solchen Umständen angezeigt. In anderen Fällen — z. B. bei Arteriosklerose — kann die mangelnde Heilungstendenz auf unzureichender arterieller Durchströmung beruhen. Aktive Hyperämisierung — z. B. durch Heißluftapplikation — bildet unter solchen Umständen das gegebene Verfahren. Läßt sich auch hiermit die Durchblutung nicht verbessern, so ist auf Heilung überhaupt nicht zu rechnen, und es bleibt oft nur die Absetzung der Extremität übrig. Auch im nervös-trophisch gestörten Bezirk läßt die Heilung oft vergeblich auf sich warten. Gelegentliche Erfolge wurden unter solchen Umständen mit der operativen Dehnung des zugehörigen Nervenstammes (nach Chipault) sowie durch die periarterielle Sympathektomie (vgl. Zehnter Abschnitt, S. 446 ff.) erzielt.

In manchen Fällen schließlich deutet das Ausbleiben der Wundheilung auf bestehende schwere Allgemeinerkrankungen hin. Für den Skorbut, die Lues, Diabetes, allgemeine Ernährungsstörungen ist derartiges bekannt. So zeigten die unterernährten Menschen der Kriegszeit oft eine auffallend herabgesetzte Heiltendenz; im Experiment — am Hunde — scheint stark eiweißhaltige Kost die Wundheilung zu beschleunigen, fettreiche sie zu verzögern [1]); nach Sauerbruch übt Beköstigung mit Säureüberschuß eine günstige Heilwirkung aus, während bei alkalischer Ernährung die Wunden zu feuchtem, schlechtem Aussehen neigen [2]). Die Allgemeintherapie, welche unter sorgfältiger Berücksichtigung derartiger Störungen die ursächliche Schädigung zu beseitigen oder wenigstens abzuschwächen sucht, bildet in solchen Fällen die souveräne Behandlung auch für die Wunde selbst und viel Mühe und Zeit könnte erspart werden, wenn der Wundarzt über der Betrachtung der lokalen Vorgänge auch das konstitutionelle Moment nie aus den Augen verlieren würde. —

Mit diesen fragmentarischen Betrachtungen müssen wir den Abschnitt über sekundäre Wundbehandlung beschließen. Viel Erfahrung und Sorgfalt ist erforderlich, um hierbei das Notwendige nicht zu unterlassen und Überflüssiges oder gar schädliche Polypragmasie zu vermeiden. Aber wer sich daran gewöhnt, bei der Wundbehandlung jedem öden Schematismus zu entsagen, jeden einzelnen Fall zum Gegenstande aufmerksamen Studiums zu machen, der wird gerade auf diesem Gebiete eine der dankbarsten chirurgischen Aufgaben finden.

[1]) Vgl. Melchior, Bruns' Beitr. z. klin. Chirurg. 127. S. 138. 1922.
[2]) Sauerbruch. Münch. med. Wochenschr. 1924. Nr. 38.

Die Lehre von den chirurgischen Infektionen und Vergiftungen.

Wie bereits in einem der früheren Abschnitte besprochen wurde, gewährt die intakte Körperoberfläche, ja selbst das Granulationsgewebe (vgl. S. 88) einen weitgehenden Schutz gegen das Eindringen von Bakterien und Giften. Es gilt dies namentlich für diejenigen bakteriellen Erreger, welche akute „chirurgische" Infektionen hervorrufen. Die große Mehrzahl aller derartigen Prozesse fällt somit im strengen Sinne unter den Begriff der „Wundinfektion". Wenn praktisch dieser Gesichtspunkt nicht immer konsequent beachtet wird, so liegt dies daran, daß die primäre Verletzung oft so minimal ist, daß die Vorstellung der „Wunde" hierbei gänzlich zurücktritt. Wir werden deshalb auch in der folgenden Darstellung den Schwerpunkt nicht auf das örtliche Verhalten der Wunde, sondern auf die Infektionsvorgänge selbst verlegen.

Unsere Einteilung lautet:

Die Infektionen durch Eiter- und Nekroseerreger.
    A. Die aerobe Infektion.
    B. Die anaerobe Infektion.
Die chirurgischen spezifischen Infektionen.
    A. Die akuten Infektionen.
    B. Die chronischen Infektionen.
Die Wundvergiftung.

Die Infektionen durch Eiter- und Nekroseerreger.

A. Die aerobe Infektion.

Die aerobe Wundinfektion deckt sich zum größten Teil mit dem sonst meist üblichen Begriff der „pyogenen" Infektion. Wenn man diese letztere Bezeichnung anwendet, muß man dabei freilich im Auge behalten, daß die hierunter verstandenen Prozesse nicht notwendigerweise zur Eiterung führen müssen. Diese Gruppierung trägt vielmehr nur der Tatsache Rechnung, daß sie durch die regulären oder fakultativen Eitererreger hervorgerufen werden und in jedem Stadium zur Eiterung führen können. Allen diesen durch die aeroben d. h. sauerstoffzehrenden Bakterien hervorgerufenen Infektionsformen gemeinsam ist das Auftreten einer lebhaften reaktiven mit Beteiligung der polynukleären Leukozyten einhergehenden Entzündung, während bei der anaeroben Infektion vielfach der primäre Gewebstod in den Vordergrund tritt.

I. Die bakteriellen Erreger.

Die wichtigsten unter den pyogenen Bakterien sind die Staphylokokken und Streptokokken.

a) Staphylokokken.

Die Staphylokokken leiten ihren Namen davon ab, daß sie im Eiter bzw. in der Kultur zu traubenartigen Häufchen angeordnet sind.

Der häufigste Typus der pyogenen Staphylokokken bildet auf der Agarplatte einen goldgelben Farbstoff und wird daher als St. aureus bezeichnet. Dieser Parasit ist der typische Erreger der Osteomyelitis des jugendlichen Alters, der Furunkel und Karbunkel sowie von zahlreichen anderen eitrigen Prozessen. Als Oberflächenparasit ist er auf der Haut — namentlich der behaarten Teile — und den Schleimhäuten des Menschen mit großer Regelmäßigkeit anzutreffen.

Einen anderen wichtigen Vertreter der Staphylokokkengruppe bildet der St. albus. Auch dieser Erreger ist unter gewöhnlichen Umständen ein Oberflächenparasit des Menschen; er findet sich häufig in der Luft von Krankensälen und bewohnten Räumen und gelangt daher leicht auch in die frische Operationswunde. In den meisten Fällen bleibt jedoch dieses Ereignis ohne nachweisbare Folgen oder führt nur zu leichteren Infektionen; namentlich werden die gutartigen „Fadeneiterungen" recht häufig durch den St. albus bedingt. Doch kommen ausnahmsweise auch schwere Albusinfektionen vor.

b) Streptokokken.

Die Streptokokken sind Kugelbakterien, die, wie ihr Name ausdrücken soll, zu kettenartiger Anordnung auswachsen. Ihr wichtigster Vertreter, der Str. pyogenes, ist der typische Erreger des Erysipels, häufig auch der Lymphangitis; man findet ihn ferner mit großer Regelmäßigkeit bei besonders schweren rasch fortschreitenden Phlegmonen. Auch bei den infizierten Kriegsverletzungen spielt der Streptokokkus eine hervorragende Rolle. Ebenso wie der Staphylokokkus findet sich dieser Parasit häufig auf Schleimhäuten und der äußeren Haut zumal bei Menschen mit vernachlässigter Körperpflege.

Als weniger pathogen gilt der Str. longus, während der Str. mucosus zur Gruppe der Pneumokokken zu rechnen ist.

Es gibt ferner Streptokokken, die auch bei Abschluß von Saueistoff fortzukommen vermögen (anaerobe Streptokokken). Bei Besprechung des Gasbrandes werden wir hierauf zurückkommen.

c) Kolibazillen.

Wir haben es hier mit einer Gruppe von Bakterien zu tun (vgl. S. 179), deren wichtigster Typus vom Bacterium coli commune dargestellt wird. Dieser Bazillus ist ein obligater Darmschmarotzer, besonders der tieferen Abschnitte. Er gedeiht sowohl bei Gegenwart, wie bei Abschluß von Sauerstoff, gehört also den fakultativen Anaerobiern an (vgl. S. 178). Während unter normalen Verhältnissen die unverwundeten Körpergewebe für ihn unangreifbar sind, ändert sich dies, sobald lokal oder allgemein die Resistenz des Organismus herabgesetzt wird. So macht es z. B. die Schädigung einer Darmschlinge durch Einklemmung oder stärkere Stauung diesem Parasiten möglich, in die Darmwand einzuwandern, sie zu durchsetzen und eiterige Entzündung in der Umgebung hervorzurufen. Bei langdauernder Agone kann der Kolibazillus schließlich sogar den gesamten Organismus überschwemmen. Es ist daher aus solchen Leichenbefunden ein Rückschluß auf die Vorgänge im Leben nur mit größter Reserve zulässig. Eine wichtige Rolle spielt das Bacterium coli naturgemäß bei allen im Bereiche des Intestinaltraktus sich abspielenden Verletzungen. Ebenso tritt der Kolibazillus mit großer Regelmäßigkeit bei Störungen der Gallenpassage in die Erscheinung. Die aufsteigende Cholangitis und die sich gelegentlich daran anschließenden Leberabszesse gehen in typischer Weise auf die Gegenwart dieses Parasiten zurück. Auch bei den Infektionen der Harnwege — zumal bei der Frau — fällt dem Kolibazillus eine wichtige Rolle zu. Die mildeste Form einer derartigen Invasion stellt der als Bakteriurie bezeichnete Zustand dar, wobei die aus dem Darm in die Blutbahn übertretenden Bakterien durch die Nieren wieder ausgeschieden werden, ohne sonstige gröbere Störungen zu verursachen. — Bei Abszessen in der Umgebung des Afters pflegt der Kolibazillus selbst dann nicht zu fehlen, wenn ursprünglich der Prozeß auf anderer Ätiologie (z. B. der Tuberkulose) beruhte.

Die durch den Kolibazillus hervorgerufenen Eiterungen zeichnen sich durch einen intensiven fäkulenten Geruch aus, so daß hieraus die Diagnose oft schon mit Wahrscheinlichkeit zu stellen ist. Auch die Fähigkeit dieser Bazillen den Traubenzucker unter Gasbildung zu vergären, kommt gelegentlich bei den durch sie hervorgerufenen geweblichen Infektionen zur Geltung (vgl. S. 179 u. S. 424).

d) Bacillus pyocyaneus.

Nur ausnahmsweise kommt dieser Bazillus als selbständiger Erreger von Eiterungen oder Allgemeininfektionen in Betracht. Weit häufiger trifft man ihn auf alten torpiden, zumal vernachlässigten Wunden, Geschwüren und Fisteln an, auf denen er eine spärliche, mitunter auch reichlichere Eiterabsonderung unterhält, die sich durch einen bläulich-grünlichen Farbenton auszeichnet und einen eigentümlichen, modrigen, sehr charakteristischen Geruch entwickelt.

Der Bacillus pyocyaneus beschränkt sich also in den meisten Fällen auf die Rolle eines sekundären Wundparasiten. In vielen Fällen zeigen die von ihm befallenen Wunden eine schlechte Heiltendenz, doch trifft dies nicht immer zu. Die Übertragbarkeit ist eine ausgesprochene, so daß bei nicht einwandfreier Asepsis leicht ein ganzer Krankensaal dieser unschönen Komplikation anheimfällt.

Auch der „blaue Schweiß", den manche Menschen an behaarten Körperstellen — namentlich der Achselhöhle — aufweisen, beruht auf der Anwesenheit dieses Parasiten.

e) Bacillus typhi.

Die gelegentlich auf der Gegenwart des Typhusbazillus beruhenden Eiterungen kommen fast ausnahmslos auf dem Blutwege zustande und schließen sich an eine typhöse Allgemeininfektion an. Das Zustandekommen derartiger lokaler Metastasen setzt im allgemeinen voraus, daß der Organismus im ganzen bereits soweit immunisiert wurde, daß er gegen eine erneute Allgemeininfektion geschützt ist; die Typhuseiterungen können sich also nur entwickeln in einem partiell refraktären Körper. [„Relative Immunität" — Melchior][1]). Die ausgesprochene Gutartigkeit dieser Abszedierungen hängt hiermit zusammen. Örtliche Schädigungen der mannigfachsten Art spielen bei der Lokalisation der Eiterungen eine bestimmende Rolle. Diese betreffen zumeist das Knochensystem, wobei als typische Lokalisation die Knorpelgrenze der Rippen anzusehen ist, seltener die Gelenke, Milz, Leber, Schilddrüse, Nieren, Gehirn und andere Stellen. Praktisch sind ferner besonders wichtig die spezifischen Entzündungen der Gallenwege im Anschluß an Typhus. Freilich beruhen durchaus nicht alle im Verlauf und Gefolge des Abdominaltyphus eintretenden eitrigen Komplikationen auf der Gegenwart des Typhusbazillus selbst; es bietet vielmehr die typhöse Allgemeininfektion durch das Auftreten von Darmgeschwüren, die Neigung zum Wundliegen (Dekubitus) sowie die nicht selten sich einstellenden vielfachen Furunkel der Haut zahlreiche Möglichkeiten für den Eintritt anderweitiger pyogener Bakterien.

In ganz ähnlicher Weise wie der klassische Typhusbazillus verhält sich der Erreger des Paratyphus B; nur tritt bei diesem die Neigung zum Hervorrufen pyogener „Metastasen" noch viel mehr in die Erscheinung. Eine kasuistische Zusammenstellung findet sich bei Baruch [2]).

f) Pneumococcus lanceolatus [3]).

Eiterungen durch Pneumokokken, die typischen Erreger der echten Lungenentzündung, werden gelegentlich beobachtet bei Einschmelzung des infarzierten Lungengewebes (Abszeß), häufiger durch Übergreifen der Infektion auf die Pleura (Empyema pleurae); zu den selteneren Lokalisationen gehören die intraartikulären und intraperitonealen Eiterungen, die vorzugsweise das Kindesalter betreffen. Eine weitgehende ätiologische Bedeutung besitzt der Pneumokokkus für die im Gebiete des Mittelohres sich abspielenden eiterigen Entzündungen. Vereinzelt findet sich dieser Parasit auch bei Eiterungen der Gallenwege, was um so auffallender ist, als gallensaure Salze ihn im Reagenzglase zur Auflösung bringen, ein Verhalten, das daher auch kulturell zu diagnostischen Zwecken verwertet wird.

g) Pneumobazillus.

Auch der Friedländersche Bazillus, auf den ein gewisser Bruchteil der Pneumonien zurückzuführen ist, kann ausnahmsweise pyogene Prozesse selbständig hervorrufen. Bei Eiterungen der Nebenhöhlen der Nase, der Pleura, der Epididymis wurde dieser Bazillus gelegentlich nachgewiesen. Besondere Beziehungen scheinen auch zu den Infektionen der Harnwege und ihrer Umgebung zu bestehen.

h) Meningococcus.

Vereinzelt sind auch durch den Erreger der epidemischen Genickstarre metastatische Eiterungen beobachtet worden, z. B. seitens der Gelenke sowie der Samenblasen.

---

[1]) Berlin. klin. Wochenschr. 1914. Nr. 50. — Madelung, N. D. Chir. 30. 1923.
[2]) Bei Madelung l. c.
[3]) Kurze Zusammenstellung bei Stoye, Münch. med. Wochenschr. 1922. Nr. 25.

i) Influenzabazillus.

Eitrige Metastasen der Allgemeininfektion durch den Pfeifferschen Influenzabazillus sind sowohl bei den Grippeepidemien als auch bei sporadischen Fällen öfters beobachtet worden [1]). Freilich muß auch hier zwischen den echten Influenzakomplikationen und solchen akzidenteller Art durch andere Erreger unterschieden werden. Eiterungen der pneumatischen Schädelhöhlen, der Pleura, der Gelenke, der Weichteile kommen vornehmlich als echte Influenzafolgen in Betracht; der Eiter zeichnet sich hierbei mitunter durch eine stärker hämorrhagische Beschaffenheit aus. Ein von mir beobachteter Fall von eitriger Influenzameningitis ging in Heilung aus.

Einige weitere gelegentliche Eitererreger werden im Anschluß an die Gasbrandinfektionen aufgeführt werden.

Die durch den Erreger des Trippers (Gonococcus) hervorgerufenen pyogenen chirurgischen Komplikationen nehmen in mancher Hinsicht eine derartige Sonderstellung ein, daß sie im Zusammenhange an anderer Stellung ihre Besprechung finden (s. S. 215 ff.).

II. Mischinfektion.

Durchaus nicht in allen Fällen finden sich bei eitrigen Prozessen die Erreger in „Reinkultur" vor, sondern oft genug trifft man ein Bakteriengemenge an. Bei nicht gegen die Außenwelt abgeschlossenen Prozessen kann eine derartige Mischinfektion einfach darauf beruhen, daß sich sekundär andere Bakterien auf dem Kampfplatz angesiedelt haben. Daß es unter diesen Umständen oft unmöglich ist, nachträglich die ursprünglichen Erreger zu ermitteln, ist ohne weiteres ersichtlich. Es gilt dies um so mehr, als die sekundäre Bakterienflora die ursprünglichen Parasiten verdrängen kann. Bei Inzision von echten typhösen oder Pneumokokkenabszessen pflegt dieser Hergang durchaus typisch zu sein. Sehr häufig findet sich ferner eine Mischinfektion bei den vom Darmkanal ausgehenden Eiterungen, auch ohne daß eine offene Kommunikation mit dem Darmlumen dabei zu bestehen braucht. Zumeist dürfte es sich unter diesen Umständen um eine primäre Mischinfektion handeln. Prognostisch lassen sich besondere Schlüsse aus dem Vorhandensein einer Mischinfektion als solcher, wenigstens bei den rein akuten Prozessen, meist nicht ziehen. Anders liegt dies bei der Kombination mit andersartigen Infektionsformen. So gilt namentlich die durch Eitererreger komplizierte Tuberkulose mit Recht als ungünstig, und daß z. B. die Ansiedlung der anaeroben ·Tetanusbazillen in offenen Wunden durch die Gegenwart der banalen Wundparasiten wesentlich begünstigt wird, wurde bereits erwähnt (vgl. S. 39). Andererseits bleibt z. B. die Inokulation von Milzbrandbazillen wirkungslos bei mit Streptokokken infizierten Tieren.

III. Lokalisation der bakteriellen Infektion.

Nicht in allen Fällen entspricht der sich ausbildende entzündliche Herd der Stelle der Invasion selbst. Wo dies der Fall ist, könnte man ebenso wie bei der Syphilis von „Primäraffekt" sprechen, doch ist hier dieser Ausdruck im allgemeinen nicht gebräuchlich. In anderen Fällen kann die erste klinisch in die Erscheinung tretende Manifestation weit ab von der Stelle des ersten Eindringens gelegen sein, wobei jede entzündliche lokale Reaktion entweder völlig fehlte oder so geringfügig blieb, daß sie sich nicht bemerkbar machte. Der Transport der Erreger kann unter solchen Umständen kontinuierlich durch das Gewebe hindurch erfolgen, fernerhin auf dem Lymphwege oder auf dem Blutwege. Wir sprechen in letzterem Falle von einer lymphogenen

---

[1]) v. Redwitz, Ergebn. d. Chirurg. Bd. 14. 1921.

bzw. hämatogenen Metastase. Bei einheitlicher Eintrittspforte können derartige „Metastasen" isoliert oder auch multipel auftreten. Jedenfalls aber ergibt sich schon allein aus dem Vorkommen isolierter hämatogener Metastasen — z. B. eines paranephritischen Abszesses nach Furunkel — die Folgerung, daß das Eindringen pathogener vollvirulenter Bakterien in die Blutbahn noch nicht gleichzusetzen ist mit einer bakteriellen Allgemeininfektion. Vielfältige Blutuntersuchungen bei allen möglichen akut-bakteriellen Gewebsinfektionen haben vielmehr ergeben, daß ein vorübergehender Eintritt der Erreger in die Blutbahn — zumal im Gefolge der Osteomyelitis, der Sehnenscheidenphlegmonen, der akuten Vereiterung der großen Gelenke, bösartiger Furunkel — durchaus kein seltenes Ereignis darstellt[1]). Der klinische Sprachgebrauch hat dieser Erkenntnis Rechnung zu tragen. Wir bezeichnen daher ein vorübergehendes Auftreten pathogener Keime in der Blutbahn im Gefolge lokalisierter eitriger Prozesse als „**Bakteriämie**" im Gegensatz zur bakteriellen „**Sepsis**", bei der die Überschwemmung des Blutgefäßsystems mit massenhaften Bakterien eine selbständige prognostisch meist ausschlaggebende Bedeutung innerhalb des Gesamtleidens gewinnt. Natürlich gibt es Grenzfälle zwischen diesen beiden Extremen, bei denen jene strikte Definition versagt. Auf Einzelheiten werden wir bei Besprechung der septischen Allgemeininfektion noch zurückkommen. (Vgl. S. 184ff.)

IV. Die Hauptformen der aeroben (pyogenen) Infektion.

a) Phlegmone und Abszeß.

Unter Phlegmone verstehen wir einen akuten progredienten innerhalb der Bindegewebsinterstitien sich abspielenden in der Regel zur Eiterung führenden bakteriellen Entzündungsprozeß. Den Typus bildet also etwa die fortschreitende „Zellgewebsentzündung"[2]) des subkutanen Gewebes. Wir sprechen aber auch von akuter Phlegmone des Knochenmarkes, der Sehnenscheiden und der Gelenke, wobei dieser Ausdruck besagen soll, daß es sich hierbei nicht um eine reine Hohlraumeiterung handelt — wofür die Bezeichnung „Empyem" zutreffen würde —, sondern vielmehr um einen progredienten Prozeß, der auch auf die angrenzenden Bindegewebsinterstitien und von hier aus auf die Umgebung kontinuierlich übergreift. Eine solche Phlegmone kann sich als „Primäraffekt" entwickeln, durch kontinuierliche Propagation von der Stelle der Inokulation aus, ferner lymphogen und ausnahmsweise auch auf hämatogenem Wege. Den kontinuierlichen Infektionsweg kann man gelegentlich im Gefolge infizierter tiefer Stichverletzungen — z. B. der volaren Sehnenscheiden der Finger — gut verfolgen, indem sich zunächst an die äußere Verletzung oft nur eine geringfügige leicht der Aufmerksamkeit entgehende, entzündliche Reaktion der Weichteilbedeckung anschließt, bis dann — vielleicht ein oder mehrere Tage später — eine rasch fortschreitende akute Sehnenscheidenphlegmone stürmisch einsetzt. Natürlich können unter solchen Umständen die Infektionsträger auch sofort in die Sehnenscheide gelangen. — Eine andere Form der kontinuierlichen Entstehung einer Phlegmone kann darauf beruhen, daß ein abgegrenzter Abszeß (siehe weiter unten) in ein lockeres Bindegewebsinterstitium einbricht. Aus den beschränkten Lebensbedingungen im abge-

---

[1]) Vgl. Bertelsmann, Dtsch. Zeitschr. f. Chirurg. Bd. 72. 1904.

[2]) Der Ausdruck „Zellgewebe" ist hier nicht im mikroskopischen Sinne zu verstehen, sondern er bezeichnet ursprünglich die durch die Bindegewebssepten abgeteilte Struktur des subkutanen Fettgewebes, wie es sich besonders an den straffer fixierten Stellen — Hohlhand, Kopfschwarte — findet.

grenzten Eiterherde gelangen hierbei die Bakterien in die offenen Gewebsräume, wo ihrer Weiterentwickelung viel geringere Widerstände entgegen treten.

Der Lokalisation entsprechend unterscheidet man oberflächliche und tiefe Phlegmonen. Erstere spielen sich ab im subkutanen (bzw. submukösen) Gewebe, letztere in den tieferen subfaszialen Bindegewebsinterstitien. Typische Beispiele hierfür bilden die tiefen Halsphlegmonen, die Phlegmonen der Kopfschwarte, des periösophagealen Gewebes bzw. des Mediastinums, des retroperitonealen oder des perirenalen Zellgewebes, des Ligamentum latum sowie des übrigen Beckenbindegewebes, des retromammären Spatiums; ferner gehört hierher die subpektorale Phlegmone, die fortschreitende tiefe Brustwandeiterung, die Phlegmone der tiefen Glutaëaltasche usw. Den sogenannten Muskelphlegmonen der Extremitäten liegt in der Regel keine purulente Entzündung der eigentlichen Muskelsubstanz zugrunde, gewöhnlich handelt es sich vielmehr um eine fortschreitende Infektion des interstitiellen Gewebes, infolgederen es zum Absterben der muskulären Elemente kommt.

Das Eindringen der pyogenen Bakterien in die Gewebsspalten des Bindegewebes wird begleitet von den Vorgängen der Entzündung (vgl. S. 40). Unter Zunahme der Durchblutung im infizierten Bezirk kommt es zunächst zur serösen Durchtränkung in der Umgebung der bakteriellen Eindringlinge. Hierauf beruht die anfängliche Rötung und Schwellung, zu der sich als subjektives Symptom ein tiefer klopfender Schmerz gesellt. Auch pflegt eine oft beträchtliche Erhöhung der Körpertemperatur meist nicht auszubleiben. Schwere Fälle leiten sich nicht selten mit einem Schüttelfrost ein. Unter günstigen Verhältnissen kann zweifellos die Phlegmone in diesem Stadium bereits ihr Ende erreichen. So sieht man dies gelegentlich bei mit Naht vereinigten infizierten Wunden. Wenn in solchem Falle gleich beim ersten Beginne der entzündlichen Erscheinungen die Nähte entfernt werden, so daß der Abfluß frei wird, so kann die Phlegmone sofort wieder abklingen, ohne daß es zu stärkerer Eiterung oder zum massiven Gewebstode kommt. Die Mehrzahl der leichten äußeren Infektionen des täglichen Lebens, die klinisch über das Stadium der umschriebenen Rötung, leichten Schwellung und Schmerzhaftigkeit nicht hinausgelangen, stellen solche „abortive" Phlegmonen dar. In anderen Fällen wird das Exsudat zellreicher, eitrig und unter der Wirkung des erhöhten Druckes und der gebildeten Toxine fallen die am stärksten betroffenen Teile der „Nekrose" anheim. An diese starke leukozytäre Abwehr des Organismus schließt sich in der Umgebung des Zentrums eine demarkierende Reaktion des Bindegewebes an, deren Einzelheiten wir bereits früher besprachen. Die progrediente Phlegmone wird damit eingedämmt, das nekrotische Gewebe schmilzt ein, kurzum aus der zunächst unscharf begrenzten Phlegmone hat sich die umschriebene Phlegmone und damit der **akute Abszeß** entwickelt. Ein solcher Abszeß kann gelegentlich eingekapselt oder gar resorbiert werden, der häufigere Ausgang besteht jedoch darin, daß er nach der Körperoberfläche zu perforiert, falls nicht die kunstgerechte Eröffnung und Entleerung diesem Ereignis zuvorkommt. Wenn der Eiter Abfluß findet, pflegt rasch Entfieberung einzutreten; unter weiterer Abstoßung der Nekrose (vgl. S. 88) tritt eine „Reinigung" der Abszeßhöhle ein; es entwickelt sich ein granulierender Defekt, der nach den bereits besprochenen Prinzipien zur Ausheilung gelangt.

Gibt sich die eintretende Demarkation der Phlegmone unter Absinken des Fiebers, Nachlassen der Schmerzen und der entzündlichen Reaktion in der Peripherie frühzeitig zu erkennen, so kann es in therapeutischer Hinsicht zweckmäßig sein, zunächst mit dem Einschnitt abzuwarten und durch hyperämisierende Behandlung (feuchte Verbände, Bäder) die Einschmelzung zu befördern, den Abszeß „reif werden zu lassen", wie der Laie sagt. Ist dieses

Stadium eingetreten, so genügt dann oft eine kleine Stichinzision, um den Eiter völlig zu entleeren und damit sehr rasch Heilung herbeizuführen. Bei ganz beginnender Infektion kann sogar auf diese Weise der Prozeß mitunter radikal „kupiert" werden, ohne daß es zum manifesten Gewebstod kommt. Alkoholverbände — etwa 70⁰/₀, mit perforiertem Billrothbatist bedeckt — sind in dieser Hinsicht empfehlenswert. —

Nur für die gutartigen Formen der Phlegmone — wobei die Benignität auf geringere Zahl und Virulenz der beteiligten Bakterien bzw. auf das kräftigere Abwehrvermögen des Organismus zu beziehen ist — paßt die vorangestellte Schilderung. Viel ernster sind dagegen diejenigen interstitiellen Infektionen zu beurteilen, bei denen die frühzeitige Demarkierung ausbleibt und die sich infolgedessen auch durch den weiteren Verlauf als diffuse Phlegmonen charakterisieren. In solchen Fällen kann entweder die Nekrotisierung oder die Eiterung vorherrschen. Ersteres sieht man typisch bei den oberflächlichen an ein Erysipel (vgl. S. 128) sich anschließenden Phlegmonen, bei denen das subkutane Bindegewebe oft in ausgedehnten Fetzen abstirbt und zur Abstoßung gelangt. Andere Phlegmonen charakterisieren sich durch mächtige Eiterstraßen, die sich rapide in den tieferen Interstitien — zumal der Muskulatur

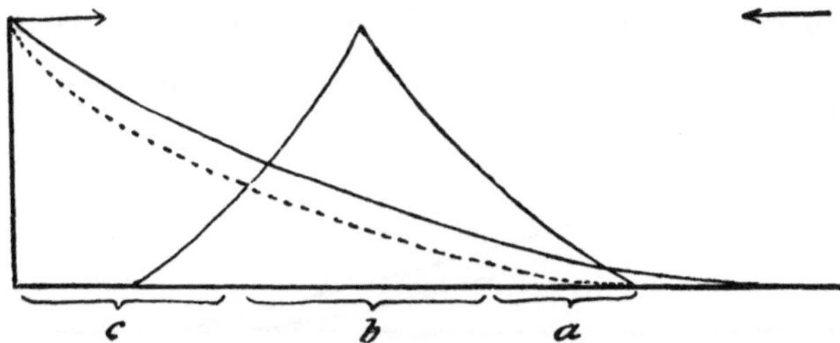

Abb. 2. Schema der pyogenen Streptokokkeninfektion. — Rot: die Toxinkurve, schwarz: die Leukozytenkurve, punktiert: das seröse Exsudat. — a = Zone des kollateralen Ödems, b = Zone der positiven Chemotaxis (Phlegmone, Abszeß), c = Zone der negativen Chemotaxis (bakterielle „seröse Phlegmone"). Die Pfeile geben die Richtung der Linlensysteme an.

des Unterarms, der Kopfschwarte — entwickeln. Die Richtung des Weiterschreitens entspricht gewöhnlich dem Verlaufe der Lymphbahnen, doch kann sich auch das Gesetz der Schwere hierauf geltend machen. So fürchtet man bei den tiefen Halsphlegmonen vor allem die „Senkung" nach dem Mediastinum. Prinzipiell deutet immerhin das Zustandekommen einer Eiterung stets darauf hin, daß der leukozytäre Abwehrapparat des Organismus funktioniert. Dementsprechend sieht man gerade in schwersten Fällen mitunter jede Eiterung ausbleiben. Die lokale Giftbildung ist hier eine derartig massive, daß die mobilisierten Leukozyten in der Umgebung des Infektionsherdes paralysiert und nicht chemotaktisch zur Einwanderung in den bedrohten Bezirk angelockt werden. Damit entfällt aber die wichtigste natürliche Hemmung der eingedrungenen Parasiten, deren Invasion nun schrankenlos fortschreiten kann. Es sind dies die mit Recht so gefürchteten „serösen" Streptokokkenphlegmonen, deren Malignität eine ganz außerordentliche sein kann. In den schwersten solcher Fälle kann selbst die kunstgerechte Inzisionsbehandlung versagen, und nur die frühzeitige Absetzung des ergriffenen Gliedes vermag das bedrohte Leben zu retten.

Die obenstehende schematische Abbildung (Abb. 2) veranschaulicht dieses Verhalten der phlegmonösen Streptokokkeninfektion, bei der mit zunehmender Giftkonzentration die anfänglich positive chemotaktische Leukozytose einer

negativ gerichteten Phase Platz macht. Bei der entsprechenden Staphylokokkeninfektion hält dagegen die Leukozytose mit der Giftwirkung gleichen Schritt.
(Abb. 3.)

   Die besondere Malignität mancher Phlegmonen beruht mitunter darauf,
daß das betroffene Gewebe durchtränkt mit Stoffen ist, die einerseits lokal
schädigend wirken, andererseits für die Ansiedelung der Mikroorganismen einen
günstigen Nährboden darstellen. Ein solches Verhalten besteht beim Diabetes
infolge des Zuckergehaltes des Blutes und der Gewebe und einer damit einhergehenden Herabsetzung der biologischen Resistenz. Ein Analogon hierzu stellt
die auf Eintritt des Harns in das Gewebe beruhende Urininfiltration dar,
die am häufigsten auf einer subkutanen traumatisch oder durch Erkrankung
herbeigeführten Harnröhrenruptur beruht. Kommt es unter diesen Umständen
zur bakteriellen Infektion, so nimmt diese erfahrungsgemäß meist einen höchst
gefährlichen progredienten Verlauf. Die Neigung zur Nekrose — auch der
oberflächlichen Bezirke — ist hierbei gewöhnlich ausgesprochen vorhanden,
es kommt infolgedessen leicht zur nachträglichen Ansiedelung von Fäulniserregern. Die diabetische und die Urinphlegmone erhalten hierdurch ein weiteres
charakteristisches Gepräge.

   Ganz allgemein beruhen die Gefahren der Phlegmone einerseits darauf,
daß dieser Prozeß eine Toxinquelle darstellt, von der aus der gesamte Organismus

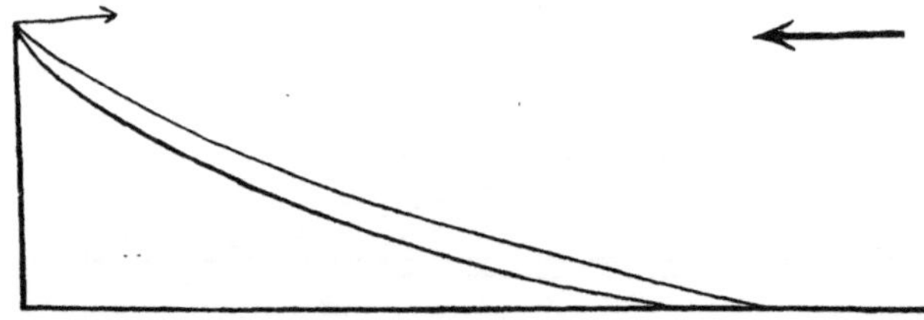

Abb. 3. Schema der pyogenen Staphylokokkeninfektion. In charakteristischem Unterschiede zu Abb. 2 fällt hier die Leukozytenkurve mit der des serösen Exsudates zusammen.

in schwerster Weise vergiftet werden kann (Toxinämie). Außerdem pflegt
bei schweren Phlegmonen ein Übertritt von Bakterien in die Blutbahn nicht
auszubleiben, und von dieser „Bakteriämie" bedeutet es nur einen Schritt
weiter zur septischen Allgemeininfektion. Ein verhängnisvolles Zwischenglied bildet hierbei die später (vgl. S. 139) zu besprechende und bei schweren
Phlegmonen stets drohende Thrombophlebitis. Vital bedrohliche Zustände
können ferner durch die topographische Lokalisation der Phlegmone bedingt
sein. Eine ominöse Bedeutung in dieser Hinsicht besitzen die Halsphlegmonen,
die teils durch direkten Druck auf die Luftwege, teils durch kollaterale Schwellung
(Glottisödem) in rapider Weise zur Erstickung führen können. Ähnliches gilt
für die Beteiligung des Mundbodens und der Zunge.

   Bei räumlich — namentlich auch nach der Tiefe zu — ausgedehnten Phlegmonen kommt es bei längerem Bestehen regelmäßig zu einem weitgehenden
Absterben der geschädigten Weichteile — Faszien, Muskeln, Sehnen —,
deren unter profuser Eiterung erfolgende Ausstoßung oft lange Zeit in Anspruch nimmt. Als Folge derartiger Zerstörungen können schwerste Funktionsstörungen eintreten, so daß z. B. nach abgelaufener Vorderarmphlegmone die
zugehörige Hand für den Träger nahezu nutzlos wird. Was nicht zerstört wird,
unterliegt der narbigen Schrumpfung, wobei die erhaltenen Teile in unver-
änderliche Zwangsstellungen (Kontraktur —, vgl. Neunter Abschnitt, S. 375 ff.)
geraten und funktionell entwertet werden. Besonders langwierig pflegt dieser
Reinigungs- und Reparationsprozeß zu verlaufen, wenn auch Gelenke ergriffen

und Knochen unter Zerstörung des Periostes freigelegt wurden. Zeitweilige Sekretverhaltungen können auch noch in diesem chronischen Stadium der Phlegmone immer von neuem wieder die Möglichkeit einer Allgemeininfektion oder erneuter Progredienz herbeiführen.

Eine besondere Gefährdung besteht in diesem Zeitraum für die arteriellen Blutgefäße. Wenn nämlich das die Arterien umgebende Gewebe — insbesondere die Gefäßscheide — durch die Infektion zum Absterben gebracht wird, dann leidet auch die Ernährung der Gefäßwand. Auch kann die entzündliche Infiltration auf die Arterienwand selbst übergehen und unter der Wirkung des Blutdruckes — zumal wenn die Nekrosen sich lösen — erfolgt schließlich die Ruptur des geschädigten Gefäßrohres. Diese Komplikation tritt besonders dann leicht ein, wenn zu der Wirkung der Eiterung noch mechanische Momente, wie etwa der fortgesetzte Druck eines Drains, eines Knochensplitters oder etwas Ähnliches hinzukommt. In dem zeitlichen Eintritt derartiger arterieller Nachblutungen liegt also eine eigentümliche Tragik, da sie gewöhnlich nicht während des floriden Stadiums der Infektion erfolgen, sondern erst nach Abklingen der akuten Erscheinungen, wenn die Prognose schon mit größerer Zuversicht gestellt werden konnte. Schon manches Leben und manche Extremität, die man bereits gerettet glaubte, ist noch nachträglich dieser Komplikation zum Opfer gefallen. Kleinere Blutungen pflegen dem Eintritt der definitiven Rhexis vorauszugehen und sind als wichtige Warnungszeichen zu bewerten (vgl. auch S. 142).

Andere Gefahren des chronischen Stadiums der Phlegmone bestehen in der durch die lange Eiterung bedingten Rückwirkung auf den Allgemeinzustand. Der dauernde Säfteverlust kann zur verhängnisvollen Entkräftung führen. Außerdem kommt es mitunter zur spezifischen Einwirkung auf die drüsigen Organe in Gestalt der amyloiden Entartung (vgl. hierzu die Lehrbücher der pathologischen Anatomie). Diarrhöen, das Auftreten von Eiweiß im Urin, allgemeine Ödeme in späteren Stadien charakterisieren diese verhängnisvolle Komplikation.

Der äußere Anblick der chronischen Phlegmone weicht mitunter wesentlich von dem gewöhnlichen Bilde ab. Namentlich wenn Knochen und Gelenke beteiligt sind, deren abgestorbene Elemente einen dauernden Fremdkörperreiz unterhalten, kommt es leicht zu eigentümlichen plastischen Schwellungen der weiteren Umgebung mit Bildung schlaffer hydropischer Granulationen, die auf den ersten Anblick durchaus an einen tuberkulösen Prozeß erinnern können. Tietze [1]) hat auf solche atypischen Formen der chronischen Phlegmone — insbesondere im Anschluß an Kriegsverletzungen — hingewiesen und sie als „Tumor albus pyogenes" bezeichnet.

Die Diagnose der Phlegmone gründet sich auf Rötung, Schwellung, spontane und Druckschmerzhaftigkeit sowie vor allem auf den Befund der vermehrten Resistenz, des sogenannten Infiltrates. Selbst bei der „serösen" Phlegmone erscheint das entzündlich infiltrierte Gewebe entschieden fester als es dem gewöhnlichen „kollateralen" Ödem in der Umgebung entzündlicher Herde entspricht. Wie letzteres verhält sich auch das erysipelatöse Ödem (vgl. S. 127) sowie das „toxische" Ödem nach Insektenstich. Abgesehen von jenem Konsistenzunterschied erscheinen derartige Ödeme ferner niemals so intensiv druckschmerzhaft und fühlen sich auch nicht so heiß an, wie es für die phlegmonöse Schwellung als Regel gilt. Der Nachweis vorausgegangener Verletzungen kann zur Sicherung der Diagnose beitragen. Unrichtig wäre es dagegen, die Annahme der Phlegmone von dem Nachweis der erhöhten Körpertemperatur abhängig sein zu lassen, da bei dekrepiden alten Menschen und unter dem Ein-

---

. [1]) Bruns' Beitr. z. klin. Chirurg. Bd. 100, S. 558. 1916.

flusse schwerster Allgemeinvergiftung jede thermische Reaktion zu fehlen vermag, ja selbst Kollapstemperaturen vorkommen.

Der Nachweis einer allgemeinen Vermehrung der polynukleären Leukozyten im Blute (Leukozytose) hat gelegentlich eine diagnostische Bedeutung für die Erkennung tiefer — z. B. in der Bauchhöhle — sich abspielender, der äußeren Feststellung oft schwer zugänglicher Abszedierungen.

Bezüglich der topographischen Lokalisation der Phlegmone kann das „kollaterale Ödem" gelegentlich zur Verkennung Anlaß geben, da es an Mächtigkeit die eigentliche phlegmonöse Schwellung mitunter übertrifft. Es ist dies z. B. typisch für die tiefen Phlegmonen der Hohlhand, deren straffes Gewebe eine stärkere Vorwölbung nicht zuläßt, während das lockere Gewebe des Handrückens eine mächtige Ausbildung des kollateralen Ödems gestattet. Abgesehen von der speziellen Kenntnis dieses Verhaltens muß unter solchen Umständen jedoch schon die Prüfung der Konsistenz und der Druckschmerzhaftigkeit den wahren Sachverhalt erkennen lassen.

Die Prognose der diffusen Phlegmone läßt sich nicht allgemein formulieren, da die einzelnen Infektionen gar zu verschiedenartig sind. Außerdem wird der Ausgang auch weitgehend vom sonstigen Zustande des Individuums bestimmt. Alte dekrepide Menschen, Diabeteskranke, Alkoholiker, Individuen mit geschädigten Kreislaufs- und Ausscheidungsorganen (Nieren) fallen leicht einer Infektion zum Opfer, die der sonst Gesunde unschwer überwindet. Ausschlaggebend bleibt aber unter allen Umständen die Art der Therapie. Während der innere Arzt bei vielen Infektionskrankheiten sich mit der Rolle des „abwartenden" Beobachters und des „symptomatologischen" Therapeuten abfinden muß, liegt das Schicksal der Phlegmone weitgehend in der Hand des Chirurgen. Um so größer ist seine Verantwortung, um so dringlicher die Pflicht, die ihm gebotenen Möglichkeiten voll auszunutzen.

Die Therapie der Phlegmone ruht auf des Messers Schneide. Wir kennen bisher kein wirksameres Verfahren, um eine fortschreitende Eiterung zum Stehen zu bringen, als daß man dem infizierten Gewebe durch Inzision zu Hilfe kommt. In welcher Weise die Wirkung des Einschnittes im Stadium der fortschreitenden Phlegmone aufzufassen ist, wird vielleicht nicht immer richtig beurteilt. Gewiß vermag der Einschnitt keineswegs den infektiösen Prozeß mit einem Schlage zu beseitigen. Seine Wirkung ist vielmehr eine indirekte, indem durch den Abfluß des mit Toxinen und Keimen beladenen entzündlichen Exsudates nach außen und durch Verminderung der Drucksteigerung die Peripherie in ihrem Kampfe gegen die vordringenden Bakterien entlastet wird und damit die Möglichkeit zur Durchführung der Demarkierung erhält. Anatomisch kommt dies zum Ausdruck durch Bildung eines zellreichen Keim- und Granulationsgewebes, das nicht nur dem weiteren Vormarsche der Bakterien Halt gebietet, sondern auch jegliche weitere toxische Resorption verhindert. (Vgl. S. 88.) Damit wird aber der bisher im Innern des Organismus sich abspielende Prozeß an die Körperoberfläche außerhalb des Bereiches der giftempfindlichen Zellterritorien verlegt und in dieser grundsätzlichen Verschiebung müssen wir folgerichtig das eigentliche Wesen der rechtzeitig und kunstgerecht durchgeführten Inzision erblicken.

Die nicht mehr lebensfähigen Gewebsteile werden in der Folge unter Eiterung abgestoßen und so erklärt es sich, daß die Einschmelzung gerade mitunter erst nach der Inzision hochvirulenter „seröser" Phlegmonen einsetzt. Je früher der Eingriff vorgenommen wird, desto günstiger sind seine Chancen und in um so geringeren Grenzen hält sich der durch die Phlegmone bewirkte Gewebstod.

Gegner der operativen Kunst, die leider nicht nur in den Kreisen der Laien zu suchen sind[1]), haben der Inzision der Phlegmone den Vorwurf gemacht, daß hierbei gesunde Gewebsinterstitien der Resorption eröffnet werden, und auf diese Weise der infektiöse Prozeß gefördert oder verallgemeinert werden kann. Daß eine gewisse Resorption innerhalb solcher Inzisionswunden stattfinden kann, ist ohne weiteres zuzugeben; sieht man ja doch gelegentlich, daß nach der Inzision eines bereits afebril gewordenen Abszesses die Körpertemperatur zunächst wieder vorübergehend ansteigt. Ein Fortschreiten der Phlegmone kommt hierdurch aber nicht zustande, wie ungezählte Beobachtungen gelehrt haben. Denn die weiter unten zu besprechende offene Nachbehandlung solcher Gewebstrennungen ist der Resorption ungünstig, da sie den Sekretstrom zur Wunde herausleitet. Es wäre ja sonst unmöglich, tief gelegene intraabdominelle Abszesse mittels Bauchschnitt oder Brustfelleiterungen durch die gesunde Thoraxwand hindurch zu inzidieren, ohne eine fortschreitende Infektion der äußeren Weichteile mit in den Kauf zu nehmen. Daß aber eine solche Komplikation bei rationeller Nachbehandlung mit Sicherheit verhütet werden kann, entspricht einer alltäglichen Erfahrung der chirurgischen Praxis.

Zur Technik der Inzision ist grundsätzlich zu bemerken, daß zur Herstellung des freien Abflusses der Schnitt in der Regel bis an die Grenze des gesunden Gewebes geführt werden muß. Es setzt dies freie Übersicht voraus, die bei ausgedehnten und tiefen Prozessen im Bereiche der Extremitäten nur durch Anwendung der künstlichen Blutleere zu gewinnen ist. Ausreichende Anästhesie ist gleichfalls erforderlich, um mit Ruhe und exakt vorgehen zu können.

Das Offenhalten der Wunde und die nötige Ableitung wird durch Einlegen von Gummidrains und lockeren sterilen Gazetampons bewirkt. Ein Ruhigstellen der erkrankten Teile durch Lagerung auf Schienen, zwischen Sandsäcken oder dergl. wird von den Patienten meist wohltätig empfunden und ist sicher dem Heilungsverlaufe förderlich. Auch die Suspension der Gliedmaßen auf geeigneten Schienen oder Schweben wirkt subjektiv meist angenehm, verringert die dem Eingriff folgende Blutung und läßt die spannende Schwellung schneller zurückgehen.

Die oben angegebene theoretische Begründung der Wirkungsweise der Inzision bei Phlegmonen macht es verständlich, daß auch der kunstgerecht ausgeführte Einschnitt niemals momentan die Resorption „pyrogener" Substanzen aufzuheben vermag, selbst wenn die fortschreitende Infektion prompt „zum Stehen" gelangt. Dementsprechend verschwindet auch das Fieber meist nicht sofort; die Regel bildet vielmehr ein über mehrere Tage sich erstreckender lytischer Abfall. Man muß diese Tatsache kennen, um der Versuchung zu widerstehen, den Verband schon am nächsten Tage wieder zu entfernen und die Wunde zu „revidieren", wenn nach Inzision einer Phlegmone die Temperaturkurve nicht sofort wieder ihren normalen Verlauf annimmt. Ein derartiger vorzeitiger Verbandwechsel ist vielmehr schädlich, indem er die Ruhigstellung unterbricht, die Blutung wieder anregt und vor allen Dingen durch den unausbleiblichen mechanischen Insult den Prozeß der sich vorbereitenden Demarkierung in empfindlicher Weise durchbricht. Die Resorptionsvorgänge werden auf diese Weise gerade gefördert und entzündliche Nachschübe und neuer Fieberanstieg stellen sich nur allzuleicht als Folge eines derartigen Vorgehens ein. Das ideale Verfahren bildet demgegenüber die „Abfieberung im ersten Verbande", ein Prinzip, dessen Bedeutung zuerst von Küttner[2]) hervorgehoben und von mir eingehend begründet worden ist[3]). Bei richtiger Inzisionstechnik läßt sich dieses Ziel zumeist erreichen; wenn dann nach 4—6 Tagen der erste Verband schonend im warmen Bade oder mittels H_2O_2-Irrigation entfernt wird, dann ist die Demarkierung abgeschlossen; allerdings liegt das gebildete Granulations-

---

[1]) Vgl. Dr. Albert Sachs, Zur operationslosen Behandlung der Phlegmone usw. München (Gmelin) 1915.
[2]) Bruns' Beitr. z. klin. Chirurg. 35. 1902.
[3]) Zeitschr. f. ärztl. Fortbild. 1919. Nr. 2.

gewebe meist noch nicht frei zutage, sondern ist größtenteils noch von nekrotischen in der Abstoßung begriffenen Gewebsmassen bedeckt.

In diesem Stadium unterscheidet sich also die inzidierte Phlegmone nicht mehr wesentlich von der noch nicht gereinigten Defektwunde und unterliegt daher den gleichen bereits früher besprochenen (vgl. S. 108) therapeutischen Grundsätzen. Eine wichtige Aufgabe der Behandlung bildet hierbei im Bereiche der Extremitäten außerdem die Sorge für die spätere Funktion; frühzeitige Aufnahme der Bewegungsübungen unterstützt durch Bäder, Massage, Elektrizität dienen diesem Zwecke. Doch kommt es hierbei mitunter auch zu entzündlichen Nachschüben, die dann wieder zur Zurückhaltung zwingen.

Freilich gibt es immer hin und wieder einmal Phlegmonen, bei denen auch die kunstgerechte Inzision versagen kann. Zum Teil handelt es sich hierbei um vernachlässigte Fälle, bei denen die rationelle Therapie zu spät einsetzte. Daneben kommen aber — glücklicherweise nur selten — Fälle vor, die von vornherein derartig schwer sind, daß die gewöhnliche operative Therapie ihnen gegenüber versagt. Unaufhaltsam trotz ausgiebiger Inzisionen schreitet der Prozeß fort oder gefährdet das Leben dadurch, daß der örtliche Infekt sich zur septischen Allgemeininfektion entwickelt. Spielt sich ein solcher maligner Prozeß im Bereiche von Kopf, Rumpf oder Hals ab, so ist der Patient in der Regel nicht mehr zu retten. An den Extremitäten bietet sich dagegen eine letzte Möglichkeit, das Schicksal zu wenden, indem man das betroffene Glied opfert, um den übrigen Menschen zu erhalten. Der schwere Entschluß zur Amputation oder Exartikulation tritt unter solchen Umständen an den Chirurgen heran.

Es gehört viel Erfahrung dazu, um die Verantwortung eines solchen folgenschweren Schrittes selbständig übernehmen zu dürfen. Leichter kann dieser Entschluß werden, wenn durch die ursprüngliche Verletzung oder durch die Infektion selbst die Extremität bereits derartig zerstört ist, daß sie funktionell nicht mehr wesentlich in Betracht kommt. Der Nachweis von Bakterien im Blute allein stellt natürlich keine ausreichende Indikation zur Amputation dar, da die Bakteriämie als solche einen günstigen Ausgang nicht ausschließt. Andererseits wäre es unrichtig, wegen bereits eingetretener septischer Allgemeininfektion mit oder ohne nachweisliche Metastasen die Amputation zu unterlassen, da auch unter diesen Umständen noch die Ausschaltung des ursprünglichen Herdes Nutzen bringen kann, zumal doch nichts mehr zu verlieren ist.

In den späteren Stadien der Phlegmone sind es namentlich Nachblutungen, die zur Amputation Anlaß geben können. Denn in dem geschädigten Gewebe führt auch die Unterbindung solcher Gefäßstämme, die es sonst schadlos zulassen, leicht zu schweren Ernährungsstörungen, die für die bereits durch die Infektion und den Blutverlust geschwächten Individuen verhängnisvoll werden können. Eine andere Indikation zur Absetzung kann im chronischen Stadium der Phlegmone durch das Auftreten von Amyloid gegeben sein.

Im Rahmen der nicht-operativen Therapie der Phlegmone erfreuen sich in der Praxis die „feuchten Verbände" — gewöhnlich mit verdünnter essigsaurer Tonerde — einer großen Beliebtheit. Die mit dieser Lösung getränkte Gaze wird auf die erkrankte Partie aufgelegt, mit impermeablem Stoff (Billrothbatist, Guttapercha) bedeckt, darüber kommt ein abschließendes Wattepolster. Die Vorliebe für diese Verbände erklärt sich dadurch, daß infolge der hierbei eintretenden stärkeren Auflockerung des Gewebes die entzündliche Spannung oft nachläßt und die Schmerzen geringer werden. Aber auch die Entwickelung der Bakterien wird in diesem Milieu begünstigt. Es kommt daher leicht zu einem Fortschreiten der Phlegmone unter dem feuchten Verbande, wobei erschwerend ins Gewicht fällt, daß das leidliche subjektive Befinden anfangs darüber hinwegzutäuschen vermag und auch die objektive örtliche Feststellung wegen der Aufquellung der bedeckenden Weichteile — zumal der Hornschicht — erschwert ist. Wir wenden daher feuchte Verbände bei der geschlossenen Phlegmone grundsätzlich nicht an, außer gelegentlich bei ganz beginnenden Infektionen, die noch nicht als ausgesprochene Phlegmonen charakterisiert sind. Wohl sind dagegen die feuchten Verbände — wie bereits erwähnt — in späteren Stadien am Platze, um die Abstoßung der Nekrose zu beschleunigen. Dieselben Grundsätze gelten für die prinzipiell gleichartig zu beurteilende Behandlung mit prolongierten warmen Bädern [1]). Die Hyperämiebehandlung nach Bier — sei es mittels Stauung oder Saugung — betrachten wir bei akuten eitrigen Prozessen nur als eine Ergänzung der Inzision. Dieses Verfahren gestattet vielfach mit recht kleinen Schnitten auszukommen; Drains und Tampons werden entbehrlich, die hierdurch hervorgerufene Schädigung empfindlicher Teile fällt damit fort, ein Vorteil, der namentlich der Behandlung der Sehnenscheidenphlegmone, wo jede ausgedehnte Freilegung der Sehne zur Nekrose führt und damit die spätere Funktion aufhebt, zugute gekommen ist. Freilich ist das Biersche Verfahren durchaus nicht als indifferent zu bezeichnen; es verlangt exakte Indikationsstellung und persönliche Schulung und kann daher in der Hand des Ungeübten Schaden stiften. Aus diesem Grunde sehen wir hier von einer Darstellung seiner Technik ab und verweisen auf die speziellen Mitteilungen[2]).

Die antiseptische Behandlung eitriger Prozesse ist neuerdings durch die Einführung der schon oben (vgl. S. 43) genannten modernen chemo-therapeutischen Präparate — Vuzin, Trypaflavin, Rivanol — aktuell geworden. Durch Injektion derartiger Lösungen in den Bereich des Infektionsherdes — evtl. auch seine Umgebung — sucht man den örtlichen Prozeß zu kupieren, sein Fortschreiten zu verhindern. Am besten hat sich hiervon bisher das Rivanol bewährt, da es das Gewebe selbst weniger angreift als das Vuzin, während das Trypaflavin für diese Zwecke nicht nur versagt hat, sondern sogar direkt schädlich wirken soll [3]).

Ein Allheilmittel stellen freilich auch das Rivanol und Vuzin nicht dar, denn der fortschreitenden Phlegmone gegenüber sind sie machtlos. Dagegen ist es oft möglich, bei zirkumskript gewordenen Eiterungen — dem akuten Abszeß — die Inzision zu vermeiden, indem man sie nach Punktion des Exsudates mittels Vuzin- oder Rivanollösung füllt und dieses Vorgehen, wenn nötig, wiederholt. In einem Teil der Fälle kommt es hierbei zu einem Sterilwerden der Abszesse [4]), wie dies freilich auch bei spontanem Verlauf gelegentlich beobachtet wird. Außerdem ist dies noch nicht immer gleichbedeutend mit einer Heilung im klinischen Sinne, da auch der bakterienfreie Eiter noch zu nachträglicher Perforation und zur Ausstoßung der „Nekrosen" führen kann.

1. Die submuköse Phlegmone.

Eine gewisse klinische Sonderstellung nehmen die in dem submukösen Gewebe der Schleimhäute sich abspielenden Phlegmonen ein. Die Eintrittspforte der Infektion bilden hier gewöhnlich kleine Verletzungen, wie sie namentlich durch Fremdkörper zustande kommen. Aber auch an bereits bestehende Erkrankungen der Schleimhäute — zumal geschwüriger Art — kann sich eine akute Phlegmone anschließen.

Eine praktisch wichtige Lokalisation der submukösen Phlegmone bildet der Mundboden, die Zunge, die Gaumenbögen. Die Gefahr besteht hier zunächst in dem bereits besprochenen Glottisödem; aber auch die Infektion als solche

---

[1]) Vgl. hierzu Sitzungsber. d. Vaterländ. Ges. Berlin. klin. Wochenschr. 1920. Nr. 10 und 14.

[2]) E. Joseph, Hyperämiebehandlung ak. chir. Infektionen. Leipzig 1911.

[3]) Keysser, Bruns' Beitr. z. klin. Chirurg. 116, S. 1. 1919.

[4]) Härtel und v. Kishalmy, Dtsch. med. Wochenschr. 1921. Nr. 48.

ist oft sehr maligne. Ferner ist die Gastritis phlegmonosa in diesem Zusammenhange zu nennen, ähnliche Prozesse kommen auch am Duodenum, seltener am übrigen Dünndarm vor. Überwiegend handelt es sich hierbei um Streptokokkeninfektionen. Nicht zuletzt fallen schließlich nicht wenige Fälle von Cholezystitis und Wurmfortsatzentzündung durchaus unter diesen Begriff (vgl. Zehnter Abschnitt, S. 405 ff.). Bei der intraabdominell sich abspielenden submukösen Phlegmone hängt der Ausgang meist wesentlich von der Beteiligung des Bauchfells ab. Für die Behandlung gelten daher die gleichen Grundsätze wie für die der zirkumskripten oder diffusen Peritonitis, bezüglich deren wir auf die späteren Ausführungen verweisen (S. 164).

2. Die Holzphlegmone.

Unter diesem Namen beschrieb Reclus [1]) eine eigentümliche Form phlegmonöser Entzündung, die sich durch einen überaus chronischen torpiden Verlauf, Fehlen von Fieber und Schmerzen, starke bindegewebige Reaktion der Umgebung und geringe Neigung zur eitrigen Einschmelzung auszeichnet. Der Prozeß neigt zur flächenhaften Ausdehnung; es bilden sich dabei derbe Platten im Subkutangewebe, mit denen die Haut fest verwächst; diese selbst zeigt eine bläuliche livide Verfärbung und unregelmäßige Einziehungen; hier und da finden sich umschriebene Erweichungsherde oder wenig sezernierende Fisteln. Die auffallende oft „brettharte" Induration des Gewebes gab zu der Bezeichnung der Holzphlegmone Anlaß. An und für sich selten kommt sie am häufigsten am Halse vor; doch sind ähnliche Veränderungen gelegentlich auch an anderer Stelle beobachtet worden, so namentlich im Bereiche der Bauchwand, am Nacken, dem Perineum, vereinzelt auch an den Extremitäten.

Um einen spezifischen Erreger handelt es sich bei der Holzphlegmone nicht, vielmehr ließen sich die verschiedenartigsten Bakterien hierbei nachweisen. Außer Staphylokokken und Streptokokken wurde der Bacillus proteus, Kolibazillen, ja selbst der Gonokokkus angetroffen [2]). Van Stockum [3]) glaubte, daß die Pseudodiphtheriebazillen in besonderer Beziehung zur Reclusschen Phlegmone stehen.

Man nimmt heute im allgemeinen an, daß das Zustandekommen dieser Prozesse einerseits auf in ihrer Virulenz abgeschwächte Erreger zurückzuführen ist, ferner wohl auch auf eine besondere „fibröse" Reaktionsweise des Bindegewebes. Ähnliche Veränderungen sieht man gelegentlich auch in der Umgebung wenig infizierter Fremdkörper auftreten; die schwieligen plastischen Bauchdeckeninfiltrate, wie sie Schloffer im Gefolge von infizierten versenkten Seidennähten beschrieb [4]), stehen wohl auf einer Stufe mit der Holzphlegmone. Ferner bestehen vielleicht auch Beziehungen zu der als „eisenharte Struma" (Riedel) bezeichneten Form der chronischen Strumitis, bei der die sklerosierende schwielige Umwandlung des Parenchyms dem Prozeß seinen eigentümlichen Charakter verleiht [5]).

Differentialdiagnostisch kommt — zumal bei der typischen Lokalisation am Halse — vor allem die Aktinomykose (vgl. daselbst) in Betracht; gelegentlich auch die von Lymphdrüsenmetastasen ausgehende diffuse karzinomatöse Infiltrierung der Haut und des Subkutangewebes. Ausnahmsweise kann ferner die Drüsentuberkulose des Halses unter diesem Bilde verlaufen, wie wir selbst beobachtet haben. Schließlich wäre noch die Fuso-Spirillose des Halses (vgl. S. 184) in diesem Zusammenhange zu nennen. Ja gelegentlich kann sogar nach Röntgenschädigung sich ein Bild entwickeln, das auf den ersten Blick der Holzphlegmone recht ähnlich sieht (vgl. S. 299).

Der Einleitung der Therapie hat natürlich die diagnostische Klärung vorauszugehen, die durch Untersuchung des Eiters bzw. durch Probeexzision herbeizuführen ist. Manche Autoren suchen durch feuchte Verbände und Wärmeapplikation zunächst eine Einschmelzung der Infiltrate herbeizuführen, um sie dann durch Inzision zu entleeren; andere befürworten die systematische präparatorische Freilegung des infizierten Gebietes, wobei auch Exzision der schwieligen Massen in Frage kommt. In einem Falle von Reclus, bei dem es sich um die Gegenwart von Diphtherie- (Pseudodiphtherie?) bazillen handelte, wandte dieser Autor mit Erfolg wiederholte Injektionen von Diphtherieserum an. Doch dürfte es sich hierbei im Prinzip wohl nur um unspezifische Proteinkörperwirkung (vgl. S. 43) handeln. Auch der innerliche Gebrauch von Jodkali scheint in solchen Fällen gelegentlich von Nutzen zu sein.

---

[1]) Clinique chirurg. de la Pitié. 1894.
[2]) P. Sick, Dtsch. Zeitschr. f. Chirurg. Bd. 75. 1905.
[3]) Congrès Français de chirurg. 1899.
[4]) Chirurgenkongr. 1908.
[5]) Vgl. Spannaus, Bruns' Beitr. z. klin. Chirurg. Bd. 70. 1910.

b) Das Erysipel [1]).
(Rose, Rotlauf.)

Unter der Bezeichnung Erysipel wird eine akute bakterielle Entzündung der Haut mit Beteiligung des subkutanen Gewebes verstanden, die sich vornehmlich in den Lymphspalten abspielt und bei der die exsudativen Vorgänge gegenüber der Gefäßerweiterung zurücktreten. Das vornehmlichste Lokalsymptom bildet dementsprechend eine intensive Rötung, die der Krankheit den Namen gegeben hat. Man kann den Prozeß daher auch als „infektiöses Erythem" bezeichnen.

Die Erreger der Rose sind die Streptokokken. Vereinzelte Fälle, in denen andere Bakterien (Staphylokokken, Pneumokokken) nachgewiesen wurden, bilden verschwindende Ausnahmen.

Kontinuitätstrennungen der Körperoberfläche, oft unscheinbarster Art, stellen die Eintrittspforte der Infektion dar. Eine besonders ominöse Bedeutung besitzen in dieser Beziehung kleine Rhagaden und Kratzeffekte am Naseneingang, zumal bei Menschen, die an chronischem Schnupfen leiden. Das Gesicht bildet daher eine der häufigsten Lokalisationen des Rotlaufs. In der vorantiseptischen Zeit, in der das Erysipel eine weit größere Rolle spielte, als heute, ja in manchen Spitälern sich geradezu endemisch hartnäckig hielt, bildete die frische Operationswunde sehr oft den Ausgangspunkt der Rose. Aber auch von älteren bereits granulierenden Wunden und Geschwüren kann das Erysipel jederzeit seinen Ausgang nehmen.

Im mikroskopischen Schnittpräparat des erysipelatös erkrankten Gewebes finden sich die in der Kutis und den obersten Schichten der Subkutis befindlichen Lymphspalten und Lymphgefäße dicht erfüllt von Streptokokken. In der Umgebung besteht eine seröse Durchtränkung des Gewebes und eine meist nur diskrete kleinzellige Infiltration. Die blutführenden Kapillaren sind mächtig erweitert.

Der Beginn des Erysipels ist in der Regel ein stürmischer. Nach kurzer Inkubation, die mitunter nur nach Stunden zählt, selten länger als zwei Tage beträgt, oft unter Schüttelfrost, häufig mit Erbrechen einhergehend kommt es zu einem plötzlichen hohen Fieberanstieg; gleichzeitig machen sich die charakteristischen lokalen Veränderungen bemerkbar. Diese bestehen in einer intensiven Rötung der Haut innerhalb scharf umschriebener Grenzen; die Randpartie des Erythems ist meist eigentümlich scharf gezackt. Eine leichte mitunter erst für die Palpation wahrnehmbare Schwellung pflegt nicht zu fehlen; auch ist die Konsistenz des erkrankten Bezirks etwas vermehrt, ohne daß jedoch ein eigentliches Infiltrat bestünde. An Stellen, wo das subkutane Gewebe besonders locker ist — Skrotum, Augenlider, äußere weibliche Genitalien — erreicht das begleitende Ödem meist stärkere Grade, so daß selbst umfangreiche Schwellungen eintreten können.

Das subjektive Allgemeinbefinden ist meist erheblich gestört; viele Patienten mit Erysipel machen einen schwerkranken Eindruck. Lokal pflegt ein schmerzhaftes Spannungsgefühl nicht zu fehlen.

In leichtesten Fällen kann die Rötung bald wieder abblassen und schon nach 1—2 Tagen völlig verschwunden sein. Eine oberflächliche Abschuppung der Haut — ähnlich wie nach dem Scharlachexanthem — pflegt sich hieran anzuschließen, auch kann Haarausfall im betroffenen Bezirke eintreten. Häufiger als einen derartigen abortiven Verlauf sieht man jedoch eine Progredienz des Prozesses. Derselbe kann sich nach allen Seiten hin kontinuierlich ausbreiten; meist ist jedoch der Hergang der, daß an der einen Seite des Herdes die Rötung abblaßt, während sie nach der entgegengesetzten Richtung weiter fortschreitet.

---

[1]) Tillmanns, Erysipelas (Dtsch. Chirurg.) 1880. — Lenhartz, Erysipelas. Wien 1899.

Es kann auf diese Weise zu einem förmlichen Wandern (Erysipelas migrans) kommen, wobei mitunter große Teile des Körpers befallen werden. Der Temperaturverlauf pflegt dem örtlichen Vorgang parallel zu gehen; neigt der Prozeß zum Stillstand, so sinkt das Fieber ab, um bei neuen Schüben wieder in die Höhe zu schnellen. Dauerndes Fehlen erhöhter Temperatur ist geeignet die Richtigkeit der Diagnose in Frage zu stellen. Anders zu beurteilen sind natürlich die niedrigen Kollapstemperaturen bei schwerer Infektion marantischer Individuen.

Die Richtung des Fortschreitens folgt im allgemeinen den Langerschen Spaltlinien der Haut. Hautbezirke, die durch feste Bindegewebszüge gegen die Unterlage fixiert sind, — wie z. B. die Kinngegend, die Haargrenze der Stirn — sollen nach allgemeiner Erfahrung meist vom Erysipel verschont bleiben. Ich glaube jedoch, daß hier die Infektion nicht wirklich Halt macht, sondern nur — da die rasch eintretende stärkere Gewebsspannung eine vermehrte Gefäßfüllung nicht aufkommen läßt — nicht sichtbar wird. Auch im Bereiche des behaarten Schädels kommt es aus diesem Grunde nicht zur Ausbildung einer vollen Rötung. Eine besonders rapide Progredienz des Rotlaufs beobachtete Kren [1]) in spinal gelähmten Bezirken [2]).

Außer der gewöhnlichen erythematösen Form gibt es eine weitere, bei der es infolge starker seröser Durchtränkung des Rete Malpighi zur blasigen Abhebung der Epidermis kommt. (Erysipelas bullosum.) Wir haben hierin den Ausdruck einer besonders heftigen Entzündung zu erblicken. Der Inhalt dieser Blasen ist meist klar, gelblich und streptokokkenfrei; doch kommt es leicht zur sekundären Einwanderung akzidenteller Keime von außen — namentlich des Staphylococcus albus —, so daß der Inhalt dann eine eitrige Beschaffenheit annimmt.

In selteneren Fällen tritt nach Ablauf des Erysipels keine völlige Rückbildung ein, sondern es kommt zur Nekrose und Eiterung im subkutanen Gewebe (Erysipelas phlegmonosum). Es ist also dieser phlegmonöse Zustand nicht von vornherein vorhanden, sondern er entwickelt sich erst nachträglich oder im Verlaufe der Infektion. Klinisch sind die Erysipelphlegmonen gewöhnlich sehr charakteristisch wegen ihrer flachen epifaszialen Ausbreitung; das subkutane Fettgewebe stirbt hierbei in großen Fetzen ab, die sich nach der unter profuser Eiterung erfolgenden Lösung oft im Zusammenhang aus kleinen Inzisionswunden extrahieren lassen. Die unverkennbare Gutartigkeit, welche diesen Erysipelphlegmonen in der Regel zukommt, deutet darauf hin, daß zu ihrem Eintritt das Bestehen einer relativen Immunität die Voraussetzung bildet. Sie dürfen natürlich nicht verwechselt werden mit den erysipelartigen Veränderungen der Haut, die nicht selten bei schweren Streptokokkenphlegmonen zu beobachten sind.

Prognostisch besonders ungünstig ist das Erysipelas gangraenosum s. necrotisans. Es kommt hierbei unter der Einwirkung der lokalen Vergiftung und des gesteigerten Druckes frühzeitig zum Absterben der Haut selbst. Man sieht diesen Verlauf am ehesten bei Diabetikern sowie bei älteren Menschen mit reduziertem Allgemeinzustande, Arteriosklerose, Niereninsuffizienz und Herzschwäche, ferner dann, wenn das Erysipel sich an äußerem Druck besonders ausgesetzten Stellen — Sakralgegend, Gesäßhaut — entwickelt. (Vgl. auch S. 67 und 182.)

---

[1]) Langenbecks Arch. Bd. 73. 1904.

[2]) Es widerspricht diese Erfahrung einigermaßen der von Wehner (Zentralbl. f. Chirurg. 1920. Nr. 23) vertretenen Anschauung, daß die Anästhesie ein Erysipel nicht aufkommen lasse und seiner hierauf sich gründenden lokalen Novokain-Therapie.

Ebenso wie von der äußeren Haut kann die Rose auch von den Schleim-häuten ihren Ausgang nehmen bzw. darauf übergehen. Derartige Schleim-hauterysipele gelten als besonders bösartig. Wir fürchten bei den in der Mundhöhle und deren Nachbarschaft sich abspielenden Erysipelen vor allem das Glottisödem; auch kann der Prozeß in die tieferen Luftwege herab-steigen. Streptomykotische Herderkrankungen der Lunge sind im Anschluß hieran beobachtet worden, so daß es nahe liegt, hier eine kontinuierliche In-fektion anzunehmen.

Die regionären Lymphdrüsen finden sich bei der Rose regelmäßig in der Form einer schmerzhaften Anschwellung beteiligt, doch kommt es nur ausnahmsweise zur Abszedierung. Auch die Beteiligung der Lymphbahnen kann als klinisch manifeste „Lymphangitis" in die Erscheinung treten.

Ich selbst beobachtete eine eigenartige post-erysipelatöse chronisch-fistulöse Lymphadenitis, die klinisch größte Ähnlichkeit mit der abszedierenden Lymphdrüsen-tuberkulose aufwies [1]).

Die durchschnittliche Dauer des nicht letal endenden Erysipels dürfte auf etwa eine Woche anzunehmen sein. In manchen Fällen ist der Verlauf kürzer, um so beträchtlicher kann er sich beim Wandererysipel gestalten.

Vereinzelt ist bei septischen Erkrankungen das Auftreten mehr oder weniger generali-sierter erysipelartiger Exantheme beobachtet worden — sog. Wundscharlach [2]). Während in einem Teil dieser Fälle zweifellos typischer Scharlach vorliegt, erscheint es möglich, daß es sich in anderen um echtes Erysipel — vielleicht auch in Gestalt hämatogener Metastasierung — handelt. Auch die Möglichkeit einer einfachen toxischen Überempfind-lichkeitsreaktion dürfte gelegentlich in Betracht kommen.

Die Diagnose des Erysipels bietet im allgemeinen keine besonderen Schwierig-keiten, wenn man sich an die obengenannten klassischen Kriterien hält. Das Fehlen eigentlicher Infiltrate und einer stärkeren Druckschmerzhaftigkeit schließt die Phlegmone aus, deren Verkennung folgenschwer sein würde. Fieber-freie torpide ohne Störung des Allgemeinbefindens verlaufende roseartige Prozesse — zumal im Bereiche von Hand und Fingern — müssen an „Ery-sipeloid" (s. S. 211) denken lassen.

Erysipelasähnliche Hautveränderungen — freilich ohne die Zeichen eigentlicher In-fektion — kommen ferner vereinzelt bei malignen Formen des Brustkrebses vor, wenn ein Einwachsen der Tumorzellen in die oberflächlichen Hautgefäße erfolgt („Erysipelas carci-nomatosum") [3]).

Die Gefahren der Wundrose entspringen verschiedenen Ursachen. In schweren protrahiert verlaufenden Fällen kann die septische Intoxikation be-drohliche Grade annehmen. Es gilt dies namentlich für Menschen mit gestörten Kreislaufs- und Exkretionsorganen. Auch die Leberzirrhose besitzt in dieser Beziehung eine ominöse Bedeutung. Herzschwäche, Bronchopneumonie, De-kubitus können in letzter Linie den tödlichen Ausgang herbeiführen. Echte Nephritis als Erysipelfolge ist ziemlich selten, häufiger kommt es dagegen zu vorübergehender febriler bzw. toxischer Albuminurie. Auch die Bakterien selbst vermögen das lymphatische Filter zu durchbrechen und in die Blutbahn über-zugehen; doch ist die bakterielle Sepsis — mit oder ohne Metastasen — im Gefolge des Erysipels selten. Auf die besonderen Gefahren des Schleimhaut-erysipels — Glottisödem, deszendierende Pneumonie — wurde bereits hin-gewiesen. Im Gefolge der im Gesicht und am Kopfe sich abspielenden Erysipele wird besonders die Beteiligung der Hirnhäute gefürchtet. Das Übergreifen der Infektion kann hier unter Vermittlung einer retrobulbären Orbitalphlegmone,

---

[1]) Berlin. klin. Wochenschr. 1914. Nr. 8.
[2]) Brunner, Berlin. klin. Wochenschr. 1895. Nr. 22ff. — Bloch, Münch. med. Wochen-schr. 1921. Nr. 52. — Port, ibid. 1922. Nr. 49. — Günther, Dtsch. med. Wochenschr. 1924. Nr. 7.
[3]) Küttner, Beitr. z. klin. Chirurg. Bd. 131, S. 7. 1924.

oder auch durch die mit der Kopfschwarte in Verbindung stehenden Emissarien der Sinus durae matris erfolgen. Freilich kommen bei der Kopfrose meningitisartige Symptome mitunter auch ohne direkte Infektion der weichen Hirnhäute vor.

Im allgemeinen ist jedoch die Prognose des Erysipels günstig zu stellen, wenn ihm auch stets ein unberechenbarer Faktor anhaftet.

Mit zu berücksichtigen bei der Prognose im weiteren Sinne ist aber fernerhin noch der Umstand, daß das einmalige Überstehen der Rose keineswegs etwa eine Immunität gegen spätere gleichartige Infektionen gewährt, sondern im Gegenteil eher die Empfänglichkeit zu steigern scheint. Es gibt Menschen, die ungezählte Erysipelattacken im Laufe ihres Lebens durchmachen, so daß man geradezu von einem „habituellen Erysipel" sprechen kann. Verödung der Lymphspalten kann im Gefolge derartig rezidivierender Rotlaufattacken eintreten und zur erheblichen Lymphstauung in dem betroffenen Gebiete und seiner Peripherie führen. Im Gesichte kommt es hierbei zu einer unförmigen Vergröberung der Züge — die als Pachydermie bezeichnet wird — am Skrotum und an den Extremitäten bilden sich elefantiasisartige Zustände aus (vgl. Neunter Abschnitt, S. 378ff).

Es leitet diese Frage des rezidivierenden Erysipels über zu dem noch recht wenig geklärten Problem der Erysipeldisposition, das seinerseits zusammenhängt mit der Spezifität dieser Infektionsform überhaupt.

Daß es sich beim Erysipel um eine spezifische Infektion handele, hervorgerufen durch den Streptokokkus Fehleisen, war die ursprüngliche Auffassung. Diese Ansicht hat sich indessen nicht halten lassen, da, abgesehen von dem Fehlen sonstiger biologischer Unterschiede, der vom Erysipel stammende Streptokokkus bei der Übertragung auf ein anderes Individuum Phlegmonen bzw. Abszesse hervorzurufen vermag, während es andererseits gelang, mit dem von gewöhnlichen Eiterungen (Peritonitis) stammenden Erreger experimentell typisches Erysipel zu erzeugen (Petruschky [1]). Wenn trotzdem der Gedanke einer spezifischen Natur der Erysipelinfektion immer wieder aufgetaucht ist, so liegt das darin begründet, daß gelegentlich ein gruppenweises Auftreten der Erysipelinfektion vorzukommen scheint, während doch die Streptomykosen als solche zu keiner Zeit unter den chirurgischen Eiterungsfällen fehlen. Diese Schwierigkeit wird durch das Einführen des Begriffes der Disposition verringert, wenn auch nicht ganz aufgehoben [2]. Daß eine solche Disposition, die anscheinend in einer besonderen „anaphylaktischen" Überempfindlichkeit gegen das Streptokokkengift besteht, fraglos eine gewisse Rolle spielt, ergibt sich bereits aus dem oben erläuterten Vorkommen des „habituellen" Erysipels. Erschöpfung durch langdauernde Eiterung scheint fernerhin allgemein den Eintritt des Erysipels zu begünstigen. Hierauf haben namentlich die Kriegserfahrungen der neueren Zeit hingewiesen. Trotzdem nämlich bei den Eiterungen nach Schußverletzungen die Streptokokken generell eine große Rolle spielen, wird in frühen Stadien des Wundverlaufes die Rose nur ganz ausnahmsweise beobachtet, viel häufiger dagegen zu späterem Termin, wenn bereits eine langwierige Eiterung vorausgegangen ist. Vielleicht handelt es sich in solchen Fällen darum, daß die Empfindlichkeit gegen das Streptokokkentoxin durch die langwierige Infektion selbst eine Steigerung erfahren hat. Der nicht selten kritische Ablauf des Erysipels ließe sich mit einer solchen Vorstellung gut vereinen; man würde in ihm den Ausdruck der auf dem Wege des „anaphylaktischen Schocks" erworbenen „Antianaphylaxie" zu erblicken haben (vgl. S. 41). —

---

[1] Zeitschr. f. Hyg. u. Infektionskrankh. 23. 1896.
[2] Melchior, Bruns' Beitr. z. klin. Chirurg. 126, S. 486. 1922.

Auflockerung der Haut, wie sie namentlich durch lang fortgesetzte Bäderbehandlung zustande kommt, scheint fernerhin den Eintritt dieser Infektion zu begünstigen. Rezidivierenden Erysipelattacken braucht schließlich nicht immer eine von außen kommende Reinfektion zugrunde liegen, sondern es kann sich dabei auch darum handeln, daß von der früheren Erkrankung her Kokken im Gewebe erhalten blieben, die dann aus „heiler Haut" zu späteren Nachschüben Anlaß geben. („Ruhende Infektion"[1]).)

Die im allgemeinen vorherrschende Ansicht, daß das Erysipel ohne grobe Keimübertragung in ähnlich flüchtiger Weise ansteckend sei, wie etwa die akuten Exantheme, hält einer exakten Begründung nicht Stand. So erwähnten wir schon, daß zahlreiche Untersuchungen die Keimfreiheit der serösen Rotlaufblasen ergeben haben; ebensowenig enthält der Schweiß oder die Hautschuppen Streptokokken (Franke[2]), Respinger[3]), auch war es nicht möglich, durch direkte Abstriche von der erkrankten Haut diese Keime zu gewinnen. Es entspricht dem die Erfahrung, daß die früher öfters zu Heilzwecken (siehe weiter unten) versuchten Verimpfungen des Erysipels von Mensch zu Mensch zumeist mißlangen (Bruns, Petruschky, Wolffheim[4]). Auch diese Tatsache fügt sich der oben erläuterten Hypothese der „Erysipeldisposition" zwanglos ein. Klemm[5]) rechnet das Erysipel sogar „zu den am wenigsten infektiösen Streptomykosen". Eine besondere Isolierung Erysipelkranker ist daher auf gut geleiteten chirurgischen Stationen vielleicht nicht unbedingt erforderlich, oder man müßte diese Abtrennung logischerweise auf sämtliche Streptomykosen ausdehnen, wie dies Klemm tatsächlich durchgeführt hat.

Therapeutisch ist das Erysipel Gegenstand zahlloser Vorschläge und Versuche gewesen. Direkte medikamentöse Applikation der verschiedenartigsten Substanzen auf die erkrankte Oberfläche, subkutane Injektionen in die Nachbarschaft, um ein Weiterschreiten des Prozesses zu verhüten, die Anwendung physikalischer Faktoren — wie Heißluft, Bäder — sowie schließlich die interne Arznei- und Serumbehandlung haben lebhaft miteinander gewetteifert. Doch müssen wir bekennen, daß auch heute noch der Ablauf des Erysipels seinen eigenen Gesetzen folgt, in die es bisher nicht gelungen ist, entscheidend einzugreifen. Am ehesten Erfolg versprechen vielleicht Maßnahmen, welche jene eigenartige „Disposition" zum Erysipel zu ändern vermögen, und es erscheint in dieser Hinsicht bemerkenswert, daß R. Schmidt — der Begründer der „Proteinkörpertherapie" (vgl. S. 43) — nach intramuskulärer Milchinjektion beim Gesichtserysipel meist prompte Heilung eintreten sah. — Die übrige Behandlung hat sich auf symptomatische Indikationen zu beschränken. Zur Bekämpfung des schmerzhaften Spannungsgefühls dienen indifferente Salbenverbände, die gleichzeitig die erkrankten Stellen vor mechanischen Insulten (Kratzeffekten) schützen. Bei Befallensein der Extremitäten empfiehlt es sich, dieselben ruhig zu stellen. Kommt es zur Blasenbildung, so sind Gazeverbände vorzuziehen, um das Eintrocknen zu begünstigen. Phlegmonen sind nach den hierfür geltenden Grundsätzen zu behandeln, doch sei bemerkt, daß man hier meist mit mehrfachen kleineren Inzisionen auskommt. Die Sorge für den Allgemeinzustand gilt hier wie für alle akut-infektiösen Erkrankungen.

Erysipelas curativum.

Sehr eigentümlich und interessant ist die gelegentliche Nebenwirkung des Erysipels auf bösartige Geschwülste. Wiederholt zeigte es sich, daß derartige

---

[1]) Melchior, Bruns' Beitr. z. klin. Chirurg. Bd. 103, S. 305. 1916.
[2]) Dtsch. Zeitschr. f. Chirurg. Bd. 78. 1905.
[3]) Bruns' Beitr. z. klin. Chirurg. Bd. 26. 1900.
[4]) Zeitschr. f. klin. Med. 29., S. 507. 1921.
[5]) Grenzgebiete VIII. 1901.

Gewächse unter dem Einflusse eines Erysipels kleiner wurden oder verschwanden. Nur ganz spärlich sind freilich die Beobachtungen, in denen die Wirkung von dauerndem Erfolge begleitet war, doch sind dieselben als einwandfrei anzusehen [1]). Sie beziehen sich auf Sarkome und Melanome, die bereits inoperabel waren. Außerdem wurden gelegentlich Narbenkeloide und tuberkulöse Lymphome durch ein Erysipel günstig beeinflußt. In welcher Weise diese elektive Einwirkung zustande kommt, ist nicht hinreichend geklärt; doch dürfte sie wahrscheinlich unter den Begriff der parenteralen Proteinkörpertherapie (vgl. S. 43) fallen. Jedenfalls geben aber solche Erfahrungen das Recht in Fällen von inoperablem Sarkom oder Melanom den Versuch mit künstlicher Erysipelimpfung zu machen.

An Stelle lebender Streptokokken hat Coley bakterienfreie Filtrate von Streptokokkenkulturen (zusammen mit Bac. prodigiosus) zu therapeutischen Injektionen verwendet. Seine eigenen Erfahrungen lauteten sehr günstig, doch verliefen zahlreiche Versuche, die an der Küttnerschen Klinik damit angestellt wurden, negativ [2]).

c) Die Lymphangitis [3]).

1. Die akute Lymphgefäßentzündung.

Wohl bei jeder örtlichen pyogenen Infektion gelangen Keime in die abführenden Lymphbahnen. Aus der regelmäßigen Beteiligung der Lymphdrüsen ergibt sich dies mit aller Sicherheit. Trotzdem tritt jedoch die manifeste Infektion der Lymphbahnen, die Lymphangitis, als selbständiger Vorgang nur relativ selten in Erscheinung. Die gelegentlich geäußerte Annahme, daß zum Zustandekommen der ausgebildeten Lymphangitis eine besonders virulente Infektion gehöre, trifft in dieser allgemeinen Fassung gewiß nicht zu, denn der oberflächlichen Lymphgefäßentzündung liegen oft recht gutartige geringfügige Primäraffekte zugrunde. Andererseits werden aber auch gerade die schwersten Phlegmonen — zumal im Gefolge von Leichen- oder Operationsverletzungen — nicht selten von einer manifesten Lymphangitis begleitet. Wahrscheinlich haben wir auch hier wie beim Erysipel mit einer besonderen Giftempfindlichkeit als Vorbedingung einer Reaktion zu rechnen. In der Art des oft plötzlichen Abklingens, der Möglichkeit sekundärer Abszedierung ergeben sich weitere Analogien zu jener Erkrankung.

Die bakterielle Ätiologie der akuten Lymphangitis ist keine einheitliche. Staphylokokken scheinen eine überwiegende Rolle zu spielen, fernerhin Streptokokken; ausnahmsweise wurden noch andere Erreger wie Kolibazillen oder Gonokokken angetroffen.

Dem topographischen Verhalten nach unterscheiden wir eine oberflächliche und tiefe Form der Lymphangitis. Nur die erstere ist der klinischen Beobachtung leicht zugänglich.

Das hervorstechendste Symptom der oberflächlichen Lymphangitis bildet das Auftreten lebhaft-roter Streifen in der Haut, die von dem Primäraffekt zu den Hauptlymphdrüsengruppen hinziehen, also im Bereiche der unteren Extremität zur Leistengegend, am Arme zur Achsel. Mehrere Bahnen sind gewöhnlich gleichzeitig befallen. In der Regel ist ein entzündlicher Primäraffekt — oft nur geringfügiger oberflächlicher Art — nachweisbar. Die ihn umgebende Rötung läßt sich bei genauer Betrachtung vielfach in einzelne Flecken oder feine Netze auflösen als Zeichen der Entzündung des kapillären Wurzelgebietes der Lymphgefäßstämme. Doch kann auch ohne dieses Zwischenglied eine Ent-

---

[1]) Vgl. P. Bruns, Bruns' Beitr. z. klin. Chirurg. Bd. 3. 1888.
[2]) Baruch, Bruns' Beitr. z. klin. Chirurg. Bd. 96, S. 560. 1915.
[3]) Most, Neue dtsch. Chirurg. Bd. 24. Stuttgart 1917.

zündung der Lymphbahnen zustande kommen, die dann die erste Etappe der bakteriellen Invasion darstellt.

Die Erscheinung der „ruhenden Infektion" spielt ebenso wie bei dem Erysipel auch bei der Lymphangitis gelegentlich eine Rolle. Wir sahen dies bei einem Arzte, der eine schwere operative Infektion an Fingern und Arm durchgemacht hatte und bei dem späterhin noch wiederholt — ohne erneute Verletzung! — entzündliche lymphangitische Schübe auftraten.

Die den entzündeten Lymphbahnen entsprechenden Streifen („Lymphangitis truncularis") sind meist schmal und erheben sich nicht oder nur wenig über das Hautniveau. Bei zarter Palpation — namentlich bei mehrtägigem Bestehen — geben sie sich als unscharf begrenzte, mäßig druckschmerzhafte, wenig resistente Stränge zu erkennen. Die zugehörigen Lymphdrüsen sind regelmäßig vergrößert und schmerzhaft.

Pathologisch-anatomisch sind die der akuten Lymphgefäßentzündung zugrunde liegenden Veränderungen im Wesentlichen charakterisiert als infiltrierende Perilymphangitis mit strotzender Hyperämie der umgebenden Kapillaren. Im Lymphgefäß selbst kann es zur plastischen Gerinnung kommen; innerhalb des hierbei entstehenden Lymphthrombus pflegen Bakterien nachweisbar zu sein.

Die mit der akuten oberflächlichen Lymphangitis verbundenen Allgemeinerscheinungen hängen wesentlich von der Bedeutung des Primäraffektes ab. Tritt dieser nicht in der Form einer schweren progredienten Infektion auf, dann sind auch die Symptome der Lymphangitis selbst gewöhnlich nur geringfügig. Das Fieber ist gering oder kann sogar fehlen; auch spontane Schmerzen brauchen nicht vorhanden zu sein. Dagegen wirkt psychisch der Anblick der roten Streifen, in denen der Laie leicht die Merkmale der „Blutvergiftung" erblickt, auf den Kranken und seine Umgebung oft recht alarmierend.

Der Verlauf der Lymphangitis beschränkt sich meist auf nur wenige Tage; mit dem Abklingen des Primäraffektes pflegen auch die „roten Streifen" rasch wieder zu verschwinden. Bei längerem Bestehen kommt es mitunter stellenweise zur eitrigen Einschmelzung, bei der vorausgegangene Thrombosierung eine gewisse Rolle spielt. Meist sind diese Abszesse multipel und durch ihre dem Verlauf der Lymphgefäße entsprechende rosenkranzartige Anordnung recht charakteristisch. Auch die nie fehlende Lymphdrüsenentzündung kann gelegentlich zur Einschmelzung führen und in schweren Fällen zum Ausgang progredienter phlegmonöser Prozesse werden. —

Viel weniger bekannt ist die Verlaufsweise der tiefen Lymphangitis. Es ist anzunehmen, daß sie bei vielen schweren Phlegmonen eine Rolle spielt, wenn sich ihre Existenz auch meist nicht bestimmt nachweisen läßt. Wenn man gelegentlich sieht, daß sich etwa im Anschluß an eine tiefe Unterarmphlegmone ohne direkten Zusammenhang mit ihr eine tiefe Eiterung am Oberarm — z. B. im Sulcus bicipitalis — entwickelt, so ist das wohl nur durch Vermittlung einer tiefen eitrigen Lymphangitis zu verstehen.

Bekannt ist die ominöse Bedeutung der tiefen Lymphangitis des Beckenbindegewebes für bestimmte Formen der puerperalen Infektion; die gelegentliche phlegmonöse Beteiligung des Mesenteriolums an der Entzündung des Wurmfortsatzes dürfte ebenfalls häufig auf eine Infektion der Lymphbahnen zurückzuführen sein. —

Zum Ausgang einer septischen Allgemeininfektion können die schweren Formen der Lymphangitis dadurch werden, daß das Filter der zugehörigen Lymphdrüsen durchbrochen wird, ferner auf dem Wege einer hinzutretenden Thrombophlebitis (vgl. S. 140) oder in seltenen Fällen schließlich auch dadurch, daß die eitrige Lymphangitis sich kontinuierlich auf den Ductus thoracicus fortsetzt, wodurch der direkte Einbruch der Bakterien in die Blutbahn ermöglicht wird. Auch kann retrograd von hier aus eine Infektion der Bauchhöhle erfolgen. Dieser Weg erklärt die gelegentlichen Beobachtungen von eitriger Peritonitis im Gefolge von Infektionen der linken oberen Extremität (Löhlein[1].)

Die Diagnose der akuten Lymphangitis begegnet bei der oberflächlichen Form keinen Schwierigkeiten. Differentialdiagnostisch kommt vornehmlich nur die toxische Lymphangitis nach Verletzungen durch giftige Tiere in Betracht. (Vgl. S. 278ff. dieses Abschnittes.) Die bei der Thrombophlebitis gelegentlich auftretenden hyperämischen Streifen pflegen dagegen viel breiter zu sein, auch ist dort die Strangbildung massiger und derber. Als Kriterium der tiefen Lymphangitis wird vielfach das Auftreten dumpfer, reißender Schmerzen — namentlich im Verlaufe der Extremitäten — angegeben; doch ist dieses Symptom wohl meist zu vage, um bestimmte Schlüsse daraus herleiten zu können. Im allgemeinen fällt daher die Diagnose der tiefen Lymphangitis mit derjenigen der tiefen Phlegmone zusammen.

Den wirksamsten Angriffspunkt für die Therapie der Lymphgefäßentzündung bildet der Primäraffekt. Sobald es hier gelingt, die Infektion zum Stillstand zu bringen oder auszuschalten, so pflegt auch die Lymphangitis ihr Ende zu erreichen. Eine sichere direkte Beeinflussung des sekundären Prozesses selbst ist dagegen nicht möglich. Wir können immerhin durch Ruhigstellen und Schutzverbände — angenehm werden gewöhnlich feuchte Applikationen empfunden — dafür sorgen, daß weitere Schädigungen, die zur Propagation oder zur Abszedierung Anlaß zu geben vermöchten, möglichst ferngehalten werden. Das Anlegen einer Esmarchschen Binde im lymphangitisch erkrankten Bezirke ist daher fehlerhaft. Eintretende Abszesse sind zu eröffnen. Die therapeutischen Richtlinien für die tiefe Lymphangitis fallen im allgemeinen mit den für die Behandlung der Phlegmone geltenden Grundsätzen zusammen.

Für die seltenen Fälle, in denen bei schweren Infektionen der linken oberen Extremität Zeichen einer Beteiligung der Pleura und des Bauchfells hinzutreten, hat Kreuter[2] vorgeschlagen, den Ductus thoracicus am Halse aufzusuchen, zu eröffnen und zu drainieren.

2. Chronische Lymphangitis.

Als chronische Lymphangitis werden vornehmlich diejenigen Veränderungen der Lymphgefäße bezeichnet, die mitunter als Folge wiederholter akuter Schübe zurückbleiben und im wesentlichen in einer Verödung der erkrankten Bahnen bestehen. In der Regel handelt es sich hierbei nicht um eine isolierte Erkrankung der Lymphgefäße, sondern nur um eine Teilerscheinung diffuser in der Haut und dem Subkutangewebe sich abspielender entzündlicher Prozesse, die zur chronischen Lymphstauung und schließlich zur Elefantiasis führen. (Vgl. Neunter Abschnitt, S. 378ff.)

d) Die Lymphadenitis [3].

Die Beteiligung der Lymphdrüsen an den in der Peripherie ihres Stromgebietes sich abspielenden Infektionen ist eine durchaus regelmäßige, ohne daß dies jedoch klinisch immer in die Erscheinung zu treten braucht. Ebenso wie Farbstoffpartikel oder sonstige feinaufgeschwemmte korpuskuläre Elemente, die in die Lymphzirkulation gelangen, von den eingeschalteten Lymphdrüsen festgehalten und gespeichert werden, so gilt dies im allgemeinen auch für die Bakterien. Zwar ist dieser Schutz — zumal bei schwersten hochvirulenten Infektionen — kein absoluter, doch reicht er in den meisten Fällen aus, um einen

---

[1]) Virchows Arch. f. pathol. Anat. u. Physiol Bd. 177. 1904.
[2]) Zentralbl. f. Chirurg. 1922. S. 1831.
[3]) Most, Neue Dtsch. Chirurg. Bd. 24. Stuttgart 1916.

Übertritt der Bakterien in die Blutbahn zu verhindern. Man hat daher die Lymphdrüsen geradezu als ein eingeschaltetes Filter bezeichnet. Abgesehen von der alltäglichen klinischen Erfahrung haben auch experimentelle Untersuchungen dieses Verhalten bestätigen können. Sehr lehrreich ist weiterhin in dieser Hinsicht die Erfahrung, daß bei Menschen, denen größere Lymphdrüsengruppen wegen schwerer pyogener Erkrankung entfernt werden mußten, spätere Infektionen im zugehörigen lymphatischen Quellgebiet besonders zu fürchten sind [1]).

Das Zurückhalten der Bakterien im Lymphdrüsenfilter bedeutet jedoch nicht immer gleichzeitig auch eine völlige Vernichtung der eingedrungenen Keime. Zunächst scheint es sich vielmehr nur um eine Hemmung derselben und Schwächung ihrer Virulenz zu handeln. So kommt es, daß nach abgelaufenem peripherem Infekt die Bakterien noch lange Zeit hindurch innerhalb der Lymphdrüsen überleben können. Bei Drüsen, in deren Quellgebiet leichtere Infektionen häufig wiederkehren, wie es z. B. für den Bezirk der Mundhöhle zutrifft, ist daher mit einem gewissen dauernden Keimgehalt häufig zu rechnen. Nächst den Lymphdrüsen am Halse gilt dies auch für die Leistendrüsen. Im Anschluß an operative Eingriffe, an direkte traumatische Einwirkungen, gelegentlich auch ohne nachweisbare Ursache kann sich daher ein solcher latenter Keimgehalt unliebsam bemerkbar machen, indem aus der „ruhenden Infektion" ein manifestes Stadium der bakteriellen Invasion hervorgeht.

Neben der Infektion auf dem Lymphwege besitzt der direkte Infektionsmodus bzw. der hämatogene (Scharlach, Pest, Typhus) für die chirurgische Praxis keine nennenswerte Bedeutung.

1. Die akute Lymphadenitis.

Die Erreger der akuten Lymphadenitis sind mit denen der peripheren pyogenen Prozesse identisch. Eine gewisse Sonderstellung nehmen der Gonokokkus und der Ducreysche Bazillus ein, welche die venerische Lymphadenitis — im Gefolge des Trippers bzw. des Ulcus molle — hervorrufen.

Die akute Lymphadenitis kann mit oder ohne Einschmelzung einhergehen, doch lassen sich klinisch diese Grenzen nicht immer scharf ziehen.

Pathologisch-anatomisch findet sich bei der nicht-abszedierenden Form eine Vergrößerung der Drüse, stärkere Durchfeuchtung und Hyperämie des Parenchyms, an der auch das umgebende Fettgewebe teilnimmt. Die bindegewebige Kapsel ist gespannt, so daß beim Durchschneiden der Drüsenkörper hervorquillt. Mikroskopisch findet sich eine lebhafte Wucherung der lymphozytären Elemente; die Sinusräume der Drüse erscheinen erfüllt mit abgestoßenen freien Zellen („Sinuskatarrh"). Die Kapillaren sind hyperämisch, Blutaustritte, Fibrinausscheidung, stellenweise Nekrosen können innerhalb der Drüsensubstanz auftreten, doch leitet dieser Vorgang bereits über zu der abszedierenden Form. Die Exsudation der polynukleären Leukozyten überwiegt unter solchen Umständen. Die Einschmelzung selbst erfolgt gewöhnlich von multiplen Nekroseherden aus, die allmählich verschmelzen, so daß schließlich die ganze Drüse sich in eine einheitliche Abszeßhöhle umwandeln kann. Je nach der Virulenz der Infektion nimmt das periglanduläre Gewebe früher oder später an der purulenten Einschmelzung teil. In schwersten Fällen kann sich eine foudroyante vorwiegend seröse periglanduläre Phlegmone entwickeln, noch ehe eine Vereiterung der Drüse selbst eingetreten ist; das Zwischenglied bildet eine rapide auch auf die Kapsel sich ausdehnende Nekrose

---

[1]) Vgl. hierzu auch Bier, Münch. med. Wochenschr. 1921. S. 1087.

der Drüsensubstanz; daneben finden sich mitunter ausgedehnte Blutaustiitte in das Gewebe. Der physiologische lymphatische Schutzapparat wird auf diese Weise völlig .durchbrochen, direkt oder durch Vermittlung einer purulenten Thrombophlebitis steht den Bakterien nunmehr der verhängnisvolle Eintritt in die Blutbahn frei.

Die klinischen Erscheinungen der Lymphadenitis acuta zeigen ebenfalls zahlreiche Abstufungen je nach der Schwere der Infektion.

In den leichteren Formen ist es zunächst der lokale Schmerz, der auf die Beteiligung der Lymphknoten hinweist. Man findet bei der Untersuchung eine oder mehrere Lymphdrüsen gleichmäßig vergrößert, die Oberfläche glatt und gespannt; die Betastung ist schmerzhaft. Besonders intensive Schmerzen können eintreten, wenn eine solche vergrößerte Drüse in unmittelbarer Beziehung zu einem Nerven steht. Zeitlich folgt die entzündliche Beteiligung der Lymphdrüsen dem peripheren Infekte oft sehr rasch, gelegentlich tritt sie aber auch erst im Verlaufe eines schon längere Zeit bestehenden im Quellgebiet sich abspielenden infektiösen Prozesses plötzlich in die Erscheinung. Fieber pflegt bei der akut einsetzenden Lymphadenitis nicht zu fehlen; doch hält es sich in den leichteren Fällen gewöhnlich in mäßigen Grenzen.

Häufig bleibt der Prozeß in dem oben geschilderten Stadium stehen. Zwar kann die Schwellung noch etwas zunehmen, sowie die benachbarten Drüsen in Mitleidenschaft ziehen, wobei dann auch die Verschieblichkeit der einzelnen Knoten gegeneinander Einbuße zu erleiden pflegt. Aber es bleiben die Zeichen der Einschmelzung aus — wenn auch vielleicht im Innern einer oder der anderen Drüse kleinste Abszesse auftreten; Schwellung und Schmerzhaftigkeit lassen allmählich nach; die akute Phase ist damit überwunden. Freilich bleiben solche Drüsen oft noch längere Zeit vergrößert, ihre Konsistenz ist infolge der reaktiven Zunahme des Bindegewebes im Drüseninnern vermehrt. An Stellen, wo äußere Infekte sich häufig wiederholen — also besonders im Bereiche des Halses — kann eine derartige chronisch-fibröse Lymphadenitis als dauernder Zustand zurückbleiben.

Lebhafter sind dagegen die Erscheinungen, wenn die Einschmelzung umfangreicher wird und zum Kapseldurchbruch führt. Fieber und Schmerzen erreichen höhere Grade, die im Gefolge der extrakapsulären Phlegmone eintretende Schwellung nimmt zu und wird teigig, so daß Einzelheiten nicht mehr durchzufühlen sind. Die Haut rötet sich und schließlich werden die Zeichen der subkutan gewordenen Abszedierung deutlich. Wenn nicht rechtzeitig inzidiert wird, gelangt der Eiter spontan an einer oder mehreren Stellen zum Durchbruch. In manchen Fällen vollzieht sich diese Einschmelzung in mehr torpider Weise; doch kann sie bei hochvirulenter Infektion und besonders bei tiefem Sitz auch recht stürmisch und bedrohlich verlaufen. Schwerste seröse, rasch progrediente Phlegmonen werden unter diesen Umständen beobachtet; gefürchtet in dieser Hinsicht sind namentlich die tiefen Halsphlegmonen mit ihrer Neigung, sich in das Mediastinum zu senken, sowie die berüchtigten subpektoralen und Thoraxphlegmonen im Gefolge von ärztlichen Sektions- und Operationsverletzungen. Ein schweres septisches Krankheitsbild charakterisiert diese Formen. Schüttelfröste können die Durchbrechung des lymphatischen Filters anzeigen.

Gewisse indirekte Symptome verleihen gelegentlich bei tiefem Sitz der akuten Lymphadenitis dem Krankheitsbilde noch besondere lokale Züge. So gewinnt eine phlegmonöse Abszedierung der Iliakaldrüsen mitunter größte Ähnlichkeit mit einer appendizitischen Eiterung. Die entzündliche Schwellung der an der Leberpforte befindlichen Drüsen kann zum Stauungsikterus führen, wie wir dies selbst in einem autoptisch untersuchten Scharlachfalle sahen. Erinnert sei auch an den akuten Retropharyngealabszeß der Kinder, der aus der eitrigen Einschmelzung retropharyngealer Lymphdrüsen hervorgehen kann, sowie an das seltene Krankheitsbild der suppurativen Lymphadenitis mesenterialis [1]).

Die Diagnose der akuten Lymphadenitis ergibt sich entsprechend der oben gegebenen Schilderung in den meisten Fällen klar und eindeutig. Schwieriger kann die Deutung werden, wenn der Primäraffekt nicht erkennbar ist und die Entzündung sofort eine phlegmonöse Form annimmt. Die klinische Erfahrung, daß manche tiefen Phlegmonen wie z. B. der Achselhöhle, des Halses, mit großer Regelmäßigkeit von den Lymphdrüsen ausgehen, muß in solchen Fällen der Erkennung zu Hilfe kommen. Auf einige weitere Sonderformen wurde bereits oben hingewiesen.

Die Prognose der akuten Lymphadenitis läßt sich, wie aus der vorangehenden Darstellung hervorgeht, nicht einheitlich stellen. Häufig ein harmloser Nebenbefund, mitunter der Ausgang gutartiger lokaler Abszedierungen gewinnt in selteneren Fällen die akute pyogene Infektion der Lymphdrüsen eine ernste selbständige Bedeutung, die sie prognostisch auf eine Stufe mit bösartigsten Phlegmonen stellt, wobei noch erschwerend ins Gewicht fällt, daß infolge der anatomischen Anordnung der größeren Lymphdrüsengruppen eine der Absetzung entsprechende radikale Therapie hier von vornherein ausgeschlossen ist.

Die Therapie der Lymphadenitis muß der sekundären Natur dieser Erkrankung unbedingt Rechnung tragen. Gelingt es, den Primäraffekt frühzeitig wirksam zu beeinflussen, den Nachschub weiteren infektiösen Materials zu verhüten, dann gelangt auch in den meisten Fällen die Lymphdrüsenentzündung zum Abklingen, ehe es zur Einschmelzung und zur Phlegmone gekommen ist. Ruhigstellen der betroffenen Teile, ein leichter Schutzverband ist das Wesentlichste, was man lokal dabei tun kann. Feuchte Verbände wirken zwar subjektiv meist angenehm, befördern aber auch zweifellos die Abszedierung. Viel beliebt ist in praxi die Applikation der grauen Quecksilbersalbe als „Resorbens". Ihr gelegentlicher Nutzen soll hier nicht bestritten werden, doch wird sie nicht von jeder Haut vertragen. Phlegmonen sind rechtzeitig gründlich zu inzidieren, um einem Fortschreiten zuvorzukommen. Nimmt die Einschmelzung dagegen torpidere Formen an, so ist es zweckmäßig, durch feuchte Wärme diesen Vorgang zu befördern. Zur Entleerung genügt dann oft eine Stichinzision, mitunter sogar die einfache — gegebenenfalls zu wiederholende — Punktion. Größere Eingriffe sind dagegen erforderlich, wenn es sich um jene oben besprochenen wenig oder gar nicht zur Abszedierung neigenden rasch progredienten Phlegmonen handelt. Die gründliche Ausräumung der erkrankten Drüsengruppen gilt hier im allgemeinen als notwendig. Freilich kann auch diese Maßnahme gegenüber der fulminanten Infektion versagen. Narkose ist zu solchen Eingriffen erforderlich, die große Wunde ist hernach entsprechend den für die Phlegmonenbehandlung geltenden Grundsätzen breit offen zu halten. Als unliebsame Folge derartiger großer Exstirpationen macht sich mitunter ein stärkerer Lymphfluß während der Nachbehandlung bemerkbar, nicht selten auch wird die definitive Heilung der Wunde durch das Persistieren von Lymphfisteln verzögert. Periphere Lymphstauung mit ihren Folgen (Elefantiasis) kann als eine weitere Komplikation später in die Erscheinung treten. (Vgl. Neunter Abschnitt, S. 378 ff.) Auf die Gefahren, die bei späteren Infektionen das Fehlen ganzer Lymphdrüsengruppen für den Träger bedeuten kann, wurde bereits hingewiesen.

2. Die chronische Lymphadenitis.

Eine chronische hyperplastisch-fibröse Lymphadenitis kann teils allmählich infolge wenig virulenter chronischer Infektionsherde in der Peripherie — Zahnkaries, Ekzeme und dgl. — zustande kommen, teils sekundär als Residuum

---

[1]) Schenk, Grenzgebiete. 32. 1920.

vorausgegangener akuter Schübe. Solche Drüsen sind derb und indolent, zum Unterschiede gegen chronische „Lymphome" anderer Ätiologie (Tuberkulose) nur wenig vergrößert, das Maß einer Bohne oder einer Mandel gewöhnlich nicht überschreitend. Den anatomischen Typus dieser Form bildet die fibröse Induration, doch finden sich mitunter auch kleine abgekapselte bakterienhaltige Abszesse. Auch kann es zu Kalkablagerungen kommen. Ein Schwund derartiger chronischer Lymphome erfolgt mitunter in der Weise, daß sie durch Fettgewebe, das vom Hilus aus einwuchert, allmählich substituiert werden.

Die Bedeutung der nicht-spezifischen chronischen Lymphome liegt darin, daß sie als Träger der „ruhenden Infektion" gelegentlich einmal zu akut entzündlichen Nachschüben Anlaß geben können. Ist jedoch die bindegewebige Induration bereits weit vorgeschritten, so treten der Entwicklung phlegmonöser Prozesse wesentliche Hindernisse entgegen. Es kommt dann eher zu diskreten partiellen Einschmelzungen, die zu äußerer Fistelbildung führen und durch ihren chronisch-torpiden Verlauf klinisch durchaus an das Verhalten der Tuberkulose erinnern können.

Einen typischen Fall dieser Art sah ich bei einem Patienten, der wiederholte Erysipelattacken durchgemacht hatte [1]), einen anderen nach Angina. Auch Most hat über solche Beobachtungen berichtet.

Immerhin ist bei der großen Häufigkeit der Lymphadenitis dieser Verlauf recht selten.. In der großen Mehrzahl tritt klinisch der Prozeß als solcher überhaupt nicht in die Erscheinung und bildet keinen Gegenstand der Therapie.

e) Die Phlebitis.

Die akute bakterielle Entzündung der Venenwand kann sowohl auf dem Blutwege — z. B. im Verlaufe des Typhus — wie durch örtliche Infektionsvorgänge vermittelt werden. Solche können zunächst durch direkte Verletzung der Venenwand herbeigeführt werden, wozu vormals der Aderlaß besonders oft Anlaß gab. Häufiger entwickelt sich die Phlebitis durch Fortleitung der Infektion aus der Nachbarschaft. Ein charakteristisches Merkmal der Phlebitis bildet die auf kürzere oder ausgedehntere Strecke erfolgende intravaskuläre Gerinnung des Blutes; man bezeichnet daher diesen Prozeß auch als „Thrombophlebitis". Bei der hämatogenen Entstehung der Thrombophlebitis wird dieser Vorgang — abgesehen von der direkten Einwirkung der kreisenden Mikroorganismen auf die Gefäßwand — durch Störungen der Zirkulation begünstigt; wahrscheinlich spielen hierbei aber auch gewisse Veränderungen mit, welche die Zusammensetzung des Blutes unter dem Einflusse der Infektion (Einwirkung auf das Knochenmark) erleidet. Bereits bestehende lokale mechanische Strömungshindernisse bzw. Wanderkrankungen (Krampfadern) können ihrerseits den Eintritt der örtlichen Thrombose begünstigen. Bei der lokal auf die Venenwand fortgeleiteten Infektion steht die Schädigung der Intima für das Zustandekommen der Thrombose im Vordergrunde. Die Gerinnung braucht nicht erst einzutreten, wenn die Bakterien die Venenwand durchsetzt haben, sondern kann auch schon durch die Wirkung diffundierender Toxine zustande kommen. Diese fortgeleitete Thrombophlebitis bildet eine gefürchtete Komplikation schwerer Phlegmonen; bei den nahen räumlichen Beziehungen des Venensystems zu den Lymphgefäßen besteht diese Gefahr besonders dann, wenn auch diese selbst in Mitleidenschaft gezogen sind.

Die Erreger der Thrombophlebitis rekrutieren sich aus der gewöhnlichen pyogenen Bakterienflora. Doch scheinen die Streptokokken zu überwiegen. Bei der typhösen Thrombophlebitis wurde gelegentlich auch der Bazillus Eberth nachgewiesen.

---

[1]) Berlin. klin. Wochenschr. 1914. Nr. 8.

Nicht jede venöse Thrombose freilich, deren Ursache in einer Allgemeininfektion zu suchen ist und bei der die Gerinnsel sich als keimhaltig erweisen [1]), braucht indessen unter den klinischen Erscheinungen eines infektiösen Vorganges zu verlaufen. Oft genug bleibt es vielmehr bei den Zeichen der „blanden Thrombose", d. h. die akut-entzündliche Beteiligung der Venenwand wird vermißt. Ihre Ursachen entsprechen den bereits genannten, d. h. allgemeinen oder örtlichen Störungen der Zirkulation infolge von Herzschwäche, komprimierenden Tumoren oder Exsudaten, ferner spielen chronische Wandveränderungen der Venen hierbei eine wichtige Rolle. Auch die intravenöse Injektion differenter Flüssigkeiten — zu medikamentösen Zwecken — kommt neuerdings immer häufiger in dieser Hinsicht in Betracht. Nicht selten entwickelt sich eine derartige Thrombose im Anschluß an Operationen; ihre Hauptgefahr besteht in der Möglichkeit der Lungenembolie. Klinisch braucht eine derartige blande Thrombose keinerlei manifeste Lokalveränderungen hervorzurufen, in anderen Fällen entwickelt sich ein peripheres Stauungsödem, die der Betastung zugänglichen Venen sind als dicke, anfangs weiche Stränge fühlbar. Besonders folgenschwer pflegt sich der Verschluß der Pfortader zu gestalten; das Auftreten von Aszites, Milzschwellung, Magen-Darmblutungen ist hierfür meist charakteristisch.

Als Sonderform der nicht-infektiösen Venenthrombose sei schließlich noch ihr Vorkommen nach Erfrierungen (S. 305) erwähnt, sowie die bei chlorotischen Individuen gelegentlich beobachtete Thrombose der Sinus durae matris — insbesondere des S. sagittalis sup. —, die klinisch unter dem Bilde schwerer Bewußtseinsstörung mit Ausgang in tödliches Koma verlaufen kann.

Die bakterielle akute Thrombophlebitis kann **mit** oder **ohne** Einschmelzung einhergehen.

Bei der **nicht-eitrigen Thrombophlebitis** kommt es unter Fieberanstieg zur Ausbildung eines derben schmerzhaften Stranges im Verlaufe der erkrankten Vene. Eine streifenförmige entzündliche Rötung der bedeckenden Haut braucht jedoch hierbei nicht immer vorhanden zu sein; gegenüber der Lymphangitis zeichnen sich die phlebitischen Stränge überdies durch ihr stärkeres Kaliber aus. Die Umgebung und die peripheren Teile zeigen gewöhnlich eine ödematöse Schwellung als Zeichen des behinderten venösen Rückflusses, einzelne oberflächliche Kollateralen können stärker hervortreten. Dieses Syndrom des schmerzhaften Ödems hat zur alten Bezeichnung der „Phlegmasia alba dolens" geführt, die insbesondere für die entzündliche Schenkelvenenthrombose der Wöchnerinnen noch heute vielfach gebraucht wird.

Der thrombophlebitische Prozeß kann in diesem Stadium stehen bleiben und sich allmählich wieder zurückbilden. Die Infiltrate verschwinden dann nach und nach, wobei der Thrombus vom einwachsenden Granulationsgewebe aufgezehrt und organisiert wird. Gefäßsprossen durchsetzen die Kruormassen, erweitern sich und machen die thrombosierte Strecke dadurch wieder für die Zirkulation mehr oder weniger durchgängig. Doch kann auch völlige narbige Obliteration eintreten; sich erweiternde kollaterale Bahnen müssen dann den Ausfall der Zirkulation decken. Niederschläge von Kalksalzen in dem sich umwandelnden Thrombus führen zur Bildung von „Phlebolithen". Eine gewisse Verdickung der erkrankten Vene bleibt auch bei sonstiger Rückbildung meist bestehen; diffundierter Blutfarbstoff kann zu dauernder Pigmentierung der Umgebung führen. Waren größere Venen betroffen — wie der Stamm der Femoralis oder der Axillaris —, so bleibt eine gewisse Störung der Zirkulation, die sich in der Neigung zu Ödemen äußert, meist für immer zurück. Stärkere Rückflußbehinderung führt an den Extremitäten zu Veränderungen, die mit

---

[1]) Vgl. Lubarsch, Berlin. klin. Wochenschr. 1918. Nr. 10.

denen der Elephantiasis oft große Ähnlichkeit zeigen. (Vgl. Neunter Abschnitt, S. 378 ff.).

Stürmischer gestaltet sich der Verlauf, wenn die Entzündung zur **Einschmelzung** führt. Bei hämatogener Infektion erfolgt dies in der Weise, daß unter der Einwirkung der im Thrombus enthaltenen Bakterien das Gerinnsel „puriform" erweicht und von hier aus eine phlegmonöse Entzündung auf die Venenwand übergreift. Es kommt zum nekrotischen Zerfall und damit zur freien Eiterung innerhalb und in der Umgebung der destruierten Vene. Streifenförmige Rötung der darüber befindlichen Haut, Zunahme der Schwellung und der Schmerzen, Steigerung des Fiebers, nicht selten das Einsetzen von Schüttelfrösten kündigt diese Phase an. Bei exogener Infektion geht die periphlebitische Phlegmone und die eitrige Infiltration der Venenwand dem Akte der Thrombosierung voraus. Die Einschmelzung kann entweder zu umschriebener lokaler Abszedierung führen oder auch zu weitausgedehnten Phlegmonen, die selbst rückläufig den Endverzweigungen der Vene zu folgen vermögen.

Die besondere ominöse Bedeutung der eitrigen Thrombophlebitis liegt jedoch vor allem darin begründet, daß sie den lokalen Erregern den Einbruch in die Blutbahn ermöglicht und damit eine Generalisierung der Infektion unmittelbar herbeizuführen vermag. Zwar können auch bei der pyogenen Thrombophlebitis größere Gerinnsel sich losreißen und durch Verlegung des Stammes der Lungenschlagader den sofortigen Tod herbeiführen. (Lungenembolie). Partielle Verlegung oder der Verschluß einzelner größerer Äste führt gewöhnlich zu dem mit blutiger Expektoration einhergehenden „hämorrhagischen Infarkt". Zumeist beschränken sich jedoch derartige Zufälle auf die blande Thrombose, da das weiche „septische" Gerinnsel mehr zum Zerfall neigt. Es überwiegt daher das Vorkommen kleiner Emboli, welche nur umschriebene Bezirke der Lunge — bzw. bei offenem Foramen ovale — auch anderer Organe von der Zirkulation abzuschließen vermögen. Diese „Infarkte" bleiben jedoch nicht wie bei der „blanden Embolie" aseptisch, sondern wandeln sich unter der Einwirkung der mitgeführten Organismen zu Abszessen „pyämischer" Art um. Bei vorgeschrittener puriformer Erweichung des Thrombus können schließlich die zerfallenden Partikel so fein sein, daß sie den Lungenkreislauf unmittelbar passieren und in die allgemeine Zirkulation geraten. Zum Teil handelt es sich hierbei um reine Mikrokokkenembolien. Das Auftreten von Schüttelfrösten pflegt die embolischen Keimverschleppungen anzuzeigen und begleitet in typischer Weise die mit Metastasen einhergehende Form der septischen Allgemeininfektion (vgl. S. 184 ff.). Bei eitriger Thrombophlebitis des Pfortadersystems ist zunächst die Leber gefährdet.

Eine der häufigsten Formen derartiger Thrombophlebitis bildet die fortschreitende Sinusthrombose im Gefolge der eitrigen Mittelohrentzündung. Vom Sinus transversus kann die infektiöse Thrombose sich unmittelbar auf die Vena jugularis fortsetzen und am Halse als fühlbarer Strang auftreten. Die gleiche Komplikation spielte in der vorantiseptischen Zeit eine bedeutsame Rolle bei der traumatischen Ostitis purulenta der Schädelknochen [1]), die heutzutage recht selten geworden ist. Selbst nach zunächst anscheinend harmloser Mandelentzündung (Angina) sah ich eitrige, durch Streptokokken verursachte Thrombophlebitis der V. jugularis auftreten, die operativ zur Heilung gelangte. Im Anschluß an eitrige Appendizitis kommt es mitunter zur Thrombophlebitis der im Mesenteriolum verlaufenden V. appendicularis. Diese kann zur eitrigen Pfortaderthrombose und zum Auftreten zahlloser pylephlebitischer Leberabszesse führen. Daß freilich auch hier spontane narbige Ausheilung möglich ist, lehrt eine von Gohrbandt [2]) mitgeteilte Beobachtung; vereinzelt wird diese Komplikation auch nach Infektion von Hämorrhoidalknoten beobachtet. Erinnert sei ferner

---

[1]) Vgl. H. Fischer, Dtsch. Zeitschr. f. Chirurg. Bd. 57, S. 108. 1900.
[2]) Berlin. klin. Wochenschr. 1920. Nr. 41.

an die prognostisch infauste Thrombophlebitis der Nabelvenen bei Neugeborenen. Eine typische, nicht ganz seltene Komplikation phlegmonöser Oberlippenfurunkel bildet die purulente Thrombose der Vena angularis; durch Fortleitung auf den Sinus cavernosus kann sich eine eitrige Meningitis anschließen oder septische Allgemeininfektion eintreten. Praktisch bedeutungsvoll ist ferner auch die thrombophlebitische Form des Puerperalfiebers. Gutartiger pflegt im allgemeinen die bei Varizen und Unterschenkelgeschwüren nicht selten vorkommende eitrige Thrombophlebitis im Bereiche der V. saphena zu verlaufen.

Die Prognose der purulenten Thrombophlebitis ist stets eine sehr ernste; auch bei den zunächst gutartig einsetzenden Formen ist mit Rücksicht auf die Möglichkeit der Embolie und der nachträglichen Einschmelzung größte Zurückhaltung in der prognostischen Beurteilung geboten.

Die Therapie der Thrombophlebitis gestaltet sich verschiedenartig, je nachdem diese zur Eiterung führt oder nicht. Bei der rein infiltrativen Form kann man in der Regel abwarten; durch peinliche Ruhigstellung ist einer Mobilisierung des Thrombus möglichst vorzubeugen. Feuchte Verbände werden symptomatisch gern angewendet, um die örtliche Spannung herabzusetzen und die Schmerzen zu lindern. An Venen, deren Thrombose erfahrungsgemäß besonders zur Embolie disponiert — namentlich der Femoralis —, kommt die prophylaktische Unterbindung oberhalb — d. h. herzwärts — in Betracht. Ein absoluter Schutz gegen die Emboliegefahr wird freilich hierdurch nicht immer erzielt, da auch von der Ligaturstelle selbst wiederum eine erneute Thrombosierung ausgehen kann. Es gilt dies besonders dann, wenn die ursprüngliche Gerinnung vorwiegend auf allgemeinen Störungen beruhte.

Eine noch größere Bedeutung hat die preliminäre Ligatur bei purulenter Thrombophlebitis. Durch rechtzeitiges Eingreifen, wobei die Vene selbst möglichst zu eröffnen, auszuräumen und zu drainieren ist, kann es gelingen, mancher drohenden Allgemeininfektion vorzubeugen oder falls eine solche bereits eingetreten ist, weiteren infektiösen Nachschub zu verhindern [1]).

In der otologischen Praxis wird diese Operation nach dem Vorgange Zaufals am häufigsten ausgeführt; sie besteht hier in der Ausräumung des erkrankten Sinus transversus und der Ligatur der Vena jugularis am Halse. Für die Behandlung der thrombophlebitischen Form des Puerperalfiebers kommt nach Trendelenburg die Unterbindung der Vena hypogastrica bzw. der Vena spermatica in Betracht. Wilms lehrte die Ligatur von Ästen der Mesenterialvene bei der vom Wurmfortsatz ausgehenden eitrigen Thrombophlebitis. — Die ebenfalls von Trendelenburg zuerst ausgeführte operative Entfernung des nicht-infektiösen die Arteria pulmonalis obturierenden Gerinnsels bei Lungenembolie hat nach mancherlei Enttäuschungen neuerdings in der Hand Kirschners zu einem vollen Erfolg geführt [2]).

Periphlebitische bzw. perisinuöse Abszedierungen unterliegen den Grundsätzen der Phlegmonenbehandlung.

f) Arteriitis.

Eine entzündliche Beteiligung der Arterien an pyogenen Prozessen kommt sowohl auf dem Blutwege wie durch direkte Fortleitung vor.

Die hämatogene Arteriitis kann durch einen infektiösen Embolus zustande kommen; es vermögen aber auch die Bakterien auf dem Blutwege direkt die Arterien zu befallen und eine Thrombosierung herbeizuführen. Diese letztere Form der Arteriitis wird gelegentlich im Gefolge des Typhus und anderer Allgemeininfektionen beobachtet und kann, wenn die Absperrung größere Gefäße betrifft, die Ernährung der peripheren Bezirke auf das Schwerste gefährden. Die lokale Folge bildet entweder eine narbige Obliteration des Gefäßlumens, oder es kann sich auch durch Kanalisierung (s. S. 97) wieder eine gewisse Durchgängigkeit herstellen.

---

[1]) Martens, Chirurgenkongr. 1921. II, S. 245.
[2]) Chir. Kongr. 1924.

Die septische Embolisierung wurde bereits im vorausgegangenen Abschnitt bei der Entstehung thrombophlebitischer Metastasen erwähnt. Sind größere arterielle Stämme betroffen, so pflegt die Einwirkung auf die Arterie selbst im Vordergrunde zu stehen. Wenn ihre Wandung der Nekrose anheimfällt und die Gerinnsel nicht genügend widerstandsfähig sind, tritt eine Ruptur des Gefäßrohres mit Blutung in die Umgebung ein. Das Zustandekommen der „embolisch-mykotischen" Aneurysmen (H. Eppinger[1]) ist auf diesen Hergang zurückzuführen. (Vgl. Neunter Abschnitt, S. 380ff.)

Häufiger als auf dem Blutwege kommt die Arteriitis durch fortgeleitete äußere — adventitielle — Infektion zustande. Absolut genommen ist freilich auch dieses Vorkommen selten, denn die Arterienwand zeichnet sich durch eine besondere Resistenz gegenüber der Kontaktinfektion aus. So sieht man bei ausgedehnten Phlegmonen gelegentlich größere arterielle Äste durch die Eiterung völlig freigelegt, ohne daß dies jedesmal zu weiteren Folgen führen müßte. In anderen Fällen — zumal wenn durch Verlust oder Ablösung der Gefäßscheide die Zirkulation der Vasa vasorum streckenweise unterbrochen ist, oder wenn mechanische Druckschädigung durch ein Drain, einen Knochensplitter oder dergl. hinzutritt, — greift der entzündliche Prozeß auf die Arterienwand selbst über. Bei der operativen Versorgung infektionsverdächtiger Wunden wurde daher empfohlen, freiliegende Arterien durch Muskellappen oder sonstiges gesunde Gewebe prophylaktisch zu decken. (Vgl. S. 106).

Die bereits früher besprochenen phlegmonösen „Nachblutungen" gehören pathogenetisch hierher (vgl. S. 121). Indessen vermag auch hier rechtzeitige Thrombosierung vor dem Eintritt der Hämorrhagie zu schützen.

Bei den in der vorantiseptischen Zeit gefürchteten arteriellen Nachblutungen infolge Durchschneidens des Ligaturfadens handelte es sich ebenfalls um eine derartige eitrige nekrotisierende Arteriitis.

Erfahrungsgemäß gibt es gewisse Prädilektionsstellen für die Beteiligung größerer Arterien an phlegmonösen Prozessen. Es gehört hierher die Arrosion der Karotis im Gefolge tiefer Halsphlegmonen, zumal nach Scharlachangina, die der Femoralis im Anschluß an Abszedierung der Leistendrüsen, die der A. ulnaris bei Vorderarmphlegmonen durch fortgeleitete Eiterung der volaren Sehnenscheiden der Hand; bei der eitrigen Appendizitis kann die A. iliaca — gelegentlich auch andere Schlagadern, wie die A. epigastrica — in Mitleidenschaft gezogen werden.

Bei vernachlässigten Phlegmonen und Abszedierungen, die infolge verspäteter Eröffnung Zeit fanden, die Gewebe ausgiebig nach allen Seiten hin zu unterminieren, kann es sogar geschehen, daß es infolge destruktiver Arteriitis zur Blutung in die geschlossene Eiterhöhle kommt. Plötzliche lebhafte Zunahme der Spannung, der Schmerzen und vor allem das Auftreten einer dem Herzschlag synchronen Pulsation deutet auf diese Form der Aneurysmabildung hin [2]).

Die therapeutischen Maßnahmen fallen bei der Arteriitis größtenteils zusammen mit der Behandlung der Nachblutung und der Aneurysmen; es kann daher auf diese Abschnitte verwiesen werden. Bezüglich der Behandlung der arteriellen Embolie vgl. Zehnter Abschnitt, S. 446ff.

g) Die pyogene Infektion der Muskulatur.

Die Neigung der Muskulatur zu pyogenen Infektionen ist — abgesehen vom Gasbrand — entschieden gering. Die meisten Fälle, die als Muskelphlegmonen bzw. Abszesse bezeichnet werden, betreffen zunächst nicht die eigentliche Muskelsubstanz, sondern spielen sich ursprünglich in den bindegewebigen

---

[1]) Langenbecks Arch. Bd. 35. 1885. Supplement.
[2]) Lit. bei W. Boß, Langenbecks Arch. 117. S. 492. 1921.

Muskelinterstitien ab. Die Vorderarmphlegmonen im Anschluß an Sehnenscheideninfektion, die röhrenförmigen Abszesse, wie sie sich etwa nach Durchbruch einer Kniegelenksvereiterung oder im Anschluß an Osteomyelitis entwickeln, gehören hierher. Auch die metastatische Muskelvereiterung (vgl. S. 133) kann diesem Verhalten entsprechen. Freilich schließt ein solcher Hergang keineswegs aus, daß nicht nachträglich auch noch die Muskelsubstanz selbst in Mitleidenschaft gezogen wird. Im Gegenteil tritt dies sogar regelmäßig ein, wenn durch die Eiterung der Muskel größtenteils oder völlig seiner Ernährung beraubt wird; es kommt dann zu Nekrose und Zerfall mit mehr oder weniger grober Sequestrierung.

Die primäre Beteiligung der Muskelsubstanz steht dagegen mehr im Vordergrunde, wenn die Infektion ein bereits in seiner Ernährung geschädigtes Gewebe vorfindet. Als typisches Beispiel ist hierfür die gelegentliche Vereiterung der Mm. recti abdominis nach Typhus zu nennen; das Zwischenglied bildet hierbei die wachsartige Degeneration Zenkers, die zu spontanen Einrissen und Hämorrhagien in das Gewebe hinein disponiert. Auch im Anschluß an Kontusionen und traumatische Blutungsherde kommen solche Infektionen vor; ihre Herkunft kann auf dem Trauma unmittelbar beruhen oder auch durch Fortleitung bzw. metastatisch erfolgen. Die bereits besprochenen tiefen Abszesse der Glutaealgegend (S. 67) pflegen diesem Hergang zu entsprechen. Auf der gleichen Stufe stehen Abszedierungen nach medikamentösen Injektionen, wie man es namentlich in der zuletzt genannten Gegend nicht ganz selten beobachtet.

Wurde die Infektion durch eingedrungene Fremdkörper verursacht, so reagiert hierbei die Muskulatur nicht selten mit enormer Schwielenbildung, in deren Zentrum sich oft nur ein minimaler Abszeß befindet. Auch Verkalkung und Verknöcherung (S. 389) kann sich hieran anschließen.

Als spezifische Form hämatogener eitriger Muskelentzündung ist die seltene gonorrhoische Abszedierung zu nennen (vgl. S. 220).

Therapeutisch unterliegen diese Muskelinfektionen der gleichen Indikation wie die im Bindegewebe sich abspielenden Phlegmonen und Abszesse. Prognostisch ist jedoch hervorzuheben, daß erhebliche Zerstörung der Muskelsubstanz oft sehr ausgedehnte narbige Bindegewebsschrumpfung nach sich zieht, die in schwersten Fällen zu ähnlichen Veränderungen führen kann wie die eigentliche ischämische Muskelkontraktur (S. 95).

h) Die pyogenen Infektionen des Knochens.

Das Vorherrschen einer zu prompter biologischer Reaktion minder geeigneten starren Stützsubstanz erklärt die besondere Verlaufsweise, welche die akuten pyogenen Prozesse im Bereiche des Knochensystems nehmen. Namentlich in den sich sehr langwierig gestaltenden Vorgängen der Nekrose und der Reparation kommt dies zum Ausdruck; doch ist hervorzuheben, daß prinzipielle Unterschiede gegenüber dem Verhalten des übrigen Bindegewebes nicht bestehen.

Auf drei Wegen ist die Infektion des Knochens möglich:

1. auf dem Blutwege,
2. durch direkte Infektion,
3. durch Fortleitung entzündlicher in der Nachbarschaft sich abspielender Prozesse.

1. Die hämatogene Knocheninfektion.

Osteomyelitis acuta infectiosa.

Den Typus der auf dem Blutwege zustandekommenden akuten Infektionen des Knochens bildet die Osteomyelitis acuta infectiosa, eine der wichtigsten chirurgischen Erkrankungen des Skelettsystems. Die Invasion des Knochens erfolgt hierbei vom Marke aus. Diese Krankheit wird am häufigsten beobachtet im jugendlichen Alter — vornehmlich zwischen dem 10. und 17. Lebensjahr — doch kommt sie auch schon früher — selbst bei Säuglingen — und noch in späteren Lebensabschnitten vor. Immerhin sind erstmalige Erkrankungen bei älteren Menschen selten. Öfter lassen sich spätere Manifestationen auf zurückgebliebene Infekte aus früheren Lebensperioden zurückverfolgen.

Das männliche Geschlecht erkrankt etwa dreimal so häufig wie das weibliche.

Der hauptsächlichste Erreger der Osteomyelitis ist der Staphylococcus aureus, weit seltener finden sich die anderen Staphylokokkenformen (St. albus, citreus). Auch Streptokokken und Pneumokokken werden nur ausnahmsweise bei der Osteomyelitis angetroffen, am ehesten noch bei Erkrankungen der Säuglinge und kleinen Kinder. In denjenigen Fällen, wo der infektiöse Knochenprozeß als echte Komplikation bestimmter Allgemeinerkrankungen — wie des Typhus, des Paratyphus und der Influenza — auftritt, finden sich auch lokal die spezifischen Erreger wieder. Ganz ausnahmsweise begegnete man dem Gonokokkus (vgl. S. 235 dieses Abschnittes) oder dem Kolibazillus; von sonstigen Ausnahmebefunden sehen wir hier åb.

Die Eintrittspforte der Bakterien ergibt sich dort, wo die Osteomyelitis sich einer Allgemeininfektion anschließt — wohin außer den genannten auch noch der Scharlach, die Variola, der Rotz, die Pneumonie, schwere mit Endokarditis einhergehende Fälle von Gelenkrheumatismus usw. gehören — aus der Art des Grundleidens. In anderen Fällen sind es mitunter nur geringfügige „Primäraffekte", die zur hämatogenen Invasion des Knochenmarks führen, wie etwa ein Furunkel, infizierte Wunden, eiternde Ekzeme, eine Angina oder dergleichen.

Freilich braucht durchaus nicht immer der Eintritt einer metastasierenden ossalen Markinfektion eine wirkliche Osteomyelitis im Gefolge haben. Wir wissen vielmehr — vor allem dank der Untersuchungen Eugen Fraenkels [1] — , daß bei den meisten akut-infektiösen Prozessen, in denen es zur Bakteriämie kommt, die betreffenden Erreger mit großer Regelmäßigkeit im roten Knochenmark nachweisbar sind. Und dort vermögen sie sich oft auch dann noch zu halten, wenn der ursprüngliche Infekt längst schon wieder abgeklungen ist. Warum es nicht in allen diesen Fällen zur eigentlichen Osteomyelitis kommt, ist unklar; immerhin pflegt, wie Fraenkel nachwies, eine gewisse entzündliche — wenn auch oft nur mikroskopisch nachweisbare — Reaktion an Ort und Stelle nicht auszubleiben. Um erheblichere Wirkung auszulösen, bedarf es offenbar entweder einer besonders virulenten Infektion oder einer hinzukommenden örtlichen Schädigung. Eine solche kann darin bestehen — wie es schon Volkmann [2] beschrieben hat —, daß etwa im Gefolge einer Endokarditis grobe embolische Pfröpfe in die Ernährungsgefäße der Knochen geschleudert werden und in keilförmigen Bezirken die Zirkulation unterbrechen. Praktisch noch bedeutsamer ist die Wirkung äußerer Traumen. In der großen Mehrzahl aller Osteomyelitisfälle wird ein derartiges Moment angeschuldigt. Wenn auch eine solche Angabe nicht immer der strengen Kritik Stand hält, so ist doch andererseits die große Bedeutung des Traumas für diesen Prozeß erwiesen. Es ist der Eintritt der Blutung und von Marknekrosen, die entweder für die Ansiedelung akzidentell hinzutretender

---

[1] Grenzgebiete. 12. 1903.
[2] Krankheiten der Bewegungsorgane im Handbuch der allgemeinen und speziellen Chirurgie (Pitha-Billroth), Bd. 2. II. 1882.

Parasiten ein günstiges Terrain schaffen oder — was wohl häufiger in Betracht
kommt — den von einem früheren Infekt noch im Gewebe zurückgebliebenen Bakterien die Möglichkeit progredienter Vermehrung
geben. Daher die größere Häufigkeit der Osteomyelitis im Kindesalter, solange
die wachsenden Knochen noch überall von rotem Mark erfüllt sind. Doch kommen
ähnliche Vorgänge auch noch in späteren Lebensjahren vor. Erinnert sei z. B.
an die Vereiterung subkutaner Schenkelhalsfrakturen im Greisenalter, ausgehend etwa von pneumonischen Herderkrankungen der Lunge. Eigentümlicherweise wird jedoch nach wirklichen knöchernen Kontinuitätstrennungen gerade
im jugendlichen Alter diese Komplikation so gut wie nie beobachtet.

Was die Lokalisation am Skelettsystem betrifft, so befällt die Osteomyelitis
am häufigsten die langen Röhrenknochen. Femur und Tibia stehen hierbei
an erster Stelle. Die Prädilektionsstellen an diesen Knochen bilden die der
Epiphyse benachbarten Teile der Diaphysen („Metaphyse"); zur Erklärung
dieses Verhaltens ist die Verteilung der arteriellen Gefäßversorgung mit herangezogen worden (Lexer [1]). Nach Roser [2] sind es im einzelnen die Stellen
des stärksten Wachstums, die vorzugsweise befallen werden; also das untere
Ende des Femur, oberes Ende der Tibia, untere Partie des Radius, obere der
Ulna, obere Hälfte des Oberarms. — Weit seltener erkranken die kurzen und
platten Knochen; unter diesen relativ am häufigsten das Becken und das
Schlüsselbein. Mitunter bestehen gewisse Beziehungen zwischen der Art der
Erreger und der jeweiligen Lokalisation. So wird die Knorpel-Knochengrenze der Rippen besonders von den Typhus- und Paratyphusbazillen bevorzugt; auch die sonst so seltene osteomyelitische Erkrankung der Wirbel
tritt als „Typhusmetastase" relativ häufig auf.

Im einzelnen zeigt die akute Osteomyelitis sowohl hinsichtlich des allgemeinen
Krankheitsverlaufes sowie des lokalen Prozesses weitgehende Verschiedenheiten,
die sich immerhin in bestimmte Typen gliedern lassen.

α) Foudroyante Formen unter Vorherrschen der septischen
Allgemeininfektion. Die Knochenmarksepsis.

Es sind dies Fälle, in denen der „chirurgische" Charakter wesentlich zurücktritt und die unter den Begriff dessen fallen, was Chassaignac um die Mitte
des vorigen Jahrhunderts als „Typhus des membres" bezeichnete.

Im Vordergrund steht die akutest einsetzende, meist schnell tödlich verlaufende schwere Allgemeininfektion. Subjektive Erscheinungen seitens des
Skelettsystems können bei der sich rasch entwickelnden Benommenheit fehlen
oder nur wenig hervortreten; das gleiche gilt für die objektiv wahrnehmbaren
Veränderungen. Nicht selten bringt erst die Sektion Klarheit durch den Befund
einer — gewöhnlich multiplen — schweren hämorrhagischen Osteomyelitis.
Das entzündete unter hohem Druck stehende Mark quillt über die Sägefläche
vor, doch braucht eine manifeste Eiterung noch nicht eingetreten zu sein. In
anderen Fällen zeigt sich das Mark bereits durchsetzt von feinsten Eiterpünktchen,
die hier und da konfluieren. Außerdem finden sich septische Veränderungen
der inneren Organe mit oder ohne herdförmige purulente Einschmelzung.

β) Die Markphlegmone.

Die Markphlegmone geht aus der oben geschilderten Form unmittelbar
hervor, wenn der lokale Prozeß Zeit findet, seinen Höhepunkt zu erreichen.

---

[1] Untersuchungen über Knochenarterien. Berlin 1904. — Zu etwas hiervon
abweichenden Ergebnissen gelangt neuerdings Nußbaum (Zentralbl. f. Chirurg. 1922.
Nr. 20 u. Chirurgenkongr. 1923).
[2] Arch. f. Heilkd. 1865. S. 136.

Das entzündlich infiltrierte Mark stirbt ab; die Spongiosa ist mit unter hohem Druck stehendem flüssigem Eiter erfüllt (Abb. 4). Oft schwimmen Fettropfen frei in diesem Eiter und selbst die Erscheinungen der Fettembolie sollen hierbei auftreten können. (Mauclaire [1]). Von der Markhöhle aus gelangt das infektiöse Exsudat durch Vermittlung der Haversschen und Volkmannschen Kanäle zu den äußeren Gefäßlücken und unter das Periost [2]). Die Beinhaut wird abgehoben, es bildet sich eine tiefe fluktuierende Schwellung, an der die oberflächlichen Teile in Gestalt des kollateralen Ödems und Hautrötung teilnehmen. Zur Markeiterung ist nunmehr die subperiostale Phlegmone hinzugetreten. (Abb. 5). Sich selbst überlassen kommt es dann gewöhnlich zur Perforation der Knochenbeinhaut; die Eiterung breitet sich in den Weichteilen aus, um schließlich subkutan zu werden und im günstigen Falle nach außen durchzu-

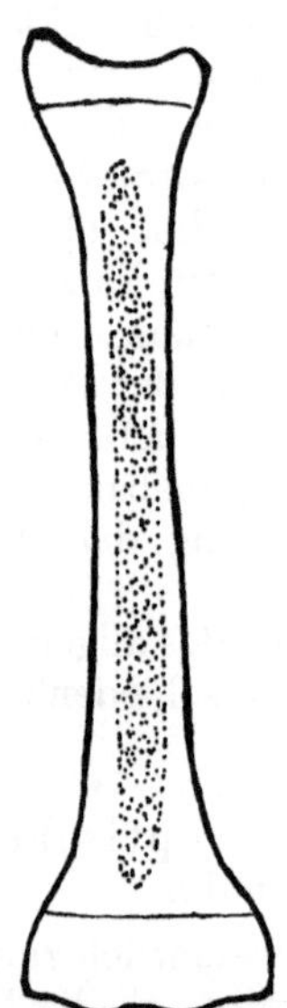 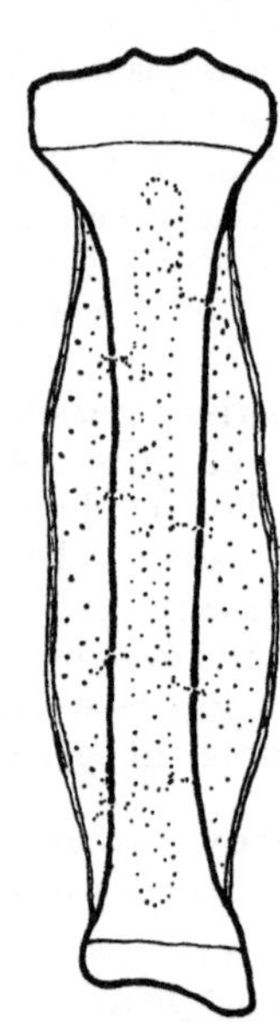 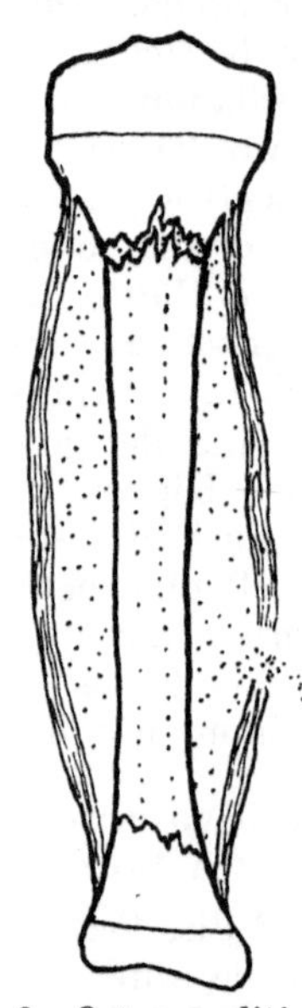

Abb. 4. Schema der Osteomyelitis acuta. Stadium der isolierten Markphlegmone.

Abb. 5. Osteomyelitis acuta. Stadium der geschlossenen subperiostalen Eiterung.

Abb. 6. Osteomyelitis acuta. Stadium der Totenlade. Der Totalsequester ist an seiner oberen Grenze bereits gelöst. Die „Kloake" ist sichtbar.

brechen. Wenn dies geschehen ist, so bildet sich damit eine Art von natürlicher Drainage der Markhöhle aus und es pflegt allmählich die Abfieberung einzutreten. Während nun bei einer einfachen Weichteilphlegmone der Prozeß damit im wesentlichen beendet wäre und es nur noch der bald zu erwartenden Ausstoßung der nekrotischen Gewebselemente bedürfte, damit völlige Heilung eintritt, nimmt beim Knochen dieser Vorgang einen viel umständlicheren Verlauf. Auch hier kommt es zur Nekrose und zwar vornehmlich infolge Unterbrechung der Ernährung. Bekanntlich erfolgt diese für das Knochengewebe teils vom Mark aus, teils durch die von außen in den Skeletteil eintretenden Gefäße. Wenn nun, wie dies in Abb. 5 skizziert ist, im ganzen Gebiete der Diaphyse das Knochenmark eingeschmolzen, das Periost abgehoben ist, so ist damit der

---

[1]) Maladies des os. Nouveau traité de Chirurgie (Le Dentu—Delbet) Paris 1908.

[2]) Man kann sich diesen Vorgang gut veranschaulichen, wenn man bei einem frischen weichteilbedeckten Knochen etwas Farblösung unter stärkerem Druck in die Markhöhle injiziert.

zugehörige Knochenabschnitt vollständig seiner Blutversorgung beraubt und stirbt ab. Der tote Knochen erscheint weiß — bei längerem Bestehen der Nekrose trocken und spröde — und blutet nicht. Zum Unterschiede gegenüber dem lockeren Bindegewebe verfällt der Knochen nicht der Autolyse; seine Elimination kann also nur auf dem Wege der Abstoßung, der „Sequestrierung" erfolgen. Bei diesem Vorgange verhalten sich naturgemäß die abgestorbenen Bezirke des Knochens passiv; die aktive Leistung des Vorganges wird ausschließlich von dem angrenzenden gesunden Knochen aufgebracht. Dieser Vorgang trägt den Charakter der rarefizierenden Ostitis, wie es Volkmann in klassischer Weise dargestellt hat. Es kommt zunächst in der Randzone zu einer stärkeren Durchblutung. Innerhalb der gefäß- und bindegewebsführenden Knochenkanälchen entwickelt sich ein Granulationsgewebe, unter dessen Einwirkung der umgebende Knochen poröser und lockerer wird. Auch ein teilweiser Abbau des Kalkes tritt ein; der Knochen erscheint weich und im Röntgenbilde von vermehrter Durchsichtigkeit. Bei diesem reaktiven Prozeß erweitern sich nicht nur die präformierten Gefäßräume, sondern auch neue entstehen, füllen sich mit Granulationsmassen und tragen zur Vergrößerung der Lücken bei. Unter der Wirkung dieses Keimgewebes, wobei es zum Auftreten von Riesenzellen (Osteoklasten) kommt, entsteht an der Grenzzone des abgestorbenen Knochens durch „lakunäre Resorption" zunächst eine seichte Furche, dann ein tiefer „Demarkationsgraben", bis schließlich völlige Lösung eintritt und der „Sequester" damit fertig formiert ist (vgl. Abb. 6).

Während nun zentral diese von einer torpiden chronischen Eiterung begleiteten Demarkationsvorgänge sich abspielen, setzt inzwischen seitens des abgehobenen Periostes eine mächtige regenerative Proliferation in Gestalt einer ossifizierenden Periostitis ein. Unter lebhafter Zellteilung und Zunahme der Vaskularisation kommt es zur Bildung von Osteoid, das durch Aufnahme von Erdsalzen die Beschaffenheit des echten Knochengewebes annimmt. Wenn man diesen Prozeß im Röntgenbilde verfolgt, sieht man zunächst hier und da einzelne unregelmäßige Spangen in der Umgebung der Nekrose auftreten; allmählich werden diese Bildungen zahlreicher, verschmelzen und umgeben schließlich mit einem festen starken Mantel, der nach oben und unten in die erhalten gebliebenen Knochenenden kontinuierlich übergeht, — als sogenannte Totenlade — den Sequester. Eine oder mehrere Lücken in dieser Totenlade zeigen die Stellen an, an denen ursprünglich der subperiostale Abszeß perforierte oder durch Inzision eröffnet wurde und dienen jetzt dazu, der chronischen Eiterung Abfluß zu verschaffen. Man bezeichnet sie nach altem Brauch als Kloake (Abb. 6).

Im idealen Falle fällt die fertige Ausbildung der Totenlade mit dem Zeitpunkte zusammen, in dem die Sequestrierung sich vollendet. Die Totenlade stellt damit einen weitgehenden funktionellen wie anatomischen Ersatz der zugrunde gegangenen Stützsubstanz dar, der Kranke kann wieder seine Extremität belasten. Doch pflegt eine spontane Ausheilung im Falle der Totalsequestrierung nicht einzutreten. Denn eine weitere Auflösung des Sequesters findet durch die Einwirkung des Eiters nicht statt. Man sieht das recht gut bei solchen Sequestern, die jahrelang in eiternden Knochenhöhlen gelegen haben; nur die mit dem Granulationsgewebe in Berührung gestandenen Ränder und Flächen erscheinen wie angenagt, während die periostentblößte Oberfläche eine glatte Beschaffenheit darzubieten pflegt. Auch der einfache Kalkschwund, wie er sich sonst an jedem funktionell ausgeschalteten Skeletteil bemerkbar macht, tritt beim Sequester nicht ein, da er allen physiologischen Vorgängen entzogen ist. Daher macht sich in den früheren Stadien dieses Prozesses der sich bildende Sequester oft gerade durch seinen starken

Kalkgehalt im Röntgenbilde gegen den noch saftreichen und erdsalzarmen neugebildeten Knochen bzw. die teilweise entkalkten Partien der erhaltenen und noch im Stadium der Reaktion begriffenen Stützsubstanz deutlich kenntlich. Nach Abschluß der Sequestrierung kommt es freilich auch hier zur starken Kalkablagerung und einer oft mächtigen Verdichtung (Sklerose) der neuen Knochenmassen.

Die Aussichten für eine selbständige Abstoßung des Sequesters aus der Kloake sind bei ausgedehnter Sequestrierung, wovon hier die Rede ist, ebenfalls nur gering. Selbst aber wenn dies eintreten sollte, so wäre damit auch noch nicht viel gewonnen, da die Sequestralhöhle doch nicht einer spontanen Verödung fähig ist. (Siehe weiter unten).

γ) Sonderformen [1]).

Neben dem bisher geschilderten Verlaufe kommen nun zahlreiche Abweichungen und Sonderformen vor. So führt in vielen Fällen die Osteomyelitis nur zu einer partiellen Schädigung von Knochen und Periost, infolgedessen ist die Sequestrierung keine totale, sondern kann sich auf schmale Abschnitte der Kompakta: „Kortikalsequester“, — seltener der spongiösen Substanz — beschränken. Ja es gibt zweifellos Fälle von Osteomyelitis [2]), in denen der ganze Prozeß nach Inzision eines subperiostalen Abszesses auszuheilen vermag, ohne daß es überhaupt zur manifesten Sequestrierung kommt. Wahrscheinlich dürfte es sich in solchen Fällen um eine abgeschwächte Form der Infektion handeln. In anderen Fällen kann trotz eintretender Eiterung der Prozeß geschlossen bleiben, im Röntgenbilde den Eindruck der Sequestrierung hervorrufen und dennoch zur Restitution führen. Ja es gibt manche Fälle, in denen man versucht sein kann, von Wiedereinheilung des osteomyelitischen Sequesters zu sprechen. An und für sich braucht ja ein solcher Vorgang nicht zu überraschen, da „toter Knochen“ auch sonst einheilungsfähig ist, aseptische Verhältnisse vorausgesetzt. Eine derartige sekundäre „Sterilisierung“ könnte aber bei abgeschwächter Infektion dadurch zustande kommen, daß die Bakterien im geschlossenen Abszeß allmählich zugrunde gehen. In praxi wird man freilich alle derartigen Fälle nur mit größter Reserve beurteilen dürfen, denn vielfältige Erfahrung hat gelehrt, daß solche „Heilungen“ oft nur eine „Latenz“ bedeuten, die den Keim des Rezidives in sich trägt. Ebenfalls eine abgeschwächte Infektion ist in solchen Fällen anzunehmen, die derartig torpide verlaufen, daß man schon bald nach Beginn der ersten klinischen Erscheinungen eine ausgedehnte, im Röntgenbilde deutlich erkennbare Sequestrierung antrifft, die also offenbar schon auf ein längeres Bestehen hindeutet.

Gewisse andere atypische Formen der Osteomyelitis finden sich vorwiegend nur bei Erwachsenen. Es gehört hierher zunächst der **Knochenabszeß.**

Der typische zentrale Knochenabszeß ist als eine **abortive Markphlegmone** aufzufassen, bei der es nur stellenweise zur eitrigen Einschmelzung kommt, während in der Umgebung eine frühzeitige Abgrenzung erfolgt. Es setzt also diese Form der Osteomyelitis eine weniger virulente Infektion voraus, wie es z. B. für die posttyphösen ossalen Metastasen zutrifft, die nicht ganz selten in dieser Gestalt auftreten. Die Spongiosabälkchen des abszedierenden Bezirks verfallen hierbei allmählich der Resorption, während in der Umgebung eine zunehmende Verdichtung, „Eburnisation“, des Knochengewebes unter knöchernem Abschluß der Markhöhle eintritt. Auch hierbei wird das Periost im Bereiche des Herdes gewöhnlich zu ossifizierender Wucherung angeregt.

---

[1]) Jordan, Bruns' Beitr. z. klin. Chirurg. 15, S. 457. 1896. — Garrè, ibid. Bd. 10, S. 241. 1893; Bd. 11, S. 797. 1894. — Peters, ibid. 117, S. 186. 1919.

[2]) Vgl. Verhandl. Chirurgenkongr. 1894.

Ein solcher Abszeß kann viele Jahre, selbst Jahrzehnte bestehen, um vielleicht spontan einmal zur Heilung zu gelangen; kleinere Abszeßhöhlen können wohl auch durch Granulationsgewebe allmählich ausgefüllt werden.

Eine seltene Form der Umwandlung besteht darin, daß die zellulären Elemente des Eiters mit der Zeit zerfallen und resorbiert werden, so daß eine mit eiweißhaltiger, mehr oder weniger klar-seröser Flüssigkeit gefüllte Knochenzyste zurückbleibt. Häufiger als beim zentralen Abszeß begegnet man dieser an und für sich freilich seltenen Metamorphose bei torpide verlaufenden nicht zum Durchbruch führenden subperiostalen Abszessen. Man spricht in solchen Fällen von Osteomyelitis albuminosa. Abgesehen von dieser sekundären Entstehung (Garrè) kann es bei milder Infektion anscheinend auch primär zu diesem eigenartigen Bilde kommen [1]).

Eine andere Form atypischer Osteomyelitis ist durch eine diffuse unförmige, mitunter selbst tumorartige Auftreibung des Knochens charakterisiert, der eine gleichmäßige chronisch-entzündliche Neubildung von Knochengewebe zugrunde liegt. (Sklerosierende Osteomyelitis) [2]). Auch die umgebenden Weichteile können hierbei eine mächtige schwielige Verdickung erfahren. Eitrige Einschmelzung fehlt entweder völlig oder beschränkt sich auf das Auftreten multipler kleiner, mitunter auch Sequester einschließender Herde, welche Fisteln unterhalten können; in anderen Fällen finden sich im verdichteten Knochen zerstreut kleinste oft nur stecknadelkopfgroße bakterienhaltige Granulationsherde.

Alle diese Formen können sich entweder rein chronisch entwickeln oder sekundär aus akuten Prozessen hervorgehen. Häufig zeigen sie auch einen intermittierenden Verlauf, indem die schleichende Entwicklung von Zeit zu Zeit von akut entzündlichen Schüben unterbrochen wird. Bei Fehlen von äußeren Fisteln oder stärkerer entzündlicher Reaktion kann das äußere Bild mit dem der Sarkome entschieden Ähnlichkeit gewinnen, so daß differentialdiagnostisch diese Unterscheidung gelegentlich ernstlich in Betracht kommt.

Selbst sequestrierende Osteomyelitisformen vermögen ausnahmsweise tumorartige Bilder hervorzurufen. Becker[3]) teilte mehrere solche Fälle mit, bei denen ein in die Weichteile abwandernder Sequester zu einer mächtigen schwieligen kapsulären Bindegewebsreaktion geführt hatte, die in ihrem Verhalten durchaus an Fasziensarkome erinnerte. In einer von mir mitgeteilten Beobachtung beruhte der „tumorartige Charakter" auf mächtiger Ausbildung des Granulationsgewebes bei unscheinbarem in situ gebliebenem Sequester [4]).

Die subjektiven Beschwerden sind oft recht geringfügig und können sich auf intermittierend auftretende „rheumatische" oder neuralgieartige Schmerzen beschränken; in anderen Fällen treten Funktionsstörungen seitens der benachbarten Gelenke mehr in den Vordergrund. —

δ) Komplikationen.

Die Komplikationen der Osteomyelitis gehören zumeist — aber nicht ausschließlich — den akuten Formen an. Es ist hier in erster Linie die allgemeine Sepsis mit oder ohne Metastasen zu nennen, welche die akute Markinfektion so oft in bedrohlicher Weise begleitet. Streng genommen bedeuten diese Zustände allerdings durchaus nicht immer eine eigentliche Komplikation der akuten Osteomyelitis, sondern stellen vielmehr das Grundleiden dar, innerhalb dessen die Lokalisation am Knochen oft nur eine Teilerscheinung bedeutet.

---

[1]) Lotsch, Chirurgenkongr. 1921. I, S. 268.
[2]) Klemm, Bruns' Beiträge 80. 1912. S. 54.
[3]) Dtsch. Zeitschr. f. Chir. 55. 1900. S. 577.
[4]) Med. Klinik. 1922. Nr. 28.

Ergreift die Eiterung die Epiphysenfuge, so droht die Epiphysenlösung, die eine schwere Beeinträchtigung des späteren Längenwachstums im Gefolge haben kann. Umgekehrt beobachtet man gelegentlich bei mehr chronisch verlaufenden Fällen eine durch den entzündlichen Reiz ausgelöste vermehrte Tätigkeit des Zwischenknorpels, die eine abnorme Verlängerung der Extremität herbeizuführen vermag.

Partielle Schädigungen der Epiphysenfuge haben Verkrümmungen im Gefolge. Das gleiche tritt ein, wenn bei zweiknochigen Extremitätenabschnitten (Unterarm, Unterschenkel) der eine Paarling isolierte Wachstumsstörungen erleidet. Hochgradige Verbiegung sah ich ferner in einem Falle auftreten, wo infolge einer bestehenden „Hungerosteopathie" die neugebildete an und für sich mächtige Totenlade außerordentlich kalkarm war. (Vgl. S. 367).

Häufig beteiligen sich die Gelenke an dem osteomyelitischen Prozeß. Meist handelt es sich um aseptische seröse Ergüsse, die in der Nachbarschaft der Phlegmone durch Toxindiffusion entstehen und als sympathischer Hydrops bezeichnet werden. In eigenartiger Weise können derartige intermittierende Gelenkschwellungen klinisch das einzige Symptom sonst latenter nahe dem Gelenk befindlicher chronisch-osteomyelitischer Herde darstellen (Garrè). Ausgedehnter Hydrops des Hüftgelenks — bei Oberschenkelosteomyelitis — kann zur Distensionsluxation führen; auf Destruktion beruhende Luxationen setzen eine unmittelbare Beteiligung der Gelenke an dem Infektionsprozeß voraus. Eine solche erfolgt zumeist durch direkten Durchbruch der Markphlegmone bzw. des umschriebenen Knochenherdes in die Gelenkhöhle. Seltener steht der im Verlaufe der Osteomyelitis auftretende „Pyarthros" auf der Stufe einer pyämischen Metastase.

Tritt bei ausgedehnter Sequestrierung — zumal der langen Röhrenknochen — die Lösung besonders rasch ein, oder verzögert sich die Ausbildung der Totenlade, so ist damit die Möglichkeit zum Eintritt einer Fraktur durch geringfügige äußere Einwirkungen gegeben. Man bezeichnet eine derartige Kontinuitätstrennung als osteomyelitische „Spontan"fraktur.

Weitere Komplikationen können auf der besonderen Lokalisation der Osteomyelitis beruhen. Die Beteiligung der Meningen und des Rückenmarks an der seltenen Osteomyelitis der platten Schädelknochen [1]) und der Wirbelsäule [2]) ist in dieser Hinsicht zu nennen. —

Eine bedeutsame Rolle in der Pathologie der Osteomyelitis spielen die Rezidive. Selbst nach Jahrzehnten kann der entzündliche Prozeß in einem früher erkrankten Knochen wieder aufflackern, und wir wiesen ja bereits darauf hin, daß viele Osteomyelitisfälle der Erwachsenen in Wirklichkeit nur Nachschübe von im Kindesalter erworbenen Infektionen darstellen. Die früher öfters vertretene Annahme, daß es sich in diesen Fällen um eigentliche Reinfektion handele, hat heutzutage einer einheitlichen Auffassung des Prozesses allgemein Platz gemacht. Hierfür spricht unter anderem auch die Erfahrung, daß die „Knochennarbe" — wie sie etwa nach subkutanen Knochenbrüchen zurückbleibt — als solche keineswegs zur hämatogenen Infektion disponiert.

Man sieht derartige Rezidive am häufigsten dann auftreten, wenn der ursprüngliche Infekt nur zur partiellen Nekrose führte, bzw. überhaupt ohne grobe Sequestrierung verlief. Es ist dies leicht verständlich, denn die ausgedehnte Sequestrierung bedeutet ja gleichzeitig eine gründliche Elimination der keimbeladenen Knochenabschnitte.

Auf einer ähnlichen Stufe stehen diejenigen nicht ganz seltenen Fälle, in denen mit kürzeren oder längeren Intervallen sukzessiv oft zahlreiche Knochen

---

[1]) Vgl. Scheinziß, Bruns' Beitr. z. klin. Chirurg. 65, S. 172. 1909.
[2]) Stahl, Langenbecks Arch. 120, S. 926. 1922.

osteomyelitisch erkranken. Bertelsmann hat wohl zuerst darauf hingewiesen, daß es sich hierbei in der Regel wohl nicht um neue hämatogene Infektion von einem Herde zum anderen handelt, sondern vielmehr um Metastasen, „die vorher abgelagerten Keimen ihre Entstehung verdanken".

Besondere Komplikationen ergeben sich bei chronisch verlaufenden nekrotisierenden Fällen durch die Gefahren der langdauernden Eiterung. Erschöpfung und amyloide Entartung — namentlich der Nieren — kann hierbei eintreten. Auf dem Boden jahrzehntelang bestehender alter Fistelgänge kann es schließlich zur Entwicklung von Karzinomen kommen. (Vgl. S. 335.)

Wie sich aus dem Voranstehenden ergibt, ist der Verlauf der Osteomyelitis ein so überaus mannigfacher, daß man rein klinisch auf den Gedanken kommen könnte es mit verschiedenartigen Erkrankungsformen zu tun zu haben, wenn nicht die Einheitlichkeit der Infektion und die trotz aller Verschiedenheiten gleichartige Reaktionsweise auf eine gemeinsame Grundlage hinwiese. Theoretisch bedeutungsvoll ist in dieser Hinsicht das gelegentliche Vorkommen multipler Osteomyelitis bei ein und demselben Individuum, wobei die einzelnen, im Laufe der Zeit sich einstellenden Lokalisationen verschiedenen Typen entsprechen.

ε) Diagnose.

Die Erkennung der akuten Osteomyelitis kann schwer, ja unmöglich sein, solange die Allgemeinerscheinungen im Vordergrunde stehen. Es gilt dies namentlich für die Erkrankungen jüngerer Kinder. Grundsätzlich ist daher bei allen unklaren akuten Allgemeinerkrankungen auch die Möglichkeit der Osteomyelitis mit in den Bereich der differentialdiagnostischen Erwägungen zu ziehen; der Befund einer intensiven Druckschmerzhaftigkeit des Knochens, einer auch nur beginnenden teigigen Resistenz kann unter solchen Umständen ausreichen, um die Sachlage zu klären. Das Auftreten isolierter — symptomatischer — Gelenkschwellungen ist hierbei besonders zu beachten. Leichter ist die Aufgabe, wenn die lokalen Erscheinungen frühzeitig in den Vordergrund treten. Die direkte Schmerzhaftigkeit des Knochens, die zentrale Entwicklung der Schwellung schützt vor der Verwechslung mit einer oberflächlichen Phlegmone. Das Auftreten einer manifesten Fluktuation für die Diagnose abwarten zu wollen, hieße das Wesen der Markphlegmone gründlichst verkennen. Besondere diagnostische Schwierigkeiten ergeben sich bei der Erkrankung tief gelegener Knochen, namentlich des Beckens. Die erhöhte Gefahr der akuten Beckenosteomyelitis ist sicher zum Teil hierauf zurückzuführen.

Keine besonderen Probleme bietet gewöhnlich die Erkennung der chronisch-fistulösen Prozesse. Gegenüber der die Epiphysen bevorzugenden ossalen Tuberkulose weist meist schon der Sitz, zu mindestens aber die äußere Beschaffenheit der Fistel auf die wahre Natur der Erkrankung hin. Hier tritt auch die Sonde in ihr Recht, die den periostfreien glatten oder rauhen Sequester nachweist. Den besten Aufschluß ergibt jedoch das Röntgenbild, das auch die diagnostischen Schwierigkeiten der nicht-fistulösen chronischen Osteomyelitis im wesentlichen behoben hat. Leicht zu erkennen ist gewöhnlich der Abszeß, wobei die unregelmäßigen periostalen Auflagerungen und die umgebende Verdichtung wichtige unterscheidende Merkmale gegenüber zentralen Geschwülsten oder Zysten, sowie den tuberkulösen Herden abgeben. Auch die diffusen sklerosierenden Formen, die früher gelegentlich mit Sarkomen verwechselt wurden, lassen sich auf diese Weise besser erkennen. Gegenüber der luetischen Ostitis ist durch die Anwendung der Wassermannschen Reaktion die Unterscheidung ebenfalls wesentlich erleichtert worden. Früher vorausgegangene akut entzündliche Attacken, der Befund eingezogener Narben muß in solchen Fällen ebenfalls auf die pyogene Natur des Leidens hindeuten.

ζ) Prognose.

Prognostisch ist die akute Osteomyelitis im Stadium der hochfiebernden Markphlegmone stets nur mit Vorsicht zu beurteilen. Multiplizität des Prozesses sowie das Auftreten sonstiger Metastasen ist von schlechter Vorbedeutung. Besondere Gefahren ergeben sich aus der Lokalisation am Schädel, Wirbelsäule sowie am Becken. Die Neigung zu Rezidiven, die Gefahr der Nephrose und des Amyloids bei chronisch-eitrigen Fällen darf ihrerseits bei der Prognose nicht unberücksichtigt bleiben.

η) Therapie.

Eine wirksame Beeinflussung der Osteomyelitis ist nur auf operativem Wege möglich. Je nach dem Stadium und der Art des Prozesses verfolgt die Behandlung verschiedene Ziele. Im Stadium der akuten Markphlegmone besteht die ideale Aufgabe der Behandlung darin, durch breite Eröffnung der erkrankten Knochenräume die Infektion zu kupieren und dem Eintritt der zur Nekrose führenden „Panostitis" vorzubeugen. Wenn das erstere Ziel jedoch trotz frühzeitigen radikalsten Vorgehens nicht immer erreicht wird, so liegt das daran, daß ja gerade in den schwersten foudroyant verlaufenden Fällen der lokalen Knochenerkrankung innerhalb des Rahmens der septischen Allgemeininfektion oft nur eine mehr untergeordnete Bedeutung zukommt.

Die Technik der Frühoperation besteht darin, daß von ausgiebigen Weichteilschnitten aus nach Abschieben des Periostes die Kortikalis des erkrankten Knochens eröffnet wird. Gelangt man auf Eiter, so wird die Trepanationsöffnung bis ins Gesunde hinein erweitert und das eitrig durchtränkte Markgewebe ausgeräumt. Bei der Osteomyelitis der vorzugsweise aus spongiöser Substanz gebildeten platten Knochen wie des Schädels oder des Beckens setzt eine radikale Ausräumung der erkrankten Zone in der Regel die Entfernung des Knochens in ganzer Dicke voraus, wobei man sich zweckmäßig der Luerschen Hohlmeißelzange bedient.

Die primäre Resektion des Schaftes der langen Röhrenknochen kommt dagegen nur ausnahmsweise in Betracht, und auch nur dann, wenn es sich um funktionell weniger bedeutsame Skelettabschnitte, also etwa die Fibula, handelt.

Bei all diesen Operationen ist, wenn möglich, künstliche Blutleere anzuwenden, da oft nur auf diese Weise die Grenzen der Erkrankung zu erkennen sind.

Der Hauptvorteil der radikalen Frühoperation liegt darin begründet, daß sie bei rechtzeitiger Ausführung dem Eintritt der Nekrose vorzubeugen vermag; es kann sich also die Heilung unmittelbar an den Eingriff anschließen.

Komplizierende seröse Gelenkergüsse bedürfen im allgemeinen keiner besonderen Behandlung; sie verschwinden spontan, wenn der ossale Prozeß abklingt. Eitrige Gelenkentzündungen sind nach den hierfür geltenden Regeln (vgl. S. 160) zu versorgen.

Weniger eingreifend gestaltet sich im allgemeinen das Vorgehen, wenn man erst im Stadium der ausgedehnten subperiostalen oder gar schon in die äußeren Weichteile perforierten Phlegmone hinzukommt. Das Zustandekommen einer umfangreichen extraossalen Eiteransammlung deutet hier im

allgemeinen darauf hin, daß die erkrankte Markhöhle nunmehr eine Abflußmöglichkeit gefunden hat; die ausgiebige, bis auf den Knochen geführte Inzision
der Weichteile gewährleistet damit in der Regel auch eine ausreichende Drainage
der Markhöhle selbst. Zahlreiche eigene Beobachtungen haben uns dies bestätigt,
und nur ausnahmsweise muß man sich unter solchen Umständen noch nachträglich zur Trepanation des Knochens selbst entschließen[1].

Die prinzipielle breite Trepanation in diesem Stadium würde überdies den Nachteil
haben, daß hierbei Knochenteile entfernt werden könnten, die sich sonst vielleicht noch
erhalten würden; es würde dies also die Stabilität der späteren Totenlade beeinträchtigen.
Überdies ist ja auch eine Abkürzung des Prozesses wie bei der eigentlichen Frühoperation
im Stadium der Weichteilphlegmone gewöhnlich nicht mehr zu erwarten.

Bis zur Ausbildung der fertigen Nekrose besteht die Aufgabe der Therapie
darin, Verhaltungen zu verhüten, dem Eintritt putrider Mischinfektion durch
Sauberkeit vorzubeugen sowie in dem kritischen Stadium der sich ausbildenden
Totenlade durch geeignete Fixierung dafür zu sorgen, daß keine Fraktur eintritt.
Bei ausgebildeter Sequestrierung handelt es sich darum, den toten
Knochen zu entfernen und die ihn umschließende Höhle heilungs-
fähig zu gestalten. Der Grund dafür, daß ausgedehnte Knochenhöhlen
nicht spontan veröden können, wurde bereits früher besprochen (vgl. S. 89 f.).
Die starren Ränder sind nicht kollapsfähig und unter fibröser Umwandlung
erlischt das weitere Wachstum der Granulationen, ehe eine völlige Ausfüllung
eingetreten ist.

Die Sequestrotomie darf sich daher in der Regel nicht auf die bloße Entfernung des Knochens beschränken, sondern muß darüber hinaus eine prinzipielle Änderung jener räumlichen Verhältnisse herbeiführen.

Dieses Ziel läßt sich meist dadurch erreichen, daß von den Wänden der
Knochenhöhle soviel abgetragen wird, daß eine flache Mulde entsteht, in die
sich die abgeschobenen Weichteile hineinlegen lassen. Der Zeitpunkt der Sequestrotomie wird hierdurch bestimmt, indem man sie nicht früher vornehmen
darf, als bis die Totenlade ausreichend stark entwickelt ist, um eine derartige
Reduktion ohne die Gefahr des Einbrechens zu gestatten.

Die Möglichkeit der allseitigen Abmuldung fehlt indessen, wenn die Höhle
bis nahe an das Gelenk reicht. Für diese Fälle hat sich die Ausfüllung der
übrigbleibenden Hohlräume mit gestielten Muskellappen — nach dem Vorgange Frangenheims[2] — vortrefflich bewährt. Freie Implantation von
lebendem autoplastisch verpflanzten Knochen scheitert dagegen in der Regel
an der Unmöglichkeit aseptische Verhältnisse herbeizuführen. Der Zusatz
eines Dauerantiseptikums ist nur bei der Verwendung von totem alloplastischen
Material möglich, wie es die Jodoformplombe nach v. Mosettig-Moorhof
darstellt; doch bleibt auch dieses Verfahren recht unsicher und kommt daher
nur ausnahmsweise in Betracht[3].

Für die Behandlung der rein chronischen ohne ausgedehnte Sequestrierung verlaufenden Formen gelten die gleichen chirurgischen Grundsätze in
entsprechender Modifikation. Es bedarf gründlicher Freilegung, um die oft
nur geringfügigen eitrigen oder granulierenden Herde auszuräumen oder multiple
kleine Sequester entfernen zu können. Peinlich genaues Arbeiten ist hier
erforderlich, da nur bei wirklicher Entfernung alles Kranken auf Heilung
zu rechnen ist.

---

[1] Über gleiche Erfahrungen hat auch Rost (Münch. med. Wochenschr. 1920. Nr. 52)
berichtet.

[2] Chirurgenkongr. 1913.

[3] Dtsch. Zeitschr. f. Chirurg. 71, S. 419. 1904. — Vgl. auch Wassertrüdinger, ibid.
151, S. 319. 1919.

Verstümmelnde Maßnahmen wie **Amputationen** oder **Exartikulationen** kommen in der akuten Phase der Osteomyelitis nur ausnahmsweise in Betracht, da auch dieses Verfahren keine Gewähr für die radikale Ausschaltung der Infektionserreger gibt. In späteren Stadien kann dagegen die Absetzung einer Extremität notwendig werden, wenn hochgradige, durch die Eiterung verursachte Erschöpfung oder Amyloidnephritis die rasche Entfernung des Eiterherdes zur vitalen Notwendigkeit macht.

2. Die Knocheninfektion durch direkte Übertragung.

Direkte Infektionen des Knochens bilden eine gefürchtete Komplikation „komplizierter" d. h. **offener** Frakturen. Auch die Schußverletzungen gehören hierher. Schwere fortschreitende Markphlegmone mit raschem Übertritt der Bakterien in das Blut kann sich an derartige Läsionen anschließen. Besonders gefürchtet war in vorantiseptischer Zeit die progrediente traumatische Ostitis des Schädeldaches; Thrombophlebitis purulenta, Meningitis, Pyämie schloß sich nicht selten daran an (vgl. S. 140). Wenn demgegenüber die progrediente Osteomyelitis nach Knochenschüssen im allgemeinen keine große Rolle spielt, so liegt das vor allem daran, daß hierbei der Schußkanal selbst meist schon eine gewisse natürliche Drainage herbeiführt. Auch schützt der Zusammenhang, den selbst bei ausgedehnter Splitterung ein Teil der Fragmente mit dem Periost zu bewahren pflegt, in gewissen Grenzen vor dem Eintritt der totalen Nekrose.

Andererseits tritt die Knochenneubildung bei den traumatischen Infektionen vielfach deshalb zurück, weil durch die Verletzung selbst das Periost auf größere Abschnitte zerstört sein kann. Es gilt dies besonders für Schußverletzungen, bei denen deshalb die Möglichkeit des Ausbleibens der knöchernen Konsolidation — also der Eintritt einer „**Pseudarthrose**" (S. 92) — eine besondere Rolle spielt.

Die Behandlung der traumatischen pyogenen ossalen Infektion kann Wesentliches in **prophylaktischer** Hinsicht leisten. Frühzeitige operative Freilegung der Bruchstelle bei infektionsverdächtigen Fällen, Wundtoilette nach den früher besprochenen Grundsätzen (vgl. S. 106) und die Herstellung ausreichender Abflußmöglichkeiten vermag in der Regel vor schweren Komplikationen zu schützen. Vor wahllosem Ausräumen der Splitter soll man sich hierbei indessen hüten, um nicht die Konsolidation zu gefährden. Energischer ist bei bereits eingetretener schwerer Infektion vorzugehen, unter Umständen kann hierbei selbst die Absetzung von Extremitäten notwendig werden.

3. Knocheninfektion durch Fortleitung.

Fortgeleitete Infektionen des Knochens kommen vor allem am Schädel vor infolge Übergreifens eitriger Entzündung des Mittelohrs auf die Zellen des Warzenfortsatzes sowie der Diploe. Ganz allgemein pflegt der Knochen in Mitleidenschaft gezogen zu werden, wenn das Periost streckenweise durch Eiterung zerstört wird oder wenn an eine traumatische Freilegung der Knochenoberfläche sich eine stärkere Eiterung anschließt. In der Hauptsache handelt es sich hierbei um eine **ischämische Nekrose** der freigelegten Randpartien. Eine solche Nekrose kann wohl sicher auch schon unter aseptischen Verhältnissen eintreten; nur wird sie nicht manifest, da die Sequestrierung ausbleibt und Abbau und Ersatz der abgestoßenen Teile unter dem Schutze der Weichteile oder der Wundgranulationen gleichmäßig vor sich geht [1]. Ein typisches Bei-

---

[1] Wenn freiliegender Knochen der **Austrocknung** ausgesetzt ist, schützt freilich auch die Asepsis nicht vor dem Eintritt einer sequestrierenden Nekrose (vgl. **Leser**, Chirurgenkongr. 1894. II, S. 337).

spiel für die Beteiligung des Knochens an Eiterungen der Umgebung bildet das sog. ossale Panaritium der Endglieder. Es handelt sich hierbei nicht etwa um eine primäre Phalangenostitis, sondern um ein Zugrundegehen der als Periost fungierenden tiefen Bindegewebsschichten infolge allseitiger Vereiterung des subkutanen Gewebes der Fingerkuppe. Die Phalanx wird hierbei ihrer Ernährung beraubt und stirbt bis auf den Epiphysenteil, dessen Blutversorgung gesondert erfolgt, ab.

Eine nicht-eitrige Beteiligung des Knochens kommt in der Nachbarschaft chronischer Geschwüre — zumal am Unterschenkel — nicht selten vor. Der fortgeleitete toxische Reiz löst hierbei eine ossifizierende Periostitis aus; es kommt infolgedessen zur Entstehung unregelmäßig gestalteter Auflagerungen und Spangen (Osteophyten) in den benachbarten Knochenbezirken.

Ähnliche Veränderungen können sich nach Kontusionen des Periostes und im Anschluß an subperiostale Hämatome entwickeln.

4. Die Phosphornekrose.

Als eine besondere Form der Osteomyelitis, die durch das Zusammenwirken chemischer und infektiöser Schädigungen entsteht, erscheint die sog. Phosphornekrose. Sie stellt eine Gewerbekrankheit dar, die sich nur dort ausbilden kann, wo Dämpfe von gelbem Phosphor lange Zeit hindurch zur Einatmung gelangen. In Zündholzfabriken, bei der Gewinnung von Phosphor aus tierischen Knochen, sowie bei der Darstellung der Phosphorbronze ist hierzu Gelegenheit geboten. Die moderne Fabrikgesetzgebung, insbesondere das Verbot der Verwendung von gelbem Phosphor zur Zündholzfabrikation hat inzwischen längst diese Erkrankung auf den Aussterbeetat gesetzt; wir sind daher in ihrer Schilderung auf ältere Beschreibungen angewiesen.

Die bei länger fortgesetzter Zufuhr kleiner nicht unmittelbar toxischer Phosphordosen eintretenden Veränderungen am Knochensystem sind durch eine Verstärkung der Knochenbildung charakterisiert. An der Außenfläche kommt es stellenweise zu osteophytenartigen Auflagerungen, im Innern tritt eine Verdichtung — Sklerose — ein, die zur förmlichen „Eburnisation" führen kann Der Kalkgehalt ist vermehrt. Es ist wahrscheinlich, daß dieser Einfluß des Phosphors auf das Skelett, der ja vielfach auch therapeutisch angestrebt wird (vgl. Rachitis), weniger in einer absoluten Vermehrung des Knochenansatzes als in einer Hemmung des regulären Abbaues besteht. In späteren Stadien überwiegen dagegen die resorptiven Vorgänge. Es kommt dann sekundär zur Osteoporose, zur abnormen Knochenbrüchigkeit. Spontanfrakturen sind daher in dieser Phase nicht selten. Es scheint überdies, daß ein derartig veränderter Knochen in seiner Widerstandsfähigkeit gegen Infektionen ganz besonders beeinträchtigt ist. Dies zeigt sich besonders an den Kiefern, vor allem der Mandibula. Das Eindringen bakterieller Erreger, wozu bei der Häufigkeit der Zahnkaries reichlich Gelegenheit besteht, führt unter solchen Umständen zu ausgedehnten osteomyelitischen Prozessen, der „Phosphornekrose" im engeren Sinne [1]. Gegenüber der gewöhnlichen osteomyelitischen Nekrose besteht ein wesentlicher Unterschied darin, daß die Sequestrierung sich nur ganz allmählich vollzieht; infolgedessen kann sich in dem zum Absterben verurteilten Knochen noch längere Zeit eine kariöse mit reichlicher Eiterbildung einhergehende Ostitis abspielen. Auch die oft nur spärlich ausgebildete Totenlade kann sekundär wieder in den nekrotisierenden Prozeß einbezogen werden. Häufig sind Totalnekrosen; die langwierige Eiterung mit ihren Komplikationen führt in mehr als der Hälfte solcher Fälle zum Tode. Gewöhnlich dauert es etwa 5 Jahre, bis die chronische Phosphorschädigung sich in dieser Weise

---

[1] Perthes, Dtsch. Chirurg. 33a. 1907.

offenbart; andererseits kann die Phosphornekrose auch dann noch eintreten, wenn die ursprüngliche Schädigung bereits jahrelang zurückliegt. Therapeutisch pflegt die frühzeitige subperiostale Entfernung des kranken Knochens die besten Resultate zu geben, während das Abwarten der völligen Demarkation mit allzuviel Gefahren für den Patienten verbunden ist. Die Regeneration des entfernten Knochens kann trotz solcher Frühoperation eine leidlich gute sein.

Anhangsweise sei in diesem Zusammenhange erwähnt, daß auch durch das zum „Abtöten" der Zahnpulpa dienende Arsen eine Kiefernekrose umschriebener Art hervorgerufen werden kann, wenn die Füllung zu lange liegen bleibt (vgl. Perthes l. c.) [1]).

5. Die Knochenentzündung der Perlmutterschleifer.

Eine weitere Sonderform der Knochenentzündung ist von Gussenbauer bei jugendlichen Perlmutterschleifern beschrieben worden [2]). Die Erkrankung tritt meist multipel auf, neigt zu Rezidiven, Eiterung bleibt gewöhnlich aus. Gussenbauers Ansicht, daß es sich hierbei um einen direkten Transport des zerstäubten „Conchiolins" in die Knochensubstanz hinein handle, ist nicht bewiesen, namentlich blieb eine besonders darauf gerichtete Untersuchung in dem von Broca und Tridon operierten Falle negativ. Im übrigen scheint es, daß der Staubschutz der modernen Fabrikhygiene diese interessante aber nicht genügend aufgeklärte Gewerbekrankheit längst in das Gebiet des Historischen verwiesen hat.

i) Die pyogene Infektion der Gelenke [3]).

Wie bei allen anderen Gewebssystemen, so kehrt auch hier das Infektionsschema: direkte, fortgeleitete und metastatische bakterielle Invasion in typischer Form wieder.

Die direkte Infektion entspricht dem Mechanismus der äußeren Verletzung. Nicht immer sind es grobe mit breiter Eröffnung der Kapsel einhergehende Verwundungen der Gelenkgegend, welche in diesem die Infektion wachrufen. Auch feinste Stichverletzungen können vielmehr das Gelenk in schwerster Form infizieren und einen um so insidiöseren Verlauf nehmen als anfangs der Verdacht einer ernsten Gelenkläsion oft völlig fehlt. In nicht wenigen Fällen befindet sich zwischen dem ursprünglichen Trauma und dem Offenbarwerden des Infektes ein deutliches Intervall. Man sieht dies namentlich bei Schußverletzungen mit kleiner Kapselöffnung; die Eiterung kann sich hier zunächst in extrakapsulären Teilen des Schußkanals — etwa um einen mitgerissenen Fremdkörper — entwickeln, um dann nachträglich den durch die Verletzung vorgezeichneten Weg in die Gelenkhöhle selbst einzuschlagen. Ausgesprochene Späteiterungen im Sinne der „ruhenden Infektion" werden namentlich durch Steckgeschosse hervorgerufen.

Der praktisch so wichtige Fall der pyogenen Mischinfektion tuberkulöser Gelenke auf dem Wege der äußeren Fistelbildung wird an anderer Stelle berücksichtigt.

Ganz allgemein ist die Empfindlichkeit der Gelenke gegen äußere Infektion eine besonders hochgradige. Dies dürfte vor allem wohl damit zusammenhängen, daß eindringende Keime hier sofort eine große Ansiedlungsfläche finden, ohne daß eine wesentliche Eindämmung — wie dies namentlich im Bereiche der Bauchhöhle eine so große Rolle spielt (vgl. S. 164 ff.) — möglich ist. Der ungestörte Verlauf operativer Eingriffe an den Gelenkhöhlen bildet daher geradezu einen Prüfstein für einwandfreie Asepsis.

Das häufigste Beispiel der fortgeleiteten Gelenkinfektion bildet der Durchbruch osteomyelitischer Herde. Aber auch schon im Stadium

---

[1]) S. a. W. Schulze, Grenzgebiete 30. 1918.
[2]) Langenbecks Arch. 18. 1875. — Broca und Tridon, Rev. de chirurg. 1903. II.
[3]) Payr, Münch. med. Wochenschr. 1915. Nr. 37—39 u. Dtsch. Zeitschr. f. Chirurg. 139. 1916.

der virulenten Markphlegmone kann die Infektion kontinuierlich das angrenzende Gelenk — selbst ohne grobe Perforation — in Mitleidenschaft ziehen. Eine weitere Quelle der Kontaktinfektion ist bei eitriger Erkrankung von Schleimbeuteln und Sehnenscheiden gegeben, die direkt mit dem Gelenk kommunizieren oder — wie manche Sehnenscheiden — nur durch eine dünne Gewebsschicht von dem Gelenk getrennt sind. So kann von einer Infektion der Bursa iliaca aus das Hüftgelenk ergriffen werden, Sehnenscheidenphlegmonen der Hohlhand bedrohen das Handgelenk. Das häufigste Beispiel für diesen Hergang stellt der Durchbruch tendovaginaler Panaritien der Mittelfinger in das proximale Interphalangealgelenk dar.

Nicht zuletzt wird das Gelenk gefährdet, wenn Brüche der angrenzenden Knochen mit Fissuren einhergehen, die sich bis in den Gelenkspalt fortsetzen, und eine Infektion hinzutritt.

Die metastatischen Gelenkinfektionen kommen auf dem Blutwege zustande. Bei jeder zur Metastasierung neigenden pyogenen Allgemeininfektion sind gerade die Gelenke besonders zur Ansiedlung der kreisenden Bakterien disponiert. Eine typische verhältnismäßig gutartige Form solcher Gelenkerkrankungen stellt die dem Kindesalter eigentümliche Pneumokokkeninfektion dar. Die praktisch so wichtige gonorrhoische Arthritis wird im Zusammenhange mit den übrigen Tripperkomplikationen besprochen werden. Aber auch viele nicht-chirurgische Infektionskrankheiten können die Gelenke in Mitleidenschaft ziehen. Typhus und Paratyphus sind hier an erster Stelle zu nennen; seltener stellen sich derartige Komplikationen im Anschluß an Grippe, Scharlach, Masern, Ruhr, Maltafieber und andere Allgemeininfektionen ein. Die Polyarthritis rheumatica acuta, die ebenfalls als hämatogene Gelenkinfektion — wenn auch noch ungeklärter Ätiologie — aufzufassen ist, gehört zum Gebiet der inneren Medizin.

Einen ganz ungewöhnlichen mit Gasbildung einhergehenden Fall von metastatischer Kniegelenkvereiterung sah ich bei einem Studenten. Als hauptsächlichster Erreger war das Bacterium coli anzusprechen. Pat. starb trotz Amputation infolge lokalen Fortschreitens und Allgemeininfektion. Der Ausgang der Metastase war nicht zu ermitteln[1]).

Dem anatomischen Verhalten nach unterscheiden wir zwischen synovialen Formen, die sich vorzugsweise an der inneren Gelenkoberfläche abspielen und interstitieller Infektion, die in erster Linie den Kapselapparat betrifft.

Je nach der Art des Exsudates unterscheidet man bei den Synovialerkrankungen trockene Formen und solche, die mit deutlichem Flüssigkeitserguß einhergehen. Letztere sind weitaus die häufigsten. Das Exsudat kann serös, sero-fibrinös oder mehr eitrig sein. Eine besonders schwere Form stellt die jauchige Gelenkentzündung dar.

Die seröse Synovitis — bei mehr stationärem Verlauf auch als Hydrops bezeichnet — beruht in der Regel auf abgeschwächter Infektion. Die leichteren Formen der gonorrhoischen Arthritis gehören hierher. In vielen Fällen kommt das seröse Exsudat — als sympathischer Erguß — überhaupt nur durch Toxindiffusion zustande und steht damit auf gleicher Stufe wie das „kollaterale Ödem". In dieser Gestalt bildet es ein häufiges Begleitsymptom osteomyelitischer Knochenerkrankungen, die sich nahe den Gelenkenden abspielen. Eine besondere Form derartiger Entzündungen, die durch einen intermittierenden Verlauf gekennzeichnet ist, beschrieb Garrè als indirektes Symptom versteckter osteomyelitischer Epiphysenherde. Auch bei der traumatischen Knocheninfektion spielt diese seröse Synovitis eine wichtige Rolle; in nicht

---

[1]) Vgl. Borghardt, Inaug.-Dissert. Breslau 1923.

wenigen Fällen geht sie dem groben bakteriellen Einbruch als ominöser Vorbote voraus.

Die Synovialis ist im Stadium der akuten Serositis injiziert und geschwollen; bei stärkerem Exsudat — namentlich wenn auch Fibrin auftritt — kommt es an gegenüberliegenden Stellen, die zur Berührung gelangen, zur Verklebung; später tritt Organisation ein und fibröse Verwachsung, wodurch die normale Beweglichkeit wesentlich beeinträchtigt oder gar völlig aufgehoben wird. Bleibt das Exsudat längere Zeit bestehen, so nimmt die Verdickung der Synovialis zu, es kommt zur Zottenwucherung; das Knarren und Reiben, das in solchen Gelenken dauernd bestehen bleiben kann, beruht hierauf. Bei sehr ausgedehnten Exsudaten ist die Kapsel der Überdehnung ausgesetzt. Es leidet hierunter die normale Fixierung, ein sog. Schlottergelenk bildet sich aus. Bei schwerkranken, bettlägerigen Menschen kann es auf diese Weise zur spontanen Distensionsluxation kommen. Am häufigsten wird diese — absolut freilich seltene — Komplikation beim Typhus im Anschluß an eine seröse Koxitis beobachtet.

Die schweren Formen der Gelenkergüsse gehen mit zunehmendem Gehalt an Fibrin und Eiterkörperchen einher; den höchsten Grad der Binneninfektion bildet das Empyem. Bei diesen virulenteren Formen wird auch der Knorpel gewöhnlich in Mitleidenschaft gezogen. Er verliert seinen Glanz, wird aufgefasert, kleinere oder größere Teile des knorpligen Überzuges der Gelenkenden können sich im Zusammenhang ablösen. Ebenso vermag die pannusartig wuchernde Granulationsschicht der Synovialis den Knorpel stellenweise zu usurieren; durch granulierende Ostitis, die sich unterhalb der Knorpeldecke entwickelt, kann dieser Minierungsprozeß von dort her unterstützt werden. Bei malignen Formen, namentlich der gleich zu besprechenden Kapselphlegmone, besteht von hier aus die Möglichkeit, daß die Gelenkinfektion als fortschreitende Osteomyelitis breit auf die knöchernen Gelenkenden übergreift.

Der klassische Repräsentant der akuten interstitiellen Gelenkentzündung ist die Kapselphlegmone (Payr). Sie stellt gleichzeitig die bösartigste Form der Gelenkinfektion überhaupt dar. Das Binnenexsudat tritt hierbei völlig zurück oder beschränkt sich vielleicht nur auf trockene Fibrinbeschläge. Um so intensiver gestaltet sich die Beteiligung der Gelenkkapsel. Sie tritt zunächst in Form einer mächtigen ödematösen Schwellung in die Erscheinung, die auch das parartikuläre Gewebe ausgedehnt in Mitleidenschaft zieht. Hieran schließt sich eine zunehmende zellige Infiltration, die stellenweise zur phlegmonösen Einschmelzung und von hier aus oft zu ausgedehnter Abszedierung in die Nachbarschaft hinein Anlaß gibt. Die Art und Weise wie Knorpel und knöcherne Gelenkenden hierbei mitbeteiligt werden können, wurde bereits oben dargestellt.

Natürlich ist die Grenze zwischen Empyem und Kapselphlegmone nicht immer ganz scharf zu ziehen, da auch Zwischenstufen und Kombinationen vorkommen. Doch ist der prinzipielle Unterschied zwischen den beiden Formen nicht zu verkennen und praktisch auch meist durchführbar.

Das klinische Verhalten der akuten Gelenkinfektion zeigt fließende Übergänge innerhalb der einzelnen anatomischen Formen. Schmerz, Schwellung, Fieber und Zwangsstellung sind die wichtigsten gemeinsamen Kriterien. Der Schmerz ist am geringsten bei mancher serösen Synovitis, am stärksten bei der Kapselphlegmone, wo er sich zu unerträglicher Höhe steigern kann, auch die leichteste Erschütterung qualvoll empfunden wird, in einer Weise, wie es sonst nur bei den schwersten Formen des akuten Gelenkrheumatismus vorkommt. Bei den Binnenexsudaten tritt die Form des ausgefüllten Gelenkschlauches meist deutlich in die Erscheinung; selbst bei versteckt gelegenen Gelenken, wie der Hüfte, läßt sich der Erguß gewöhnlich durch den Nachweis der Fluktuation unmittelbar erkennen. Am geringsten ist die Schwellung bei den trockenen fibrinösen Exsudaten; bei der Kapselphlegmone erreicht sie dagegen gewöhnlich beträchtliche Grade. Die vorzugsweise Beteiligung des parartikulären Gewebes läßt hier im Gegensatz zu den Binnenexsudaten die eigentliche Gelenkform nicht hervortreten, sondern führt zu einer mehr gleichmäßigen diffusen Anschwellung. Die typische Zwangsstellung der akut entzündlichen Gelenke wird als Kontraktur bezeichnet und beruht weniger auf der plastischen Füllung des Gelenkinnern als auf Reizung der Muskulatur (vgl. Neunter Abschnitt, S. 375).

Das allgemeine Krankheitsbild ist bei den akuten eitrigen Entzündungen der großen Gelenke stets ein schweres. Das Fieber ist hoch; Schüttelfröste können die Szene einleiten. Der Übertritt von Bakterien in die Blutbahn bildet die Regel. Am heftigsten sind die Erscheinungen bei der Kapselphlegmone.

Im einzelnen hängt die Schwere des Krankheitsbildes auch weitgehend von der Art der Erreger ab. Streptokokken sind in dieser Hinsicht besonders gefürchtet, während die eitrige Pneumokokkenarthritis des Kindesalters mitunter auffallend milde verläuft. In besonders typischer Weise gilt dies letztere für die posttyphösen Eiterungen, soweit sie auf Gegenwart des Bazillus Eberth beruhen (vgl. S. 115). Isolierte Gelenkmetastasen können sehr schwer verlaufen, während innerhalb der allgemeinen Sepsis die Beteiligung der Gelenke oft nur wenig hervortritt, offenbar weil schon eine gewisse Anpassung zwischen dem Organismus und den Parasiten erfolgt ist (vgl. S. 42 und 188). Auch im Spätstadium von Handphlegmonen — namentlich bei älteren dekrepiden Leuten — macht eine hinzutretende Infektion des Handgelenks mitunter so geringe Erscheinungen, daß sie anfänglich leicht verkannt wird. Nicht zuletzt ist die Größe des Gelenkes von entscheidendem Einfluß auf den Charakter des allgemeinen Krankheitsbildes; es besteht hier ein weitgehender Parallelismus. Am ungünstigsten verhält sich daher das Hüft- und das Kniegelenk, während die Erkrankung der kleineren und kleinen Gelenke durchweg eine bessere Prognose gibt.

Hochvirulente Infektion der großen Gelenke kann schon im Frühstadium durch Generalisierung zum Tode führen.

Der lokale Verlauf gestaltet sich in den einzelnen Fällen recht verschiedenartig. Bei den leichten Binneninfektionen ist völlige Wiederherstellung möglich. Auf die Bewegungsbeschränkung, die sich aus der Verwachsung gegenüberliegender Synovialflächen oder durch zottige Wucherung der inneren Gelenkhaut ergeben kann, wurde bereits hingewiesen. Aber auch schon eine längere Fixierung vermag durch eintretende Verkürzung der Muskulatur erhebliche dauernde Bewegungsbeschränkung zu hinterlassen. Noch stärker wird die Gelenkfunktion bedroht, wenn der Knorpel oder gar die Gelenkenden der Zerstörung anheimfallen. Ausgedehnte feste fibröse oder gar knöcherne Vereinigung der Gelenkenden — „Ankylose" — kann hieraus hervorgehen. Bei stärkerer Destruktion der das Gelenk bildenden Knochenabschnitte ist eine weitere Möglichkeit zur Entstehung pathologischer Verrenkungen, nämlich der sog. Destruktionsluxation gegeben. Eine wesentliche Gefährdung ergibt sich sodann aus der Beteiligung des parartikulären Gewebes. Ein Empyem kann dort hinein perforieren, viel häufiger gilt dies jedoch für die Kapselphlegmone. Es entstehen auf diese Weise oft ausgedehnte Weichteileiterungen, die sich als „röhrenförmige" Abszesse auf große Strecken innerhalb der tiefen Muskelinterstitien und entlang den Gefäßen und Nerven fortsetzen, um vielleicht erst weit von ihrem ursprünglichen Ausgang nach außen hin durchzubrechen. Ein schweres protrahiertes Krankheitsbild kann hierdurch ausgelöst werden und nachträglich auf diesem Wege zur allgemeinen Sepsis führen; vor allem droht hierbei die Gefahr der Erschöpfung und des Amyloids. Auch Nachblutungen, auf Arrosion größerer Gefäße beruhend, belasten den Verlauf solcher schwersten Gelenkinfektionen.

Die Diagnose der einzelnen Formen der pyogenen Gelenkinfektion ergibt sich in allgemeinen Zügen aus der voranstehenden Darstellung. Die Beurteilung an den einzelnen Gelenken ist Aufgabe der speziellen Chirurgie. Im Zweifelsfalle — namentlich zur Unterscheidung zwischen der serösen Synovitis und dem Empyem — kommt die Probepunktion in Betracht, die gleichzeitig auch die Art der Erreger zu erkennen gibt.

Differentialdiagnostisch sei hier nur an die akute Gicht und den akuten Gelenkrheumatismus erinnert, die im chirurgischen Milieu leicht einmal zu Verkennungen Anlaß geben.

Die Prophylaxe der artikulären Infektionen spielt bei den direkten Gelenkverletzungen eine wichtige Rolle. Die hierzu erforderlichen Maßnahmen fallen unter den Begriff der früher eingehend dargestellten operativen Wundtoilette. Gelingt es auf diese Weise, saubere Verhältnisse wieder herzustellen, so empfiehlt es sich, die Gelenkkapsel primär durch Naht zu schließen. Die Gelenkhöhle selbst wird mit einer antiseptischen Lösung gefüllt, wozu sich das Phenol-Kampfergemisch nach Chlumsky besonders bewährt hat [1]); doch sahen wir auch vom Jodoformglyzerin oder Rivanol (s. w. u.) gute Erfolge. Die übrige Wunde bleibt offen oder wird wenigstens ausgiebig drainiert. Freilich ist ein solches Vorgehen nur in der Hand eines erfahrenen Chirurgen zulässig. Technische Einzelheiten würden hier zu weit führen.

Therapie [2]). — Leichtere Formen der akuten serösen Ergüsse bilden sich oft schon bei Ruhe und Lagerung auf Schienen zurück. Feuchte Verbände können sich hierbei nützlich erweisen. Allzulange Fixation ist indessen unbedingt zu vermeiden, weil diese allein schon zu nachhaltiger Versteifung führen kann. Hartnäckigere Ergüsse sind zweckmäßig durch Punktion zu entleeren; zur Bekämpfung der Infektion werden Spülungen mit $1-2^0/_0$iger Karbollösung empfohlen. Auch bei virulenteren Binneninfektionen ist ein derartiger Versuch der Punktionsbehandlung zunächst statthaft. Klapp sah beim Empyem gute Erfolge von nachfolgender Injektion von $5-10$ ccm einer $0,1^0/_0$igen Rivanollösung; diese Maßnahme kann nötigenfalls mehrfach wiederholt werden. Führt ein derartiges konservatives Vorgehen nicht zum Ziel, so stellt die von Payr eingeführte Form der Drainage ein weiteres schonendes aber wirksames Verfahren dar. Das Gelenk wird hierzu an abhängiger Stelle mit kleinem Schnitt nur so weit eröffnet, daß ein entsprechend geformtes Glasdrain in die Synovialhöhle eingeführt werden kann; hierauf folgt eine Phenol-Kampferfüllung, das Drain selbst wird für 24 Stunden mit Watte oder einem Wachspfropfen verschlossen. Außer der chemischen Keimbekämpfung besteht der Zweck dieser Füllung darin, die Gelenkkapsel klaffend zu erhalten und auf diese Weise den Eintritt von Verwachsungen zu verhüten. Gleichzeitig wirkt hierbei das Phenol als lokales Anästhetikum. Wenn die entzündlichen Erscheinungen abklingen, ist das Drain möglichst bald wieder zu entfernen. Rebellische Fälle erfordern die breite Inzision und permanente Drainage. Man muß sich freilich hierbei darüber klar sein, daß ein solches Vorgehen die Wiederherstellung eines normalen Gelenkes ausschließt. Durch intensive Granulationswucherung der Synovialis kommt es vielmehr unweigerlich zu mehr oder weniger vollständiger Verödung der Gelenklichtung. Noch gründlicheren Abfluß ermöglicht die breite Auf-

---

[1]) Acid. liquef. carbolic. 30,0, Camphor. 60,0, Alkohol abs. 10,0.
[2]) S. a. A. Fischer, Klin. Wochenschr. 1923. Nr. 26.

klappung der Gelenke, die namentlich am Knie zur Anwendung gelangt. Primäre Resektionen werden bei den akuten Gelenkinfektionen nur ausnahmsweise angewandt; ihr Ziel ist die Herstellung völlig freier Abflußverhältnisse. Durch Anwendung von Zugverbänden läßt sich dann ein breites Klaffen der resezierten Gelenkenden am schonendsten herbeiführen. Am Handgelenk nötigt mitunter die im Gefolge der Eiterung eintretende Nekrose der Carpalia dazu, diese mittels Resektion zu entfernen. Parartikuläre Senkungen sind entsprechend den sonst für die Phlegmonenbehandlung geltenden Grundsätzen gründlich freizulegen. Am ungünstigsten für die operative Behandlung sind die exsudatarmen hochvirulenten Kapselphlegmonen. Payr hat für diese Fälle die multiplen Einschnitte besonders empfohlen. In schwersten Fällen stellt oft die Amputation das einzige Mittel dar, um das Leben zu erhalten. Seltener als im Frühstadium kommt dieses radikale Mittel in protrahiert verlaufenden Fällen dann in Betracht, wenn trotz breiter Freilegung das Fieber nicht absinkt oder parartikuläres Fortschreiten immer wieder neu aufflammt. Der Entschluß zu diesem verstümmelnden Eingriffe wird wesentlich erleichtert, wenn bereits durch die ursprüngliche Verletzung oder die nachträgliche Zerstörung die künftige Brauchbarkeit des Gliedes wesentlich in Frage gestellt ist.

Nach Ablauf der eigentlichen infektiösen Phase steht die Sorge um die Funktion durchaus im Vordergrunde. Wärme, Medikomechanik, Massage, Elektrizität, Bäder kommen in dieser Richtung vornehmlich in Betracht. Je besser die funktionelle Wiederherstellung erfolgt, desto geringer sind die Chancen für den Eintritt der sich sonst leicht einstellenden sekundären arthritischen Veränderungen (vgl. Neunter Abschnitt, S. 370ff.), durch die ein einmal erkranktes Gelenk dauernd zur Quelle erheblicher Beschwerden werden kann.

Falls ein bewegliches Gelenk nicht zu erzielen ist, kommt es darauf an, daß die Versteifung in einer für den Patienten brauchbaren Stellung erfolgt. Auch ist dem Eintritt nachträglicher Kontrakturen vorzubeugen. Operative Mobilisierung oder Geraderichtung pyogen erkrankt gewesener Gelenke sind besonders der Gefahr der „ruhenden Infektion" ausgesetzt (vgl. S. 42). Es ist daher in dieser Hinsicht größte Vorsicht am Platz. Erfahrungen dieser Art haben dazu geführt, daß in solchen Fällen öfters der parartikulären, durch Osteotomie herbeizuführenden Korrektur der Vorzug gegeben wird.

k) Die pyogene Infektion der Sehnenscheiden und Schleimbeutel.

Die Mehrzahl der eitrigen Entzündungen von Sehnenscheiden und Schleimbeuteln entsteht teils durch direkte offene Verletzung von außen, teils durch Fortleitung eines in der Nachbarschaft sich abspielenden phlegmonösen Prozesses. Ihre vorzugsweise Lokalisation betrifft die volaren Sehnenscheiden der Finger und Hand; die schweren Formen des Panaritiums spielen sich unter diesem Bilde ab. In den meisten dieser Fälle geht ihnen eine eitrige Entzündung des subkutanen Gewebes voraus; seltener entsteht die Infektion der Sehnenscheide primär, wozu namentlich feine Stichverletzungen Anlaß geben. Auch auf dem Blutwege können Sehnenscheiden und Schleimbeutel akut erkranken. Der Gonorrhöe kommt in dieser Hinsicht wesentliche Bedeutung zu, wie an anderer Stelle ausführlich zu besprechen sein wird. Eigentümlicherweise betreffen diese metastatischen Erkrankungen fast nie die volaren Sehnenscheiden der Hand, sondern ziehen gewöhnlich die auf dem Dorsum befindlichen, die ihrerseits bei den panaritiellen Entzündungen fast nie in Betracht kommen, in Mitleidenschaft.

Dem anatomischen Verhalten nach handelt es sich entweder um seröse bzw. sero-fibrinöse oder um eitrige Exsudate. Letztere entsprechen, wie bei den analogen Formen der pyogenen Gelenkentzündung, entweder mehr dem Typus des Empyems oder der Kapselphlegmone.

Auch hier ruft die diffuse eitrige Infektion der großen Scheidenräume — wie der Bursa radialis und ulnaris am Unterarm mit ihren Fortsetzungen in die Sehnenscheiden von Daumen und Kleinfinger — ein ausgesprochen schweres Krankheitsbild hervor. Sehr häufig kommt es dabei zum nachweisbaren Übertritt von Bakterien in die Blutbahn. Die lokale Gefährdung beruht besonders auf der Perforation in die tiefen Muskelinterstitien, in denen die Phlegmone dann rasch weiter zu schreiten pflegt. Auch die benachbarten Gelenke — im genannten Falle Hand- sowie Interphalangealgelenke — sind bedroht. Durch Perforation nach außen kann eine Art von Spontanheilung eingeleitet werden.

Ein besonderes Bild gewinnen die eitrigen Entzündungen der Sehnenscheiden durch die Beteiligung der von ihnen umschlossenen Sehnen. Indem die Entzündung sich auf das — wie ein Mesenterium fungierende — Mesotenonium fortsetzt, leidet die Ernährung der Sehne, und schon nach kurzer Frist tritt Nekrose ein. Die Sehne erscheint in diesem Stadium trübe, aufgefasert; die erst zu diesem Zeitpunkte erfolgende Inzision oder Spontanperforation bringt die Eiterung nicht mehr völlig zum Versiegen, sondern sie hält in torpider Form weiter an, bis schließlich die abgestorbene Sehne im Zusammenhang oder auch in einzelnen Fetzen zur Ausstoßung gelangt. Durch Schrumpfung der Scheide, woran sich auch einzelne erhaltene Sehnenelemente beteiligen können, und wobei auch die bedeckende Haut eine entschiedene Rolle spielt, kommt es im Anschluß daran gewöhnlich zu sehr störenden Kontrakturen. Aber schon der Eintritt von Verwachsungen zwischen Scheide und Sehne genügt zu erheblichen Funktionsstörungen — mit oder ohne stärkere Kontraktur.

Diagnostisch ist im allgemeinen hervorzuheben, daß bei den kleinen Sehnenscheiden — insbesondere der Finger — Fluktuation nicht nachweisbar zu sein pflegt. Die Erkennung hat sich daher hauptsächlich auf die lebhafte umschriebene Druckschmerzhaftigkeit, die auch anfangs schon vorhandene kollaterale Schwellung und die Störung der Funktion der zugehörigen Sehnen zu stützen.

Die Therapie der eitrigen Entzündungen der Schleimbeutel und Sehnenscheiden hat, wie bei jeder Phlegmone, in der operativen Eröffnung zu bestehen, um dem Exsudat Abfluß zu verschaffen. Eine Ausnahme hiervon bildet das reine Schleimbeutelempyem — etwa der Bursa praepatellaris —, bei der erfahrungsgemäß oft auch konservative Maßnahmen wie Punktion und Injektion antiseptischer Mittel zum Ziel führen. Insbesondere wird hierbei die Wirksamkeit der $0,1\%$igen Rivanollösung gerühmt. Um so eindringlicher ist dagegen die Forderung unbedingter Frühoperation bei eitriger Entzündung der Sehnenscheiden, und zwar nicht nur mit Rücksicht auf die Infektion als solche, sondern wesentlich auch auf die Erhaltung der Funktion. Auch die Art des Eingriffes selbst wird hierdurch beeinflußt. Denn die breite Inzision der Scheide, das weite Freilegen der Sehne begünstigt ihr Absterben; zum mindesten wird hierdurch der Eintritt von Verwachsungen begünstigt. Es bedeutete daher einen großen Fortschritt, als Bier zeigen konnte, daß die Anwendung der Bindenstauung auch ein Operieren mit kleinen Schnitten ermöglicht. Man hat es inzwischen gelernt, auch ohne Stauung mit kleinen Inzisionen auszukommen. Anstatt der Drains, die ebenfalls die Vitalität der Sehne beeinträchtigen, ist es zweckmäßig, solche Wunden mittels feiner in Salbe getränkter Gazestreifen offen zu halten. Ebenso wie bei den Gelenken ist in der Nachbehandlung besonderer Wert auf die Erhaltung der Funktion zu legen. Einzelheiten gehören der speziellen Chirurgie an.

Anhang.

1. Tendovaginitis crepitans.

Nur dem Namen nach gehört zu dem im Voranstehenden besprochenen Gegenstande die sog. Tendovaginitis crepitans. Man versteht hierunter das Auftreten leichter mäßig schmerzhafter Schwellungen an der Streckseite des unteren Drittels vom Unterarm oder Unterschenkel, in deren Bereich bei Bewegung der darunter liegenden Muskeln und Sehnen ein deutlich fühlbares Knarren auftritt, das an das Reibegeräusch der Pleuritis sicca erinnert. Dieser Zustand kann durch stumpfe Traumen ausgelöst werden; häufiger handelt es sich um die Folge von Überanstrengung. Als Grundlage des an und für sich harmlosen Leidens galt lange Zeit eine hypothetische der trockenen Pleuritis entsprechende Synovitis sicca, bis Küttner[1] darauf aufmerksam machte, daß die geschilderten Phänomene topographisch überhaupt nicht den Sehnenscheiden entsprechen, sondern in der Regel weiter proximal auftreten. Küttner verlegt den zugrundeliegenden Prozeß, den er sich als eine mit Ödem und Fibrinausscheidung einhergehende Entzündung dachte, in das lockere Bindegewebe zwischen der Fascia propria der betroffenen Muskeln oder Sehnen und der Hauptfaszie der Extremität und bezeichnete die Erkrankung daher als „Hypodesmitis crepitans". v. Frisch[2] fand bei anatomischen Untersuchungen seröse Durchtränkung und Hyperämie des peritendinösen Gewebes, späterhin Gefäßneubildung und Rundzellenanhäufung. Die Sehne erwies sich stets als völlig intakt.

Diagnostisch ist die Erkrankung so charakteristisch, daß ihre Erkennung kaum verfehlt werden kann.

Bei Ruhigstellung der betroffenen Extremitäten pflegt gewöhnlich schon nach wenigen Tagen völlige Heilung einzutreten. Auch feuchte Verbände können anfangs zweckmäßig sein.

2. Das Hygrom.

Im Anschluß an leichtere bakterielle Infektionen in oberflächlichen Schleimbeuteln, wie der Präpatellargegend oder im Bereiche der Bursa olecrani, entwickeln sich mitunter eigenartige chronische Veränderungen, die als Hygrom bezeichnet werden. Häufiger freilich entwickelt sich ein derartiger Prozeß im Anschluß an Kontusionen oder leichte, sich häufig wiederholende mechanische Traumen. Das berufsmäßige Knien von Wäscherinnen oder Dienstmädchen stellt eine derartige typische Gelegenheitsursache dar. Es kommt unter dieser Einwirkung allmählich zu einer Vergrößerung und Flüssigkeitsvermehrung des Schleimbeutels; auch können sich an nichtpräformierten Stellen Schleimbeutel neu bilden. Die Wand ist verdickt, eigentümlich hyalin glänzend und trägt an der Innenfläche oft ein ganzes Maschenwerk von dicken Fäden, Wülsten oder freien Anhängen, die sich vollends ablösen können. Auch Verkalkung und Knorpelbildung kommt vor. Derartige Hygrome können bei langsamem Wachstum ausnahmsweise bis Faustgröße erreichen und rufen schon rein mechanisch gewisse Störungen hervor. Mitunter kommt es — und zwar nicht nur durch akzidentelle Infektion, sondern auch rein durch arterielle Fluxion — zu entzündlichen Schüben, die bei Ruhe und Schonung in der Regel wieder spontan abklingen. Doch wird gelegentlich auch Perforation nach außen beobachtet; langwierige Fisteleiterung pflegt sich hieran anzuschließen.

Das Wesen der Hygrombildung besteht in einer progressiven Veränderung der Wand, die auf die Umgebung, namentlich das Fettgewebe, weiter fortschreitet, dieses in eine kollagene Schwiele umwandelt und schließlich zur Verflüssigung bringt. Es bestehen also nahe Beziehungen zu den später zu besprechenden Ganglien[3].

Die wirksame Therapie besteht in der Exstirpation der erkrankten Schleimbeutel.

[1] Chirurgenkongr. 1907.
[2] Langenbecks Arch. 89. 1909.
[3] Langemak, Langenbecks Arch. 70. 1903.

1) Die pyogene Infektion der serösen Häute.

Zu den serösen Häuten im engeren Sinne — Bauchfell, Pleura, Perikard — werden vom klinischen Standpunkt zweckmäßig auch die Leptomeningen gerechnet, da ihre Erkrankungsformen mit dem Verhalten der serösen Membranen weitgehende Übereinstimmung aufweisen. Die eitrige Infektion der serösen Häute bzw. der von ihnen gebildeten Höhlen, kommt am häufigsten auf dem Wege der direkten Inokulation zustande, sei es durch äußeres Trauma, sei es, daß ein Hohlorgan infolge Erkrankung oder durch stumpfes Trauma nach innen perforiert. Namentlich beim Magen-Darmkanal spielt dieser Hergang als Ursache der Bauchfellentzündung eine wichtige Rolle. Schwere Infektionen der Pleurahöhle können durch Perforation des Ösophagus herbeigeführt werden. Dagegen braucht eine Ruptur der Lunge nicht immer zu infektiöser Pleuritis zu führen, da normalerweise die Luft in den feineren Bronchien und den Alveolen steril ist. Beim weiblichen Organismus kann gelegentlich die normale Kommunikation der Bauchhöhle mit dem Genitaltraktus zur Eintrittspforte der Infektion werden; es gilt dies insbesondere für die aszendierende Gonorrhöe. In anderen Fällen beruht die Infektion auf Fortleitung, indem ein eitriger Prozeß von einem subserös gelegenen Organ auf die Serosa übergreift. Die häufigste Ursache der Bauchfellentzündung, die Appendizitis, entspricht diesem Hergang; auch die meisten Pleuraeiterungen kommen im Anschluß an pneumonische Erkrankungen der Lunge zustande. Die Meningitis purulenta schließt sich in vielen Fällen an eine otogene Ostitis des Felsenbeines an. Auch durch eine Thrombophlebitis kann diese Fortleitung der Infektionserreger vermittelt werden. Außer bei der otogenen Meningitis spielt dieser Vorgang besonders bei den Gesichtskarbunkeln auf dem Wege über die V. angularis, sowie den Sinus cavernosus eine Rolle. Auch auf dem Lymphwege kann diese Übertragung erfolgen. Manche Formen puerperaler Peritonitis sind hierauf zurückzuführen. In besonderer Weise kommt dieser Weg in Betracht bei Fortleitung der Infektion von der Pleurahöhle zum Bauchfell bzw. umgekehrt, wobei die perforierenden Lymphspalten des Zwerchfells den Erregern freien Durchgang gewähren. Auch der Herzbeutel kann kontinuierlich von der linken Pleurahöhle aus in Mitleidenschaft gezogen werden. Auf die Möglichkeit einer Infektion der Bauchhöhle von der oberen Extremität aus — vermittelt durch den Ductus thoracicus — wurde bereits hingewiesen (S. 133 f.).

Ferner kann eine eitrige Entzündung der serösen Häute durch hämatogene Metastasierung zustande kommen. Namentlich die im Kindesalter nicht ganz seltene — unter dem typischen Bilde eines „Empyema peritonei" verlaufende — Pneumokokkenperitonitis dürfte hierher gehören; in seltenen Fällen stellt eitrige Bauchfellentzündung die Metastase einer Angina dar[1]). Metastatische Meningitis wird gelegentlich im Verlaufe eitriger Lungenerkrankungen beobachtet; das Pleuraempyem bildet eine nicht seltene Teilerscheinung der septischen Allgemeininfektion. Häufiger freilich handelt es sich in derartigen Fällen darum, daß zunächst metastatische Herde in den subserösen Organen entstehen, die dann sekundär zur Infektion der Serosa Anlaß geben.

In den meisten Fällen leitet sich die eitrige Entzündung der serösen Häute mit einer serösen Phase ein. Ein derartiges seröses Exsudat steht auf der gleichen Stufe wie das kollaterale entzündliche Ödem, das auf Toxindiffusion beruht und der eigentlichen bakteriellen Infektion vorangeht. So spielt die seröse Meningitis als Frühsymptom des Hirnabszesses oder der eitrigen Enze-

---

[1]) Schilling, Dtsch. med. Wochenschr. 1922. Nr. 9.

phalitis eine wichtige Rolle. Den meisten Empyemen des Brustfells geht eine seröse Pleuritis voraus; bei fortgeleiteter Infektion wird diese als „sympathische" Pleuritis bezeichnet. Auch im Frühstadium der akuten Appendizitis ist eine ausgedehnte seröse Peritonitis oft nachweisbar. Die praktische Bedeutung dieser Phase ist darin zu suchen, daß sie die Serosa auf den nachfolgenden bakteriellen Insult vorbereitet, sie gewissermaßen in den Alarmzustand versetzt; auch der Eintritt der für die Abdämmung so wichtigen fibrinösen Verklebungen (s. w. u.) wird hierdurch begünstigt. Diese initiale Phase fehlt dagegen, wenn plötzlich durch grobe Perforation von umfangreichen Abszessen oder durch breite Kommunikation mit der inneren oder äußeren Körperoberfläche eine förmliche Überschwemmung der serösen Höhle mit dem infektiösen Material eintritt.

Ebenso wie die Appendizitis können sich auch die mannigfachsten anderen intraperitonealen oder sonst in der Nähe des Bauchfells lokalisierten Infektionen mit einer serösen Phase einleiten bzw. von ihr begleitet sein. Daneben scheint aber auch gar nicht so ganz selten eine Peritonitis serosa acuta idiopathica — d. h. ohne grob anatomisch nachweisbare Primärläsion — vorzukommen, die in ihrem klinischen Verhalten weitgehende Ähnlichkeit mit milden Formen der Appendizitis aufweist [1]).

Bezüglich ihres bakteriologischen Verhaltens bieten die Serosaeiterungen im allgemeinen keine Besonderheiten. Allerdings spielen bei der Kommunikation mit abdominellen Hohlorganen gewöhnlich auch Anaerobier und sonstige Fäulniserreger mit, doch ohne daß dadurch klinisch der Charakter solcher Infektionen wesentlich geändert würde. Dagegen zeichnen sich die putriden Pleurainfektionen — z. B. nach Perforation des Ösophagus oder einer Lungenkaverne — durch ganz besondere Bösartigkeit aus. Je nach der Art des Exsudates läßt sich zwischen einer mehr trockenen oder feuchten Entzündung, einer fibrinös-eitrigen, rein eitrigen oder jauchigen Form unterscheiden.

Von wesentlicher Bedeutung für die Prognose aller dieser Serosainfektionen ist die Größe der in Betracht kommenden resorbierenden Flächen. Besonders günstig ist in dieser Hinsicht das Bauchfell gestellt, da es dank der freien Beweglichkeit der Darmschlingen und des Netzes befähigt ist, durch rasch einsetzende Verklebung infektiöse Prozesse frühzeitig abzudämmen, so daß in solchen Fällen an Stelle der überaus gefährlichen allgemeinen Peritonitis vielleicht nur ein relativ gutartiger, umschriebener Abszeß entsteht.

Überhaupt trifft die in der vorantiseptischen Zeit angenommene besondere Infektiosität des Bauchfells nicht zu. Im Gegenteil zeigt das Peritoneum oft eine hochgradige Toleranz gegen Infektionserreger, wie man z. B. von der Frühoperation perforierender Bauchverletzungen weiß. Während in solchen Fällen die Heilung oft ohne stärkere peritonitische Erscheinungen verläuft, kann es zur Abszedierung der Bauchdecken kommen, zum Zeichen dafür, daß sie nach dieser Richtung hin empfindlicher sind.

Dagegen neigen die Pleurainfektionen von vornherein zur diffusen Ausbreitung. Das gleiche gilt für die Meningen, bei denen überdies noch die besonders intensive Resorption ins Gewicht fällt. Bei der exsudativen Pleuritis, Perikarditis und Meningitis kommt hierzu noch die oft folgenschwere rein mechanische Wirkung auf Lunge, Herz und Zentralnervensystem. Bei der eitrigen Peritonitis macht sich als weiterer Faktor die toxisch lähmende Wirkung auf den Darm geltend; nur bei der eitrigen Pneumokokkenperitonitis pflegt dieses Moment zu fehlen.

Der klinische Verlauf der eitrigen Serositis ist derartig mannigfach und wird so weitgehend von dem Verhalten der beteiligten Organe bestimmt, daß eine allgemeine Betrachtung dieses Herganges hier nicht möglich ist. Pro-

---

[1]) Vgl. Melchior, Klin. Wochenschr. 1922. Nr. 22 und Zentralbl. f. Chir. 1924. Nr. 51.

gnostisch ist zu betonen, daß leichtere Infektionen zwar gewiß gelegentlich auch spontan zu heilen vermögen, im allgemeinen ist aber bei diffuser eitriger Entzündung der großen Körperhöhlen das Leben verloren, wenn nicht rechtzeitig Kunsthilfe eingreift.

Therapeutisch handelt es sich bei den Serosaeiterungen wie bei allen pyogenen Prozessen darum, den entzündlichen Produkten Abfluß zu verschaffen und womöglich den primären Infektionsherd auszuschalten. Eine wirksame Dauerdrainage ist indessen fast nur im Bereiche des Rippenfells möglich, da innerhalb des Peritoneums die sich rasch bildenden Verklebungen den gemeinsamen Hohlraum bald unterbrechen. Auch am Herzbeutel und im Bereich der Hirnhäute ist eine ausreichende permanente Ableitung meist nicht durchführbar.

Der Gedanke, durch Spülungen die serösen Höhlen von ihrem infektiösen Inhalt radikal zu befreien, hat sich als illusorisch erwiesen. Schon der mechanische Reiz der Flüssigkeit kann an Pleura, Meningen und Herzbeutel zu schweren Störungen Anlaß geben. Nur im Bereiche des Bauchfells spielt die Spülung eine gewisse Rolle, wenn es sich darum handelt, grobe Verunreinigungen schonend zu entfernen. Bei meningealen Infektionen erweist sich außer der operativen Freilegung des Herdes auch die methodisch fortgesetzte Lumbalpunktion — also ebenfalls im Sinne einer Drainage — als nützlich.

Die schon lange zurückreichenden Versuche einer chemo-therapeutischen Antisepsis haben bei den Pleurainfektionen bisher keine greifbaren Erfolge gezeitigt. Dagegen haben namentlich Otologen gelegentlich über günstige Ergebnisse der lumbalen Vuzininjektion bei bakteriell-entzündlicher Beteiligung der Meningen berichtet. Für die Bekämpfung der Peritonitis wird von mancher Seite das Eingießen von Äther empfohlen [1]), auch Rivanol ist zu diesem Zweck verwendet worden.

m) Furunkel und Karbunkel.

Der **Furunkel** bildet eine recht häufige entzündliche Erkrankung der Haut, die in den meisten Fällen harmlos verläuft, meist auch gar nicht in ärztliche Behandlung gelangt, mitunter aber eine recht ernste Bedeutung gewinnen kann und jedenfalls in chirurgischer Hinsicht eine der wichtigsten „Pyodermien" [2]) darstellt.

Wir können den Furunkel definieren als eine **umschriebene sequestrierende Abszedierung der Kutis und des Subkutangewebes,** die typisch an behaarten Körperstellen auftritt und schon hierdurch allein auf bestimmte Beziehungen zu den Haarbälgen (Follikeln) hinweist. In chirurgischen Darstellungen wird die Entstehung des Furunkels gewöhnlich noch dadurch erklärt, daß Eitererreger — und zwar in der Regel der **Staphylococcus pyogenes aureus** — zwischen Haarschaft und Stratum corneum in den Haarbalg bezw. in die in ihn mündenden Talgdrüsen geraten und diese zur Vereiterung bringen. Ganz so einfach liegen aber hier die Dinge wohl nicht. Denn es finden sich ja — wie schon aus den Erfahrungen über die Händedesinfektion hervorgeht — geradezu regelmäßig auch ohne entzündliche Begleiterscheinungen Kokken in den „Poren" des Follikelapparates, und Unna [3]) konnte sogar nachweisen, daß die Talgdrüsen selbst von Bakterien durchsetzt sein können, ohne daß dies zur Eiterung führen muß. Fernerhin ist der ausgebildete Furunkel in der Regel ganz erheblich größer als es der räumlichen Ausdehnung eines Follikels entspricht. Der Entstehung des Furunkels liegt

---

[1]) Wolfsohn, Münch. med. Wochenschr. 1918. S. 1383.
[2]) Jadassohn, Über Pyodermien. Halle 1912.
[3]) Unna, Histopathologie der Hautkrankheiten. Berlin 1894. (Atlas dazu 1897.)

also offenbar ein komplizierterer Vorgang zugrunde. Den Ausgangspunkt der meisten Furunkel bildet der bekannte „Pickel", d. h. ein ganz oberflächliches kleines Eiterbläschen der Oberhaut. Ein solcher Pickel — „Staphylodermia follicularis superficialis" oder auch als Impetigo Bockhart bezeichnet — kommt dadurch zustande, daß in unmittelbarer Umgebung eines Follikels virulente Staphylokokken durch feinste Risse des Stratum corneum der Epidermis zwischen Hornschicht und Stachelzellenschicht oder auch von der Öffnung des Haartrichters aus am Haare entlang zwischen die äußere und innere Wurzelscheide des Follikels gelangen. Ein solcher Miniaturabszeß kann nun — zumal bei dicker Hornschicht — zu einem Durchbruch in die Kutis und damit zur Entstehung einer zunächst perifollikulären Eiterung führen; auch kann sich eine solche Eiterung unmittelbar an die im „Follikelhals" lokalisierte Pustel anschließen, wobei es dann sekundär zum Einbruch in den Follikel selbst kommt. Im Vordergrunde steht also die perifollikuläre Abszedierung, die bei nennenswerten Furunkeln gewöhnlich nicht einen einzigen, sondern gleichzeitig mehrere Follikel in Mitleidenschaft zieht.

Charakteristisch für die furunkulöse Eiterung ist, wie bereits oben angegeben, die damit verbundene Sequestrierung. Es pflegt nämlich hierbei keine völlige Gewebseinschmelzung zu erfolgen, sondern die derberen Teile, d. h. die dicken straffen kollagenen Fasern der Kutis, die Gefäße mit oder ohne nekrotischen Follikel, Schweißdrüsen, Fetträubchen wahren auch noch im abgestorbenen Zustande ihren Zusammenhang, werden durch die umgebende Eiterung in toto gelöst und zuletzt in Gestalt des auch dem Laien bekannten „Pfropfes" ausgestoßen.

Wie weit furunkulöse Bildungen primär von Schweißdrüsen ausgehen können, ist noch nicht einwandfrei festgestellt, doch wird praktisch häufig damit gerechnet. So werden manche oberflächliche Abszedierungen der Achselhöhle, die sich vom echten Furunkel durch die diffuse Einschmelzung unterscheiden, zumeist als Schweißdrüsenabszesse (Hydrosadenitis) bezeichnet, während sie nach Rost überhaupt nur oberflächliche lymphangitische Abszesse darstellen[1]). Auch manche Entzündungen der volaren Haut von Hand und Fingern, die im allgemeinen unter den Begriff der Panaritien fallen, werden von mancher Seite als Schweißdrüsenfurunkel aufgefaßt, wie es neuerdings noch Riedel vertreten hat. Tatsache ist jedenfalls, daß auch bei subkutanen volaren Panaritien die herdförmige Sequestrierung oft deutlich hervortritt. Dagegen unterscheiden sich die im Säuglingsalter relativ häufigen echten Schweißdrüsenabszesse (Lewandowsky) vom typischen Furunkel dadurch, daß sie ohne grobe Sequestrierung zur totalen Einschmelzung führen und dadurch einer besonders raschen Heilung fähig sind. In 2 Fällen von „Furunkel", die ich beim Erwachsenen derartig verlaufen sah, handelte es sich um Streptokokken. Manche Furunkel des äußeren Gehörganges sollen von den Glandulae ceruminales, die den Schweißdrüsen nahestehen, ihren Ausgang nehmen. In der Umgebung des Afters kommen in dieser Hinsicht die Glandulae circumanales in Betracht, im Bereiche des Lippenrotes die dort befindlichen Schleimdrüsen.

Der hauptsächlichste Erreger des Furunkel ist, wie bereits erwähnt, der Staphylococcus pyogenes aureus, weit seltener der Albus oder gar Typhusbazillen. Daß es sich hierbei nicht um spezifische Erreger handelt, lehrt der heroische Versuch Garrès, dem es gelang, durch Einreiben von Aureuskulturen, die von einem Osteomyelitisfalle stammten, ausgesprochene Pusteln, Furunkel und Karbunkel am eigenen Arm hervorzurufen.

Die Verhältnisse, unter denen in praxi die Entstehung von Furunkeln meist beobachtet wird, stimmen mit der von Garrè gewählten Versuchsanordnung weitgehend überein. So sehen wir diese Produkte vorwiegend dort entstehen, wo Kleidungsstücke dauernd gegen die Haut scheuern und reiben, wie es namentlich am Halse durch Kragendruck geschieht. Bei Kavalleristen kommt es infolge des Reitens leicht zu Furunkeln an Oberschenkeln und Gesäß. Daß hierbei außer dem Einpressen der ubiquitären Keime in die Poren der

---

[1]) Klin. Wochenschr. 1922. Nr. 46.

Haut auch feinste oberflächliche Kontinuitätstrennungen mit in Betracht
kommen, dürfte nach den oben wiedergegebenen Tatsachen nicht mehr zweifelhaft
sein. Besonders deutlich wird der Einfluß der äußeren Verletzung, wenn die
Furunkel zu juckenden Hauterkrankungen, also etwa Ekzemen oder der Skabies
hinzutreten. Der kratzende Fingernagel spielt hierbei die Rolle des Keimüberträgers. Ferner kommt es leicht zu Furunkeln unter dem Einflusse ab-
schließender feuchter Verbände, Kataplasmen, von Salben oder dgl. Nach
der Ansicht von Unna handelt es sich hierbei um ein Virulentwerden der bis
dahin in den Follikeln vegetierenden Keime, also ein Vorgang, der damit unter
den für die Infektionslehre allgemein wichtigen Begriff der „Cavité close"
fallen würde (vgl. Zehnter Abschnitt, S. 405).

Außerdem spielt die individuelle Disposition beim Furunkel eine große
Rolle. Es gilt dies in erster Linie für den Diabetes; die Neigung zur Furunkel-
bildung ist hier eine so ausgesprochene, daß dieses Verhalten nicht selten zur
Erkennung des Leidens führt [1]). Bekannt ist ferner die Neigung zum Auftreten
von Furunkeln in der Rekonvaleszenz nach Typhus. Mitunter sind es
besonders schwächliche anämische Menschen, die zur habituellen Erkrankung an Furunkeln neigen, andererseits aber auch gerade sehr wohl-
genährte, fette Individuen. Auch Phthisiker, die stark schwitzen, erkranken häufig an Furunkeln. Man bezeichnet solche Zustände, in denen es
sukzessive oder schubweise zur Bildung zahlreicher Furunkel kommt, als
Furunkulose.

Typische Lokalisationen des Furunkels sind der Nacken, die Haargrenze der Stirn, das Gesicht, die Kopfhaut, der Rücken, die behaarte Scham-
region, die Achselhöhle, die Streckseite der Extremitäten, das Gesäß sowie
die Umgebung des Anus.

Hinsichtlich des klinischen Verhaltens der Furunkel ist zwischen umschriebenen und phlegmonösen Formen zu unterscheiden. Der umschriebene Furunkel manifestiert sich als ein zunehmend schmerzhaftes,
umschriebenes, zunächst in der Haut selbst liegendes rundliches Infiltrat, das
sich in der Folge zusehends vergrößert bei gleichzeitiger Ausdehnung in das
Subkutangewebe, die Größe einer Kirsche jedoch gewöhnlich nicht überschreitet;
die meisten Furunkel werden etwa haselnußgroß. In vielen Fällen geht — wie
oben besprochen — eine kleine oberflächliche Pustel dem tiefen Infiltrate voraus;
auch kann sich nachträglich eine solche ausbilden; gleichzeitig pflegt sich
die Haut über dem Infiltrat zu röten. In diesem Stadium ist die spontane
und auf Druck sich einstellende Schmerzhaftigkeit sehr lebhaft, doch ist die
weitere Umgebung weich und indolent. Fieber kann dabei fehlen, auch
braucht das Allgemeinbefinden nicht beeinträchtigt zu sein. Die zugehörigen
Lymphdrüsen sind gewöhnlich etwas geschwollen, mitunter auch schmerzhaft.
In seltenen Fällen ist selbst noch in diesem Stadium, wie ich auf Grund von
Beobachtungen am eigenen Körper bestätigen kann, eine Rückbildung des
Prozesses möglich; die Schmerzen lassen allmählich wieder nach, die Rötung
blaßt ab. Doch dauert es mitunter wochenlang, bis das Infiltrat völlig ver-
schwunden ist, auch kann der Prozeß nachträglich wieder akut aufflackern.

In der Regel kommt es jedoch zur manifesten Abszedierung und
zum Durchbruch nach außen. An der Kuppe der halbkugeligen Vorwölbung
bildet sich ein gelbliches Bläschen, dasselbe platzt und läßt ein wenig Eiter
austreten; der freiliegende Kutisbezirk erscheint weißlich verfärbt oder läßt
auch schon eine deutliche Perforation erkennen. In den nächsten Tagen —

---

[1]) Für die Entstehung von Karbunkeln (s. w. u.) soll nach Seitz (Langenbecks Arch.
112. 1919) eine alimentäre Hyperglykämie sogar unerläßliche Vorbedingung sein.

vielleicht nach vorübergehender Verklebung — nimmt die Eiterung zu, die Perforationsstelle vergrößert sich und schließlich wird der gelöste „Pfropf", dem mitunter auch einige Tropfen Blut folgen, ausgestoßen. Mit diesem Augenblicke hören die Schmerzen völlig auf, die Geschwulst fällt rasch zusammen; unter kräftiger Granulationsbildung, die allerdings äußerlich meist nicht zutage tritt, erfolgt rasche Heilung. Der ganze Prozeß spielt sich innerhalb von etwa 10—14 Tagen, mitunter kürzer, selten wesentlich länger ab.

Stürmischer sind die Erscheinungen beim phlegmonösen Furunkel. Auch hier müssen wir zwei Unterarten unterscheiden. Bei der einen Form handelt es sich um das Auftreten einer diffusen eitrigen Entzündung in der Umgebung des Primärherdes, die gewöhnlich nicht sehr ausgedehnt ist und zum Abszeß führt. Die Schmerzen sind stärker, die Abgrenzung gegen die Umgebung ist keine scharfe; die Rötung ist ausgedehnter; auch pflegt Fieber und eine gewisse Beeinträchtigung des Allgemeinbefindens nicht zu fehlen. Lymphangitis ist dagegen überaus selten und kommt am ehesten noch bei Sitz des Furunkels an den unteren Extremitäten vor. Einen relativ gutartigen Typus dieser Form stellen die als Schweißdrüsenabszeß der Achselhöhle gewöhnlich bezeichneten und bereits oben kurz besprochenen Infektionen dar.

Entschieden bösartiger als die zusammenhängende Einschmelzung in der Umgebung eines Furunkels sind diejenigen diffusen Prozesse, bei denen die fortschreitende Infektion unter dem Bilde herdweiser kleiner und kleinster Abszedierungen der Kutis und des Subkutangewebes und unter Vorherrschen ausgedehnter Nekrosen auftritt. Es ist dies eine Erkrankungsform, die sich mit dem deckt, was man als **Karbunkel** zu bezeichnen pflegt.

Im allgemeinen wird der Karbunkel definiert als ein Konglomeratfurunkel. Gegen diese Bezeichnung hat indessen schon Unna Bedenken erhoben, denen ich nur beipflichten kann. Denn man sieht mitunter mehrere Furunkel dicht nebeneinander stehen, ohne daß das typische Bild des Karbunkels vorliegt. Vor allem aber spielt sich das Fortschreiten des Karbunkels in tieferen Schichten als denjenigen der Follikel ab. Das Wesentliche des Karbunkels erscheint demnach gegeben in der fortschreitenden Nekrose mit herdförmiger Einschmelzung.

Besonders anschaulich läßt sich dieses Verhalten bei der Lokalisation an der Oberlippe studieren; diese bösartigen Formen werden gelegentlich auch als „maligne Furunkel" bezeichnet. Der Prozeß beginnt wie ein gewöhnlicher Furunkel. Dann aber — oft unter dem Einflusse eines mechanischen Insultes, wie Kratzen oder Drücken — wird derselbe rasch progredient. Rüsselartig schwillt unter zunehmendem Ödem die Umgebung der Oberlippe an, nach oben hin setzt sich die Schwellung längs der Nasolabialfurche zum inneren Augenwinkel fort. In manchen Fällen kommt es dann rasch zur eitrigen Thrombophlebitis der Vena angularis mit Übergreifen des Prozesses auf den Sinus cavernosus (vgl. S. 141); doch auch ohne manifeste Beteiligung der Venen ist der rasche Eintritt schwerster septischer Allgemeininfektion (vgl. S. 184) nach Oberlippenkarbunkeln häufig. Legt man im Stadium dieser floriden Ausbreitung einen senkrechten Schnitt durch die erkrankten Weichteile an, so zeigt sich das subkutane Gewebe, vielfach auch die Muskulatur, oft in weitester Ausdehnung von feinsten miliaren Abszessen durchsetzt, die im weiteren Verlauf größer werden und stellenweise konfluieren. Kommt die Infektion zum Stillstande, so schwindet das kollaterale Ödem und läßt dafür um so deutlicher die eitrig infiltrierte Zone hervortreten; es entsteht ein halbkugeliger oft ausgedehnter Tumor, an dessen Oberfläche zahlreiche gelbe Eiterpünktchen durchschimmern. Hieran schließt sich eine „siebartige Perforation" der Haut an, aus der sich einzelne nekrotische Kutispfröpfe oder auch größere zusammenhängende Gewebsbezirke entleeren, und nach dieser „Reinigung" kann dann die endgültige Heilung vor sich gehen.

Am großartigsten kommt diese tumorartige Form des Karbunkels in der Nackengegend und am Rücken vor, wo sie enorme Dimensionen erreichen kann. Der Verlauf ist dabei oft ein äußerst langwieriger, der sich über viele Wochen hinzieht. Diese vorzugsweise Lokalisation des Karbunkels beruht wahrscheinlich darauf, daß hier die Haut besonders dick ist und die Haarbälge besonders tief liegen; eine Perforation der primären perfollikulären Eiterung nach außen wird dadurch erschwert, und die Ausbreitung im subkutanen Zellgewebe begünstigt. Daher pflegt auch beim Nacken- und Rückenkarbunkel ein klinisch manifestes furunkulöses Stadium zu fehlen. Ausnahmsweise kann selbst die Faszie und die Muskulatur in Mitleidenschaft gezogen werden; selbst tödliche Meningitis infolge Arrosion des Wirbelkanals ist im Anschluß an Karbunkel des Rückens beobachtet worden. Prinzipiell gleichartige Erkrankungen kommen gelegentlich auch an den Schädelweichteilen vor. Doch verhindert die straffe Befestigung der Kopfhaut an der Galea die Bildung eines eigentlichen Karbunkeltumors, die Infektion nimmt hier vielmehr eine vorwiegend flächenhafte Ausbreitung. Männer erkranken nach unserer Erfahrung entschieden häufiger an Karbunkeln als Frauen.

Nicht mit Karbunkeln zu verwechseln ist die zur kindlichen Trichophytie gehörende nur am behaarten Schädel vorkommende als Kerion Celsi bezeichnete Erkrankungsform (vgl. Lehrbücher der Dermatologie).

Das klinische Krankheitsbild des Karbunkels ist meist ein schweres. Gewöhnlich besteht höheres Fieber. Bei der Lokalisation im Gesicht und der Kopfschwarte können Schüttelfröste frühzeitig einsetzen; soporöse Benommenheit deutet auf rasch fortschreitende Allgemeininfektion hin und braucht nicht immer auf komplizierender Meningitis zu beruhen. In den ungünstig verlaufenden Fällen kann der Tod schon innerhalb weniger Tage durch Sepsis (vgl. S. 185) erfolgen. Wesentlich torpider verlaufen manche Nacken- und Rückenkarbunkel. Namentlich bei elenden schlecht genährten Menschen kann hierbei das Fieber zeitweise gänzlich fehlen, die Kranken gehen umher und zeigen das wenig charakteristische Bild der zunehmenden Anämie und des allgemeinen Kräfteverfalls. Viel akuter unter stärkerem Vortreten der Phlegmone oder der Nekrose gestaltet sich dagegen häufig der Verlauf bei Diabetikern.

Die Diagnose des Furunkels ergibt sich in der Regel ohne weiteres. Am After kommen differentialdiagnostisch die der Fistelbildung vorangehenden periproktitischen Abszesse in Betracht; letztere verlaufen zwar meist torpider, doch ergibt sich mitunter die Entscheidung erst aus dem operativen Befunde selbst. Im Bereiche der Vola manus kann man gelegentlich im Zweifel sein, was als „Panaritium" oder als Furunkel zu bezeichnen ist, doch ist hier diese Entscheidung bis zu einem gewissen Grade rein konventionell. Von Wichtigkeit ist jedoch stets die Feststellung, ob man es mit einem phlegmonösen Furunkel bzw. einem Karbunkel zu tun hat. Die Diagnose jedes furunkulösen Prozesses bleibt ferner unvollständig, wenn sie nicht gleichzeitig auch die jeweilige Ursache nach Möglichkeit zu ergründen sucht. Hierzu gehört vor allem die Untersuchung auf Diabetes.

Die Prognose des Furunkels ist im allgemeinen günstig. Doch hat man dabei zu berücksichtigen, daß auch ohne nennenswerte lokale Ausbreitung gelegentlich ein Furunkel zu metastatischen Erkrankungen Anlaß geben kann. Eine besondere Rolle spielen hierbei die hämatogene Osteomyelitis, Rindenabszesse der Niere [1]) und hiervon ausgehende perinephritische Eiterungen. Zu den selteneren Lokalisationen gehört u. a. die tiefe Glutaealphlegmone; Lymphdrüsenabszedierungen sind ebenfalls nicht häufig. (Vgl. hierzu die Abschnitte über Osteomyelitis und die septische Allgemeininfektion.) Riedel [2]) hat eine interessante Zusammenstellung solcher Komplikationen aus eigenem großen Beobachtungsmaterial mitgeteilt.

Ernster als umschriebene Furunkel sind die mit Phlegmone einhergehenden Furunkel und vor allem die Karbunkel zu beurteilen. Jeder erfahrene Arzt kennt gewiß Fälle, wo jugendliche Menschen jäh von einem solchen Oberlippenkarbunkel dahingerafft wurden und manchem alten Manne, manchem Diabetiker gibt der Nackenkarbunkel den schließlichen Todesstoß. —

Bezüglich der Behandlung des Furunkels ergeben sich zunächst gewisse prophylaktische Möglichkeiten, die zum großen Teil unter den Begriff der allgemeinen Hautpflege fallen. Es gehört hierher auch die Therapie juckender Ekzeme, der Follikulitis, also Aufgaben, die in das Gebiet der Dermatologie fallen.

Beim umschriebenen Furunkel kommt es in der Regel nur darauf an, äußere Schädlichkeiten zu vermeiden. Ein steriler Gazeverband eventl. mit Zusatz einer indifferenten Salbe dient hierzu. Die behaarte Umgebung ist schonend zu rasieren. Feuchte Verbände haben nicht selten eine „Furunkelaussaat" in der Umgebung zur Folge. Beim Sitz am Gesäß oder den unteren Extremitäten empfiehlt es sich, die Patienten liegen zu lassen. Kommt es zur Einschmelzung und zögert nach eingetretener Perforation der „Pfropf" mit der Ausstoßung, so mag man durch leichten Zug mit der Pinzette etwas nachhelfen. Einen groben Fehler bedeutet dagegen das früher vielfach beliebte und wenig humane „Ausdrücken" des Furunkels. Eine folgenschwere Verschlimmerung des Prozesses kann hierdurch unmittelbar herbeigeführt werden. Auch das „Aufstechen" des reifenden Furunkels mit einer Nadel ist zum mindesten zwecklos.

Über die abortive Behandlung des beginnenden Furunkels durch Ausbrennen des follikulären Infektionsherdes mit dem Glühstift, ein Verfahren, das von Jadassohn und Unna [3]) sehr gerühmt wird, besitzen wir keine sehr ausgedehnte Erfahrung, doch hat es sich gelegentlich recht gut bewährt. Die gleiche günstige Wirkung läßt sich bei Verätzung mit flüssiger Karbolsäure erzielen.

Von der viel empfohlenen Saugbehandlung des Furunkels mittels Bierscher Saugglocke sind wir allmählich wieder abgekommen. Sie eignet sich nur für umschriebene Entzündung, bei der man auch mit einfacheren Mitteln auskommt. Eine Kupierung oder Abkürzung des Prozesses durch Saugbehandlung haben wir im allgemeinen nicht feststellen können.

Aktives Vorgehen erheischt dagegen der phlegmonöse Furunkel. Sobald die Rötung, Schmerzhaftigkeit und Schwellung über den lokalen Herd hinausgeht, ist entsprechend den Grundsätzen der Phlegmonenbehandlung zu inzidieren. Bei frühem Eingreifen genügt hierzu eine lineäre Inzision, bei größerer Ausbreitung kann zur gründlichen Eröffnung ein Kreuzschnitt erforderlich werden.

Beim Karbunkel ist ebenfalls das Vorgehen von der Art des Falles abhängig zu machen. Hat der Prozeß Neigung zur Demarkation und lokaler Einschmelzung, so kann man in der Regel ruhig abwarten. Schreitet indessen der nekrotisierende Prozeß rasch fort, so ist aktiv einzugreifen. Beim Nackenkarbunkel erfreute sich früher einer großen Beliebtheit das Glüheisen; Riedel befürwortete die Exzision. Beide Methoden führen zu großen Defekten und bei der Ausschneidung

---

[1]) Israel spricht in diesem Sinne sogar von metastatischem Nierenkarbunkel (Klinik der Nierenkrankheiten. 1901. S. 34).

[2]) Dtsch. med. Wochenschr. 1915. Nr. 3, 4.

[3]) Berlin. klin. Wochenschr. 1915. Nr. 9.

kann auch der Blutverlust beträchtlich werden. An der Küttnerschen Klinik dient als Normalverfahren die kreuzweise Inzision. Unter Einsetzen von Haken wird jeder Lappen innerhalb der Erkrankungszone mit flachen Schnitten bis in das gesunde Gewebe zurückpräpariert, eine ausgiebige Eröffnung des infizierten Bezirkes auf diese Weise herbeigeführt. Lockere Tamponade dient zum Offenhalten der Wunde. Hinsichtlich der „malignen Gesichtsfurunkel" hat sich dagegen neuerdings ein mehr konservatives Verfahren geltend gemacht, indem man die Vorstellung vertritt, daß vielfach erst durch die Inzision der Prozeß propagiert wird. Nach den sonstigen Grundsätzen der Behandlung pyogener Prozesse erscheint uns jedoch — richtige Technik vorausgesetzt — dieser Standpunkt nicht recht verständlich und mit dem gleichen Argument müßte man auch bei anderen Formen der Phlegmone das Messer aus der Hand legen. Wie Lenhartz [1]) angibt, sprechen die Kümmellschen Erfahrungen, der zu ruhigem Abwarten rät, durchaus für die konservative Praxis. Es bedürfte daher vielleicht gar nicht erst der Kopfstauung nach Bier, wie sie besonders Keppler [2]) für die Oberlippenkarbunkel empfohlen hat. Die Krankengeschichten, welche dieser Autor mitteilt, erscheinen zwar recht überzeugend. Doch kann ich mir nicht vorstellen, daß die Stauung eine Propagation zu verhindern vermag, wenn der Prozeß bereits auf die Venen übergegriffen hat; ferner sah ich bei konservativem Abwarten Patienten zugrunde gehen, während es mir andererseits schon wiederholt vergönnt war, anscheinend verzweifelte Fälle durch radikales Vorgehen noch zu retten. Besonders eindringlich bleibt in meiner Erinnerung, ein unter dem Einflusse der neueren Theorien konservativ behandelter Fall, der rapide ad exitum kam; bei der Sektion zeigte sich die ganze Wange von zahllosen Eiterherden durchsetzt, die Vena angularis war frei, keine Meningitis, keine allgemeine Abszeßaussaat. Ich konnte hier das Gefühl nicht los werden, daß durch ausgiebige Inzision der tödliche Ausgang vielleicht abzuwenden gewesen wäre.

Man bedarf hierzu im Gesichte nicht der entstellenden Kreuzschnitte, sondern man kommt vorwiegend mit flachen, der Oberfläche parallel geführten Inzisionen aus, welche der erkrankten Zone außerordentlich gründlichen Abfluß schaffen. Legt man einen solchen Schnitt beim Oberlippenkarbunkel vom Lippenrot aus an, so braucht eine äußerlich sichtbare Narbe überhaupt nicht zurückzubleiben. Bei Beteiligung der Vena angularis ist diese den sonstigen Grundsätzen entsprechend (vgl. S. 141) freizulegen, zu eröffnen evtl. zentral zu unterbinden. —

Rieder berichtet neuerdings über besonders günstige Resultate mit einfachem oberflächlichen Kreuzschnitt und Pferdeserumtamponade [3]). Läwen rühmt die Umspritzung mit Eigenblut [4]).

Bei habitueller Furunkulose werden Ichthyol, Schwefelpräparate u. dgl. angewandt, bei häufig rezidivierenden Furunkeln mit Erfolg auch die Röntgenbehandlung; im einzelnen sei hierzu auf die Lehrbücher der Dermatologie verwiesen. Auch die Vakzinebehandlung [5]) sowie die nichtspezifische Reiztherapie — mittels Caseosan oder ähnlicher Präparate — erfreuen sich eines gewissen Ansehens. Regelung der Darmtätigkeit, Vermeidung scharfer Speisen, innerlich Chinin und vor allem Arsen kommen als unterstützende Maßnahmen in Betracht. Bei bestehendem Diabetes stellt die diätetische Entzuckerung gewöhnlich das souveräne Mittel dar, um weiteren Nachschub zu verhindern. Als Radikalmittel gegen das habituelle Rezidivieren der sog. Schweißdrüsenabszesse der Achsel kann schließlich bei Versagen sonstiger Maßnahmen die Exzision des gesamten Hautbezirks in Betracht kommen.

---

[1]) Die septischen Erkrankungen. 1903.
[2]) Münch. med. Wochenschr. 1910. Nr. 7, 8.
[3]) Dtsch. Zeitschr. f. Chirurg. 177. S. 300. 1923.
[4]) Zentralbl. f. Chirurg. 1924. Nr. 38.
[5]) Rahm, Dtsch. med. Wochenschr. 1917. Nr. 52.

B. Die anaerobe Wundinfektion.

Die durch die anaerobe Bakterienflora zustande kommenden Formen der Wundinfektion weichen in mancher Hinsicht von denjenigen ab, welche durch die gewöhnlichen sauerstoffzehrenden pyogenen Mikroorganismen hervorgerufen werden. Dieser Unterschied beruht einmal darauf, daß bei der anaëroben Infektion die eigentlichen Entzündungsvorgänge oft völlig zurücktreten hinter dem progredienten Gewebstod, wie dies zumal für den echten Gasbrand charakteristisch ist. Eine weitere Eigentümlichkeit der anaeroben Wundinfektion besteht darin, daß sie häufig mit den Erscheinungen der stinkenden Fäulnis einhergeht. Die vielfach gebräuchliche Bezeichnung der „putriden Infektion" soll dem Rechnung tragen. Zu einer systematischen Abgrenzung reicht indessen dieses letztere Kriterium nicht aus, da gerade das Schulbeispiel der putriden Infektion, der Gasbrand, in den foudroyanten als „malignes Ödem" bezeichneten Formen typisch ohne Gestank verläuft. Selbst die durch den Bacillus fusiformis — den „Stinkspieß" — hervorgerufenen Infektionen können völlig geruchlos bleiben (vgl. S. 183). Freilich ist auch das von uns gewählte Einteilungsprinzip nicht unanfechtbar, da manche der durch den nur fakultativ anaeroben Kolibazillus bzw. den Proteus hervorgerufenen Krankheitsprozesse ihrem Wesen nach nicht von den echten anaeroben Wundinfektionen zu trennen sind. Allerdings hat man es hierbei selten mit Reinkultur-Infektionen zu tun und ausreichende Untersuchungen würden vielleicht auch hier eine Beteiligung der Anaerobier mehr hervortreten lassen. Das Mitspielen einer Mischinfektion — auch mit pyogenen Bakterien — ist überhaupt bei den anaeroben Prozessen etwas recht häufiges, und hierin liegt ein weiteres Moment begründet, wodurch die Unterschiede zwischen den beiden Infektionsformen sich einigermaßen wieder verwischen können.

I. Das infektiöse Emphysem.
(Gasphlegmone, malignes Ödem, Gasbrand[1]).

Das infektiöse Emphysem - häufiger mit einem der oben angeführten Synonyma bezeichnet — stellt eine gefürchtete anaerobe Wundkomplikation dar, deren Wesen in einer vorzugsweise in der quergestreiften Muskulatur fortschreitenden mit Gasbildung einhergehenden Nekrose besteht, häufig begleitet von einem mächtigen Ödem. Dieser Prozeß kann in fulminanter Weise unter schwersten Allgemeinerscheinungen rasch zum Tode führen. In mehr protrahiert verlaufenden Fällen schließt sich gewöhnlich stinkender Brand (Gangrän) der betroffenen Teile an; der primäre Eintritt brandigen Gewebszerfalles setzt eine Mischinfektion mit Fäulniserregern voraus.

Die Begriffe über die Häufigkeit der Gasbrandinfektion haben sich im Laufe der letzten Jahre wesentlich geändert. Während in Friedenszeiten das infektiöse Emphysem eine der seltensten Wundkomplikationen darstellte, trat es im letzten Kriege vielfach in einer erschreckenden unerwarteten Häufung auf, deren Gründe sich aus der weiter unten zu besprechenden Pathogenese ergeben.

Die Erreger des infektiösen Emphysems sind nicht einheitlicher Art. Nach der Aufstellung von Pfeiffer und Bessau werden sie eingeteilt in Nichtfäulniserreger und Fäulniserreger.

Zu den ersteren gehört der Fraenkelsche Bazillus, ein kurzes plumpes unbewegliches, im gewöhnlichen Kulturverfahren sporenloses Stäbchen, ferner die Bazillen des

---

[1] Haberland, Monographie. N. Dtsch. Chirurg. 27. 1921.

malignen Ödems, die schlanker sind, etwas beweglich, mit Geißeln versehen, und Sporen bilden. Unter den Fäulniserregern sind die Uhrzeigerbazillen zu nennen, lebhaft bewegliche geißeltragende Stäbchen, die zahlreiche endständige Sporen aufweisen, sowie die wenig beweglichen sporenarmen Parödembazillen. Außerdem sind jedoch noch zahlreiche andere mehr oder minder scharf charakterisierte anaerobe Bakterien beschrieben worden, die bei der Gasbrandinfektion beteiligt sein können.

Die Fundstätte aller dieser Keime ist die Erde, wohin sie mit den Exkrementen von Mensch und Tieren gelangen. Die „Erdinfektion" bildet daher — von seltenen Ausnahmen abgesehen — den typischen Ausgang des infektiösen Emphysems.

Der Nachweis echter Toxinbildung ist für die Ödembazillen gelungen, nicht aber für den Bazillus Fraenkel. Doch spielen bei der Pathologie des infektiösen Emphysems sicher wohl auch toxisch wirkende Leibessubstanzen der Bakterien — Endotoxine — eine Rolle, sowie ferner die Resorption autolytischer Zerfallsprodukte der Körpersubstanz selbst. Es kommen hierbei außer anaphylaktisch wirkenden Stoffen wahrscheinlich auch die eigentlichen Fäulnisalkaloide aus der Gruppe des Neurins, des Muskarins und des Sepsins in Betracht.

Interessante Probleme bietet die Pathogenese des infektiösen Emphysems. Denn daß die bloße Anwesenheit der zugehörigen Erreger — die Inokulation — das Zustandekommen der Infektion im klinischen Sinne noch keineswegs erklärt, ergibt sich daraus, daß nach den Erfahrungen des jüngsten Krieges fast jede Schußwunde — zumal durch Artillerie — als anaerob infiziert zu gelten hat. Überall, wo ein Geschoß Teile des Bodens in die Wunde mit hineinreißt, oder wo bereits die Kleidung bzw. die Haut des Verwundeten grobe Erdbeschmutzung aufweist — also Bedingungen, die bei der modernen Kampfesart in der Regel gegeben sind — ist damit zu rechnen, daß auch lebensfähige pathogene anaerobe Keime in das verletzte Gewebe gelangen. Wenn trotzdem das Manifestwerden der anaeroben Wundinfektion nur in einem kleineren Teile der Fälle erfolgt, so liegt das daran, daß zum „Angehen" der Keime gewisse Vorbedingungen notwendig sind. Hierzu gehört vor allem der ausgiebige Abschluß des atmosphärischen Sauerstoffes sowie eine Herabsetzung bzw. Fehlen der auf dem Blutwege erfolgenden normalen Gewebsoxydation. Als disponiert sind also solche Wunden anzusehen, in denen bereits durch die unmittelbare traumatische Einwirkung größere Gewebsbezirke weitgehend geschädigt oder zum Absterben gebracht sind, ferner buchtige, taschenartige Wunden, zu denen die äußere Luft keinen freien Zutritt findet, Verhältnisse also, wie sie sich namentlich bei Granatsplitterverletzungen überaus häufig finden, bei denen weitgehende Gewebszertrümmerung hinter einem kleinen Einschuß oft in ganz unerwarteter Ausdehnung angetroffen wird. S. Weil[1]) hat diese Bedeutung der primären Gewebsschädigung auch im Tierversuch darlegen können. Ganz besonders wird natürlich die Entwicklung der anaeroben Emphysemflora begünstigt, wenn frühzeitig grobe Zirkulationsstörungen eintreten. Die Absperrung der arteriellen Blutzufuhr spielt in dieser Hinsicht eine besondere Rolle und tatsächlich bildet die Verletzung der größeren Gefäßstämme einen häufigen Begleitbefund bei den Gasbrandfällen des Krieges.

Auf gleiche Stufe mit derartig beschaffenen äußeren Verletzungen sind die Verhältnisse zu stellen, wie sie etwa die durch unberufenen Eingriff grob verunreinigte Wundfläche des Uterus nach der Geburt oder einem Abort bietet, wo außer den Blutgerinnseln im Absterben befindliche Plazentareste oder gar Fruchtteile zurückgeblieben sind. Auch nach unsauberer Injektion chemisch differenter, d. h. gewebsschädigender medikamentöser Substanzen kann sich das infektiöse Emphysem entwickeln; wir sahen dies in einem Falle, in dem außerhalb eine Sekakornininjektion in die Gesäßmuskulatur ausgeführt worden war.

---

[1]) Münch. med. Wochenschr. 1919. Nr. 37.

Die Mischinfektion mit den gewöhnlichen pyogenen Keimen kann schließlich die Ansiedelung der Anaerobier dadurch begünstigen, daß jene den für die letzteren schädlichen Sauerstoff in Beschlag nehmen.

Bei Fehlen derartiger prädisponierender Momente gehen die in äußere Verletzungen eingedrungenen anaeroben Keime gewöhnlich mehr oder weniger rasch zugrunde, können aber auch überleben und in die sich bildende Narbe eingeschlossen werden. Namentlich bei gleichzeitiger Anwesenheit von Fremdkörpern ist dieser Vorgang keineswegs selten, wie besonders die Steckgeschoßuntersuchungen von Plaut [1]) gelehrt haben. Doch kommt auch ohne die Gegenwart grober Fremdkörper ein Persistieren lebensfähiger Gasbrandkeime im alten Wundgebiete vor. Hierauf sind die nicht ganz seltenen Beobachtungen von Spätauftreten des infektiösen Emphysems im Sinne der „ruhenden Infektion" zurückzuführen, worüber bereits eine stattliche Kasuistik vorliegt [2]). Traumen zufälliger Art, korrigierende Eingriffe an alter Frakturstelle, Operationen am Gefäßsystem mit Ausschaltung größerer arterieller Äste, nachträgliche Geschoßentfernungen usw. kommen als auslösende Momente für die Aktivierung der „ruhenden Infektion" in Betracht.

Das gewebliche Terrain, in dem das infektiöse Emphysem sich abspielt, bildet in erster Linie die quergestreifte Muskulatur. Damit — vielleicht aber auch mit der besonders reichlichen Blutversorgung — dürfte es zusammenhängen, daß Gesichts- und Schädelweichteile nur ganz ausnahmsweise am Gasbrand erkranken, am häufigsten dagegen die muskulöse untere Extremität, die überdies schon aus räumlichen Gründen für die Erdinfektion besonders exponiert ist. Die alleinige Beschränkung des infektiösen Emphysems auf das Subkutangewebe — „epifasciale" Form Payrs — kommt zwar vor, ist aber entschieden selten. Die in den Interstitien der Muskelprimitivbündel vordringenden Bazillenschwärme bringen die kontraktile Substanz zum Absterben, die Muskulatur zerfällt und löst sich auf, wobei das auf Kosten der muskulären Kohlehydrate sich bildende Gärungsgas in feinsten oder gröberen Bläschen, mitunter in zierlicher der Faserrichtung des Muskels entsprechender Anordnung die Grundsubstanz wabig auseinanderdrängt. Mitunter ist die Gasbildung eine derart mächtige, daß das Emphysem die eigentliche infektiöse Zone weit überschreitet und sich über große Teile des Körpers ausdehnt. Für das Auge anfangs wie gekocht aussehend, nimmt im weiteren Verlauf der Muskel eine zerfließliche oder mehr zundrige Beschaffenheit an; beim Übergang in stinkende Fäulnis ist das äußere Verhalten verschieden, je nachdem die Möglichkeit der Austrocknung gegeben ist oder die Jauchung überwiegt. Bei ausbleibender Mischinfektion geht diese progrediente Muskelnekrose ohne jede Zeichen der Entzündung einher. Es fehlt also die leukozytäre Emigration, die Beteiligung der fixen Bindegewebszellen, sowie eine allgemeine Leukozytose; schon rein äußerlich wird jede entzündliche Rötung gewöhnlich vermißt, auch die Körpertemperatur braucht nicht erhöht zu sein. Das „Gasbrandgift" verhält sich also in bezug auf den entzündlichen Abwehrapparat negativ chemotaktisch. Erst wenn die spezifische Infektion als solche überwunden ist und es sich um die Beseitigung der Nekrosen handelt, kommt es zu reichlicher, oft profuser Eiterung, bei der andere Bakterien im Spiel zu sein pflegen.

Das Ödem, das neben dieser Gasnekrose unter den örtlichen Veränderungen besonders auffällt, zeigt gewisse Unterschiede je nach der Art der Erreger. Während es bei der reinen Fraenkel-Infektion zu fehlen pflegt, kann es bei Gegenwart der eigentlichen Ödembazillen mächtige Grade erreichen. Das

---

[1]) Zentralbl. f. Bakteriol., Parasitenk. u. Infektionskrankh., Abt. I. 1918. H. 1/2.
[2]) Haberland, l. c. S. 220.

Unterhautfettgewebe, die großen Bindegewebsinterstitien, namentlich längs der Gefäße und Nerven, erscheinen durchtränkt von einer dünnen wäßrigen mehr oder weniger stark moussierenden Flüssigkeit, die beim Einschneiden strömend abfließt. Es handelt sich bei dem Zustandekommen dieses Ödems offenbar um eine eigentümliche Schädigung der Gefäßwand, die mit dem gewöhnlichen zur Exsudation führenden Entzündungsreiz wahrscheinlich nicht völlig identisch ist.

Alle diese Vorgänge, d. h. die Hemmung der entzündlichen Reaktion, die Nekrose, das Ödem stellen offenbar spezifische Giftwirkungen der Gasbranderreger dar. Hierhin gehört ferner der Zerfall der roten Blutkörperchen, der so rapide eintreten kann, daß Urobilinurie und Zeichen der Anämie sich einstellen. Infolge dieses Blutzerfalles nimmt das Ödem meist eine ins Gelbliche spielende Verfärbung an, den gleichen gelblichen Farbenton zeigt auch das fahle Kolorit der Gasbrandkranken, selbst ausgesprochener Ikterus kann sich einstellen. Infolge der Diffusion des Blutfarbstoffes zeichnen sich die oberflächlichen Venen oft deutlich streifenartig ab. Methämoglobin kann durch Umwandlung aus dem Hämoglobin hervorgehen. Dieser Blutzerfall und die mitunter erhebliche Bildung des den Sauerstoff in fester Bindung enthaltenden Methämoglobins muß die Respiration beeinträchtigen; sie erklärt also zum Teil den für schwere Fälle so charakteristischen Lufthunger und das Auftreten der „großen Atmung". Doch spielen wohl auch noch andere Momente hierbei mit, namentlich das Auftreten organischer Gärungssäuren, also eine „Azidosis", ähnlich wie beim Coma diabeticum. Ich halte es ferner — angesichts des schon wiederholt hervorgehobenen Befundes von Luftblasen in den peripheren Venen — für durchaus möglich, daß auch der Eintritt einer pulmonalen Luftembolie an dem Zustandekommen der schweren Atemnot mitunter beteiligt ist. Die nicht selten zu beobachtende Untertemperatur, das Sinken des Blutdruckes — wobei außer der direkten Herzschädigung auch eine Gefäßparalyse mitspielt — läßt eine Giftwirkung auf die Zentren des verlängerten Markes annehmen; das Bewußtsein bleibt jedoch oft bis zum Tode völlig klar.

Eine nennenswerte regelmäßige anatomische Beteiligung des Zentralnervensystems erscheint dagegen bei der eigentlichen Gasbrandinfektion bisher nicht erwiesen[1]), doch liegen vereinzelte Beobachtungen von intrazerebraler Gasbildung bei traumatischer Anaerobierinfektion vor.

Gegenüber jener Toxinämie spielt die bakterielle Blutinfektion eine geringere Rolle. Zwar gelingt es bei geeigneter Untersuchungstechnik oft genug, die Erreger im zirkulierenden Blute nachzuweisen; dieses sauerstoffreiche Milieu ist jedoch ihrer Entwicklung nicht günstig und erst im finalen Stadium vermögen sie sich dort zu vermehren. Dann können auch die inneren Organe in Gestalt der „schaumigen" Degeneration an der anaeroben Infektion teilnehmen. Allerdings sind die nicht selten geradezu grotesken autoptischen Befunde der Gasbrandleichen größtenteils auf postmortales Weiterwirken der Erreger zurückzuführen.

An Stellen einwirkender Druckschädigung (Glutaealgegend) oder medikamentöser Depots (Kochsalzinfusion) kann es gelegentlich auch zu intra vitam in die Erscheinung tretenden Metastasen kommen.

Klinisch tritt das infektiöse Emphysem gewöhnlich frühzeitig nach der Inokulation — am häufigsten innerhalb der ersten 48 Stunden, selten wesentlich später — in die Erscheinung. In foudroyanten Fällen kann sich das Drama außerordentlich rasch abspielen; so war in einer Beobachtung Coenens der Patient bereits innerhalb fünf Stunden nach der Verwundung der rapide tödlichen Infektion erlegen. Gewöhnlich ist es die rasche Steigerung des Wundschmerzes

---

[1]) E. Fraenkel und Wohlwill, Dtsch. med. Wochenschr. 1922. Nr. 2.

— der bis dahin vielleicht völlig fehlte —, welcher auf diese insidiöse Komplikation hinweist. In schweren Fällen macht sich dann frühzeitig eine bedrohliche Beteiligung des Allgemeinbefindens geltend; die Patienten sehen verfallen aus, oft mit einem Stich ins Gelbliche, sie werden unruhig, der Puls schnellt in die Höhe, der Blutdruck sinkt, die Atmung wird vertieft und beschleunigt. Die Temperatur ist dabei oft normal oder gar herabgesetzt. Die Wunde selbst läßt äußerlich nicht immer wesentliche Veränderungen erkennen, doch sieht sie gewöhnlich mißfarben aus. Wichtiger sind die Veränderungen in der Umgebung. Diese erscheint geschwollen, blaß; bräunliche oder mehr livide Flecken, die der Hämolyse ihre Existenz verdanken, treten auf, oft auch oberflächliche, blutig-seröse Flüssigkeit enthaltende Blasen. Hat der Prozeß Zeit, lokal sein natürliches Ende zu erreichen, so kommt es — namentlich bei der „blauen Form" — zum brandigen Absterben der Teile mit anschließender entzündlicher Demarkierung. In gutartigeren Fällen sahen wir gelegentlich nur die Muskulatur sich unter profuser Eiterung abstoßen, während die Oberhaut größtenteils erhalten blieb, in leichtesten Fällen beschränkt sich die Nekrose auf Teile der Hautbedeckung. — Von größter Bedeutung ist der Nachweis der Gasgärung. Bei flachem Anschlagen mit einer stimmgabelartig gehaltenen Pinzette oder einem Bleistift gibt sich der charakteristische Schachtelton zu erkennen; diese Prüfung spielt bei der Beurteilung der Kriegsverletzungen auf dem Hauptverbandplatz eine wichtige Rolle. Im Röntgenbilde tritt die Luftansammlung im Gewebe deutlich in die Erscheinung; die Art der Anordnung der Luftblasen ist bei den einzelnen Formen des infektiösen Emphysems nicht ganz gleichartig, so daß diese Untersuchung gelegentlich sogar eine speziellere Beurteilung ermöglicht.

Die Diagnose des infektiösen Emphysems ergibt sich aus den voranstehenden Ausführungen. Dem Erfahrenen gelingt es oft, schon allein aus dem allgemeinen Aussehen des Patienten die lokale Komplikation mit Wahrscheinlichkeit zu vermuten; objektiv ist der Nachweis des Gases im Gewebe selbst von ausschlaggebender Bedeutung. Differentialdiagnostisch ist hierbei freilich stets zu berücksichtigen, daß ein gewisser Luftgehalt der frischen Wunde auch durch den Akt der Verletzung selbst zustande kommen kann, durch Ansaugung bei Bewegungen, sowie ferner auch durch Kommunikation mit lufthaltigen Gebilden (pneumatischen Schädelhöhlen, Respirations- und Intestinaltraktus, vgl. S. 62). Doch pflegt diese Beurteilung gewöhnlich keine besonderen Schwierigkeiten zu machen.

Die Prognose des infektiösen Emphysems ist im Ganzen zwar stets ernst, doch im einzelnen recht verschiedenartig. Neben den fulminant verlaufenden schwersten Fällen gibt es andere, in denen die Infektion mehr lokal bleibt und dann viel günstiger zu beurteilen ist. Aber selbst in anscheinend bösartigsten Fällen braucht man nicht immer von vornherein alle Hoffnung aufzugeben. Wiederholt sah man, daß Patienten, bei denen jeder Eingriff als aussichtslos unterlassen wurde, sich doch noch erholten. Leider bilden jedoch solche Beobachtungen eine seltene Ausnahme.

Therapie. Eine ausschlaggebende Bedeutung für die Bekämpfung des infektiösen Emphysem besitzt die Prophylaxe. Daß die operative und chemische Wundtoilette nach den Prinzipien, wie sie an früherer Stelle (S. 106) dargestellt wurde, imstande ist, der drohenden anaeroben Infektion weitgehend vorzubeugen, steht außer Zweifel. Die prophylaktische Anwendung spezifischer Sera, wie sie verschiedentlich hergestellt und erprobt worden sind, bleibt dagegen im Erfolge recht unsicher (vgl. weiter unten).

Beim ausgebrochenen infektiösen Emphysem werden die notwendigen Maßnahmen wesentlich von der Art des Falles bestimmt. Bei leichteren Formen kann es genügen, die zerfallende Muskulatur des Wundgebietes auszuschneiden und durch Inzisionen, welche die bindegewebigen Interstitien bis in das gesunde Gewebe hinein freilegen, Abfluß zu schaffen, die „geschlossene" Infektion somit in die Verhältnisse der offenen Wunde überzuführen. In anderen Fällen bedarf es der gründlichen Exzision ganzer Muskelgruppen, um der fortschreitenden Infektion Halt zu gebieten. Rasche Progredienz im Bereiche des ganzen Extremitätenquerschnittes, Brandigwerden von Gliedabschnitten, das Einsetzen schwerer Allgemeinerscheinungen erfordert in der Regel die Absetzung mittels Amputation oder Exartikulation. Da am Rumpfe die Möglichkeit eines derartigen radikalen Vorgehens entfällt, so liegt darin ein prognostisch ungünstiger Faktor für diese Lokalisation begründet. Aber auch dort, wo die Absetzung nur im Bereiche des Gasödems erfolgen kann, bietet sie noch gewisse Chancen und ist daher gegebenenfalls zu versuchen. Das Vorhandensein schwerer Frakturen, die Eröffnung großer Gelenke, gleichzeitige Verletzung großer Gefäß- oder Nervenstämme werden im Zweifelsfalle den Entschluß zur Gliedabsetzung erleichtern.

Unter den konservativen Verfahren ist die theoretisch naheliegende gewebliche Insufflation von Sauerstoff bzw. die Einspritzung einer Wasserstoffsuperoxydlösung mit gutem Grunde wieder verlassen worden, da wiederholt tödliche Luftembolie sich hierbei ereignete.

Günstige Resultate erzielten Thies und Bier durch Anwendung einer automatisch mit kurzen Unterbrechungen arbeitenden „rhythmischen" Stauung; die Kompliziertheit des Apparates und die erforderliche große persönliche Erfahrung mit dieser Methode lassen sie jedoch für allgemeinen Gebrauch bisher nicht geeignet erscheinen. Auch die von Bier eingeführte Kataplasmenbehandlung ist ein Verfahren, das nur in der Hand des Kundigen mit Erfolg zu handhaben ist.

Nicht befriedigt haben bisher die Erfolge der Serotherapie, sei es in Form der prophylaktischen Anwendung, sei es der ausgebildeten Infektion gegenüber. Die Vorbedingungen liegen hier ja auch recht ungünstig, da es sich bakteriell beim infektiösen Emphysem nicht um eine einheitliche Infektion handelt. Im Tierversuch fand S. Weil, daß bei Gegenwart von Gewebsquetschungen sowohl das antitoxische Serum nach v. Wassermann und Ficker als auch das polyvalente Höchster Serum versagte. Damit wird aber praktisch der Serotherapie ihr eigentlichstes Gebiet entzogen.

II. Gashaltige Phlegmonen und Abszesse.

Unter der obigen Bezeichnung werden recht verschiedenartige Dinge zusammengefaßt, doch lassen sie sich im Prinzip in zwei Hauptgruppen sondern. Erstere betrifft Phlegmonen oder Abszesse, bei denen abgestorbene Gewebsbestandteile sekundär einer fauligen Vergärung anheimfallen; die zweite, ihrem Wesen nach und zumal auch prognostisch dem infektiösen Emphysem näherstehende Gruppe bezeichnet die von vornherein gangräneszierend und mit Gasbildung verlaufenden Phlegmonen. Die primär einsetzende heftige entzündliche, zur Eiterung führende aktive Reaktion des Organismus gibt hierbei das wichtigste Kriterium gegenüber dem echten Gasbrand ab. Allerdings können sich in späteren Stadien, wenn es beim infektiösen Emphysem bereits zur Demarkierung der abgestorbenen Teile gekommen ist, diese Unterschiede wieder verwischen.

Der bakteriellen Natur nach handelt es sich bei allen diesen Vorgängen gewöhnlich um Mischinfektion und zwar zumeist um das gleichzeitige Auftreten von Sauerstoffzehrern neben den fakultativen Anaerobiern (Proteus,

Koli einschließlich der Parakoligruppe, zu der namentlich der Bac. lactis aerogenes gehört) oder den **obligaten Anaerobiern** der verschiedensten Art und Form (Bazillen der Butyrikusgruppe, anaerobe Diplo- und Streptokokken und andere). Die Schwierigkeit der anaeroben Züchtung verhindert dabei oft die exakte Differenzierung der häufig in zahlreichen Typen gleichzeitig vorkommenden Spaltpilze.

Gutartige nicht-gangräneszierende gashaltige Phlegmonen, die unter den Begriff der ersten Kategorie unserer Einteilung fallen, sahen wir im Anfange des Krieges unter den Verwundeten des östlichen Kriegsschauplatzes in größerer Zahl, namentlich wenn längere Transporte vorausgegangen waren. Die Auftreibung der betroffenen Gliedabschnitte war oft recht erheblich, doch fehlte die für das infektiöse Emphysem charakteristische Veränderung der Hautfarbe, sowie das feinblasige Knistern unter der Haut, das Allgemeinbefinden war wenig gestört und einige Stichinzisionen reichten meist aus, um das pfeifend ausströmende Gas und den nachfolgenden reichlichen Eiter zu entleeren und damit den Prozeß der Heilung zuzuführen. Man hatte also ganz den Eindruck einer sekundären Gasbildung auf dem Boden einer relativ gutartigen Phlegmone. In der Friedenschirurgie sah ich mächtige Gasentwicklung bei einem im Anschluß an eine Pankreasnekrose entwickelten retroperitonealen Abszeß. Nicht selten findet sich auch freies Gas bei vom Gastro-intestinaltractus ausgehenden putriden Eiterungen, doch handelt es sich hierbei oft auch nur darum, daß die Darmgase selbst in den Abszeß übertreten. Ähnliche Zersetzungen — wie bei den eingangs aufgeführten Beispielen — können auch in der Pleurahöhle Platz greifen in Gestalt gashaltiger stinkender Empyeme, die nicht von einem Brandherde der Lunge auszugehen brauchen [1]).

Zum Teil leiten jedoch Fälle wie die letztgenannten bereits über zur zweiten Gruppe, d. h. der **gasbildenden gangränösen Phlegmone.**

In schwerster Form sahen wir eine solche entstehen nach einer Rektumamputation, bei der die große Wunde primär fest geschlossen war. Wir sahen ferner auf dem Obduktionstisch einen Fall von foudroyanter gasbildender Lebernekrose mit Kolisepsis, deren Entstehen auf einem operativen Unglücksfall beruhte, indem bei der Exstirpation der Gallenblase die für den Zystikus bestimmte Ligatur auch den Choledochus abschnürte und damit die bereits infizierte Galle blockierte. L. Schlesinger, der in neuerer Zeit eine Zusammenstellung der durch den Bazillus **Proteus** hervorgerufenen Infektionen gegeben hat [2]), beschrieb eine schwere tödlich endende Gasphlegmone, die sich an einen periproktitischen Abszeß angeschlossen hatte; im Eiter neben Staphylokokken massenhaft Proteusbazillen [3]). Ähnliche bösartige Gasphlegmonen können sich ferner an die Perforation eingeklemmter Brüche anschließen, sowie die infektiöse **Urininfiltration** oder eitrige Entzündungen bei **Diabetikern** — also Zustände, bei denen das Vorhandensein einer gärfähigen Substanz mit einer erhöhten Empfänglichkeit des Gewebes einhergeht — in verhängnisvoller Weise komplizieren.

Einer einheitlichen klinischen und prognostischen Betrachtung sind diese Prozesse wegen ihrer außerordentlichen Verschiedenheit im einzelnen nicht zugänglich. Die Grundsätze ihrer Therapie fallen mit den für die Behandlung der Eiterungen überhaupt geltenden zusammen.

---

[1]) Vgl. Dieulafoy, Pleurésies ozéneuses. Clin. méd. de l'Hotel Dieu IV. 1903.

[2]) Inaug.-Dissert. Breslau 1919.

[3]) Doch ist der Proteus nicht etwa ein obligater Gasbildner. Es lehrt dies z. B. ein von mir (Berlin. klin. Wochenschr. 1914. Nr. 39) mitgeteilter Fall von Phlegmone des Cavum Retzii ohne Gasbildung, bei dem sich dieser Parasit in Reinkultur vorfand.

12*

III. Die gangräneszierende Phlegmone.

Auch hierbei handelt es sich in der Regel um eine Mischinfektion von Fäulniserregern und pyogenen Keimen. Prinzipiell ist hierbei zu unterscheiden zwischen der primären gangräneszierenden Phlegmone und solchen Fällen, in denen die Gangrän als einfacher Fäulnisvorgang sekundär in den durch die Phlegmone gesetzten nekrotischen Gewebsbezirken Platz greift. Man sieht das letztere zum Beispiel nicht selten bei umfangreichen mit Sehnennekrose einhergehenden Phlegmonen an Hand und Unterarm, wenn die Demarkation erfolgt ist und die Wundpflege zu wünschen übrig läßt. Auch bei alter vernachlässigter nekrotisierender Osteomyelitis pflegt die Jauchung meist nicht auszubleiben. Eine wesentliche Bedeutung kommt jedoch dieser Komplikation meist nicht zu, da die bestehende Abgrenzung durch das Granulationsgewebe die Resorption putrider Substanzen verhindert, außer wenn sich Verhaltung einstellt.

Ganz anders sind dagegen diejenigen Fälle zu beurteilen, in denen der gangränöse Gewebszerfall eine wesentliche Eigenschaft der fortschreitenden Phlegmone selbst bildet. Die gefürchtete feuchte Gangrän, wie sie im Gefolge von Erfrierungen, beim Diabetes, seltener beim Altersbrand vorkommt (vgl. Zehnter Abschnitt, Kap. III), fällt vielfach durchaus unter diesen Begriff. Manche Fälle von Bruchsackphlegmone infolge intestinaler Perforation, mediastinale aus Durchbrüchen von Ösophaguskarzinomen hervorgehende Zellgewebseiterungen, vom Darme ausgehende retroperitoneale Phlegmonen gehören hierher. Auch die an Menschenbißverletzung sich anschließenden oft recht bösartigen Eiterungen verlaufen nicht selten unter dieser Form. Ganz allgemein nehmen ferner alle mit dem Verdauungstraktus in Verbindung stehenden eitrigen Infektionen oft einen solchen Charakter an; es entspricht dem die Häufigkeit des Befundes von Anaerobiern in peritonitischen Exsudaten [1]). Die schweren Fälle von destruktiver Entzündung des Wurmfortsatzes oder der Gallenblase bedeuten ja vielfach nichts anderes als jauchige bzw. gangräneszierende Phlegmonen dieser Organe. Ein Gegenstück hierzu im kleinsten Maßstabe und von gutartigerem Charakter bildet die der Wurzelhautentzündung kariöser Zähne häufig vorangehende Pulpagangrän.

Ob bei derartigen Infektionen Gas auftritt, hängt mehr von Zufälligkeiten in der Zusammensetzung der Mischinfektion ab, auch kann die Gasbildung mitunter noch nachträglich einsetzen bzw. — wenn ursprünglich vorhanden — später wieder aufhören. Es bestehen also fließende Übergänge dieser Infektionsformen zur eigentlichen Gasphlegmone.

Praktisch ist die prognostisch so wesentliche Entscheidung zwischen der sekundären Gangrän bei Phlegmonen und der primär gangräneszierenden fortschreitenden Eiterung in der Regel einfach. Therapeutisch fallen die für die erste Gruppe erforderlichen Maßnahmen unter den Begriff der Nachbehandlung infizierter Wunden; bei letzterer sind die Grundsätze der Phlegmonenbehandlung (vgl. S. 122) bzw. der feuchten Gangrän (vgl. siebenter Abschnitt, Kap. II) sinngemäß anzuwenden.

IV. Der Hospitalbrand und verwandte Prozesse[2]).
(Fuso-Spirillosen.)

Der Hospitalbrand — auch Nosokomialgangrän, Pourriture d'hôpital genannt — stellte in der vorantiseptischen Zeit eine gefürchtete Wundkom-

---

[1]) Vgl. S. Weil, Ergebn. d. Chirurg. Bd. 2. 1911.
[2]) Rosenbach, Der Hospitalbrand. Stuttgart 1880.

plikation dar, die, wie es ihr Name besagt, in manchen chirurgischen Spitälern oder Lazaretten geradezu endemisch auftrat und selbst harmlosesten Wunden einen gefährlichen Charakter zu geben vermochte. Die Einführung der rationellen Wundversorgung hat diese Form der Hospitalinfektion längst aus den chirurgischen Arbeitsstätten gebannt, so daß unsere Kenntnis darüber ausschließlich Darstellungen der vorbakteriologischen Zeit entstammt. Exakte, den heutigen Anforderungen entsprechende ätiologische Untersuchungen fehlen demgemäß und so erklärt es sich, daß unter der Bezeichnung „Hospitalbrand" vielfach recht verschiedene Dinge zusammengefaßt worden sind. So wurde vor allem gegenüber der Wunddiphtherie — die nach Heine mit der Nosokomial-gangrän sogar identisch sein sollte — eine scharfe Grenze meist nicht gezogen; andere früher als Hospitalbrand bezeichnete Fälle fallen zweifellos unter den Begriff der Wundgangrän, der putriden oder gashaltigen Phlegmone. Immerhin heben sich jedoch aus der Fülle der Beschreibungen gewisse prägnante, scharf umschriebene Sonderformen ab, die nicht in den Rahmen der gewöhnlichen Infektionen passen und somit den Hospitalbrand als Morbus sui generis charakterisieren.

Zumeist handelt es sich um eine Erkrankung der granulierenden Wunde. Während die per secundam verlaufende Heilung vielleicht bisher ungestört verlief, kommt es plötzlich unter lebhafter Beeinträchtigung des Allgemeinbefindens, Fieber, Auftreten von Schmerzen zu einer herdförmigen oder totalen Veränderung der Granulationen. Dieselben werden mißfarbig, von Blutpunkten durchsetzt mit oder ohne Fibrinbeschläge, die mitunter eine Dicke von mehreren Millimetern erreichen können; der veränderte Bezirk schmilzt geschwürig ein unter entzündlicher Reaktion der Umgebung (ulzeröse Form). In anderen Fällen quellen die von Blut und Fibrin dicht durchsetzten Granulationen zunächst unter fauliger Zersetzung und Gasbildung auf (pulpöse Form), so daß der unterhalb nach der Tiefe zu fortschreitende jauchige Zerfall anfangs verdeckt wird. Die Umgebung kann weitgehend in Mitleidenschaft gezogen werden, Blasenbildung, gelegentlich das Auftreten lymphangitischer Stränge wurde beobachtet.

Ähnliche Vorgänge können sich aber auch an frühere Stadien der Wundheilung sowie an frische Verletzungen — selbst unscheinbarster Art — anschließen.

Die Schwere des Prozesses wechselt außerordentlich. Mitunter bleibt es bei der Bildung mehr oberflächlicher abgegrenzter Geschwüre, in deren Boden gesunde Granulationen aufschießen und rasche Heilung herbeiführen. In anderen Fällen steht die Progredienz und Jauchung im Vordergrunde. Sowohl in der Fläche wie nach der Tiefe zu kann der Zerfall rasch fortschreiten und selbst die widerstandsfähigsten Gewebsschichten durchsetzen. Gelenke können hierbei eröffnet werden, Sehnen zerstört und große arterielle Stämme arrodiert werden, so daß lebensgefährliche Blutungen auftreten. Die Eröffnung der großen Bindegewebsinterstitien zwischen Sehnen und Muskeln disponiert zu phlegmonöser Ausbreitung in diesen Bezirken. Der Tod kann unter den Zeichen der septischen Allgemeininfektion eintreten, doch sind Metastasen selten und beruhen wohl stets auf pyogener Mischinfektion.

Das absolute Dunkel, das über der Ätiologie des Hospitalbrandes lange schwebte, hat erst in neuerer Zeit begonnen sich einigermaßen zu lichten. Von besonderer Bedeutung erwiesen sich hierbei die Untersuchungen Vincents[1]), der 1896 eine größere offenbar hierher gehörige Endemie in Algerien beobachtete und hierbei regelmäßig ein schlankes anaerobes Stäbchen — den Bacillus

---

[1]) Ann. de l'inst. Pasteur. 1896.

fusiformis — zumeist gemeinsam mit einer Spirochäte beobachtete. Man findet sonst den Fusiformis häufig in schlecht gehaltenen Mundhöhlen als reinen Saprophyten; dagegen scheint die unter den gleichen Bedingungen fast konstant anzutreffende Mundspirochäte mit der von Vincent beschriebenen Form nicht identisch zu sein. Überhaupt können die bei den hier zu besprechenden Krankheitsformen auftretenden Spirochäten gewiß recht verschiedenartigen Typen angehören, so daß die Bezeichnung Spirillose hier nur einen Sammelbegriff bedeutet. Pyogene Mischinfektion begleitet zumeist die Fuso-Spirillose. — Wenn nun auch Tierversuche im allgemeinen versagten, so legt doch die Regelmäßigkeit der Befunde Vincents die Annahme einer ätiologischen Bedeutung derselben für den Hospitalbrand nahe. Diese Mutmaßung wird dadurch verstärkt, daß in der Folge nun auch bei anderweitigen Erkrankungen, die zum Hospitalbrande in engerer oder weiterer Beziehung stehen, ebenfalls die gleichen Erreger häufig angetroffen wurden. Es gilt dies zunächst für das sogenannte „Ulcus tropicum" der heißen Länder, eine vorzugsweise die untere Extremität befallende brandige Geschwürsform, die mit penetrantem Gestank verläuft und sich selbst an geringfügigste Kontinuitätstrennungen der Haut anschließen kann. Manche Ulcera bleiben oberflächlich, andere zeichnen sich durch unaufhaltsame Neigung zur Tiefenentwickelung aus; wie beim klassischen Hospitalbrand werden auch die Faszien, Muskeln, Sehnen, Blutgefäße zerstört, selbst der Knochen kann der Destruktion anheimfallen. Fast alle Untersucher fanden hierbei Spirochäten und den fusiformen Bazillus, in dem Lenz den eigentlichen Erreger dieser progredienten Nekrose erblickt [1]).

Es gehören ferner hierher eigenartige mit Gangrän und raschem Zerfall einhergehende Geschwürsbildungen an den Genitalien und ihrer weiteren Umgebung, die als **Ulcera gangraenosa** bezeichnet werden. Diese können teils selbständig auftreten, mitunter auch als „Phagedänismus" venerische Primäraffekte komplizieren. Zahlreiche Untersuchungen Matzenauers [2]), die von Róna [3]), Stümpke [4]) u. a. bestätigt wurden, erbrachten hierbei die große Regelmäßigkeit des Vorkommens der Fuso-Spirillose, und da auch klinisch diese Fälle mit dem Verhalten des klassischen Hospitalbrandes vielfach weitgehend übereinstimmen, werden in der neueren dermatologischen Literatur derartige Affektionen geradezu als „Nosokomialgangrän" bezeichnet. Wahrscheinlich dürfte auch ein Teil der als Fourniersche Genitalgangrän bezeichneten Fälle [5]) hierher gehören, worunter man einen rasch fortschreitenden infektiösentzündlichen Brand der Haut von Penis und Skrotum versteht. Freilich ist die Ätiologie dieser Erkrankung nur teilweise geklärt und gewiß nicht einheitlich; so stehen manche derselben zweifellos auf der Stufe des gangränösen Erysipels. (Vgl. S. 128). Auch beim Fleckfieber sowie in schweren Typhusfällen, ausnahmsweise auch beim Diabetes, wird ähnliches beobachtet.

Im übrigen beschränkt sich jedoch das Auftreten jener gangränösen Ulzera nicht strikte auf die Genitalregion, sondern kommt gelegentlich auch an anderen Körperstellen vor. So sah Róna diesen Prozeß sich an eine Schürfverletzung des Unterschenkels, die der Patient mit Speichel behandelt hatte, anschließen, Pollak [6]) auf dem Boden eines alten Ulcus cruris — also ganz nach der Art des alten Hospitalbrandes — sich entwickeln, jedesmal mit dem gleichen bakteriologischen Befunde. Einen tödlich verlaufenden Fall dieser

---

[1]) Vgl. C. Goebel, Chirurgie der heißen Länder. Ergebn. d. Chirurg. u. Orthop. III. 1911.

[2]) Wien. klin. Wochenschr. 1900. S. 467. Arch. f. Dermatol. u. Syphilis. Bd. 55. 1901.

[3]) Arch. f. Dermatol. u. Syphilis. Bd. 67. 1903. Bd. 71. 1904.

[4]) Dermatol. Wochenschr. 1919. Nr. 28.

[5]) Vgl. Küttner. Berlin. klin. Wochenschr. 1916. Nr. 33.

[6]) Wien. klin. Wochenschr. 1904. Nr. 35.

Art — als „nomaartig" bezeichnet (s. w. u.) — mit multipler Lokalisation hat Möller [1]) mitgeteilt.

Ebenfalls gewisse verwandtschaftliche Züge zum Hospitalbrand weist die **Noma,** auch Wasserkrebs genannt, auf, die eine besondere Form schwerster Stomatitis darstellt. Auch hier handelt es sich um einen geschwürsartigen, rasch progredient nach der Tiefe fortschreitenden brandigen Gewebszerfall mit Neigung zur weiteren Ausbreitung in Form einer gangränösen Phlegmone. Besonders charakteristisch ist die Perforation der Wange; die Zerstörung der Weichteile und der angrenzenden Partien kann innerhalb weniger Tage gewaltige Dimensionen erreichen. Die Mehrzahl der Fälle endigt tödlich. Meist werden Kinder betroffen. Vorbedingung scheint eine erhebliche Herabsetzung des allgemeinen Kräftezustandes zu sein, wie sie namentlich durch vorausgegangene Infektionskrankheiten (Typhus, Masern, Scharlach) oder durch Tuberkulose herbeigeführt wird. Ausnahmsweise kann auch die merkurielle Stomatitis — s. w. u. — diese Entwickelung nehmen. Bakteriell handelt es sich bei der Noma freilich keineswegs um einen einheitlichen Prozeß; so wurden außer der Fuso-Spirillose [2]) in anderen Fällen auch Diphtheriebazillen, Streptothrix u. a. nachgewiesen. (Vgl. S. 202).

Milder pflegen andere im Bereiche des Mundes und des Rachens sich abspielende fuso-spirilläre Infektionen sich zu gestalten.

Es gehört hierher vor allem die Plaut-Vincentsche Angina [3]) — Angina ulcero-membranacea —, wobei der mitunter erhebliche lokale Befund, welcher durch fibrinöse dichte Beläge und ulzerösen Zerfall charakterisiert ist, oft lebhaft kontrastiert mit der geringen Beeinträchtigung des Allgemeinbefindens und dem gewöhnlich günstigen Verlaufe. Die Erkrankung bietet im übrigen kein chirurgisches Interesse, so daß dieser kurze Hinweis genügen darf.

Auch bei anderen fauligen, mit Gewebszerfall einhergehenden Veränderungen der Mundhöhle lassen sich der Fusiformis sowie ihn begleitende Spirochäten häufig nachweisen, so z. B. bei der auf dem Boden skorbutischer Zahnfleischblutungen entstehenden Gingivitis sowie der Stomatitis mercurialis; auch bei der chronischen fauligen Eiterung der Alveolarfächer — der „Alveolarpyorrhöe" — ist diese Flora gewöhnlich anzutreffen. Doch besitzen die genannten Bakterien bei diesen Prozessen nicht immer die Bedeutung des eigentlichen „Erregers", sondern es handelt sich hierbei oft wohl nur um ein saprophytäres Wachstum in fäulnisfähigem Terrain. Auch bei der Lungengangrän können „Spirillen" auftreten (Stepp).

In manchen Fällen verläuft die Fuso-Spirillose sogar unter dem Bilde der banalen pyogenen Infektion. Wir selbst sahen dies wiederholt bei meist gutartigen ziemlich torpiden umschriebenen Phlegmonen bzw. Abszedierungen des Halses, deren Eintrittspforte mit Wahrscheinlichkeit im Bereiche der Mundhöhle zu suchen war [4]). Eine Beteiligung der Lymphdrüsen trat in keinem dieser Fälle hervor. Besonderes Interesse bot eine dieser Beobachtungen, bei der sich im geruchlosen Eiter der Bacillus fusiformis in Reinkultur vorfand. Die fötide Beschaffenheit, welche den meisten Infektionen, an denen der Fusiformis sich beteiligt, eigen ist, muß also wohl auf Rechnung der Mischinfektion gesetzt werden. Die Bezeichnung des Vincent-

---

[1]) Dtsch. med. Wochenschr. 1923. Nr. 28, S. 913.
[2]) Vgl. Gins, Handbuch von Kolle-Wassermann, 2. Aufl. Bd. 5, S. 1003. 1913. Plaut, Dtsch. med. Wochenschr. 1921. S. 211.
[3]) A. Meyer, Volkmanns Samml. klin. Vortr. 137/38. 1908.
[4]) Berlin. klin. Wochenschr. 1917. Nr. 29.

schen Bazillus als „Stinkspieß" — wie es in der bakteriologischen Literatur vielfach üblich ist — besteht somit nicht ganz zu Recht.

Ganz ungewöhnlich verhielt sich ein an anderer Stelle[1]) von mir beschriebener Fall von Fuso-Spirillose des Halses, der unter dem Bild einer chronischen derben Infiltration der Haut und des subkutanen Zellgewebes verlief mit stellenweiser Einschmelzung und fistulöser Perforation: im geruchlosen Eiter fanden sich kleine weiße Körnchen, so daß der Befund zunächst durchaus einer Aktinomykose entsprach. Bakteriologisch ergab sich indessen der Nachweis einer mischinfizierten Fuso-Spirillose; die weißen Körnchen bestanden aus Kolonien des Bacillus fusiformis. Coronini und Priesel[2]) haben in der Folge über ähnliche Beobachtungen berichtet. —

Nur wenige Fälle sind andererseits bekannt, in denen die Fusiformiseiterung einen bösartigen metastasierenden Charakter annahm. Eine Zusammenstellung der spärlichen Kasuistik ist in meiner oben zitierten Mitteilung enthalten. —

Die Therapie dieser Erkrankungsformen bietet besondere Probleme nur hinsichtlich des Hospitalbrandes und der ihm nahestehenden gangränösen Zerfallsprozesse. Als souveränes Mittel galt hierbei in älterer Zeit die gründliche Exzision der befallenen Gewebsteile, kombiniert mit der Verschorfung durch das Glüheisen oder mittels Chlorzink. Auch bei der Noma ist mit derartigem energischen Vorgehen selbst in anscheinend verzweifelten Fällen gelegentlich noch Erfolg erzielt worden[3]); nach Goljanitzki wird als unterstützende Maßnahme die örtliche Anwendung von Cuprum sulfuricum in $10\,^0/_0$iger Lösung gerühmt[4]). Konservativer verhält man sich im allgemeinen bei den Ulcera gangraenosa der Genitalsphäre, bei denen Ätzungen mit konzentrierter Karbolsäure vielfach gelobt werden; nur bei rasch fortschreitender Infektion, zumal in manchen Fällen von Fournierscher Gangrän, bleibt mitunter nichts anderes übrig, als die gangränösen Teile abzutragen und durch breite bis in die gesunde Umgebung geführte Inzisionen eine Entlastung der bedrohten Gewebe herbeizuführen. Plastische Eingriffe können dann später — und dies gilt namentlich auch für die Noma — erforderlich werden, um die entstandenen Defekte zu decken. Günstige Erfahrungen, die neuerdings mit der Salvarsantherapie der Plaut-Vincentschen Angina gemacht wurden, müssen es weiterhin nahelegen, diese Behandlungsart auch auf andere Formen der Fuso-Spirillose zu übertragen. Beim Ulcus tropicum (vgl. Mühlens)[5]), sowie den Ulcera gangraenosa der Genitalregion (Stülpke), ferner der Noma (Plaut, l. c.) und bei der Lungengangrän (Stepp)[6]) ist dies auch bereits geschehen. Die damit erzielten Resultate sind durchaus ermutigend und fordern zu weiteren Versuchen in dieser Richtung auf. Curschmann hat Neosalvarsan[7]) für gleiche Zwecke empfohlen.

C. Die septische Allgemeininfektion[8]).

Eine gewisse Beteiligung des Gesamtorganismus findet auch bei örtlich umschrieben bleibenden akuten chirurgischen Infektionen statt. Schon das Auftreten von Fieber, die Alarmierung des leukozytären Apparates in Gestalt

---

[1]) Zentralbl. f. Chirurg. 1918. Nr. 8.
[2]) Frankfurt. Zeitschr. f. Pathol. 23. S. 191, 1920.
[3]) Perthes, Chirurgenkongr. 1899.
[4]) Ref. Zentralorg. f. d. ges. Chirurg. 24, S. 356. 1924.
[5]) Handbuch von Kolle-Wassermann. 2. Aufl. Bd. 10, S. 1003. 1913.
[6]) Therap. Halbmonatshefte. 1920. Nr. 6.
[7]) Med. Klinik. 1922. S. 1200.
[8]) Lenhartz, Die septischen Allgemeinerkrankungen. Wien 1903.
Bertelsmann, Die Allgemeininfektion bei chirurgischen Infektionskrankheiten. Dtsch. Zeitschr. f. Chirurg. Bd. 72. 1904. — Lexer, Chirurgenkongr. 1922. II, S. 315.

einer Leukozytose bzw. einer Hemmung dieser Elemente sind als elementarste Allgemeinreaktionen aufzufassen; in schweren Fällen finden wir Einwirkungen auf das Sensorium, den kardio-vaskulären Apparat, vermehrten Zerfall der Erythrozyten des Blutes — um nur einige wichtigste Tatsachen zu nennen. Zum Teil handelt es sich hierbei um die Folgen einer Toxinresorption im erweiterten Sinne, d. h. auch der bereits früher erwähnten „Gewebsgifte" (S. 40) — Toxinämie. In anderen Fällen wird diese Fernwirkung vermittelt durch das Eindringen der Erreger in die Blutbahn selbst.

Wir wissen heute, daß dieses — in vorübergehender Form als **Bakteriämie** bezeichnete — Ereignis auch bei manchen lokalisierten Infektionen — wie etwa den Sehnenscheidenpanaritien, der Angina, bei Furunkeln u. a. — keineswegs selten vorkommt und durchaus nicht immer von schweren Folgen begleitet zu sein braucht.

Alle derartigen akuten Prozesse, die zum Hervorrufen einer Toxinämie oder Bakteriämie — zumeist wohl in kombinierter Form — befähigt sind, werden im allgemeinen Sprachgebrauch vielfach auch als s e p t i s c h e I n f e k t i o n e n bezeichnet, ein Begriff, der sich naturgemäß nicht ganz scharf fassen läßt und mehr nur den praktischen Bedürfnissen Rechnung trägt.

Unter **Sepsis** i m e n g e r e n S i n n e verstehen wir dagegen diejenigen Infektionsformen, bei denen die Bakterieninvasion des Gesamtorganismus keinen vorübergehenden Charakter trägt, sondern durch fortschreitende Zunahme der Keime außerhalb des Primärherdes — vielleicht sogar unter Vermehrung innerhalb der Blutbahn selbst — eine entscheidende selbständige Bedeutung gewinnt [1]). In manchen Fällen wird der befallene Organismus geradezu ein lebendiger Nährboden für die Bakterien, die ihn v ö l l i g d u r c h s e t z e n; in anderen Fällen tritt die Allgemeininfektion vorwiegend h e r d w e i s e in Gestalt mehr oder weniger zahlreicher Abszesse auf. Man hat diese beiden Formen auch als r e i n e S e p s i s gegenüber der **Pyämie** unterschieden. In Wirklichkeit lassen sich aber oft keine strengen Grenzen ziehen; wir beschränken uns daher auf die Bezeichnung der s e p t i s c h e n A l l g e m e i n i n f e k t i o n mit oder ohne M e t a s t a s e n. Klinisch freilich ist auch diese Unterscheidung oft nur mit Vorbehalt zu treffen, da der Nachweis der Metastasen nicht selten erst auf dem Sektionstisch gelingt.

Theoretisch läßt sich die Frage, warum es in manchen Fällen zu Metastasen kommt, in den anderen der „septische Typus" überwiegt, nicht restlos beantworten. Je virulenter die Infektion ist und je rapider sie abläuft, desto mehr pflegt im allgemeinen der rein „septische" Typus zu überwiegen. Das Auftreten metastatischer Eiterungen deutet dagegen darauf hin, daß der Gesamtorganismus infolge seiner natürlichen Schutzvorrichtungen offenbar keinen besonders geeigneten Kulturboden für die eingedrungenen Keime darstellt; diese können sich daher nur in besonders d i s p o n i e r t e m lokalem Terrain ansiedeln. Die einsetzende Eiterung ist also ein Zeichen dafür, daß der leukozytäre Schutzapparat nicht außer Funktion gesetzt ist. Worin diese örtliche Disposition für das Auftreten von Metastasen begründet liegt, ist freilich durchaus nicht immer zu erkennen. In manchen Fällen handelt es sich um die Vereiterung traumatischer Blutungsherde — z. B. Frakturhämatome —, ebenso sind Körperstellen, die bei bettlägerigen Kranken stärkerem dauernden Druck

---

[1]) Sepsis ($\sigma\tilde{\eta}\psi\iota\varsigma$) bedeutet eigentlich Fäulnis, und es ist daher von mancher Seite die Übertragung dieses Begriffes auf die chirurgische Allgemeininfektion beanstandet worden. Der Ausdruck ist indessen so sehr in den allgemeinen Sprachgebrauch übergegangen, daß er seinen „fauligen Beigeschmack", um mit Lenhartz zu reden, längst verloren hat. Es stößt sich ja auch niemand an dem Wort „Arterie", obwohl dieses eigentlich „Luftröhre" bedeutet.

ausgesetzt sind, zur hämatogenen Infektion disponiert. Ein typisches Beispiel hierfür bilden die metastatischen Glutäalabszesse. Bei der häufigen Entstehung metastatischer Eiterungen auf Grund einer thrombophlebitischen Embolie wird die Ansiedelung der mitgeführten Keime offenbar dadurch begünstigt, daß der verstopfende Embolus selbst örtliche Zirkulationsstörungen hervorruft und damit eine Schädigung des Gewebes eintritt. Doch kann auch unter solchen Umständen die Vereiterung des Infarktes gelegentlich ausbleiben.

Die häufige Beteiligung der größeren Gelenke und der serösen Häute — zumal des Perikards und der Meningen — weist wohl auf eine besondere Empfänglichkeit dieser Territorien hin. Unter den allgemeinen Faktoren, die zum Eintritt der septischen Allgemeininfektion disponieren, nimmt eine besondere Stelle der Diabetes ein. Der hierbei vorhandene vermehrte Gewebszucker wirkt auf das Bakterienwachstum offenbar ebenso günstig wie bei Zusatz zu künstlichen Nährböden. Praktisch weniger belangreich aber theoretisch interessant sind ferner jene Zustände, die zum Schwunde der polymorphkernigen weißen Blutzellen führen. Der Organismus ist in solchen Fällen den eindringenden Parasiten gegenüber wehrlos und wird von ihnen rapide überflutet. Die akute lymphatische Leukämie entspricht dem schwersten Grade dieser Knochenmarksveränderung.

Die Erreger der septischen Allgemeininfektion sind identisch mit denjenigen der Wundinfektion überhaupt. Streptokokken, Staphylokokken, Kolibazillen, Pneumokokken stehen hierbei, soweit es die chirurgischen Infektionen betrifft, an erster Stelle; auf die Beziehungen der Anaerobier zur septischen Allgemeininfektion wurde bereits früher hingewiesen. Die Mischinfektion spielt auch bei der generalisierten Sepsis eine Rolle.

Die Eintrittspforten der septischen Allgemeininfektion sind äußerst mannigfach. Bei hochvirulenten Erregern — wie sie namentlich für die ärztlichen und Leicheninfektionen in Betracht kommen — können selbst geringfügigste äußere Verletzungen zum Ausgangspunkt der Sepsis werden. In der vorantiseptischen Zeit schwebte dieses Schicksal über jeder Operationswunde. Sonst sind es hauptsächlich große Zertrümmerungsverletzungen der Extremitäten durch Überfahrung, Schuß oder dgl., offene Knochenbrüche, Eröffnung großer Gelenke, die zum Eintritt der Allgemeininfektion disponieren. In anderen Fällen handelt es sich zunächst oft nur um geringfügig erscheinende Primäraffekte: die Furunkel der Haut, die Angina, selbst dentale Entzündungen, namentlich vom Weisheitszahn ausgehend, sind in dieser Hinsicht zu nennen; eine besondere Stellung nehmen die Karbunkel und die malignen Oberlippenfurunkel ein. Eine wichtige Rolle spielen die Eiterungen des Mittelohrs, die uterine Infektion im Anschluß an Partus oder Abort, Infektionen der Harnwege, des Gallensystems; ferner sind zu nennen ulzerierende Geschwülste, die fistulöse mischinfizierte Tuberkulose der Knochen und Gelenke, namentlich bei Vorhandensein großer „kalter Abszesse" u. a. Selbst von wiederaufflackernden Herden „ruhender Infektion" (vgl. S. 42) kann die septische Allgemeininfektion ihren Ausgang nehmen.

Der Eintritt der Bakterien in die Blutbahn erfolgt teils direkt, teils auf dem Wege des Lymphsystems mit oder ohne manifeste Lymphangitis. Auf die Bedeutung, die dem Fehlen von Lymphdrüsengruppen in dieser Hinsicht zukommen kann, wurde schon früher hingewiesen. (Vgl. S. 135.) Durchaus nicht immer vollzieht sich der Einbruch in die Blutbahn unter groben Veränderungen an Ort und Stelle; in anderen Fällen bildet das vermittelnde Glied eine eitrige Thrombophlebitis. (Vgl. S. 140.) Für gewisse Formen der puerperalen Infektion, der otitischen Eiterungen, der Oberlippenfurunkel ist diese intermediäre Thrombophlebitis durchaus charakteristisch; sie ist es auch, welche der metastasierenden Sepsis vorwiegend zugrunde liegt.

Als Sitz der pyämischen Abszedierungen oder sonstiger Herderkrankungen kommt in erster Linie die Lunge in Betracht, sodann die drüsigen Organe wie Parotis, Leber, Nieren, Milz, Gehirn; ferner die größeren Gelenke, Knochenmark, Sehnenscheiden und Schleimbeutel, die serösen Häute, das Herzfleisch, das innere Auge, die Muskulatur und das Subkutangewebe. Manche Fälle zeichnen sich durch zahlreiche Abszedierungen, die oft nur klein bleiben (miliare Abszesse), aus, in anderen bilden sich nur einzelne aber größere Herde. Mitunter bleibt es bei einer einzigen Lokalisation, so z. B. bei der hämatogenen Osteomyelitis oder dem paranephritischen Abszeß; doch pflegt unter diesen Umständen die sekundäre Lokalisation vielfach im Krankheitsbilde so völlig zu dominieren, daß der Begriff der septischen Allgemeininfektion hierbei zurücktritt und auch im allgemeinen Sprachgebrauch nicht zur Geltung gelangt. Die Art der Erreger ist auf die Lokalisation der Herde insoweit von Einfluß, als die Pneumokokken eine besondere Affinität zu den Gelenken, den serösen Häuten und der Lunge besitzen, noch ausgesprochener gilt die Bevorzugung der Gelenke für den Gonokokkus. Auch der Sitz des Primäraffekts kann gelegentlich von Bedeutung sein. So wird bei Eiterungen im Wurzelgebiete der Pfortader zunächst die Leber befallen, bei Herderkrankungen der Lunge ist das Gehirn und die Meningen besonders gefährdet. Die embolische Verschleppung infizierter venöser Gerinnsel in die Schlagadern des großen Kreislaufes ist nur möglich bei abnormer Kommunikation beider Herzhälften (offenem Foramen ovale) oder persistierendem Ductus Botalli. In anderen Fällen handelt es sich entweder um Pfröpfe, die aus dem Herzen selbst stammen, oder um rein bakterielle Emboli, welche imstande sind, den Lungenkreislauf zu passieren.

In der Haut führen derartige Mikrokokkenembolien zu umschriebenen Blutpunkten, die sich in Eiterpusteln umwandeln können. Finden derartige Embolien im Intestinaltraktus an Stellen statt, die der peptischen Einwirkung der Verdauungssäfte unterliegen, also namentlich im Magen und Duodenum, so ist damit die Möglichkeit einer geschwürigen Destruktion der infarzierten Partie gegeben; die sogenannten septischen Ulzera entstehen auf diese Weise. Bei rasch fortschreitender Zerstörung kann es hierbei zur Perforation nach der freien Bauchhöhle oder zu schweren Blutungen kommen, bedingt durch Arrosion arterieller Äste [1]). Außerdem besteht aber bei septischen Zuständen vielfach auch eine toxisch bedingte Neigung zu spontanen Blutungen in die Gewebe (vgl. S. 80). An Haut und Schleimhäuten tritt dieses Verhalten mitunter schon bei Lebzeiten sehr auffällig in die Erscheinung. Gefürchtet sind in dieser Hinsicht auch die diffusen septischen Nachblutungen aus Wunden ohne grobe Gefäßläsion. Im übrigen ist der autoptische Organbefund bei der nicht-metastasierenden Form der Sepsis charakterisiert durch parenchymatöse Degeneration der großen Drüsen sowie des Herzfleisches. Die Milz ist gewöhnlich vergrößert, weich, zerfließlich, so daß sie leicht beim Herausnehmen zerreißt. Häufig findet sich eine Endokarditis verruköser oder ulceröser Art. Auf die Schauorgane bei der Gasbrandsepsis wurde bereits früher hingewiesen (vgl. S. 176).

Das klinische Krankheitsbild der septischen Allgemeininfektion ist ungemein mannigfach. Zwischen fulminantesten Fällen, die — wie namentlich die Anaerobiersepsis — vielleicht nur nach Stunden zählen, oder etwa dem Oberlippenfurunkel, bei dem innerhalb weniger Tage alle lebenswichtigen Organe

---

[1]) Vgl. Melchior, Chirurgie des Duodenum. Stuttgart 1917. S. 88.

von zahllosen miliaren Abszessen durchsetzt sein können, der chronischen Pyämie andererseits, die sich mitunter über Monate und noch länger dahinzieht, um vielleicht schließlich zu heilen oder jenen gutartigen Fällen, in denen das septische Stadium nach raschem Verlauf wieder überwunden wird, gibt es zahllose Abstufungen und Übergänge. Wir müssen uns daher hier darauf beschränken, die wichtigsten klinisch in Betracht kommenden Kriterien herauszugreifen.

Der Allgemeineindruck ist in der Regel der einer schweren Erkrankung.

Fieber findet sich regelmäßig außer bei Kollapszuständen und manchen schweren Anaërobierinfektionen. Von besonderer Bedeutung ist das Auftreten von Schüttelfrösten. Ein solcher kann die Erkrankung einleiten, wie z. B. bei malignen Leicheninfektionen; in anderen Fällen tritt der Schüttelfrost erst dann auf, wenn es durch Vermittlung einer eitrigen Thrombophlebitis zum massiven Einbruch der Keime in die Blutbahn kommt. Rezidivierende Schüttelfröste sind daher besonders charakteristisch für die „Pyämie"; mitunter kann man beobachten, wie jedem Schüttelfroste das Auftreten einer neuen Metastase folgt. Auch die sogenannte „septische" Kurve — im engeren Sinne — zeigt gewöhnlich einen intermittierenden Verlauf; dem hohen abendlichen Anstieg folgt ein tiefer Temperatursturz morgens. Eine hohe Kontinua deutet dagegen im allgemeinen auf die Ausbildung umfangreicher Abszedierungen hin. Der Puls verläuft der Temperaturkurve parallel, eine darüber hinausgehende Frequenz und Labilität der Herztätigkeit muß stets den Verdacht einer komplizierenden Endokarditis erwecken. Der meist gesteigerte toxische Blutzerfall äußert sich durch das Auftreten von Urobilinurie. Bei protrahiert verlaufender Erkrankung kann sich auf diese Weise eine stärkere Anämie ausbilden; das fahle Aussehen der Sepsiskranken beruht mit hierauf. Ikterus deutet in der Regel auf direkte Beteiligung der Leber hin. In den sich länger hinziehenden Fällen kommt es oft zu hochgradiger Abmagerung; die trockenen Lippen, die tiefliegenden Augen geben dem äußeren Bilde der Sepsis einen charakteristischen Ausdruck. Das Sensorium pflegt bei schwerem und akutem Verlauf beeinträchtigt zu sein, mitunter besteht aber auch völlige Klarheit bis zum Ende.

Nierenerscheinungen in Gestalt leichter Albuminurie oder ausgesprochener Nephritis sind häufig. Rindenabszesse können als fortgeleitete perinephritische Eiterung in die Erscheinung treten.

Auf die Beteiligung des Magen-Darmkanals in Gestalt septischer Ulzerationen wurde bereits hingewiesen; nicht selten kommt es auch zu — toxischen? — Diarrhöen, die in späteren Stadien auf Amyloid beruhen können.

Die Möglichkeit des Dekubitus spielt bei allen septisch Kranken eine große Rolle; außer einer direkten Druckschädigung kann hierbei auch eine lokale hämatogene Infektion der Haut bzw. der unterliegenden Weichteile mit in Betracht kommen, wie bereits erwähnt wurde.

Falls es zur Bildung von Metastasen kommt, so machen diese im allgemeinen weniger Erscheinungen, als es bei entsprechenden rein örtlichen Prozessen der Fall zu sein pflegt. Das reaktive Vermögen des Organismus wird offenbar bereits durch die allgemeine Infektion größtenteils in Anspruch genommen, zum Teil mag auch eine relative Anpassung zwischen dem Wirtsorganismus und den Parasiten dabei in Betracht kommen. So fehlen z. B. oft selbst bei Vereiterung der großen Gelenke stärkere Schmerzen und Rötung der Haut, so daß die Metastasen mitunter geradezu gesucht werden müssen. Bei mangelnder Beobachtung kann daher die Einschmelzung ganz gewaltige Dimensionen erreichen.

Soweit in den ungünstig endenden Fällen der Tod nicht unmittelbar durch die Schwere der Infektion selbst erfolgt, beruht er bei mehr protrahiertem

Verlauf auf allgemeiner Erschöpfung, Versagen des Herzens, Hirnabszessen, Meningitis, Niereninsuffizienz, Pneumonie, um hier nur die wichtigsten Möglichkeiten zu nennen. —

Die Diagnose der chirurgischen Sepsis ist bei manifestem Primärherd meist unschwer zu stellen, schwieriger wird sie, wenn es sich um eine sogenannte kryptogenetische Invasion handelt. Es kommen dann differentialdiagnostisch auch interne Allgemeininfektionen wie Typhus, Scharlach, Miliartuberkulose und dergl. in Betracht, deren Erörterung hier zu weit führen würde. Die bakteriologische Blutuntersuchung gewinnt unter solchen Umständen besondere Bedeutung.

Die Prognose der septischen Allgemeininfektion läßt sich häufig von vornherein auch nicht annähernd beurteilen. Anscheinend gutartig beginnende Fälle können in der Folge einen unerwartet malignen Verlauf nehmen, andererseits sieht man gelegentlich selbst in schwersten Fällen, für die man schon jede Hoffnung aufgab, doch noch Heilung eintreten, wenn vielleicht auch erst nach langem komplikationsreichen Krankenlager.

Eine prinzipielle prognostische Unterscheidung, je nachdem manifeste Metastasen auftreten oder nicht, ist im allgemeinen nicht möglich. Auch auf Grund der Erreger läßt sich meist kein bestimmtes Urteil in dieser Hinsicht gewinnen. Bereits bestehende konstitutionelle Schädigungen — namentlich Diabetes — trüben die Prognose von vornherein; ebenso hängt die Vorhersage davon ab, ob der primäre Infekt einer radikalen Beseitigung zugänglich ist oder nicht.

Bei der Therapie der septischen Allgemeininfektion spielt die Prophylaxe eine außerordentlich große Rolle. Die gewissenhafte Behandlung auch des kleinsten Infektionsherdes, der geringfügigsten Wunde, leistet hier mehr als in der Bewertung dieser oft bescheidenen Tätigkeit immer zum Ausdruck kommt. Sinnfälliger nach außen ist der Nutzen, den die rationelle — besonders operative — Behandlung der großen Verletzungen und der schweren lokalen Infektionen in dieser Hinsicht stiftet.

Aber auch bei bereits manifest gewordener Allgemeininfektion muß das Bestreben stets dahin gehen, den primären Herd nach Möglichkeit auszuschalten. Gründliches radikales Vorgehen, das bei den Extremitäten nicht selten die Notwendigkeit der Gliedabsetzung in sich schließt, ist hier oft noch imstande, die bereits eingetretene Sepsis zu kupieren, zum mindesten den Nachschub weiteren infektiösen Materials zu verhindern.

Auf die Bedeutung, welche hinsichtlich dieser letzteren Aufgabe der Lokalbehandlung der Thrombophlebitis zukommt, wurde bereits früher hingewiesen. Namentlich bei der otitischen Sinusthrombose spielt die Ausräumung des erkrankten Bezirkes und die zentrale Ligatur der Vene eine wichtige Rolle.

Ein gleiches operatives Vorgehen ist aber auch hinsichtlich der Metastasen angezeigt. Eröffnung der Eiterherde und Ablassen des infektiösen Exsudates ist unter allen Umständen anzustreben, wenn natürlich auch die Wirkung des Eingriffes hier nicht immer unmittelbar zutage tritt. Nicht wenige Patienten verdanken nur der zielbewußten Inangriffnahme der oft zahlreichen Metastasen die schließliche Rettung ihres Lebens.

Daß daneben auch die Allgemeintherapie nach internen Grundsätzen nicht vernachlässigt werden darf, ist selbstverständlich. Auf die dafür in Betracht kommenden Gesichtspunkte kann hier nicht im einzelnen eingegangen werden; erwähnt sei nur die Chininbehandlung, die namentlich in früheren Zeiten sich eines gewissen Ansehens erfreute, sowie die Anwendung der Alkoholika, die erfahrungsgemäß bei septischen Zuständen auch in großen Dosen gut vertragen werden.

Versuche einer medikamentösen inneren „Desinfektion" sind bisher problematisch geblieben.

Am meisten Anklang hat das Argentum colloidale Credés gefunden, das in 2% Lösung in Mengen von 10 ccm intravenös injiziert wird; die Einspritzungen können ohne Schaden wiederholt werden [1]. Auch die Anwendung des kolloidalen Silbers als Klysma — 50—100 ccm einer 2—5$\%$igen Lösung — ist empfohlen worden [2]. Besser noch als das ursprüngliche Präparat soll die intravenöse Injektion von Elektro-Kollargol wirken, dessen Dosierung die gleiche ist. In welcher Weise hierbei überhaupt eine Wirkung zustande kommt, ist noch strittig; jedenfalls ist sie keine unmittelbar bakterizide. Im Vordergrunde scheint vielmehr eher die Anregung der Leukozytose zu stehen, andere schreiben sogar den Haupteffekt den protoplasmatischen Bestandteilen — im Sinne einer nichtspezifischen Proteinkörpertherapie — zu.

Viel gerühmt wurden vor einigen Jahren von Bacelli intravenöse Sublimatinjektionen zu 0,002—0,003 2—3 mal täglich. Unter den neueren Präparaten ist namentlich das Trypaflavin zu nennen, das nach Neufeld und Schiemann [3] imstande ist, selbst in der Blutbahn lebende Bakterien abzutöten. Erwähnt sei ferner das Argochrom und Argoflavin, die ebenfalls warme Fürsprecher gefunden haben [4]. Buzello hält die intravenöse Anwendung einer 40$\%$igen Urotropinlösung für nützlich [5]. Wegen des oft unberechenbaren Verläufes der septischen Allgemeininfektion ist es freilich äußerst schwierig, den Wert derartiger Medikationen mit Sicherheit zu beurteilen. Es gilt dies nicht zuletzt auch hinsichtlich der Serotherapie. Speziell für Streptomykosen ist das Menzersche Antistreptokokkenserum (Merck) sowie das von Aronson (Schering) empfohlen worden, doch sind die Ansichten über den Nutzen dieser Therapie noch recht geteilt.

In Frankreich erfreuen sich die von Fochier [6] empfohlenen „Abcès de fixation" eines gewissen Ansehens. Es werden nach dieser Methode subkutane Abszesse durch Terpentininjektionen erzeugt, in denen auch die bei der Sepsis beteiligten Mikroorganismen zur Ansiedelung gelangen sollen, um dann durch Inzision nach außen entleert zu werden. Tatsächlich sind sie jedoch zumeist steril, so daß die Wirkung wohl eher in einer Anregung der Leukozytose sowie in einer allgemeinen „Protoplasmaaktivierung" (S. 43) zu suchen ist.

Die chirurgischen spezifischen Infektionen.

A. Die akuten Infektionen.

I. Der Wundstarrkrampf [7].
(Tetanus).

Der Starrkrampf stellt wohl die furchtbarste, glücklicherweise aber eine seltene Wundkomplikation dar. In qualvoller Starre und unter Krämpfen, die durchaus an das Bild des durch den faradischen Strom tetanisierten Frosches erinnern — daher der Name — geht die Mehrzahl der Erkrankten an Erstickung, oft bei vollem Bewußtsein rettungslos zugrunde.

Der Natur seiner bakteriellen Erreger nach gehört der Tetanus zur Gruppe der anaeroben Wundinfektionen. Doch tritt bei ihm die Einwirkung auf das Gewebe völlig zurück hinter einer elektiven Vergiftung des Nervensystems; wir rechnen daher den Starrkrampf zu den spezifischen Wunderkrankungen.

[1] Vgl. Kausch, Chirurgenkongr. 1913.
[2] Boese, Dtsch. Zeitschr. f. Chirurg. 163, S. 62. 1921.
[3] Dtsch. med. Wochenschr. 1919, S. 844.
[4] Leschke, Berlin. klin. Wochenschr. 1920. Nr. 4.
[5] Dtsch. Zeitschr. f. Chirurg. 168, S. 61. 1922; s. a. v. Takáts, Langenbecks Arch. 125, S. 544. 1924.
[6] Lyon méd. 1891. Nr. 34.
[7] Rose, Der Starrkrampf. Stuttgart 1897. — Sonntag, Ergebn. d. Chirurg. Bd. 10. 1918.

Der von Nikolaier entdeckte Tetanusbazillus ist ein schlankes, bewegliches, grampositives Stäbchen, das endständige Sporen bildet und in diesem Zustande an Trommelschlägel erinnert. Der Bazillus selbst ist gegen Schädigungen aller Art nur wenig resistent. Weit widerstandsfähiger sind die Sporen, die sich bei Abschluß des Sonnenlichtes jahrelang halten können. Strömender Dampf vernichtet sie in 5 Minuten. In der Kultur zeigt sich der Tetanusbazillus als exquisiter Gasbildner. Das sich entwickelnde Gas hat einen unangenehmen Geruch, der an verbrannte Hornsubstanz erinnert und auch gelegentlich an der infizierten Wunde bemerkbar wird. Eine fast konstante Fundstelle des Tetanusbazillus ist die Kulturerde von Äckern und Gärten; er gelangt dorthin mit den Exkrementen von Pferden und Rindern, in deren Darm er als ebenso regelmäßiger Schmarotzer vegetiert. Auch im menschlichen Darm ist er nicht ganz selten anzutreffen. („Tetanus-Bazillenträger"). Mit der Erde und dem Dünger gelangt der Bazillus in den Straßenschmutz, den Staub der menschlichen Wohnungen, haftet der Holzbekleidung der Fußböden an; er findet sich nicht selten im Kleiderstaub, auf der ungepflegten Haut von Menschen, die im Freien arbeiten und namentlich solchen, die mit Pferden zu tun haben. Überall wo eine Verschleppung von Erde und tierischem Dung stattfindet, ist demnach auch mit der Gegenwart von Tetanusbazillen — bzw. ihrer Sporen — zu rechnen; dieser Parasit hat also praktisch fast als ubiquitär zu gelten.

In der Kultur, im Gewebe, produziert der Tetanusbazillus sein spezifisches Gift, das ein echtes Toxin — also ein Sekretionsprodukt — darstellt und schon in sehr geringen Dosen eine tödliche Vergiftung hervorruft. Es handelt sich hierbei um eine Fernwirkung, denn die Bazillen selbst dringen in der Regel über die Eintrittspforte nicht wesentlich hinaus. Die bereits erwähnte spezifische Affinität des Tetanustoxins zum Nervensystem äußert sich zunächst darin, daß es bei peripherer Zuleitung auf die Endigungen der motorischen Nerven übergeht. Dieser Übergang vollzieht sich teils im Bereich der Wunde selbst, teils auch auf dem Blutwege. Es wandert sodann längs der Achsenzylinder in das Rückenmark und in die Medulla oblongata ein und entfaltet von dort aus seine Wirkung, die vorzugsweise auf die quergestreifte Muskulatur zur Geltung gelangt. Nach den grundlegenden Untersuchungen von Fröhlich und Meyer[1] — vgl. auch E. Frank[2] — setzt sich dieser „Starrkrampf" der Muskulatur aus mehreren Komponenten zusammen, unter denen vornehmlich zu unterscheiden ist zwischen einer tonisch bedingten Starre (die nach Frank wahrscheinlich dem autonomen Nervensystem unterliegt) und eigentlichen Reflexkrämpfen, die in ihrem Wesen durchaus der Strychninvergiftung entsprechen. Aus der primären spinalen tonischen Starre entwickelt sich gewöhnlich beim Tier — viel seltener beim Menschen — eine sekundäre selbstständige Dauerverkürzung der Muskulatur, deren Rückbildung stets längere Zeit in Anspruch nimmt, aber auch zu bleibender fibröser Schrumpfung zu führen vermag. Vereinzelt ist beim Menschen außerdem eine Abschwächung der willkürlichen Innervation zu beobachten, die sich bis zur völligen Lähmung steigern kann. Der Tod erfolgt beim Tier typisch durch Erstickung unter Beteiligung des Zwerchfells, auch beim Menschen droht diese Katastrophe in erster Linie. Bei Vergiftungen mit abgeschwächtem Toxin oder Mengen, die unterhalb der tödlichen Dosis liegen, kommt es zu ausreichender Bildung von Antitoxin, welches das Gift neutralisiert. Dieses Antitoxin ist auch bei der Übertragung auf andere Arten wirksam (passive Immunität). Zur fabrikmäßigen

---

[1] Münch. med. Wochenschr. 1917. Nr. 9.
[2] Berlin. klin. Wochenschr. 1919. Nr. 45/46.

Gewinnung eines solchen therapeutischen antitoxischen Serums dient das Pferd. Das Antitoxin wird jedoch nicht wie das Gift selbst aszendierend in das Nervensystem aufgenommen, sondern geht in die Blutbahn über und wird allmählich — im Laufe von etwa drei Wochen — wieder ausgeschieden. **Innerhalb des Körpers erfolgt daher die neutralisierende Bindung von Tetanustoxin und Antitoxin nicht ohne weiteres quantitativ wie im Reagenzglase, sondern dies gilt nur für die kurze Zeitspanne, in der das Gift noch nicht in die peripheren Nervenendigungen eingedrungen ist** [1]). So erklärt es sich, daß immunisierte Tiere, die gegen die subkutane Zuführung einer bestimmten Toxindosis gefeit sind, der direkten Zuführung der gleichen Giftmenge in das Nervensystem erliegen. Allerdings ist es auch durch direkte Injektion des antitoxischen Serums in die Nervenstämme selbst möglich, diese gegen aufsteigendes Toxin zu blockieren.

Bei Besprechung der Therapie werden wir hierauf noch zurückkommen. —

Mit der weiten Verbreitung der Tetanusbazillen in der Umgebung des Menschen scheint die Seltenheit des Wundstarrkrampfes — zumal in Friedenszeiten — einigermaßen im Widerspruch zu stehen. Die Erklärung dieses Verhaltens liegt jedoch darin, daß es ganz besonderer **Vorbedingungen** bedarf, damit die in eine Wunde eingedrungenen spezifischen Erreger sich dort halten und vermehren können. In der großen Mehrzahl der Fälle gehen die Tetanuskeime in der frischen Wunde rasch zugrunde, weil sie in dem klaffenden, der Luft ausgesetzten Defekt oder in den gut durchbluteten Wundrändern nicht die ihnen notwendigen anaeroben Lebensbedingungen vorfinden. Bei ihrer Vernichtung spielt die **Phagozytose** durch Leukozyten eine wichtige Rolle. Eine verhängnisvolle Hemmung der Phagozytose findet jedoch statt, wenn bei der Verimpfung gleichzeitig **auch Toxin** übertragen wird; beim Menschen macht sich dieser Vorgang gewöhnlich erst im weiteren Verlaufe der Infektion geltend.

Im Experiment ist es dementsprechend möglich, selbst den empfänglichsten Tieren größere Mengen von Tetanuskeimen schadlos in Wunden beizubringen, wenn sie zuvor durch Waschen giftfrei gemacht und weitere Gewebsschädigungen vermieden wurden [2]).

Begünstigt wird die Ansiedelung der Tetanusbazillen ferner durch **Mischinfektion** mit anderen Bakterien der verschiedensten Art. Ihre Bedeutung dürfte darin zu suchen sein, daß die Sauerstoffzehrer durch Beschlagnahme des O_2 ein anaerobes Terrain schaffen und die für die Tetanuskeime bedrohlichen Leukozyten auf sich selbst ablenken. Unter praktischen Verhältnissen scheint solche Mischflora sogar eine regelmäßige Vorbedingung für das „Angehen" der Tetanusinfektion darzustellen. Bedeutungsvoll ist ferner jede ausgedehnte **Schädigung der Wundränder** infolge Quetschung, Hämatom, Taschenbildung, wie es bereits für die anaerobe Infektion allgemein dargestellt wurde, sowie nicht zuletzt auch die Anwesenheit poröser oder ungleichmäßiger **Fremdkörper** — unter denen namentlich die Holzsplitter eine ominöse Bedeutung besitzen —, in deren Hohlräumen die Tetanuserreger anscheinend Schutz gegen Schädigung seitens des Organismus finden. Blutverluste, Durchnässung, Erschöpfung können außerdem die **allgemeine Resistenz** gegen die Infektion herabsetzen. Warme und feuchte **Witterung** scheint den Eintritt der Infektion zu begünstigen. Auch spielt die örtliche **Bodenbeschaffenheit** eine wichtige Rolle; die durchschnittliche Häufigkeit in den einzelnen Gegenden ist daher sehr verschieden. In großem Maßstabe finden sich die Bedingungen für die Tetanusinfektion verwirklicht im modernen **Kriege** mit seinen schweren Artillerie-

<hr>

[1]) Dönitz, Dtsch. med. Wochenschr. 1897. S. 428.
[2]) Vgl. Neufeld, Chirurgenkongr. 1922. S. 328.

verletzungen und der Kampfesweise in Erdbefestigungen. So betrug im Beginne des letzten Krieges vor allgemeiner Einführung der Schutzimpfung die Häufigkeit des Tetanus stellenweise bis zu 1 % und mehr aller Verwundungen und würde zweifellos noch größer gewesen sein, wenn nicht viele derartig schwere Verletzungen noch innerhalb der Inkubationsdauer des Starrkrampfes (s. w. u.) als solche zum Tode geführt hätten.

Unter den Schußverletzungen des Friedens spielen eine besondere Rolle die durch Schrot, sowie durch Platzpatronen, in deren Pfröpfen die spezifischen Erreger nachgewiesen wurden.

Häufig sind es auch recht unscheinbare Läsionen, an die sich der Tetanus anschließt. Holzsplitterverletzungen an Hand und Fingern kommen in dieser Hinsicht besonders in Betracht.

In der vorantiseptischen Zeit gab auch die Operationswunde gelegentlich die Eintrittspforte der Tetanusinfektion ab; dies kann selbst bei Zahnextraktionen erfolgen. Vereinzelt sind ferner Übertragung durch unzureichend sterilisierte Gelatine (vgl. S. 98) und Katgut (S. 49) beobachtet worden.

Unter ungünstigen aseptischen Verhältnissen — d. h. im Kriege — ist hin und wieder auch noch in neuester Zeit die echte postoperative Tetanie zur Beobachtung gelangt. Ob jedoch bei Tetanusbazillenträgern schon allein regelrecht ausgeführte mit Eröffnung des Darmlumens einhergehende Eingriffe nach dieser Richtung hin eine Gefahr bedeuten — wie Wohlgemuth annimmt [1] — erscheint auf Grund der übrigen Pathogenese sowie sonstiger klinischer Erfahrungen recht unwahrscheinlich.

Es gehört hierher ferner der durch unsauberen Kontakt vermittelte, von der Plazentarwunde ausgehende Tetanus puerperalis, sowie die spezifische Nabelschnurinfektion der Neugeborenen, die früher in einzelnen Gegenden (Island) zahlreiche Opfer forderte. Nach — offenbar kriminell eingeleitetem — Abort haben wir diese Komplikation ebenfalls gesehen.

Auch sekundär kann eine Wunde durch Tetanuskeime infiziert werden. Die Lagerung Verwundeter mit unzureichenden Verbänden auf bloßer Erde, auf staubigem Fußboden, Stroh und Heu disponiert hierzu; ähnliches gilt für die nicht ganz seltene Tetanusinfektion bei Erfrierungsbrand der unteren Extremität. Volksgebräuche, wie das Auflegen von Spinnweben oder kühler feuchter Erde auf frische Wunden, könnten fast zur experimentellen Erzeugung des Tetanus verwertet werden.

Der Wunde selbst läßt sich die Tetanusinfektion nicht mit Sicherheit ansehen, doch bietet sie meist die Zeichen der putriden Infektion (vgl. S. 173). In Verbindung mit fortschreitenden Phlegmonen, die allein auf Gegenwart der banalen pyogenen Bakterien beruhen, scheint die Tetanusinfektion nicht vorzukommen. Es besteht hier also offenbar ein Antagonismus. Bei spätem Ausbruch des Tetanus (s. w. u.) kann sogar die ursprüngliche Wunde vernarbt sein.

Ältere Beobachtungen von Wundstarrkrampf ohne Eintrittspforte, — vielfach als „rheumatischer" Tetanus bezeichnet — mögen zum Teil auf solche Verkennung zurückzuführen sein. Doch ist sicher, daß auch von Defekten der Schleimhaut der oberen Luftwege, Nasenrachenraum, Tetanuskeime durch Inhalation aufgenommen werden können. Auch im Anschluß an Typhus ist Tetanus wiederholt beobachtet worden; möglicherweise kommen hierbei die spezifischen Darmgeschwüre als Eintrittspforte in Betracht. Auch Dekubitalgeschwüre können das Zustandekommen der Infektion vermitteln. Granulierende Wunden geben dagegen einen weitgehenden Schutz gegen die Starrkrampfinfektion, falls keine grobe Verletzung der schützenden Decke erfolgt; ganz

---

[1] Langenbecks Arch. 123, S. 409. 1923. — Buzello und Rahmel, ibid. 130, S. 660. 1924.

ungewöhnlich ist ein in der Küttnerschen Klinik beobachteter Fall von Tetanus im Anschluß an eine ulzerierte melanotische Geschwulst des Gesichtes [1]).

Vom Zeitpunkte der Inokulation bis zum klinischen Ausbruch des Wundstarrkrampfes vergehen beim Menschen durchschnittlich etwa 4 bis 14 Tage, die sogenannte Inkubation. Die längere oder kürzere Ausdehnung dieser Frist hängt von verschiedenen Umständen ab. Sie wird bestimmt durch den Beginn der Giftbildung, der zeitlich nicht unbedingt mit dem Augenblick der Inokulation zusammenfallen muß, sowie von der Menge und Konzentration des Giftes, die ihrerseits von den Entwickelungsbedingungen des Parasiten im Gewebe — d. h. zunächst dem Auskeimen der Sporen — abhängt. Ein Teil der Inkubationsdauer wird ferner dadurch in Anspruch genommen, daß der Beginn der Symptome an eine gewisse Konzentrationsschwelle des Giftes im Zentralorgan gebunden ist und schließlich beansprucht auch die Wanderung des Toxins im Nervensystem eine bestimmte Zeitspanne. Freilich ist letztere nur kurz, so daß der mehr periphere oder zentrale Sitz der Wunde in den Statistiken nach dieser Richtung hin nicht zur Geltung kommt.

Kürzere Inkubationszeit als etwa 4 Tage ist sehr selten, bei sehr langer Inkubation von mehreren Monaten oder gar Jahren entfällt der Begriff des einheitlichen Vorganges überhaupt; eine derartig lange Latenz setzt vielmehr voraus, daß die Bazillen sich zeitweise inaktiv verhalten, d. h. durch Abkapselung oder Aufnahme in Leukozyten in das Stadium der „ruhenden Infektion" getreten sind. —

Den manifesten klassischen Zeichen des Wundstarrkrampfes gehen häufig gewisse Prodrome voraus, deren Abtrennung von der eigentlichen Symptomatologie des Tetanus natürlich nur willkürlich ist. Es gehört hierher Schlaflosigkeit, Neigung zum Schwitzen, Obstipation, mitunter leichtere Schluckbeschwerden; die Wunde, die vielleicht bis dahin indolent war oder deren anfängliche Schmerzen sich bereits beruhigt hatten, wird empfindlich, ein eigentümliches Ziehen oder Muskelzucken stellt sich in der Umgebung ein. Letztere Erscheinungen entsprechen der meist im Tierexperiment zu beobachtenden „aszendierend" fortschreitenden Entwickelung des Tetanus, die aus einer zunächst lokalen, auf die Nähe des Wundherdes sich beschränkenden Starre hervorgeht; in ausgesprochener Weise ist jedoch ein solcher lokaler Tetanus beim Menschen selten. Die ersten schweren Erscheinungen machen sich hier vielmehr meist in typischen dem Kopf- und Halsmark zugehörigen Muskelgruppen bemerkbar, um dann weiter auf die tieferen Segmente zu deszendieren. Am frühesten wird in dieser Weise die Kiefermuskulatur betroffen. Gewöhnlich eines Morgens beim Aufwachen fühlt der Patient, daß er den Mund nicht mehr weit öffnen kann, die Masseteren sind als harte Wülste fühlbar; nennenswerte Schmerzen bestehen zunächst nicht, auch kann die Temperatur völlig normal sein.

An dieses initiale Symptom des „Trismus", das dem Laien gewöhnlich sehr harmlos erscheint und auch vom Arzt zunächst nicht immer voll gewürdigt wird, pflegt sich nun in schweren Fällen die weitere Entwickelung in einer rasch fortschreitenden Weise anzuschließen, die über den furchtbaren Ernst der Lage bald jeden Zweifel nimmt. Die anfänglich leichte Kieferklemme steigert sich bald zu völligem Verschluß, bretthart zeichnet sich die Kaumuskulatur ab; die mimische Muskulatur ist kontrahiert, die Stirn gerunzelt, die Lippen zu einem Grinsen verzogen, das sich noch steigert, wenn der Patient vergeblich den Mund zu öffnen sucht und dieser „Risus sardonicus" kontrastiert tragisch zu der ungeheuren Angst, welche aus dem Blick des Kranken spricht. Oft gleichzeitig mit dem Trismus setzt eine Starre des Nackens,

---

[1]) A. Heere, Inaug.-Dissert. Breslau 1919.

dann der Rückenmuskulatur ein, auch die Bauchdecken werden kontrakt, das Überwiegen der Streckmuskulatur bringt den Rumpf in gewaltsame Lordosierung, den sogenannten Opisthotonus, so daß im extremen Fall der Rumpf nur noch auf dem in den Nacken gedrehten Hinterhaupt und dem Gesäß ruht. Auch die Beine, seltener und meist weniger ausgesprochen die Arme, nehmen an dieser Starre teil.

Das gleiche gilt in schweren Fällen für die quergestreifte viscerale Muskulatur. Krampfhafte Kontraktion der Schlundmuskulatur kann, wie bei der echten „Wasserscheu" (vgl. S. 212), jedes Schlucken unmöglich machen — sogenannter Tetanus hydrophobicus. — Selbst den sich ansammelnden Speichel vermag der in Schweiß gebadete Patient nicht herunterzuwürgen; schäumend wird er zwischen den Zähnen mühsam hervorgepreßt. Greift die Starre auf das Zwerchfell über, worauf ein Schmerz im Epigastrium und den seitlichen Ansätzen am Brustkorb hindeutet, so wird auch die Atmung aufs schwerste beeinträchtigt, Zyanose stellt sich ein. Krampf der Sphinkteren erschwert die Entleerung von Urin und Kot, die bereits durch die Starre der Bauchwand wesentlich beeinträchtigt ist. Zu dieser allgemeinen tonischen Starre gesellt sich in den schweren Formen meist die bereits oben erwähnte zentrale Reflexsteigerung. Bei den geringsten äußeren Reizen, oft auch ohne erkennbare äußere Veranlassung, pfropfen sich der durch die Tonuserhöhung bedingten Starre Streckkrämpfe auf, die ebenfalls universellen Charakter tragen können. Diese „Stöße" bilden zweifellos den Höhepunkt des Leidens. Sie können so heftig sein, daß Muskelzerreißungen oder gar Knochenabrisse — z. B. an den Querfortsätzen der Lendenwirbelsäule — eintreten; bei mangelnder Aufsicht kann es vorkommen, daß der Patient dabei aus dem Bett fällt und sich Frakturen zuzieht oder infolge des Einschlagens des Kopfes in den Nacken im Bade ertrinkt. Blitzartig setzen sie ein, ungeheuer schmerzhaft, doch das krampfende Zwerchfell, die sich ·schließende Glottis lassen einen Aufschrei nicht aufkommen; der Patient wird zusehends blauer, die Augen quellen vor, verdrehen sich, die Pupillen werden weit — unter dieser narkotisierenden Kohlensäurestauung kann der Krampf zur Lösung kommen und die Atmung wieder einsetzen. Aber die Rettung ist meist trügerisch, einer der nächsten „Stöße" rafft den Patienten durch Erstickung dahin; auch kann im Stoß, wohl unter der Mitwirkung der dadurch bedingten Kreislaufserschwerung, das Herz momentan versagen; das noch eben zyanotische Gesicht wird blaß, verfällt, die Glieder lösen sich, der Tod ist eingetreten. In den schwersten Fällen spielt sich dieses erschütternde Drama oft in einem oder wenigen Tagen ab. Nicht selten steigt dabei die Temperatur zuletzt rapide an, um noch nach dem Tode bis zu 43° oder 44° hinaufzuschnellen. Unter solchen Umständen kann die vitale Starre unmittelbar in die kadaveröse übergehen.

In anderen Fällen ist der Verlauf weniger stürmisch, indem die Entwickelung langsamer vor sich geht, unvollständig bleibt, die Stöße vielleicht völlig fehlen oder wenigstens die viszerale Muskulatur frei lassen. Die Gefahren drohen auch hier hauptsächlich von der Atmung. Leidet die Lungenlüftung, so kommt es schließlich zu konfluierender Lobärpneumonie, die den Kranken dahinrafft. Ein beträchtlicher Prozentsatz der Tetanuskranken geht hieran unmittelbar zugrunde. Ferner droht bei Pharynxkrämpfen die Aspiration in die Lunge und damit das Auftreten der Schluckpneumonie. Hierzu kommt die Erschöpfung durch die Schlaflosigkeit und die erschwerte Nahrungsaufnahme, die erhöhte Anforderung an das Herz, ganz abgesehen davon, daß die Wunde selbst in nicht wenigen Fällen schon als solche eine nicht unerhebliche Gefahrenquelle in sich birgt.

In den günstig ausgehenden Fällen werden allmählich die Stöße seltener und minder heftig. Die Starre läßt nach. Besserung des Trismus allein kann trügerisch sein und auf zunehmender Erschöpfung und Zyanose beruhen, worauf schon Rose hinwies und wie wir es auch selbst wiederholt gesehen haben.

Bis zur völligen Wiederherstellung dauert es auch unter günstigen Umständen gewöhnlich mehrere Wochen; am längsten pflegt eine gewisse tonische Starre, namentlich der mimischen Muskulatur, bestehen zu bleiben.

Ausnahmsweise wird eine noch längere Dauer des Tetanus über Monate oder selbst Jahre hinaus beobachtet (chronischer Tetanus). In solchen in der Regel gutartigen Formen handelt es sich meist um das Zurückbleiben lokaler Kontrakturen mit oder ohne Paresen; derartige Muskelverkürzungen sind in einem Teil der Fälle sicherlich sekundärer Art, d. h. sie können selbständig den nervösen Reizzustand überdauern. Zwangshaltung von Extremitäten, Gelenkkontrakturen, Wirbelsäulenverkrümmungen [1]) können sich infolge solcher Veränderungen ausbilden. Unkenntnis solcher Zustände führt hierbei diagnostisch leicht zur Annahme einer Hysterie, zumal ein akutes Stadium nicht vorangegangen zu sein braucht. .

Als lokaler Tetanus werden solche Fälle bezeichnet, in denen die Erscheinungen vorzugsweise auf bestimmte Körperabschnitte, — dem Sitze der Verletzung entsprechend — beschränkt bleiben. Am ausgesprochensten kommt dies namentlich bei Wunden im Bereich des Gesichtes vor und kann hier zur Faszialislähmung führen (Rosescher Kopftetanus); auch Augenmuskellähmungen sind hierbei beobachtet worden. Freilich schützt ein primär lokalisiertes Auftreten des Tetanus keineswegs vor einer weiteren selbst stürmischen Allgemeinentwickelung.

Das Vorkommen von Rezidiven kann beim Tetanus nicht überraschen, da die aktiv oder passiv erworbene Immunität nur kurze Zeit — letztere nur etwa 14 Tage — anhält. Ist es inzwischen nicht zu einer endgültigen Vernichtung oder ausreichenden Abkapselung der Bazillen gekommen, so steht nach Ablauf der immunisatorischen Phase der Organismus der wiederkehrenden Giftbildung wieder ungerüstet gegenüber, und es kann geschehen, daß das Rezidiv tödlich endet, nachdem die erstmalige Infektionsphase glücklich überwunden war.

Ein derartiger Hergang ist untrennbar verknüpft mit dem bereits erwähnten Begriff der „ruhenden Tetanusinfektion". Es ist hierunter die Erscheinung zu verstehen, daß die Bazillen zunächst zur Einheilung gelangen; wird dann nach einiger Zeit — vielleicht sogar erst nach Jahren — der schützende Demarkationswall, die um den bazillenhaltigen Herd gebildete fibröse Kapsel durchbrochen, so ist damit die Möglichkeit des Manifestwerdens der Infektion gegeben. Namentlich der letzte Krieg hat eine Reihe von Beispielen für diesen insidiösen Hergang erbracht; Geschoßextraktionen, operative Eingriffe im ehemaligen Verwundungsbett, selbst Redressements versteifter Gelenke oder gar noch geringfügigere orthopädische Maßnahmen können den ruhenden Infektionsstoff zu verhängnisvoller Tätigkeit erwecken. Am häufigsten sind es Fremdkörper, in deren Schutz zunächst eine symptomlose Einheilung erfolgt; die Giftbildung kann hierbei wegen ungünstiger Entwicklungsverhältnisse zunächst völlig gefehlt haben, wurde vielleicht durch prophylaktische Impfung neutralisiert (s. w. u.) oder war so geringfügig und langsam, daß ausreichende aktive Antitoxinbildung erfolgte, ehe der toxische Schwellenwert überhaupt erreicht wurde. Brunzel [2]) teilte einen solchen Fall (Geschoßextraktion) mit, wobei die ursprüngliche Verletzung nicht weniger als 7 Jahre zurücklag.

Die Diagnose des Tetanus ist im ausgeprägten Stadium nicht zu verfehlen, doch wird sie zu Beginn der Erkrankung erfahrungsgemäß nicht immer rechtzeitig gestellt. Schluckbeschwerden werden leicht einmal auf Rechnung einer belanglosen Pharyngitis gesetzt, die Kieferklemme als entzündlich aufgefaßt oder nicht voll gewürdigt. Im Stadium der allgemeinen Spasmen kommen ferner Verwechselungen mit basaler oder fortgeleiteter spinaler Meningitis vor,

---

[1]) Vgl. Spieß, Münch. med. Wochenschr. 1920. Nr. 10.
[2]) Zentralbl. f. Chirurg. 1921. Nr. 46. — Vgl. auch Krauß, Klin. Wochenschr. 1922. Nr. 27.

mit der Tetanie und selbst der Hysterie; letzteres ist vor allem möglich beim chronischen Tetanus und lokalisierten Formen, die mit Zwangshaltungen einhergehen.

Der Nachweis der spezifischen Erreger in der offenen Wunde — vor allem durch Tierversuch — bedeutet keinen unbedingten Beweis für die Natur des Leidens selbst, da nach den früheren Ausführungen die bloße Inokulation nicht ohne weiteres mit der Infektion gleichzustellen ist; ist die Wunde allerdings nicht mehr ganz frisch, oder gar schon in Heilung begriffen, oder vernarbt, so dürfte freilich mit dem positiven Bakteriennachweis die Frage entschieden sein. Küster und Martin [1]) gelang es in zweifelhaften Fällen durch den Nachweis einer spezifischen Agglutination des Serums gegenüber Tetanusbazillen (entsprechend der Widalschen Typhusreaktion) die Diagnose zu klären.

Die Prognose des Tetanus ist eine sehr ernste. Rose ermittelte in seiner 1897 erschienenen Monographie eine durchschnittliche Mortalität von $88^0/_0$; Permin bezifferte in einer nordischen Sammelforschung (1914) die Mortalität auf $79^0/_0$, bei Anwendung der Serumbehandlung auf $62^0/_0$. Die aus dem letzten Kriege stammenden Statistiken sind naturgemäß sehr verschieden, je nachdem sie vorwiegend Frühfälle oder Späterkrankungen in sich schließen. Denn es ergibt sich aus der pathogenetischen Betrachtung des Tetanus unmittelbar, daß die Prognose im allgemeinen um so schlechter ist, je frühzeitiger schwere Erscheinungen einsetzen, da dies auf eine besonders massive und intensive Giftproduktion hindeutet. Wenn nun auch unter den Spätfällen, soweit sie unter den Begriff der „ruhenden Infektion" fallen, die Inkubation im engeren Sinne durchaus kurz und dementsprechend prognostisch ungünstig sein kann, so ist ein solches Vorkommen doch zu selten, als daß dadurch jener obige Satz praktisch entwertet würde. Recht anschaulich in dieser Hinsicht ist eine Statistik aus dem letzten Kriege von Gussmann [2]). Hiernach betrug bei 164 Fällen mit einer Inkubation von zehn Tagen und darunter die Mortalität $130 = 79^0/_0$, von 153 mit einer Inkubation von mehr als zehn Tagen starben $58 = 38^0/_0$. — Im Einzelfalle hängt die Prognose namentlich auch noch ab von der Schnelligkeit, mit der die spezifischen Symptome sich entwickeln, von der Beteiligung der viszeralen Muskulatur und dem Auftreten der Reflexkrämpfe. Der lokale Tetanus ist durchschnittlich günstiger zu beurteilen. Schließlich wird die Vorhersage auch noch bestimmt von der Art der Wunde, der Möglichkeit einer direkten Inangriffnahme derselben sowie überhaupt von der Behandlung, wie man nach langem Zweifeln heute wohl sagen darf.

Der Schwerpunkt der Therapie liegt freilich auf dem Gebiete der Prophylaxe, doch vermag gerade hier ein rationelles Vorgehen außerordentlichen Nutzen zu bringen. Dies betrifft zunächst die Wundbehandlung. Die gleichen Grundsätze gelten hier, wie sie bereits in einem früheren Kapitel entwickelt wurden (S. 106). Wenn man die besonderen Bedingungen, welche der Tetanusbazillus für sein Fortkommen in der Wunde bedarf, berücksichtigt, so müßte es gewiß möglich sein, durch sachgemäße frühzeitige Herrichtung der Wunde nach den früher dargestellten Prinzipien ihm seine Existenzmöglichkeit von vornherein zu entziehen. Praktisch scheitert dies jedoch bis zu einem gewissen Grade daran, daß die Verletzungen des täglichen Lebens, die zum Tetanus führen, — wie etwa Einspießung von Holzsplittern — oft so geringfügig sind, daß sie gar nicht in ärztliche Behandlung gelangen. Andererseits entgeht bei der Versorgung großer komplizierter Wunden — wie etwa der Artillerieverletzungen

---

[1]) Bruns' Beitr. z. klin. Chirurg. Bd. 112. 1918.
[2]) Bruns' Beitr. z. klin. Chirurg. Bd. 107. 1917.

des Krieges — leicht ein kleiner infizierter Schlupfwinkel dem Nachweise, und vor allem ist es ja meist unmöglich, alle Fremdkörper oder Geschoßsplitter, die oft weit über das eigentliche Wundgebiet hinaus in das Gewebe eingedrungen sind und von denen auch der kleinste als Keimträger in Betracht kommen kann, primär radikal zu entfernen.

Unter diesen Umständen hat die prophylaktische Serumtherapie eine große Bedeutung gewonnen. Sie knüpft sich an die Namen von Behring und Kitasato. Man verwendet hierzu 20 A. E. (Antitoxin-Einheiten) eines deutschen Serums, das subkutan injiziert wird. Seine Schutzwirkung ist nach den vorausgegangenen Darlegungen um so größer, je früher es zur Anwendung gelangt. Im letzten Kriege wurde die prophylaktische Tetanusimpfung bei allen Verletzungen durchgeführt; im Frieden wird man es grundsätzlich wenigstens bei solchen Wunden anwenden, bei denen die Möglichkeit der Erd- oder tierischen Dünger-Infektion besteht, ferner bei allen Schußverletzungen, buchtigen und unregelmäßigen Wunden. Nur wenn bereits früher Serumeinspritzungen vorausgegangen sind, ist eine gewisse Vorsicht geboten (s. w. u.).

An der Wirksamkeit der prophylaktischen Schutzimpfung kann heute kein Zweifel mehr bestehen. Aber der Schutz ist natürlich kein absoluter. So muß er versagen, wenn bereits nennenswerte Toxinmengen in das Zentralnervensystem aufgenommen sind; auch erschöpft sich die Wirkung in spätestens 3 Wochen, so daß dann etwa noch überlebende oder noch nicht eingekapselte Tetanusbazillen nunmehr ihr freies Spiel entfalten können. Es kann daher nicht überraschen, wenn gerade aus dem letzten Kriege eine ganze Reihe von Tetanusfällen bei Geimpften mitgeteilt worden sind. Doch scheint es, daß diese Fälle häufiger in abgeschwächter Form verlaufen. Bei suspekten Wunden wird daher empfohlen, die Injektion zu wiederholen und dies vor allem dann, wenn operative Eingriffe, Gelenkmobilisationen oder dergl. bevorstehen. Über Schutzmaßregeln gegen Serumüberempfindlichkeit vgl. w. u.

Die Behandlung des ausgebrochenen Tetanus ist teils eine kausale, teils eine symptomatische. Die kausale Therapie bleibt bei den heutigen Methoden insoweit stets eine unvollkommene, als es nicht gelingt, das bereits in das Nervensystem aufgenommene Gift unschädlich zu machen. Um so dringlicher ist die Aufgabe, einen weiteren Nachschub des Toxins zu verhindern. Dieses Ziel läßt sich erreichen durch Beseitigung des infektiösen Herdes, sowie durch Zuführung von Antitoxin. Beide Methoden müssen natürlich versagen, wenn bereits zu Beginn der Behandlung die tödliche Dosis im Nervensystem verankert ist.

Die Beseitigung des Infektionsherdes bildet die Aufgabe der operativen Wundversorgung; in vielen Fällen muß also nachgeholt werden, was anfangs versäumt worden ist. Extraktion von Fremdkörpern mit Ausschneidung ihrer Umgebung, breite Eröffnung und Exzision suspekter Wunden und Narben kommt in dieser Hinsicht in Betracht; bei multiplen Verletzungen und Anwesenheit zahlreicher Fremdkörper findet diese Methode jedoch rasch ihre Grenzen. Bei Extremitätenverletzungen galt früher der Tetanus vielfach als absolute Indikation zur Amputation; seit Einführung der Serumtherapie ist man mit Recht in dieser Hinsicht zurückhaltender geworden und führt Gliedabsetzungen nur dann aus, wenn sie wegen der Art der Verletzung auch sonst angezeigt erscheinen. Die Schwierigkeit einer dauernden rationellen Wundversorgung bei ausgesprochenem Starrkrampf ist hierbei freilich mit zu berücksichtigen.

Die Serumtherapie ist unter allen Umständen zur Ergänzung der lokalen Maßnahmen mit heranzuziehen, und zwar so früh als möglich. Die intravenöse

Zuführung bedeutet hierbei gegenüber den übrigen Applikationsformen einen entschiedenen Zeitgewinn. Als therapeutische Dosis dürften 250 A.E. im allgemeinen genügen, wenigstens ist es zweifelhaft, ob die enormen Dosen, die neuerdings von mancher Seite angewendet wurden, einen Vorteil bedeuten. Die Wiederholung der Injektion kann subkutan oder intramuskulär erfolgen, doch soll sie möglichst nicht länger als 4 Tage hintereinander fortgesetzt werden, um Schädigungen durch Anaphylaxie zu vermeiden. Sind bereits vorher Serumeinspritzungen vorgenommen worden, so wird empfohlen 1—2 Stunden vor der intravenösen Injektion kleinste Serummengen von 0,1—0,2 ccm subkutan einzuverleiben oder die intravenöse Injektion äußerst langsam mit einem verdünnten Serum auszuführen.

Ob die von mancher Seite bevorzugte lumbale Injektion gegenüber der venösen besondere Vorteile bietet, ist fraglich, das gleiche gilt für die subdurale Zuführung durch eine Trepanationslücke. Die intrazerebrale Zuführung ist wegen ihrer Gefährlichkeit wieder verlassen worden, doch hat sie E. Fraenkel — in Verbindung mit der lumbalen Zuführung — auf Grund günstiger Erfahrungen neuerdings wieder empfohlen.

Unentbehrlich bei der Behandlung des Tetanus sind Narkotika. Sie dienen nicht nur zur Linderung der Leiden, sondern auch zur Herbeiführung des Schlafes, Herabsetzung der erhöhten Reflexerregbarkeit und der Starre. Morphium, Pantopon, Chloralhydrat, Luminalnatrium stehen hierbei an erster Stelle. Um in schweren Fällen eine Wirkung zu erzielen, muß man freilich mit der Dosierung soweit gehen, daß ein leichter Betäubungszustand herbeigeführt wird. Es ist zweifellos, daß die Gefahr der Pneumonie hierdurch erhöht wird; ganz besonders gilt dies, wenn man durch schwere suffokatorische Krisen — die sog. Stickstöße — zur Einleitung der Inhalationsnarkose gezwungen wird.

Die theoretisch naheliegende Behandlung mit Curare, jenem südamerikanischen Pfeilgift, welches die motorischen Nervenendigungen der quergestreiften Skelettmuskeln lähmt, hat sich praktisch nicht bewährt, da die wirksame Dosis auch die aktive Respiration mit aufhebt. Besser eignet sich das Magnesiumsulfat, dem bei parenteraler Zuführung außer einer kurareartigen Wirkung auch noch eine allgemein-narkotische zukommt. Die Gefahr dieses Mittels besteht ebenfalls in der Möglichkeit der zentralen Atemlähmung. Es gilt dies besonders für die wirksamste Form der Anwendung, die intravenöse Injektion.

Durch Gebrauch von verdünnten Lösungen ($2^1/_2^0/_0$) läßt sich dieser Gefahr einigermaßen begegnen, 50—150 ccm werden davon langsam infundiert; nach Abklingen der Wirkung können solche Injektionen mehrfach wiederholt werden. Andere Autoren empfehlen die Verwendung der $30^0/_0$igen Lösung. Die wirksame Tageshöchstgabe beträgt 1,0 Magnesium sulfuricum pro 1 kg Körpergewicht und wird auf 4 Injektionen verteilt. Bei eintretender Vergiftung stellen Ca-Ionen ein wertvolles Gegenmittel dar. Man gibt eine $2^0/_0$ige Lösung von Kalziumchlorid bis zu 600 ccm intravenös. Einfacher ist die von Hotz empfohlene rektale Zuführung einer $20^0/_0$igen Lösung — 10 ccm und mehr — die mehrfach täglich wiederholt wird.

Auf die Durchführung der künstlichen Atmung muß man bei derartiger Behandlung stets gefaßt sein; am schonendsten ist die Insufflation nach Auer-Meltzer (vgl. S. 20). Bei Glottiskrämpfen kann auch die Tracheotomie notwendig werden; in der Regel lassen sich solche schweren Fälle freilich auch hierdurch nicht retten.

Ob die von Mandl[1]) in einem Falle beobachtete günstige Beeinflussung durch epidurale (sakrale) Novokaininjektion allgemeine Gültigkeit besitzt, muß noch abgewartet werden. Dagegen gelingt es typisch die örtliche Muskelstarre durch lokale Injektion einer $1^0/_0$igen Novokainlösung für einige Zeit aufzuheben. Im Bereiche der Kaumuskulatur angewendet, stellt dies eine recht rationelle Maßnahme dar, um die Ernährung in schweren Fällen zu erleichtern.

Eine wichtige Aufgabe, von der der Erfolg vielfach wesentlich mit abhängt, besitzt die allgemeine Krankenpflege beim Tetanuskranken. Sie stellt

---

[1]) Zentralbl. f. Chirurg. 1924. Nr. 8.

an Arzt und Personal die höchsten Anforderungen. Absolute Ruhe, Abdämpfung aller Sinneseindrücke, möglichste Schonung beim Umbetten und sonstigen Verrichtungen sind notwendig, um bei der gesteigerten Reflexerregbarkeit alle krampferregenden äußeren Reize tunlichst fernzuhalten. Strenge Isolierung ist daher notwendig — nicht jedoch wegen der Infektiosität, denn ein Blumentopf im Krankensaale wäre vielleicht ebenso gefährlich. Sehr gerühmt wird neuerdings das permanente Wasserbad (Starker[1]), das wohl auch den Tonus der Muskulatur herabzusetzen vermag. Gegen das Ertrinken im opisthotonischen Streckkrampf müssen hierbei besondere Vorsichtsmaßregeln getroffen werden. Ein schwieriges Problem bildet oft die Ernährung. Bei ausgebildetem Trismus und bei Fehlen einer Zahnlücke ist die Nahrung mit Hilfe einer durch die Nase eingeführten Schlundsonde zuzuführen. Bei Beteiligung der Schlundmuskulatur wird jedoch auch dies meist nicht vertragen, die Zuführung hat dann mittels Klysmen zu erfolgen oder subkutan; bei längerer Dauer der Erkrankung kann unter solchen Umständen die Anlegung einer Magenfistel erforderlich werden. Die Beeinflussung der Kaumuskelstarre mittels Novokaininjektion wurde bereits oben erwähnt.

II. Die Diphtherie[2].

Der Erreger der Diphtherie ist ein kleiner unbeweglicher, grampositiver Bazillus, bei dem unter bestimmten Verhältnissen und Färbebedingungen sogen. Polkörperchen auftreten. Seine kulturellen Eigenschaften sowie die keineswegs stets einfache mikroparasitäre Diagnostik fällt durchaus in das bakteriologische Spezialgebiet, so ·daß sich eine besondere Besprechung hier erübrigt.

Charakteristisch, wenn auch nicht unbedingt pathognomonisch für die durch den Diphtheriebazillus hervorgebrachten lokalen Veränderungen ist das Auftreten fibrinöser Oberflächenmembranen. Geht dieser Vorgang nur mit einer oberflächlichen Epithelnekrose einher, so spricht man wohl auch von Krupp, während die diphtherische Entzündung im älteren — pathologisch-anatomischen — Sinne sich auf diejenigen Prozesse beschränkt, in denen es unter Abscheidung von Fibrin zu tiefgehenden Nekrosen kommt, so daß die Membranen größtenteils aus im Zusammenhang gebliebenem Gewebe bestehen. In schweren Fällen nimmt die Nekrose progrediente Form an und kann unter Mitwirken sekundärer Mischinfektion, wobei die Streptokokken eine wichtige Rolle spielen, einen fortschreitenden Gewebszerfall herbeiführen.

Vom bakteriologischen Standpunkte aus handelt es sich bei der Diphtherie vorwiegend um eine lokale Infektion. Zwar ist es wiederholt gelungen, die spezifischen Erreger auch in den regionären Lymphdrüsen sowie in den inneren Organen nachzuweisen. Ein Übertritt von Keimen in die Lymph- und ·Blutbahn kommt also zweifellos vor und scheint sogar nach neueren Untersuchungen von Kirch[3] bei den tiefgreifenden Formen der Diphtherie der Luftwege vielleicht die Regel zu bilden. Doch bedeutet dies meist wohl nur ein vorübergehendes Ereignis, da die zirkulierenden Körpersäfte kein geeignetes Medium für die Ansiedlung der Bazillen darstellen. Wenn die Diphtherieerreger trotzdem befähigt sind, selbst schwerste Allgemeinerscheinungen auszulösen, so beruht dies auf Giftwirkung. Es handelt sich hierbei um echte Toxine, d. h. um Produkte des bakteriellen Stoffwechsels. Neben diesen eigentlichen Toxinen, deren Wirkung teils lokal entzündungserregend ist, teils am Herzen, quergestreifter Muskulatur und Nieren — um hier nur die hauptsächlichsten Angriffs-

---

[1]) Langenbecks Arch. 111. 1919.
[2]) Neisser und Gins in Handbuch d. path. Mikroorg. 2. Aufl. 1919. S. 931. — Hilgenreiner, Dtsch. Zeitschr. f. Chirurg. 170, S. 266. 1922 (chirurg. Literatur).
[3]) Zeitschr. f. Kinderheilk. 33. 1922.

punkte zu nennen — schwere degenerative Veränderungen hervorzurufen vermag, sind nach Ehrlich besondere „Toxone" anzunehmen, die eine elektive Affinität zum peripheren Nervensystem besitzen, worauf das nicht seltene Auftreten von Spätlähmungen zurückgeführt wird. Eine weitere Eigentümlichkeit dieser hypothetischen Toxone besteht darin, daß das Diphtherieantitoxin (s. w. u.) mit ihnen gar nicht oder nur zu geringem Teil in Bindung tritt.

Das Diphtherieantitoxin findet sich besonders reichlich im Serum von Rekonvaleszenten. Erwachsene zeigen nicht selten eine beträchtliche Immunität, ohne daß das Vorausgehen einer manifesten Infektion nachweisbar zu sein braucht. Therapeutisch von größter Bedeutung wurde Behrings Feststellung, daß das Antitoxin mit dem Blutserum auf andere Individuen und Spezies übertragbar ist. Zur Herbeiführung einer solchen passiven Immunität dient vornehmlich das Serum vorbehandelter Pferde. Die Wirkung hält etwa drei Wochen an. Prophylaktisch kommen Gaben von etwa 500 A.E. in Betracht; die therapeutische Dosis beträgt im allgemeinen nicht unter 3000 und ist neuerdings vielfach erheblich, bis zu 30 000 und darüber, gesteigert worden. Wie bei jeder Serumtherapie ist die Wirkung um so zuverlässiger, je früher sie angewendet wird, wobei die intramuskuläre Injektion den Vorzug verdient. Gegenüber den auf „Toxon"wirkung beruhenden Spätlähmungen pflegen auch größte Dosen unwirksam zu bleiben. —

Diejenigen Lokalisationen der Diphtherie, mit denen es der innere Arzt und der Pädiater zu tun hat, brauchen hier nur kurz gestreift zu werden. Es gehört hierher vor allem die Rachendiphtherie, die gelegentlich auch auf Nase, Mundhöhle oder das Mittelohr fortschreitet. Die Inkubation beträgt meist 2—4 Tage. In etwa $^1/_3$—$^1/_4$ der Fälle kommt es zum Übergreifen auf den Kehlkopf. Die Bildung von Membranen kann hier unmittelbare Erstickungsgefahr herbeiführen. Die Frage, ob Tracheotomie oder Intubation in solchen Fällen vorzuziehen ist, kann hier nicht erörtert werden. Freilich bleibt auch diesen Eingriffen der Erfolg versagt, wenn die toxische Komponente im Vordergrunde steht oder wenn durch Absteigen der Entzündung in den Bronchialbaum eine zentrale Verlegung der Luftwege Platz greift. Albuminurie bildet ein häufiges Begleitsymptom der diphtherischen Allgemeinvergiftung. Das Versagen des Herzens steht bei den schnell tödlich verlaufenden Fällen im Vordergrunde. Auch in späteren Stadien ist die Gefahr des plötzlichen Herztodes noch nicht überwunden. In den schwersten Formen nimmt die Erkrankung gelegentlich das Bild einer foudroyant verlaufenden hämorrhagischen Diathese an; die Mischinfektion mit Streptokokken spielt hierbei gewiß oft wesentlich mit. Die postdiphtherischen Lähmungen, die in etwa 10⁰/₀ der Fälle vorkommen, betreffen hauptsächlich das Gaumensegel, sodann die Zungenmuskulatur; in schweren Formen kann die Lähmung einen universellen Charakter gewinnen und durch Ausschaltung der Atemmuskulatur den Tod herbeiführen [1]. Bei Paralyse des Schlundes droht die Gefahr der Schluckpneumonie. Epidemiologisch wichtig ist die bedeutsame Erfahrung, daß nach Überstehen der Diphtherie virulente Bazillen an Ort und Stelle oft lange Zeit zurückbleiben können. Man trifft als solche „Bazillenträger" gelegentlich sogar Personen, bei denen nicht mit Sicherheit eine vorausgegangene Erkrankung zu ermitteln ist.

Weit seltenere Lokalisationen stellt die primäre Erkrankung der Konjunktiven, der Nase oder der Vulva dar.

Von speziellerem chirurgischen Interesse ist die **Wunddiphtherie.** Früher für selten gehalten, haben bakteriologische Untersuchungen neuerer Zeit (Weinert, Anschütz, Lubinski [2]), Löhr u. a.) ihr unerwartet häufiges Vorkommen erwiesen. Freilich ist durchaus nicht in allen neuerdings mitgeteilten Fällen die Diagnose der Diphtherie exakt über allen Zweifel erhaben. Als Fehlerquelle scheint hier weniger der von der Rachenhöhle her bekannte „Pseudodiphtheriebazillus" in Betracht zu kommen als ein ebenfalls nicht pathogener „Paradiphtheriebazillus", der nur durch besondere Kulturmethoden sicher von seinem gefährlichen Doppelgänger zu unterscheiden ist.

---

[1]) Vgl. die interessante Eigenbeobachtung von Hansemann, Virchows Arch. f. pathol. Anat. u. Physiol. 115. 1889.

[2]) Zentralbl. f. Bakteriol., Parasitenk. u. Infektionskrankh. 85. 1920 (auch Literatur).

Lubinski konnte nur bei 18 von 59 verdächtigen Fällen die Existenz des Diphtheriebazillus selbst feststellen, der sich überdies nur in 10 Fällen im Tierversuch als virulent erwies.

Klinisch bestehen meist wesentliche Unterschiede, je nachdem die Infektion eine frische Wunde befällt oder erst im Stadium der abgeschlossenen Granulationsbildung hinzutritt. — Die Frühinokulation ist besonders häufig im Anschluß an die Tracheotomie beobachtet worden. Nicht ganz selten sind ferner spezifische Panaritien durch Selbstverletzung der Patienten. Zufällige Bißwunden, auch operative Infektionen der Ärzte kommen hier weiter in Betracht. Nicht minder ist der Bazillenträger selbst in dieser Hinsicht bei operativen Eingriffen gefährdet.

Freilich bedarf es zum Zustandekommen der Infektion wohl überdies noch besonderer Vorbedingungen. Denn im Tierversuch vermag der Di-Bazillus sich auf frischen aseptischen Wunden nicht zu halten und wird hier außerdem von fast sämtlichen Kokkenarten rasch überwuchert (Frankenthal).

Lebhafte Entzündung, nicht selten mit Lymphangitis und charakteristischen Belägen, ist diesen Formen der Wunddiphtherie eigen; mitunter wird sogar eine progrediente oder gar putride Nekrose unter solchen Umständen beobachtet. Auch kann der hämorrhagische Charakter hervortreten. Von Freymuth und Petruschky[1] ist ein solcher Fall mitgeteilt worden, der unter dem Bilde der Noma verlief. Daß gelegentlich selbst Verwechselung mit Hospitalbrand möglich ist (vgl. S. 181), scheint festzustehen. Die seltene Diphtheriephlegmone selbst gibt sich gewöhnlich erst dadurch zu erkennen, daß die Inzisionswunden sich rasch mit den charakteristischen Belägen bedecken.

Die Allgemeingefahren sind bei diesen Formen genau die gleichen wie bei der primären Rachendiphtherie.

Das gelegentliche Auftreten von Pusteln, die sich innerhalb intakter Umgebung nachträglich in Geschwüre umwandeln, dürfte wohl auf umschriebene, oberflächliche Inokulation zurückzuführen sein.

Wesentlich gutartiger pflegt sich die Infektion der granulierenden Wunde zu gestalten. Offenbar findet hierbei vielfach eine Giftresorption überhaupt nicht statt. (Vgl. S. 88.) Manche dieser Fälle sind klinisch gänzlich uncharakteristisch, so daß sie nur zufällig bei systematischen bakteriologischen Untersuchungen entdeckt werden. Höchstens daß vielleicht ein gewisses schlechtes, torpides Aussehen der Wunde auf Störungen hinweist, doch braucht auch dies nicht immer der Fall zu sein. Häufiger zeigt die diphtheriekranke granulierende Wunde ausgesprochene fibrinöse Beläge, die sich nach der Entfernung rasch wiederbilden. Gleichzeitig pflegt die Heilung verzögert zu sein; Anschütz wies insbesondere darauf hin, daß die neugebildeten Epithelsäume wieder zum Zerfall neigen. Pathognomonisch ist freilich ein solcher Befund noch keineswegs, da ein gleiches Verhalten mit Auftreten fibrinöser Beläge auch bei Gegenwart der banalen Wundparasiten vorkommt. Fieber, stärkere, entzündliche Reaktion der Umgebung fehlt unter den hier geschilderten Verhältnissen regelmäßig. Schwere Formen mit progredientem geschwürigem Zerfall, Gangrän und ernster Rückwirkung auf den Allgemeinzustand sind bei bereits granulierenden Wunden selten.

Auch auf torpiden Narbengeschwüren, alten Röntgenulzerationen u. dgl. kommt es nicht selten zur Ansiedlung von Diphtheriebazillen. Von der neuerdings ebenfalls recht häufig gefundenen ekzematoiden Form der Hautdiphtherie[2], die in besonders typischer Weise bei Kindern an der Ohrmuschel und ihrer Umgebung vorkommt und durchaus in das Gebiet der Dermatologie gehört, sehen wir hier ab.

---

[1] Dtsch. med. Wochensch . 1898. Nr. 15.
[2] Biberstein, Med. Klinik. 1922. Nr. 6.

Die Quelle der Infektion ist bei der sekundären Wunddiphtherie mitunter beim Patienten selbst zu suchen; eine bedeutsamere Rolle spielt aber wohl bei mangelnder Isolierung ein Verschleppen der Keime von anderen diphtheriekranken Wunden bzw. von sonstigen spezifischen Affektionen. —

Die Diagnose der Wunddiphtherie ist mit Sicherheit meist nur auf bakteriologischem Wege zu stellen. Da es, wie bereits betont, besonderer Kautelen hierzu bedarf, bildet fachmännische Prüfung unbedingte Voraussetzung.

Die praktische Bedeutung der Wunddiphtherie ist in erster Linie eine epidemiologische. Denn die Gefahr der Weiterverbreitung ist hier zweifellos nicht geringer als bei der Rachendiphtherie. Es ist daher nicht erstaunlich, daß förmliche Endemien beobachtet worden sind. Frühzeitige Erkennung und Isolierung ist demnach unbedingt erforderlich. —

Bei der Behandlung der frischen Wundinfektion spielt die Serumtherapie die gleiche Rolle wie bei der diphtherischen Angina. Vor allem ist sie berufen bei rechtzeitiger Anwendung den toxischen Allgemeinschädigungen entgegen zu treten. Ein Stiefkind der Therapie stellt dagegen vielfach die Diphtherie der granulierenden Wunde dar. Die Serumbehandlung versagt hier häufig, offenbar weil oft schon von vornherein ein nennenswerter Grad von Immunität besteht; auch sind die oberflächlich vegetierenden Parasiten der Wirkung des Serums wohl größtenteils entzogen. Vor allem aber handelt es sich ja meist nur um ein antitoxisches, nicht aber um ein bakterizides Serum. Es ist daher nicht überraschend, daß auch die lokale Anwendung von spezifischem Trockenserum häufig versagt. Die Keimbekämpfung ist dementsprechend vorzugsweise auf chemische Desinfizientien angewiesen. Eigene Versuche ergeben die relativ besten Resultate mit pulverförmig aufgebrachtem Methylenblau, das tief in das Granulationsgewebe eindringt.

Nach neueren Untersuchungen von Franz[1]) ist die spezifisch bakterizide Kraft dieses Mittels zwar nur gering. So bedarf es einer 1%igen Lösung, um Diphtheriebazillen im Reagenzglas innerhalb von 2 Stunden abzutöten. Gegenüber weit wirksameren Substanzen, wie dem Vuzin oder Trypaflavin, bietet das Methylenblau jedoch den Vorteil, daß es schadlos in reiner Substanz angewendet werden kann. Auch zeichnet es sich durch eine erhebliche Tiefenwirkung aus (vgl. S. 89), die der des Trypaflavins nicht nachsteht, die des Optochins und Eukupins und vieler anderer Mittel dagegen erheblich übertrifft.

Ein absolut sicheres Mittel stellt diese Medikation freilich nicht dar; doch konnte auch Dieterich neuerdings die gelegentliche Wirksamkeit des Methylenblaupulvers bestätigen[2]). Läwen lobte besonders die Wirkung der lokalen Besonnung. Auch essigsaure Tonerdeverbände werden von mancher Seite empfohlen. Hilgenreiner sah gute Erfolge von grauer Hg-Salbe. Biberstein hat eine kombinierte Eukupin-Vuzin-Behandlung angegeben.

III. Der Rotz[3]).

Der Rotz — auch Malleus, Wurm bezeichnet — ist eine äußerst ansteckende, oft gehäuft auftretende Erkrankung der Einhufer, namentlich des Pferdes, die nur gelegentlich den Menschen befällt. Sein Erreger, der 1882 von Löffler und Schütz entdeckte Rotzbazillus ist ein gramnegatives unbewegliches kleines Stäbchen ohne Sporenbildung. Die Züchtung erfolgt auf Blutserum, Agar oder Kartoffeln bei Körpertemperatur.

Die menschliche Infektion erfolgt in der Regel durch Übertragung vom kranken Pferde her. Stallpersonal, Veterinäre u. dergl. sind daher der

[1]) Med. Klinik. 1921. Nr. 4.
[2]) Zentralbl. f. Chirurg. 1921. S. 55.
[3]) A. Wladimiroff, Handb. d. pathog. Mikroorganismen (Kolle-Wassermann). 2. Aufl. 1913. V, S. 1063. — Lessing, Bruns' Beitr. z. klin. Chirurg. 125, S. 433. 1922.

Ansteckung besonders ausgesetzt. Als Vehikel für die Bakterien kommt besonders der „rotzige" Nasenausfluß, ferner der Eiter von Rotzgeschwüren in Betracht. In der Regel setzt das Zustandekommen der Übertragung die Gegenwart von Haut- oder Schleimhautwunden voraus; dieselben können aber so unbedeutend sein, daß praktisch geradezu eine Infektion von der unversehrten Körperoberfläche aus möglich ist. Bei der ungemeinen Kontagiosität des Rotzes spielen schließlich auch Laboratoriumsinfektionen eine gewisse Rolle. Durch Genuß rohen Fleisches von an Rotz gefallenen Tieren besteht theoretisch die Möglichkeit einer spezifischen intestinalen Infektion, doch scheint beim Menschen dieser Hergang bisher nicht beobachtet worden zu sein.

Klinisch tritt die menschliche Rotzinfektion häufiger in akuter, seltener in chronischer Form auf.

Der akute Malleus kann, ohne daß sich zuvor ein eigentlicher Primäraffekt ausbildet, sofort zu Allgemeinerscheinungen führen. Nach kurzer zwei- bis dreitägiger Inkubation kommt es zu unregelmäßigem Temperaturanstieg, Schmerzen in den Extremitäten, Gelenkschwellungen, ausgesprochenem Krankheitsgefühl, kurzum zu einem Gesamtbilde, das eine entschiedene Ähnlichkeit mit einem beginnenden Typhus, einem Gelenkrheumatismus, einer kryptogenetischen Sepsis aufweist, bis schließlich die charakteristischen Veränderungen an Haut- und Schleimhäuten Klarheit erbringen.

Universell oder in umschriebenen Bezirken treten rote Flecken auf, die sich weiterhin zu Pusteln und Geschwüren umwandeln. Gleichzeitig entwickeln sich in den tiefen Bindegewebsschichten und in der Muskulatur — namentlich der Extremitäten — Knoten und Beulen. Diese erweichen, die Abszesse brechen auf; Sehnen und Knochen können auf diese Weise freigelegt werden. Eine stärkere entzündliche Beteiligung der bedeckenden oder angrenzenden Hautbezirke pflegt hierbei meist in charakteristischer Weise zu fehlen. — Von den Schleimhäuten erkrankt besonders häufig die der Nase. Auch hier bilden sich Geschwüre, die anfangs einen reichlichen dünnen Ausfluß unterhalten, der später eine mehr dickflüssige, eitrige, blutige oder jauchige Beschaffenheit annimmt. Ähnliche Veränderungen können in der Mundhöhle, den oberen Luftwegen, der Konjunktiva auftreten. Schließlich kommt es auch in den inneren Organen zur Entwicklung von Rotzknoten, zu exsudativen Prozessen seitens der serösen Häute, wobei auch das seltene Vorkommen einer echten Rotzmeningitis erwähnenswert ist. Der Tod tritt an Erschöpfung oder Sepsis ein.

Die Rotzknoten selbst sind als entzündliche Granulome aufzufassen, welche sich aus epitheloiden Zellen und Leukozyten zusammensetzen. Ihre Erweichung erfolgt unter dem Bilde der eitrigen Verkäsung. Als seltenes chirurgisch interessantes Vorkommen ist die Osteomyelitis malleosa zu nennen.

Kommt es beim akuten Rotz zur Ausbildung eines Primäraffektes, so nimmt die infizierte Wunde bzw. die Stelle der Inokulation eine schankerartige Beschaffenheit an. Besonders charakteristisch ist die nie fehlende entzündliche Beteiligung der Lymphbahnen, in deren Verlaufe sich weitere abszedierende Knoten zu bilden pflegen; auch die Lymphdrüsen schwellen regelmäßig an. Häufig kommt es ferner zu entzündlichem Ödem vom Charakter des Erysipels; wie weit hieran eine Mischinfektion beteiligt ist, scheint bisher nicht bekannt zu sein.

Der akute generalisierte Rotz endet stets tödlich. Die Krankheitsdauer schwankt meist zwischen zwei bis drei Wochen, sie kann aber auch schon innerhalb von sechs bis acht Tagen abgeschlossen sein. —

Der chronische Rotz beim Menschen entspricht weitgehend der Infektion beim Pferde, die dort den vorherrschenden Typus darstellt. Die Inkubation ist verlängert, die ganze Entwicklung verlangsamt, stellenweise gelangen die Geschwüre wieder zur Vernarbung. Diese Narben pflegen sich durch eine besonders derbe Beschaffenheit auszuzeichnen. Bei Erweichung und Durchbruch tiefgelegener Knoten kommt es zur Bildung unregelmäßig gestalteter buchtiger Höhlen und Fistelgänge, auf die sich die alte Bezeichnung des „Wurms" bezieht. Die Ränder der chronischen Rotzgeschwüre sind derb und aufgeworfen, der Grund speckig, von nekrotischen Massen oder borkig bedeckt, stellenweise auch granulierend. Auch die Schleimhautläsionen verlaufen beim chronischen Rotz milder. Am günstigsten sind diejenigen Formen, bei denen die Geschwürsbildung, Lymphangitis und Drüsenschwellung sich auf umschriebene Bezirke beschränkt. Die Hauptgefahr besteht stets darin, daß der chronische Rotz schließlich in die akute Form übergeht. Die Mortalität wird auf etwa $50^0/_0$ geschätzt; die Erkrankung kann sich über Monate und selbst Jahre hinziehen. —

Die Diagnose des generalisierten akuten Rotzes ist bei Kenntnis der Krankheit nicht zu verfehlen. Schwieriger gestaltet sich die Erkennung der im einzelnen oft außerordentlich verschiedenartig verlaufenden chronischen Rotzinfektion. Grundsätzlich sollte in solchen Fällen schon der Beruf der Patienten (vgl. oben) einen gewissen Verdacht nach dieser Richtung hin erwecken. Dies gilt besonders dann, wenn Lues und Tuberkulose, die wichtigsten Ursachen chronischer Geschwürsbildung, sich ausschließen lassen. Gerade in Anbetracht der außerordentlich großen Ansteckungsgefahr des Rotzes gewinnt hier die rechtzeitige Erkennung eine ganz besondere weittragende Bedeutung.

Der direkte bakteriologische Nachweis ist leicht, wenn es gelingt, Eiter aus uneröffneten Abszessen zu gewinnen; in den offenen Geschwüren und im Nasensekret werden dagegen die spezifischen Erreger häufig rasch von anderen Bakterien überwuchert.

Als spezifisches Diagnostikum dient die beim Pferde in großem Maßstabe verwendete Malleinreaktion. Es handelt sich hierbei um die toxische Leibessubstanz des Rotzbazillus, die bei subkutaner Injektion am erkrankten Individuum innerhalb von 6 bis 10 Stunden unter Fieber eine schmerzhafte umfangreiche Beule hervorruft.

Andere neuere diagnostische Verfahren gründen sich auf die Agglutination, Präzipitation bzw. die Komplementbildung.

Die Therapie steht der akuten allgemeinen Rotzinfektion machtlos gegenüber. Um so wichtiger ist daher die lokale Wundprophylaxe. Es wird empfohlen, verdächtige Wunden sofort mit dem Paquelin zu kauterisieren; bei der schwachen Resistenz der Bazillen gegen antiseptische Einwirkungen wird in dem Waschen der Hände mit der üblichen $1^0/_0$igen Sublimatlösung bereits ein ausreichender Schutz gegen die Übertragung erblickt.

Beim chronischen Rotz sind die dem Messer zugänglichen Abszesse nach allgemeinen Regeln zu behandeln, umschriebene Geschwüre werden vielleicht zweckmäßig exzidiert. Doch läßt sich im allgemeinen auf diese Weise höchstens nur ein zeitweiser Stillstand des Leidens erzielen. Das gleiche gilt von einer Reihe sonstiger Behandlungsmethoden (Röntgenstrahlen), insbesondere auch vom Salvarsan. Einzelne günstige Erfahrungen, die in neuerer Zeit mittels Autovakzine (Zieler[1]) gemacht wurden, fordern schließlich dazu auf, auch diese Methode jedenfalls nicht unversucht zu lassen.

---

[1] Dtsch. med. Wochenschr. 1920. Nr. 8.

IV. Der Milzbrand[1]).

Der Milzbrand stellt in erster Linie eine äußerst infektiöse Viehseuche
dar, welche besonders Schafe, Rinder und Pferde befällt. Andere Tiere,
wie der Hund, verhalten sich weitgehend refraktär. Die Empfindlichkeit des Menschen gegenüber dem Milzbrand bewegt sich insoweit in
mittlerer Linie, als bei ihm die Infektion meist nur als lokaler Prozeß
verläuft.

Der Erreger des Milzbrandes ist ein unbewegliches bis zu 10 μ langes Stäbchen. Mit
dieser Größe des Bazillus hängt es zusammen, daß der Milzbrand die zuerst erkannte bakterielle Infektionskrankheit darstellt. Bei mannigfachen Änderungen des Kulturmediums,
die eine Erschwerung seiner Fortpflanzung bedeuten, bildet der Milzbrandbazillus Sporen,
sofern freier Sauerstoff vorhanden ist. Im lebenden Organismus kommt es daher niemals
zum Auftreten von Sporen; wohl ist aber die Möglichkeit dazu in unzureichend verscharrten
oder gar freiliegenden Kadavern gegeben. Ebenso ist mit Sporenbildung zu rechnen, wenn
oberflächliche Bodenschichten — etwa auf Weideplätzen — mit Urin, Wundsekret oder
sonstigen Abgängen milzbrandkranker Tiere verunreinigt werden. Diese Sporen zeigen
sich den verschiedenartigsten Einwirkungen gegenüber sehr resistent, so daß sie aus diesem
Grunde das klassische Testobjekt für Desinfektionsversuche bilden. In der Erde und selbst
in stagnierendem Wasser vermögen sie sich auf Jahre hinaus lebensfähig und bei unge-
schwächter Virulenz zu erhalten und damit eine veterinär-pathologisch wichtige Quelle
erneuter Infektionen darzustellen.

Die Eintrittspforte der Milzbrandinfektion bilden entweder die oberen
Luftwege, der Verdauungskanal oder die äußere Haut. Man unterscheidet dementsprechend eine pulmonale, intestinale und kutane Form
des Milzbrandes. Während die beiden ersten Formen gewöhnlich unmittelbar
zu schwerster Allgemeininfektion führen, verläuft der primäre kutane Milzbrand
des Menschen zumeist als örtlicher Infekt und stellt damit die eigentliche chirurgische Lokalisation des Milzbrandes dar.

Die Quelle der menschlichen Infektion bildet mit verschwindenden
Ausnahmen das erkrankte Tier. Die Übertragung kann unmittelbar erfolgen;
häufiger wird sie durch tierische Produkte vermittelt. So wurde die Entstehung
des Lungenmilzbrandes hauptsächlich bei Woll- und Lumpensortierern beobachtet, die den sporenhaltigen Staub inhalieren („Hadernkrankheit").
Verunreinigung der Nahrung kann unter solchen Umständen zur primären
Darminfektion Anlaß geben. Die gleiche Gefahr droht vom Verzehren
milzbrandigen Fleisches im allgemeinen nur dann, wenn es bereits Sporen
enthält. Denn gegen die weniger widerstandsfähigen Bazillen schützt bereits
in gewissem Grade die Zubereitung der Speisen — Erhitzung — sowie die
Wirkung der Verdauungssäfte. — Die Milzbrandinfektion der Haut ist
unter verschiedenen Verhältnissen möglich. Der Übertragung unmittelbar vom
kranken Tiere ist besonders das Stallpersonal ausgesetzt, ferner die Veterinäre
und Schlächter. Noch häufiger erfolgt die Infektion bei der gewerblichen
Verarbeitung der Produkte milzbrandiger Tiere. Roßhaarspinnereien,
Gerbereien, Bürsten- und Pinselfabriken, die Papierindustrie, die Pelz- und
Handschuhfabrikation, das Sattler- und Schuhmachergewerbe hat zahlreiche
Opfer in dieser Hinsicht gefordert. Selbst durch das Tragen fertig zugerichteter
Felle — z. B. der Lammfellmützen in der russischen Armee — sind späte Milz-
brandinfektionen gelegentlich vermittelt worden. Auch durch Insektenstich
kann Milzbrandvirus verimpft werden. Übertragungen von Mensch zu Mensch
gehören zu den größten Ausnahmen. Als letzte Quelle der Infektion sind schließlich die Laboratoriumsinfektionen zu nennen.

---

[1]) W. Koch, Dtsch. Chirurg. 9. 1886. — Ménétrier im Nouveau traité de méd. (Brouardel-Gilbert), Sobernheim im Handb. d. pathog. Mikroorganismen. 2. Aufl. 3, S. 583.
1913.

Vorbedingung für das Zustandekommen der kutanen Infektion ist das Vorhandensein einer äußeren Verletzung. Doch kann diese so geringfügig sein, daß sie sich dem Nachweis entzieht.

Die klassische Form des Hautinfektes stellt sich dar unter dem Bilde des Milzbrandkarbunkels — auch Pustula maligna oder Anthrax genannt. Nach einer Inkubation von ein bis drei Tagen kommt es an der Stelle der Inokulation zum Auftreten eines dunklen flohstichartigen Fleckes, aus dem sich rasch ein rötliches Knötchen entwickelt, auf dessen Kuppe sich eine kleine gelbliche Blase bildet. Diese nimmt später eine mehr rötlich-bräunliche Verfärbung an und wird auch als Milzbrandblatter bezeichnet. Wird dieses Bläschen abgehoben, oder, wie es häufig geschieht, vom Patienten durch Kratzen entfernt, so erscheint darunter die düsterrote feuchte Kutis, die durch den Kontakt der Luft zu einem dunklen Schorf eintrocknet, während die umgebende Haut unter lebhafter Rötung sich zu einem flachen Buckel erhebt, dessen vertieftes Zentrum jener Schorf bildet. Diese Vorwölbung beruht vornehmlich auf einer stark ödematösen Durchtränkung der Haut, die sich auf weite Strecken in die Umgebung fortsetzen kann; häufig kommt es auch zu Blutaustritten. Neue seröse Bläschen können auf der Höhe der Schwellung in der unmittelbaren Umgebung des Primärschorfes aufschießen.

Der eigentliche Milzbrandkarbunkel überschreitet selten einige Zentimeter im Durchmesser; auch nach der Tiefe dringt er nur wenige Millimeter in das Unterhautzellgewebe ein. Nicht selten gesellt sich eine entzündliche Infektion der Lymphgefäße in Gestalt einer Lymphangitis hinzu; die regionären Lymphdrüsen sind geschwollen. Bei günstigem Verlauf erreichen die Veränderungen etwa nach vier bis neun Tagen ihren Höhepunkt; dann geht die Schwellung zurück; die Schorfe stoßen sich ab. Kleinste Defekte können sich inzwischen überhäutet haben; bei größeren kommt es zur Bildung von Granulationsgewebe und zur Eiterung. Mischinfektion kann in diesem Stadium — zumal bei vernachlässigten Fällen — zu phlegmonösen Komplikationen, Lymphangitis oder Erysipel Anlaß geben.

Eine abweichende Form des Primäraffektes stellt das „Milzbrandödem" dar. Es sind dies starke, oft sehr ausgedehnte, selbst unförmige Schwellungen von blasser, gelblicher oder mehr livider Haut bedeckt, auf der es stellenweise zur Bildung von Blasen kommt, die zu Schorfen eintrocknen, so daß auf diese Weise wieder eine gewisse Ähnlichkeit mit dem typischen Karbunkel entsteht. Die oberen Lider stellen eine Prädilektionsstelle dieser Erkrankungsform dar. Lebhafte ausgedehnte Rötung solcher Bezirke hat zur Bezeichnung des „Milzbranderysipels" Anlaß gegeben. Die sich ausbildenden Nekrosen erreichen mitunter beträchtliche Ausdehnung, deren spätere Überhäutung längere Zeit in Anspruch nimmt.

In der großen Mehrzahl der Fälle entwickelt sich der primäre Milzbrand der Haut — dem Hergange der Infektion entsprechend — an den unbedeckt getragenen Körperteilen. Das Gesicht steht hierbei an erster Stelle; es folgt an Häufigkeit die Lokalisation an Unterarm, Hand und Fingern. Auch im Bereiche der Mundhöhle — wie etwa der Zunge — wird die initiale Pustel ausnahmsweise beobachtet. Multiple Primäraffekte sind nicht selten; bisweilen gelangen sie in großer Zahl zur Entwicklung. Auch nachträgliche Übertragung auf andere Körperstellen kann durch Kratzen oder dergleichen erfolgen.

Die spezifischen Erreger sind im primären Herde außerordentlich zahlreich enthalten. Sie befinden sich in der tiefen Schicht der Epidermis, dem Papillarkörper sowie auch in dem umgebenden Ödem. Ganz regelmäßig handelt es sich um Reinkulturinfektionen. Denn bei Gegenwart der gewöhnlichen Eitererreger

— Staphylokokken, Streptokokken, auch des Pyocyaneus — werden die Milzbrandbazillen in ihrer Entwicklung gehemmt und gehen zugrunde. Die Mischinfektion tritt erst in ihre Rechte, wenn die Schorfe abfallen; dies bedeutet
also gleichzeitig das Erlöschen des spezifischen Infektes.

In den meisten Fällen verläuft der lokalisierte Milzbrand der
Haut ohne erhebliche allgemeine Störungen. Selbst Fieber pflegt
zumeist zu fehlen. Dies ändert sich, wenn es dem Bazillus gelingt, massiv
in die Blutbahn einzubrechen und den gesamten Organismus zu überschwemmen. Ob es zu einer derartigen verhängnisvollen Allgemeininfektion
kommen wird oder nicht, entscheidet sich gewöhnlich innerhalb der ersten
4—5 Tage, mitunter aber auch schon innerhalb von 24 Stunden nach erfolgter
Ansteckung. Schwankungen in der bakteriellen Virulenz dürften hierbei eine
Rolle spielen. Allgemeine Mattigkeit, Frösteln, Fieber, rasch einsetzendes
schweres Krankheitsgefühl, mitunter eine eigentümliche Angst leitet die
Septikämie ein. Erbrechen, Durchfälle, Schmerzen in den Gliedern, starkes
Schwitzen pflegt sich hieran anzuschließen; die lokale Schwellung schreitet
mächtig fort und nimmt einen lividen Farbenton an. Unter raschem Verfall,
oft unter finalem Kollaps mit Untertemperaturen und allgemeiner Zyanose
tritt innerhalb weniger Tage der Tod ein. Auch zerebrale Erscheinungen —
wie epileptische Krämpfe bedingt durch Blutungen in die weichen Hirnhäute —
geben vereinzelt dem Endstadium ein eigenartiges Gepräge. — Autoptisch
kann die reine Septikämie im Vordergrunde stehen; in anderen Fällen finden
sich stärkere Veränderungen namentlich seitens der Lunge und des Intestinaltraktus (s. w. u.). Die Vergrößerung der Milz, die der tierischen Seuche den
Namen gegeben hat, pflegt beim Menschen weniger beträchtlich zu sein. Ihr
Parenchym ist leicht zerfließlich. Das Blut zeigt eine dunkle, dickflüssige,
lackfarbene (hämolytische) Beschaffenheit; wegen der rasch einsetzenden
Fäulnis pflegt die Totenstarre nur kurz anzuhalten.

Der Tod stellt im wesentlichen die Folge der unmittelbaren Gegenwart
der Bakterien dar, die im finalen Stadium den ganzen Organismus bis in die
feinsten Kapillargebiete dicht gedrängt durchsetzen und auf diese Weise den
Ablauf der Lebensvorgänge auf das Schwerste beeinträchtigen. Die schon
klinisch oft deutlich erkennbare Neigung zur Hämolyse kommt als weiterer
Faktor in Betracht. Der Nachweis einer eigentlichen toxischen Wirkung
der Bazillen hat dagegen bisher nicht erbracht werden können.

Damit eine derartige Allgemeininfektion sich im Anschluß an einen lokalisierten Herd entwickeln kann, müssen die natürlichen Schutzkräfte des Organismus vorher erschöpft sein. Denn an und für sich übt das menschliche
Serum und Blut einen hemmenden Einfluß auf die Milzbrandbazillen aus.
Die Phagozyten, sowie bakterizide Stoffe, die den weißen Blutkörperchen,
wahrscheinlich auch den Blutplättchen[1]) entstammen, kommen hierbei vornehmlich in Betracht. Freilich braucht zwischen dem Verhalten der Säfte im
Reagenzglase und der klinischen Widerstandsfähigkeit kein strenger Parallelismus
zu bestehen. Sicherlich gelangen auch bei den günstig verlaufenen Infektionen
öfters — oder vielleicht sogar regelmäßig? — einzelne Keime ins Blut; sie vermögen sich aber hier nicht zu halten, sondern gelangen in die einzelnen Organe,
wo sie zugrunde gehen oder mit dem Harn bzw. Darminhalt wieder ausgeschieden
werden. Im Tierexperiment werden dementsprechend bei intravenöser Einverleibung größere Bakterienmengen vertragen als bei Injektion in das Subkutangewebe[2]).

---

[1]) Dresel und Freund, Arch. f. exp. Pathol. u. Pharmakol. 1921. 91.
[2]) Noetzel, Langenbecks Arch. 57, S. 311. 1898.

Das gelegentliche Vorkommen sekundärer embolischer Hautveränderungen im Gefolge des viszeralen Milzbrandes sei hier nur beiläufig erwähnt.

Ohne nennenswerte chirurgische Bedeutung ist der Lungenmilzbrand, dessen primärer Infekt auch innerhalb des oberen Viszeraltraktus (Nase[1]) Zunge, Kehlkopf, Trachea) gelegen sein kann. Es kommt hierbei zu hämorrhagischen infarktähnlichen Infiltrationen des Lungenparenchyms, gewöhnlich einhergehend mit umfangreichen serösen pleuritischen Exsudaten. Nur selten tritt Genesung ein.

Der Darmmilzbrand ist charakterisiert durch ausgedehnte ödematöse Infiltration und hämorrhagische Karbunkel der Schleimhaut. Ihr Hauptsitz gehört dem Jejunum, demnächst dem Duodenum und oberen Ileum an. Seltener sind die tieferen Darmabschnitte betroffen. Der Prozeß verläuft unter einem schweren allgemeinen Krankheitsbild; zu den Lokalerscheinungen gehört Erbrechen, Durchfälle — die hämorrhagische Beschaffenheit annehmen können—, Auftreibung des Bauches, oft auch ausgesprochene Schmerzhaftigkeit. Die Mortalitätsziffer schwankt zwischen 50 und 75 %.

Chirurgisch ist der intestinale Milzbrand insoweit bemerkenswert, als vereinzelt sich ein ausgesprochener peritonealer Symptomenkomplex entwickelt, der zu diagnostischer Verkennung führen kann. Auch wird bei tiefgreifenden Darmveränderungen mitunter die Entstehung einer echten Peritonitis — wohl auf Mischinfektion beruhend — beobachtet.

In einem von v. Bergmann[2]) mitgeteilten Fall war bei schwerem akuten Milzbrand des Zwölffingerdarmes in der Annahme eines perforierten Ulcus duodeni operiert worden. Ganz ungewöhnlich ist ein von Schmidt und Stroeber[3]) aus der Würzburger Klinik mitgeteilter Fall von protrahiert verlaufendem Milzbrand, der sich auf das Zökum beschränkte. Die Operation erfolgte in der Annahme einer Appendizitis. Die tumorartige Schwellung des Zökums veranlaßte zur Resektion. die der Patient glücklich überstand. Erst die weitere Untersuchung klärte die wahre Natur der Erkrankung auf.

Bezüglich der Diagnostik des Milzbrandes beschränken wir uns auf die kutane Lokalisation. Das eingangs beschriebene Verhalten ist im allgemeinen so charakteristisch, daß es keiner weiteren Untersuchung bedarf. In vielen Fällen weist auch schon der Hergang der Infektion auf die vermutliche Natur der Erkrankung hin. Im Zweifelsfalle gibt die bakteriologische Untersuchung den Ausschlag. Besonders zahlreich lassen sich die Bakterien in der Flüssigkeit nachweisen, die bei künstlicher Entfernung des Schorfes aus der Tiefe nachsickert. Auch die durch Stichinzision zu gewinnende Ödemflüssigkeit enthält gewöhnlich ausreichend Bakterien. Dagegen kann man nicht mehr auf den Nachweis der spezifischen Erreger rechnen, wenn die Schorfe bereits abgestoßen sind und Eiterung eingesetzt hat. Für die Zwecke des diagnostischen Tierversuchs kommt in erster Linie die hochempfindliche Maus in Betracht, die der subkutanen Impfung in 1—2 Tagen erliegt.

Eine brauchbare Serodiagnostik des Milzbrandes gibt es nicht, da die Bazillen auch durch das normale Blut selbst in starker Verdünnung agglutiniert werden.

Die Prognose des Hautmilzbrandes ist wesentlich davon abhängig, ob der Prozeß lokalisiert bleibt oder zur Sepsis führt. Ausschlaggebend hierfür ist das bakterielle Verhalten des Blutes. Positiver Ausfall der Blutkultur ist stets als ein sehr ernstes Zeichen zu werten, obschon ihm — auf Grund neuerer Erfahrungen — noch nicht die Bedeutung eines absoluten Todesurteils zukommt. Auch im Liquor cerebrospinalis können die Bakterien auftreten und durch Spinalpunktion nachweisbar werden[4]). Der lokalisierte Milzbrandherd ist dagegen im allgemeinen prognostisch günstig zu beurteilen.

---

[1]) Mathias und Blohmke, Dtsch. med. Wochenschr. 1914. S. 1860.
[2]) Münch. med. Wochenschr. 1916. S. 536.
[3]) Ebenda 1912, Nr. 37.
[4]) Praetorius, St. Petersburger med. Wochenschr. 1913. Nr. 21.

Die Stärke des örtlichen Ödems geht in gewissen Grenzen der Bösartigkeit der Infektion parallel. Doch deutet sein Zustandekommen stets auf eine gewisse Reaktionsfähigkeit des Organismus hin; bei virulentesten Infektionen — namentlich experimenteller Art — kann dementsprechend jede örtliche Veränderung völlig ausbleiben. Ähnliche Verhältnisse ergeben sich für die prognostische Beurteilung der Körpertemperatur, indem Fieber sowohl in leichten wie in schwersten Fällen zu fehlen vermag. Während es bei jenen überhaupt nicht zu einer nennenswerten Resorption „pyrogener" Stoffe kommt, lähmt hier die Schwere der Infektion von vornherein jede aktive thermische Reaktion des Organismus.

Spätstörungen sind auch in zunächst gutartig verlaufenden Fällen durch nachträgliches Hinzutreten pyogener septischer Komplikationen möglich. Bei ausgedehntem Ödem der Weichteile des Halses wird die Gefahr der Erstickung nahegerückt. In neuerer Zeit beträgt die Sterblichkeit in manchen Statistiken nur noch wenige Prozente. — Nach Überstehen einer Milzbrandinfektion pflegt für längere Zeit ein gewisser Grad von Immunität zurückzubleiben. —

Die Therapie des Hautmilzbrandes war ursprünglich eine sehr radikale. Durch Ausschneidung, Verätzung, Verschorfung mit dem Glüheisen, unterstützt gelegentlich selbst durch primäres Ausräumen der regionären Lymphdrüsengruppen suchte man den Infektionsherd restlos zu zerstören. Der Zweck, den Eintritt der Allgemeininfektion zu verhindern, läßt sich jedoch im allgemeinen hierdurch ebensowenig erreichen, wie es bezüglich der Lues für die Exzision des Primäraffektes gilt. Denn die Bazillen dringen gewiß in jedem Falle weit über die Grenzen des klinisch manifesten Erkrankungsherdes hinaus; ob sie dabei in die Blutbahn gelangen oder nicht — bzw. dort festen Fuß fassen können — hängt in erster Linie von der natürlichen Resistenz des Gesamtorganismus ab. Traumatische Schädigungen, wie sie eine energische Lokaltherapie unvermeidlich mit sich bringt, können daher die Weiterverbreitung der Bazillen sogar begünstigen, wie es sich bei vorurteilsfreiem Studium mancher der in der Literatur niedergelegten Krankengeschichten zweifellos ergibt. Es geht daher schon seit längerer Zeit die Tendenz dahin, jedes operative Eingreifen beim Milzbrandkarbunkel bzw. dem initialen Ödem strikte zu vermeiden und sich auf Ruhigstellung und schützenden Verband zu beschränken. Auch an der Küttnerschen Klinik wird grundsätzlich so verfahren [1]). Ob man den Verbänden graue Salbe zusetzt, wie es an der Hallenser Klinik (v. Bramann) üblich war, Alkohol (Eppendorfer Krankenhaus) oder etwa Borsalbe, wie das in Breslau meist geschieht, dürfte von geringerer Bedeutung sein. Chirurgische Maßnahmen treten erst dann in ihre Rechte, wenn nach Ablauf des ursprünglichen Prozesses sekundäre Infektionen eine selbständige Bedeutung gewinnen. Bei Glottisödem oder Druck auf die Luftröhre kann die Tracheotomie angezeigt sein.

Daneben ist natürlich die Sorge um den Allgemeinzustand nicht zu vernachlässigen. Becker (Eppendorfer Krankenhaus) rühmt hierbei die Wirkung großer Alkoholdosen. Doch ist es wohl nicht uninteressant daran zu erinnern, daß im Experiment der Alkohol die Resistenz gegen diese Infektion herabsetzt.

Als spezifisches chemo-therapeutisches Mittel — insbesondere gegen die drohende oder eingetretene Blutinfektion — ist die Anwendung des Salvarsans bzw. des Neosalvarsans [2]) empfohlen worden; Baumann [3]) erzielte mittels intravenöser Injektion von Argochrom (Merck) selbst bei ausgesprochener Milzbrandsepsis prompte Heilung.

Die Serumtherapie des Milzbrandes gründet sich auf die Erfahrung, daß die durch Vakzinierung mit abgeschwächten Bazillen (Pasteur) eintretende

---

[1]) Wolff und Wiewiorowski, Münch. med. Wochenschr. 1911. Nr. 52.
[2]) S. Rosenthal, ref. Zentralorg. f. d. ges. Chirurg. 15, S. 51. 1921.
[3]) Klin. Wochenschr. 1922. S. 2472.

Immunität sich auch passiv mit dem Serum übertragen läßt. In Deutschland hat Sobernheim ein derartiges Serum hergestellt. In der Tierheilkunde werden solche Sera nicht nur therapeutisch, sondern — ebenso wie das ursprüngliche Pasteursche Verfahren — auch prophylaktisch mit Erfolg verwendet. Erfahrungen am Menschen liegen bisher nur spärlich vor; ein absolutes Heilmittel stellt ein solches Milzbrandserum jedenfalls nicht dar.

Neuere Mitteilungen aus Argentinien rühmen die Heilwirkung normalen Pferdeserums. Es wird in Mengen von 30 bis 50 ccm subkutan, intramuskulär oder — in schwersten Fällen — intravenös injiziert[1].

Wahrscheinlich handelt es sich hierbei um den Vorgang einer nichtspezifischen Proteinkörpertherapie (vgl. S. 43). Denn auch Kaseosaninjektionen rufen im Tierexperiment eine Zunahme der bakteriziden Stoffe des Blutes hervor, vielleicht bedingt durch vermehrten Zerfall von Blutplättchen (s. oben).

Ein großes Wirkungsfeld bietet sich der Prophylaxe des Milzbrandes. Durch größere Vorsicht bei der Beschäftigung mit kranken oder verendeten Tieren würden sich die meisten Infektionen zweifellos vermeiden lassen. Die Desinfektion der zu bearbeitenden tierischen Produkte (Häute, Wolle usw.), der Inhalationsschutz gegen Verstäubung gehört in das Gebiet der gewerblichen Hygiene.

V. Der Schweinerotlauf beim Menschen[2].

Die praktisch weitverbreitete Rotlaufseuche des Schweines besitzt für die menschliche Pathologie auch direkt insoweit eine Bedeutung, als der Mensch selbst von dieser Infektion betroffen werden kann. Derartige Beobachtungen galten bis in jüngste Zeit hinein als Seltenheit, doch hat sich neuerdings immer mehr gezeigt, daß ihr Vorkommen eher sogar als häufig bezeichnet werden darf.

Der Erreger des Rotlaufs ist ein schmales, kurzes, unbewegliches, grampositives, auf den gewöhnlichen Nährböden züchtbares Stäbchen, das in der Kultur zu fädigen Geflechten auszuwachsen vermag. Die von ihm beim Schwein hervorgerufene Infektion wird durch intestinale Aufnahme mit dem Futter vermittelt. Diese führt entweder zu allgemeiner oft tödlich endender Septikämie oder es treten die Veränderungen der Haut mehr in den Vordergrund. Bei den sog. Backsteinblattern handelt es sich um das Vorherrschen beetförmiger rundlicher roter Effloreszenzen, die unter Schuppung zur Heilung gelangen; der chronische Rotlauf geht aus den übrigen Formen hervor und äußert sich besonders in Gestalt von Hautnekrosen.

Der menschliche Rotlauf gelangt im Gegensatz zur tierischen Erkrankung als Wundinfektion zur Ausbildung. Beim Schlachten oder bei der Pflege erkrankter Tiere kann eine solche Übertragung stattfinden; eine wichtige Rolle spielen ferner Verletzungen bei prophylaktischen oder therapeutischen Impfungen mit virulenten Rotlaufkulturen. Bestimmte Berufskreise wie Schlächter, Landwirte, Veterinäre, gelegentlich auch das Küchenpersonal sind daher solchen Infektionen besonders ausgesetzt; Hand, Finger und Unterarm stellen dementsprechend die typische Lokalisation dar.

Charakteristisch für die humane Infektion ist der milde Verlauf, wobei nennenswerte Allgemeinerscheinungen, selbst Fieber gewöhnlich ausbleiben. Nach kurzer Inkubation, die etwa zwischen 6 Stunden und 4 Tagen schwankt, kommt es zu charakteristischen Hautveränderungen. Diese bestehen in einem Teil der Fälle in typischen Backsteinblattern, d. h. es kommt in der Umgebung der infizierten Bezirke zum Auftreten stark juckender markstück- bis talergroßer roter Quaddeln, die gewöhnlich von lymphangitischen Streifen begleitet sind. Bei weiterem Bestehen pflegen diese primären Effloreszenzen einer diffusen erysipelartig begrenzten leicht erhabenen Rötung Platz zu machen, die allmählich vom Zentrum aus abblaßt und unter Schuppung

---

[1] Vgl. Penna, ref. Dtsch. med. Wochenschr. 1921. Nr. 1.
[2] H. Rahm, Bruns' Beitr. z. klin. Chirurg. 115. 1919 und Med. Klinik. 1922. Nr. 38.

zur Heilung gelangt. Andere Fälle verlaufen von vornherein unter dem Bilde einer **diffusen erythematösen Dermatitis**. Die Haut erscheint hierbei rot oder mehr livide verfärbt, etwas geschwollen, stark juckend; mitunter besteht Lymphangitis, die Lymphdrüsen können vergrößert sein. Diese Entzündung kann langsam weiterschreiten, um etwa nach 3—4 Wochen unter Schuppung abzuheilen.

Fälle letzerer Art sind von Rosenbach als **Erysipeloid** beschrieben und ätiologisch auf kladothrixartige Bazillen zurückgeführt worden. Doch scheinen die von ihm hervorgehobenen Unterschiede gegenüber dem Rotlaufbazillus nicht ausreichend und vor allem nicht genügend konstant zu sein, um daraufhin eine wirkliche Sonderstellung zu gründen.

Gleichzeitig mit der Hautrötung kommt es mitunter zu schmerzhafter Schwellung der Fingergelenke, die auch nach Ablauf der kutanen Erscheinung mitunter noch eine Zeitlang bestehen bleibt und deren richtige Deutung ohne Kenntnis der Vorgeschichte dann nicht immer gleich gelingt [1]).

Die Diagnose des Schweinerotlaufs beim Menschen ist — wenn man nur daran denkt — im allgemeinen nicht zu verfehlen. Der bakteriologische Nachweis gelingt am sichersten mittels Exzision eines kleinen Hautstückchens, das sofort in Bouillonkultur einzulegen ist. Die Wunde wird durch Naht geschlossen; der kleine Eingriff wird erfahrungsgemäß ohne Schaden vertragen. Sein negativer Ausfall gestattet freilich nicht immer die Rotlaufinfektion sicher auszuschließen.

Therapeutisch kommen indifferente Salbenverbände in Betracht, um das Jucken zu lindern, doch bleibt der Prozeß selbst hiervon unbeeinflußt. Die spezifische Therapie, welche den Rotlauf in kürzester Zeit zur Heilung bringt, besteht in der Serumimpfung. Gewöhnlich genügen hierzu vom Höchster Immunserum etwa 2 ccm pro 10 kg Körpergewicht intraglutaeal oder intravenös injiziert.

VI. Die Wut [2]).
(Rabies, Lyssa).

Die Wut stellt in erster Linie eine durch Wundinfektion vermittelte schwere, so gut wie stets tödlich verlaufende Erkrankung des **Hundes** dar, deren Übertragung in der Regel durch Bißverletzung erfolgt. Aber auch die anderen Haustiere wie Pferd, Rindvieh, Schaf, Ziege, Katze, Schwein können an „Tollwut" erkranken, das gleiche gilt für den **Menschen**. In Rußland spielt auch die Übertragung durch den Wolf eine gewisse Rolle. Der Erreger der Rabies sowie die genauere Art des sich hierbei bildenden außerordentlich wirksamen Giftes ist unbekannt. Das „Virus" ist filtrierbar. Über das Wesen der sog. **Negrischen Körperchen**, die sich als feine Einschlüsse in Ganglienzellen des Gehirns konstant bei den der Wut erlegenen Tieren und Menschen finden, sind die Akten noch nicht geschlossen; wahrscheinlich handelt es sich hierbei um intrazelluläre Reaktionsprodukte auf die Infektion. Unklar in ihrer Bedeutung sind vor allem auch die von Babes und J. Koch nachgewiesenen „kokkenartigen Gebilde" und „staubförmigen Granulationen". Bei der Aufnahme des „Giftes" scheint das periphere Nervensystem eine ähnliche Bedeutung zu besitzen wie beim Tetanus; außer der Nervenwanderung spielt jedoch auch die Passage durch das Blut und die Lymphbahnen eine wesentliche Rolle. Die Speicherung des „Virus" findet im **Zentralnervensystem** statt, dessen Beteiligung auch die klinischen Symptome der Rabies durchaus beherrscht. Das nervöse Zentralorgan

---

[1]) Axhausen, Klin. Wochenschr. 1923. S. 2197.
[2]) J. Koch im Handb. d. pathog. Mikroorganismen. 2. Aufl. 1913. 5, S. 89. — Ménétrier in Brouardel-Gilbert, Nouveau traité de méd. Bd. 4, S. 300. 1906.

bildet demgemäß das klassische Material zur experimentellen Übertragung der Seuche. Unter natürlichen Verhältnissen erfolgt die Ansteckung regelmäßig durch den Speichel, in dem das Virus schon vor dem Einsetzen klinischer Krankheitserscheinungen, also noch im Stadium der Inkubation, auftreten kann. Gewöhnlich wird der Speichel durch den Biß in die Wunde eingeimpft, es genügt aber oft auch schon, wenn der Geifer mit Kratzwunden oder geringfügigen zufälligen Verletzungen der Haut in Berührung kommt. Das aggressive Verhalten der wutkranken Tiere ist der Übertragung außerordentlich förderlich. Theoretisch ist auch der kranke Mensch imstande durch Biß die Infektion zu vermitteln, trotzdem aber derartige Verletzungen nicht ganz selten vorkommen, scheint in der Literatur bisher nur ein einwandfreier Fall einer derartigen Übertragung vorzuliegen (vgl. Koch l. c.). Auch experimentell gelingt es durchaus nicht in allen Fällen, das Virus im Speichel, selbst im floriden Stadium der Krankheit, nachzuweisen. Es dürfte hiermit zusammenhängen, daß tatsächlich durchaus nicht etwa alle von wutkranken Hunden gebissenen Menschen zu erkranken pflegen. Selbst vor Einführung der Wutschutzimpfung (s. w. u.) betrug die Morbiditätsziffer vielmehr nur etwa 15%. Hierbei ist u. a. freilich noch zu berücksichtigen, daß in vielen Fällen, wenn der Biß an bedeckten Körperstellen erfolgt, schon die Kleider dazu ausreichen, um den Geifer aufzufangen. Hierauf dürfte es auch beruhen, daß die Bißwunden im Bereiche von Gesicht und Händen viel häufiger die Wut nach sich ziehen, als wenn sie an den gewöhnlich bedeckten Armen, Beinen oder am Rumpfe erfolgen. Die Größe der Wunde ist hierbei an und für sich belanglos, doch wird durch tiefe und zahlreiche Gewebstrennungen die Aufnahme des Virus natürlich begünstigt. Fernerhin ist die Virulenz des „Giftes" — d. h. des sog. Straßenvirus — großen Schwankungen unterworfen und nicht zuletzt scheint auch die individuelle Empfänglichkeit außerordentlich verschieden zu sein.

Diese letztgenannten Umstände sind wohl auch nicht ohne Einfluß auf die Tatsache, daß die Dauer der Inkubation in weiten Grenzen schwankt. Die durchschnittliche Frist beträgt etwa 66 Tage, sie kann ausnahmsweise bis auf etwa 12 Tage herabgehen und schließlich gibt es einzelne gesicherte Beobachtungen, in denen die Inkubation mehr als ein Jahr betrug.

In vielen Fällen verläuft das eigentliche Inkubationsstadium ohne jede klinischen Erscheinungen. Auch die Wunde bietet keine charakteristischen Veränderungen; zumeist ist sie beim Ausbruch der manifesten Erkrankung längst abgeheilt. In anderen Fällen werden gewisse nervöse Symptome während der Inkubationsphase beobachtet, die wohl nicht ohne Grund mit der Passage des Virus durch die peripheren Nerven in Verbindung gebracht werden. Es gehört hierher das Auftreten eines Kältegefühls, Abstumpfung der Sensibilität, Herabsetzung der motorischen Kraft im Bereich der betroffenen Extremität; auch Muskelzuckungen können auftreten. Flüchtige neuralgische Anfälle und Kopfschmerzen gehören nicht selten dieser Periode an.

Das eigentliche prodromale Stadium ist besonders durch nur selten fehlende Schmerzen gekennzeichnet, die vom alten Wundgebiet ausgehend nach dem Stamme weiterwandern. Hierzu gesellt sich gewöhnlich eine unverkennbare seelische Verstimmung (Stadium melancholicum) mit Hemmungen des Intellektes, leichter Erschöpfbarkeit. Die Kranken sind oft geradezu menschenscheu und suchen die Einsamkeit auf.

Das Auftreten wohl charakterisierter Atemstörungen leitet über zum Höhepunkt der Tragödie. Sie bestehen in plötzlich einsetzenden krampfartigen tiefen Inspirationen, denen eine zentral ausgelöste maximale Kontraktion des Zwerchfells und der akzessorischen Atemmuskulatur zugrunde liegt und die somit die ersten Zeichen der gesteigerten Erregbarkeit der Medulla oblongata darstellen. Diese anfangs kurz dauernden flüchtigen Anfälle sind begleitet von einem quälenden Druck- und Angstgefühl.

Die Dauer des prodromalen Stadiums kann recht beträchtlich sein, mit dem Auftreten der geschilderten respiratorischen Attacken pflegt jedoch die weitere Entwicklung sich in rapidem Tempo zu gestalten, das eigentliche Stadium der Wut ist damit erreicht. Auch kann diese Phase plötzlich mit einem schweren Anfalle von Atemnot einsetzen. In anderen Fällen steigern sich die asphyktischen Anfälle erst nach und nach zu bedrohlicher Höhe, von zunehmender Angst, größter Aufregung und Unruhe begleitet. Die Spasmen beschränken sich hierbei nicht mehr auf die Atemmuskulatur, sondern gehen auch auf den Schlundkopf über. Jeder Versuch zu schlucken führt zu qualvollen Schlingkrämpfen, der sog. Wasserscheu. Dabei besteht eine allgemeine Hyperästhesie der Haut und der übrigen Sinnesorgane, die Reflexe sind gesteigert, und in diesem Zustande der maximalen reflektorischen Erregbarkeit kann schon eine leichteste Berührung, ein Luftzug, ein Geräusch, der Anblick eines glänzenden Gegenstandes, ja schon die bloße Vorstellung genügen, um schwerste Anfälle auszulösen. Allmählich werden die Pausen zwischen den einzelnen Attacken immer kürzer; unter Trübung des Bewußtseins, Halluzinationen, kommt es zu förmlichen maniakalischen Wutanfällen, die sich gegen die Umgebung richten können und wobei Bißverletzungen eine besondere Rolle spielen. Das Bild eines solchen tollwütigen Menschen, dem der schäumende Speichel vor dem Munde steht, hat etwas tragisch Eindruckvolles.

Seltsam kontrastiert hiermit oft das eigentümlich milde, gefaßte und klare Verhalten der Patienten in den Pausen zwischen den Anfällen.

Schließlich stellen sich allgemeine Krämpfe von epileptiformem oder tetanischem Charakter ein, die den Kranken durch Asphyxie dahinraffen. In anderen Fällen schließt das Drama mit einer kurz dauernden Periode tiefsten Kollapses; benommen, gefühllos, wie paralysiert liegt der Kranke da, das Gesicht verfallen, die Pupillen weit und starr, die Atmung erfolgt stoßweise oder nach Cheyne-Stokesschem Typus, die Haut ist von kaltem Schweiß bedeckt, der Puls fadenförmig. Die Dauer der vollentwickelten Erkrankung und des sich etwa anschließenden finalen Stadiums pflegt 2—3 Tage nicht zu überschreiten.

Eine seltenere Form der Lyssa verläuft unter dem Bilde der „stillen Wut". Hier treten gewöhnlich schon im Prodromalstadium die oben beschriebenen nervösen und motorischen Störungen mehr hervor. Hieran schließen sich Lähmungen von hemiplegischem oder paraplegischem Charakter, die sich in verschiedener Weise entwickeln, weiter ausdehnen und auch die Blase und den Mastdarm in Mitleidenschaft ziehen können. Schließlich werden die bulbären Zentren ergriffen, und der Tod erfolgt durch Herzstillstand oder durch Atemlähmung.

Fieber pflegt bei der Wut meist vorhanden zu sein, um in den letzten Stadien lebhaft anzusteigen. Einher damit geht zunehmendes Sinken der Herzkraft.

Die Diagnose der Rabies ist im allgemeinen nicht schwer, zumal wenn man die Vorgänge kennt. Differentialdiagnostisch kommt hauptsächlich der Tetanus in Betracht, insbesondere in seiner „hydrophobischen" Form. Abgesehen von der hier viel längeren Inkubationszeit fehlt jedoch bei der Rabies die für den Tetanus so charakteristische, dauernde tonische Starre, wie sie zuerst im Bereiche der Masseteren typisch auftritt. Andererseits freilich wird ausnahmsweise bei der Wut die Schlundmuskulatur so wenig betroffen, daß die Kranken bis zuletzt Flüssigkeit zu sich nehmen können. — Bei neuropathischen Individuen hat man ferner gelegentlich beobachtet, daß unter dem Zwange der

Angstvorstellung, nach einer Bißverletzung an Tollwut zu erkranken, ein funktionelles Krankheitsbild zustande kommt, das mit der wirklichen Rabies manche Ähnlichkeit darbieten kann. Insbesondere gilt das für das Stadium melancholicum. Bei eingehender Beobachtung dürfte freilich die Unterscheidung wohl nie ernstlichen Schwierigkeiten begegnen.

Die Prognose der ausgebildeten Wut ist absolut infaust. Doch sind in neuerer Zeit mehrfach abortive Fälle von zweifelloser Rabies beobachtet worden, die mit dem Leben davon kamen.

Die Therapie kann sich im allgemeinen nur darauf beschränken, die Leiden der Unglücklichen symptomatisch zu lindern.

Eine um so größere Bedeutung besitzt die Prophylaxe. Soweit sich diese auf sanitätspolizeiliche Maßnahmen bezüglich der Unschädlichmachung tollwutkranker Tiere bezieht, müssen wir auf die Lehrbücher der Hygiene verweisen. Als lokale „chirurgische" Prophylaxe kommt die sorgfältigste Behandlung jeder irgendwie nach dieser Richtung hin suspekten Wunde in Betracht. An Stelle der früher meist üblichen Kauterisation verdient die gründliche sachgemäße Exzision, soweit dies mit Rücksicht auf wichtige anatomische Gebilde möglich ist, den Vorzug. Allerdings hat angesichts der schnellen Aufnahme des Virus diese Behandlung nur dann einen Zweck, wenn sie frühzeitig, d. h. unmittelbar oder wenige Stunden nach der Verletzung vorgenommen wird. Aus der älteren Statistik geht der Nutzen einer derartigen Wundversorgung klar hervor. Falls andere Hilfe fehlt, verdient schließlich auch noch die alte Methode des Aussaugens der frischen Wunde mit dem Munde den entschiedenen Vorzug vor untätigem Abwarten.

Weit größere Bedeutung hat der prophylaktische Wutschutz nach Pasteur gewonnen[1]). Diese Methode beruht auf der Möglichkeit, durch steigende Zuführung von abgeschwächtem Virus eine aktive Immunität herbeiführen. Als Ausgangsmaterial dient das der Trocknung unterworfene Rückenmark infizierter und der Wut erlegener Kaninchen. Die Impfung geschieht mittels subkutaner Injektion der aufgeschwemmten Substanz. Mit Hilfe dieses Verfahrens ist es gelungen, der Wutkrankheit beim Menschen mit weitgehender — wenn auch nicht absoluter — Sicherheit vorzubeugen. Vorbedingung hierzu ist freilich, daß die Behandlung so früh wie möglich einsetzt. Liegt die Verletzung bereits 10 Tage und länger zurück, so wird der Erfolg zweifelhaft. Als Unterstützung der spezifischen Therapie ist längere Zeit fortgesetzte innere Zuführung von Jodpräparaten empfohlen worden[2]). Die praktische Durchführung des Wutschutzes, deren Technik hier nicht näher besprochen zu werden braucht, erfolgt in besonderen staatlichen Instituten, die sich in Berlin und Breslau befinden. Alle verdächtigen Bißverletzungen sind schnellstens dorthin zu überweisen.

Von der echten Lyssa streng zu scheiden ist schließlich die äußerst selten vorkommende, auf einer Schädigung durch das „Virus fixe" beruhende Impflyssa. Von den leichtesten Formen einer nervösen Störung bis zur aszendierenden Paralyse sind Übergänge aller Grade beobachtet worden. In den meisten Fällen ist der Verlauf günstig; nach wechselnder Zeit gehen die Erscheinungen völlig zurück. Nur sehr selten kommt es zu tödlichem Ausgang.

VII. Chirurgische Komplikationen der Gonorrhoe[3]).

Die Beziehungen der gonorrhoischen Komplikationen zur Chirurgie sind so zahlreich, daß eine gesonderte Besprechung derselben zweckmäßig erscheint.

---

[1]) Heller und Rothermund, Handb. d. pathog. Mikroorganismen. l. c. S. 897.
[2]) W. Baumgarten, Dtsch. med. Wochenschr. 1922. Nr. 28.
[3]) Cholzoff, Bruns' Beitr. z. klin. Chirurg. 89. 1914. — Nobl, im Handb. d. Geschlechtskrankheiten. II. S. 121. 1912.

Der von Neißer entdeckte bakterielle Erreger der Gonorrhöe ist ein gramnegativer, in der Kultur anspruchsvoller Diplokokkus. Seine Züchtung erfolgt auf erstarrtem Menschenblutserum oder einer Menschenblutserum-Agarmischung. Tiere sind für experimentelle Übertragung ungeeignet; wo solche Identifizierungen notwendig erscheinen, sind sie gelegentlich beim Menschen, meist kurz vor dem Tode vorgenommen worden. Die toxische Wirkung der Gonokokken ist an ihre Leibessubstanz gebunden.

Die Ansiedlung des Gonokokkus erfolgt in der Regel auf der Urethralschleimhaut. Bei Neugeborenen kommt vornehmlich die Konjunktiva oder selten die Mundhöhle als Ort der Primärinfektion in Betracht. Weniger bekannt ist, daß vereinzelt der Gonokokkus auch als eigentlicher pyogener Wundparasit auftreten kann. So wurde wiederholt bei Ärzten die Entstehung gonorrhoischer Lymphangitis oder phlegmonöser Panaritien beobachtet. F. Schultz beschrieb das Auftreten einer Lymphangitis am Penis als isolierte Folge eines Coitus impurus; auch die Nabelwunde der Neugeborenen kann der Gonokokkeninfektion anheimfallen. Häufiger handelt es sich bei derartigen Infektionen des Subkutangewebes um Autoinokulation. Es gehören hierher die namentlich bei Frauen beobachteten, im ganzen aber recht seltenen umschriebenen furunkelartigen Hautabszesse in der Umgebung der Genitalien, eine etwas größere Rolle spielen in diesem Bereiche spezifische oberflächliche Geschwüre[1]). — Pathologisch-anatomisch ist in dem bei gonorrhoischen Infektionen auftretenden Granulationsgewebe wiederholt ein besonderer Reichtum an Plasmazellen (vgl. S. 86) angetroffen worden. Auch zeichnen sich die Granulationen mitunter durch eine auffallend gekörnte frischrote Beschaffenheit aus.

Die große Mehrzahl der chirurgischen Komplikationen der Gonorrhoe kommt durch Metastasierung auf dem Blutwege oder durch direkte Propagation innerhalb des Gewebes bzw. der präformierten Bahnen zustande. Nicht bei allen eitrigen Komplikationen handelt es sich freilich allein um die Wirkung des Gonokokkus selbst. Bei tiefgreifenden Schleimhautläsionen, zumal wenn mechanische Verletzungen — etwa infolge instrumenteller Behandlung — hinzutreten, ist vielmehr auch die Gelegenheit zur Mischinfektion gegeben. Doch stehen die echten Gonokokkenmetastasen weitaus an erster Stelle.

Unter den durch direkte Fortleitung entstehenden Komplikationen des Harnröhrentrippers ist zunächst der periurethrale Abszeß zu nennen. Im Bereiche der vorderen Harnröhre bricht er gewöhnlich spontan nach innen durch, ohne besondere Folgen zu hinterlassen; im hinteren Abschnitt der Pars pendula kommt es häufiger zur Perforation nach außen unter Hinterlassung hartnäckiger Urinfisteln. Eine besonders schwere Komplikation stellt die entzündlich-phlegmonöse Beteiligung der Corpora cavernosa dar. Infolge der nachfolgenden mehr oder weniger ausgedehnten Verödung der Bluträume kommt es zu Störungen der Erektion und der Facultas coeundi. Vereiterung der als Anhangsgebilde der Harnröhre fungierenden Cowperschen Drüsen führt zu Abszessen an der Wurzel des Skrotums. Als Spätfolge tiefgreifender und namentlich chronisch verlaufender Gonorrhoe spielt die Harnröhrenstriktur eine bedeutungsvolle Rolle. Eine häufige Komplikation der akuten Gonorrhoe ist die Zystitis, nur selten führt diese ihrerseits im unkomplizierten Frühstadium zu aufsteigender Pyelitis. Bei Beteiligung der Pars prostatica urethrae tritt eine Gefährdung der Nebenhoden ein. Die akute gonorrhoische Epididymitis, deren Zustandekommen durch den Ductus deferens vermittelt wird, kommt in leichterer und schwerer Form vor. In leichteren Fällen beschränken sich die Erscheinungen auf eine von Fieber begleitete schmerzhafte

---

[1]) D. Fuchs, Arch. f. Dermatol. u. Syphilis. 1922, 138. S. 281.

Schwellung des Nebenhodens; bei stärkerer Entzündung beteiligen sich auch die äußeren Weichteile mit mächtigem Ödem und Hautrötung. Eine konfluierende herdförmige Einschmelzung des Nebenhodens, am stärksten gewöhnlich im Bereich der Kauda, pflegt einer solchen vehementen Verlaufsweise zugrunde zu liegen. Auch der Hoden selbst kann hierbei in Mitleidenschaft gezogen werden. Häufig gesellt sich hierzu ein entzündlicher Erguß in die innere Scheidenhaut, der sich zum Empyem steigern kann. Wenn auch in den wenigsten Fällen klinisch manifeste Zeichen der Abszedierung eintreten, so kommt es im Anschluß an die gonorrhoische Epididymitis doch meist zur Verödung der Ausführungsgänge der Samenkanälchen; bei größerer Ausdehnung und doppelseitiger Erkrankung führt dies fast stets zu irreparabler Sterilität.

Die Beteiligung des Ductus deferens an der gonorrhoischen Epididymitis betrifft meist nur den peripheren Abschnitt. Geht die Entzündung auch auf den retroperitonealen Anteil über, so kann das bedeckende Bauchfell in Mitleidenschaft gezogen werden. Bei rechtsseitiger Erkrankung ist auf diese Weise eine Verwechslung mit einer akuten appendizitischen Attacke möglich. In den meisten Fällen beschränkt sich die Beteiligung des Peritoneums auf das Auftreten eines entzündlichen kollateralen Ödems, ausnahmsweise kommt es zur bakteriellen Durchwanderung und zu wirklicher Gonokokkenperitonitis. Auch im Gefolge einer eitrigen Entzündung der Samenblasen kann diese gefährliche Komplikation sich einstellen.

Häufig findet sich bei der Urethritis posterior eine Beteiligung der Prostata. In schwerster Form führt dies zur eitrigen Einschmelzung dieses Organs.

Bei der Frau besitzt die direkte Fortleitung der Infektion eine besondere Bedeutung für den Genitaltraktus. Die Bartholinitis abscedens stellt die mildeste Form dieser Verlaufsart dar. In schweren Fällen kommt es unter Passage des Uterus zur Infektion der Tuben. Bei mangelnder Verklebung des Ostium abdominale kann auf diese Weise eine allgemeine gonorrhoische Peritonitis entstehen. Häufiger tritt Abkapselung ein. Es entstehen auf diese Weise ausgedehnte Abszedierungen in der Umgebung der Ovarien und vor allem die gefürchtete Pyosalpinx. Das Wochenbett disponiert in besonderer Weise zum Aufsteigen einer vielleicht bis dahin latenten gonorrhoischen Infektion.

Eine Infektion der Rektalschleimhaut kann durch Coitus perversus, bei Frauen auch durch Autoinokulation von den Genitalien her erfolgen. Ausnahmsweise haben leider sogar therapeutische Maßnahmen — Prostatamassage! — hierzu Veranlassung gegeben. Die Erkrankung spielt sich gewöhnlich nur in den oberflächlichen Gewebsschichten ab. Die angebliche Häufigkeit gonorrhoischer Mastdarmstrikturen vermag der Kritik nicht Stand zu halten. Zumeist handelt es sich bei derartig bezeichneten Fällen wahrscheinlich um die Folgezustände luetischer Erkrankungen [1]). Auf dem Lymphwege kommt es gelegentlich zur Entzündung der Leistendrüsen; auch bei ausschließlicher Gegenwart von Gonokokken kann eine Abszedierung derselben eintreten. — Die Metastasierung auf dem Blutwege kommt hauptsächlich für das akute und subakute Stadium des Harnröhrentrippers in Betracht. Bei chronischer Infektion pflegt ihr eine lokale Exazerbation voranzugehen. Die schwerste Form stellt die allgemeine Gonokokkensepsis dar. Endocarditis verrucosa kann sich ihr als lokale Komplikation anschließen. Eine derartige gonorrhoische Allgemeininfektion ist indessen selten, da das strömende Blut keine günstigen Lebensbedingungen für die spezifischen Erreger bietet. Zumeist wird daher die Blutbahn nur zur flüchtigen Passage benutzt, ein wahrscheinlich gar nicht so seltenes Ereignis, das meist ohne erkennbare Folgen bleibt, in

---

[1]) Vgl. Ruge, Langenbecks Arch. 1907. 83.

anderen Fällen dagegen zum Auftreten isolierter oder multipler Metastasen führt. Auf die Möglichkeit der Mischinfektion, die praktisch indessen keine sehr große Rolle spielt, wurde bereits hingewiesen.

Eine besondere Disposition zur hämatogenen Gonokokkenerkrankung zeichnet die Gelenke aus[1]). Die Häufigkeit ihrer Beteiligung wird auf 2—3%, vereinzelt noch erheblich höher (Klose) eingeschätzt. Nur ausnahmsweise werden sie vor der dritten Woche des Bestehens des Trippers befallen. Die vielfach verbreitete Auffassung, daß der Tripperrheumatismus im Gegensatze zur Polyarthritis rheumatica acuta ausgesprochen monoartikulär auftrete, trifft nicht ganz zu, denn in einem beträchtlichen Teil der Fälle — die angegebenen Prozentziffern der einzelnen Autoren weichen erheblich voneinander ab — werden auch bei der Gonorrhoe mehrere Gelenke, gleichzeitig oder nach und nach, ergriffen. Immerhin ist der Prozeß meist oligoartikulär, nimmt oft nur in einem Gelenk chronische Form an und zeigt vor allem meist auch nicht den für die Polyarthritis rheumatica acuta so charakteristischen sprunghaften Wechsel in der Beteiligung der einzelnen Gelenke.

Am häufigsten betroffen wird das Kniegelenk. In absteigender Häufigkeit schließen sich hieran das Fußgelenk, Handgelenk, Fingergelenke, Ellenbogen, Schulter, Hüfte an. Völliger Immunität erfreut sich kein Gelenk gegenüber der gonorrhoischen Infektion. Die mehrfach gemachte Angabe, daß bei Frauen am häufigsten das Handgelenk befallen sein soll, scheint nicht zuzutreffen.

Der Form nach, unter der sich die akute gonorrhoische Gelenkentzündung abspielt, wird unterschieden zwischen Hydrops, serofibrinöser Entzündung, Empyem und Kapselphlegmone.

Beim reinen Hydrops können entzündliche Erscheinungen im klinischen Sinne völlig ausbleiben, während bei den mit Eiterung einhergehenden Exsudaten hohes Fieber nicht zu fehlen pflegt, das entzündete Gelenk ist hochgradig schmerzhaft, die bedeckende Haut — wie beim akuten Gelenkrheumatismus — geschwollen und lebhaft gerötet. Am stärksten tritt die Beteiligung des parartikulären Gewebes bei der Kapselphlegmone, dieser wichtigsten Form der gonorrhoischen Gelenkerkrankungen, in die Erscheinung. Die Bezeichnung ist freilich insoweit irreführend, als es hierbei nicht zur wirklichen eitrigen Einschmelzung zu kommen pflegt. Charakteristisch ist vielmehr eine mächtige trüb-seröse Durchtränkung der Kapsel, des inneren Bandapparates und der parartikulären Weichteile, die ihnen ein gallertig-sulziges Aussehen verleiht. Die Haut ist teigig-ödematös geschwollen und lebhaft gerötet. Innerhalb des Gelenkes selbst tritt das flüssige Exsudat gegenüber ausgedehnten Fibrinniederschlägen zurück. Es führt dieser Prozeß in rapider Weise zur Abhebung und Usur des Knorpels. Der Eintritt von Ankylosen wird hierdurch unmittelbar begünstigt; die sich regelmäßig anschließende Schrumpfung des Bandapparates trägt ihrerseits dazu bei. Auch bei den übrigen Formen — mit Ausschluß des reinen Hydrops — gewinnen die Schädigungen des Knorpels eine für die spätere Funktion verhängnisvolle Bedeutung. Bei längerem Bestehen umfangreicher Ergüsse kommt es zur Dehnung des Bandapparates. Auf diese Weise können sich Schlottergelenke und Subluxationsstellungen ausbilden; infolge chronischentzündlicher Wucherung der Synovialzotten pflegen sich hieran chronischarthritische Veränderungen anzuschließen. (Vgl. Neunter Abschnitt, S. 370ff.) Solche Gelenke bleiben schmerzhaft, neigen zu akuten Nachschüben, die Beweglichkeit ist eingeschränkt und geht unter Knarren und Reiben vor sich. Ganz ungewöhnlich sind spontane Durchbrüche im Stadium der akuten

---

[1]) Wilms, Münch. med. Wochenschr. 1917. Nr. 11. — Klose, Berlin. klin. Wochenschr. 1919. Nr. 42.

Eiterung. Bei multipler Erkrankung können virulente Gelenkphlegmonen schon allein durch die Schwere der Allgemeininfektion tödlich enden. Ausnahmsweise entwickelt sich die gonorrhoische Gelenkentzündung auch von vornherein in der geschilderten chronischen Form. Mehr oder minder flüchtige Arthralgien ohne nachweisbares anatomisches Substrat gelangen in allen Stadien der Gonorrhoe gelegentlich zur Beobachtung. Es ist nicht ausgeschlossen, daß es sich hierbei um die Wirkung freigewordener Gifte handelt. Seitens der Wirbelsäule ist die ankylosierende Spondylitis als seltene Gonorrhoekomplikation beschrieben worden. —

Die Diagnose der gonorrhoischen Gelenkerkrankungen ist meist schon rein klinisch zu vermuten und wird durch den Nachweis der Primärlokalisation sichergestellt. Schwieriger gestaltet sich die unmittelbare Diagnose, da innerhalb des Gelenkexsudates die Gonokokken rasch zu verschwinden pflegen, so daß man nur im Frühstadium damit rechnen kann, sie hier anzutreffen. Der Röntgenbefund bei schweren Erkrankungsprozessen ist charakterisiert durch die rasch eintretende, anfangs fleckige Atrophie und die schon früh nachweisbare, auf Knorpelzerstörung beruhende stellenweise Usur der Gelenkkonturen. —

Nächst den Gelenken fallen besonders häufig die Sehnenscheiden der metastasierenden Gonokokkeninfektion zum Opfer. Vielfach kombiniert sich ihre Beteiligung mit der Erkrankung der benachbarten Gelenke. Am häufigsten erkranken die dorsalen Sehnenscheiden der Hand, demnächst die der Füße. Zwischen rein serösen und phlegmonös eitrigen Formen kommen auch hier alle möglichen Übergänge vor. Restitution bildet die Regel, doch können bei eitriger Erkrankung auch indirekt die Sehnen schwerwiegend in Mitleidenschaft gezogen werden. In einem von mir beschriebenen Falle war es auf diese Weise zur Ruptur der gemeinsamen Fingerstrecksehnen gekommen [1]).

Auch die Schleimbeutel können gleichzeitig mit den Gelenken und Sehnenscheiden befallen werden; in anderen Fallen erfolgt ihre Infektion als isolierte Metastase. Die mitgeteilten Beobachtungen beziehen sich auf die Bursae prao patellaris, subcruralis, trochanterica, ischiadica und die Schleimbeutel der Fußsohle. Der Form nach überwiegen die serofibrinösen Exsudate. Durch spätere Schrumpfung der Kapsel und papilläre Wucherung der inneren Auskleidung kann sich eine Umwandlung zu eigentlichen Hygromen (vgl. S. 163) vollziehen. Die bei gonorrhoekranken Individuen nicht ganz seltene Achillodynie ist in einem Teil der Fälle auf eine solche Erkrankung der Bursa achillea profunda zurückzuführen. Auch ist die Ausbildung von schmerzhaften Exostosen des Kalkaneus im Anschluß an eine Schleimbeutelerkrankung der Fußsohle beschrieben worden. Seltener ist die phlegmonöse Entzündung der Schleimbeutel. Zumeist findet sich diese Form in direkter Verbindung mit einem gonorrhoischen Pyarthros. So kann die gonorrhoische Koxitis durch Beteiligung der Bursa iliaca kompliziert werden. Auch im subkutanen Gewebe kommt es gelegentlich zu isolierten gonorrhoischen Metastasen in Gestalt von Abszessen oder Phlegmonen [2]). Diese werden besonders in den parartikulären Bezirken angetroffen und hängen wohl gelegentlich auch direkt mit Gelenkeiterungen zusammen. Manche der als metastatische Weichteilphlegmonen mitgeteilten Fälle sind freilich zweifellos durch Fortleitung einer Sehnenscheideninfektion entstanden.

Seitens des Knochensystems ist vereinzelt das Auftreten einer echten gonorrhoischen Osteomyelitis — vornehmlich in Gestalt des Knochen-

---

[1]) Berlin. klin. Wochenschr. 1916. Nr. 6.
[2]) K. Jeßner, Inaug.-Dissert. Breslau 1914.

abszesses — beobachtet worden [1]). Etwas häufiger ist die Periostitis. Sie kommt teils als abszedierende Form vor, teils führt sie zu umschriebenen ossifizierenden, anfangs schmerzhaften Auftreibungen.

Die Muskulatur kann in verschiedener Weise von der Gonorrhöe in Mitleidenschaft gezogen werden. Außer den in ihrem Wesen und anatomischen Substrat noch nicht geklärten Myalgien wird vereinzelt das Zustandekommen einer echten, meist knotig umschriebenen Myositis beobachtet. Diese setzt mehr oder weniger akut ein, von Ödem und Rötung der bedeckenden Haut begleitet. Abszedierung ist immerhin selten, meist erfolgt allmähliche Rückbildung unter Hinterlassung einer atrophischen Muskelschwiele.

Die seltene Phlebitis gonorrhoica betrifft vorwiegend die V. saphena magna und bietet im übrigen kaum ein besonderes chirurgisches Interesse. In einem bei Cholzoff zitierten Falle wurde der Eintritt einer partiellen Penisgangrän auf Thrombose der V. corporis cavernosi bezogen.

Die ebenfalls äußerst seltene Pleuritis gonorrhoica scheint in der Regel nicht zum Empyem zu führen.

Recht häufig komplizieren Neuralgien und neuralgieartige Schmerzzustände die Tripperinfektion. Außer der bereits genannten Arthralgie, Myalgie und Achillodynie spielt hierbei besonders die oft recht hartnäckige Ischias eine Rolle. —

Soweit sich die Therapie der gonorrhoischen Komplikationen auf das Grundleiden bezieht, braucht sie hier nicht besprochen zu werden In den meisten Fällen gelingt es auf konservativem Wege Heilung herbeizuführen. Als spezifisches Mittel spielt hierbei neuerdings die Vakzinierung mittels des von Bruck angegebenen Arthigons eine gewisse Rolle. Die Wirkung dieses Präparates gelangt vornehmlich bei geschlossenen Prozessen, also vor allem den Gelenkerkrankungen zur Geltung. Höhere Dosen können den Eintritt einer erheblichen allgemeinen und lokalen Reaktion zur Folge haben. Man hielt diese anfangs für nützlich, doch veranlaßten gelegentliche Schädigungen zu größerer Vorsicht. Im allgemeinen empfiehlt es sich daher mit kleinen Gaben (0,1—0,3 ccm) zu beginnen und diese unter Vermeidung einer stärkeren „Reaktion" in mehrtägigen Pausen bis zu 1,0—2,0 ccm zu steigern. Kontraindiziert ist die Vakzinebehandlung bei allgemeiner Gonokokkeninfektion. Im chronischen Stadium verliert sie an Wirksamkeit.

Gonorrhoische Abszesse und Phlegmonen sind nach den üblichen Regeln zu inzidieren. Bei der Epididymitis werden stärkere Scheidenhautergüsse zweckmäßig durch Punktion entleert; die Inzision des Nebenhodens ist dagegen gewöhnlich nur bei schwerer phlegmonöser Entzündung zweckmäßig.

Bei der Erkrankung der Gelenke hat neben der Vakzinetherapie die Stauungsbehandlung nach Bier besonders gute Erfolge zu verzeichnen. Je frühzeitiger die Behandlung eingeleitet wird, desto wirksamer pflegt sie zu sein. Es empfiehlt sich in Frühfällen die Binde möglichst lange, also etwa 22 Stunden ununterbrochen liegen zu lassen. Einen besonderen Vorteil gewährt die Behandlung nicht zuletzt auch dadurch, daß sie die heftigen Schmerzen meist prompt beseitigt und damit die sofortige Bewegungsaufnahme erlaubt. Die früher meist geübte Fixierung führt dagegen regelmäßig zu erheblicher Versteifung, die sich nachträglich nur schwer oder überhaupt nicht mehr beseitigen läßt; die permanente Ruhigstellung ist daher nach Möglichkeit zu vermeiden. In späteren Stadien wird die Stauung zweckmäßig durch aktive Hyperämisierung mittels Heißluft ersetzt. Bei starkem Erguß ist die Entleerung mittels Punktion angezeigt, um einer schädlichen Überdehnung der Gelenkkapsel vor-

---

[1]) Cupler, Ann. of surg. 1907. I.

zubeugen. Man hat diesen Eingriff auch mit der Injektion von Karbolsäure oder Jodtinktur verbunden. Klapp sah gute Erfolge von parartikulär injiziertem Rivanol (1:1000) [1]. Die naheliegende Anwendung von spezifisch gonokokkentötenden Präparaten, d. h. den Silbersalzen, scheint hierbei noch nicht versucht worden zu sein. Ansammlung von Eiter im Gelenk und vor allem die gonorrhoische Kapselphlegmone macht die Arthrotomie erforderlich. Nach Wilms, der die zeitweise in Vergessenheit geratene operative Therapie der schwersten Formen besonders wieder empfohlen hat, braucht bei der eigentlichen Kapselphlegmone die Synovialis selbst nicht immer mit eröffnet zu werden. Klose hält die Arthrotomie auch dann für angezeigt, wenn die Exsudate nach der Punktion wiederkehren, sowie überhaupt bei den verzögert verlaufenden exsudativen Formen.

Ungünstig sind — wie bereits erwähnt — die funktionellen Aussichten bei bereits eingetretener Versteifung. Mit unblutiger Mobilisierung ist meist nur wenig zu erreichen. Auch die operative Wiederherstellung freier Gelenkflächen mit ihrer mühsamen und schmerzhaften Nachbehandlung führt durchaus nicht immer zum gewünschten Erfolg.

Isoliert erkrankte Schleimbeutel, die Beschwerden verursachen, werden zweckmäßig im ganzen exstirpiert.

Die Behandlung der gonorrhoischen Strikturen, Zystitis und anderer Komplikationen gehört zum Gebiete der speziellen Chirurgie.

B. Die chronischen Infektionen.

I. Die Tuberkulose[2].

a) Allgemeiner Teil.

Unter den chronischen parasitären Infektionen des Menschen steht die Tuberkulose wegen ihrer Verbreitung und ihrer vitalen Bedeutung durchaus an erster Stelle. Sie ist eine Volksseuche, in Deutschland heute vielleicht mehr als je.

Einzelne Sektionsstatistiken haben das Vorkommen tuberkulöser Veränderungen bis zu 90% ergeben und auch die Pirquetsche Reaktion (s. S. 225) fällt bei Erwachsenen in mehr als 70% positiv aus. Doch ist glücklicherweise der Prozentsatz derjenigen Fälle, in denen die Tuberkulose auch klinisch als solche in die Erscheinung tritt — also die praktische Morbidität — wesentlich geringer.

Die meisten Opfer fordert die Tuberkulose im Gefolge der Lungenschwindsucht; hier haben wir es naturgemäß nur mit der chirurgischen Tuberkulose zu tun, worunter vornehmlich die Lokalisation am Knochensystem, Gelenken, Lymphdrüsen, Bauchfell, Urogenitalapparat, äußerer Haut zu verstehen ist. Allerdings hat sich die Bedeutung dieser Unterscheidung einigermaßen abgeschwächt, seitdem auch für die Therapie der Lungentuberkulose operative Maßnahmen herangezogen worden sind, während andererseits die Behandlung der „chirurgischen" Tuberkulose neuerdings immer mehr konservative Formen angenommen hat.

Als zur Tuberkulose gehörig ist alles zu rechnen, was durch die unmittelbare Wirkung des Tuberkelbazillus hervorgebracht wird. Es deckt sich dies im allgemeinen mit der Cohnheimschen Definition, welche sich auf die Übertragbarkeit im Tierversuch gründet. Immerhin gibt es gewisse zur Tuberkulose gehörende Veränderungen — namentlich die sogenannten Tuberkulide der Haut (vgl. S. 235) — bei denen der Tierversuch meist versagt; anderer-

---

[1] Chirurgenkongr. 1922. S. 348.
[2] Cornet, Die Tuberkulose. Wien 1907.

seits gibt Verimpfung kindlicher Lymphdrüsen gelegentlich positive Resultate, ohne daß überhaupt ein eigentlicher Krankheitsprozeß vorzuliegen scheint [vgl. Orth[1]]. — Praktisch wird die Tuberkulose zumeist identifiziert mit dem Vorhandensein der spezifischen anatomischen Gewebsreaktion, des Tuberkels. In der Regel ist dies auch durchaus zutreffend, doch gibt es freilich Prozesse, bei denen eine uncharakteristische rein-entzündliche Reaktion überwiegt (vgl. S. 223); andererseits kommen tuberkelähnliche Knötchen auch unabhängig von der Tuberkulose vor, so bei der Lepra, der Syphilis sowie in Gestalt der „Fremdkörpertuberkel" (vgl. S. 86 und 445).

Der Erreger der Tuberkulose — der Kochsche Bazillus — ist ein grampositives, dünnes, schlankes, gerades oder auch wenig gekrümmtes unbewegliches Stäbchen. Er ist ein obligater Sauerstoffzehrer und kulturell schwerer zu züchten als die meisten anderen pathogenen Bakterien. Sein Temperaturoptimum liegt bei 37°. Anilinfarben nimmt der Tuberkelbazillus nur langsam an, gibt sie aber dann auch bei Einwirkung von Mineralsäuren ebenso schwer wieder ab. Auf dieser „Säurefestigkeit" beruht die in praxi meist übliche Färbung mit Karbolfuchsin (Ziehl-Neelsen). Außer den ausgebildeten Bazillen wies Much in tuberkulösen Produkten und Kulturen sog. „granuläre" Formen nach, die sich nur nach Gram darstellen lassen. Die Auffassung dieser Granula ist nicht einheitlich; sie werden teils als Zerfallstrümmer („Splitter"), teils als Sporen angesehen. Much gelang es auf künstlichem Nährboden wieder säurefeste Stäbchen aus ihnen zu züchten. Zum biologischen Nachweis des Tuberkelbazillus dient das Meerschweinchen; nach subkutaner oder intraperitonealer Verimpfung tuberkulösen Materials geht dasselbe nach 4 bis 8 Wochen an generalisierter Tuberkulose zugrunde. Positive Tuberkulinreaktion (s. S. 225) kann schon vorher den Eintritt der Infektion anzeigen.

Die für den Menschen pathogenen Tuberkelbazillen scheiden sich in den Typus humanus und den Typus bovinus, den Erreger der Perlsucht des Rindviehs. Die Lehre Kochs, daß die letztere Form für die Erkrankungen des Menschen nicht in Betracht komme, hat sich nicht aufrecht halten lassen. Zwar spielt der Perlsuchtbazillus bei der Tuberkulose des Erwachsenen mit Ausnahme des Lupus, der in einem nicht geringen Prozentsatz auf boviner Infektion beruht[2]), sowie der Tuberculosis cutis verrucosa, nur eine verschwindende Rolle. Wesentlich anders verhält sich jedoch die kindliche Tuberkulose, insbesondere die Drüsenform, von der nach Kossel annähernd die Hälfte zur Perlsucht gehört. Viel seltener findet sich der Bovinus bei der Knochen- und Gelenktuberkulose. Die bovine Infektion gilt im allgemeinen als gutartiger als die humane. Eine indirekte Bedeutung der Perlsuchtinfektion für die Tuberkulose des Erwachsenen sieht Orth (l. c.) darin, daß möglicherweise eine in der Kindheit überstandene bovine Erkrankung zum Eintritt der humanen Infektion im späteren Leben prädisponiert. Anderseits freilich — und dies ist ein Gesetz, welches für das klinische Verständnis der Tuberkulose von grundsätzlicher Bedeutung ist (vgl. S. 228) — wird durch das Überstehen einer primären Infektion ein gewisser Grad von Immunität erworben, so daß Reinfektionen im späteren Leben eine Abschwächung erfahren können.

Nicht pathogen für den Menschen sind andere Formen tierischer Tuberkulose, z. B. des Geflügels und der Kaltblüter. Auf das Vorkommen weiterer tuberkelbazillenähnlicher säurefester Stäbchen (Grasbazillen, Smegmabazillen usw.) sei hier nur beiläufig hingewiesen.

1. Anatomisches Verhalten.

Die Reaktionsweise des Gewebes auf die tuberkulöse Infektion ist nicht streng einheitlich. Man unterscheidet **spezifische** und **nicht-spezifische** Veränderungen; als charakteristischer Repräsentant der ersteren Gruppe gilt der nachstehend zu schildernde Tuberkel. Freilich ist auch eine derartige „tuberkuloide" Struktur keineswegs für die Tuberkulose pathognomonisch, da sie auch bei anderen Infektionen chronischer Art — wie der Lues oder Lepra — auftreten kann. Praktisch finden sich „spezifische" und „nicht-spezifische" Läsionen zumeist in wechselndem Anteil kombiniert. Die Gründe die für dieses verschiedenartige Verhalten maßgebend sind, werden auf S. 228 f. im Zusammenhange betrachtet werden.

Der „klassische" oder miliare **Tuberkel,** welcher der Krankheit den Namen gegeben hat, stellt sich dar in Form kleiner grauer bis hirsekorngroßer

---

[1]) Drei Vorträge über Tuberkulose. Berlin 1913.
[2]) Vgl. Kirchner, Zeitschr. f. ärztl. Fortbild. 1923. S. 95.

Knötchen. Histologisch nehmen diese Gebilde ihren Ausgang von den fixen Bindegewebszellen und Endothelien. Durch mitotische Teilung entstehen protoplasmareiche polygonale hellkernige Zellen, die wegen ihrer Form als epitheloide Zellen bezeichnet werden; außeıdem kommt es zur Einwanderung von Lymphozyten, die vorwiegend in der Peripherie des Knötchens auftreten, mitunter aber auch den Hauptbestandteil des Tuberkels ausmachen (kleinzellige Tuberkel). Im Zentrum des Knötchens treten gewöhnlich Riesenzellen — eine oder mehrere — auf; es sind dies große, im Schnitt oval erscheinende Zellen mit zahlreichen randständigen vorwiegend an den Polen oder auch sichelförmig angeordnete Zellen, die im Zentrum Tuberkelbazillen zu enthalten pflegen und auch als Langhanssche Riesenzellen bezeichnet werden. Nach abgeschlossener Entwicklung des Knötchens, welches Gefäße nicht enthält, kommt es im Zentrum meist zur Nekrose, d. h. zur Umwandlung des Gewebes in eine amorphe schollig-körnige Masse, der sog. Verkäsung. Der verkäste Tuberkel nimmt eine undurchsichtige weißgelbliche Färbung an.

Derartige isolierte Knötchen finden sich vorwiegend bei der allgemeinen miliaren Aussaat (vgl. S. 227); bei der lokalisierten Tuberkulose handelt es sich dagegen meist um mehr diffuse Prozesse, wobei die Umgebung der einzelnen Knötchen den Charakter des entzündlichen Granulationsgewebes annimmt. Ein solches tuberkulöses Granulationsgewebe kann besonders mächtig auftreten bei der fungösen Form der Gelenktuberkulose, bei der Tuberkulose der Perikards, sowie auch dann, wenn tiefgelegene tuberkulöse Herde — z. B. des Knochens — in die umgebenden Weichteile einbrechen. Für das bloße Auge unterscheidet sich der tuberkulöse „Fungus" von dem unspezifischen Granulationsgewebe gewöhnlich schon durch den geringeren Turgor, die blasse, oft ödematöse, mitunter auch speckige Beschaffenheit; häufig sind auch die charakteristischen Knötchen schon makroskopisch erkennbar. — In bestimmten Bezirken — zumal im Gehirn, der Leber — ruft die tuberkulöse Infektion mitunter umschriebene bindegewebig abgegrenzte größere von zahlreichen Tuberkeln durchsetzte Knoten hervor, die — wie bei der tierischen „Perlsucht" — Kirschgröße und darüber erreichen können und als Solitärtuberkel bezeichnet werden. Bei bestimmten Lokalisationsformen und in bestimmten Stadien der Tuberkulose (vgl. S. 229) sind die exsudativ entzündlichen Vorgänge oft besonders ausgeprägt oder treten gar in den Vordergrund. Es gilt dies namentlich für die Infektion der Meningen, der serösen Höhlen und der Gelenke, wobei es zu erheblichen fibrinhaltigen, ausnahmsweise selbst zu echten eitrigen Exsudaten kommen kann. Im Einzelfall ist der Anteil der entzündlichen Veränderungen freilich recht wechselnd. So gibt es Knötchenaussaat in der Synovialis und dem Bauchfell, bei denen der akute Erguß durchaus im Vordergrunde steht; in anderen Fällen trifft man vielleicht zufällig — etwa bei einer Bauchoperation — miliare peritoneale Tuberkel an, ohne daß dabei das geringste Exsudat zu bestehen braucht. Auch im Bereiche der Lunge spielen die exsudativ-entzündlichen Vorgänge eine wichtige Rolle. Sie führen hier zu fibrinösen Ausgüssen der Alveolen, die als solche nichts Spezifisches haben; der „käsigen Pneumonie" liegen vornehmlich derartige Veränderungen zugrunde. Wenn unter solchen Umständen die Tuberkelaussaat spärlich ist, so kann die anatomische Feststellung des spezifischen Charakters der Infektion auf Schwierigkeiten stoßen. Es gilt dies besonders dann, wenn auch die Tuberkel selbst nicht typisch ausgebildet sind, wie dies namentlich bei der Pleuritis tuberculosa öfters der Fall ist. Auch bei bestimmten Formen der Drüsentuberkulose — der großzelligen Hyperplasie Zieglers — fehlen mitunter die typischen Tuberkel; ähnliches gilt für die bereits erwähnten Tuberkulide der Haut.

In Erweiterung dieser Befunde hat Poncet seine Lehre von der „Tuberculose inflammatoire“ aufgestellt, worunter er die verschiedenartigsten nichtspezifischen Erkrankungen eingerechnet hat; doch ist er den Beweis für die ätiologische Zusammengehörigkeit zur Tuberkulose zumeist schuldig geblieben. Liebermeister [1]) wies das Vorkommen rein entzündlicher Veränderungen bei manifest tuberkulösen Individuen nach, die er als atypische Reaktion auf die bazilläre Infektion auffaßt. Auf das Vorkommen eines „latenten“ Vegetierens der Tuberkelbazillen im Gewebe ohne nachweisliche lokale Reaktion — zumal in den Lymphdrüsen — wurde bereits hingewiesen.

Ebenso wie der einzelne Tuberkel kann auch das tuberkulöse Granulationsgewebe und selbst das geronnene fibrinöse Exsudat (Lunge) der Verkäsung anheimfallen. Im weiteren Verlaufe tritt dann häufig eine Verflüssigung der verkästen Massen ein, die auf Wirkung eines proteolytischen Fermentes der Tuberkelbazillen zurückgeführt wird. Hierdurch entsteht der tuberkulöse „Eiter“, der sich von dem echten Eiter (vgl. oben) durch das Fehlen der Eiterkörperchen unterscheidet; mikroskopisch erscheint er als eine Suspension von amorphem Detritus. Häufig finden sich auch schon grob erkennbare Käsebröckel, sowie Knochengrus, wenn den Ausgangspunkt ein ossaler Herd bildet; der Eiter selbst ist dünnflüssig, oft mit einem Stich ins Grünliche.

Ausnahmen von dieser Regel sind freilich nicht selten; ein oft erheblicher Gehalt an Leukozyten — auch polymorphkernigen Leukozyten — scheint wenigstens nach eigenen Untersuchungen häufiger vorzukommen als die Zusammensetzung aus reinem Detritus [2]). Bezüglich des Vorkommens echter tuberkulöser Gelenkempyeme sei auf S. 249 verwiesen.

Die Einschmelzung der verkästen Partien erfolgt vielfach herdweise; die einzelnen Herde konfluieren miteinander und bilden den sogenannten **kalten Abszeß.**

Diese Bezeichnung bringt zum Ausdruck, daß die akut-entzündliche Reaktion, wie sie den gewöhnlichen pyogenen „heißen Abszeß“ (vgl. S. 118) charakterisiert, den geschlossenen tuberkulösen Eiterungen fehlt. Die Haut über solchen Abszessen ist nicht gerötet; es fehlt die intensive Spannung, die entzündliche Infiltration der Umgebung und die intensive Druckschmerzhaftigkeit. Auch Fieber braucht nicht zu bestehen. Immerhin fühlt sich die Haut über solchen Abszessen doch nicht gerade kalt an, häufig besteht sogar eine lokale meßbare Temperaturerhöhung [3]).

Manche dieser Abszesse haben eine ausgesprochene Neigung zur Progredienz. Es beruht dies darauf, daß ihre Wand von einem mehr oder minder fibrös abgegrenzten spezifischen Granulationsgewebe gebildet wird, das seinerseits wieder der Verkäsung anheimfallen kann. Die Richtung des Fortschreitens erfolgt gern der Schwere nach in den Bahnen präformierter Gewebsspalten; man bezeichnet sie daher auch als Senkungsabzesse. Derartige Senkungen vermögen sich über große Strecken hinzuziehen, so kommen z. B. röhrenförmige kalte Abszesse vor, die von einem Herde der Lendenwirbelsäule dem Verlaufe des Nervus ischiadicus entlang bis in die Kniekehle reichen.

Sich selbst überlassen neigt der kalte Abszeß zur Perforation nach außen. Liegt der Herd oberflächlich, so bildet sich daraus bei breitem Durchbruch das tuberkulöse Geschwür, d. h. ein Gewebsdefekt, in dem die ursprüngliche Abszeßmembran frei zutage liegt. Schlaffer, blasser von Knötchen besetzter Geschwürsgrund bei verdünnten unterminierten oft lividen Rändern ist für diese Ulzerationen charakteristisch. (Vgl. Zehnter Abschnitt, S. 410 ff.) Bei Durchbruch tiefer gelegener abszedierender Herde kommt es gewöhnlich zu röhrenförmigen Geschwüren, zur tuberkulösen Fistel. (Vgl. Zehnter Abschnitt,

---

[1]) Virchows Arch. f. pathol. Anat. u. Physiol. 1909. 197.
[2]) Vgl. auch Erlacher, Zeitschr. f. orthop. Chirurg. 1922. 42, S. 17. — Gorke, Med. Klinik. 1922. Nr. 16.
[3]) Melchior und Wolff, Münch. med. Wochenschr. 1912. Nr. 19.

S. 418 ff.) Bei ausgedehnter Einschmelzung innerhalb der Organe können auf diese Weise umfangreiche freie Hohlräume, sogenannte Kavernen, entstehen, wie es für die Lungenphthise und manche Formen der Nierentuberkulose charakteristisch ist.

Die allgemeine Bedeutung eines solchen Durchbruchs, d. h. der Umwandlung einer „geschlossenen" in eine „offene" Tuberkulose liegt einmal darin, daß virulentes zur Weiterübertragung der Infektion geeignetes Material rrei wird (vgl. S. 226), ferner disponiert diese Komplikation zum Eintritt der Mischinfektion durch die gewöhnlichen Wundparasiten.

Die Ausheilung kalter Abszesse erfolgt in der Regel durch narbige Obliteration. In seltenen Fällen kommt es unter seröser Umwandlung des Inhaltes zur Ausbildung förmlicher Zysten, deren Deutung — infolge weitgehenden Schwundes der spezifischen Elemente — auf Schwierigkeiten stoßen kann.

2. Giftwirkung.

Die toxische Einwirkung des Tuberkelbazillus auf den befallenen Organismus beruht vorwiegend auf Stoffen, die in der Leibessubstanz der Bakterien enthalten sind, bei ihrem Zerfall frei werden und somit als Endotoxine aufzufassen sind. Extrakte des Bazillus rufen im Experiment lokale Nekrose und Einschmelzung hervor, als Allgemeinwirkung den Eintritt eines allgemeinen Kräfteverfalls (Marasmus), der zum Tode führen kann. Das empfindlichste Reagens bildet das bereits spezifisch erkrankte Individuum.

Der tuberkulöse Mensch reagiert auf die subkutane Injektion von kleinsten Mengen (0,1—1 mg) Kochschen Tuberkulins, das aus Glyzerinbouillonkulturen gewonnen wird, also auch die Stoffwechselprodukte der Bazillen enthält, mit örtlichen Reizerscheinungen — besonders deutlich bei kutaner Anwendung (v. Pirquet) — und Fieber, während bei Gesunden eine derartige Wirkung ausbleibt. Im tuberkulösen Gewebe wird unter dem Einflusse der Tuberkulinzuführung meist eine akut-entzündliche hyperämische Reizphase ausgelöst — die sogenannte Herdreaktion. Ein erkranktes Gelenk schwillt hierbei an, Schmerzen nehmen zu, Fisteln beginnen stärker zu sezernieren, bei Erkrankung der Nieren können Blutbeimengungen im Urin auftreten, bei tuberkulöser Veränderung der Haut kommt es zu sichtbarer Rötung und Zunahme des Turgors. Alle diese Erscheinungen werden als Zeichen einer durch die tuberkulöse Infektion erworbenen Überempfindlichkeit gegen die im Tuberkulin enthaltenen Substanzen angesehen und haben sowohl zur diagnostischen wie zur therapeutischen Verwertung geführt. (Siehe weiter unten.)

Über das Zustandekommen der erworbenen Tuberkulinempfindlichkeit sind die Anschauungen noch weitgehend geteilt. Selbst ihre Spezifität ist in Frage gestellt worden, da tuberkulöses Gewebe in prinzipiell gleichartiger Weise auch auf parenterale Zufuhr beliebiger Proteinkörper reagieren kann. Verfeinerte, insbesondere auch quantitative Untersuchungsmethoden lassen jedoch daran festhalten, daß der Tuberkulinreaktion zum mindesten eine spezifische Komponente innewohnt[1]. Bezüglich der Beziehungen der Tuberkulinempfindlichkeit zu Immunitätsvorgängen wird auf die späteren Ausführungen verwiesen.

Klinisch wird eine erkennbare Giftwirkung bei der chirurgischen Tuberkulose häufig vermißt. Es gilt dies besonders für die umschriebene Drüsentuberkulose, manche Formen von Sehnenscheiden- und Synovialerkrankungen. Bei Neigung zu Verkäsung und progredienter Einschmelzung — namentlich seitens der Knochen und Gelenke — pflegt dagegen eine deutliche Rückwirkung auf den Allgemeinzustand nicht auszubleiben, ebenso bei generalisierter Infektion. Nicht jedes Fieber bei Tuberkulose beruht freilich auf spezifischer Ursache; bei offener Tuberkulose handelt es sich hierbei häufig auch um die Folge eingetretener Mischinfektion.

---

[1] Vgl. Selter, Dtsch. med. Wochenschr. 1922, Nr. 4.

3. Pathogenese.

Die tuberkulöse Infektion ist fast stets eine erworbene. Zwar ist die Möglichkeit der Infektion durch tuberkulöses Sperma nicht ganz auszuschließen, die intrauterine plazentare Übertragung in seltenen Fällen beobachtet worden, doch spielt praktisch dieser Modus nur eine verschwindende Rolle. Die Bedeutung der hereditären Belastung wird freilich dadurch nicht hinfällig. Ihr Einfluß macht sich geltend, indem sie — bei offener Tuberkulose der Erzeuger — die Gelegenheit zur Ansteckung innerhalb der Familie begünstigt, ferner wird zweifellos die Disposition der Erkrankung von konstitutionellen vererbbaren Faktoren (z. B. der Thoraxform) mit beeinflußt. Auch sonst spielen allgemeine Faktoren in diesem Sinne eine wichtige Rolle; bekannt ist z. B. der verhängnisvolle Einfluß erschöpfender Erkrankungen — Masern, Grippe, Dysenterie — sowie überhaupt der Unterernährung, wozu der letzte Krieg ein erschütterndes Massenexperiment geliefert hat. Die herabgesetzte Widerstandsfähigkeit begünstigt das Zustandekommen einer neuen Infektion oder ältere bisher latente Prozesse werden aktiviert. — Eine prädisponierende Bedeutung des Diabetes scheint nur für die pulmonale Lokalisation der Tuberkulose zu bestehen.

Die Quelle der tuberkulösen Infektion bildet in erster Linie der an „offener" Tuberkulose leidende Mensch, d. h. derjenige, der durch Sputum, Eiter oder sonstige Abscheidungen Bazillen nach außen entleert, sodann das perlsüchtige Rindvieh, dessen Bazillen mit dem Fleisch, Milch oder Butter dem Menschen zugeführt werden. Durch die Nahrungsaufnahme oder durch Inhalation gelangen die Bazillen in den Digestionstraktus bzw. in die Luftwege. In das Gewebe selbst vermögen sie unter Umständen durch intakte Schleimhäute und selbst die Haut einzudringen. Namentlich die zartere Haut der Kinder und des weiblichen Geschlechts scheint der Passage der Tuberkelbazillen nur geringen Widerstand zu bieten; man erklärt damit das überwiegende Vorkommen der als Lupus bezeichneten Form der Hauttuberkulose bei weiblichen Individuen.

Von besonderem chirurgischen Interesse ist derjenige Infektionsmodus, wobei die Tuberkulose als eigentliche primäre oder sekundäre Wundkomplikation auftritt.

Die tuberkulöse Inokulation der frischen Wunde spielt eine gewisse Rolle bei den beruflichen Infektionen des Heilpersonals — namentlich der Chirurgen selbst —, der pathologischen Anatomen sowie der Angehörigen des Fleischergewerbes. Auch infizierte Pravazspritzen haben gelegentlich die Keimübertragung vermittelt. Auf gleicher Stufe steht die — prognostisch höchst ungünstige — Inokulationstuberkulose nach ritueller Zirkumzision vermittelt durch das Aussaugen der Wunde seitens eines schwindsüchtigen Operateurs [1]), oder im Anschluß an Tätowierungen, wenn der Farbstoff mit bazillenhaltigem Speichel angerührt wurde. Die Unsitte frische Wunden mit Milch oder gekautem Brot zu bedecken, kann ebenfalls eine spezifische Infektion im Gefolge haben. Auch die tuberkulöse Ansteckung auf genitalem Wege kann eine Wundinfektion darstellen; als Keimüberträger kommt hierbei das Sperma in Betracht (Hoden- oder Nebenhodentuberkulose), sowie spezifischer Fluor bei tuberkulösen Adnexerkrankungen der Frau; auf die Bedeutung des Mundspeichels ist ebenfalls in diesem Zusammenhang hingewiesen worden.

Auch bereits granulierende Wunden können bei mangelnder Pflege — wahrscheinlich vermittelt durch zufällige Oberflächenläsionen — exogen tuberkulös infiziert werden. Man hat dies bei chronischen Unterschenkelgeschwüren beobachtet (Lexer), bei alten Operationswunden (Kraske) [2]); Brunzel [3]) sah dies im Anschluß an einen Karbunkel. Dieser — allerdings recht ungewöhnliche — Vorgang ist offenbar in Parallele zu setzen mit der bekannten Erfahrung, daß in bronchiektatischen Kavernen, karzinomatösen und syphilitischen Zerfallshöhlen der Lunge nicht ganz selten eine sekundäre Ansiedelung von Tuberkelbazillen erfolgt.

---

[1]) Neuere Zusammenstellung bei E. Wolff, Berlin. klin. Wochenschr. 1921, S. 1531.
[2]) Zentralbl. f. Chirurg. 1885. S. 809.
[3]) Ebenda 1919. S. 241.

W o h l z u u n t e r s c h e i d e n v o n e i n e r d e r a r t i g e n e x o g e n e n P r i m ä r -
i n f e k t i o n i s t d e r V o r g a n g d e r A u t o i n o k u l a t i o n b e i m t u b e r k u l ö s e n
I n d i v i d u u m.

So können beim Phthisiker kleine zufällige Verletzungen innerhalb der Mundhöhle —
z. B. durch scharfe Zahnkanten bzw. die daraus hervorgegangenen Dekubitalgeschwüre —
durch das Sputum infiziert werden und einen spezifischen Charakter annehmen; auch
die nicht seltene Mastdarmfistel beim Phthisiker ist in der Regel als eine lokale Inokulationstuberkulose anzusehen, die sich im Anschluß an geringfügige Schleimhautverletzungen
oder Rhagaden des Darmausganges entwickelt. Auf einer gleichen Stufe steht die Larynx-
und Intestinaltuberkulose bei Schwindsüchtigen. Ebenfalls um endogene Inokulation handelt es sich, wenn gelegentlich nach operativen Eingriffen an einem tuberkulösen
Organ die ganze Wunde in spezifischer Weise erkrankt, wie dies z. B. nach Exstirpation
tuberkulöser Nieren vorkommt. Bei der meist schleichenden Entwicklung der tuberkulösen
Infektion kann es hierbei geschehen, daß zunächst die Wunde prompt heilt und erst nachträglich in der Narbe die „Impftuberkulose" manifest wird. —

Wenn das Eindringen der Bazillen durch einen groben Gewebsdefekt erfolgt,
kommt es in der Regel am Orte der Invasion zur Bildung eines **Primäraffektes.**
In den häufigeren Fällen, wo die Infektion durch intaktes Gewebe, namentlich
durch die Schleimhäute im Kindesalter erfolgt, bleibt dagegen eine örtliche
Reaktion meist aus oder ist so geringfügig und flüchtig, daß sie sich dem späteren
Nachweise entzieht. Die Keime gelangen dann in die Lymphbahnen und rufen
in den zugehörigen Lymphdrüsen die erste anatomische Etappe der Infektion
hervor. Auch die Lunge kann in dieser Weise passiert werden; in anderen Fällen
kommt es zur primären Inhalationstuberkulose.

Die Weiterverbreitung der tuberkulösen Infektion erfolgt teils **kontinuierlich,** wie bereits eingangs bei der Propagation der kalten Abszesse besprochen
wurde. Einen anderen Modus stellt die ebenfalls schon erwähnte **Oberflächeninokulation** dar. Außer bei der Tuberkulose des Digestionstraktus spielt dies
namentlich bei der Infektion der Harnorgane eine Rolle; aus verkästen Nieren-
herden gelangen die Bazillen in die Blase und infizieren diese. Vergleichbar
hiermit ist die Dissemination in Gelenken und serösen Höhlen nach Einbruch käsigen Materials. Ranko bezeichnet diese Art der Propagation als
„intrakanalikulär". Auf die Verbreitung auf dem **Lymphwege** wurde bereits
hingewiesen. Für die chirurgische Tuberkulose spielt nicht zuletzt die **hämatogene Metastasierung** eine wichtige Rolle; kommt doch die praktisch so überaus
wichtige Tuberkulose der Knochen und Gelenke mit verschwindenden Ausnahmen auf dem Blutwege zustande.

Eine solche Invasion des Blutes kann in vehementer Form erfolgen, wenn etwa
eine tuberkulös erweichte Hilusdrüse in eine Lungenvene perforiert und ihr virulentes
Material in das linke Herz und den großen Kreislauf gelangen läßt; ein anderer Weg ist
der von den Lymphdrüsen aus längs der großen Lymphbahnen — insbesondere des Ductus
thoracicus — auf das Venensystem. In einem solchen Fall ist natürlich zunächst die Lunge
bedroht.

Derartige grobe Einbrüche sind es, die — abgesehen von der spezifischen
Intimaerkrankung der großen Gefäße und des Herzens — besonders zur Entstehung der **generalisierten miliaren Tuberkulose** disponieren. Man versteht
hierunter eine akut einsetzende allgemeine Knötchenaussaat im Organismus,
die unter dem Bilde einer schweren Allgemeininfektion, oft unter vorherrschen-
der Beteiligung der weichen Hirnhäute, in der Regel tödlich endet. Auch im
Anschluß an größere chirurgische Operationen — zumal die Resektion des
tuberkulösen Hüftgelenks — ist eine solche Generalisierung wiederholt beobachtet worden. Besonders gefährlich sind fernerhin in dieser Hinsicht forcierte
orthopädische Stellungskorrekturen noch nicht oder nur scheinbar ausgeheilter
tuberkulöser Gelenke. Offenbar kann bei derartigen Manipulationen käsiges
Material direkt in die Knochenvenen eingepreßt werden. Nicht in allen
Fällen führt indessen eine akute Bazillenaussaat zur allgemeinen

Miliartuberkulose. Franz König hat den Begriff der umschriebenen **Miliartuberkulose** eingeführt, worunter solche Fälle zu verstehen sind, in denen die Dissemination offenbar spärlicher ist und nur in bestimmten Gewebsbezirken zur Ansiedlung führt. Als eine solche umschriebene Miliartuberkulose kennen wir die akute Aussaat in die weichen Hirnhäute; auch die Bauchfelltuberkulose tritt gelegentlich in dieser Form in die Erscheinung. Mitunter kommt es in ähnlicher Weise zur gemeinsamen Erkrankung der serösen Häute (Polyserositis) und schließlich kann eine solche akute Knötchenaussaat sich auch auf die Synovialmembran eines oder mehrerer Gelenke beschränken, so daß klinisch ein Bild entsteht, welches große Ähnlichkeit mit einem akuten Gelenkrheumatismus besitzt (vgl. S. 249).

Als **disseminierte Tuberkulose** werden im Gegensatz zur allgemeinen miliaren Form solche Fälle bezeichnet, in denen meist in mehr chronischer Weise multiple Organe auf dem Blutwege herdförmig erkranken. Namentlich die Knochentuberkulose tritt nicht selten unter diesem Bilde auf.

Daß grobe Einbrüche in das Blutgefäßsystem stets einer solchen Dissemination zugrunde liegen, ist unwahrscheinlich. Denn ein Eindringen der Bazillen in die Blutbahn erfolgt nach neueren Untersuchungen (Liebermeister)[1] offenbar recht häufig auch bei gutartigen Formen der Tuberkulose, ohne daß jedoch eine derartige Bakteriämie notwendigerweise zur anatomischen Generalisierung der Tuberkulose führen muß. Offenbar spielt hierbei die im folgenden zu besprechende **Allgemeindisposition** wesentlich mit.

Diese setzt sich teils aus nicht-spezifischen Faktoren zusammen — allgemeiner Ernährungszustand, Einfluß erschöpfender Krankheiten, Schädigungen lokaler Art („Organdisposition") (s. weiter unten) — sowie wesentlich aus Faktoren spezifischer Natur[2]. Immunitätsreaktionen spielen hierbei offenbar eine wesentliche Rolle, und zwar in dem Sinne, daß das Überstehen einer erstmaligen auch nur leichtesten Infektion den Charakter späterer Neuinfektionen abzuschwächen vermag.

So verhält sich der Säugling einer massiven exogenen Erstinfektion gegenüber kaum weniger wehrlos als das Meerschweinchen, indem die Bazillose hier zu einem unaufhaltsamen rasch deletären Verlauf neigt, während in späteren Jahren, wo die Zahl der von Tuberkulose völlig frei gebliebenen Individuen immer kleiner wird, der chronische gutartige Charakter der Reinfektionen überwiegt. Insbesondere setzt auch das Zustandekommen der Phthise, d. h. der chronischen Lungenschwindsucht — so paradox es auch zunächst klingen mag — ein relativ refraktäres Verhalten des Organismus unbedingt voraus. Recht lehrreich erscheint weiterhin in dieser Hinsicht das verschiedenartige Verhalten der Haut den Tuberkelbazillen gegenüber. Der geradezu experimentellen sich rasch generalisierenden Zirkumzisionstuberkulose des Säuglings (S. 226) stehen beim tuberkulinempfindlichen älteren Individuum die ausgesprochen chronisch und vorwiegend lokal verlaufenden Formen des Lupus und der Tuberculosis cutis verrucosa gegenüber.

Nie kommt es dementsprechend in gutartigen Stadien der Lungentuberkulose trotz oft reichlicher Ausscheidung der Bazillen durch den Respirations- oder Digestionstraktus zur Ausbildung spezifischer Geschwüre in Kehlkopf, Mund- oder Darmschleimhaut, während bei Erschöpfung der Tuberkulinempfindlichkeit (Anergie) derartige Ulzerationen häufig hinzutreten. In gleicher Weise pflegt auch im relativ immunen Organismus ein Übertritt der Bakterien in die Blutbahn keine eigentlichen Metastasen hervorzurufen, wohl aber ist damit zu rechnen, solange diese Anpassung noch nicht erfolgt ist und ebenso im finalen Stadium, d. h. nach Zusammenbruch des immunisatorischen Schutzes und zwar hier am häufigsten in Form der allgemeinen Miliartuberkulose.

Eine auf derartige Momente sich gründende **synthetische Betrachtungsweise der Tuberkulose** hat Ranke insbesondere für die pulmonalen Formen durchgeführt, nachdem ähnliche Gesichtspunkte schon vorher von dermatologischer Seite (Lewandowsky) mit Erfolg für das Verständnis der Verschiedenartigkeit der Hauttuberkulose herangezogen waren, und auch für die chirurgische Tuberkulose liegt die Nutzanwendung gewiß nahe. — Ranke[3] legt hierbei zunächst Wert auf die Feststellung, daß der Tuberkulose — nicht

---

[1] Virchows Arch. f. pathol. Anat. u. Physiol. 1909. 197. — Vgl. auch Jessen und Rabinowitsch, Dtsch. med. Wochenschr. 1910. Nr. 24.

[2] Vgl. hierzu Melchior, Zeitschr. f. ärztl. Fortbild. 1923. Nr. 13.

[3] Münch. med. Wochenschr. 1917. Nr. 10. 10. Versamml. d. Tuberkuloseärzte. Berlin 1919.

anders wie den akuten Infektionskrankheiten — ein ausgesprochener zyklischer Verlauf prinzipiell zukommt.

Zwischen dem primären Infekt und dem Eintritt der mehr oder weniger vollständigen Immunität ist das Stadium der anaphylaktischen Giftüberempfindlichkeit eingeschaltet. In dieser sekundären Periode besteht die Neigung zur Metastasierung auf dem Blutwege, der intrakanalikulären Ausbreitung; auch die Infektion der Lymphdrüsen, die innerhalb des „Primärkomplexes" eine streng regionäre bleibt, wird progredient. Geweblich äußert sich diese Anaphylaxie durch das Vorherrschen entzündlicher perifokaler Erscheinungen, die in akuter Weise auftreten können wie nach einer Tuberkulininjektion, ferner durch Neigung zur Einschmelzung und Durchbrüchen. Im Stadium der Immunisierung (Tertiärperiode) tritt die Neigung zur Metastasierung zurück, einzelne Herde können sich chronisch, unter Schwinden der entzündlichen peripheren Reaktion, durch Kontaktwachstum oder auch intrakanalikuläre Ausbreitung weiterentwickeln. Ein typisches Beispiel hierfür bildet die Lungenschwindsucht oder etwa die chronische Nierentuberkulose. Bei Eintritt des allgemeinen Kräfteverfalls kann schließlich auch diese relative Immunität wieder verloren gehen (negative Anergie) und zur finalen Generalisierung der Infektion führen. Umgekehrt kommt freilich vereinzelt auch bei sehr günstigen Formen — namentlich bei spezifisch vorbehandelten Individuen — ein negatives Verhalten der Kutanreaktion (positive Anergie) vor.

Anatomisch tritt die verschiedenartige Reaktionsweise des Organismus insoweit in die Erscheinung, als im Stadium der Anergie — also bei massiver Erstinfektion (wie etwa der Zirkumzisionstuberkulose) bzw. im finalen Stadium mancher Phthisefälle — nicht-spezifische ulzeröse Veränderungen mit massenhaften Bazillen überwiegen, während das klassische tuberkulöse — „tuberkuloide" — Gewebe vor allem im Stadium relativer Immunität zur Ausbildung gelangt [1]) und in sekundären Stadien die exsudative Reaktion oft ganz in den Vordergrund rückt. —

Die Gesetze der Lokalisation der Tuberkulose im menschlichen Körper, soweit sie sich nicht unmittelbar aus der Art der Aufnahme des Virus ergeben, sind recht wenig geklärt. Warum in einem Falle die serösen Häute, im anderen die Gelenke, die Knochen, der Urogenitalapparat oder vielleicht gar die Nebennieren ausschließlich betroffen werden, entzieht sich zumeist unserer Kenntnis. Für das Auftreten der isolierten tertiären Herde nimmt Ranke eine gewisse „Organdisposition" an, deren nähere Feststellung freilich oft unsicher bleibt.

Durchsichtiger liegen mitunter die Verhältnisse, wenn es sich um eine hämatogene Ansiedelung im bereits geschädigten Terrain handelt. Dies spielt namentlich bei der Knochen- und Gelenktuberkulose eine gewisse Rolle, wenn auch die Entscheidung, ob das Trauma nicht etwa sekundär einen bereits vorhandenen aber latenten Herd zum Aufflackern gebracht hat, keineswegs immer zu treffen ist. Vorausgegangene gonorrhoische Epididymitis scheint zur späteren tuberkulösen Infektion zu disponieren; bekannt ist das häufige Auftreten einer tuberkulösen Peritonealinfektion bei Leberzirrhose, vereinzelt wurde die Entwicklung lokaler Tuberkulose auf dem Boden einer neuropathischen Gelenkerkrankung beobachtet.

4. Der Verlauf.

Der Gesamtverlauf der tuberkulösen Infektion bietet, wie sich aus dem Voranstehenden ergibt, außerordentlich große Verschiedenheiten. Wenn wir das Verhalten einer umschriebenen nicht-abszedierenden Drüsentuberkulose etwa mit dem einer progredienten verkäsenden Gelenkinfektion oder gar der akuten Allgemeintuberkulose vergleichen, so wird verständlich, daß es erst der Entdeckung des Erregers bedurfte, um diese verschiedenartigen Prozesse mit Sicherheit auf eine kausale Einheit zurückzuführen.

Zum Tode kann die Tuberkulose führen durch Generalisierung, Zerstörung lebenswichtiger Organe (Nieren, Nebennieren, Lunge), Hirndruck (tuberkulöse Meningitis), im Gefolge zerebraler oder spinaler Lähmung (Hirn-

---

[1]) D. h. nach Lewandowsky stets dort, „wo Bakterien unter der Einwirkung von Antikörpern langsam zerfallen und ihre freigewordenen Toxine in das Gewebe diffundieren lassen".

tuberkel, Wirbelsäulentuberkulose), durch toxischen Marasmus, durch Mischinfektion und chronische Eiterung mit Ausgang in Amyloid. Arrosionsblutungen, wie sie bei der kavernösen Lungenphthise eine große Rolle spielen, kommen bei der chirurgischen Tuberkulose kaum in Betracht. F. Franke berichtete über diese Komplikation im Gefolge der Tuberkulose der Mesenterialdrüsen. Auch Darmverschluß infolge tuberkulöser Abdominalerkrankungen — Strikturen, Adhäsionen —, Herzinsuffizienz infolge schrumpfender Perikarditis ist in diesem Zusammenhang zu nennen.

Die Heilung der Tuberkulose erfolgt anatomisch auf dem Wege der fibrösen Vernarbung. Selbst Käseherde können bindegewebig abgekapselt werden und schließlich verkalken (Sichtbarkeit im Röntgenbilde!). Nach Ranke ist dieser Vorgang besonders charakteristisch für den „primären Komplex" (vgl. oben). Interessant ist es, daß größere Senkungsabszesse ausheilen können bei Fortbestehen des primären Herdes, wie es namentlich bei der Wirbeltuberkulose vorkommt. Überhaupt ist die klinische Heilung der Tuberkulose durchaus nicht immer gleichbedeutend mit einer wirklichen Sterilisierung. Tuberkulöses Gewebe, Käsebröckel und vor allem virulente Bazillen selbst können in abgekapselten Herden zurückbleiben und gelegentlich — unter dem Einflusse interkurrenter Schädigungen namentlich traumatischer Art — zu Rezidiven Anlaß geben.

5. Diagnose.

Die Diagnose der Tuberkulose kann hier nur insoweit besprochen werden, als sie unter allgemeine Gesichtspunkte fällt. Auf das charakteristische Verhalten der Geschwüre und Fisteln wurde bereits hingewiesen; vor allem schließt der Nachweis eines kalten Abszesses im allgemeinen die Diagnose der Tuberkulose in sich. Im Zweifelsfalle entscheidet bei der offenen Tuberkulose der histologische Befund. Granulierendes Gewebe von Geschwürsrändern oder Fistelgängen wird hierzu mit dem scharfen Löffel entnommen. Doch wurde bereits darauf hingewiesen, daß im Granulationsgewebe typische Tuberkel mitunter spärlich sind; negative Befunde brauchen also nicht immer unbedingt beweiskräftig zu sein, wie ich dies im besonderen für die tuberkulöse Mastdarmfistel nachgewiesen habe [1]).

Nur ausnahmsweise kommt dagegen die probatorische Gewebsentnahme bei der geschlossenen Tuberkulose in Betracht, am ehesten bei zweifelhaften Drüsenerkrankungen. Denn der „anoperierte" tuberkulöse Herd wird leicht fistulös.

Der direkte färberische Bazillennachweis, der für die Beurteilung der Lungenerkrankungen so wichtig ist, kommt in chirurgischer Hinsicht hauptsächlich nur bei der Urogenitaltuberkulose in Betracht, wo die Tuberkelbazillen im Urin auftreten.

Beim kalten Abszeß, bei äußeren Geschwüren und Fisteln, im serösen Exsudate des Bauchfells und der Gelenke pflegt dagegen diese Methode zu versagen; es würde hierzu des Tierversuches bedürfen, doch ist dieser praktisch meist entbehrlich, bei serösen Ergüssen überdies auch in seinen Ergebnissen inkonstant.

Der Eintritt der v. Pirquetschen Kutanreaktion besagt im allgemeinen nur, daß es sich um ein „tuberkulöses" Individuum — im weitesten Sinne — handelt; ob jedoch der in Frage stehende lokale Prozeß damit ätiologisch übereinstimmt, ist daraus nicht zu entnehmen. Größere Bedeutung als ihr positiver kann daher ihr negativer Ausfall besitzen, wenn es gilt, eine tuberkulöse Affektion auszuschließen. Doch ist andererseits zu berücksichtigen,

---

[1]) Berlin. klin. Wochenschr. 1917. Nr. 26.

daß das Hautphänomen bei vorgeschrittener tuberkulöser Konsumption ausbleiben kann. („Kachexiereaktion".)

Ähnliche Einschränkungen gelten für die allgemeine Tuberkulinreaktion, zumal sie nur in fieberfreien Fällen sicher erkennbar ist. Praktisch gut verwertbar ist die positive Herdreaktion (vgl. S. 225), doch tritt sie bei der üblichen Dosierung durchaus nicht immer nachweislich ein.

Gegenüber der Kutanreaktion wird neuerdings vielfach der durch direkte Tuberkulininjektion in die Haut hervorgerufenen Intrakutanreaktion (Mantoux) der Vorzug gegeben, da sie als schärfere Probe gilt. Weitere neuere Methoden wie die „Eigenharnreaktion nach Wildbolz"[1]) oder die Intrakutanreaktion nach Deycke-Much können hier nur summarisch erwähnt werden.

6. Prognose.

Die Prognose der tuberkulösen Infektion läßt sich nicht allgemein formulieren, da die Krankheit gar zu verschiedenartig verläuft. Doch überwiegen praktisch weitaus die gutartigeren zur Heilung neigenden Formen und unter günstigen äußeren Verhältnissen ist selbst in schweren Fällen Besserung oder selbst weitgehende Wiederherstellung meist noch möglich. Die sozialen Faktoren spielen somit bei der Prognose der Tuberkulose eine oft ausschlaggebende Rolle.

Für die Prognose der chirurgischen Tuberkulose im besonderen ist ferner das Alter der Patienten von Bedeutung, indem die Infektion bei Kindern meist viel günstiger zu beurteilen ist, als die der älteren Menschen. Nur zum geringsten Teil beruht dieser Unterschied auf dem häufigeren Vorkommen der bovinen Infektion im jugendlichen Alter. Eine Sonderstellung nimmt die prognostisch fast absolut infauste Tuberkulose der Säuglinge ein.

Die nichtverkäsenden Formen werden im allgemeinen prognostisch günstiger beurteilt als die mit Abszeßbildung einhergehenden. Doch hat diese Regel so viel Ausnahmen, daß sie kaum in dieser Fassung aufrecht erhalten werden kann. Gewiß zieht die lokale Einschmelzung oft auch den Allgemeinzustand durch Fieber, Konsumption wesentlich in Mitleidenschaft, bzw. begünstigt den Eintritt der Mischinfektion; doch ist andererseits diese Reaktionsfähigkeit — insbesondere bei jugendlichen Individuen — für den prompten Eintritt der Heilung mitunter sogar wesentlich. Manche Formen von verkäsender Drüsentuberkulose zeigen dementsprechend oft einen ausgesprochen gutartigen Charakter; auch die „kolliquative" Tuberkulose der Haut (vgl. S. 238) ist meist ähnlich zu beurteilen. Ganz anders verhält sich natürlich die zu raschem Zerfall neigende verkäsende Knochen- oder Gelenktuberkulose „anergischer" älterer Individuen.

Von wesentlicher prognostischer Bedeutung ist ferner die Lokalisation der Erkrankungsherde. So bedeutet es natürlich von vornherein einen großen Unterschied, ob wichtige innere Organe oder äußere Teile, wie die Haut oder periphere Drüsen, betroffen sind.

7. Therapie.

Die Behandlung der chirurgischen Tuberkulose ist teils eine allgemeine, teils lokale. Nur bei gewissen Formen der äußeren Tuberkulose — namentlich der Haut im Anschluß an exogene Inokulation — tritt uns die Tuberkulose als rein örtliches Leiden entgegen; in den meisten anderen Fällen müssen wir sie als eine konstitutionelle Erkrankung auffassen, bei der die therapeutische Beeinflussung des Allgemeinzustandes mitunter wirksamer ist als alle lokalen Maßnahmen, zum mindesten nicht darüber vernachlässigt werden darf.

Zur Allgemeintherapie gehört in erster Linie reichliche Ernährung, Licht und Luft, wie hier nicht näher ausgeführt zu werden braucht. Besonders günstige Resultate sind namentlich bei der kindlichen Knochen-, Gelenk- und Drüsentuberkulose in eigens dafür eingerichteten Seehospizen erzielt worden; in

---

[1]) Clairmont, Chirurgenkongr. 1921. I, S. 84. — Stubbe, Beitr. z. Klin. d. Tuberkul. 1922. 50, S. 262.

neuerer Zeit haben die Behandlungserfolge im Hochgebirge (Bernhard [1]) im Oberengadin, Rollier in Leysin) berechtigtes Aufsehen erregt. Man hat hierbei die Wirkung der intensiven allgemeinen Besonnung besonders in den Vordergrund gestellt und spricht in diesem Sinne von Heliotherapie.

Die Wirkung der Besonnung ist offenbar eine komplexe. Der Stoffwechsel wird gesteigert, die Haut stärker durchblutet, der Lymphstrom vermehrt, die Schweißsekretion angeregt und wohl überhaupt zahlreiche reaktive biologische Vorgänge — zu denen auch die Resorption krankhafter Produkte gehört — verstärkt. Vorhandene Schmerzen lassen nach, der Schlaf wird günstig beeinflußt. Der unter der Besonnung auftretenden Pigmentierung der Haut wird von mancher Seite eine gewisse selbständige Bedeutung im Kampfe gegen die tuberkulöse Infektion zugeschrieben; jedenfalls scheint bei denjenigen Patienten die Heliotherapie am besten zu wirken, die sich am stärksten pigmentieren.

Es handelt sich hierbei vorwiegend um die Wirkung der kurzwelligen Strahlen des Spektrums, die in der reinen Hochgebirgsatmosphäre besonders vollständig zur Geltung gelangen; außer dem Effekte der direkten Besonnung kommen hier freilich auch noch andere Momente zur Geltung, so die Zunahme der Erythrozyten, sowie klimatische Faktoren im weitesten Sinne. — Eine spezifische „aktinische" Wirkung dieser Behandlung sieht Bier darin, daß die Besonnung zum Zelluntergang führt und dadurch Vorgänge einleitet, die unter den weiten Begriff der „nichtspezifischen Reiztherapie" (s. S. 43) fallen.

Die in den Schweizer Alpen vorwiegend auf diese Weise erzielten Resultate sind beneidenswert günstig, doch läßt sich die Heliotherapie auch im Flachlande nicht ohne Nutzen durchführen, wie die Erfahrungen der durch Bier ins Leben gerufenen Heilstätte in Hohenlychen bei Berlin gezeigt haben [2]).

Nur einen teilweisen Ersatz der Besonnung im Freien bietet die Bestrahlung mit der Quecksilberdampf-Quarzlampe — „der künstlichen Höhensonne" —, doch verdient auch diese Methode zur Unterstützung der übrigen Therapie mit herangezogen zu werden.

Die lokale Wirkung konzentrierten Kohlenbogenlichtes — dessen Wirkung vorwiegend als eine hyperämisierende zu denken ist — ist von Finsen zur Behandlung des Lupus nutzbar gemacht worden.

Methodische Einreibungen mit Schmierseife (Sapo calinus transparens venalis) stehen seit langem in dem Rufe den Organismus im Kampfe gegen die tuberkulöse Infektion wirksam zu unterstützen. Auch der Lebertran — bei innerem Gebrauch — soll hier nicht nur als Kalorienträger wirken.

Eine spezifische Heilwirkung auf die tuberkulöse Infektion vermag das Tuberkulin zu entfalten, wie Koch zuerst im Tierversuch gezeigt hat. Den Ausgangspunkt dieser Versuche bildet das Phänomen der lokalen Herdreaktion; offenbar löst die hierbei eintretende akut entzündliche Phase in besonders energischer Weise die Abwehrvorgänge der Umgebung aus, die zur fibrösen Umwandlung — oder zum mindesten zur Abkapselung — der Herde zu führen vermögen. Die anfangs oft schlechten Resultate der Tuberkulinbehandlung, die mitunter zu rapider Verschlimmerung und Ausbreitung des Prozesses führten, beruhten offenbar auf zu hoher Dosierung. Von wesentlicher Bedeutung scheint es zu sein, allmählich steigend mit kleinsten Dosen zu beginnen unter strikter Vermeidung jeder intensiveren allgemeinen oder lokalen Reaktion (Denys). Für die chirurgische Tuberkulose ist die Tuberkulinbehandlung bisher nur in beschränktem Maße — doch nicht ohne Nutzen — herangezogen worden. Rosenbach [3]) hat ein modifiziertes Tuberkulin auch zu örtlichen Injektionen angewendet.

Eine theoretisch interessante Erweiterung der klassischen Tuberkulinbehandlung stellt die Partialantigentherapie nach Deycke-Much dar. Die bei der chirurgischen Tuberkulose hiermit gemachten Erfahrungen lauten jedoch nicht durchweg günstig [4]).

---

[1]) Sonnenlichtbehandlung in der Chirurgie. 2. Aufl. Stuttgart 1923.
[2]) Vgl. E. Kisch, Diagnostik und Therapie der Knochen- und Gelenktuberkulose. Leipzig 1921. — Bier, Chirurgenkongr. 1921. II, S. 1.
[3]) Dtsch. med. Wochenschr. 1912. Nr. 12.
[4]) Vgl. Landau, Langenbecks Arch. 1920. 113.

Auf einem anderen Prinzip beruht das Friedmannsche Verfahren, das eine aktive Immunisierung durch Verimpfung lebender Schildkrötenbazillen herbeizuführen sucht. Über den Nutzen seiner Methode besteht zur Zeit noch ein lebhafter Widerstreit der Meinungen. —

Bezüglich der **lokalen Therapie** der chirurgischen Tuberkulose ist zu unterscheiden zwischen konservativen und operativen Maßnahmen.

Zu den ersteren gehört die von Bier[1]) empfohlene Stauungsbehandlung der Gelenke, die sich vornehmlich für beginnende Prozesse eignet. Als unterstützende Maßnahme wurde die gleichzeitige innere Joddarreichung (JK oder JNa) empfohlen. Bier hat auch noch in vorgeschrittenen Fällen ausgezeichnete Resultate damit erzielt. Die für Erwachsene angegebene Tagesmenge beträgt 3,25 g.

Eine wichtige Bedeutung besitzt die Jodoformbehandlung der chirurgischen Tuberkulose, die einige Zeit hindurch sogar durchaus im Vordergrunde stand.

Sie eignet sich vornehmlich zur Behandlung geschlossener, d. h. nicht mischinfizierter Herde. Kalte Abszesse und Gelenkergüsse werden zunächst durch Punktion entleert und dann mit einer $10^0/_0$igen Jodoform-Glyzerinmischung nachgefüllt. Zu intraparenchymatösen Injektionen dient die $5^0/_0$ige Jodoform-Mandelöllösung. Die Injektionen lassen sich nach 2—4 wöchentlichen Pausen wiederholen; zur Vermeidung von Fisteln empfiehlt es sich mit langem Schrägkanal zu punktieren und beim Zurückziehen der Nadel auch den Wundkanal zu „jodoformieren", um einer Impftuberkulose vorzubeugen. Aus dem gleichen Grunde wendet man das Jodoform gern zur „Desinfektion" der frischen Operationswunde nach Ausräumung tuberkulöser Herde an.

Angesichts des Vorkommens einer individuellen Überempfindlichkeit gegen dieses Mittel — „Jodoformidiosynkrasie" — empfiehlt es sich mit kleinen Dosen zu beginnen und diese zur Vermeidung einer Vergiftung nur allmählich zu steigern. Bei allseitig abgeschlossener tuberkulöser Abszeßmembran ist indessen eine gefährliche rasche Resorption nicht zu befürchten.

Die zweifellos günstige Wirkung dieses Verfahrens zeigt sich vor allem an den kalten Abszessen, die gewöhnlich eine „seröse" Umwandlung erfahren und oft rasch heilen. Der Erfolg ist mitunter ein so prompter, daß der Gedanke an eine spezifische Wirkung auf die Tuberkelbazillen naheliegt; doch hat die experimentelle Bestätigung hierfür bisher versagt. Im Vordergrunde steht wahrscheinlich auch hier die Anregung einer akut entzündlichen Reaktion.

Auf die örtliche Bestrahlung mittels konzentrierter künstlicher Lichtquellen sowie die direkte Besonnung wurde bereits hingewiesen. Sie kommt wirksam nur für oberflächliche Prozesse in Betracht. —

Eine große Bedeutung hat neuerdings die therapeutische Röntgenbestrahlung erlangt.

Die Behandlung der Drüsentuberkulose wird von diesem Verfahren zur Zeit durchaus beherrscht; auch bei der Knochen- und Gelenktuberkulose lassen sich bei richtiger Technik ausgezeichnete Resultate erzielen.

Die hierbei in Erscheinung tretende Wirkung der Röntgenstrahlen läßt sich besonders gut an der Drüsentuberkulose verfolgen. Bei der rein granulierenden Form kommt es schnell zur fibrösen Vernarbung; nekrotische Partien können mit eingekapselt werden, bei ausgedehnter Verkäsung tritt zunächst Erweichung ein; die Abszesse sind dann mittels Stichinzision oder Punktion zu entleeren. Es werden also die natürlichen lokalen Heilungsvorgänge, wie sie der Organismus auch spontan im Kampfe gegen die Tuberkulose aufzubringen sucht, in äußerst wirksamer intensiver Weise verstärkt und beschleunigt. Eine elektive direkte Schädigung der Bazillen durch die Röntgenstrahlen scheint hierbei nicht mitzuspielen.

Die operativen lokalen Maßnahmen gegen die chirurgische Tuberkulose scheiden sich in partielle und radikale Eingriffe. Zu den ersteren

---

[1]) Chirurgenkongr. 1913.

gehören Exkochleationen von Fisteln, einzelnen verkästen Drüsen, Knochenherden und dgl. Nach heutiger Anschauung kommen freilich solche unvollständige Operationen nur noch gelegentlich als unterstützende Maßnahmen der konservativen Therapie in Betracht. Eine selbständige Bedeutung haben sie dagegen nicht mehr, denn wenn es überhaupt geboten erscheint, einen tuberkulösen Herd operativ zu behandeln, so hat dies nur Aussicht auf Erfolg, wenn es gelingt, ihn vollständig zu entfernen. Vor allem gilt dies hinsichtlich der geschlossenen Tuberkulose. Unvollständige Eingriffe wirken hier nur allzuleicht verschlechternd, indem es zur Bildung von Fisteln kommt und damit zur Gefahr der Mischinfektion. Die früher häufig geübte Inzision und Exkochleation von Senkungsabszessen — mit „offener" Nachbehandlung — ist daher völlig verlassen worden. Nur in besonderen Fällen, wenn etwa ein solcher Abszeß bei tuberkulöser Erkrankung der Wirbelsäule Druckerscheinungen auf das Rückenmark ausübt, wird die Gefahr der Fistelbildung als das kleinere Übel angesehen.

Die **Indikation zum operativen Eingriff** ist bei der chirurgischen Tuberkulose dann gegeben, wenn es sich um Prozesse handelt, die erfahrungsgemäß auf konservativem Wege — d. h. mit den im gegebenen Falle zu Gebote stehenden Mitteln — überhaupt nicht oder höchstens nur nach langer Krankheitsdauer zur Heilung zu gelangen pflegen, bei denen ein weiteres Abwarten die Gefahr der Progredienz oder Generalisierung mit sich bringt und wenn die Möglichkeit einer radikalen Entfernung des Erkrankungsherdes besteht. Auch die Aussicht, die durch die Krankheit verursachte Arbeitsunfähigkeit wesentlich abzukürzen, macht sich häufig zugunsten der operativen Methoden geltend. Die gleiche Anzeige gilt vor allem auch für die Kombination mit progredienter Lungentuberkulose. Selbst bei doppelseitiger Nierentuberkulose kann die wirksamste Behandlung in einseitiger Nephrektomie bestehen, indem die Entfernung des schwerst erkrankten Organs der weniger betroffenen anderen Niere die Ausheilung ermöglicht. Die Anzeige zu solchem radikalen Vorgehen gibt — obwohl absolute Regeln, schon mit Rücksicht auf den ungleichen sozialen Faktor, sich in dieser Hinsicht nicht aufstellen lassen — beispielsweise die fistulöse Kniegelenkstuberkulose des Erwachsenen, mit ausgedehnter Sequestrierung einhergehende Knochenherde, zumal wenn sie benachbarte Gelenke bedrohen, ferner die tumorbildende Ileocoecal- und Magentuberkulose, vorgeschrittene Nebenhodentuberkulose, schwere einseitige Erkrankung der Nieren. Der Begriff der Radikaloperation bezieht sich hierbei natürlich nur auf den örtlichen Prozeß, denn es handelt sich ja meist um tuberkulöse Metastasen, so daß von einer vollständigen Beseitigung des tuberkulösen Infektes überhaupt nur ausnahmsweise — wie etwa den seltenen Fällen beruflicher Impftuberkulose (vgl. S. 226) — die Rede sein kann. Aber selbst bei manifester multipler Infektion beeinflußt erfahrungsgemäß die Ausschaltung des Hauptherdes oft außerordentlich günstig den Verlauf des Gesamtleidens. Es gilt dies besonders dann, wenn Mischinfektion, starke Eiterung besteht und der Eintritt der amyloiden Degeneration zu befürchten ist. Selbst verstümmelnde Operationen, wie Absetzungen von Gliedmaßen, können unter solchen Umständen erforderlich werden.

Noch ausgesprochener erscheint jener indirekte Charakter der operativen Maßnahmen bei einer Reihe weiterer von vornherein nicht „radikal" angreifbarer Lokalerkrankungen. Es gehört hierher die in Anlegung eines Pneumothorax bzw. einer Entknochung der Brustwand bestehende „Kollapstherapie" der einseitigen Lungentuberkulose, ferner die Fixierung der tuberkulös erkrankten Wirbelsäule durch Einpflanzung eines Tibiaspans [Henle-Albeesche

Operation[1])], ein in seiner Bedeutung neuerdings wieder angefochtenes Prinzip, das auch für die operative Behandlung der tuberkulösen Koxitis herangezogen worden ist.

Die operative Behandlung der Peritonealtuberkulose durch einfache Laparotomie und Ablassen des Exsudates ist gleichfalls in diesem Zusammenhange zu nennen; die Wirkung beruht wahrscheinlich vornehmlich auf der durch den Eingriff ausgelösten akut entzündlichen Reaktion.

In manchen Fällen handelt es sich schließlich darum, nicht-spezifische Folgezustände der tuberkulösen Infektion zu beseitigen. In fehlerhafter Stellung ausgeheilte Gelenke, Dünndarmverengerungen, die durch Vernarbung tuberkulöser Geschwüre entstanden sind, fallen unter diese Indikation.

Auch prophylaktisch ist die operative Chirurgie zur Bekämpfung der tuberkulösen Infektion herangezogen worden. Die von W. A. Freund[2]) vorgeschlagene Mobilisierung der stenosierten oberen Thoraxapertur — eine Anomalie, welche die Entstehung der „Spitzentuberkulose" begünstigen soll — gehört hierher.

b) Spezieller Teil.

Die chirurgische Tuberkulose der einzelnen Gewebssysteme.

1. Die Tuberkulose der Haut[3]).

Die hauptsächlichsten Formen, unter denen sich die Tuberkulose der Haut abspielt, sind:

Der Lupus.
Die Tuberculosis cutis verrucosa.
Die kolliquative Hauttuberkulose (Skrophuloderma).
Die Tuberculosis cutis ulcerosa miliaris.

Neben diesen „typischen" Tuberkuloseformen der Haut nehmen eine Sonderstellung die sog. Tuberkulide ein. Es sind dies morphologisch recht verschiedenartige Prozesse, als herdförmige Infiltrate auftretend, von ausgesprochener Gutartigkeit, oft flüchtigem Charakter, denen histologisch die typischen Kriterien des tuberkulösen Gewebes gewöhnlich fehlen, bei denen auch der Tierversuch meist versagt, die aber durch Herdreaktion auf Tuberkulin und ihr vorwiegendes Vorkommen bei Menschen, die sonst an manifester Tuberkulose leiden, entschieden auf ihre ätiologische Zugehörigkeit zu dieser Krankheit hinweisen. Früher als toxische Produkte aufgefaßt, neigt man heute mehr dazu sie als Gewebsreaktion auf spärliche, hämatogen verschleppte und rasch zerfallende Bazillen bei zeitweise hochgradig tuberkulin-überempfindlichen Individuen anzusprechen. Wir erwähnen diese außer der Haut namentlich auch im Bereiche des Auges vorkommenden Tuberkulide hier hauptsächlich nur wegen ihrer allgemein-theoretischen Bedeutung; bezüglich aller Einzelheiten muß auf die Lehrbücher der Dermatologie verwiesen werden.

a) Der Lupus.

Der Lupus stellt die praktisch wichtigste und häufigste Form der Hauttuberkulose dar, die sich durch einen exquisit chronischen Charakter auszeichnet und sich über Jahrzehnte hinziehen kann. Der Lupus entsteht zumeist durch exogene Inokulation, worauf schon die nicht geringe Beteiligung des Typus bovinus hinweist. Auch Autoinokulation bei bereits tuberkulösen Individuen kommt in Betracht. Die hämatogene Infektion spielt im Kindesalter besonders im Anschluß an akute Infektionskrankheiten — Scharlach, Masern — eine gewisse Rolle. In nicht wenigen Fällen entsteht der Lupus durch Fortleitung von einer gleichartigen Erkrankung der Schleimhaut — insbesondere der Nase; auch von einem tiefer gelegenen Herde aus kann die Haut

---

[1]) Fromme, Bruns' Beitr. z. klin. Chirurg. 1919. 118.
[2]) Vgl. Chirurgenkongr. 1910. II, S. 281.
[3]) Lewandowsky, Die Tuberkulose der Haut. Berlin 1916.

lupös erkranken. Beide Vorgänge sind aber auch im umgekehrten Sinne möglich. In den meisten Fällen wird die Infektion bereits in den Kinderjahren erworben. Am häufigsten werden die entblößt getragenen Körperstellen: Gesicht und Handrücken betroffen. Frauen erkranken häufiger als Männer.

Das charakteristische Element des Lupus bildet das Lupusknötchen. Dasselbe erscheint unterhalb der zunächst intakten Epidermis als ein bräunlich rötlicher Fleck, der bei Betrachtung durch eine aufgedrückte Glasplatte einen mehr gelblichen Ton annimmt. Diese Knötchen sind meist gruppenweise angeordnet und bestehen histologisch aus einer dichten Anhäufung von Tuberkeln, die sich durch geringe Neigung zur Verkäsung auszeichnen. Ein hyperämischer Hof umgibt diesen Fleck und kann seinen gelblichen Grundton sogar völlig verdecken. Im Bereiche des Knötchens ist die Haut erweicht, so daß eine feine Sonde leicht die deckende Epidermis perforiert. Die weitere Ausbreitung erfolgt vorwiegend flächenhaft (Lupus planus). Dabei geht eine stete Progredienz häufig einher mit partieller narbiger Rückbildung unter Einsinken und Abblassen der Haut; doch kommt es auch im vernarbten Bezirk leicht wieder zur Knötcheneruption. In manchen Fällen erfährt das tuberkulöse Gewebe eine stärkere Ausbildung; es tritt der Herd über das Hautniveau hervor und kann geradezu eine tumorartige Beschaffenheit annehmen. Als typisch hierfür gilt die Lokalisation am Ohrläppchen (Lupus tumidus). Die Epidermis zeigt häufig eine vermehrte Schuppung; bei Erosionen kann es zur Ablagerung förmlicher Krusten kommen. Eigentümlich sind die beim Lupus nicht selten zu beobachtenden atypischen Epithelwucherungen, indem Epidermiszapfen sich unregelmäßig in die Tiefe einsenken, sich verzweigen, mitunter auch eigentliche Hornperlen bilden ganz ähnlich wie beim Karzinom (epitheliomartiger Lupus).

Diese hyperplastischen Formen sind es, die weiterhin zum geschwürigen Zerfall neigen, der mitunter außerordentliche Dimensionen annimmt (Lupus vorax). Knorpel und Knochen können hierbei zerstört werden, wie man es namentlich an der Nase sieht, seltener an den Fingern und Zehen („verstümmelnder Lupus" — Küttner [1]).

Ein Teil der im Gefolge des Lupus auftretenden Veränderungen ist sekundärer Art. Durch Narbenschrumpfung können schwerste Deformationen entstehen: Auskremplung (Ektropion) der unteren Augenlider, Verengerung von Mund und Nasenöffnung, Druckatrophie von Nasen- und Ohrknorpel, Kontrakturen und Subluxationen im Bereiche von Hand und Fingern, wie es Küttner als „verkrüppelnder Lupus" beschrieben hat. Starke Bindegewebszunahme kann Lymphstauung und elefantiastische Veränderungen des peripheren Gebietes im Gefolge haben; häufiger handelt es sich um die Wirkung rezidivierender Erysipele, die von den Geschwürsflächen und den leicht verwundbaren spröden Narben ihren Ausgang nehmen und eine häufige Komplikation dieses Leidens bilden.

Eine besonders gefürchtete und nicht allzu seltene Komplikation des Lupus bildet schließlich das Karzinom. Dasselbe kommt vor teils als eigentliches Lupuskarzinom, wohl nicht unabhängig von den bereits erwähnten atypischen Epithelwucherungen, ferner als Narbenkarzinom, wenn der spezifische Prozeß bereits abgelaufen sein kann.

Die zugehörigen Lymphdrüsen sind beim Lupus gewöhnlich vergrößert, doch ist eine progrediente verkäsende Erkrankung derselben nicht gerade häufig; oft genug mag es sich wohl auch nur um banale Mischinfektion handeln. Viszerale Tuberkulose — namentlich seitens der Lunge — tritt im Gefolge des Lupus nicht selten in die Erscheinung und bildet die häufigste Todesursache;

---

[1]) Bruns' Beitr. z. klin. Chirurg. 1897. 18.

vielleicht hängt dies damit zusammen, daß vom Lupusherd aus keine nennenswerte Immunisierung des Gesamtorganismus erfolgt (Lewandowsky).

Kombination von Lupus und tertiärer Syphilis kommt gelegentlich vor.

Die Prognose des Lupus ist bei rechtzeitig eingeleiteter rationeller Therapie nicht ungünstig; leider gelangen viele Fälle erst im vorgeschrittenen Zustande in Behandlung. Die rechtzeitige Stellung der Frühdiagnose ist daher praktisch von allergrößter Wichtigkeit.

Therapeutisch konkurrieren konservative und operative Maßnahmen. Das ideale Verfahren, welches in seiner radikalen Natur und Schnelligkeit von keinem anderen auch nur annähernd erreicht wird, bildet die Exzision; bei nicht zu großen umschriebenen Herden stellt sie daher die Methode der Wahl dar. Die Größe der Erkrankungszone steht leider — namentlich im Gesicht — ihrer praktischen Anwendbarkeit allzu oft im Wege. Technisch ist es nötig, sich dabei 1—2 cm außerhalb der manifesten Veränderungen zu halten, weil sonst von verstreuten Knötchen Rezidive ausgehen können; aus dem gleichen Grunde ist auch das subkutane Fettgewebe mit zu entfernen. Größere Defekte sind plastisch — durch Transplantation oder Lappenverschiebung — zu decken. An den Extremitäten können bei schwerer Zerstörung, Verkrüppelung oder Elefantiasis verstümmelnde Eingriffe erforderlich werden.

Wenig empfehlenswert ist die früher vielgeübte Exkochleation; von sonstigen instrumentellen Methoden ist besonders die Elektrokoagulation (Diathermie) zu nennen.

Eine besondere Bedeutung, hat neuerdings die Bestrahlungstherapie des Lupus gewonnen.

Ausgezeichnete Resultate liefert in der Mehrzahl der Fälle die Finsensche Methode (vgl. S. 232). Die danach zurückbleibenden meist sehr blassen Narben sind zart und weich. Allerdings dauert diese Behandlungsweise — wie alle nicht-operativen Methoden — meist recht lange.

Auch die Röntgenbestrahlung ist für die Therapie des Lupus verwertet worden; sie wirkt hier jedoch, zumal auf die planen Formen, weniger prompt als etwa auf tuberkulöse Lymphome. Es scheint überdies nach den bisherigen Erfahrungen fast, als ob die Häufigkeit des Lupuskarzinoms unter dieser Behandlung zugenommen hat.

Bezüglich der medikamentösen Behandlung des Lupus — wobei namentlich Pyrogallol und konzentrierter Kochsalzbrei zu nennen ist — sowie über die oft notwendige Kombination der einzelnen Methoden sei auf die Lehrbücher der Dermatologie verwiesen.

β) Tuberculosis cutis verrucosa.

Unter dieser Bezeichnung wird eine flächenhafte meist gutartige Form der Hauttuberkulose verstanden, die sich durch Bildung warzenartiger Erhebungen auszeichnet. Die Plaques werden bis talergroß; wo die hypertrophische Hornschicht fehlt, erscheint die bläulich-rötliche Haut wie wurmstichig. Pustelbildung und oberflächliche Eiterung bildet eine häufige Begleiterscheinung. Die Erkrankung betrifft vorwiegend erwachsene Männer; ihre ausgesprochene Prädilektionsstelle bildet die Rückfläche von Hand und Fingern. Ihre Entstehung ist auf Inokulation vorwiegend exogener Natur zurückzuführen. Ein nennenswerter Prozentsatz der Erkrankten rekrutiert sich dementsprechend aus Schlächtern. Auch die berufliche ärztliche Infektion — der Leichentuberkel — gehört in diese Kategorie. Die Entwicklung ist meist eine sehr langsame und führt fast nie zum ulzerösen Zerfall.

Die Beteiligung der Lymphdrüsen spielt eine größere Rolle als beim Lupus und nimmt sogar mitunter einen progredienten Charakter an.

Die Therapie besteht in der Exzision, die auch gelegentlich für die miterkrankten Drüsen in Betracht kommt. Unter den konservativen Maßnahmen wird — namentlich von dermatologischer Seite — die Bestrahlung mit Radium oder Mesothorium empfohlen.

γ) Die kolliquative Hauttuberkulose (Skrophuloderm).

Man versteht hierunter eine knotenartige zunächst im Subkutangewebe auftretende Tuberkulose, am häufigsten in Form des kalten Abszesses, seltener aus weichem Granulationsgewebe bestehend. Nur ausnahmsweise kommen derartige Bildungen durch exogene Inokulation zustande (durch infizierte Pravazspritzen, Holzsplitter und dgl.); zumeist handelt es sich um den Einbruch verkäsender tiefer gelegener Herde, die von Lymphdrüsen, Knochen, Gelenken, Sehnenscheiden ihren Ausgang nehmen. Kommt es zum Durchbruch, so bilden sich — wie bereits besprochen — Fisteln oder breite Geschwüre.

Die Beteiligung der Haut kann hierbei insoweit eine mehr selbständige Bedeutung gewinnen, als die Zerstörung der Bedeckung mitunter weit umfangreicher ist als der ursprüngliche Ausgangsherd; sehr ausgedehnte ulzeröse Defekte kommen hierbei vor, innerhalb deren einzelne verdünnte Hautbrücken gelegentlich bestehen bleiben.

Mitunter entstehen auch solche Knoten in weiterer Entfernung von tieferen Herden — durch Lymphtransport vermittelt, zumal im Gefolge der tuberkulösen Lymphangitis — und schließlich scheint auch eine hämatogene Entstehung der kolliquativen Hauttuberkulose vorzukommen [1]). Letzteres wird namentlich bei Kindern beobachtet in Gestalt multipler livider fluktuierender Knoten, den. sog. Gommes scrophuleuses. Massenhaftes Auftreten polynukleärer weißer Blutkörperchen kann diesen Herden auch zytologisch große Ähnlichkeit mit banalen Abszessen geben (vgl. S. 224).

Das Skrophuloderm besitzt meist eine ausgesprochene Heilungstendenz; seinen narbigen Spuren kann man häufig bei sonst ganz gesunden Menschen begegnen.

Die Therapie fällt gewöhnlich mit der des primären Prozesses zusammen; geschlossene kalte Abszesse sind nach den hierfür geltenden Regeln zu behandeln.

δ) Tuberculosis ulcerosa miliaris.

Man versteht hierunter eine seltene in der Regel durch Autoinokulation, also zumeist bei Phthisikern in vorgeschrittenen „anergischen" Stadien entstehende Knötchenaussaat der Haut mit Neigung zu raschem Zerfall und Bildung flacher schmerzhafter Geschwüre. Häufiger als in der Haut entstehen sie auf Schleimhäuten; eine Prädilektionsstelle bildet die Umgebung von Mund und Anus. Histologisch überwiegen die entzündlichen Veränderungen; der Bazillennachweis gelingt hier von allen tuberkulösen Hautveränderungen am leichtesten. Mit Rücksicht auf das Grundleiden ist die Prognose meist schlecht. Therapeutisch haben sich Milchsäureätzungen (60%) besonders bewährt; oft kommt es hauptsächlich nur darauf an, durch lokale oder allgemeine Anästhetika die Schmerzen zu lindern. —

Atypische Ulzerationen, die durch entzündliche Infiltration der Randpartien eine gewisse Ähnlichkeit mit Schankergeschwüren oder ulzerierten Geschwülsten gewinnen können, werden mitunter im Anschluß an exogene Wundinfektion beobachtet. Es gehören hierher spezifische Entzündungen des Nagelbettes sowie die bereits früher erwähnte Zirkumzisionstuberkulose. Die Behandlung hat in diesen Fällen eine operative zu sein.

---

[1]) Lahaussois, Ann. de dermatol. et de syphiligr. 1909. p. 53.

2. Die Tuberkulose der Schleimhäute.

Die Tuberkulose der Schleimhäute zeigt mannigfache Übereinstimmung mit der Lokalisation im Bereiche der äußeren Haut.

Auf die Beteiligung der Nasenschleimhaut am Lupus wurde bereits hingewiesen, auch in der Mundhöhle kommt diese Form der Tuberkulose vor; fortgeleitet durch den Tränennasengang werden lupöse Erkrankungen der Bindehaut beobachtet. Typische Knötchen lassen sich im Bereiche der Schleimhäute weit seltener erkennen; es überwiegen granulierende Exkreszenzen, die zu förmlichen Tumoren — „Tuberkulome" — besonders häufig an der Nasenscheidewand — auswachsen können. In anderen Fällen steht die Neigung zur Geschwürsbildung und Destruktion der tieferen Teile im Vordergrunde.

Prognostisch ist der Schleimhautlupus im allgemeinen ungünstiger als an der äußeren Haut, da er einer radikalen Therapie meist nicht zugänglich ist; so nehmen Rezidive des Gesichtslupus häufig ihren Ausgang von den Schleimhautbezirken.

Die kolliquative Tuberkulose spielt im Bereiche der Schleimhäute keine größere Rolle. Erwähnt seien die retropharyngealen kalten Abszesse bei Halswirbelsäulentuberkulose und die knotige Form der Zungentuberkulose, die meist zu breiter geschwüriger Perforation führt. In ähnlicher Weise kann der Darm durch verkäste Mesenterialdrüsen in Mitleidenschaft gezogen werden.

Die ulzeröse miliare Form ist im Bereiche der Schleimhäute wesentlich häufiger als an der äußeren Haut. Prädilektionsstellen bilden die Zunge, Kehlkopf und die Analgegend. Auch im übrigen Darm kommen bei vorgeschrittener Phthise entsprechende Geschwüre vor. Das gleiche gilt für Ulzerationen der Blase im Gefolge der Nierentuberkulose.

Andere Formen von Schleimhautgeschwüren beruhen auf exogener Infektion und können sogar als Primärtuberkulose auftreten. Es gehören hierher die nicht seltene tuberkulöse Erkrankung der Tonsillen, ferner manche Darminfektionen. Diese Ulzerationen neigen im Bereiche des Dünndarms zur narbigen Stenosierung, im Coecum, Colon ascendens (Küttner)[1], mitunter auch am Magen zur Bildung oft mächtiger schwieliger Tumoren. Auch ohne Schleimhautulzeration kommen solche Formen durch primäre Erkrankung des submukösen Gewebes zustande.

3. Die Tuberkulose der Lymphdrüsen[2].

Von allen Organen und Gewebssystemen werden die Lymphdrüsen am häufigsten von der Tuberkulose ergriffen. Führt doch die Mehrzahl aller tuberkulösen Prozesse zu einer sekundären Beteiligung der regionären Drüsen; in nicht wenigen Fällen tritt aber auch die Infektion der Lymphdrüsen selbständig in die Erscheinung und kann sogar — wie eingangs besprochen — die erste manifeste Etappe der spezifischen Erkrankung darstellen. Kinder und jugendliche Individuen stellen hierzu das größte Kontingent.

Die Häufigkeit des Vorkommens des Typus bovinus weist hierbei auf die Bedeutung der alimentären Infektion hin. Die jeweilige Lokalisation der Erkrankung läßt meist wichtige Schlüsse auf den Ort der Invasion zu. So entsteht die Tuberkulose der Mesenterialdrüsen vornehmlich durch Aufnahme des Virus vom Darm her, die der retrobronchialen Drüsen von den tiefen Atmungswegen. Die Hauptetappe für die im Bereiche der Extremitäten sich abspielende Infektion bilden die Achsel- und Leistendrüsen. Die häufigste Lokalisation der multipel auftretenden „Lymphome", die Halsdrüsentuber-

---

[1]) Dtsch. Zeitschr. f. Chirurg. Bd. 100. 1909.
[2]) Most, Neue Dtsch. Chirurg. 1917. 24.

kulose, entsteht durch Infektion von Nase und Mundhöhle aus, wobei auch kariösen Zähnen eine gewisse Bedeutung zugeschrieben wird; bei Kindern spielt die Kombination mit chronischen Ekzemen der Lippen und des Naseneinganges eine besondere Rolle. Diese letztere Kombination bezeichnete man früher als **Skrofulose**; diese nicht sehr zartfühlende Benennung bezieht sich darauf, daß der Hals durch unförmige Dickenzunahme hierbei eine gewisse Ähnlichkeit mit dem des Schweines (Sus scropha) gewinnen kann. An dem Vorkommen einer hämatogenen Infektion der Lymphdrüsen ist ebenfalls nicht zu zweifeln; doch ist dieser Vorgang wohl nicht gerade häufig.

Ein zeitliches Zusammenfallen zwischen dem Eindringen der Kochschen Bazillen in die Drüsen und dem Einsetzen einer spezifischen reaktiven anatomischen Erkrankung derselben besteht, wie bereits eingangs erwähnt (S. 222), durchaus nicht immer. Es ist als sicher anzunehmen, daß nicht ganz selten die Invasion der Bazillen nur einen flüchtigen Vorgang bedeutet, der keine groben Spuren zurückzulassen braucht; in anderen Fällen ist mit einem längeren Vegetieren der Parasiten zu rechnen, wobei die Drüse selbst intakt zu bleiben vermag oder nur eine geringfügige unspezifische entzündliche Reaktion aufbringt.

Auf die allgemeinen Faktoren, die eine solche ruhende nichtaktive Drüseninfektion zu „wecken" vermögen, wurde bereits im voranstehenden Abschnitt hingewiesen. Das gelegentliche Vorkommen einer progredienten Drüsentuberkulose im Anschluß an nichtspezifische Erkrankungen im Quellgebiet — Ulcus molle, pyogene Infektion, Karzinom — könnte darauf hinweisen, daß durch den Lymphstrom vermittelte „Reize" in dieser Hinsicht wirksam sein können. Allerdings ist bei der Häufigkeit der Lymphdrüsentuberkulose ein zufälliges Zusammentreffen schwer auszuschließen. Auch kann unter solchen Umständen die Möglichkeit einer spezifischen peripheren Inokulation gegeben sein, wie es für die an Ekzeme sich anschließende „skrofulöse" Halsdrüsentuberkulose vielfach angenommen wird.

Hinsichtlich des anatomischen Verhaltens ist von chirurgischer Seite eine Unterscheidung in eine verkäsende und eine nichtverkäsende Form üblich; die zur letzteren gehörigen werden auch als Schüppelsche Lymphome bezeichnet. Es läßt sich jedoch diese Trennung nicht immer ganz scharf durchführen, da es sich hierbei vielfach auch nur um zeitlich verschiedene Stadien ein und desselben Prozesses handelt. So ist es gar nicht selten, daß unter einer Gruppe typischer Schüppelscher Lymphome bei genauer Durchsicht sich eine oder die andere Drüse findet, die unzweideutig verkäst ist. Am reinsten trifft man die nicht verkäsenden Lymphome in den seltenen Fällen von akut progredienter generalisierter Lymphdrüsentuberkulose, die oft mit Fieber einhergeht, klinisch mit der Hodgkinschen Erkrankung (Lymphogranulomatosis) weitgehend übereinstimmt und von Baumgarten als pseudoleukämische Form bezeichnet worden ist. Die einzelnen Drüsen können beträchtliche Größe erreichen, sind glatt, saftreich, sehen auf der Schnittfläche mehr grauweiß oder auch glasig aus und können mikroskopisch dem entsprechen, was Ziegler als diffuse zellige Hyperplasie bezeichnet hat, d. h. es findet eine zunehmende Verdrängung des Grundgewebes durch epitheloide Zellen statt, wobei die typische Knötchenstruktur — im Gegensatz zu den banalen Formen — völlig zurücktreten kann.

Die Verkäsung bei der gewöhnlichen Form der Lymphdrüsentuberkulose erfolgt teils herdweise, teils von vornherein in diffuser Form. Doch braucht trotz völliger Koagulationsnekrose nicht immer Erweichung einzutreten; selbst adhäsive periadenitische Prozesse können hierbei fehlen, so daß man mitunter ganz gleichmäßig frei verschiebliche Drüsen auf dem Durchschnitt völlig verkäst findet. Begünstigt wird der Eintritt der Erweichung zweifellos durch Mischinfektion, wozu infolge der resorptiven Aufgabe der Lymphdrüsen ausreichende Gelegenheit besteht; auch enthalten manche Drüsen latente pyogene Keime schon vor der tuberkulösen Erkrankung. Immerhin stellt die Mischinfektion durchaus nicht etwa eine notwendige Vorbedingung zur „Abszedierung" dar.

Fibröse Umwandlung charakterisiert die heilende Lymphdrüsentuberkulose; in manchen Fällen — besonders typisch im Bereiche der Bronchialdrüsen — trägt die Erkrankung von vornherein diesen Charakter. Auch kann sich die Heilung unter Abkapselung und Verkalkung vollziehen, wie dies bereits im allgemeinen Teil besprochen wurde.

Klinisch beginnt die Lymphdrüsentuberkulose unter dem Bilde einer meist multiplen gruppenweise angeordneten indolenten glatten, gleichmäßig und allmählich sich ausbildenden Schwellung. Die verschiedene Größe der einzelnen Drüsen weist auf die sukzessive Ausbreitung der Infektion hin. Durch Neubildung von Lymphknoten können mächtige Konglomerattumoren — zumal am Halse — entstehen. Bei längerem Bestehen pflegen adhäsive Vorgänge und Verschmelzungen zu „Paketen" nicht auszubleiben; es deutet dies stets auf eine Erweichung hin. Mitunter bleibt die Abszedierung auf das Drüseninnere beschränkt; eine solche Drüse kann die Symptome einer frei verschieblichen Zyste darbieten. Häufiger kommt es zur Perforation, zur Ausbildung konfluierender kalter Abszesse, Verlötung mit der Haut und Durchbruch nach außen, wie dies bereits im allgemeinen Teil dargestellt wurde. Ein solches „Skrofuloderm" kann spontan heilen; andere bleiben fistulös und die Kombination von Drüsenpaketen, Fisteln und eingezogenen Narben bildet klinisch ein äußerst charakteristisches Bild. Bei älteren Menschen kommt es mitunter bei der erweichenden Drüsentuberkulose zu sehr derben festen Schwarten, die eine Perforation nach außen verhindern und durch ihre Härte einen geschwulstartigen Eindruck hervorrufen. Wir sahen dies mehrfach bei der Lokalisation in der Supraklavikulargrube. Im ausgesprochenen Gegensatz zu diesem gewöhnlichen torpiden Verlauf steht die bereits erwähnte seltene generalisierte Lymphdrüsentuberkulose, sowie die ebenfalls schon besprochene progrediente Drüseninfektion, die sich mitunter an eine periphere Inokulationstuberkulose anschließt. Auch im Rahmen der sich chronisch einleitenden Fälle kommen akut progrediente Schübe vor.

Nur ausnahmsweise kommt es im Gefolge der Lymphdrüsentuberkulose zu stärkerem Druck auf anliegende Teile und dadurch zur Auslösung besonderer Lokalsymptome. Druck auf die Trachea durch tracheo-bronchiale Drüsen, Verlegung des Choledochus mit nachfolgendem Ikterus bei Beteiligung der Hilusdrüsen der Leber, Kompression der Flexura duodeno-jejunalis durch mesenteriale Drüsenpakete ist vereinzelt beobachtet worden und kann zu chirurgischem Eingreifen Anlaß geben. In einem von mir operierten Falle hatte eine verkäste Mesenterialdrüse dadurch zum Ileus geführt, daß sich eine Netzadhäsion gebildet hatte.

Der Allgemeinzustand ist in vielen Fällen wenig oder gar nicht beeinträchtigt; das Auftreten von Fieber, Anämie und Marasmus bei Ausschluß einer schweren Mischinfektion deutet auf Generalisierung der Infektion hin.

Prognostisch verhalten sich die tuberkulösen Lymphome außerordentlich verschiedenartig. Zwischen denjenigen Fällen, in denen nur eine oder wenige Drüsen in abgeschlossener Form erkranken und anderen, in denen die Infektion weitere Ausdehnung gewinnt oder langwierige fistulöse Eiterung unterhält, bestehen alle möglichen Zwischenstufen. In nicht wenigen Fällen tritt die Drüsentuberkulose überhaupt nicht klinisch in die Erscheinung. Auf die Beziehungen der Drüsentuberkulose zur allgemeinen miliaren Aussaat wurde bereits hingewiesen (vgl. S. 227).

Die Diagnose der tuberkulösen Lymphome ist bei nachweisbarer Erweichung, gegenseitiger Verwachsung oder Fistelbildung in der Regel ohne weiteres zu stellen, zumal wenn sonstige tuberkulöse Herderkrankungen vorhanden sind. Das einzelne nicht verkäste Lymphom ist durch seine pralle Konsistenz und gleichmäßige Beschaffenheit gewöhnlich leicht von den meist flachen chronisch-entzündlichen Lymphomen zu unterscheiden, die überdies niemals beträchtliche Größe erreichen. Leukämische Lymphome setzen entsprechende Blutveränderungen voraus; krebsige Metastasen unterscheiden sich in der Regel durch höckrige Beschaffenheit und größere Härte. Die seltenen gummösen Lymphome im Verlaufe der Syphilis sind meist solitär und bieten namentlich nach der Perforation ein wesentlich anderes Bild als das Skrofuloderm (vgl. S. 260); die Wassermannsche Reaktion ist in solchen zweifelhaften Fällen stets mit heranzuziehen. Unmöglich kann rein klinisch die Differentialdiagnose gegenüber der Lymphogranulomatose werden, der „aleukämischen" Lymphadenie (s. Lehrbücher der inneren Medizin), sowie dem multizentrisch auftretenden Lymphosarkom, wenn es sich um untereinander frei bewegliche gruppenweise vergrößerte Drüsen handelt. Sobald derartige Zweifel bestehen, ist die probatorische Exzision einer der Drüsen keinesfalls zu unterlassen. Einzelne größere erweichte Drüsen können gelegentlich zur Verwechselung mit zystischen Geschwülsten Anlaß geben; in solchen Fällen genügt schon die Probepunktion, um den Sachverhalt zu klären. Die Diagnose der chirurgisch weniger bedeutsamen Retrobronchialdrüsentuberkulose gründet sich vorwiegend auf die physikalische Lungenuntersuchung und das Röntgenbild.

Die Therapie der tuberkulösen Lymphome ist heutzutage eine fast ausschließlich konservative geworden. Außer den eingangs besprochenen Methoden der Allgemeinbehandlung hat gerade hier die Röntgenbestrahlung besondere Triumphe gefeiert. Nicht verkäste Drüsen verkleinern sich unter dieser Behandlung rasch und werden fibrös; verkäste gelangen häufig zunächst zur Einschmelzung; die Abszesse werden dann durch Punktion oder mittels Stichinzision entleert. Die früher meist geübte operative Therapie, nach der oft häßliche Narben zurückblieben und langwierige Fisteln, wenn nicht alles entfernt werden konnte, ist dadurch völlig zurückgedrängt worden. Rezidive sind zwar bei dieser wie bei jener Methode möglich. Die Exstirpation kommt wohl nur noch für diejenigen seltenen Fälle in Betracht, in denen sich an eine exogene Inokulation eine rasch progrediente Drüseninfektion anschließt. Gelegentlich kann es auch zweckmäßig sein, eine einzelne erkrankte Drüse zu exzidieren, wenn es dem Kranken an rascher Heilung liegt. Oberflächliche, geschwürig freiliegende Drüsenreste lassen sich mit dem scharfen Löffel entfernen.

4. Die Tuberkulose der Lymphgefäße[1]).

Trotz der Häufigkeit des Passierens von Tuberkelbazillen durch die Lymphbahnen erkranken diese selbst nur selten. Man trifft die spezifische Lymphangitis gelegentlich als zufälligen autoptischen Befund bei intestinaler und Lungentuberkulose an; auf die Bedeutung der Erkrankung des Ductus thoracicus für die Entstehung der allgemeinen miliaren Form wurde bereits hingewiesen. Von chirurgischem Interesse im besonderen sind die ziemlich seltenen Fälle von oberflächlicher Lymphgefäßtuberkulose im Anschluß an exogene Inokulationen. Die Mehrzahl dieser Beobachtungen betrifft die obere Extremität. Mitunter wird eine solche Lymphangitis auch durch Einbruch älterer Herde in die Haut vermittelt. Klinisch ist diese Komplikation gekennzeichnet durch derbe indolente, nach den großen Drüsengruppen hinziehende Stränge, in denen es dann zur Knotenbildung kommt und Erweichung unter Auftreten reihenweise angeordneter kalter Abszesse, die nach außen perforieren. Regelmäßig findet sich eine Beteiligung der regionären Drüsen. Prognostisch deutet die Lymphgefäßtuberkulose im allgemeinen auf Neigung zur Progredienz und Keimverschleppung hin. Die Behandlung deckt sich mit der der kolliquativen

---

[1]) Most l. c.

Hauttuberkulose unter besonderer Berücksichtigung des Primärherdes; handelt es sich um exogene Infektion und die Möglichkeit einer radikalen operativen Entfernung, so hat man diese Chance rechtzeitig auszunutzen, falls die konservativen Methoden nicht bald zum Ziele führen.

5. Die Tuberkulose der quergestreiften Muskulatur.

Bricht ein tuberkulöser Knochenherd, ein Gelenkschwamm, in die Weichteile durch, so kann auch die Muskulatur spezifisch erkranken; das gleiche gilt für die miliare Aussaat. Ein wesentliches chirurgisches Interesse besitzt jedoch nur die seltene „isolierte" Muskeltuberkulose. Sie beruht in der Regel auf hämatogener Infektion und tritt als umschriebene bis hühnereigroße fungöse oder abzedierende Knoten auf, deren diagnostische Abgrenzung gegenüber Geschwülsten, syphilitischen Produkten, torpiden pyogenen Abszedierungen meist nicht leicht ist. Eine der Prädilektionsstellen dieser Krankheitsform stellt die Bauchmuskulatur dar [1]).

Auf das Vorkommen tiefer knotiger Infiltrate der Zungensubstanz wurde bereits hingewiesen.

6. Die Tuberkulose der serösen Häute.

Die Infektion kann hämatogen, durch Lymphtransport oder auf dem Wege des direkten Einbruchs — z. B. innerhalb der Bauchhöhle von einer verkästen Mesenterialdrüse aus — vor sich gehen. Beim Weibe ist die Möglichkeit einer primären exogenen Inokulationstuberkulose des Bauchfells durch bazillenhaltiges Sperma denkbar.

Anatomisch tritt die Tuberkulose der serösen Häute nicht selten in rein miliarer Form auf, die klinisch völlig latent zu bleiben vermag. Im Bereiche des Peritoneums trifft man diese Form mitunter zufällig als unerwarteten Nebenbefund bei aus anderer Indikation erfolgenden Eingriffen an, so z. B. bei Bruchoperationen. Beim Bauchfell kommt es gelegentlich auch zur Bildung perlsuchtartiger Konglomerattuberkel. Häufiger gesellen sich hierzu entzündliche Erscheinungen. Wir unterscheiden hierbei trockene und exsudative Formen. Erstere gehen mit Fibrinniederschlägen einher, deren Organisation zur Verwachsung der Serosaflächen führt. In der Bauchhöhle können derartige Adhäsionen zu schweren Störungen der Darmpassage Anlaß geben.

Kommt es zur Bildung freier Exsudate, so tragen diese in der Regel einen serösen Charakter bei Vorherrschen der lymphozytären Elemente. Doch werden auch hämorrhagische Ergüsse beobachtet. Freie Eiterung beruht zumeist auf Mischinfektion; immerhin kommen innerhalb des Brustfells auch rein tuberkulöse „Empyeme" vor. Die Pleura ist hierbei in eine mächtige fibröse Abszeßmembran, die sog. Schwarte, umgewandelt.

Im Bereiche der Bauchhöhle tritt die tuberkulöse Eiterung meist umschrieben auf (käsige Form). Sie entsteht hier durch Durchbruch erweichter Drüsen oder geht aus größeren verkäsenden Konglomerattuberkeln der Serosa hervor. Häufig sind diese schweren Formen mit ausgedehnter ulzeröser Intestinaltuberkulose kombiniert. Die umschriebenen Infiltrate, die verbackenen infiltrierten Darmschlingen können hierbei die Form unregelmäßiger knolliger Geschwülste annehmen. Durchbrüche in Gestalt äußerer Kotfisteln, das Hineinspielen der Mischinfektion vermag dieses Bild in mannigfacher Weise zu komplizieren; doch fällt seine Schilderung nicht mehr in das Gebiet der allgemeinen Chirurgie.

---

[1]) Melchior, Bruns' Beitr. z. klin. Chirurg. Bd. 70. 1910.

Die Prognose der Serosatuberkulose hängt wesentlich von ihrer Form ab. Verhältnismäßig günstig sind im allgemeinen die serösen Exsudate zu beurteilen, während die käsig-eitrige Serositis stets ein sehr ernstes Leiden darstellt.

Therapeutisch kommt als lokale Maßnahme die Entleerung des Exsudates mittels Punktion in Betracht; bei tuberkulöser Peritonitis wird hierzu gern die Inzision gewählt, von der man sich gleichzeitig einen günstigen Einfluß auf den Gesamtprozeß verspricht. Auch die Röntgenbestrahlung verdient hierbei herangezogen zu werden. Undankbarer sind die käsigen Formen; doch hat sich beim tuberkulösen Pleuraempyem die operative Therapie, welche hier umfangreiche Resektionen des knöchernen Brustkorbes erforderlich macht (extrapleurale Thorakoplastik), schon oft bewährt. Peritoneale Residuen der abgelaufenen Entzündung in Gestalt von Adhäsionen geben durch mechanische Störung der Darmtätigkeit mitunter Anlaß zum operativen Eingreifen.

7. Die Tuberkulose der Knochen[1]).

Die Tuberkulose des Knochensystems nimmt an praktischer Bedeutung innerhalb der chirurgischen Tuberkulose die erste Stelle ein. Häufig steht hierbei nicht der eigentliche ossale Prozeß im Vordergrunde, sondern eine davon abhängige Erkrankung der Gelenke. Es kann aber auch umgekehrt durch eine ursprüngliche Synovialtuberkulose der Knochen sekundär in Mitleidenschaft gezogen werden. Von letzterem Modus abgesehen erkrankt jedoch der Knochen selten durch direkte Fortleitung. Als Beispiel wurde der Lupus — zumal an den Extremitäten — bereits erwähnt; die Kiefer können durch ulzeröse Tuberkulose der Mundschleimhaut in Mitleidenschaft gezogen werden, das Felsenbein im Anschluß an eine Tuberkulose der Paukenhöhle erkranken. Weit häufiger erfolgt die Infektion auf dem Blutwege.

Die überwiegende Mehrzahl der ossalen Tuberkulose wird im kindlichen Alter beobachtet. Wahrscheinlich handelt es sich auch bei einem Teil der im späteren Leben manifest werdenden Erkrankungsprozesse nicht um eine eigentliche Neuinfektion, sondern vielmehr um das Aufflackern eines bisher latenten oder scheinbar ausgeheilten Herdes. Bei der häufigen ursächlichen Anschuldigung eines Traumas ist mit einer solchen Möglichkeit zu rechnen. Doch wird zweifellos auch die Ansiedelung der Tuberkelbazillen durch traumatische Gewebsschädigung — „locus minoris resistentiae" — begünstigt, wie vereinzelte Beobachtungen von ossaler Tuberkulose im Anschluß an Frakturen lehren.

Die hämatogene Form der ossalen Tuberkulose tritt, wenn wir von der klinisch bedeutungslosen Beteiligung der Knochen an der allgemeinen miliaren Aussaat absehen, vorwiegend herdförmig auf. Eine Prädilektionsstelle bilden hierfür die spongiösen Gelenkenden der langen Röhrenknochen. Betroffen ist die Epiphyse selbst oder der dem Zwischenknorpel unmittelbar anliegende Teil des Schaftes, die sog. Metaphyse. Durch Ansiedlung der Tuberkelbazillen kommt es hier zur Bildung eines spezifischen Granulationsgewebes, in dem aber typische Tuberkel mitunter· auch fehlen und nur Riesenzellen oder knötchenartige Anordnung der Rundzellen einen Hinweis auf die besondere Art des Prozesses geben. Dieses Gewebe bringt die Knochenbälkchen durch Resorption und Druck zum Schwinden, während in der Umgebung eine entzündliche Verdichtung und damit eine Abgrenzung des Herdes erfolgen kann, doch erfährt diese Sklerose niemals die weitgehende Ausbildung wie bei rein entzündlichen Prozessen. Innerhalb der Epiphyse pflegen solche Herde sich meist in geringen Grenzen zu halten und die Größe einer Kirsche nicht zu über-

---

[1]) Krause, Die Tuberkulose der Knochen und Gelenke. Stuttgart 1899.

schreiten. In anderen Fällen überwiegt die Verkäsung und Verflüssigung; Reste der zerstörten Knochensubstanz können sich als feinkörniger Grus dem tuberkulösen Eiter beimengen. Tritt die Verkäsung sehr rasch ein, ehe die allmähliche Destruktion des Knochens erfolgte, so ist damit die Möglichkeit einer groben Sequestrierung gegeben. In seltenen Fällen ragt das abgestorbene Fragment von Knorpel entblößt mit seiner Basis frei in die Gelenkhöhle; die artikulierende Fläche erscheint wie abgeschliffen, kondensiert, weißlich — als „porzellanartiger" Keilsequester, wie man ihn seinem Aussehen nach auch bezeichnet. Eine derartige Keilform ist auch sonst bei der herdförmigen Tuberkulose nicht selten zu beobachten und mußte natürlich den Gedanken nahelegen, daß embolische Gefäßverschlüsse hierbei mitspielen (König). Experimentelle Studien von W. Müller, anatomische den ossalen Gefäßverlauf betreffende Untersuchungen von Lexer haben dieser Theorie weitere Stütze verliehen.

Immerhin ist es fraglich, ob eine derartige Entstehung praktisch häufig ist. Denn das Zustandekommen einer groben Embolie würde den Einbruch eines verkäsenden Herdes in die Blutbahn zur Voraussetzung haben — etwa einer Bronchialdrüse in die Lungenvene —, also einen Vorgang, der erfahrungsgemäß zum Eintritt der allgemeinen miliaren Tuberkulose unmittelbar disponiert. Mit der Gutartigkeit mancher derartiger herdförmiger ossaler Erkrankungen, ihrem häufigen isolierten Auftreten bei Individuen, die keine grobe Primärmanifestation der Tuberkulose erkennen lassen, ist aber ein solcher Hergang nicht recht vereinbar. Zum mindesten müßte man dann auch an anderen Organen häufiger echten tuberkulösen Infarkten begegnen, wenn dieser Hergang wirklich als typisch aufzufassen ist. Nach Orth wäre andererseits auch an die Möglichkeit einer spezifischen endangitischen Gefäßverlegung zu denken.

Ein ähnliches herdförmiges mit oder ohne grobe Sequestrierung einhergehendes Auftreten der Tuberkulose wird auch an den platten und kurzen Knochen des Skeletts beobachtet. Es gehört hierher die „perforierende Schädeltuberkulose", wobei mitunter wie durch einen Trepan umschriebene Substanzverluste des Schädeldaches gesetzt werden. Am Becken, namentlich im Bereiche des Hüftgelenks, spielt die herdförmige „Pfannentuberkulose" eine wichtige Rolle; ein Gleiches gilt für die Wirbel, doch handelt es sich hierbei vielfach auch um diffus infiltrierende Prozesse. Ausnahmsweise nur treten kleine umschriebene Herde in der Diaphyse der langen Röhrenknochen auf. Sie gehören meist der Kortikalis an, sind nicht selten multipel oder gar symmetrisch, wie wir das beobachtet haben [1]) und können bei tuberkulösen Menschen fast akut als Teilerscheinung einer disseminierten Tuberkulose auftreten. Es ist interessant, daß gerade in diesen Fällen die auf einen massiven Einbruch in die Blutbahn hindeutende „Keilform" (vgl. oben) vermißt wird. In ähnlicher Weise können die Rippen erkranken.

Das multiple Auftreten ausgesprochen gutartiger nichtverkäsender, mitunter nur im Röntgenbild erkennbarer Herde wird in besonderer Form im Bereiche der Phalangen beobachtet. Eine solche „Ostitis tuberculosa multiplex cystica" [2]) bildet mitunter die charakteristische Begleiterscheinung von Hauterkrankungen, die den Tuberkuliden nahestehen und unter den Begriff des „Boekschen Sarkoids" bzw. des „Lupus pernio" fallen.

Der umschriebenen Form der Knochentuberkulose läßt sich eine diffuse gegenüberstellen, doch sind naturgemäß die Grenzen nicht immer scharf zu ziehen, da auch bei ausgedehnter Erkrankung eine scharfe Demarkierung vorkommt, die andererseits selbst kleinen Herden fehlen kann.

Diffuse infiltrierende meist zur Einschmelzung neigende Erkrankungen kommen an den Wirbeln vor. Unter der Last des Körpergewichts kann ein derartig schwer destruierter Wirbelkörper zusammenbrechen und dadurch zur

---

[1]) Berlin. klin. Wochenschr. 1913, Nr. 11.
[2]) Jüngling, Fortschr. a. d. Geb. d. Röntgenstr. 27, S. 375. 1920. — E. Fraenkel, Berlin. klin. Wochenschr. 1921, S. 1015.

winkligen Abknickung der Wirbelsäule — ähnlich wie bei der traumatischen Kompressionsfraktur — Anlaß geben. Auch die übrigen kurzen spongiösen Knochen im Bereiche des Karpus und Tarsus erliegen nicht selten in ihrer Gesamtausdehnung der tuberkulösen Infektion.

Eine typische diffuse Erkrankung des Schaftes der kurzen Röhrenknochen bildet die sog. Spina ventosa. Im Bereiche der Finger und der Mittelhand, seltener an den entsprechenden Knochen des Fußes, tritt die Tuberkulose in der Regel unter dieser Form auf. Die Bezeichnung Winddorn bezieht sich auf das Mazerationspräparat. Der erkrankte Knochen erscheint hierbei blasig aufgetrieben. Diese Formveränderung beruht darauf, daß das wuchernde tuberkulöse Gewebe den Knochen von innen her aufzehrt, während die äußere Wand durch die ossifizierende Tätigkeit des Periostes dauernd ersetzt wird. Die Gelenkenden der Phalangen bleiben hierbei häufig intakt und wirken gegenüber der aufgetriebenen Diaphyse als Einschnürung; die äußere Kontur erhält hierdurch eine perlschnur- oder auch flaschenartige Gestalt.

Nicht immer freilich beruht das äußere Bild der Spina ventosa auf einer derartigen zentralen Auftreibung. In manchen Fällen liegt ihr eine unregelmäßige Durchsetzung mit granulierenden oder verkäsenden Herden zugrunde; auch kann es sich um eine vorwiegend periphere subperiostale Ausbreitung des Prozesses handeln; letztere Form neigt besonders zu ausgedehnter Phalangennekrose. Ganz ausnahmsweise gelangt die typisch zentrale Spina ventosa am Schaftteil der langen Röhrenknochen zur Beobachtung.

In seltenen Fällen erkrankt fernerhin die Diaphyse der langen Röhrenknochen in einer Form, die in ihrem ausgebildeten Stadium große Übereinstimmung mit der sequestrierenden banalen Osteomyelitis aufweist [1]), doch ist das Auftreten typischer Sequester wohl meist auf interkurrente Mischinfektion — nach fistulösem Durchbruch — zurückzuführen. An der Klavikula ist dieser Vorgang nicht ganz selten und wird gelegentlich auch an den Rippen beobachtet.

Häufiger beruht die Erkrankung der Diaphyse der langen Röhrenknochen auf Fortleitung von einem metaphysären Herde aus oder wird durch kontinuierliche Infektion vom Gelenk aus herbeigeführt. Gewöhnlich handelt es sich bei diesem letzteren Modus um besonders maligne Prozesse, die unter den Begriff der progressiven infiltrierenden Tuberkulose Königs fallen. Nach Zerstörung des Knorpels (vgl. S. 250) wird in rascher Ausbreitung die Diaphyse auf weite Strecken von verkäsendem Gewebe durchsetzt; durch Einschmelzung entstehen Bilder, welche die Bezeichnung Osteomyelitis tuberculosa purulenta rechtfertigen.

Eine eigenartige seltene Sonderform der fortgeleiteten spezifischen Osteomyelitis bildet die sog. Caries carnosa. Sie kommt hauptsächlich am Schulterkopf vor und verwandelt den Knochen auf eine größere Strecke hin in ein schneidbares, sulzig-rötliches tuberkulöses Granulationsgewebe.

Alle derartigen progressiven malignen Formen sind indessen recht selten; zumeist beschränkt sich vielmehr die vom Gelenk auf den Knochen übergreifende Tuberkulose auf eine geschwürsartige Usur der Gelenkenden. Einen besonderen Typus dieser arthrogenen Knochentuberkulose stellt die „Caries sicca" dar, die vorzugsweise an der Schulter beobachtet wird und sich auszeichnet durch einen progressiven destruktiven Knochenschwund ohne Verkäsung und ohne Bildung eines stärker entwickelten tuberkulösen Granulationsgewebes (vgl. S. 250).

Die klinischen Symptome der ossalen Tuberkulose sind in frühen Stadien meist wenig ausgesprochen und uncharakteristisch. Das erste Zeichen bilden

---

[1]) Küttner, Bruns' Beitr. z. klin. Chirurg. 24. 1899.

gewöhnlich dumpfe nicht immer sogleich lokalisierbare Schmerzen, die bei stärkerer Beanspruchung auftreten, so daß die Patienten die betreffende Extremität oder die Wirbelsäule schonen; bei parartikulärem Sitz kann es infolge reflektorischer Muskelspannung zu partiellen Bewegungseinschränkungen des Gelenks kommen. („Parartikuläre Kontraktur".) Äußerlich wahrnehmbare Veränderungen wie Auftreibung des Knochens, Schwellung der Weichteile fehlen anfänglich vollkommen; die meisten Fälle von Knochentuberkulose gelangen daher klinisch meist erst zur Beobachtung im Stadium des kalten Abszesses, der eingetretenen Gelenkinfektion oder nach fistulösem Durchbruch nach außen. Bezüglich des Verhaltens der sekundären Gelenktuberkulose sei auf den nachfolgenden Abschnitt verwiesen. Die Bedeutung der Abszeßbildung, der äußeren Fisteln und die damit zusammenhängende Gefahr der Mischinfektion wurde bereits im allgemeinen Teile besprochen.

Der weitere Verlauf kann sich ungemein verschiedenartig gestalten. Unter günstigen äußeren Bedingungen ist in jedem Stadium, selbst bei manifester Sequestrierung, spontane Heilung möglich; einen derartigen günstigen Verlauf sieht man besonders bei der Spina ventosa der Finger. Allerdings pflegt die Regeneration hierbei unvollkommener zu sein als bei osteomyelitischen Nekrosen; gewöhnlich kommt es daher zu Deformierungen oder es bleiben gar ausgedehnte nur bindegewebig überbrückte Knochendefekte zurück. — Prinzipiell ist zu unterscheiden zwischen der vollkommenen bindegewebigen Vernarbung und der bloßen Abkapselung, wobei das umgebende Knochengewebe sich sklerotisch verdichtet. Die Gefahr einer späteren Sprengung dieses Abschlusses und eines Wiederaufflackerns des nur scheinbar ausgeheilten Prozesses bleibt im letzteren Falle bestehen. Viele Patienten mit Knochentuberkulose erliegen überdies der Lungentuberkulose oder einer schließlichen Generalisierung der Infektion, nicht wenige fallen der Mischinfektion oder der Erschöpfung durch langdauernde Eiterung zum Opfer. Von vornherein prognostisch besonders ungünstig zu beurteilen sind bestimmte Lokalisationsformen, zu denen die progressiv infiltrierende Osteomyelitis tuberculosa der langen Röhrenknochen, ausgedehnte Tuberkulose des Beckens, der Wirbelsäule sowie des Felsenbeins gehört.

Die Diagnose ergibt sich im wesentlichen aus der voranstehenden Darstellung. Als ein wichtiges Lokalsymptom beginnender Herde hat sich die Prüfung des mit dem Perkussionshammer auszulösenden lokalen „Klopfschmerzes" (Ludloff) erwiesen. Eine große Bedeutung für die Erkennung der ossalen Tuberkulose besitzt das Röntgenbild.

Dasselbe läßt Herde, Usuren und Sequester erkennen, nicht dagegen eine diffuse Infiltrierung, ehe es zur Resorption und zur Einschmelzung des Knochengewebes gekommen ist. Gegenüber osteomyelitischen Veränderungen bestehen meist charakteristische Unterschiede. So fehlt bei der Tuberkulose — abgesehen von der schalenartigen Neubildung der Spina ventosa sowie der seltenen echten Synovitis purulenta (vgl. S. 249) — zumeist jede schattengebende Periostitis, vor allem solange Mischinfektion ausbleibt. Auch zeigt der tuberkulöse Knochen niemals die dichte Sklerosierung, wie sie bei der chronischen Osteomyelitis regelmäßig zu finden ist; selbst bei der Abgrenzung heilender tuberkulöser Herde bleibt die Kondensierung des umgebenden Knochengewebes immer nur geringfügig. Dagegen tritt beim tuberkulös erkrankten Knochen schon frühzeitig ein ausgedehnter Kalkschwund ein, eine ausgesprochene Atrophie der Spongiosa und Compacta, die auf feine, wie mit dem Bleistift gezogene Konturen im Röntgenbilde reduziert werden kann. Wahrscheinlich ist diese hochgradige Halisterese nicht allein durch Inaktivität zu erklären, da sie auch schon bei beginnenden Prozessen, wenn die Funktion noch nicht unterbrochen ist, vorkommt. Andererseits gibt die wiedereinsetzende Dichtigkeitszunahme des Knochens im Röntgenbilde einen wichtigen objektiven Anhalt für die fortschreitende Heilung.

Schwellung der zugehörigen Lymphdrüsen ist bei ossaler Tuberkulose oft nachweisbar, doch tritt sie meist nicht selbständig in die Erscheinung, ist vielleicht nicht immer spezifisch und bietet auch diagnostisch nur ausnahmsweise einen greifbaren Anhalt. —

Bei der Therapie der Knochentuberkulose spielt die Allgemeinbehandlung eine wichtige oft ausschlaggebende Rolle. Unter den unterstützenden lokalen Maßnahmen steht die Entlastung an erster Stelle. Generell läßt sich diese durch die horizontale Lage herbeiführen. Ambulante Behandlung — zumal der unteren Extremität — wird durch Gehgipsverbände, Schienenhülsenapparate, Korsetts (Wirbelsäule) ermöglicht. Die Anwesenheit von Sequestern galt früher als unabweisbare Indikation zum operativem Eingriff, es hat sich aber gezeigt, daß unter der modernen Allgemeinbehandlung auch solche Fälle unoperiert ausheilen können. Doch ist in der klinischen Praxis die operative Inangriffnahme oft nicht zu umgehen, da sie bei radikaler Ausführbarkeit den Heilungsverlauf ganz wesentlich abzukürzen vermag. Besonders gebieterisch wird diese Indikation, wenn es sich um parartikuläre Herde handelt, durch deren rechtzeitige Beseitigung ein bedrohtes Gelenk vor dem Übergreifen der Infektion gerettet werden kann. Meist werden derartige Herde freilich erst erkannt, wenn es bereits zur Beteiligung des Gelenkes selbst gekommen ist.

Jede Operation der ossalen Tuberkulose hat die Entfernung im Gesunden unbedingt stets anzustreben; bei geschlossenen Prozessen muß primärer Wundverschluß herbeigeführt werden, um nachträgliche Mischinfektion zu vermeiden. Bei kleinen Herden bedarf es hierzu keines besonderen plastischen Verfahrens; in anderen Fällen kann eine Füllung mit Jodoformplombe, Fett- oder Muskelgewebe, gelegentlich auch die freie Knochentransplantation in Betracht kommen.

Bei schwerer Mischinfektion, bedrohlichem Allgemeinzustand, diffus infiltrierender Erkrankung der langen Röhrenknochen bleibt mitunter nur die Amputation als letzter Versuch um das gefährdete Leben zu retten.

8. Die Tuberkulose der Gelenke[1]).

Die Infektion der Gelenke schließt sich in vielen Fällen den im voranstehenden Abschnitt besprochenen tuberkulösen Herderkrankungen der knöchernen Gelenkenden unmittelbar an (ossale Form). Diese Übertragung kann durch groben Durchbruch erfolgen oder auch durch Fortleitung auf dem Lymphwege. Im letzteren Falle pflegt die Erkrankung des Gelenkes schleichend — mitunter auch anatomisch zunächst in unspezifischer Form — einzusetzen, während die freie Perforation meist zu einer rasch fortschreitenden, mitunter ganz akut beginnenden schweren Gelenkbeteiligung führt. Wohl noch häufiger nimmt die Gelenktuberkulose ihren Ausgang von einer hämatogenen Infektion der Synovialmembran (synoviale Form). Fortleitung der Infektion von tuberkulös erkrankten Schleimbeuteln oder Sehnenscheiden spielt praktisch keine größere Rolle. Am häufigsten erkranken die größeren Gelenke — Knie-, Hüft-, Ellenbogen-, Schulter-, ferner Handgelenk, die Sprunggelenke der unteren Extremität —, weit seltener werden die übrigen Gelenke befallen.

Die mannigfachen Erscheinungsformen, unter denen die Gelenktuberkulose auftritt, lassen sich zwanglos in drei Hauptgruppen scheiden, nämlich die miliare Synovialtuberkulose, den Fungus und die eitrig-ulzeröse Form. Ganz scharfe Grenzen sind jedoch naturgemäß schon deshalb nicht immer zu ziehen, weil diese Typen vielfach nur verschiedene Stadien ein und

---

[1]) König, Die Tuberkulose der menschlichen Gelenke. Berlin 1906. Henle, Bruns' Beitr. z. klin. Chirurg. 1898. 20. — Garrè, Chirurgenkongr. 1913.

desselben Prozesses in der angegebenen Reihenfolge darstellen. Doch braucht freilich die Stufenleiter nicht immer durchlaufen zu werden. So kann ein Fungus oder die eitrige Form sich auch von vornherein unter diesem Bilde entwickeln.

Der miliaren Synovialtuberkulose liegt eine Knötchenaussaat der inneren Gelenkhaut zugrunde. Es kann dieser Zustand, der gelegentlich eine Teilerscheinung der allgemeinen miliaren Tuberkulose bildet, völlig latent bestehen. Erst wenn sich weitere Veränderungen hinzugesellen, pflegen manifeste Zeichen der Gelenkinfektion aufzutreten.

Hierher gehört in erster Linie der entzündliche Erguß, der Hydrops tuberculosus. Am Kniegelenk gelangt diese Erkrankungsform besonders typisch zur Beobachtung. Gewöhnlich setzt ein solcher Erguß schleichend ein; auf die seltenen akuten oder subakuten Formen, die größte Ähnlichkeit mit den polyarthritischen Gelenkergüssen aufweisen können, wurde bereits einleitend hingewiesen.

Dieser „tuberkulöse Gelenkrheumatismus" (Poncet) — vgl. S. 228 — beginnt in der Regel polyartikulär und fieberhaft in Form leichter seröser Ergüsse. Vollständige Restitution ist möglich; in anderen Fällen kommt es schließlich an einem oder mehreren Gelenken zur Ausbildung eines typischen Fungus (s. w. u.). Das refraktäre Verhalten gegen Salizylpräparate weist oft zuerst auf die besondere Natur dieser anfangs nicht immer leicht zu deutenden Krankheitsform hin [1].

In manchen Fällen ist beim Hydrops das Exsudat nicht rein serös, sondern enthält auch Fibrinflocken, die sich auf der Synovialmembran niederschlagen (Hydrops sero-fibrinosus). Auch kommen vorwiegend „trockene" — fibrinöse — Formen vor. Ganz ungewöhnlich ist die von mir beschriebene spezifische purulente Synovitis, bei der es ohne Verkäsung zu Bildung echten Eiters kommt [2]. Klinisch war in diesen Fällen auch das Auftreten einer im Röntgenbilde erkennbaren ossifizierenden Periostitis sehr ungewöhnlich.

Der Hydrops stellt die leichteste Form der tuberkulösen Gelenkinfektion dar, die einer restlosen anatomischen wie funktionellen Ausheilung fähig ist. Die klinischen Erscheinungen sind oft nur geringfügig und beruhen vornehmlich auf rein mechanischer durch den Erguß bedingter Beeinträchtigung der Gelenkfunktion.

Eine Wucherung des subsynovialen Bindegewebes kann zu zottenartigen Bildungen Anlaß geben. In seltenen Fällen tritt dieser Prozeß ganz in den Vordergrund unter hyperplastischer Fettgewebsneubildung, so daß das ganze Gelenk durch eine mächtige polypöse Geschwulst ausgefüllt ist, die als Lipoma arborescens tuberculosum bezeichnet wird.

Schreitet der Prozeß weiter fort, so entwickelt sich aus der miliaren Synovialtuberkulose ein spezifisches Granulationsgewebe, der sog. Fungus. Die hierbei auftretende entzündliche Membran kann außerordentliche Mächtigkeit erreichen, bis zu mehreren Zentimetern; auch hierfür bildet das Kniegelenk das klassische Paradigma. Fibrinoide Degeneration der gewucherten Zotten führt mitunter zur Bildung weicher weißlicher melonenkernartiger Gebilde, die als Reiskörper — Corpora oryzoidea — bezeichnet werden. Ob freie Flüssigkeit beim Fungus besteht, ist rein klinisch nicht immer zu entscheiden, da auch das schwammige Gewebe allein bei stärkerer Ausbildung das Phänomen der Fluktuation zeigt. In vorgeschrittenen Fällen erfahren auch die äußeren Weichteile eine ödematöse Durchtränkung; die Haut ist gespannt, blaß, und infolge der Atrophie der Muskulatur macht sich die diffuse „spindelförmige" Schwellung der Gelenkgegend selbst um so stärker bemerkbar. Die alte Bezeichnung des Tumor albus kennzeichnet diese Form nicht unzutreffend. Ein solcher Fungus

---

[1] Vgl. Melchior, Grenzgebiete. 1910. 22.
[2] Berlin. klin. Wochenschr. 1921, Nr. 24.

trägt, soweit es sich nicht um die ossale Entstehung handelt, zunächst einen rein synovialen Charakter; im weiteren Verlauf können jedoch auch die festen Teile des Gelenks in Mitleidenschaft gezogen werden. Pannusartig breitet sich das Granulationsgewebe über den Knorpel und bringt diesen zur Auflösung oder sie unterminiert ihn von der Umschlagstelle der Synovialis aus. Unterstützt wird dieser Vorgang durch Wucherung des Markgewebes — vielleicht toxisch angeregt —, das zunächst einen rein entzündlichen Charakter tragen kann („Ostitis granulosa"). So kommt es zur Ausbildung von Knorpelgeschwüren; umschriebene siebartige Perforation oder ausgedehnte Ablösung des Gelenkknorpels stellt sich ein. Die früher bereits besprochene Usur und fortschreitende Infektion des Knochens selbst kann sich hieran anschließen. Die dem Druck der artikulierenden Teile dauernd ausgesetzten Bezirke der Gelenkenden sind für diese Knorpel- und Knochenarrosion besonders disponiert.

Auf den besonderen Typus der namentlich an der Schulter vorkommenden Caries sicca, wobei der Fungus trotz lebhafter Destruktion nur spärlich bleibt, wurde bereits hingewiesen. An Stelle der den Tumor albus charakterisierenden weichen Auftreibung steht hier der trockene Schwund durchaus im Vordergrunde; das Gelenk ist abgeflacht, die Weichteile atrophisch, die verdünnte Haut scheint dem reduzierten Gelenkkopf unmittelbar aufzuliegen.

Auch der innere Bandapparat unterliegt in schweren Fällen der Auffaserung, Degeneration und Zerstörung. Der Eintritt von Subluxationen, wie es namentlich am Kniegelenk vorkommt, wird hierdurch begünstigt. Beim Hüftgelenk handelt es sich bei solchen Verschiebungen — „Pfannenwanderung" — vornehmlich um die Folge eines destruierenden Knochenschwundes an Kopf oder Pfanne. Schließlich kann auch die fibröse Kapsel, die als solche nicht spezifisch erkrankt, von den Granulationen durchbrochen werden, so daß der Fungus sich extraartikulär ausbreitet; in der Regel handelt es sich hierbei um das Mitwirken von Verkäsung.

Bei diesen sogenannten eitrigen Formen steht die Einschmelzung im Vordergrunde. Meist handelt es sich hierbei um ursprünglich ossale Herdinfektion mit grobem Durchbruch des käsigen Herdes in das Gelenk. Die Bildung kalter Abszesse, der Eintritt von Fisteln bleibt im weiteren Verlaufe nicht aus. Die Knorpelzerstörung ist hier meist besonders umfangreich und gerade diese Fälle sind es, die zu der früher besprochenen progressiven Infiltration der Gelenkenden führen können (S. 246).

Das äußere Bild der fungösen und eitrigen Formen der Gelenktuberkulose ergibt sich aus der vorausgehenden Darstellung. Die Bewegungsbeschränkung ist gewöhnlich eine ausgesprochene mit Neigung zur Kontraktur, wobei an den einzelnen Gelenken der Einfluß der Beuger zu überwiegen pflegt.

Nur bei dem mit Reiskörpern einhergehenden Fungus bleibt die Beweglichkeit meist auffällig gut erhalten; wahrscheinlich setzt diese Bildung überhaupt ein bewegliches Gelenk voraus. Die aufgelegte Hand nimmt hierbei ein eigentümliches weiches Krepitieren oder Schwirren wahr.

Durch Schrumpfung des Bandapparates und eintretende Verkürzung der Muskulatur wird bei längerem Bestehen der Kontraktur jede nennenswerte Beweglichkeit aufgehoben; es gilt dies besonders für das Hüftgelenk. Schmerzen, namentlich bei Bewegung und Belastung, pflegen nicht zu fehlen, können aber — zumal bei Beteiligung des Knochens — auch in der Ruhe auftreten. Fieber ist bei ausgedehntem Fungus nicht selten, bei Abszedierung meist vorhanden. Im fistulösen Stadium beruht das Fieber oft auf Mischinfektion. Regionäre Drüsenschwellung ist oft nachweisbar, tritt aber nur selten selbständig in die Erscheinung.

Reicht der Beginn der Erkrankung in das frühe Kindesalter zurück, so bleibt die Größenentwicklung der peripheren Teile oft deutlich hinter der Norm zurück. Besonders ausgesprochen und regelmäßig gelangt eine derartige „Mikropodie" namentlich bei der Koxitis zur Beobachtung.

Die Heilung der Gelenktuberkulose erfolgt teils durch fibröse Vernarbung, teils durch Abkapselung noch virulenten namentlich käsigen Materials. Die Gefahr späterer Rezidive — namentlich durch traumatische Einflüsse, wozu auch schon eine vorzeitige funktionelle Inanspruchnahme zu rechnen ist — liegt hierin begründet. Im Stadium der rein miliaren Synovialerkrankung, also namentlich des Hydrops, braucht die Ausheilung keine grobe Bewegungsbeschränkung zurückzulassen. Beim Fungus und namentlich den mit Verkäsung und Zerstörung des Knorpels einhergehenden Formen erfolgt dagegen die Ausheilung in der Regel unter fibröser Verwachsung der Gelenkenden, d. h. mit totaler oder partieller Obliteration der Gelenkhöhle, so daß meist völlige Versteifung zurückbleibt. Nur ausnahmsweise entsteht hierbei eine echte knöcherne Ankylose. Falls eine solche Versteifung in brauchbarer Stellung erfolgt, gilt ein solches Ergebnis im allgemeinen als guter Erfolg. Hat man doch sogar bis in die neueste Zeit hinein die funktionelle Ausheilung als Beweis für einen Irrtum der Diagnosenstellung angesehen. Daß diese Skepsis jedoch allzuweit geht, haben manche schöne Erfolge der modernen Tuberkulosetherapie deutlich erwiesen.

Die Prognose der Gelenktuberkulose ist abhängig von der Form und Ausdehnung des lokalen Prozesses, dem Lebensalter und nicht zuletzt davon, ob die Infektion isoliert, multipel oder etwa kombiniert mit inneren Organerkrankungen auftritt. Im einzelnen ergeben sich daraus außerordentlich verschiedene Möglichkeiten. So ist z. B. der lokal oft so leicht verlaufende multiple tuberkulöse Gelenkrheumatismus prognostisch nur mit Vorsicht zu beurteilen, weil es sich hierbei erfahrungsgemäß um Neigung zur Generalisierung handelt; ein ursprünglich harmlos einsetzender Hydrops beim Erwachsenen kann schließlich trotz sorgfältiger Behandlung fungös werden und zur Resektion zwingen, multiple verkäsende Erkrankungen bei Kindern heilen gelegentlich überraschend prompt auf konservativem Wege, während die eitrig-fistulöse Gelenkerkrankung älterer Leute durchweg eine recht ungünstige Prognose ergibt.

Die Diagnose der Gelenktuberkulose ist oft ohne weiteres auf Grund des gesamten Verhaltens zu stellen. Im Röntgenbilde steht bei den reinen Weichteilprozessen die bereits besprochene Atrophie der Knochen im Vordergrunde; diese ist meist ausgedehnt und betrifft oft ganze Extremitäten. Bei stärker entwickeltem Fungus tritt Verschattung des Gelenkspaltes ein; die Konturen erscheinen verschwommen. Ein solches Verhalten muß jedoch streng unterschieden werden von der Usur, wobei die Begrenzung der knöchernen Gelenkenden stellenweise durchbrochen, wie angenagt erscheint. Gröbere Herde zumal sequestrierender Art sind meist gut erkennbar. Ossifizierende periostitische Auflagerungen fehlen bei der geschlossenen Gelenktuberkulose fast stets; auf die Ausnahme, die hiervon die seltene echte eitrige Synovitis zu machen scheint (vgl. S. 249), wiesen wir bereits hin. Differentialdiagnostisch kommen beim Hydrops traumatische Ergüsse, solche im Gefolge der Gonorrhöe und des Gelenkrheumatismus in Betracht, sowie ferner die sogenannten „sympathischen" Gelenkexsudate bei osteomyelitischen Knochenherden und der syphilitische Hydrops. Ähnliche Bilder wie der tuberkulöse Fungus kann das Blutergelenk (vgl. S. 79) hervorrufen; auch Sarkome der Gelenkenden und vor allem der Gelenkkapsel können äußerlich unter einem dem Fungus recht ähnlichen Bilde auftreten. Am schwierigsten ist meist die Entscheidung bei beginnenden Fällen, in denen es sich hauptsächlich um einen leichten Erguß handelt, zumal auch das Tierexperiment hier gewöhnlich versagt. Die lokale Hauttemperatur über einem tuberkulösen Gelenk ist in der Regel erhöht [1]), doch läßt sich hieraus differentialdiagnostisch meist kein bindender Schluß ziehen. Wohl aber verdient dieses Symptom volle Beachtung zur Erkennung eines beginnenden Gelenkprozesses überhaupt.

Bei der Behandlung der Gelenktuberkulose steht unter den lokalen · Maßnahmen die Entlastung an erster Stelle. In schweren Fällen — zumal am Hüftgelenk — genügt hierzu die einfache Bettruhe nicht, sondern es bedarf einer kontinuierlichen Extension mittels Zugverbandes, die den schädlichen Druck, den die Gelenkteile unter der Wirkung der reflektorisch kontrahierten Muskulatur aufeinander ausüben, überwindet. Gerade beim Hüftgelenk gewährt dies mitunter die einzige Möglichkeit, um die heftigen Schmerzen zu beseitigen. Die Extension stellt gleichzeitig das schonendste Mittel dar, um den Eintritt der für die Funktion überaus schädlichen Kontrakturen zu vermeiden und bereits vorhandene schonend auszugleichen. Ein brüskes Redressement ist dagegen durchaus kontraindiziert wegen der Gefahr der örtlichen Verschlimmerung und vor allem der bereits besprochenen Generalisierung. (Vgl. S. 227.) Geben solche kontrakten Gelenke bei Extension nicht nach und zeigt sich auch in der Narkose bei entspannter Muskulatur, daß die Stellung bereits fixiert ist, so ist auf Korrektur auf unblutigem Wege zu verzichten. Ein Ausgleich hat dann nach Ausheilung des Prozesses auf operativem Wege zu erfolgen (siehe weiter unten), soweit nicht schon früher Veranlassung zu radikalem Vorgehen besteht.

Wenn ein solches Extensionsverfahren — wobei hauptsächlich die untere Extremität in Betracht kommt — in geschlossenen Räumen erfolgt, so wird bei der langen Dauer des örtlichen Prozesses das allgemeine Siechtum gefördert. Es bedeutete daher einen großen Fortschritt, als man dazu überging, durch fixierende entlastende Apparate — in einfachster und oft bester Form in Gestalt des Gehgipsverbandes — solchen Patienten die Bewegung und die Möglichkeit des Aufenthaltes im Freien zu gewähren. Dieses fixierende Verfahren führt naturgemäß zu Versteifungen, die man als etwas Unausbleibliches hinnahm. Für destruktive Formen mit Usur der Gelenkenden und bei Erwachsenen besteht diese Ansicht wohl auch heute noch meist zu Recht, nicht aber gilt dies für die Gelenktuberkulose im Kindesalter durchweg. Es ist ein Verdienst der modernen „Heliotherapie", mit diesem Grundsatz der absoluten Fixierung gebrochen zu haben und dort, wo die Möglichkeit einer wirksamen Freiluft- und Sonnenbehandlung besteht, kann man in der Tat zugunsten der Extension — und mitunter selbst ohne diese — auf die permanente Fixierung verzichten. Unter solchen Umständen wirkt die lange Zeit durchgeführte horizontale Lage durchaus nicht schädlich und die Muskulatur wird nicht in dem Maße atrophisch wie im zirkulären Gipsverbande.

Als unterstützende Maßnahme hat die· Röntgentherapie neuerdings große Erfolge zu verzeichnen gehabt; ferner ist zu nennen die Biersche Stauung, Jodoforminjektionen, namentlich bei Ergüssen und kalten Abszessen, sowie die Tuberkulinkur.

Unter den operativen Maßnahmen, deren Indikation neuerdings seltener gestellt wird — obwohl auch hier sich bereits wieder ein Rückschlag gegen allzu konservative Einstellung bemerkbar macht —, kommt in erster Linie die Resektion in Betracht. Hierbei wird das Gelenk eröffnet, die erkrankten Weichteile entfernt, die Knochenenden im Gesunden angefrischt, vorhandene Herde

---

[1]) Melchior und Wolff, Münch. med. Wochenschr. 1912. Nr. 19.

ausgeräumt; das Endziel bildet die knöcherne Ankylose in brauchbarer Stellung. Bei schwerer, der konservativen Therapie trotzender Tuberkulose des Erwachsenen, zumal im Bereiche des Kniegelenkes, Schulter, Hand und Ellenbogengelenk, ist auch heute noch diese Behandlung oft nicht zu umgehen. Mit Resektionen im Kindesalter ist man dagegen auch früher schon zurückhaltender gewesen, und zwar besonders aus technischen Gründen. Solange nämlich die Epiphysen noch größtenteils knorplig sind, kommt es nach der Resektion nur zu fibröser Verheilung und damit leicht noch nachträglich zum Eintritt schwerer Kontrakturen. Wachsstumstörungen, die nach solchen Eingriffen öfters zurückbleiben, sind jedoch nicht ohne weiteres für die Operation belastend, da auch spontan im Gefolge der Gelenktuberkulose die normale Entwicklung häufig beeinträchtigt wird (vgl. S. 251).

Wohl gänzlich aufgegeben ist dagegen die früher bei Kindern vielfach geübte Arthrektomie d. h. die alleinige Ausschneidung der fungös erkrankten Synovialmembran. Die Hoffnung, bewegliche Gelenke hierdurch zu erzielen, hat sich nämlich im allgemeinen nicht verwirklicht, dagegen ist die Neigung zur Kontraktur hiernach eine so große, daß noch Jahre hindurch eine fixierende Hülse — ein sog. Tutor — getragen werden muß. Diese Operation bietet also schwerlich einen Vorteil gegenüber der konservativen Behandlung.

In schwersten fistulösen Fällen mit ausgedehnter parartikulärer Beteiligung der Weichteile bei erschöpften Individuen, gleichzeitiger viszeraler Tuberkulose stellt die Amputation, seltener die Exartikulation, das ultimum refugium dar. Am häufigsten ist dieser Eingriff bei der eitrigen Gelenktuberkulose alter Leute indiziert, da hier die Resektion erfahrungsgemäß nicht zur Heilung zu führen pflegt. —

In manchen Fällen ist die Resektion zur Stellungskorrektur difform ausgeheilter Gelenke als sogenannte orthopädische Resektion angezeigt. Da bei derartigen Eingriffen stets mit der Möglichkeit gerechnet werden muß, daß innerhalb der Narbe noch virulentes Material vorhanden ist, so ist ihre Ausführung nur dann zulässig, wenn der Eingriff gleichzeitig den ehemaligen Herd sicher ausschaltet. In anderen Fällen ist es zweckmäßiger, den suspekten Bezirk zu vermeiden und die Stellungsverbesserung durch parartikuläre Osteotomie herbeizuführen. Beim Hüftgelenk stellt dieses Verfahren die Regel dar. Auf die Unzulässigkeit des unblutigen „Redressement forcé" wurde bereits hingewiesen.

9. Die Tuberkulose der Sehnenscheiden [1]).

Die Sehnenscheiden können von den benachbarten Gelenken aus infiziert werden, von einem in die Tiefe greifenden Lupus, ausnahmsweise durch exogene Inokulation, etwa bei Stichverletzungen. Weit häufiger erfolgt die Infektion auf dem Blutwege. Anatomisch tritt die Sehnenscheidentuberkulose auf als exsudative seröse Form, öfter noch unter dem Bilde des Reiskörperchenhygroms, beruhend auf fibrinoider Degeneration der gewucherten Zotten. In anderen Fällen überwiegt der fungöse Charakter, doch lassen sich scharfe Grenzen zwischen diesen einzelnen Typen oder Stadien nicht immer ziehen. Verkäsung und Bildung kalter Abszesse ist bei der isolierten Sehnenscheidentuberkulose selten; zumeist handelt es sich bei solchem Befunde um Durchbrüche aus destruierten Gelenken. In der Regel erkrankt die Sehnenscheide in diffuser Weise; vereinzelt beschränkt sich der fungöse Prozeß auf kurze Strecken, so daß es zur Bildung umschriebener Knoten kommt (tuberöse Form).

Am häufigsten erkranken die großen volaren Sehnenscheiden der Hohlhand, sodann die des Handrückens, am Fuße die gemeinsame Peronealsehnenscheide. Multiples oder symmetrisches Auftreten ist nicht selten.

---

[1]) Garrè, Bruns' Beitr. z. klin. Chirurg. VII. 1891.

Klinisch beginnt die Sehnenscheidentuberkulose meist schleichend. Unter geringen Schmerzen kommt es allmählich zur Schwellung im Bereiche der betroffenen Scheiden, die bei stärkerer Füllung wie ausgegossen erscheinen und fluktuieren. Bei Anwesenheit von Reiskörpern tritt hierbei das eigentümliche Phänomen des Schwirrens auf. Besonders deutlich läßt sich dies gewöhnlich bei den volaren Sehnenscheiden der Hand nachweisen, die durch das einschnürende Ligamentum carpi volare eine charakteristische Zwerchsackform erhalten. Stärkere Störung der Beweglichkeit braucht anfänglich nicht zu bestehen. Bei weiterem Verlauf kann jedoch das Granulationsgewebe auch die Sehnenelemente durchwachsen, auffasern und destruieren oder es kommt zur Versteifung infolge narbiger Schrumpfung. Die darüber liegende Haut ist zunächst intakt, in den fungösen und verkäsenden Formen kann es zum Durchbruch kommen, wobei sich die Reiskörper oder der Abszeß entleeren. Es kann sich mit diesem Vorgang die Spontanheilung einleiten; gewöhnlich bleiben aber hartnäckig eiternde Fisteln zurück, die der Mischinfektion den Weg eröffnen; auch kommt es bei solchen schweren Formen leicht zur sekundären Beteiligung der Gelenke, soweit diese nicht überhaupt schon den Ausgang der Erkrankung darstellten.

Gewöhnlich ist jedoch der Verlauf der Sehnenscheidentuberkulose außerordentlich torpide; das Leiden kann sich über Jahrzehnte hinziehen, ohne Neigung zur Progredienz bei sonst ungestörtem Allgemeinbefinden. Es liegt also die Vermutung nahe, daß es sich hierbei um eine abgeschwächte Form der Infektion handelt.

Ein hiervon abweichendes Verhalten sahen wir mehrfach bei älteren dekrepiden Menschen. Es handelte sich stets um eine isolierte Erkrankung der Sehnenscheide der mittleren Finger, die subakut unter sehr heftigen Schmerzen und Schwellung des ganzen Fingers einsetzte, so daß eine gewisse Ähnlichkeit mit einer torpiden pyogenen Entzündung, einem tiefen Panaritium bestand. Tatsächlich war auch schon in einem oder dem anderen Falle unter dieser Annahme ein Einschnitt vorgenommen worden, der den Prozeß natürlich nicht zu beeinflussen vermochte. Die weitere, rasch progrediente fungöse Entwicklung machte die Entfernung der erkrankten Finger notwendig.

Akute, rasch wieder verschwindende seröse Ergüsse der Sehnenscheiden können den tuberkulösen Gelenkrheumatismus (vgl. S. 249) komplizieren und sind genetisch mit ihm jedenfalls auf gleiche Stufe zu stellen.

Therapeutisch ist bei den chronischen serösen Ergüssen ein Versuch mit Punktion und Jodoforminjektion zu machen. Beim Reiskörperhygrom und beim Fungus liefert die gründliche Exstirpation ausgezeichnete Resultate. Natürlich darf hiermit nicht gewartet werden bis die Sehnen zerstört sind oder es zur Fistelbildung gekommen ist. In den schwersten mit Gelenkzerstörung einhergehenden Formen, bei gleichzeitiger Lungenerkrankung und lokaler Mischinfektion können selbst Amputationen unvermeidbar werden.

10. Die Tuberkulose der Schleimbeutel.

Die isolierte Tuberkulose der Schleimbeutel ist selten. Sie kann durch kontinuierliche Infektion zustande kommen — z. B. durch Durchbruch eines verkäsenden Herdes der Kniescheibe in die Bursa praepatellaris — aber auch auf hämatogenem Wege. Sie tritt in solchen Fällen meist als reiskörperhaltiges Hygrom auf; eine typische Lokalisation hierfür bildet die Bursa subdeltoidea und die Bursa iliaca. In anderen Fällen überwiegt der fungöse oder eitrige Charakter. Ihr häufiges Vorkommen bei Türken im Bereiche der Bursa trochanterica bringt Wieting in ätiologischen Zusammenhang mit der hockenden Sitzweise der Orientalen. Mitunter treten bei dieser Lokalisation die spezifischen Produkte zurück gegenüber einer mächtigen fibrösen Bindegewebsentwicklung. Reinhardt [1]) hat diese Form als primäre sklerosierende Tuberkulose der Schleimbeutel bezeichnet.

Das therapeutische Normalverfahren bei isolierter Schleimbeuteltuberkulose bildet die Exstirpation der erkrankten Bursa.

II. Die Lepra [2]).

Nur der Vollständigkeit wegen sei hier die Lepra — der Aussatz — genannt. Diese während des Mittelalters im Abendlande weit verbreitete Seuche bietet zwar in diagnostischer und therapeutischer Hinsicht mancherlei Beziehungen zur Chirurgie; doch stellt sie heutzutage im wesentlichen nur noch eine Erkrankung der warmen und tropischen Länder — China, Japan, Südamerika, Afrika — dar; namentlich in Deutschland ist mit ihrem Vorkommen kaum noch zu rechnen.

Die Lepra ist eine bazilläre Erkrankung; ihr Erreger ist ein säurefestes Stäbchen, das in mancher Hinsicht den Tuberkelbazillen nahe steht. Das Leiden ist übertragbar, von langer Inkubation und äußerst torpidem Verlauf. Man unterscheidet zwei Haupttypen, deren strikte Sonderung allerdings nicht immer möglich ist, nämlich die Lepra tuberosa und die Lepra nervina. Bei ersterer kommt es zur Bildung oft zahlreicher kleiner bis größerer geschwulstartiger Knoten, die hauptsächlich in der Haut und dem subkutanen Gewebe gelegen sind. Gesicht, Rumpf und Streckseite der Extremitäten sind bevorzugt. Auch diffuse Infiltrate mit Neigung zu ulzerösem Zerfall kommen hierbei vor. Perivaskuläre Infiltration der Lymphbahnen führt zu Stauungszuständen mit elephantiastischen Veränderungen, die namentlich an den unteren Extremitäten besonders hervortreten (Elephantiasis Graecorum); das Gesicht erleidet im Gefolge derartiger Veränderungen nicht selten unförmige Entstellungen: — Facies leonina. — Schwere Veränderungen finden sich besonders häufig an der Nase, deren Knorpel- und Knochengerüst zerstört werden kann. An den Phalangen kommen Veränderungen vor, die an Tuberkulose erinnern.

Charakteristisch für die Lepra nervina ist die mehr oder weniger umschriebene Verdickung der peripheren Nerven durch entzündliche Einlagerungen, die in ihrer Struktur dem tuberkulösen Gewebe gleichen können. Neuralgien, Parästhesien und schließlich Lähmungen vorwiegend sensibler Art werden hierdurch herbeigeführt. In der Haut treten eigentümliche flächenhafte Infiltrate auf, die fleckweise Pigmentierungen — bei farbigen Rassen auch Aufhellungen — hinterlassen; in ihrem Bereich kann die sensible Lähmung sich zuerst bemerkbar machen (Lepra maculo-anaesthetica). Bei weiterem Fortschreiten der Erkrankung kommt es zu schweren trophischen Störungen. Es gehört hierher das Mal perforant (vgl. Zehnter Abschnitt, S. 434 ff.), sowie Mutilationen an Hand und Füßen.

Die letztgenannten Prozesse, ferner die Ulzerationen, können chirurgische Hilfe erforderlich machen. Die „Leprome" der Haut lassen sich durch Flachschnitt abtragen, worauf Überhäutung erfolgt; natürlich handelt es sich hierbei nur um ein kosmetisches Verfahren. Die Frage der wirksamen Allgemeinbehandlung der Lepra ist noch nicht gelöst. Die Mehrzahl der Erkrankten geht nach einer Reihe von Jahren an Beteiligung innerer Organe, Erschöpfung, Amyloid oder interkurrenter Erkrankung zugrunde.

III. Die Syphilis [3]).

a) Allgemeiner Teil.

Die Syphilis stellt eine häufige auch in chirurgischer Hinsicht recht bedeutungsvolle Allgemeininfektion dar, als deren Erreger eine von Schaudinn 1905 entdeckte Spirochäte — das Treponema pallidum — anzusehen ist. Mit der Tuberkulose teilt die Syphilis die Eigenschaft umschriebene spezifische Gewebsreaktionen und produktive Neubildungen hervorzurufen. Die Eintrittspforte des Virus bilden in der Regel kleinste meist traumatische Kontinuitätstrennungen an Haut und Schleimhäuten; die Übertragung erfolgt am häufigsten durch den Geschlechtsverkehr: Lues venerea.

---

[1]) Dtsch. Zeitschr. f. Chirurg. Bd. 98. 1909.
[2]) A. v. Bergmann, Die Lepra. Stuttgart 1897. — G. Deycke in Handbuch Kraus-Brugsch II, 1. 1919.
[3]) Citron, Die Syphilis im Handbuch v. Kraus und Brugsch II. 1919.

An der Stelle der Inokulation entwickelt sich nach einer sog. ersten Inkubation von etwa 3 Wochen ein umschriebenes flaches derbes Infiltrat, die „initiale Papel" (Primäraffekt), die durch Erosion der Epidermis einen charakteristischen bräunlich-roten lackartigen Glanz gewinnt oder auch Geschwürsform annehmen kann (harter Schanker). In lockeren Gewebsbezirken — Praeputium, Labium majus — tritt in der Umgebung des „Primäraffektes" vielfach eine eigentümliche starre ödematöse Durchtränkung des Unterhautzellgewebes, das sogenannte Oedema indurativum ein. Die dem Primäraffekt zugehörigen Lymphdrüsen schwellen an; charakteristisch ist ihre derbe Konsistenz und Schmerzlosigkeit („indolente Bubonen"). Ein verdickter Lymphstrang kann die äußerlich sichtbare Verbindung zwischen diesen beiden Etappen darstellen. Eine erneute sog. zweite Inkubation, die gewöhnlich 4 Wochen, mitunter auch mehr beträgt, leitet sodann die manifeste Generalisierung des Virus ein, das sogenannte Sekundärstadium. Dasselbe beginnt häufig unter fieberhaften Allgemeinerscheinungen, Kopfschmerzen (Meningismus), Vergrößerung weiterer Lymphdrüsengruppen. Äußerlich ist das Sekundärstadium charakterisiert durch ein schubweises Auftreten erythemartiger Effloreszenzen (Roseolen) oder oberflächlicher Infiltrate (Papeln) an Haut und Schleimhäuten, die einer schnellen und vollkommenen Rückbildung fähig sind. Aber auch an den inneren Organen, namentlich dem Zentralnervensystem, dem Zirkulationsapparat und den großen Drüsen spielen sich mannigfache Veränderungen ab; doch bestehen hier meist keine näheren Beziehungen zu chirurgischen Gesichtspunkten. An diese Sekundärperiode, bei der die erworbene spezifische Giftüberempfindlichkeit zweifellos eine Rolle spielt, schließt sich nach einigen Jahren häufig noch ein tertiäres Stadium an. Dasselbe kennzeichnet sich durch das Auftreten tiefergreifender spezifischer sogenannter gummöser Neubildungen innerhalb des Grundgewebes, die ausgesprochene Neigung zum Zerfall haben und einer völligen Restitution zur Norm meist nicht fähig sind. Der Verlauf dieser gummösen Prozesse ist meist ein torpider; regionäre Drüsenschwellungen bleiben aus; offenbar handelt es sich in diesem Stadium bereits um eine relative Giftfestigkeit. Das vorzeitige Auftreten rapid zerfallender „Syphilide" kennzeichnet die Lues maligna.

Anatomisch besteht das Gumma, das sowohl in miliarer Form wie in bis faustgroßen Knoten vorkommt, aus einem reich vaskularisierten entzündlichen Gewebe, in dem auch epitheloide und Riesenzellen wie bei der Tuberkulose auftreten können. Ebenso kommt Verkäsung vor; die Farbe des verkäsenden Gummas ist eine ausgesprochen gelbliche. Im Bereiche der Haut, des Periostes zeigt das nekrotisch zerfallende Gewebe oft eine gallertartige fadenziehende leimartige Beschaffenheit, die dem Prozeß den Namen gegeben hat. Neben der rein knotigen Form gibt es andere tertiäre Produkte, in denen eine diffuse infiltrierende Entzündung oft mit ausgedehnter schwieliger Neubildung vorherrscht; innerhalb dieses entzündlichen Gewebes können miliare Gummata eingesprengt sein. Die Blutgefäße in solchen Bezirken zeigen entzündlich verdickte Wandungen oder gar völlige Obliteration; überhaupt spielt die Beteiligung der Gefäße bei der luetischen Infektion eine große Rolle. Die Ausheilung der tertiären Lokalveränderungen erfolgt — mit oder ohne vorherige Erweichung — unter Ausbildung oft mächtiger fibröser Narbenzüge, die durch ihre strahlige eingezogene Beschaffenheit ein recht charakteristisches Bild bieten.

Liegt ein Gumma nahe der Körperoberfläche, so pflegt Erweichung und Perforation nach außen nicht auszubleiben. Kennzeichnend für diese syphilitischen Substanzverluste ist die scharf umrissene wie mit dem Locheisen ausgestanzte Form des Defektes, die derben gleichmäßigen Ränder und der speckige Grund. Durch Zusammenfließen mehrerer solcher ulzerierter Gummata entsteht die „serpiginöse" Geschwürsform. —

Als metasyphilitische Krankheiten werden solche Prozesse bezeichnet, denen das spezifische histologische Verhalten abgeht, bei denen auch die anti-luetische Behandlung in der Regel versagt, die aber doch mit Sicherheit eine Folge der Spirochäteninfektion darstellen. Es gehören hierher die Tabes und die progressive Paralyse.

Nicht spezifisch im engeren Sinne ist die allgemeine Konsumption und insbesondere die Amyloidose (vgl. S. 121), die sich im Anschluß an schwer-verlaufende Syphilis ausbilden kann.

Kontagiös ist die Syphilis besonders in den beiden ersten Stadien. Außer dem Primäraffekt sind es namentlich die Schleimhauteffloreszenzen und nässen-den Papeln des Sekundärstadiums, welche die Infektion übermitteln. Bei mangelhafter Asepsis ist daher eine Übertragung auch durch ärztliche Instrumente möglich und tatsächlich wiederholt vorgekommen. Auch das Blut im floriden Sekundärstadium ist zweifellos infektiös. Schon aus diesem Grunde sind operative Eingriffe bei florider Lues tunlichst aufzuschieben. Spei-chel und Sperma können ebenfalls das Virus übermitteln, wahrscheinlich jedoch nur dann, wenn ihnen das Sekret spezifischer Produkte beigemengt ist. Im Tertiär-stadium ist die Infektiosität ganz erheblich vermindert. Nicht wenige syphi-litische Erkrankungen sind kongenitalen Ursprunges. In der Regel handelt es sich dabei nicht um eine hereditäre Übertragung, sondern um eine intrauterine Infektion des Fötus. Der Primäraffekt fehlt bei dieser Form der Syphilis, das Sekundärstadium kann schon intrauterin abgelaufen sein, so daß unter solchen Umständen die ersten postfötalen Erscheinungen bereits tertiären Charakter tragen. Diejenigen Fälle, in denen diese Erstsymptome erst in späteren Lebensjahren auftreten, werden als Lues congenita tarda bezeichnet.

Nicht alle Veränderungen solcher kongenital-luetischer Individuen sind im übrigen als spezifisch aufzufassen. Meist handelt es sich um minderwertige Individuen, welche die verschiedenartigsten Degenerationszeichen — „Dys-trophien" — darbieten können. Mißbildungen aller Art, Wachstumshem-mungen, Asymmetrien, Stoffwechselstörungen sind bei ihnen häufig. Als dia-gnostisches Stigma gilt die Hutchinsonsche Trias: Hornhauttrübungen infolge von Keratitis parenchymatosa, Labyrinthtaubheit, halbmondförmige Defekte der Schneidezähne. Auch sonstige Zahnanomalien und Schmelzdefekte sind bei hereditärer Lues oft anzutreffen.

Es kann sich an dieser Stelle nun nicht darum handeln, einen eingehenderen Überblick über dieses gewaltige Thema zu geben, das bei der heutigen Arbeits-teilung vorzugsweise der Dermatologie zugefallen ist; nur die unmittelbaren Beziehungen der Syphilis zur Chirurgie können hier kurz betrachtet werden.

Diese liegen in erster Linie auf differentialdiagnostischem Gebiete. Denn schier unerschöpflich ist der Formenkreis der Syphilis, und es gibt kaum eine Erkrankung, unter deren Maske die Lues nicht proteusartig zu erscheinen und auch den geübten Untersucher zu täuschen vermag. Tuberkulose, Ge-schwülste, pyogene Prozesse kommen chirurgisch in dieser Hinsicht haupt-sächlich in Betracht. Die Verkennung ist hier oft folgenschwer; nicht nur weil sie zu unnötigen oder gar gefährlichen operativen Eingriffen Anlaß geben kann, sondern weil die Unterlassung der spezifischen Therapie den weiteren Verlauf der Infektion höchst ungünstig zu beeinflussen vermag. Denn therapeutisch ist die Syphilis ein recht dankbares Objekt, wenigstens insoweit, als ihre spezifischen Produkte mittels Salvarsan, Quecksilber, Jod — letzteres besonders wirksam im tertiären Stadium — meist prompt zum Rückgang zu bringen sind. Es läßt sich sogar mitunter aus dieser Wirkung ein diagnostischer Anhalt — „ex juvantibus" — gewinnen. Häufig und namentlich im Sekundärstadium tiitt unter der spezifischen Behandlung zunächst eine lokale Reizphase, die sogenannte Herxheimersche Reaktion ein, die ihrem Wesen nach der Herdreaktion bei der Tuberkulinprobe verglichen werden kann und ebenfalls diagnostische Hinweise erlaubt.

Vorübergehende Verschlechterungen, welche zumal der Salvarsantherapie ursprünglich zur Last gelegt wurden, erklären sich auf diese Weise; insbesondere sind die sog. Neurorezidive, d. h. die während der Behandlung mitunter auftretenden Erscheinungen seitens der Hirnnerven z. T. wenigstens derartig aufzufassen. In hochgradigster Form kann eine solche Reaktion zur akuten allgemeinen Hirnschwellung führen, wobei vielleicht durch entlastende Trepanation chirurgische Hilfe möglich ist (Stühmer) [1]).

Schwieriger bleibt dagegen die Aufgabe der vollkommenen Syphilisheilung, doch kann auf diese Frage hier nicht näher eingegangen werden.

Freilich werden durch Hg, JK und Salvarsan nur die spezifischen aktiven syphilitischen Prozesse zum Schwinden gebracht, nicht aber bereits eingetretene Zerstörungen, schwielige Narben und ausgedehnte Nekrosen, und ebensowenig wird eine etwa eingetretene fistulöse Mischinfektion dadurch direkt beeinflußt. Es fällt also neben der allgemeinen spezifischen Therapie mitunter auch noch der chirurgischen Lokalbehandlung eine wichtige Aufgabe zu. Es gehören hierher z. B. die Eingriffe bei der nekrotisierenden gummösen Ostitis, plastische Korrekturen bei Zerstörung der äußeren Nase, Defekten des harten Gaumens usw.

Die Ausführungen aller derartiger Eingriffe — wie Operationen beim Syphilitiker überhaupt — sollen tunlichst erst nach vorausgegangener Allgemeinbehandlung erfolgen und nach Abheilung der spezifischen Produkte. Abgesehen von der bereits erwähnten Gefahr der Ansteckungsmöglichkeit ist dies auch deshalb wünschenswert, da bei Syphilitikern die Wunden mitunter schlecht heilen; ja es kann sich sogar bei aktiver Lues an Stellen traumatischer Gewebsschädigung eine spezifische Lokalerkrankung des jeweiligen Stadiums entwickeln [2]).

Die Diagnostik der Syphilis, deren klinische Seite hier nicht im einzelnen besprochen werden kann, hat duich die Wassermannsche Reaktion eine außerordentliche Förderung erfahren. Das Prinzip dieser theoretisch noch viel umstrittenen Reaktion beruht darauf, daß bei bestimmter Versuchsanordnung das Serum des syphiliskranken Individuums den Vorgang der Auflösung der roten Blutkörperchen in einem „hämolytischen System" zu hemmen vermag. Für die praktische Bewertung dieser Reaktion ist zu berücksichtigen, daß sie auch bei gewissen Tropenkrankheiten (Framboesie, Ulcus tropicum, Malaria, Lepra) positiv ausfallen kann, ferner in der Narkose, im Coma diabeticum, mitunter auch bei Scharlach, während sie andererseits bei fieberhaften Zuständen auszubleiben vermag. Sie tritt ferner gewöhnlich nicht vor etwa 6 Wochen nach der Infektion auf, kann bei spezifisch vorbehandelten Individuen trotz Anwesenheit sekundärer Erscheinungen fehlen, und namentlich im tertiären Stadium gestattet ihr negativer Ausfall nicht die syphilitische Natur sonst verdächtiger Veränderungen mit Sicherheit auszuschließen. Die positive Reaktion zeigt dagegen — von den genannten obigen Ausnahmen abgesehen — mit großer

---

[1]) Münch. med. Wochenschr. 1919, Nr. 4.
[2]) Vgl. Stolper, Syphilis und Trauma. Dtsch. Zeitschr. f. Chirurg. 1902. 65.

Zuverlässigkeit das Bestehen der Spirochäteninfektion an. Freilich erlaubt die **Wassermannsche Reaktion** ebensowenig wie die allgemeine Tuberkulinreaktion eine **Lokaldiagnose**, denn natürlich ist nicht jede Erkrankung bei einem Syphilitiker spezifischer Natur. Dies ist um so mehr zu berücksichtigen, als die Lues vielleicht eine gewisse Disposition zur Tuberkulose schafft; deutlicher sind manche Beziehungen zum Krebs. So kann sich das Karzinom auf alten luetischen Ulzerationen und Fisteln (Knochen) entwickeln; der Zungenkrebs entsteht recht häufig auf der Basis der **Leukoplakie**. Man bezeichnet damit umschriebene weißgraue chronische Epithelverdickungen der Zunge und Mundschleimhaut, die zwar an sich wohl nicht immer spezifischer Art sind, für deren Entstehung aber die Syphilis zweifellos prädisponiert. — Die frühzeitige exakte Diagnose des Primäraffektes, der klinisch durchaus nicht immer „typisch" zu sein braucht, wird mittels **direkten Nachweises der Spirochäte** gesichert; bezüglich der Technik muß auf die Lehrbücher der Dermatologie verwiesen werden.

b) Spezieller Teil.

1. Primärstadium.

Ausschneidung des **Primäraffektes** ist zur Kupierung der Syphilis empfohlen worden. Nach den experimentellen Ergebnissen beim Affen und den praktischen Erfahrungen dürfte dieser Versuch stets zu spät kommen.

Atypischer Sitz des harten Schankers, der sogenannte extragenitale Primäraffekt, gelangt gelegentlich in chirurgische Behandlung und wird leicht verkannt. Es gilt dies besonders für die Lokalisation am Finger, die als berufliche Infektion bei Ärzten und dem Heilpersonal vorkommt. Durch Mischinfektion können hierbei Bilder entstehen, die durchaus an das eines torpiden Panaritiums erinnern. Derartige oft folgenschwere Verkennungen — Übertragung der Infektion! — lassen sich meist vermeiden, wenn auch der Chirurg grundsätzlich bei allen atypischen Geschwüren und Erosionen den syphilitischen Primäraffekt mit in den Kreis der differential-diagnostischen Betrachtungen zieht.

Bei verstecktem Sitz der Initialsklerose kann die Deutung der **indolenten Bubonen** zu Irrtümern führen; auch im Sekundärstadium kommt es mitunter zu stärkerer Vergrößerung einzelner Lymphdrüsengruppen, die klinisch an das Bild der Tuberkulose erinnern können.

2. Sekundärstadium.

Nässende Papeln am After — die sogenannten Kondylome — werden erfahrungsgemäß von nicht spezialistisch geschulten Ärzten gelegentlich mit banalen chirurgischen Affektionen — z. B. äußeren Hämorrhoidalknoten — verwechselt.

Im Bereiche des Nagelbettes kommt infolge ulzerierender Papeln eine spezifische **Paronychie** vor; multiples Auftreten, Beteiligung der Zehen, muß in solchen Fällen den Verdacht der besonderen Ätiologie erwecken.

Seitens des **Bewegungsapparates** werden im Sekundärstadium mehr oder minder flüchtige „rheumatische" Gelenkschmerzen und Schwellungen beobachtet, die gelegentlich auch das Bild des Hydrops annehmen können. Sehnenscheiden und Schleimbeutel können im gleichen Sinne koordiniert oder unabhängig voneinander erkranken.

Früherscheinungen seitens des **Knochensystems** beruhen auf entzündlicher Beteiligung des Periostes, die besonders häufig an den Schienbeinen vorkommt. Die hiermit verbundenen Schmerzen — „dolores osteocopi" — treten oft nachts am stärksten auf. Nicht immer braucht eine nachweisbare lokale Schwellung hierbei vorhanden zu sein; in anderen Fällen kommt es zur ossifizierenden Periostitis, an der sich auch der Knochen selbst beteiligen kann (sog. Tophi). Durch rechtzeitige spezifische Therapie sind diese Prozesse einer vollkommenen Rückbildung fähig.

Erwähnt sei unter den überaus mannigfachen Einzelerscheinungen des Sekundärstadiums als chirurgisch wichtig schließlich noch die häufige Schilddrüsenschwellung, die gelegentlich zu den Erscheinungen des Hyperthyreoidismus führen kann, ferner degenerative leichter oder schwerer verlaufende mit Gelbsucht einhergehende Erkrankungen der Leber, sowie das nicht seltene Auftreten von Neuralgien, namentlich im Trigeminusgebiet.

3. Das tertiäre Stadium.

Die wichtigsten chirurgischen Komplikationen der Syphilis gehören der tertiären Periode an und sind anatomisch zumeist durch ihren gummösen Charakter gekennzeichnet.

Am häufigsten gelangen sie im Bereiche der Haut zur Beobachtung und führen zu den bereits besprochenen charakteristischen Geschwüren. Durch Perforation tiefer gelegener gummöser Infiltrate — Muskulatur, Knochen, Lymphdrüsen — vermag die Haut in gleicher Weise in Mitleidenschaft gezogen zu werden.

Im Bereiche des Penis können derartige rasch zerfallende tertiäre Bildungen zur Verwechslung mit phagedänischen Geschwüren (vgl. S. 182) Anlaß geben.

Eine große Rolle spielt die tertiäre Syphilis im Bereiche der Schleimhäute. Es handelt sich hier teils um mehr umschriebene knotenförmige Bildungen, teils um die diffuse Form der gummösen produktiven Entzündung. Die knotige Form zeichnet sich vielfach durch besonderes Vorherrschen der destruktiven Vorgänge aus. So kommt es durch Übergreifen auf die tieferen Teile in der Mundhöhle nicht selten zur Perforation des weichen oder harten Gaumens; Erkrankungen der Nasenschleimhaut können auf das Nasengerüst übergehen und die bekannten Bilder der schweren äußeren Entstellung hervorrufen; besonders typisch hierfür ist die auf Zerstörung des Nasenbeins und Zurücksinken des Nasendaches beruhende Sattelnase.

Sehr vielgestaltig erscheint die Spätsyphilis im Bereiche des tieferen Verdauungskanals [1]). Aus der Vernarbung isolierter Geschwüre können schwere umschriebene Verengerungen hervorgehen (Ösophagus, Pylorus, Dünndarm); bei der tumorbildenden Form der intestinalen Syphilis überwiegen fibröse hyperplastische Veränderungen. Im Bereiche des Magens, des Dickdarms, des Rektums kommen besonders derartige geschwulstartige Prozesse vor, die zur Verlegung der Darmpassage führen können. Es gehört hierher ferner die strikturierende Mastdarmsyphilis; die dabei häufig auftretenden Perforationen in das umgebende Zellgewebe und die sich daran anschließenden äußeren Fisteln können auf Mischinfektion beruhen. Wie es scheint, begünstigt die Lues fernerhin auch die Entstehung nicht-spezifischer peptischer Geschwüre im Bereiche von Magen und Duodenum.

Selbständige gummöse Erkrankungen der Lymphdrüsen sind selten. Sie kommen noch am häufigsten im Bereiche des Halses vor, neigen zu breiter Perforation nach außen und sind bei einiger Aufmerksamkeit von tuberkulösen Prozessen, mit denen sie eine entfernte Ähnlichkeit besitzen, meist unschwer zu unterscheiden. Die Erkrankung der mesenterialen Drüsen kann zu

---

[1]) C. Brunner, Dtsch. Chirurg. Bd. 46. 1907.

geschwulstartigen Bildungen führen; auch ist eine sekundäre Beteiligung des Darmes von hier aus möglich.

Unter den Manifestationen der Spätsyphilis an den drüsigen Organen ist in chirurgischer Hinsicht namentlich die Orchitis gummosa zu nennen. Sie führt zu geschwulstartigen Neubildungen mit Neigung zur Perforation nach außen; in anderen Fällen überwiegt die fibröse Schrumpfung.

Die Spätform der syphilitischen Erkrankung der Schilddrüse[1] ähnelt klinisch meist dem Bilde der krebsigen „Struma maligna". Die gelegentlichen operativen Eingriffe wurden größtenteils unter dieser Annahme vorgenommen. Die gummösen Erkrankungen des Gehirns und seiner Häute spielen bei der Differentialdiagnostik der Hirnchirurgie eine wichtige Rolle. Isolierte gummöse Knoten der Leber können leicht zur Verwechslung mit Geschwülsten oder auch Erkrankungen der Gallenwege Anlaß geben. Wichtig ist das bei den verschiedenen Formen der Lebersyphilis vorkommende mitunter recht hohe Fieber. Nur erwähnt sei die tertiäre Syphilis des Pankreas, der Nieren und Nebennieren.

Im Bereiche der quergestreiften Muskulatur[2] kommt die Syphilis vor teils als umschriebene Knoten, teils als diffuse gummöse Entzündung. Im ersteren Falle überwiegt klinisch das Bild einer „Geschwulst" oder der zentralen Erweichung mit Neigung zur Perforation, im anderen Falle die schwielige Verkürzung unter dem Bilde der Kontraktur. Als Prädilektionsstellen kommen in Betracht der Biceps brachii, der Sternokleidomastoideus, die Muskeln des Rückens, sowie nicht zuletzt die Zungenmuskulatur.

Auf die Erkrankung der Gefäßwände, die bei der luetischen Infektion durchweg eine wichtige Rolle spielt, wurde bereits im allgemeinen Teil hingewiesen. Eine selbständige Bedeutung gewinnt die Arteriitis im Bereiche der Aorta, wo sie zu aneurysmatischer Erweiterung des Gefäßrohres führt; weit seltener ist dieser Hergang im Gebiete der chirurgisch wichtigeren peripheren Arterien. Die obliterierende spezifische Arteriitis der Hirnbasis spielt eine große Rolle für die Hirnpathologie; im Gebiete der Extremitäten kann diese Form der Arterienerkrankung zu schmerzhaften anfallsweise einsetzenden Funktionshemmungen, progressiven Störungen der Zirkulation und schließlich zum Gewebstod führen. Auch eine syphilitische Thrombophlebitis wird gelegentlich beobachtet.

Recht verschiedenartig sind die Erscheinungsformen der Lues im Bereiche des **Knochensystems.**
Eine typische diagnostisch wichtige aber chirurgisch weniger belangreiche Beteiligung des Skelettes findet sich bei der Lues congenita des Fötus und der Säuglinge als sog. Osteochondritis syphilitica. Die sichtbaren Veränderungen spielen sich hauptsächlich an der Ossifikationszone der Epiphysen der langen Röhrenknochen und der Rippen ab, die durch unregelmäßige Knorpelwucherung und Verkalkung eine zackige Gestalt erhält; in den schwersten Formen tritt hierbei ein gefäßreiches — gummöses? — Granulationsgewebe auf, das von dem wuchernden Marke der angrenzenden Diaphyse ausgeht; Lockerung oder gar spontane Lösung der erkrankten Gelenkenden — nahe der Epiphysengrenze — kann hierdurch eintreten. Diagnostisch vermag das Röntgenbild wertvolle Aufschlüsse zu liefern. Klinisch kann der Prozeß völlig symptomlos verlaufen; in anderen Fällen tritt eine Auftreibung der Epiphysengrenze stärker hervor. Spontanfrakturen äußern sich durch funktionelle Störungen im Gebrauche der Extremität, die wie gelähmt daliegt; doch kann diese Erscheinung auch auf einer Beteiligung der Muskulatur beruhen (Parrotsche Pseudoparalyse). Die Prognose der Osteochondritis syphilitica der Neugeborenen ist bei spezifischer Behandlung bezüglich des lokalen Prozesses recht günstig, die Heilung pflegt in jedem Stadium rasch einzutreten; spätere Störungen brauchen nicht zurückzubleiben.

---

[1] Küttner, Bruns' Beitr. z. klin. Chirurg. Bd. 22. 1898.
[2] Landois, Bruns' Beitr. z. klin. Chirurg. Bd. 63. 1909.

Auf die mehr flüchtigen nicht-destruktiven Knochenprozesse des Sekundärstadiums wurde bereits hingewiesen.

Fernerhin kann der Knochen bei spezifischen tertiären Erkrankungen der Weichteile in Mitleidenschaft gezogen werden. Bei der Zerstörung des Nasengerüstes, des harten Gaumens (vgl. oben) handelt es sich meist um diese Form. Bei tiefen chronischen syphilitischen Geschwüren des Unterschenkels kommt es nicht selten zum Auftreten unregelmäßiger Auftreibungen der unterliegenden Tibia, auch ohne daß dabei eine selbständige spezifische Osteoperiostitis mitzuspielen braucht. Auch die Beteiligung des Kiefers braucht nicht spezifischer Art zu sein, sondern kann sich im Anschluß an eine geschwürige Entzündung der Mundschleimhaut infolge zu reichlich angewandten Quecksilbers (merkurielle Stomatitis, vgl. S. 183) entwickeln.

Die typische tertiäre Form der syphilitischen Knochenerkrankung kennzeichnet sich als gummöse. Je nachdem sich dieser Prozeß mehr isoliert oder diffus, oberflächlich oder zentral abspielt, lassen sich bestimmte Unterarten unterscheiden, doch ist eine scharfe Trennung meist nicht möglich.

Das Gesamtbild ist deshalb ein so variationsfähiges, weil bei diesen Prozessen verschiedenartige Vorgänge mitwirken. Es ist dies in erster Linie die gummöse Zerstörung, sodann die auf periostaler Reizung beruhende Neubildung, Nekrotisierung größerer oder kleinerer Knochenbezirke infolge von Abschluß der Zirkulation, oder im fistulösen Zustande auch durch Mischinfektion.

Hierzu kommt noch, daß bei Durchbruch nach außen und Eintritt der Mischinfektion die eitrigen Vorgänge eine selbständige Bedeutung gewinnen können, indem etwa durch Zerstörung des Periostes die regenerativen Vorgänge ausgeschaltet werden. Auch verhält sich in der Umgebung der Erkrankungszone der Knochen recht verschieden, indem in manchen Fällen die reaktive zur Verdichtung führende sklerosierende Ostitis besonders hochgradig ist, in anderen dagegen mehr zurücktritt.

Die typische periphere Erkrankung des Knochens gelangt besonders häufig am Schädel zur Beobachtung. Umschriebene periostale Gummaknoten bringen unregelmäßige Defekte des Schädeldaches hervor, in deren Umgebung häufig eine kranzartige ossifizierende Wucherung des Periostes auftritt. Bei der diffusen Ausbreitung senkt sich das wuchernde gummöse Gewebe entlang den Gefäßkanälen in die Knochensubstanz ein, die dadurch ein charakteristisches wurmstichiges Aussehen erhält. Bei der dünnen Bedeckung pflegt eine Beteiligung der äußeren Weichteile nicht lange auszubleiben; mit eintretender Erweichung bilden sich unregelmäßige oft jauchende Geschwüre, denen auch das Periost zum Opfer fällt. Nekrosen stellen sich ein; enorme Defekte des Schädeldaches können sich auf diese Weise ausbilden.

Auch zentrale Erkrankungen kommen im Bereiche des Schädeldaches vor, in ausgebildetem Zustande ist freilich der ursprüngliche Hergang nicht immer mehr genau zu erkennen.

Im Bereiche der langen Röhrenknochen kommen periostale Gummaknoten besonders häufig an der Tibia vor.

Die zentrale destruierende Ostitis spielt sich in typischer Weise an den Phalangen als „Dactylitis syphilitica" ab, die meist auf kongenitaler Lues beruht und nicht nur äußerlich, sondern auch im anatomischen Verhalten große Ähnlichkeit mit der Spina ventosa tuberculosa besitzt (vgl. S. 246).

Zentrale Gummata sind besonders häufig am Humerus beobachtet worden; in den Frühstadien, ehe noch eine stärkere kompensatorische Sklerose der erhaltenen Knochenschale sich ausgebildet hat, kann es dabei leicht zur Spontanfraktur kommen.

Eine andere Form luetischer Spontanfrakturen soll auf **kachektischer Osteoporose** beruhen, vielleicht handelt es sich hierbei gelegentlich auch um Verkennung tabischer Knochenbrüche (vgl. Zehnter Abschnitt, S. 434ff.). An der Wirbelsäule kommt anscheinend nicht so ganz selten eine Kompression des Markes im Gefolge destruktiver syphilitischer Ostitis [1]) ebenso vor, wie bei der Tuberkulose. Auf die spontane „Epiphysenlösung" im Gefolge der Osteochondritis specifica wurde bereits hingewiesen.

In manchen Fällen treten die **hyperplastischen Vorgänge** von vornherein gegenüber den destruktiven völlig in den Vordergrund. Es kommt hierbei zu massiger Dickenzunahme einzelner Knochen — Tibia, Ulna — die eine unförmige plumpe Gestalt gewinnen; das Knochengewebe ist äußerst verdickt, hart und schwer, äußerlich oft mit unregelmäßigen periostalen Auflagerungen versehen. Doch schließt ein solcher Prozeß den Befund einzelner zentraler gummöser Herde nicht aus, die unter Umständen eine hartnäckige Eiterung unterhalten können.

Setzen diese Vorgänge im Wachstumsalter ein — wie bei der Lues congenita tarda —, so kann durch nutritiven Reiz ein **partieller Riesenwuchs** erfolgen; in der Regel sind Verkrümmungen damit verknüpft. Äußerst charakteristisch ist hierfür die säbelscheidenartig nach vorn gebogene Tibia („**Tibia en lame de sabre**" — **Fournier**).

Diffuse Schwellung und Infiltration der Weichteile, leichte Rötung der bedeckenden Haut finden sich bei den gummösen Knochenerkrankungen auch dann häufig, wenn ein Durchbruch ausbleibt. Spontanschmerzen können fehlen, sind mitunter aber auch recht beträchtlich mit **nächtlichen Exazerbationen** von neuralgischem Charakter. Auch können echte Neuralgien durch Druck auf Nervenstämme ausgelöst werden (Trigeminus); zur Schädelsyphilis gesellt sich ferner nicht selten eine spezifische Erkrankung der Meningen.

Charakteristische Bilder ergeben sich bei der Heilung der Knochensyphilis. Die narbig schrumpfenden Weichteile legen sich fest dem Knochen an, so daß die verdünnte blasse Haut das unregelmäßige Relief der Einziehungen und periostalen Auflagerungen unmittelbar wiedergibt; waren Fisteln vorhanden, so zeigen die weißen Narben gewöhnlich den bekannten strahligen Charakter. Verdichtung des erhaltenen Knochens pflegt dieses Stadium zu begleiten; im Bereiche des Schädeldaches und der Gesichtsknochen (Nase) bleibt die knöcherne Regeneration gewöhnlich aus. Multiplizität ist bei den syphilitischen Knochenerkrankungen nicht selten.

Die **Diagnose** der gummösen ossalen Syphilis bietet bei Anwesenheit charakteristischer äußerer Hautveränderungen, Narben, der eigentümlichen Verbiegungen keine Schwierigkeit; bestimmte Lokalisationen, wie am Schädel, müssen ohne weiteres den Verdacht auf Syphilis nahelegen. Differentialdiagnostisch kommt hauptsächlich die unspezifische chronisch verlaufende Osteomyelitis, die Tuberkulose, gelegentlich auch zentrale Knochengeschwülste in Betracht. Die unregelmäßige Konfiguration der luetischen Veränderungen im Röntgenbilde gestattet letztere meist auszuschließen; das Vorherrschen der Sklerosierung und der periostalen Wucherungen fällt meist entscheidend gegen Tuberkulose ins Gewicht. Die **Wassermann**sche Reaktion hat die sonst oft schwierige Differentialdiagnose ganz wesentlich erleichtert.

Therapeutisch hat die spezifische Allgemeintherapie stets an erster Stelle zu stehen. In fistulösen Fällen bei Nekrosen erfährt sie durch die operative Behandlung sinngemäße Ergänzung nach den Grundsätzen, wie sie für die banale Osteomyelitis (vgl. S. 153) dargestellt wurden. Bei Erkrankung der

---

[1]) **Jeßner**, Klin. Wochenschr. 1923, Nr. 14.

Wirbelsäule, bei vorgeschrittener zentraler Destruktion ist für Entlastung und Fixation Sorge zu tragen. Stärkere Verbiegungen können korrigierende Osteotomien erforderlich machen.

Bezüglich der Beteiligung der **Gelenke** wurde bereits auf das Vorkommen schubweise einsetzender Arthralgien und entzündlicher Ergüsse im floriden Sekundärstadium hingewiesen. Diese Exsudate können in einzelnen Gelenken chronische Form annehmen — nicht selten in symmetrischer Weise — und sind dann nicht mehr scharf zu scheiden von dem Hydrops syphiliticus der Tertiärperiode der erworbenen Syphilis und der kongenitalen Lues des jugendlichen Alters. Multiple — namentlich symmetrische — chronische Gelenkergüsse bei Kindern müssen stets den Verdacht auf Lues erwecken. Am häufigsten sind die Kniegelenke beteiligt, sodann das Ellbogengelenk. Bei der Spätlues kann ein solcher Hydrops auf Bildung miliarer Gummen im synovialen Gewebe beruhen. Diagnostisch ist für diese Ergüsse bemerkenswert, daß das Gelenkpunktat eine positive Wassermannsche Reaktion ergibt und zwar mitunter auch dann, wenn das Blutserum sich negativ verhält [1]). Die chronischen Ergüsse sind meist sehr torpide und brauchen keine wesentlichen Beschwerden hervorzurufen; sie reagieren auf spezifische Behandlung nicht immer prompt, so daß Punktionen und Druckverbände als ergänzende Maßnahmen erforderlich werden können. Längeres Bestehen ausgedehnter Ergüsse führt durch Dehnung des Bandapparates zu Schlottergelenken und Belastungsdeformitäten; wahrscheinlich gehen manche tabischen Arthropathien ursprünglich aus echten syphilitischen Gelenkerkrankungen hervor.

Von dem einfachen Hydrops leiten alle möglichen Übergänge zu den schweren destruktiven Formen über. Zottige Wucherungen der Synovialis begleiten die diffuse Gelenkerkrankung und machen sich gelegentlich durch ein ausgesprochenes Knarren bei Bewegungen bemerkbar. Mitunter kommt es an einzelnen Stellen zur Bildung größerer gummöser polypenartiger Neubildungen, welche ähnlich wie freie Körper die Funktion des Gelenkes erheblich beeinträchtigen können. Autoptische Befunde strahliger Narben im Knorpel weisen darauf hin, daß auch hier Gummabildung vorkommt; in schweren Fällen entstehen Bilder, die äußerlich große Ähnlichkeit mit dem produktiven tuberkulösen Fungus besitzen.

In anderen Fällen steht die primäre Erkrankung der knöchernen Gelenkenden im Vordergrunde; von hier aus kommt es zum Einbruch in das Gelenk. Es geht dieser Prozeß gewöhnlich mit schweren Zerstörungen einher, mit ossifizierender Periostwucherung andererseits; diese Fälle sind es auch besonders, die zur Erweichung der gummösen Massen und zum Durchbruch nach außen disponieren.

Eine einheitliche diagnostische Formel für die mannigfachen Bilder der luetischen Gelenkerkrankungen läßt sich nicht geben; das Wichtigste ist, bei jeder nicht ohne weiteres ätiologisch klarliegenden Arthritis an diese Möglichkeit zu denken; in praxi werden diese Fälle noch oft verkannt.

Daß die spezifische Therapie im Stadium der destruktiven und fibröshyperplastischen Formen keine volle Wiederherstellung mehr herbeizuführen vermag, ist ohne weiteres verständlich. Narbige Verwachsungen des inneren Gelenkapparates, auf Schrumpfung beruhende Kontrakturen sind hierdurch nicht aufzuhalten oder zu beseitigen. Der Betätigung der orthopädischen Chirurgie — Mobilisierung, Stellungskorrektur, selbst Resektionen — bleibt also in solchen Fällen genügend Spielraum. Bei umschriebener knotiger Hyper-

---

[1]) Reschke, Langenbecks Arch. Bd. 111. 1919.

plasie einzelner Zotten sind gelegentlich mit Erfolg umschriebene Exzisionen ausgeführt worden [1]).

IV. Die Aktinomykose [2]).

a) Allgemeiner Teil.

Die Aktinomykose — Strahlenpilzsucht — stellt eine chirurgisch wichtige, meist chronisch verlaufende Infektionserkrankung des Menschen und mancher Tiere dar, deren Kenntnis erst jüngeren Datums ist. Bollinger beschrieb sie 1877 beim Rinde, J. Israel 1878 beim Menschen, Ponfick wies 1879 die prinzipielle Identität der humanen und bovinen Form nach.

Die systematische Stellung des Strahlenpilzes wird noch nicht ganz einheitlich beurteilt. Nach Petruschky steht er etwa in der Mitte zwischen den eigentlichen Spaltpilzen (Bakterien) und den Schimmelpilzen. In die gleiche Familie mit ihm gehören die fadenförmig wachsenden Streptothrix-, Cladothrix- und Leptothrixarten; zusammen mit höheren Schimmelpilzen werden diese Trichomyzeten der Ordnung der Hyphomyzeten zugerechnet.

Morphologisch zeigen die einzelnen Pilzelemente ein fadenförmiges Wachstum; im Gewebe treten sie jedoch in der Regel nicht isoliert auf, sondern vereinigen sich zu charakteristischen Drusen. Derartige Drusen sind im aktinomykotischen „Eiter" meist schon mit bloßem Auge als feinste Körnchen zu erkennen, welche aber auch die Größe des Mohnsamens und darüber hinaus erreichen können. Im jugendlichen Zustande erscheinen die Körnchen grau durchscheinend, später nehmen sie eine weiße oder gelbliche Farbe an. Ihr Aufbau kommt dadurch zustande, daß die verfilzten Pilzfäden (Wurzelgeflecht) sich unter dichotomischer Teilung dicht untereinander verflechten, in diesem „Keimlager" kommt es auch zum Auftreten mikrokokkenartiger Sporen; in der Peripherie gehen die Fäden über in eine haubenartig angeordnete Zone, welche durch radiär gestellte stark lichtbrechende kolben- oder keulenartige Zellen charakterisiert ist (Abb. 7). Diese sind als Degenerationsformen aufzufassen. Die ganze Druse

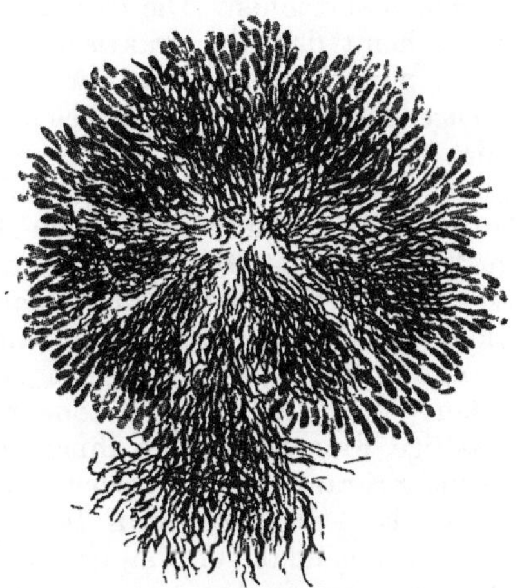

Abb. 7. Aktinomyzesdruse (nach Cranwell).

kann gallertig erweichen und später auch verkalken.

Die Verbreitung des Strahlenpilzes in der Natur ist eine außerordentlich weite. Im Wasser, der Luft und der Erde sind hierhergehörige Formen nachgewiesen worden. Als Brutstätte kommen nach neueren Untersuchungen von Miehe vornehmlich gärende Stroh-, Heu- und Misthaufen in Betracht. Mit dem Dünger gelangen die Sporen in ungeheurer Menge in den Ackerboden, haften an der auskeimenden Getreidepflanze und so erklärt sich — vielleicht auch noch durch nachträgliche Luftübertragung — das praktisch so wichtige und häufige Vorkommen der Pilze an den fertigen Ähren. — Freilich sind wahrscheinlich nicht alle im Freien vorkommenden Formen für den Menschen pathogen. Die exakte Feststellung dieses Verhaltens stößt aber deshalb auf Schwierigkeiten, weil die künstliche Kultivierung von unübersehbaren Zufälligkeiten abhängt, auch haben zahlreich ausgeführte Impfungen beim Tier bisher entweder völlig versagt oder nur unbefriedigende Resultate ergeben. Für die Verschiedenheit der vorkommenden Stämme spricht immerhin auch schon der Umstand, daß einzelne auf anaerobe, andere auf aerobe Kulturbedingungen angewiesen sind.

Unter den Haustieren sind aktinomykotische Erkrankungen beim Pferd, Esel, Schaf, Schwein, Ziege, Hund und Katze beobachtet worden. Weitaus an erster Stelle steht jedoch die Erkrankung des Rindviehes, die in manchen Gegenden zeitweise einen erheblichen

---

[1]) Borchard, Dtsch. Zeitschr. f. Chirurg. Bd. 61. 1910.

[2]) Schlegel, in Handb. d. pathog. Mikroorganismen. 2. Aufl. Bd. 5. 1913. S. 301. — Poncet und Bérard, Traité clinique de l'actinomycose humaine. Paris 1898. — Noesske, Dtsch. Chirurg. Liefg. 10a, 1. Hälfte Stuttgart 1921.

Prozentsatz der Bestände erreicht. Die Aktinomykose tritt hier vorzugsweise auf als tumorartige Auftreibung des Unterkiefers und seiner Weichteilbedeckung oder als diffuse bretthate plastische Infiltration der Zunge (sog. Holzzunge); beim Menschen sind derartige neoplastische Formen selten; es überwiegen hier die destruierenden Vorgänge.

Die menschliche Infektion betrifft — entsprechend der Herkunft des Pilzes — überwiegend die Landbevölkerung. Das männliche Geschlecht ist deutlich bevorzugt. Die Mehrzahl der Erkrankungsfälle gehört dem dritten und vierten Jahrzehnt an. Die früher vielfach gemachte Angabe, daß das Kindesalter „quasi immun gegen Aktinomykose sei" [Heinzelmann[1])], können wir auf Grund eigener Erfahrungen nicht bestätigen. Schwere Formen sahen wir allerdings fast stets nur bei Erwachsenen.

Der Eintritt der Infektion ist in der Regel an eine äußere Verletzung gebunden. Getreidegrannen — namentlich der Gerste —, die Schalen von Fruchtkörnern, Strohpartikel und dgl. kommen in dieser Hinsicht besonders in Betracht. Das Kauen an Ähren und Halmen bildet daher eine der häufigsten Gelegenheitsursachen. Die direkte Übertragung vom kranken Tiere oder Menschen scheint dagegen praktisch kaum in Betracht zu kommen. Gewöhnlich sind es nur kleinste, schnell wieder heilende Schleimhautwunden im Bereich des Digestionstraktus, durch welche die pilzbesetzten pflanzlichen Elemente tief in das Gewebe einzudringen vermögen und hier Gelegenheit zur Auskeimung finden. Beim Tier ist der Befund von Grannen oder anderen pflanzlichen Elementen in aktinomykotischen Herden in zahllosen Fällen gelungen, für den Menschen hat Boström zuerst in einer klassischen Untersuchungsreihe diesen Nachweis geliefert. Daß kariöse Zähne als Eintrittspforte der Aktinomykose in Betracht kommen können, ergibt sich aus Untersuchungen von Israel und Partsch, doch ist die Häufigkeit dieses Vorganges wohl überschätzt worden. Auch die Tonsillen können zum Ausgang der Infektion werden, wenn pilzhaltige Fremdkörper in ihnen haften bleiben.

Eine Erkrankung der Speicheldrüsen — namentlich der Submaxillaris und der Parotis — ist direkt von den Ausführungsgängen her möglich. Hosemann hat den ersten einwandfreien Fall dieser Art mitgeteilt[2]). Es kann hierbei außer den spezifischen weiter unten zu besprechenden Veränderungen zum Auftreten von Speichelsteinen kommen. Die neuerdings aufgestellte Behauptung, daß derartige Speichelsteine stets auf Strahlenpilzinfektion beruhen, ist wohl noch nicht ausreichend bewiesen[3]). Eine Infektion der Lunge kann wahrscheinlich auch durch Aspiration pilzhaltigen pflanzlichen Staubes zustande kommen. Das Dreschen von Getreide in geschlossenen Räumen soll in dieser Hinsicht besondere Bedeutung besitzen. Eine weitere Aspirationsquelle stellen offene Herde der Mund-Rachenhöhle dar. In vereinzelten Fällen schloß sich die Lungenerkrankung an die Aspiration ganzer Ähren in den Bronchialbaum hinein an. — Nur ausnahmsweise kommt die widerstandsfähigere äußere Haut als Eingangspforte der Aktinomykose in Betracht; namentlich im Bereiche der Extremitäten gehört die primäre Strahlenpilzinfektion zu den seltensten Erkrankungen. Im Bereiche von Hand und Fingern kann sie hier unter dem Bilde panaritieller Entzündungen verlaufen. Als Unikum figuriert ein von Thévenot mitgeteilter Fall von primärer Blasenaktinomykose; die Einführung eines Strohhalmes in die Harnwege bildete die Ursache für diese ungewöhnliche Lokalisation.

Die Inkubationsdauer nach eingetretener Pilzinvasion ist in der Regel auf mindestens einige Wochen zu schätzen. Dementsprechend ist die Stelle der

---

[1]) Bruns' Beitr. z. klin. Chirurg. 1903. 39, S. 526.
[2]) Chirurgenkongr. 1910, I, S. 249. — Vgl. auch Schwarz, Bruns' Beitr. z. klin. Chirurg. 1921. 120, S. 629.
[3]) Söderlund, Zentralbl. f. Chirurg. 1919. S. 926.

primären Oberflächenläsion gewöhnlich längst vernarbt und nicht mehr nachweisbar. Es können sogar bis zum Auftreten der ersten manifesten Veränderungen Monate, selbst ein Jahr und darüber verstreichen. Auch im Verlaufe der stattgefundenen Infektion kommen ausgesprochene Latenzperioden vor (vgl. S. 275).

Die pathologisch-anatomischen Vorgänge, zu denen die Invasion der Pilzelemente Anlaß gibt, leiten sich zunächst durch eine lebhafte Leukozytose ein. Diese führt entweder zur Beseitigung der Eindringlinge oder es unterliegen ihnen die Leukozyten selbst unter fettigem Zerfall. Hieran schließt sich eine Granulationswucherung an, wobei Epitheloid- und Riesenzellen auftreten können. Das neugebildete Gewebe neigt seinerseits zur fettigen Nekrose; auch kommt es gewöhnlich stellenweise zur völligen Verflüssigung. Der sich hierbei bildende aktinomykotische „Eiter" ist als eine trübe schleim- oder rahmartige Flüssigkeit charakterisiert, welche eine Suspension von Eiterkörperchen, Fettzellen, Fettropfen, Fibrinniederschlägen, Blutpigment darstellt und überdies die charakteristischen Drusen sowie auch Kokken und stäbchenhaltige Pilzelemente enthält. In der Umgebung dieses eigenartig veränderten Granulationsgewebes, das sich vielfach durch einen charakteristischen gold- oder schwefelgelben Farbenton auszeichnet, entwickelt sich in wechselnder Intensität ein fibröses Narbengewebe, auf dessen Anwesenheit die auffallende brettharte Beschaffenheit vieler aktinomykotischer Infiltrate beruht. Wenn diese produktiven Veränderungen in umschriebener Form besonders stark ausgebildet sind, die Erweichung zurücktritt, so gewinnt der Prozeß äußerlich einen geschwulstartigen Charakter; doch treten, wie bereits erwähnt, beim Menschen derartige „Aktinomykome" nur selten auf. Die bindegewebige Substitution selbst·stellt im Prinzip eine Vernarbung der aktinomykotischen Wucherungen dar; sie bleibt aber häufig unvollständig, da innerhalb der sklerosierten Partien pilzhaltige Granulationsmassen zurückbleiben, welche den Prozeß weiter unterhalten und jederzeit imstande sind, die fibrösen Schranken wieder zu durchbrechen. Es ist erstaunlich, wie groß die Penetrationskraft dieser Parasiten ist. Selbst die widerstandsfähigsten Gewebe werden in unaufhaltsamer Minierarbeit von ihnen durchsetzt. Faszien, Muskeln, selbst die Kapseln der großen Gelenke, die Blutgefäße vermögen ihnen auf die Dauer nicht zu widerstehen; der Knochen wird arrodiert oder gar perforiert, wie dies namentlich beim Übergange retropharyngealer Eiterungen auf das Schädelinnere vorkommt. Bei diesem kontinuierlichen Fortschreiten scheinen Leukozyten eine gewisse Rolle zu spielen, indem sie isolierte Pilzelemente (Sporen) in sich aufnehmen, weitertragen und dann unter Zerfall wieder freigeben. Die Lymphbahnen selbst sowie die Lymphdrüsen bleiben dagegen mit großer Regelmäßigkeit von der Infektion verschont. Mit besonderer Vehemenz erfolgt die Propagation, wenn die Infektionsträger in die großen lockeren Bindegewebsräume — wie namentlich das prävertebrale Gewebe am Hals oder Rumpf — einbrechen. Ein bis dahin torpider Prozeß kann sich dann mit größter Schnelligkeit ausbreiten. Röhren- oder flächenhafte Eiterstraßen mit umgebender entzündlicher Verdichtung und streckenweiser Vernarbung zeigen die Bahnen an, welche der Strahlenpilz genommen hat.

Besonders charakteristisch kommt die Penetrationsenergie und die Fähigkeit der Gewebseinschmelzung der aktinomykotischen Prozesse in ihrer Neigung zur Fistelbildung zur Geltung. Die derben Infiltrate ziehen frühzeitig die bedeckende Haut in Mitleidenschaft. Innerhalb der livide verfärbten Partien kommt es — in der Regel ohne intensivere Entzündungserscheinungen — hier

und da zu fluktuierenden Vorwölbungen, die dann perforieren und das körnchen-
haltige meist spärliche dünne Sekret entleeren.

Die wechselnde Anordnung der Infiltrate, der narbigen Einziehungen und
der sich vorwölbenden Abszesse verleiht den aktinomykotischen Veränderungen der Haut ein wulstförmiges, recht charakteristisches Aussehen. Mischinfektion mit den banalen Eitererregern nach erfolgtem Durchbruch pflegt dann
nicht auszubleiben, doch nimmt auch nachträglich die Entzündung selten
vehemente Formen an. Bei kleineren umschriebenen Herden bedeutet andererseits der fistulöse Durchbruch nicht selten die erfolgreiche Einleitung der natürlichen Heilungsvorgänge.

In besonders schweren Fällen gesellt sich zu dem kontinuierlichen Fortschreiten des Prozesses eine metastatische Ausbreitung auf dem Blutwege, vermittelt durch Einbruch der Erreger in die Venen. In seltenen Fällen
werden isolierte Metastasen bei geringfügigem Primäraffekt beobachtet, so daß
nach Heilung der Initialläsion der sekundäre Herd sich scheinbar unvermittelt
bemerkbar macht. Die vereinzelt mitgeteilten Fälle von primärer Aktinomykose der Niere [1]) dürften hierher gehören; auch seitens des Gehirns sind
solche Fälle beschrieben worden [2]). Keppler [3]) sah eine derartig entstandene
Osteomyelitis humeri. Der Sitz der Metastasen schwankt je nach dem Orte
der Einbruchsstelle. Bei abdomineller Lokalisation steht die Beteiligung der
Leber im Vordergrunde in Gestalt von meist abszedierenden „Aktinomykomen".
Erfolgt der Einbruch innerhalb der Lunge, so ist in erster Linie das Gehirn
gefährdet; auch in Gelenken, der Herzwand, den Nieren und den übrigen Organen, seltener dem Knochen oder dem Unterhautzellgewebe kann sich diese
„pyämische" Form der Aktinomykose lokalisieren. In einer eignen Beobachtung traten dagegen die multiplen Abszesse der tiefen Bindegewebsschichten
sowie der Muskulatur völlig in den Vordergrund, ohne daß eine Primärläsion
nachweisbar war. In manchen dieser Fälle handelt es sich gleichzeitig um
Mischinfektion; auch kommen gelegentlich unspezifische metastatische Abszedierungen bei der Aktinomykose vor. Die Lunge selbst kann ebenfalls
hämatogen an Aktinomykose erkranken. Eine wichtige Quelle derartiger Metastasierung bilden die bösartigen Formen der Gesichts- und Halsaktinomykose.

Wohl zu unterscheiden von der eigentlichen „chirurgischen" aktinomykotischen
Gewebsinfektion sind die seltenen Formen von reiner durch den Strahlenpilz verursachter
Oberflächenerkrankung bestimmter Schleimhäute. Namentlich im Bereiche der
Tränenröhrchen sind solche Prozesse — ähnlich auch durch Leptothrix- und Streptothrix-
arten — beobachtet worden. Eine von Chiari beschriebene oberflächliche Dickdarm-
erkrankung stellt ein Unikum dar; ein viel zitierter Fall von „Bronchitis actinomycotica"
(Canali) entbehrt der autoptischen Bestätigung.

b) Spezieller Teil.

Klinisch bietet die „chirurgische" Aktinomykose wesentliche Verschiedenheiten je nach ihrer Lokalisation am Körper. Wenn wir von der seltenen an
eine bestimmte Lokalisation nicht gebundenen Erkrankung der äußeren Haut
absehen, so lassen sich zweckmäßig folgende Hauptgruppen unterscheiden:

1. zerviko-faziale Aktinomykose,
2. thorakale Aktinomykose,
3. abdominelle Aktinomykose,
4. die Aktinomykose des Zentralnervensystems.

[1]) Israel, Chirurg. Klinik d. Nierenkrankh. Berlin 1901. S. 266. — Kunith, Dtsch.
med. Wochenschr. 1908, S. 83.
[2]) Geymüller, Dtsch. Zeitschr. f. Chirurg. Bd. 151, S. 200. 1919.
[3]) Langenbecks Arch. 1914. 104.

1. Zerviko-faziale Aktinomykose.

Die Eintrittspforte ist in Epithelläsionen der Mund- und Rachenschleimhaut zu suchen. Auf die Bedeutung der Tonsillen, kariöser Zähne sowie der Ausführungsgänge der Speicheldrüsen wurde bereits hingewiesen. In den leichteren Fällen bilden sich Infiltrate der Wange oder der Submaxillargegend, meist von torpider Entwicklung, allmählicher partieller Einschmelzung und Fistelbildung. Bis zu einem gewissen Grade charakteristisch ist die Querwulstung der erkrankten Partie sowie das Fehlen nennenswerter Drüsenschwellung. Strangartige Verbindungen lassen sich öfters von seitlichen Halsinfiltraten zum Unterkiefer nachweisen und deuten auf den Gang der dentalen Infektion hin. Die hyperplastische zentrale Kieferaktinomykose, wie sie für die Aktinomykosis bovis typisch ist, wird in dieser Form beim Menschen nicht beobachtet. Nur ausnahmsweise sind geringfügige zentrale Kiefererkrankungen beschrieben worden. Häufiger ist die parossale Form. Die dentale bzw. gingivale Entstehung kommt hier namentlich in Betracht. Durch umfangreiche Schwartenbildung kann das Bild einer Knochenauftreibung vorgetäuscht werden. Auch Arrosion der Kompakta kommt vor. Bei Beteiligung der Kaumuskeln besteht hartnäckige Kieferklemme. In bösartigen Fällen finden sich mitunter die Masseteren ausgedehnt von den krankhaften Produkten durchsetzt; längs des M. temporalis kann der Prozeß zur Schläfengrube aufsteigen. Das Auftreten von Lidödem und Chemosis deutet auf Einbruch in die Orbita von der Fossa pterygo-palatina hin; der weiteren endokraniellen Entwicklung ist hiermit Vorschub geleistet.

Ähnliche Neigung zur Progredienz in den tiefen Schichten pflegt bei denjenigen Erkrankungsformen zu bestehen, die ihren Ausgang von der hinteren und seitlichen Rachenwand nehmen. Man trifft hier seitliche Durchbrüche in die Nackenmuskulatur an, schwerste Zerstörung der Wirbelkörper kann sich einstellen, nach oben gelangt der Prozeß an die Schädelbasis, zur Tuba Eustachii und dem Mittelohr, nach abwärts in das hintere Mediastinum und führt damit zur kontinuierlichen Infektion der Brusteingeweide.

Andererseits sieht man in der seitlichen Halsgegend gelegentlich den Prozeß eine sehr ausgedehnte Oberflächenentwicklung nehmen, ohne daß es zu der viel bedenklicheren Ausbreitung nach der Tiefe zu kommt.

Eine Sonderstellung nimmt die Aktinomykose der Zunge ein. Im Gegensatz zur Erkrankung des Rindes, bei der die diffuse Infiltration vorherrschend ist, tritt sie beim Menschen häufiger auf in Gestalt umschriebener derber Knoten, die nach Erweichung und Perforation besonders günstige Chancen zur Ausheilung bieten.

2. Die thorakale Aktinomykose [1]).

Dieselbe kann durch Senkung einer prävertebralen Aktinomykose entstehen, durch Infektion vom Ösophagus aus zustande kommen; ferner kann die Lunge metastatisch auf dem Blutwege erkranken oder kontinuierlich vom Bauchraum aus in Mitleidenschaft gezogen werden. In einem prozentual schwer abzuschätzenden Teil handelt es sich um Inhalationsinfektion der Lunge durch pilzhaltigen Getreide- oder Pflanzenstaub; auch bei Erkrankung des oberen Digestionstraktus ist mit dieser Möglichkeit zu rechnen.

Die Aspiration führt zu pneumonischen Herden, die vorwiegend im Unterlappen gelegen sind. Es schließt sich hieran die Entwicklung des spezifischen Granulationsgewebes, Erweichung, Konfluenz, Schwartenbildung. Bei schnellem Fortschreiten kann es zu diffusen Pleuraexsudaten kommen; gewöhnlich steht die von pilzhaltigen Einsprengungen durchsetzte Schwielenbildung im Vorder-

---

[1]) Karewski, Ergebn. d. Chirurg. 8. 1914.

grunde. Die Interkostalräume werden schließlich zerstört; es kommt dann an umschriebenen Stellen zum Auftreten subkutaner tumorartiger Schwellungen und schließlich zum multiplen fistulösen Durchbruch. Bei Lungenspitzenherden treten diese erweichenden Infiltrate im Bereiche der oberen Thoraxapertur auf. Innerhalb des Brustraumes selbst können die Organe des Mediastinums kontinuierlich von dem infiltrierenden Prozeß ergriffen werden; die Unterscheidung gegenüber solchen Fällen, in denen die Ausbreitung ursprünglich periösophageal erfolgt, verwischt sich auf diese Weise völlig. Vom Inneren der Brustwand aus kann der Übergang auf die tiefe Rückenmuskulatur und die seitliche Bauchwand erfolgen; auch direkte Durchbrüche zur Bauchhöhle sind möglich.

3. Die abdominelle Aktinomykose [1]).

Die Infektion der Bauchhöhle kann kontinuierlich von der Lungenbasis ausgehen, durch retroperitoneale Senkung entlang der Wirbelsäule oder durch metastatische Leberabszesse vermittelt werden, an eine hämatogene Nierenerkrankung sich anschließen. Am häufigsten erkrankt die Bauchhöhle jedoch primär, und zwar ist die Eintrittspforte meist in der Zökalgegend, oft im Wurmfortsatz selbst zu suchen. Auch hier kommt es zu plastischen Infiltraten mit stellenweiser Erweichung, die oft breit in die Bauchdecken übergehen, perforieren und nicht selten zu Kotfisteln Anlaß geben. Senkungen entlang des Psoas können ähnliche Erscheinungen hervorrufen wie die tuberkulösen Kongestionsabszesse. Die Beckenorgane werden bei weiterem Fortschreiten kontinuierlich in Mitleidenschaft gezogen; ein Teil der als primäre Rektalaktinomykose beschriebenen Fälle hat in Wirklichkeit diese Genese. Ein Fortschreiten vor der Wirbelsäule nach oben hin zieht die Nierenkapseln sowie die Nieren selbst in Mitleidenschaft, späterhin das Brustkorbinnere, so daß in vorgeschrittenen Fällen sich eine weitgehende Übereinstimmung mit primär thorakalen Formen ergibt. Seltener und gutartiger ist eine Form intramuraler Dickdarmerkrankung, bei der die Neubildung sich zunächst auf die Darmwand beschränkt, vorwiegend fibrösen Charakter aufweist und klinisch — im Gegensatz zu den typischen fest an die Darmbeinschaufel oder die Bauchwandungen fixierten aktinomykotischen Herden — als beweglicher Tumor in die Erscheinung tritt. Auch im Bereiche des Magens [2]) sowie des großen Netzes [3]) ist diese ungewöhnliche Form beobachtet worden.

Ausnahmsweise trägt die Perityphlitis actinomycotica von vornherein einen akuten Charakter. Ich operierte einen solchen Fall bei einem jungen Mädchen; das klinische Verhalten entsprach durchaus dem eines gewöhnlichen appendizitischen Abszesses. Im Anschluß hieran sei die Beobachtung akuter tödlicher Peritonitis bei einem älteren Manne erwähnt, welche durch Perforation eines basalen spezifischen Pleuraempyems zustande kam.

Eine Sonderstellung nimmt auch die tiefe Form der Rektalaktinomykose [4]) ein, die von Schleimhautläsionen des unteren Mastdarms ihren Ausgang nimmt. Es kommt hierbei zunächst zu periproktitischen Abszessen, die nach eingetretener Perforation große Ähnlichkeit mit banalen Analfisteln gewinnen können. Im weiteren Verlauf breitet sich der Prozeß im retrorektalen und retroperitonealen Gewebe weiter aus, kann entlang dem N. ischiadicus in die tiefe Glutäaltasche gelangen, zu ausgedehnten äußeren Beckeneiterungen Anlaß geben oder auch vor der Wirbelsäule sich schrankenlos nach oben hin und seitlich ausbreiten.

---

[1]) C. Brunner, Dtsch. Chirurg. 46e. Stuttgart 1907.
[2]) Hadjipetros, Dtsch. Zeitschr. f. Chirurg. 1920. 159.
[3]) Matz, Dtsch. Zeitschr. f. Chirurg. 1922. 176, S. 217.
[4]) Melchior, Bruns' Beitr. z. klin. Chirurg. 1910. 70, S. 722.

4. Die Aktinomykose des Zentralnervensystems [1]).

Diese kommt vor in Gestalt-zerebraler aktinomykotischer Granulationstumoren, spezifischer Abszesse oder basaler Meningitis [2]). Letztere ist ebenso im Bereiche des Rückenmarkes beobachtet worden. Die Mischinfektion mit den banalen Eitererregern spielt auch hier eine wesentliche Rolle. Die Invasion des Zentralorgans kann durch direkte Fortleitung von der Schädelbasis her auf dem Wege der natürlichen Gefäß- und Nervenlücken zustande kommen, durch knöcherne Destruktion der Schädelbasis vermittelt werden, von einer spezifischen Erkrankung des Mittelohrs oder des Warzenfortsatzes ihren Ausgang nehmen oder auch metastatisch herbeigeführt werden. Daß die primäre Eintrittspforte unter solchen Umständen nicht immer mehr nachweisbar zu sein braucht, wurde bereits erwähnt. Klinisch ist das Bild der zerebro-spinalen Aktinomykose außerordentlich mannigfach und kann hier nicht näher geschildert werden. Diagnostisch bemerkenswert ist der bereits mehrfach geglückte Nachweis der spezifischen Pilzelemente in dem durch Lumbalpunktion gewonnenen Liquor cerebro-spinalis.

c) Verlauf und Prognose.

Der allgemeine Verlauf der Aktinomykose ist außerordentlich verschiedenartig. Von den umschriebenen gutartigen Prozessen, die sich auf das Auftreten kleiner oberflächlicher Infiltrate beschränken und nach Einschmelzung und Perforation oft rasch ausheilen, ohne in ihrem wahren Wesen immer erkannt zu werden oder solchen, die trotz jahrelangen Bestehens nie eine stärkere Progredienz aufweisen, zu fibröser Schrumpfung neigen, führen alle möglichen Zwischenstufen zu den schweren Formen der viszeralen Aktinomykose, die durch unaufhaltsames Vordringen, Eiterung, Mischinfektion oder gar durch rasche Metastasierung in lebenswichtige Organe das Leben vernichten. Zum großen Teil hängt diese prognostische Verschiedenheit ab von der Lokalisation. Die zerviko-fazialen Erkrankungen sind vorwiegend gutartig, die thorakalen und abdominellen dagegen meist maligne. Freilich gilt dieses Gesetz nicht absolut. So gibt es gerade auch im Bereiche des oberen Digestionstraktus Formen, die von vornherein fast akut verlaufen, frühzeitig auf die großen Venenstämme übergreifen und metastasieren oder unter Durchsetzung der Schädelbasis direkt das Gehirn und seine Hülle bedrohen.

Schon vor langen Jahren unterschied Poncet in dieser Hinsicht zwischen von vornherein gutartigen und malignen Formen der Aktinomykose. Da, wie bereits betont, die Lokalisation allein nicht völlig diese Differenzen erklärt, liegt es nahe, hierbei an bestimmte Stammesverschiedenheiten der Erreger selbst zu denken. Daß solche Unterschiede zweifellos bestehen, wurde bereits einleitend dargelegt; auch das oft unberechenbare Verhalten der aktinomykotischen Veränderungen gegenüber therapeutischen Maßnahmen (siehe weiter unten) läßt sich hiermit gut vereinbaren.

Jedenfalls hat die Prognostik der Aktinomykose diesen Umständen Rechnung zu tragen. Eine allgemein gültige Regel läßt sich daher nicht formulieren und wenn auch gewiß für viele Fälle der zerviko-fazialen Aktinomykose die Ansicht Schlanges [3]) zutreffen mag, daß „weitaus die meisten . . . . . ohne unser Zutun spontan ausheilen würden", so gilt dieser Satz doch keineswegs unbeschränkt und am allerwenigsten für die viszerale Lokalisation.

Der Tod in den progredienten Formen beruht — soweit nicht die direkte Beeinträchtigung lebenswichtiger Organe (Lunge, Gehirn) im Vordergrunde

---

[1]) Geymüller, l. c.
[2]) Vgl. auch Stahr, Dtsch. med. Wochenschr. 1922. Nr. 18.
[3]) Chirurgenkongr. 1892. II, S. 241.

steht — auf Erschöpfung durch Eiterung, Säfteverlust oder komplizierende Mischinfektion; besonders gilt dies auch für die „pyämischen" Formen. Bei lange sich hinziehendem Verlauf kann es zur allgemeinen Amyloidbildung kommen. Eine spezifische Toxinwirkung des Aktinomyzes ist hierbei wahrscheinlich nicht in Betracht zu ziehen, denn auch im Experiment ruft der Ätherextrakt des Pilzes nur flüchtige Reizerscheinungen hervor. Es stimmt hierzu die klinische Erfahrung, daß selbst vorgeschrittene geschlossene Formen ohne jegliche Erscheinungen der Kachexie verlaufen können.

d) Diagnose.

Erfahrungsgemäß werden aktinomykotische Veränderungen in praxi — zumal in früheren Stadien — häufig verkannt. Derartige Unterlassungen, die für den weiteren Verlauf der Erkrankung durchaus folgenschwer sein können, würden seltener vorkommen, wenn an die Möglichkeit der Strahlenpilzerkrankung mit größerer Regelmäßigkeit gedacht würde. Insbesondere muß im Bereiche des Halses und des Gesichtes jeder torpide verlaufende Infiltrationsprozeß nach dieser Richtung hin Verdacht erwecken, zumal wenn eine Beteiligung der Lymphdrüsen fehlt. Bei der intestinalen Form sind es hauptsächlich die in Form eines torpiden appendizitischen Infiltrates sich ankündigenden, auffallend derben, fest an der Darmbeinschaufel haftenden entzündlichen Tumoren, welche den Gedanken an Aktinomykose nahe legen müssen. Auch bei schleichenden herdförmigen Lungenerkrankungen, die nicht in ein gewöhnliches Schema passen, sollte die Möglichkeit der Strahlenpilzerkrankung stets grundsätzlich mit erwogen werden, noch ehe es zum verhängnisvollen und dann meist unverkennbaren Durchbruch nach außen gekommen ist.

Differentialdiagnostisch kommen bei den Weichteilerkrankungen chronische Abszedierungen zumal vom Typus der Holzphlegmone (vgl. S. 126), seltener die Tuberkulose oder maligne Tumoren in Betracht.

Im Stadium der Fistelbildung ist bei einiger Aufmerksamkeit die Diagnose schon rein klinisch meist nicht zu verfehlen. Die multiplen meist kleinen Perforationen inmitten derber Infiltrate, narbiger Einziehungen und umschriebener Erweichungen, die maulwurfsartige Unterminierung ausgedehnter Bezirke ist in solchen vorgeschrittenen Fällen sehr charakteristisch. Liegt Granulationsgewebe frei vor, so ist die oft hervortretende schwefelgelbe Verfärbung diagnostisch besonders bemerkenswert.

Der exakte Nachweis gründet sich in allen zweifelhaften Fällen auf den Befund der spezifischen Körnchen. Im fistulösen Stadium kann man freilich oft lange vergeblich nach Drusen suchen; bei ausreichendem klinischen Verdacht darf man sich daher mit solchen negativen Ergebnissen nicht vorzeitig beruhigen. Ergibt die Untersuchung des Eiters kein befriedigendes Resultat, so kommt es darauf an, durch Gewebsentnahme mit dem scharfen Löffel geeigneteres Untersuchungsmaterial zu gewinnen. Auch im Sputum, dem Urin, selbst der Lumbalflüssigkeit ist unter gegebenen Umständen auf Pilzelemente zu fahnden. Besondere Schwierigkeit bietet ihr Nachweis im Stuhl.

Zur Identifizierung der suspekten Körnchen bedarf es stets der mikroskopischen Untersuchung am gefärbten und ungefärbten Präparat, da sonst erhebliche Täuschungen möglich sind. So kommen bei Eiterungen ähnliche Bildungen durch Verklebung von Leukozyten oder durch Zerfall des Fettgewebes zustande. Auch der Bacillus fusiformis (vgl. S. 184) kann in Form von körnchenartigen Kulturhaufen auftreten. Andere Fälle, die gelegentlich als „Pseudoaktinomykose"[1]) beschrieben wurden, beruhen z. T. wohl nur auf Varietäten der Strahlenpilzgruppe. Von einer Schilderung des „Madurafußes" — einer tropischen,

---

[1]) Poncet und Bérard l. c. — Kieseritzky und Bornhaupt, Langenbecks Arch. 1905. 76, S. 835.

chronischen entzündlich-destruktiven Erkrankung —, dessen Erreger dem Aktinomyzes nahe steht, sehen wir hier ab.

Wiederholt ist bei aktinomykotischen Erkrankungen eine positive allgemeine Tuberkulinreaktion beobachtet worden. Systematische Untersuchungen an größerem Material liegen indessen hierüber nicht vor; auch würde schon die große Verbreitung der Tuberkulose die diagnostische Verwertbarkeit dieses Verfahrens in Frage stellen.

Widal fand, daß das Serum aktinomykotisch erkrankter Individuen die Sporen des Sporotrichon de Beurmann agglutiniert; Nachprüfungen haben jedoch auch diese Methode wesentlich in ihrer Brauchbarkeit eingeschränkt. (Vgl. Karewski l. c.)

Clairmont[1]) empfiehlt neuerdings die Kutanprobe mit dem Autolysat eines pathogenen anaeroben Stammes in Verdünnung von 1:2000 und 1:20 000. Im positiven Falle kommt es zur Lokalreaktion in Gestalt eines entzündlichen Infiltrates sowie zum Anstieg der allgemeinen Körpertemperatur. Die Fehlerquelle soll nur 3% vertragen.

Weniger sichere Ergebnisse wurden mit dem Verfahren der Komplementbindung erzielt.

e) Therapie.

Die Grundsätze der Behandlung der Strahlenpilzerkrankung beim Menschen haben im Laufe der Zeit erhebliche Wandlungen erfahren und werden auch heute noch nicht einheitlich beurteilt. Während manche Autoren die Aktinomykose nach Art der malignen Tumoren behandeln zu müssen glauben, bei der nur ein möglichst radikales — „schonungsloses" (Karewski) — Vorgehen helfen kann, hat schon Schlange sich gegen die Notwendigkeit großer Operationen ausgesprochen. An der Wölflerschen Klinik[2]) beschränkte sich die operative Behandlung vornehmlich auf Abszeßinzisionen; einen noch strengeren Standpunkt hat neuerdings Jüngling[3]) vertreten, welcher die operative Behandlung als „völlig überflüssig" ablehnt und nur konservative Maßnahmen — namentlich die Röntgentherapie und die Jodmedikation — als zweckmäßig anerkennt.

Diese außerordentlichen Widersprüche finden nur zum Teil in Abweichungen der subjektiven Beurteilung ihre Erklärung. Mindestens ebenso sehr kommt hierin die ungemeine Verschiedenartigkeit der aktinomykotischen Infektion als solcher zur Geltung, die — wie bereits betont — zwar wesentlich, aber nicht ausschließlich von der Lokalisation abhängt.

Von einer einheitlichen therapeutischen Formulierung kann daher zur Zeit noch keine Rede sein. Wir besprechen zunächst kurz die überhaupt in Betracht kommenden therapeutischen Möglichkeiten.

Unter den medikamentösen Mitteln steht an erster Stelle die innere Jodtherapie. Sie ist hervorgegangen aus günstigen Erfahrungen der Veterinäre bei der Behandlung der „Holzzunge" und der „Kiefergeschwülste" des Rindviehs. Auch beim Menschen gelingt es in vielen Fällen durch methodische innere Verabreichung von JK — in Dosen von 3—5 g im Tag durch längere Zeit fortgesetzt — einen wesentlichen Rückgang oder gar völlige Heilung der aktinomykotischen Veränderungen herbeizuführen. Die Theorie dieser Wirkung ist freilich noch strittig. Eine direkte Beeinflussung der Parasiten durch das Jod wurde abgelehnt, denn Nocard und andere Autoren nach ihm vermochten selbst durch 1% JK-Zusatz zu Kulturen eine Hemmung nicht herbeizuführen. Dagegen konnte jedoch Rajewski[4]) schon bei $^1/_8$% eine solche Wirkung feststellen; bei $^1/_2$% hörte jedes Wachstum auf. Die bereits wiederholt erwähnte Verschiedenheit der einzelnen Aktinomyzesstämme macht sich also wohl auch in dieser Hinsicht geltend. Außer der direkten Beeinflussung der

---

[1]) Chirurgenkongr. 1922. I, S. 127.
[2]) Lieblein, Bruns' Beitr. z. klin. Chirurg. 1900. 28, S. 198.
[3]) Bruns' Beitr. z. klin. Chirurg. 1919. 118, S. 105.
[4]) Arch. f. Veterin. 1899. S. 113.

Parasiten scheint unter der Einwirkung der Jodtherapie eine Änderung im Ablauf der örtlichen Reaktion einzutreten. In den „reagierenden" Fällen kommt es unter Zunahme der entzündlichen Erscheinungen zur partiellen Resorption und zur Erweichung; durch Perforation nach außen kann die definitive Heilung angebahnt werden [1]).

Leider ist jedoch diese Wirkung keine regelmäßige. Wohl lassen sich oberflächlichere Infiltrate, vor allem bei der zerviko-fazialen Aktinomykose, zumal solche von noch nicht sehr langer Dauer, recht häufig — wie zahlreiche Mitteilungen aus der Literatur lehren (Poncet, Lieblein, Prutz) — allein auf diese Weise der Heilung zuführen; andere Fälle, zumal besonders häufig die viszeralen Formen, verhalten sich dagegen oft gänzlich refraktär und auch eine methodisch in hohen Dosen lange Zeit durchgeführte Jodtherapie braucht nicht vor rascher Progredienz und Verallgemeinerung zu schützen.

Nur anhangsweise sei die an der Billrothschen Klinik zuerst angewandte Tuberkulintherapie erwähnt. Es sind im ganzen nur wenige Fälle bekannt, in denen hiermit Erfolg erzielt wurde, die Methode besitzt heute wohl nur noch historisches Interesse. Prinzipiell stellt sie wahrscheinlich einen Sonderfall der „nichtspezifischen Reiztherapie" (vgl. S. 43) dar.

Neuere Versuche einer spezifischen Vakzinetherapie (vgl. Kazda) erscheinen noch nicht spruchreif.

Unter den operativen Maßnahmen stand lange Zeit die Inzision und Exkochleation der Herde im Vordergrunde. Eine radikale Beseitigung ausgedehnter aktinomykotischer Ansiedlungen ist freilich im allgemeinen auf diese Weise nicht zu erzielen; doch ist es fraglos, daß nicht wenige Fälle mit diesem Vorgehen geheilt worden sind. Selbst bei perityphlitischen Eiterungen, bei Leberabszessen kann ein derartiges Verfahren zum Ziele führen. Bei den gutartigeren Formen genügt offenbar die Möglichkeit der Ausstoßung der Pilzmassen, um die Heilung einzuleiten, wobei die durch den Eingriff herbeigeführte Steigerung der lokalen Entzündung wohl auch nicht für den Erfolg zu unterschätzen ist. Garrès ursprüngliche Meinung, daß der Zutritt von Luft hierbei wesentlich sei, könnte nur für die anaeroben Wuchsformen des Strahlenpilzes Geltung haben. In vielen Fällen ist freilich heutzutage die Ausführung derartiger Partialeingriffe überflüssig geworden, da die Röntgentherapie (s. w. u.) dieses Ziel mit größerer Sicherheit und unter Vermeidung ausgedehnter Narben erreicht. Immerhin wird man nahe der Oberfläche gelegene Abszesse zweckmäßig durch Stichinzision entleeren; in manchen Fällen ist dies auch schon zu diagnostischen Zwecken unvermeidlich. Daß es gelegentlich sogar einer probatorischen Exkochleation hierzu bedarf, wurde bereits erwähnt. Vollends wird man bei florider Mischinfektion — drohender Senkung, etwa von der Halswirbelsäule aus — der nach chirurgischen Regeln ausgeführten gründlichen Inzision nicht entraten können. Auch bei isolierten umschriebenen Hirnerkrankungen kann es sich nur um die Eröffnung und Entleerung des Herdes handeln.

Die wirksamere radikale Exzision kommt dagegen nur ausnahmsweise in Betracht. Die Ausführung etwa von Kieferexartikulationen bei parossalen aktinomykotischen Infiltraten — wovon die frühere Literatur manche Beispiele enthält — muß nach heutiger Anschauung als durchaus fehlerhaft gelten. Sehr geeignet zur Radikaloperation sind dagegen umschriebene knotenförmige Infiltrate der Zunge, deren Exzision — mit nachfolgender Naht — in der Regel schon aus diagnostischen Gründen erforderlich sein dürfte. Ein dankbares aber seltenes Objekt für die Totalexstirpation bilden ferner die oben besprochenen

---

[1]) Vgl. Prutz, Grenzgebiete. 1899. 4.

Aktinomykome des Dickdarmes, die Hofmeister in zwei Fällen mit Erfolg resezierte. Über eine unter entsprechenden Verhältnissen vorgenommene Magenresektion berichtete Hadjipetros (l. c.), Matz (l. c.) über die operative Entfernung eines „Aktinomykom" des großen Netzes. Auch in frühen Stadien der später so ungünstigen aktinomykotischen Appendizitis und Perityphlitis kann ein radikales Vorgehen möglich sein. Mit besonderem Nachdruck ist Karewski in einer Reihe von Mitteilungen für die Radikaloperation der Lungenaktinomykose eingetreten. Ausgedehnte Brustwandresektionen mit Fortnahme größerer Lungenabschnitte sind zu diesem Zwecke ausgeführt worden, in nur wenigen Fällen freilich mit dauerndem Erfolg. Israel und Neumann entfernten mit Erfolg isoliert an Aktinomykose erkrankte Nieren. Keppler berichtet über einen mittels Amputation des Schultergürtels geheilten Fall von schwerer spezifischer Osteomyelitis humeri.

Eine wesentliche Bereicherung der Aktinomykosetherapie hat in neuerer Zeit die Röntgenbestrahlung erbracht. Selbst schwere Fälle lassen sich hierdurch, wie eigene Erfahrung [1]) und die Mitteilung von Jüngling (l. c.) gelehrt hat, zur Heilung bringen. Bezüglich der Technik sei auf die Publikation dieses letzteren Autors verwiesen. Die Wirkung beruht nach Jüngling darauf, daß der Aktinomyzes hochgradig strahlenempfindlich ist. Unter der Behandlung kommt es — ebenso wie bei der JK-Therapie — oft sehr rasch zur Einschmelzung, nach der Perforation gelangen die Infiltrate rasch zur Rückbildung, die Fisteln schließen sich; selbst massive Schwellungen können sich fast restlos zurückbilden, so daß nicht zuletzt der kosmetische Effekt nach eingetretener Heilung geradezu überrascht. Besonders wirksam erschien mir die Kombination der Röntgenbehandlung mit der gleichzeitigen JK-Therapie. Nach Jüngling könnte es sich hierbei darum handeln, daß das im pathologischen Gewebe gespeicherte Jod zu Sekundärstrahlen Anlaß gebe [2]).

Ob jedoch die Röntgenstrahlen bei der Aktinomykose wirklich ein Allheilmittel darstellen, wie es Jüngling vermutet, erscheint leider noch fraglich. Die bisherigen günstigen Erfolge beziehen sich nämlich ausschließlich auf die zerviko-faziale Form, die ja auch bei den älteren therapeutischen Methoden meist gute Resultate gab. Entscheidend wird allein das Verhalten der viszeralen Aktinomykose sein; doch fehlen hierüber bisher ausreichende Erfahrungen.

Ein von Geymüller mitgeteilter Fall von prävertebraler abszedierender Aktinomykose verhielt sich refraktär; das gleiche gilt für einen von Jüngling angeführten Fall von schwerer mischinfizierter Appendicitis actinomycotica.

Die Berechtigung, bei der Aktinomykose die Operation generell zu verbannen, besteht daher z. Zt. noch nicht. —

v. Baracz empfiehlt neuerdings auf Grund langjähriger Erfahrungen mit großem Nachdruck die Kombination von Inzision bzw. Exkochleation mit parenchymatösen Injektionen einer $^1/_2$—$2^0/_0$igen Kupfersulfatlösung [3]).

Ein besonderer Hinweis ist bei jeglicher Therapie der Aktinomykose schließlich noch bezüglich der Möglichkeit einer Scheinheilung am Platze. Sowohl nach Röntgenbestrahlung, nach operativen Eingriffen als auch nach interner Jodbehandlung kommt es vor, daß äußerlich der Prozeß abgelaufen zu sein scheint, während in Wirklichkeit ruhende Keime zurückgeblieben sind, die nach kürzerer oder längerer Frist zum Rezidiv führen können. Sorgfältige Kontrolle nach abgeschlossener Behandlung ist daher unter allen Umständen ratsam; prophylaktisch kommen Spätbestrahlungen oder nachträgliche zeitweise Jodkuren in Betracht.

---

[1]) Berlin. klin. Wochenschr. 1916. Nr. 22.
[2]) Bevan vermutet, daß die Röntgenstrahlen Jod frei machen.
[3]) Zentralbl. f. Chirurg. 1922, S. 634.

V. Das Sklerom.

Nur der Vollständigkeit halber erwähnen wir das Sklerom, das praktisch durchaus in das Spezialgebiet der Rhino- und Laryngologie fällt.

Das Sklerom stellt eine chronische Infektionskrankheit dar und wird durch den von Frisch 1882 entdeckten Sklerombazillus hervorgerufen. Die ätiologische Bedeutung dieses Bakteriums erscheint heute unbestritten, wenn auch die experimentelle Übertragung bisher nicht gelungen ist. Der Prozeß gelangt im Gebiete der oberen Luftwege, meistens der Nase zur Entwicklung und wird daher gewöhnlich als Rhinosklerom bezeichnet. Doch ist gelegentlich auch eine primäre Entwicklung im Bereiche des Tränensackes, des äußeren Gehörganges, der Zunge — ja angeblich selbst der Extremitäten — beobachtet worden. Die Erkrankung ist ausgesprochen selten, kommt aber in einzelnen Gegenden Rußlands, Galiziens sowie in einigen außereuropäischen Ländern endemisch vor.

Klinisch beginnt das Leiden gewöhnlich unter dem Bilde einer chronischen Rhinitis. Im weiteren Verlaufe kommt es zur Entwicklung harter, diffuser oder mehr tumorartiger Infiltrate, die aus einzelnen Knötchen zusammengesetzt sind. Ihre Prädilektionsstelle bilden die Choanen. Von hier aus greift der Prozeß allmählich auf den Rachen oder den Naseneingang über, das Naseninnere wird häufig durch die mitunter polypösen Wucherungen verlegt; Nasenflügel, Oberlippe, Gaumen und Zahnfleisch können in Mitleidenschaft gezogen werden. Beim Übergreifen auf den Larynx droht eine gefahrbringende Verengerung der Stimmritze, auch kommt ein Fortschreiten auf die Trachea und die Bronchien vor. Diagnostisch charakteristisch ist die geringe Neigung der Infiltrate zur Ulzeration.

Histologisch beginnt der Prozeß mit Rundzelleninfiltraten, die bei längerem Bestehen einer zunehmenden bindegewebigen Verdichtung Platz machen. Zwischen den Rundzellen eingelagert finden sich kolloid entartete große blasse nach Mikulicz benannte Zellen, in denen die Bazillen besonders zahlreich anzutreffen sind.

Der Nachweis dieser Zellen in dem mittels Probeexzision zu gewinnenden Material besitzt eine wesentliche diagnostische Bedeutung.

Das Leiden ist überaus chronisch, pflegt sich über Jahrzehnte hinzuziehen und gilt als unheilbar.

Als palliativer Eingriff kommt die Ausräumung der von den Wucherungen verlegten Nasengänge in Betracht, bei Larynxsklerom auch die Tracheotomie. In neuerer Zeit ist verschiedentlich über günstige Erfolge durch Röntgenbestrahlung berichtet worden [1]. Über den Nutzen der Autovakzinierung erscheinen die Ansichten noch geteilt.

VI. Die Sporotrichose [2].

Die Sporotrichose ist eine erst in neuerer Zeit bekannt gewordene, namentlich in Frankreich erforschte mikroparasitäre Erkrankung, die zwar gewöhnlich nur die Haut befällt, gelegentlich aber auch in anderen Gewebssystemen als „chirurgisches" Leiden auftreten vermag.

Der Erreger dieser Erkrankung ist ein sporenbildender Fadenpilz; unter den zahlreich vorkommenden Arten kommt für die menschliche Pathologie hauptsächlich das Sporotrichon de Beurmann in Betracht.

Oft im Anschluß an Verletzungen — namentlich durch vegetabilisches Material — bildet sich an der Eintrittspforte ein knotiges Infiltrat, das in der Folge zum Abszeß erweicht und dann geschwürig perforiert. Diese Ulzerationen haben bläulich unterminierte Ränder ähnlich wie bei der Tuberkulose, mitunter finden sich auch multiple Durchbruchsstellen; das Geschwürssekret ist vielfach schleimig, mitunter auch zitronengelb. Durch Vermittlung einer spezifischen Lymphangitis, auch durch direkte Autoinokulation kann sich der Prozeß weiterverbreiten, auch der Blutweg kommt für den Transport in Betracht. Im Knochen, der Muskulatur, Hoden und Nebenhoden kann es bei chronischer Entwicklung zum Auftreten abszedierender Knoten kommen; auch Beteiligung von Gelenken, Sehnenscheiden kommt vor. Durch viszerale Generalisierung — mit besonderer Beteiligung des Larynx und Pharynx — ist in einzelnen Fällen tödlicher Ausgang beobachtet worden. Die Erkrankung ist, zumal in Deutschland, offenbar sehr selten, wenn gewiß auch manche Fälle verkannt werden. Namentlich die Verwechslung mit Lues oder Tuberkulose kann leicht unterlaufen. Das meist gar nicht oder nur sehr wenig gestörte Allgemeinbefinden, trotz Vorhandenseins multipler Herde, sowie das gewöhnliche Fehlen einer Drüsenbeteiligung muß den Verdacht auf Sporotrichose erwecken. Der

---

[1] v. Ruediger, Zentralbl. f. Chirurg. 1911. — Zwillinger, Zeitschr. f. Ohrenheilk. 61, S. 50. — Mac Kee, Americ. Journ. of roentgenol. April 1917.

[2] Gougerot, im Handbuch der pathogenen Mikroorganismen. 2. Aufl. V. 1913. S. 211. — S. a. Lehrbücher der Dermatologie.

exakte Nachweis geschieht durch Kultivierung des Erregers, am besten auf dem Sabouraudschen Traubenzuckerpeptonagar bei Zimmertemperatur und Luftzutritt. Dagegen ist der direkte Nachweis der meist nur spärlichen Erreger im Eiter oder im Gewebe unsicher. In zweifelhaften Fällen vermag die Serumreaktion nach Widal und Abrami Aufklärung zu erbringen. Therapeutisch besitzt das Jod eine spezifische Heilwirkung; selbst schwerste Formen pflegen bei dieser Medikation prompt abzuheilen.

VII. Erkrankungen durch Schimmelpilze und verwandte Erreger[1].

Nur der Vollständigkeit wegen erwähnen wir diese Gruppe. Chirurgisch bedeutungsvoll ist namentlich die gelegentliche Beteiligung der Schimmelpilze, insbesondere des Aspergillus, an destruktiven Erkrankungen der Lunge. Gewöhnlich spielt der Pilz allerdings hierbei nur die Rolle eines sekundären Parasiten. Auch kann er sich auf Geschwüren des Magen-Darmkanals ansiedeln.

Der Soor als gelegentlicher Oberflächenparasit der Mundhöhle, weit seltener des Ösophagus, Vagina oder Blase ist im allgemeinen ohne chirurgische Bedeutung. Seltene Ausnahmebeobachtungen stellen die von Zenker im Gefolge des Mundhöhlensoors beschriebenen metastatischen Hirnabszesse dar.

VIII. Erkrankungen durch Sproßpilze[2].

Die Sproßpilze oder Blastomyzeten, zu denen hauptsächlich die Hefe gehört, gelangen gelegentlich als Saprophyten zur Ansiedlung am Menschen. So kommen sie namentlich bei Diabetikern vor, um auf der Haut oder auf der Oberfläche der weiblichen Genitalien zu vegetieren. Durch Gärung innerhalb der Harnblase kann es auf diese Weise zur Pneumaturie kommen. Auch in Mund- und Rachenhöhle der Säuglinge ist der Saccharomyces gelegentlich anzutreffen.

Nur vereinzelt ist demgegenüber beobachtet worden, daß die Sproßpilze durch tieferes Eindringen in die Gewebe ausgesprochen pathogene Eigenschaft gewinnen. Sie können dann knotige subkutane Infiltrate hervorrufen, die erweichen und ulzerös perforieren. Auch in die Blutbahn vermögen die Pilze überzugehen und herdförmige Einschmelzung in inneren Organen hervorzurufen. Derartige multiple Läsionen pflegen frühzeitig einen ausgesprochenen allgemeinen Marasmus herbeizuführen. In seltenen Fällen kommt es durch hämatogenen Transport zu inneren Herderkrankungen, ohne daß die Eintrittspforte nachweisbar ist. Vereinzelte Mitteilungen über meningitisartig verlaufende blastomykotische Erkrankungen des Hirns und seiner Häute (v. Hansemann) gehören hierher. Die Diagnose dieser außerordentlich seltenen parasitären Erkrankung ist nur durch den mikroskopischen Befund und kulturell zu stellen, jedenfalls sollte bei atypischen Krankheitsbildern auch an diese Möglichkeit gedacht werden. Ein spezifisches therapeutisches Mittel gegen die Sproßpilze ist bisher nicht bekannt.

IX. Die Botryomykose[3].

Als Botryomykose wird eine vornehmlich bei Pferden beobachtete Erkrankung bezeichnet, die teils zur Bildung mächtiger Granulationstumoren führt, teils zu Abszedierungen, Schwielen, Fisteln und somit ein ähnliches Bild darbieten kann, wie die Aktinomykose. Auch die inneren Organe, sowie das Skelettsystem werden mitunter befallen. Die Veränderungen schließen sich an äußere Wunden an, wobei die Kastration der Hengste eine besondere Rolle spielt. Die Granulationstumoren, die sich im Anschluß an eine solche „Samenstrangfistel" bilden können, erreichen mitunter ganz beträchtliche Größe; bis zu 60 kg schwere Gewächse sind beobachtet worden. Als Erreger dieser zweifellos parasitären Erkrankung gilt nach Bollingers Vorgang der sog. Botryomyces, der sich als ein in Pilzstöcken angeordneter Mikrokokkus darstellt. Doch ist die Spezifizität dieses Bakteriums noch nicht völlig geklärt, manche Autoren halten ihn für identisch mit dem banalen Staphylokokkus pyogenes aureus.

Mit dieser tierischen Botryomykose werden vielfach nach dem Vorgange von Poncet und Dor kleine, nicht gerade häufig vorkommende Granulationstumoren der äußeren Haut des Menschen ätiologisch auf eine Stufe gestellt. Ihre Prädilektionsstelle bildet die Vola von Hand und Fingern, seltener das Gesicht, nur ausnahmsweise werden

---

[1] H. C. Plaut, Die Hyphenpilze und Eumyzeten. Im Handb. d. pathog. Mikroorganismen. 2. Aufl. Bd. 5, S. 1. 1913.

[2] A. Buschke, im Handb. d. pathog. Mikroorganismen. 2. Aufl. Bd. 5, S. 155. 1913.

[3] F. Glage, in Handb. d. pathog. Mikroorganismen. 2. Aufl. Bd. 6, S. 151. 1913. — Küttner, Bruns' Beitr. z. klin. Chirurg. 1905. 47.

andere Körperteile befallen. Diese „Botryomykome" stellen sich meist als bis kirschgroße, rötliche, wenig sezernierende Gebilde dar, die nur selten größere Ausdehnung erreichen; sie sind von etwas derberer Konsistenz wie das gewöhnliche Granulationsgewebe und leicht blutend. Ihre Basis gehört dem Korium an, von hier aus durchsetzen sie mit einem kurzen Stiel die perforierte Epidermis. Anatomisch zeichnet sich ihr Gewebe durch einen besonderen Reichtum an weiten Kapillaren aus; Küttner hat sie daher als „telangiektatische Granulome" bezeichnet.

Über ihre Entstehung ist wenig bekannt, auffällig häufig scheinen geringfügige Stichverletzungen durch pflanzliches Material ihrer Entwicklung voranzugehen. Wie weit die in ihrer Peripherie regelmäßig anzutreffenden Mikrokokken ätiologische Bedeutung besitzen, ist nicht bestimmt zu sagen; immerhin ist eine parasitäre Natur dieser eigenartigen Granulome durchaus wahrscheinlich. Ob sie mit der gleichbenannten Erkrankung des Pferdes auf eine Stufe zu stellen sind, ist ebenfalls strittig. Klinisch bestehen jedenfalls erhebliche Unterschiede. Schürmeyer hat schließlich — in weitgehendem Gegensatz zu den bisherigen Anschauungen — die Vermutung aufgestellt, daß es sich bei den Botryomykomen ursprünglich um eine angiomatöse Wucherung der Kapillaren handle, der. sich sekundär eine oberflächliche Entzündung anschließe. Die Bezeichnung „Angioma proliferans polyposum" soll dieser hypothetischen Genese Rechnung tragen [1]).

Die Diagnose ist in der Regel nicht zu verfehlen, da die kleinen Granulome durch ihre Lokalisation und sonstiges Aussehen ein äußerst typisches Verhalten an den Tag legen. Die Therapie besteht in der Exzision mitsamt des umgebenden Hautovals. Die kleine Wunde kann mit einer Naht geschlossen werden. Unzureichend ist dagegen die einfache Abtragung des Stieles, da es hiernach zu Rezidiven zu kommen pflegt. Auch die Kauterisation der Basis gewährt hiergegen keinen vollkommenen Schutz.

Die Wundvergiftung.

Der Begriff der Wundvergiftung spielte früher eine große Rolle. Was wir seit Lister auf die Tätigkeit der Bakterien beziehen, wurde früher meist dorthin gerechnet. Namentlich die Schußwunden galten lange Zeit hindurch als vergiftet und die primitivsten Anfänge der Antisepsis werden von Versuchen dargestellt, derartiges „Wundgift" durch Glüheisen oder heißes Öl zu zerstören.

Wir unterscheiden heute zwei Formen der Wundvergiftung. Die eine kommt durch Biß oder Stich giftiger Tiere zustande, die andere beruht auf dem Eindringen giftiger Substanzen in akzidentelle Wunden.

In gewollter Form spielt dieser letztere Hergang bei der Kampfesweise der Naturvölker noch eine gewisse Rolle. Es gehören hierher die mit Kurare vergifteten Pfeile südamerikanischer Indianerstämme, welche eine motorische Lähmung des Getroffenen herbeiführen. Andere Pfeilgifte sind tierischer Herkunft [2]). Giftige tropische Ameisen, auch Käfer (Diamphidia locusta) werden hierzu verwendet [3]).

Unter den akzidentellen Wundgiften steht das Blei an erster Stelle. Jeder Steckschuß eines bleihaltigen Geschosses kann durch Resorption des gelösten Metalles zur Allgemeinvergiftung führen. Freilich kommt es hierbei so selten zu den klassischen Symptomen der Bleivergiftung, daß diese Tatsache lange verkannt blieb, bis sie namentlich durch die methodischen Untersuchungen Lewins klargestellt wurde. Dennig und Neu konnten in 11% von Steckschußträgern Bleiausscheidung im Urin nachweisen [4]). Es ist daher nicht unwahrscheinlich, daß auch manche neurasthenisch-funktionellen Symptome, über die solche Verletzte oft erst lange Jahre nach der Verwundung klagen, auf diese Ätiologie zurückzuführen sind. Selbst tödliche Vergiftung kann unter

---

[1]) Dtsch. med. Wochenschr. 1922, S. 47.
[2]) Es ist vielleicht nicht ohne Interesse in diesem Zusammenhange darauf hinzuweisen, daß die Bezeichnung „Toxikologie" ursprünglich an die Pfeilgifte anknüpft.
[3]) Vgl. Faust, im Handb. d. inn. Med. von Mohr und Staehelin, Bd. 6, S. 725. 1919.
[4]) Vgl. E. Neißer, Münch. med. Wochenschr. 1917. Nr. 7.

besonders geeigneten Umständen — ausgedehnte „Verspritzung" der Bleiteile — eintreten [1]). Diagnostisch bemerkenswert ist in solchen Fällen das
Auftreten basophiler Granula seitens der roten Blutkörperchen. Wenn
der direkte Nachweis des Bleies im Urin versagt, so kann das Lumbalpunktat
mitunter noch ein positives Ergebnis zeitigen [2]).

Für das praktische Handeln gibt die Kenntnis dieser Form der Bleivergiftung eine weitere Begründung für die Forderung, die Geschoßextraktion
möglichst schon bei der primären Wundversorgung vorzunehmen. Bei eingetretenen Vergiftungserscheinungen wird die Entfernung der Bleiteile zur
gebieterischen Notwendigkeit. Wenn irgend möglich, sollte dabei auch das
umgebende Gewebe gründlich exstirpiert werden, da dieses oft in weiter Ausdehnung mit Blei imprägniert ist.

Neuere Untersuchungen von Bonhoff und Schumm scheinen jedoch dafür zu sprechen,
daß jene obengenannten Zahlen viel zu hoch gegriffen sind und daß praktisch
jedenfalls die Bleiintoxikation nach Steckschuß zur größten Seltenheit gehört, ihr
daher auch auf die operative Indikationsstellung kein prinzipieller Einfluß zukommt [3]).

Bei den mit Phosphoranstrich versehenen Leuchtspurgeschossen des modernen Krieges ist vereinzelt im Gefolge dadurch hervorgerufener Verletzungen
das Auftreten einer Phosphorvergiftung beobachtet worden. Tuffier
beschrieb einen solchen Fall mit tödlichem Ausgang. Frühzeitige gründliche
Exzision derartiger Wunden vermag dieser Gefahr vorzubeugen [4]).

Bei Verletzungen durch im Körper weiter glimmende Stoffe, zu denen vor
allem die im letzten Kriege nicht ganz selten beobachtete Verwundung durch
die Leuchtpistole gehört, kann die Resorption der Verbrennungsgase, also
vornehmlich von Kohlenoxyd (CO), ebenfalls allgemeine Vergiftungserscheinungen herbeiführen. Kessler hat derartige Beobachtungen zusammengestellt [5]).

Einen praktisch nicht unwichtigen Sonderfall der Wundvergiftung bilden ferner die
durch Tintenstift hervorgerufenen Verletzungen [6]). Hierbei pflegt die Spitze des Stiftes
abzubrechen und im Gewebe zurückzubleiben; der in Lösung gehende Farbstoff — in der
Regel Methylviolett — führt nunmehr rasch zu einer ausgedehnten fortschreitenden
Nekrose der Umgebung, die hartnäckige Geschwüre oder Fisteln zu unterhalten pflegt.
Therapeutisch genügt die einfache Extraktion des Splitters nur unmittelbar nach der
Verletzung; in späteren Stadien ist dagegen eine ausgiebige Exzision des Gewebes erfor-
derlich, um die Wunde heilfähig zu gestalten. — Besonders schwere Folgeerscheinungen
vermag der Tintenstift vor allem auch am Sehorgan hervorzurufen. —

Von den durch giftige Tiere[7]) hervorgebrachten Verletzungen kommen
in unseren Breiten vornehmlich die Stichwunden durch die Hymenopteren
(Biene, Wespe, Hummel, Hornisse) in Betracht. Das in die Wunde eindringende
Gift stellt eine organische Base dar; die saure Reaktion beruht wahrscheinlich
auf Beimengung von Ameisensäure. Der intakten Haut vermag das Bienengift nichts anzuhaben, dagegen wirkt es in der Wunde entzündungserregend
und nekrotisierend; auch die unverletzte Schleimhaut von Auge und Nase wird
in gleicher Weise betroffen. Klinisch beschränkt sich der Lokalbefund in der
Regel auf ein umschriebenes, lebhaft gerötetes Infiltrat, auf dessen Kuppe der
zurückgebliebene Stachel meist sichtbar ist; bei besonders empfindlichen Individuen kann sich eine toxische Lymphangitis und Lymphadenitis hieran

[1]) Curschmann, Therap. Halbmonatshefte. 1920. H. 4.
[2]) Schlesinger, Münch. med. Wochenschr. 1918. Nr. 2.
[3]) Bruns' Beitr. z. klin. Chirurg. 1922. 126, S. 324.
[4]) Vgl. Lehmann, Zentralbl. f. Chirurg. 1918. S. 452.
[5]) Volkmanns Samml. klin. Vortr. N. F. 1917. 729.
[6]) Erdheim, Langenbecks Arch. 1915. 106 und 1920. 113.
[7]) Faust, l. c. — Küttner, Die Naturwissenschaften. I. 1913. H. 31/32.

unmittelbar anschließen. Besonders gefürchtet sind Stichverletzungen der Zunge, da die rasch einsetzende hochgradige Schwellung als schweres Atemhindernis wirken kann. Allgemeinerscheinungen, auf Resorption beruhend, werden selten beobachtet, doch können besonders empfindliche Menschen mit Kopfschmerz, Frost und leichtem Fieber reagieren. Ernster sind die Folgen sehr zahlreicher Stichverletzungen zu beurteilen, wie sie durch Überfall ganzer Schwärme gelegentlich vorkommen. Die hierbei beobachteten Symptome werden als Ohnmacht, Schlafsucht oder auch Delirien beschrieben. Selbst tödlicher Ausgang kann hierdurch herbeigeführt werden. Interessant ist es, daß einzelne Menschen sich einer natürlichen Immunität gegen das Bienengift erfreuen; bei Personen, die häufig derartigen Verletzungen ausgesetzt sind — Imkern — tritt nicht selten mit der Zeit eine Abstumpfung der Empfindlichkeit ein.

Therapeutisch kommt zunächst die Entfernung des eingedrungenen Stachels in Betracht. Als empirisches Mittel erfreut sich die Applikation von verdünntem Salmiakgeist eines besonderen Ansehens. Die Wirkung der ebenfalls öfters verwandten 2% Karbolsäure beruht wohl hauptsächlich auf ihrer anästhesierenden Eigenschaft. Bei starker Schwellung oder Lymphangitis sind feuchte Umschläge am Platze, bei hochgradiger Schwellung der Zunge kann selbst die Tracheotomie notwendig werden. —

Von giftigen Fischen ist in unseren Breiten das in der Nordsee vorkommende Petermännchen (Trachinus draco) zu nennen. Dieses trägt an Kiemendeckel und Rückenflosse hohle Giftstacheln, deren Stich äußerst schmerzhaft ist und lebhafte Entzündung — die sich bis zur Gangrän steigern kann — mit ausgesprochener toxischer Allgemeinwirkung hervorruft.

Von Giftschlangen kommt bei uns nur die Kreuzotter in Betracht, während in tropischen Ländern die durch Schlangenbiß hervorgerufenen Verletzungen bekanntlich eine sehr erhebliche Rolle spielen. Das Gift stammt aus zwei Drüsen, welche der Parotis der Säugetiere entsprechen; es gelangt durch die einer Injektionsnadel vergleichbaren Giftzähne in die Wunde. An der Bißfigur treten die durch das Eindringen der Giftzähne hervorgebrachten tieferen Stiche deutlich neben der feineren Punktierung durch die übrigen Zähne hervor.

Die Giftwirkung ist teils eine lokale, teils eine allgemeine. Die lokale Wirkung, die auch bei der Kreuzotter deutlich in die Erscheinung tritt, äußert sich in einer heftigen Entzündung mit starker Schwellung; durch Hämolyse nimmt das austretende Serum eine rötliche Beschaffenheit an. Bei der Allgemeinwirkung des Kreuzotterbisses tritt die neurotoxische kurareartige Wirkung, wie sie manchen tropischen Arten eigentümlich ist (Cobra), gewöhnlich zurück gegenüber den Erscheinungen, die auf direkter Schädigung des Blutes beruhen. Bei dem Klapperschlangenbiß, dem diese hämotoxische Wirkung am stärksten zu eigen ist, äußert sie sich in Schleimhauthämorrhagien, blutigem Erbrechen, Darm- und Blasenblutungen. Atemnot stellt sich ein. Der Tod erfolgt unter zunehmender Benommenheit und Sinken der Herzkraft. Gelangt das Gift direkt in eine Vene, so kann infolge der rasch eintretenden Hämolyse der Tod innerhalb weniger Minuten erfolgen.

Nur ganz ausnahmsweise führt dagegen der Kreuzotterbiß, der prinzipiell die gleichen Symptome aber in abgeschwächter Form nach sich ziehen kann, zum Tode.

Bei der Behandlung des Schlangenbisses steht als altes Volksmittel das Aussaugen der Wunde in hohem Ansehen. Freilich kann diese Maßnahme nur dann nützen, wenn sie unmittelbar nach der Verletzung zur Anwendung gelangt. Bei vorhandenen Läsionen der Mundschleimhaut besteht überdies die Gefahr, daß von hier aus eine weitere Übertragung des Giftes erfolgt. Sicherer ist daher die Anwendung von Schröpfköpfen. Auch die chemische Zerstörung des Giftes, wozu sich das Kaliumpermanganat, sowie das Kalziumhypochlorit ($CaOCl_2$), das auch in dem als Waschmittel käuflichen „Eau de Javelle" enthalten ist, besonders eignet, kann nur bei sofortiger Anwendung etwas nützen.

Eine wichtige, jederzeit anwendbare Maßnahme besteht in der Anlegung der Konstriktion an der Basis der verletzten Extremität. Die Resorption des Toxins wird hierdurch zwar nicht völlig verhindert, aber doch so verlangsamt, daß die Giftigkeit wesentlich herabgesetzt wird. Bezüglich der zulässigen Dauer einer solchen Abschnürung vergleiche Seite 95. Die durch Nieren, Magen- und Darmschleimhaut erfolgende Ausscheidung des Giftes läßt sich durch reichliche Aufnahme warmer Flüssigkeit beschleunigen, auch Magenspülungen erscheinen in dieser Hinsicht rationell. Die Zuführung von Alkohol in hohen Dosen, die vielfach empfohlen wird, hat im Experiment keine Stütze gefunden.

Bei der Behandlung der tropischen Schlangenbisse steht die Serumtherapie (Calmette) an erster Stelle und hat große Erfolge aufzuweisen. Es handelt sich hierbei um die Herbeiführung einer passiven Immunität vermittels Serum von Pferden, die durch steigende Toxindosen giftfest gemacht worden sind.

Auch die sog. Rattenbißkrankheit [1]), die in Japan nicht ganz selten ist, in Deutschland nur ausnahmsweise beobachtet wurde [2]), wird mitunter zu den Wundvergiftungen gerechnet. Nach kürzerer oder längerer Inkubation kommt es in solchen Fällen zu einer erythematösen Schwellung an der alten Bißstelle, Lymphangitis, Lymphadenitis, oft auch zu Schüttelfrösten und zu einem schweren allgemeinen Krankheitsbilde. Der Temperaturverlauf ist intermittierend, Exantheme können an entfernten Körperstellen auftreten. Die Krankheit kann sich mit Unterbrechungen über Monate hinziehen, selbst tödlicher Ausgang ist beobachtet worden. — Während bakteriologische Untersuchungen bisher stets negativ verliefen, wies Futaki neuerdings Spirochäten hierbei nach. Die anscheinende Heilwirkung des Salvarsans stimmt hiermit überein. Prophylaktisch kommt die Wundexzision in Betracht.

[1]) Miyake, Grenzgebiete 1900. 5.
[2]) Vorpahl, Münch. med. Wochenschr. 1921. Nr. 9.

Chirurgische Erkrankungen durch tierische Parasiten.

Der Echinokokkus[1]).

Unter den durch tierische Parasiten verursachten chirurgischen Leiden steht die Echinokokkenkrankheit an Häufigkeit und vitaler Bedeutung an erster Stelle. Es handelt sich hierbei um das Larvenstadium des Hundebandwurms: Taenia echinococcus.

Dieser Bandwurm ist sehr klein, besteht aus 3—4 Gliedern und erreicht nur eine Länge von 3—5 mm. Sein Kopf ist mit einem Rostellum, 4 Saugnäpfen und einem doppelten Hakenkranz versehen. Wie die übrigen Zestoden unterliegt auch die Taenia echinococcus einem Generationswechsel. Gelangen die in den Proglottiden des geschlechtsreifen Tieres gebildeten Eier in den Darmkanal eines geeigneten Zwischenwirts, so machen sie in dessen Organen ein intermediäres Blasenwurmstadium durch, um erst wieder, wenn sie zur ursprünglichen Spezies zurückgelangen, sich zum fertigen Bandwurm zu entwickeln.

Der typische Zwischenwirt für den Hundebandwurm ist das Schaf und das Rind. Ersteres vor allem für die häufigste Form der menschlichen Erkrankung, die unter dem Bilde des **Echinococcus hydatidosus** auftritt; für die seltenere Form des am Schlusse dieses Kapitels besonders zu besprechenden **alveolären Echinokokkus** scheint dagegen das Rind vorzugsweise als Zwischenwirt in Betracht zu kommen. Die Länder, in denen die Viehzucht besonders intensiv betrieben wird, liefern daher auch die meisten menschlichen Erkrankungsfälle. Die klassische Heimat der Hydatidenform ist Island, Australien, Argentinien, Mecklenburg, Pommern, während der alveoläre Echinokokkus in Bayern, der Schweiz, Tirol sowie in Rußland fast ausschließlich vorkommt. Die Ansteckung der Wirtstiere erfolgt durch Verunreinigung der aufgenommenen Nahrung mit Hundekot; die Reinfektion des Hundes kommt namentlich dann zustande, wenn bei Schlachtungen echinokokkenhaltiges Material an diese Tiere verfüttert wird. In diesen typischen Kreislauf wird nun gelegentlich auch der Mensch eingeschaltet. Die Unsitte enger Lebensgemeinschaft mit Hunden, die gemeinsame Benützung von Eßgeschirren, das „Lecken" gibt reichlich Gelegenheit zu derartigen Übertragungen.

Gelangen auf eine oder die andere Weise Proglottiden bzw. Eier in den Magen des Zwischenwirtes, so werden durch Verdauung der Hülle die Embryonen frei; diese winzigen Gebilde vermögen die Darmwand zu durchsetzen und werden mit dem Blute oder dem Chylus weiter geschwemmt. Die Leber, an zweiter

---

[1]) Literatur bei Frangenheim. Volkmanns Samml. klin. Vorträge. 1906. 419/20.

Stelle die **Lunge**, stellt daher den häufigsten Ort ihrer Ansiedlung dar. Ihr nicht seltenes Eindringen in den großen Kreislauf setzt eine Passage der Lungenkapillaren voraus, soweit nicht angeborene Hemmungsmißbildungen (offenes Foramen Botalli) einen direkten Übertritt in das arterielle System gestatten.

Gelangt der embryonale Keim im Gewebe zur Ansiedlung, so wandelt er sich zur Echinokokkenzyste — dem „**Blasenwurm**" — um. Die Blasenwand besteht in erster Linie aus der sog. **tierischen Membran**, d. h. einer $\frac{1}{2}-1$ mm dicken lamellenartig angeordneten Chitinschicht (Cuticula), deren Innenfläche eine zarte Parenchymschicht anliegt. Aus dieser entwickeln sich nach innen eingestülpte mit charakteristischen Haken (vgl. Abb. 8) versehene Skolizes oder zunächst auch sogenannte **Brutkapseln**, in denen sich ihrerseits Skolizes oft in größerer Zahl ausbilden. Durch zystische Umwandlung der Keimanlage können Tochter- und Enkelblasen („Hydatiden") entstehen. Wegen der Einheitlichkeit der ganzen Anlage wird diese Entwicklungsform auch als **unilokulärer** Echinokokkus bezeichnet, doch führt dieser Ausdruck in Anbetracht der oft außerordentlich zahlreich vorhandenen Tochter- und Enkelblasen leicht zu Mißverständnissen. Wir geben daher dem alten Namen des E. hydatidosus den Vorzug. Seltener findet die generative Sprossung nach außen hin statt (exogene Blasenbildung). Nur bei der Lokalisation im Knochen scheint dieser Typus vorzuherrschen. Mitunter bleibt jede Bildung von Skolizes oder Brutkapseln aus; die Blase ist dann steril und wird als **Akephalozyste** bezeichnet.

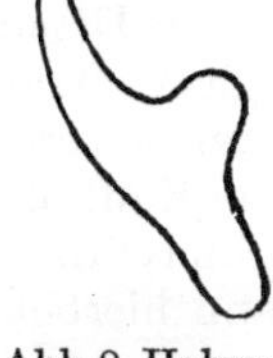

Abb. 8. Haken des Hundebandwurms. (Stark vergrößert.)

Der Inhalt der parasitären Blase besteht aus einer wasserklaren, eiweiß-freien, kochsalzhaltigen Flüssigkeit von geringem spezifischen Gewicht (1009 bis 1015). Sie enthält als charakteristische Bestandteile **Bernsteinsäure** und außerdem noch gewisse toxinartige Substanzen, die sich in serologischer Hinsicht bemerkbar machen (s. w. u.). Derartige Echinokokkenzysten können sehr beträchtliche Ausdehnung — bis Mannskopfgröße und darüber hinaus — erreichen. Man hat bis zu 10 und 15 kg schwere Säcke beobachtet. Auch die Zahl der oft nur spärlichen Tochterblasen kann bis in die Tausende gehen. Durch den Druck auf die umgebenden Gewebe wird das Parenchym zum Schwund, das interstitielle Gewebe zur Verdichtung gebracht; es entsteht auf diese Weise in der Regel eine **zweite, vom Gewebe des Wirtes** gebildete **Kapsel**. Bei Anwesenheit zahlreicher Tochterblasen kann schließlich die ursprüngliche gemeinsame äußere tierische Membran zugrunde gehen, so daß die sekundären Zysten direkt von der Außenkapsel eingeschlossen werden.

Die Entwicklung des Echinokokkus ist im allgemeinen eine langsame. Die meisten klinisch in Erscheinung tretenden Zysten haben bereits ein jahrelanges Bestehen hinter sich. Auch schubweise Größenzunahme wird gelegentlich beobachtet.

Gegen die Ansiedlung des Blasenwurms ist kein Organ geschützt.

Über die **prozentuale Verteilung** im einzelnen gibt das aus einheitlicher Quelle stammende von Vegas und Cranwell mitgeteilte Material der Krankenhäuser in Buenos-Aires zuverlässige Auskunft. Hiernach war von 952 Fällen die Leber 641 mal betroffen, in weitem Abstand hiernach kommt die Lunge mit 54, die Milz mit 30 Fällen, in absteigender Reihenfolge sodann das Beckenbindegewebe der Frau, das große Netz, Muskulatur, Gehirn, Niere, Mesenterium. Zu den noch selteneren Lokalisationen gehören die weiblichen Genitalorgane, das kleine Becken beim Manne, Orbita, Pleura, Knochen, Mamma, Thyreoidea, Pankreas, Mediastinum, Harnblase. In 38 Fällen handelte es sich um multiple Ansiedlung, wovon 21 die Bauchhöhle betrafen. Zu den ungewöhnlichen Lokalisationsstellen gehören überdies die Speicheldrüsen und die Prostata, das Herz und der Herzbeutel.

Innerhalb des Knochensystems erkranken am häufigsten die spongiösen Bezirke. Becken und Wirbelsäule steht hierbei an erster Stelle. Von den langen Röhrenknochen wird am häufigsten der Humerus befallen. Durchbrüche können zu einer Erkränkung der Gelenke führen. Unter den platten Knochen steht die Beteiligung des Stirn- und Scheitelbeins an erster Stelle. Die meisten Muskelerkrankungen betreffen den Rumpf. Innerhalb der einzelnen Muskelgruppen selbst wird nach Lorenz am Kopf am häufigsten der M. temporalis, am Halse der Kopfnicker, am Rumpf die Rücken-, Lumbal- und Glutaealmuskulatur, sowie der M. pectoralis, am Oberschenkel der Quadrizeps, am Oberarm der Bizeps und Deltoideus betroffen.

Die klinischen Erscheinungen des Echinokokkus machen sich dort am frühesten bemerkbar, wo die umgebenden Teile dem auf sie einwirkenden Druck nicht ausreichend nachgeben können. Es gilt dies vor allem für die intrakranielle Lokalisation. Leberechinokkoken werden dagegen vielfach erst entdeckt, wenn sie als umfangreiche Tumoren die Bauchwand vorwölben. Ansiedlung innerhalb des Thorax führt bei zunehmender Größenentwicklung zu Atemstörungen, bei Erkrankung der Schilddrüse kann dies durch Druck auf die Trachea schon frühzeitig eintreten. In vielen anderen Fällen tritt der Echinokokkus überhaupt erst durch sekundäre Komplikationen in die Erscheinung. Im Bereich der langen Röhrenknochen ist hierher die Spontanfraktur zu rechnen. Der in der Markhöhle gewucherte Parasit bringt hier die Knochensubstanz so weitgehend zum Schwund, daß im Röntgenbild die verdünnte Kortikalis schließlich nur noch wie eine feine Bleistiftkontur erscheint. Mitunter kommt es unter diesen Umständen zur Erscheinung des „Pergamentknitterns"; das geringfügigste Trauma, ja schon der Muskelzug ist imstande die Kontinuität eines derartig veränderten Knochens aufzuheben. An der Wirbelsäule kommt es unter dem Einfluß der Destruktion zu Einknickungen ähnlich wie bei der tuberkulösen Spondylitis. Direkt oder durch Eindringen der Blasen in den Spinalkanal kann hierbei auch das Rückenmark aufs schwerste in Mitleidenschaft gezogen werden. Die häufigste Komplikation des Echinokokkus stellen die Durchbrüche dar. Nierenzysten können sich in die Harnwege entleeren; unter Blutung und heftigen Koliken werden die Blasen ausgetrieben und können sich hierbei auch in den ableitenden Harnwegen einklemmen. Durchbruch des Lungenechinokokkus in den Bronchialbaum führt zu schweren Suffokationsanfällen; wenn die Blasen nicht spontan den Larynx passieren, kann Erstickung eintreten. Gallige Expektoration, welche einem solchen Ereignis folgt, weist darauf hin, daß der ursprüngliche Herd der Leber angehörte. Leberechinokokken können ihren Inhalt in den Darmkanal entleeren, auch Durchbrüche in die Gallenwege kommen vor; eine Verlegung des Choledochus durch Membranen kann mechanischen Ikterus zur Folge haben, doch ist dieses Ereignis beim Echinococcus hydatidosus recht selten. Direkter Durchbruch nach außen kommt nur bei gleichzeitiger bakterieller Infektion zustande (s. w. u.). Ein außerordentlich ernstes Ereignis stellt die Perforation einer Echinokokkenzyste in die freie Bauchhöhle dar. Der massenhafte Eintritt der tierischen Flüssigkeit pflegt einen bedrohlichen schockartigen Zustand hervorzurufen, der wahrscheinlich auf Anaphylaxie beruht. Ist dieser primäre Insult überwunden, so droht die weitere Gefahr der Keimverstreuung, indem die zahlreich in das Peritoneum eingedrungenen Skolizes nun zu selbständiger Blasenentwicklung gelangen können. Die Bauchhöhle stellt schließlich in solchen Fällen eine unübersehbare Kolonie von Echinokokkenzysten dar. Auch bei Einbruch in größere Venen kann die toxische Resorption eine verhängnisvolle Bedeutung gewinnen (vgl. S. 286). Durch Verschleppung größerer Membranen oder Zysten ist ferner unmittelbar die Gefahr tödlicher Lungenembolie gegeben.

In besonderer Weise sind die Echinokokkenzysten zu bakterieller Sekundärinfektion disponiert. Bei eintretender Kommunikation mit dem

Bronchialbaum, dem Magendarmkanal, den Gallenwegen, ist ein solcher Hergang jederzeit möglich. Es kommt dann je nach den Abflußbedingungen zu mehr oder minder heftiger Abszedierung; im Anschluß an Lungenechinokokken ist die herdförmige Gangrän nicht ganz selten. Durch Arrosion größerer Blutgefäße, namentlich im Bereiche von Lunge und Leber, können schwere Blutungen im Gefolge der Eiterung auftreten. Bei ausgedehnter Verwachsung mit Darmschlingen ist eine solche Infektion auch ohne groben Durchbruch rein auf dem Wege der Durchwanderung möglich. Nicht zuletzt bilden schließlich die Blasenwurmzysten einen günstigen Boden für die hämatogene Infektion. Keime, die im Anschluß an irgendeine bakterielle Invasion in die Blutbahn geraten und unter gewöhnlichen Umständen vielleicht keine besonderen Folgen hinterlassen würden, können auch in die Echinokokkenzysten gelangen und sind dann imstande, Abszedierung hervorzurufen. Von den allgemeinen Infektionskrankheiten, die gelegentlich derartige Komplikationen im Gefolge haben, ist vor allem der Typhus abdominalis zu nennen.

In nicht wenigen Fällen bedeutet der sonst oft folgenschwere Durchbruch der Echinokokkenzysten — sei es, daß er mit oder ohne Infektion erfolgt — den Weg zur Heilung. Namentlich für den Lungenblasenwurm gibt es zahlreiche Beobachtungen, wo nach einmaligem oder wiederholtem Durchbruch schließlich dauernde Genesung eintrat. Ein anderer Weg der Spontanheilung ist durch Absterben der Parasiten möglich. Die Flüssigkeit wird dann allmählich resorbiert, die Blase schrumpft und faltet sich, es bleibt schließlich eine verkalkte Hülle zurück, die in ihrem Zentrum einen schmierigen Brei enthält, für den reichliche Anwesenheit von Cholesterin bis zu einem gewissen Grade charakteristisch ist; auch können sich darin noch Haken finden.

Die Todesursache in den ungünstig verlaufenden Fällen ist nicht einheitlich. Im Vordergrunde steht hierbei die Infektion. Bedrohliche Druckerscheinungen kommen besonders bei der Lokalisation in Schädelhöhle, Wirbelsäule und Brustkorb in Betracht. Universelle peritoneale Aussaat pflegt auch ohne sonstige Komplikationen zu allgemeinem Marasmus zu führen; die Möglichkeit bedrohlicher Arrosionsblutungen, der Lungenembolie sowie der Erstickung wurde bereits genannt. —

Die Diagnose des Echinokokkus kann hier nur in ihren allgemeinen Zügen besprochen werden. Grundsätzlich ist stets an diese Erkrankung zu denken, wenn es sich klinisch um zystische Neubildungen unklarer Herkunft handelt. Insbesondere gilt das, wenn es sich um Organe handelt, in denen größere Zysten sonst ungewöhnlich sind, also namentlich um Leber und Milz. Als pathognomonisch für das Verhalten des Blasenwurms wurde früher ein bei der Perkussion eintretendes eigentümliches Vibrieren, das sogenannte Hydatidenschwirren angesehen. In Wirklichkeit ist jedoch dieses Zeichen nur ganz ausnahmsweise anzutreffen, andererseits kommt es gelegentlich auch bei Flüssigkeitsansammlungen anderer Art, wie bei der Hydronephrose, Ovarialzysten und selbst beim Aszites vor. Bei oberflächlich gelegenen Zysten ist mitunter Transparenz festgestellt worden. Wo der Verdacht besteht, daß Zysten direkt oder vermittels anderer Hohlorgane mit der Außenwelt kommunizieren, kann durch den Nachweis von Membranen oder Haken in den Ausscheidungen unmittelbar die parasitäre Natur dieser Geschwülste festgestellt werden. Namentlich für die Erkennung der Echinokokken von Lunge und Niere ist diese Methode bedeutungsvoll. Unmittelbar gelingt diese Feststellung mittels Punktion. Auch ohne den Befund von Skolizes reicht hierbei schon der Nachweis einer klaren eiweißfreien, Kochsalz und Bernsteinsäure enthaltenden Flüssigkeit dazu aus, um die spezifische Natur der Zyste sicherzustellen. Leider ist jedoch dieses Verfahren nicht unbedenklich. Denn durch Resorption austretender

Echinokokkenflüssigkeit kann es hierbei zu Vergiftungserscheinungen anaphylaktischer Art kommen. In leichteren Fällen äußern sich diese in allgemeinem Unwohlsein, Kopfschmerz, Anstieg von Temperatur und Puls sowie im Auftreten einer Urtikaria. Kommt es jedoch zu rascher Resorption größerer Mengen, so kann sogar der Tod erfolgen. Bryant[1] sah dies in katastrophaler Weise im Anschluß an die Punktion eines Leberechinokokkus sich ereignen, bei der Sektion zeigte es sich, daß die Pfortader verletzt worden war; der Eintritt der Hydatidenflüssigkeit war also unmittelbar in die Blutbahn hinein erfolgt. Auch im Anschluß an Operationen sind vereinzelt solche Unglücksfälle beobachtet worden (Dévé). Eine neuere Beobachtung dieser Art stammt von Beneke[2]. — Noch größer ist im allgemeinen die Gefahr der Keimverstreuung, die namentlich bei der Punktion abdomineller Zysten zu fürchten ist. Aus diesem Grunde ist daher die diagnostische Punktion grundsätzlich auf oberflächlich gelegene Zysten zu beschränken.

Das Röntgenbild kann gelegentlich durch den Nachweis einheitlich konfigurierter, scharf umschriebener rundlicher Schattenfiguren wertvolle Aufklärung erbringen. Besonders eindrucksvolle Bilder gibt der Knochenechinokokkus, ohne jedoch immer eine sichere Unterscheidung gegenüber sonstigen ossalen Zysten zu ermöglichen. Die Untersuchung des Blutes kann durch den Nachweis des vermehrten Auftretens eosinophiler Elemente von Bedeutung werden. Doch ist ein solcher Befund weder konstant noch spezifisch, da er in gleicher Weise auch bei anderen tierisch-parasitären Erkrankungen, fernerhin bei der Syphilis, dem Asthma bronchiale, bei malignen Tumoren vorkommen kann. Bei eingetretener bakterieller Infektion der Echinokokken pflegt die Eosinophilie überdies regelmäßig zu schwinden.

In neuerer Zeit haben die Seroreaktionen bei der Echinokokkenkrankheit besonderes Interesse gewonnen[3]. Während das Präzipitationsverfahren keine recht befriedigenden Resultate zeitigte, sind mit der Komplementbindung — entsprechend der Wassermannschen Reaktion — bessere Erfolge erzielt worden. Doch kommen auch bei dieser Methode unberechenbare Versager vor, so daß sie nur den Wert eines relativen Hilfsmittels für sich beanspruchen kann.

Nach neueren Angaben von Blumenthal ist der positive Ausfall stets beweisend, der negative dagegen nicht. Gleichzeitige Eosinophilie läßt bei fehlender Komplementbindung den Echinokokkus mit Wahrscheinlichkeit ausschließen[4].

Die Prophylaxe des Echinokokkus fällt in das Gebiet der Hygiene. Hierzu gehört in erster Linie peinlichste Sauberkeit bei der Haltung von Hunden. Ferner dürfen echinokokkenhaltige Schlachtungsabfälle nur nach ausreichendem Kochen an Hunde verfüttert werden. Zur größeren Vorsicht sind sämtliche Hunde 1 bis 2mal im Jahre einer radikalen Bandwurmkur zu unterwerfen. Bei sorgfältigem Innehalten dieser Maßregeln müßte es gelingen, die Echinokokkenkrankheit des Menschen mit Sicherheit zu verhüten.

Die Behandlung der Echinokokkenzysten ist bisher nur auf chirurgischem Wege möglich. Versuche, die Parasiten durch pharmakologische Einwirkung zum Absterben zu bringen, sind bisher gescheitert. Die Radikaloperation besteht in der Ausschälung der Zyste mit nachfolgender Vernähung des Wundbettes. Leider läßt sich jedoch diese Methode gewöhnlich nur bei den äußeren Echinokokken durchführen. Ihr gleichwertig ist die gleichzeitige Resektion der Um-

---

[1] Transactions of the clin. soc. 11, p. 230. 1877/78.
[2] Klin. Wochenschr. 1922. S. 196.
[3] Kreuter, Ergebn. d. Chirurg. Bd. 4. 1912.
[4] Zentralbl. f. Chirurg. 1922. S. 1902.

gebung, die gelegentlich bei der Leber anwendbar ist; bei großen Echinokokkenzysten von Niere und Milz kommt die Exstirpation des ganzen Organs in Betracht. Vereiterte Echinokokken sind wie Abszesse zu behandeln, nach möglichst gründlicher Ausräumung werden sie durch Drainage breit offen gehalten.

Bei umfangreichen Zysten der Leber bildet das klassische Verfahren die „Marsupialisation". Die Zyste wird hierbei breit in die Bauchwand eingenäht, ein- oder zweizeitig eröffnet, entleert und dann der Schrumpfung überlassen. Lebhafter hartnäckiger Gallenfluß pflegt bei der Leber diesem Vorgehen zu folgen. Eine wesentliche Abkürzung bedeutet demgegenüber das von Billroth angegebene Verfahren, wobei einzeitig die Zyste eröffnet, ausgeräumt und wieder vernäht wird. Der hierbei nicht unbeträchtlichen Gefahr des Rezidivs sucht die Einführung einer 1%igen Formollösung in den Zystensack, welche etwa zurückgebliebene Parasiten abtötet, vorzubeugen; nach 5 Minuten langer Einwirkung wird die Flüssigkeit wieder entleert und die Höhle durch versenkte Nähte geschlossen (Operation nach Delbet-Dévé). Das Verschwinden der Eosinophilie nach einer solchen Operation würde darauf hindeuten, daß nicht noch anderweitige Ansiedlungen des Blasenwurms bestehen.

Besondere Vorsicht ist bei allen operativen Eingriffen beim Echinokokkus bezüglich der Gefahr der Keimverstreuung geboten. Selbst im Subkutangewebe kann eine Pfropfung erfolgen und zu Narbenrezidiven Anlaß geben [1]).

Der alveoläre Echinokokkus [2]).

Der alveoläre Echinokokkus stellt das intermediäre Larvenstadium einer wohlcharakterisierten Abart des gewöhnlichen Hundebandwurms dar, als dessen klassischer Zwischenwirt das Rind zu gelten hat. Die Entscheidung dieser vielumstrittenen Frage scheint durch die Fütterungsversuche von Posselt sichergestellt zu sein. Auf die geographischen Sonderverhältnisse dieser Form des Blasenwurms wurde bereits hingewiesen. Der alveoläre („multilokuläre") Echinokokkus befällt fast ausschließlich die Leber. Den Nachweis, daß die meisten „multilokulären" Zysten des Knochensystems nur irrtümlich auf ihn bezogen wurden, hat Wilms [3]) erbracht.

Charakteristisch für den alveolären Leberechinokokkus ist das Fehlen größerer Blasen und sein infiltrierendes Wachstum, das ganz nach Art eines malignen destruierenden Tumors erfolgt.

Auf dem Durchschnitt bietet der alveoläre Echinokokkus der Leber ein ungemein charakteristisches Aussehen. Er erscheint als eine weiße, weißgraue oder grünliche, oft auffallend harte Neubildung, dessen Grundsubstanz von einem wabenförmig angeordneten derben, mitunter verkalkten bindegewebigen Stroma gebildet wird. Aus diesen stecknadelkopf- bis erbsgroßen, stellenweise konfluierenden Alveolen läßt sich eine gelbliche oder mehr bräunliche kolloide Inhaltsmasse ausdrücken, welche bei der mikroskopischen Betrachtung Chitinmembranen, Skolizes und Häkchen oder auch Brutkapseln erkennen läßt. In den zentralen Abschnitten kommt es oft zu regressiven Metamorphosen, Verkalkung oder käsig ulzerösem Zerfall, der zur Bildung unregelmäßig gestalteter Kavernen führt, in die hinein Blutungen stattfinden können. Unter den klinischen Erscheinungen des alveolären Echinokokkus ist vor allem der hier im Gegensatz zur Hydatidenform häufige Ikterus zu nennen. Das Auftreten von Milzschwellung und eines allgemeinen Marasmus ergibt oft ein Bild, das

---

[1]) Madelung, Mitteil. a. d. Grenzgeb. d. Med. u. Chirurg. 13. 1904.
[2]) Posselt, Münch. med. Wochenschr. 1906. Nr. 12.
[3]) Bruns' Beitr. z. klin. Chirurg. 1898. 21.

mit der Leberzirrhose oder dem Verhalten eines malignen Tumors größte Ähnlichkeit besitzt.

Die Therapie hat nur im Frühstadium Aussicht auf Erfolg und besteht in der Resektion des parasitär erkrankten Leberabschnittes.

Der Zystizerkus[1].

Als Cysticercus cellulosus wird die Finne des im menschlichen Darm vorkommenden mit Hakenkranz versehenen Bandwurms, der Taenia solium bezeichnet. Den regulären Zwischenwirt stellt das Schwein dar. Nur ausnahmsweise spielt sich der Generationswechsel beim Menschen selbst ab; in früheren Zeiten, als die Fleischbeschau noch nicht allgemein eingeführt war, kam dies häufiger vor als jetzt. Vorbedingung ist hierzu, daß Eier oder Proglottiden in den menschlichen Magen gelangen. Bei unreinlichen Personen kann dies durch Selbstinfektion oder mittels Übertragung auf andere erfolgen. Wo menschlicher Dünger zur Verwendung gelangt, ist eine Ansteckung auch durch den Genuß von Salat, Radieschen oder dgl. möglich. Vielleicht erfolgt gelegentlich auch beim Brechakt ein Transport von Eiern in den Magen hinein; man spricht in solchem Falle von „innerer Selbstinfektion".

Durch die verdauende Wirkung des Magensaftes werden die Eier ihrer Schale entledigt, die Embryonen durchsetzen die Darmwand, geraten in den Blut- oder Lymphstrom und können nun an mannigfachen Stellen des Organismus zur Ansiedlung gelangen. Es bilden sich hierbei typische mit wasserklarem oder gelb-rötlichem Inhalt gefüllte Blasen, durch deren Wand die Kopfanlage in der Regel als kleiner weißlicher Fleck durchschimmert. Die Umgebung reagiert zumeist mit der Ausbildung einer bindegewebigen Kapsel, die auch Fremdkörperriesenzellen enthalten kann. Konstant ist eine solche Hülle freilich nicht, an manchen Stellen, wie im Augapfel und den Hirnventrikeln, treten vielmehr die Blasen frei auf und sollen sogar einer aktiven Lokomotion fähig sein.

Eine seltene besondere Wachstumsform, die namentlich an der Hirnbasis vorkommt, wird als Cysticercus racemosus bezeichnet. Hierbei entwickeln sich die Blasen oft zu ausgedehnten traubig angeordneten zusammenhängenden Massen, deren Inhalt größtenteils steril ist. Eitrige aber bakterienfreie meningeale Exsudate können hierbei auftreten.

Die durchschnittliche Größe der einzelnen Blasen schwankt zwischen der einer Erbse und einer Haselnuß; ausnahmsweise sind Gebilde von Walnuß- bis Hühnereigröße beobachtet worden.

Die Prädilektionsstelle des menschlichen Zystizerkus bildet das Unterhautzellgewebe. Er kommt hier in seltenen Fällen in ganz außerordentlicher Zahl vor, die vereinzelt bis in die Tausende geht, ohne daß dies zu besonderen Störungen Anlaß zu geben braucht. Die einzelne Blase ist rundlich oder mehr oval, mit glatter Oberfläche, von fester, auf der starken Inhaltsspannung beruhender Konsistenz, bei leichter gleichmäßiger Verschieblichkeit. Auch in der Muskulatur[2] wird gelegentlich ein solches gehäuftes Vorkommen beobachtet. Der Lieblingssitz ist hier der Pectoralis major, in absteigender Reihenfolge folgen die Muskeln der oberen Extremität, des Rumpfes sowie der unteren Gliedmaßen. Häufig symptomlos geht in anderen Fällen die Zystizerkose der Muskulatur mit rheumatischen Schmerzen oder gar ausgesprochenen

<hr>

[1] Frangenheim, Volkmanns Samml. klin. Vorträge. 1906. 424.
[2] Küttner und Landois, Dtsch. Chirurg. 25 A. 1913.

Neuralgien einher. — Weit seltener ist das Vorkommen in der Pleura, Lunge, Parotis, den Mesenterialdrüsen, dem Herzen; auch die Leber wird auffallenderweise nur in Ausnahmefällen von Zystizerken heimgesucht. Ganz vereinzelte Beobachtungen beziehen sich auf das Knochensystem. Praktisch am bedeutungsvollsten ist die nicht so ganz seltene Lokalisation innerhalb des Auges und des Gehirns. Der Zystizerkus kann auf diese Weise zum Verlust des Sehvermögens führen; bei intrakraniellem Sitz geht er oft mit sehr vieldeutigen Symptomen einher, die am ehesten dem Verhalten der Hirntumoren entsprechen. Daß der Cysticercus racemosus der Schädelbasis ausgesprochene meningitische Erscheinungen hervorzurufen vermag, wurde bereits erwähnt. Auch im Bereiche des Rückenmarks und des Spinalkanals können Zystizerken zur Ansiedlung gelangen.

Ebenso wie der Echinokokkus kann auch die Bandwurmfinne spontan vereitern. Es gilt dies namentlich für die oberflächlich gelegenen Zysten. Eine natürliche Heilung tritt in vielen Fällen durch Absterben der Parasiten ein; es kommt dann zur fettigen Degeneration des Blaseninhalts, zur Schrumpfung und Verkalkung. Auch die verkalkten Reste können schließlich der Resorption anheimfallen.

Die Diagnose des Zystizerkus gründet sich bei oberflächlichem Sitz auf das geschilderte palpatorische Verhalten; namentlich ein multiples Auftreten derartiger Gebilde muß stets den Verdacht der Finnenerkrankung nahelegen. Verkalkte Muskelblasen sind wiederholt durch das Röntgenbild nachgewiesen worden. Der Zystizerkus des Augeninneren ist in der Regel der unmittelbaren ophthalmoskopischen Betrachtung zugänglich. Für die Diagnose des intrakraniellen Zystizerkus gewinnt der Nachweis peripherer Lokalisationen besondere Wichtigkeit. Es ist daher bei unklaren zerebralen Symptomen hierauf stets besonders zu fahnden. Ausnahmsweise ist der direkte Nachweis der tierischen Elemente mittels Lumbalpunktion gelungen. Auch das Bestehen einer ausgesprochenen Eosinophilie kann im Zweifelsfalle für die Annahme eines zerebralen Zystizerkus verwertet werden.

Die chirurgische Bedeutung des Zystizerkus gilt hauptsächlich für die zerebrale Form. Wiederholt war es in solchen Fällen möglich, operativ den Parasiten zu entfernen. Bezüglich der Behandlung des Zystizerkus des Auges muß auf die Lehrbücher der Ophthalmologie verwiesen werden. Die operative Beseitigung peripherer Zystizerken kommt im allgemeinen nur dann in Betracht, wenn sie nicht zu zahlreich vorhanden sind, nennenswerte Beschwerden hervorrufen, ferner bei eintretender Mischinfektion, gelegentlich aber auch rein zu diagnostischen Zwecken.

Chirurgische Komplikationen durch Askariden[1]).

Im allgemeinen ein harmloser Darmschmarotzer vermag der Spulwurm — Ascaris lumbricoides — gelegentlich auch zu ernsten chirurgischen Komplikationen Anlaß zu geben[2]). Beobachtungen dieser Art galten früher als ausgesprochen selten, während sie in neuerer Zeit — zumal in bestimmten Gegenden (Württemberg) — wesentlich häufiger geworden sind. Die durch den Wurm hervorgerufenen Schädigungen sind teils mechanischer Art, zum Teil beruhen sie auf einer toxischen Wirkung des Parasiten, dessen Leibessubstanz und Absonderungen Stoffe enthalten, die ausgesprochen entzündungserregend wirken. Es kann sogar schon beim Hantieren mit frischen Spulwürmern zur Blasenbildung an der Hand kommen, so daß eine gewisse Vorsicht in dieser Hinsicht geboten

---

[1]) Schlößmann, Grenzgebiete. 1922. 34, S. 1.
[2]) Bezüglich der für den Menschen erst teilweise geklärten Biologie dieses Parasiten sei verwiesen auf Nettesheim, Das Wandern der Spulwurmlarven in inneren Organen. Münch. med. Wochenschr. 1922. Nr. 36.

ist. Der Verdünnung dieser Stoffe durch die Darmsäfte ist es zuzuschreiben, daß diese lokale toxische Wirkung in der Regel nicht in die Erscheinung tritt.

Treten die Würmer im Darme — zumal unter dem Einflusse einer hartnäckigen Stuhlverstopfung — in besonders großer Zahl auf, so kommt es gelegentlich zur Bildung förmlicher Wurmkonvolute, welche die Passage völlig verlegen. Ein solcher „Ileus verminosus" gelangt vornehmlich bei Kindern nicht ganz selten zur Beobachtung. Häufiger gesellt sich freilich zu der rein mechanischen Wirkung eine spastisch-toxische Komponente, so daß der Darmverschluß in solchem Falle vorwiegend dynamischer Art ist (vgl. Zehnter Abschnitt, S. 405). In anderen Fällen steht die entzündliche Reizwirkung auf das Peritoneum im Vordergrunde in Gestalt einer serösen toxischen Askaridenperitonitis. Die Darmschlingen in der Umgebung der Parasiten — gelegentlich auch der Wurmfortsatz — erscheinen in solchen Fällen injiziert, die Mesenterialdrüsen geschwollen; es findet sich dabei in der Bauchhöhle ein mitunter massenhaftes seröses Exsudat. Schwere Darmveränderungen — namentlich auch destruktive Formen der Appendizitis mit Perforation — können hieraus hervorgehen. Daß hierbei auch eine unmittelbare mechanische Schädigung der Darmwand seitens der Parasiten mitspielen kann, erscheint erwiesen [1]), trotzdem der Spulwurm wohl nicht imstande ist, einen intakten Darm zu durchbohren. Wohl aber droht dieses Ereignis bei Gegenwart geschwüriger Intestinalerkrankungen. Auch die operative Darmnaht kann auf diese Weise gefährdet werden.

Ebenfalls häufiger als bisher angenommen wurde, gelangen die Askariden in die Gallengänge, während die Gallenblase selbst entschieden seltener heimgesucht wird [2]). Ausgesprochene Koliken können auf diese Weise zustande kommen; bei periodischer Einwanderung ergibt sich hieraus größte Ähnlichkeit mit rezidivierenden Cholelithiasisattacken. Ikterus braucht unter solchen Umständen nicht immer mechanisch bedingt zu sein; eine wichtige Rolle spielt vielmehr hierbei wohl auch eine begleitende präkapilläre Cholangitis. Überhaupt disponiert das Eindringen der Parasiten zu schweren Koliinfektionen. Innerhalb der Leber vermögen die Askariden unter Nekrotisierung der an die Gänge angrenzenden Parenchymschichten förmliche „Wurmherde" hervorzurufen, aus denen sich gelegentlich auch echte „Wurmabszesse" entwickeln.

Nicht ganz selten — so beim Ileus, im Anschluß an Narkosen — gelangen Spulwürmer in den Magen und werden durch Erbrechen nach außen entleert. Aspiration in die Trachea und tödliche Erstickung ist im Gefolge dieses Ereignisses möglich. Selbst die verhängnisvolle totale Verlegung der Speiseröhre durch Wurmkonvolute ist beobachtet worden (Reich). Weit seltener wie die Leber wird das Pankreas von den Parasiten in Mitleidenschaft gezogen.

Chirurgische Hilfe ist in der Mehrzahl der hier genannten Komplikationen erforderlich. Der Befund reichlicher Wurmeier im Stuhl, der vorausgegangene Abgang einzelner Würmer auf natürlichem Wege oder per os ist hierbei oft geeignet, die Diagnose auf die richtige Fährte zu leiten.

Prophylaktisch kommt die methodische Bekämpfung der Spulwurmkrankheit des Darmes auf medikamentösem Wege (vgl. Lehrbücher der inneren Medizin) in Betracht, die somit auch in chirurgischer Hinsicht nicht ohne Bedeutung ist.

Chirurgische Komplikationen durch Oxyuren.

Die chirurgische Bedeutung des im Dickdarm namentlich bei Kindern häufig anzutreffenden Madenwurms — Oxyuris vermicularis — besteht hauptsächlich darin, daß ihr Juckreiz zum Kratzen am After und dadurch leicht zur Entstehung von Ekzemen oder Fissuren Anlaß gibt. Bei der Frau kann die Oxyuris durch die inneren Genitalien in die Bauchhöhle gelangen; am Pathologischen Institute Professor Chiaris sah ich einen Fall, wo zahlreiche Parasiteneier auf dem Peritoneum durch entzündliche Wucherung eingekapselt waren und äußerlich ganz das Bild miliarer Tuberkel darboten. Mitunter dringen die Parasiten auch in die Darmwand selbst ein, sie pflegen hier zu verkalken. Im Bereiche des Enddarmes können auf diese Weise periproktitische Abszesse entstehen. Auch im Wurmfortsatz finden sie sich nicht selten. Bei größerer Anzahl können sie hier ein appendizitisartiges Krankheitsbild auslösen, das Aschoff als „Appendicopathia oxyurica" bezeichnet hat. Daß dagegen diese Würmer imstande sein sollen, selbständig eine eigentliche Appendizitis hervorzurufen bzw. nach Rheindorf [3]) sogar den wichtigsten

---

[1]) W. Gerlach, Dtsch. Zeitschr. f. Chirurg. 1922. 173, S. 402.
[2]) Reich, Bruns' Beitr. z. klin. Chirurg. 1922. 126. S. 560.
[3]) Die Wurmfortsatzentzündung. Berlin 1920.

ätiologischen Faktor in dieser Hinsicht darstellen, wird von Aschoff [1]) bestritten. Dagegen glaubt Noack auch klinisch eine Sonderform der Oxyurenappendizitis aufstellen zu können [2]). Auch im Bereiche des Dickdarmes sind akut-entzündliche Veränderungen auf Oxyuren zurückgeführt worden; ebenso hat man die Entstehung der Darminvagination mit diesen Parasiten in Verbindung gebracht [3]).

Die Bilharziakrankheit[4]).

Nur in aller Kürze erwähnen wir die ausschließlich auf tropische und subtropische Länder beschränkte Bilharziakrankheit, die jedoch auch allgemein-chirurgisch in mehrfacher Hinsicht von Interesse ist. Das Leiden wird durch eine Nematode hervorgerufen und zwar die vorwiegend in Ägypten auftretende Form durch das Schistomum haematobium; der Erreger der japanischen Bilharziosis ist das Schistomum japonicum. Der Bilharziaparasit ist ein etwa zentimeterlanger milchweißer Wurm, der in der Pfortader, den Bauch- und Beckenvenen lebt und periodisch in die submukösen Venen von Darm und Blase, wahrscheinlich auch in die subkutanen Venen einwandert, um dort seine Eier abzulegen, die von hier aus ins Freie gelangen. Die Infektion selbst erfolgt wahrscheinlich im Mirazidienstadium von der Haut aus; für die Bilharzia japonica ist dieser Weg als der ausschließliche experimentell nachgewiesen worden.

Im Gewebe selbst rufen die Eier teils Destruktion, teils Wucherungen hervor. Es entstehen auf diese Weise Geschwüre, die zu umfangreichen fistulösen Durchbrüchen namentlich am Damm, Skrotum, Penis und der Analgegend führen, oder auch eigenartige oft sehr ausgedehnte Papillome im Bereiche von Blase und Mastdarm, an den äußeren Genitalien und am Perineum hervorrufen. Blasenblutungen bilden das häufigste klinische Symptom. Häufig kommt es zur Steinbildung und sekundären Beteiligung der Niere. Theoretisch von besonderem Interesse ist die Neigung zur Karzinomentwicklung auf dem Boden des „Bilharzia-Gewebes". Namentlich der Blasenkrebs bildet eine nicht seltene Folge dieser Infektion.

Die Therapie der Bilharziakrankheit ist bisher eine rein symptomatische, wobei der Chirurgie ein besonders weites Feld zugewiesen ist.

Anhang: Die Myiasis[5]).

Nur der Vollständigkeit halber sei erwähnt, daß unsauber gehaltene Wunden, zumal in der heißen Jahreszeit, gelegentlich Fliegenmaden als Brutstätte dienen können. Bei den meisten Arten bleibt diese unschöne Wundkomplikation praktisch bedeutungslos, dagegen vermögen die Larven der Musziden durch ihre Freßtätigkeit große Zerstörungen der Weichteile anzurichten. Ein seltenes Vorkommen beim Menschen — zumal in Europa — bildet die durch subkutane Ansiedlung von Östridenlarven entstehende „Dasselbeule".

[1]) Berlin. klin. Wochenschr. 1920. Nr. 44.
[2]) Grenzgebiete. 1922. 35, H. 2.
[3]) Anschütz, Klin. Wochenschr. 1922, Nr. 44. S. 2174.
[4]) C. Goebel, Ergebn. d. Chirurg. 3. 1911. — Looß und Kartulis, Handb. d. pathog. Mikroorganismen (Kolle-Wassermann). 2. Aufl. Bd. 8. 1913.
[5]) R. Dluhosch, Inaug.-Dissert. Breslau 1921.

Thermische und chemische Verletzungen.

Die Verbrennung[1]).

Unter Verbrennung verstehen wir hier in erster Linie sämtliche lokale Gewebsschädigungen, die durch Einwirken einer abnormen Wärmeerhöhung eintreten. Das lebende Gewebe ist auf ein bestimmtes Temperaturoptimum eingestellt, das sich beim Menschen um etwa 37^0 bewegt. Schon länger anhaltende Fiebertemperaturen können empfindliche Zellterritorien — Zentralnervensystem, das Drüsenparenchym — schädigen; die beweglichen weißen Blutkörperchen „erstarren" bei etwa 50^0 und sterben ab; bei der gleichen Temperatur beginnen die Erythrozyten zu zerfallen. Darüber hinaus kommt es zum Freiwerden des Blutfarbstoffes, bei etwa 70^0 koaguliert das protoplasmatische Eiweiß; der allgemeine Zelltod tritt ein. Die Veränderungen des Gewebes, die bei noch höheren Temperaturen stattfinden, gehören insoweit nicht mehr zu den eigentlichen biologischen Vorgängen, als sie bereits Zelleichname betreffen. So kommt es bei noch stärkerer hochgradiger Erhitzung der Haut zur Eintrocknung, Bräunung, die „Schwarte" wird rissig, das Fettgewebe schmilzt, beginnt zu brennen; tiefgehende Verkohlung kann eintreten.

Als Ursache der Verbrennung kommt zunächst der direkte Kontakt mit erhitzten Körpern, Gasen und der offenen Flamme in Betracht. Thermische Verletzungen durch heiße Flüssigkeiten und Wasserdampf — wobei es natürlich niemals zur Verkohlung kommen darf — werden als „Verbrühung" bezeichnet. Lokale Wärmeschädigungen können ferner beim Durchtritt starker elektrischer Ströme durch „Reibungswiderstand" zustande kommen; die Eigenart der elektrischen Verletzungen läßt jedoch ihre gesonderte Besprechung wünschenswert erscheinen. Schließlich kann auch durch strahlende Wärme Verbrennung eintreten, wie der bekannte Versuch der im „Brennglas" konzentrierten Lichtstrahlen lehrt. Praktisch handelt es sich jedoch bei den mit stärkerer Lichterscheinung einhergehenden wärmebildenden Prozessen und den dadurch hervorgerufenen Schädigungen nicht nur um die Wärmestrahlen, sondern auch um die „chemisch wirksamen" kurzwelligen blauvioletten und ultravioletten Strahlen des Spektrums. Selbst bei Ausschaltung jedes thermischen Effektes können jene und andere Strahlen Wirkungen auf das Gewebe hervorrufen, die mit denen der „Verbrennung" große Ähnlichkeit haben und in der Terminologie so benannt werden. Ich verweise hierzu auf die mit der „Finsenlampe" und der „Künstlichen Höhensonne" (S. 232) gemachten Erfahrungen (s. a. S. 298). Nicht Wärme als solche wird hierbei

---

[1]) Sonnenburg und Tschmarke, N. D. Chirurg. 17. 1915. — Marchand, Handb. d. allgem. Pathol. Bd. 1. 1908. — Flörcken, Ergebn. d. Chirurg. 1920. 12.

dem Gewebe zugeführt, sondern Energie, d. h. thermische Äquivalente. Unter Erweiterung der obigen Definition der Verbrennung werden wir daher auch die lokalen Verletzungen durch „strahlende Energie" im Rahmen dieses Kapitels vereinigen. Die Einteilung lautet demnach:

A. Verbrennung durch direkte Leitung,
B. Verbrennung durch strahlende Energie,
C. Elektrische Verbrennung.

Voranzustellen ist zunächst eine kurze Betrachtung über den Einfluß der allgemeinen Temperaturerhöhung auf den Organismus. Es kommt dieser Faktor bereits im Rahmen der Lehre vom „Fieber" zur Geltung, doch liegt dies außerhalb unseres Themas. In seiner reinsten Form tritt die allgemeine Temperaturerhöhung in die Erscheinung beim sog. Hitzschlag. Derselbe kann zustande kommen durch längere Einwirkung übermäßig hoher Temperaturen — Tropen, Heizräume —, es genügt aber auch, wenn bei minder hoher Außentemperatur die Möglichkeit der regulierenden Wärmeabgabe, die hauptsächlich auf der Verdunstung des Schweißes beruht, gestört ist durch unzweckmäßige Kleidung, hohe Luftfeuchtigkeit und Windstille, unzureichende Flüssigkeitsaufnahme, zumal wenn durch angestrengte körperliche Arbeit die eigene Wärmeproduktion eine Steigerung erfährt. Soldaten auf dem Marsch an schwülen Sommertagen sind besonders diesem Ereignis ausgesetzt. Allerhand Vorboten, wie Mattigkeit, Übelsein, Unsicherheit auf den Beinen gehen meist dem eigentlichen Anfall voraus; die Atmung wird beschleunigt, der Blick stier, das Gesicht zyanotisch; der Kranke stürzt bewußtlos hin, Krämpfe können sich einstellen. Temperaturerhöhungen bis über 43⁰ sind unter solchen Umständen nicht selten. Besonders ungünstig sind jene Fälle, in denen das Versagen des Herzens im Vordergrunde steht; der Kollabierte ist leichenblaß, die Pupillen weit, der Puls fadenförmig oder unfühlbar.

Bei der Bekämpfung des Hitzschlages spielt die Prophylaxe eine wichtige Rolle (Militär- und Fabrikhygiene). Im Stadium der Prodrome beseitigt die Abkühlung durch Entfernen der Kleidung, Übergießen mit kaltem Wasser, Zuführung von Flüssigkeit gewöhnlich rasch jede Gefahr; in schweren Fällen bedarf es Herzstimulantien, gegebenenfalls der künstlichen Atmung, doch ist in diesem Stadium die Mortalität nicht unbedeutend. Unter den autoptischen Befunden steht die Blutfülle des Gehirns und seiner Häute, auch der Lunge, gewöhnlich im Vordergrunde.

Ganz besonders ausgeprägt findet sich die zerebrale Kongestion, die sich sogar zum Ödem der Meningen steigern kann, beim Sonnenstich. Es handelt sich hierbei um die Folgen einer intensiven Strahlenwirkung auf den Schädel und seinen Inhalt, ohne daß eine allgemeine Wärmestauung einzutreten braucht. Der Symptomenkomplex wird beherrscht von heftigen Kopfschmerzen, zu denen Erregungszustände oder Bewußtlosigkeit hinzutreten kann. Der Sonnenstich vermag unmittelbar zum Tode zu führen, aber auch dauernde psychisch oder organisch bedingte nervöse Störungen zu hinterlassen. Das gleiche gilt für den Hitzschlag.

A. Verbrennung durch direkte Leitung.

Zahlreich sind die Ursachen für Verbrennungen im täglichen Leben. Sie ereignen sich beim Feuermachen, durch offenes Licht, die Zigarre, durch Berühren des Herdes und der Ofenplatte, durch Verbrühen mit Speisen, Kaffee, Suppe oder Waschlauge; namentlich unbeaufsichtigte Kinder sind diesen Gefahren besonders ausgesetzt. Schwerste ausgedehnte Verbrennungen pflegen zu entstehen, wenn die Kleider in Brand geraten und bei Feuersbrünsten. In der Industrie sind die Arbeiter in Heizräumen, in Hüttenwerken, in chemischen Betrieben (Leuchtgas, Benzin, Äther, Explosivstoffe usw.) in dieser Hinsicht besonders gefährdet; die schwersten Verbrühungen werden bei Dampfkesselexplosionen beobachtet. Zahlreiche Gelegenheiten für Verbrennungen bietet die moderne Kriegsführung. Bei der Explosion von Fliegerbomben, Minen, Granaten kann unter Umständen die Brandwirkung völlig im Vordergrunde stehen, beim „Flammenwerfer" wird die Herbeiführung der Verbrennung zur eigentlichen Aufgabe. Nach Magnus soll sogar ganz allgemein bei der Entstehung von Gewebsnekrosen durch Geschoß die Verbrennung eine wichtige Rolle spielen (vgl. S. 72).

Wenn wir von jenen Kriegsverletzungen absehen, so handelt es sich bei den meisten Verbrennungen um Einwirkungen, welche nur die Körperoberfläche betreffen. Denn die Dauer der thermischen Schädigung bemißt sich meist nur auf wenige Augenblicke und die Haut ist ein schlechter Wärmeleiter. Infolgedessen beschränken sich die meisten Verbrennungen, die nicht schon bei der Katastrophe unmittelbar zum Tode führen, auf die äußere Haut. Ihr Verhalten ist es daher, welches die gesamte Pathologie der Verbrennung weitgehend beherrscht.

Man pflegt praktisch vier Grade der Verbrennung zu unterscheiden, nämlich:
1. die Hautrötung,
2. die Blasenbildung,
3. die Schorfbildung,
4. die Verkohlung.

Dem Wesen nach handelt es sich hierbei — zumal bei den drei ersten Graden — nicht um prinzipiell verschiedene Dinge, sondern vielmehr um quantitative Abstufungen ein und desselben Vorganges.

Bei der Verbrennung ersten Grades tritt die Wirkung auf die Gefäße besonders in die Erscheinung. Die Kapillaren sind stark gefüllt und erweitert; in höheren Graden gesellt sich dazu eine leichte Schwellung der betroffenen Hautpartie, die auf vermehrter seröser Durchtränkung beruht. Es handelt sich hierbei um einen von den geschädigten Nervenendigungen reflektorisch unterhaltenen Reizzustand der Gefäße, daneben aber gewiß auch um direkte Schädigung einzelner Zellen selbst, die sich bis zum Gewebstod steigern kann. Dieser beschränkt sich auf die obersten Schichten der Epidermis.

Sind ausgedehnte Zellterritorien der Epidermis betroffen, so kommt es zur Blasenbildung (2. Grad). Die Zellen der Keimschicht gerinnen, verflüssigen sich; die einsetzende entzündliche Transsudation aus den Blutgefäßen hebt im geschädigten Bezirk die im Zusammenhang gebliebene Hornschicht blasenartig ab. Die Blasen sind in der Regel von einem erythematösen Entzündungshof umgeben; das Exsudat pflegt nach einiger Zeit zu einer gelblichen Gallerte zu erstarren.

In anderen Fällen sieht man schon unmittelbar nach der Verbrennung — insbesondere wenn es sich um momentane Einwirkung sehr hoher Hitzegrade handelte — die obersten Hautlamellen oft auf weite Strecken fetzig abgehoben. Die Entstehung dieser Veränderungen ist — im Gegensatz zur klassischen Blasenbildung — darauf zurückzuführen, daß es bei der intensiven Temperaturerhöhung in den äußeren Schichten zur Bildung von freiem Wasserdampf und explosiven Zerreißung kommt [1]).

Bei der Verbrennung 3. Grades betrifft die Nekrose auch die Kutis in wechselnder Ausdehnung. Bei den Verbrühungen sieht der so betroffene Hautabschnitt mitunter geradezu wie gekocht aus. Die Hornschicht läßt sich leicht abwischen oder abziehen; das freiliegende Korium erscheint durch gelösten Blutfarbstoff rötlich imbibiert, ist gefühllos; die Entzündungsröte beschränkt sich auf die umgebenden Partien. Durch Eintrocknen nimmt die abgestorbene Haut eine mehr lederartige bräunliche Beschaffenheit an; bei den tiefen Verbrennungen durch offene Flamme oder heiße Metalle ist dies der gewöhnliche Anblick; die Haare sind versengt.

Auf die Vorgänge der Verkohlung (4. Grad) wurde bereits hingewiesen. In diesem Falle beschränkt sich die Brandwirkung gewöhnlich nicht nur auf die Haut, sondern kann alle Gewebsschichten durchsetzen. Nur ausnahmsweise kommen Verbrennungen höherer Grade isoliert vor; in der Regel finden sich gleichzeitig in der Umgebung Schädigungen leichterer Art.

---

[1]) Beneke, Zieglers Beitr. 1921. 69. — Schridde, Klin. Wochenschr. 1922, Nr. 52, S. 2563.

Entsprechende Veränderungen können an den Schleimhäuten hervorgebracht werden und beruhen auf der Einwirkung heißer Flüssigkeiten, Gase oder Dämpfe. Das Fehlen eines Stratum corneum läßt es hier gewöhnlich nicht zur Blasenbildung kommen, sondern die oberflächlichen Schichten werden in Fetzen abgelöst; bei Dampfkesselexplosionen können solche Veränderungen bis tief in die Bronchien hinabreichen.

Immerhin ist die geringere Empfindlichkeit mancher Schleimhäute gegen Wärme innerhalb gewisser Grenzen unverkennbar. So verträgt die Mundschleimhaut den Kontakt heißer Flüssigkeiten, die auf die äußere Haut bereits einen erheblichen Reiz ausüben.

Der Verbrennungstod.

Die Umstände, unter denen schwere Verbrennungen stattfinden, bringen es mit sich, daß in nicht wenigen Fällen durch die Katastrophe selbst — Erstickung, sonstige Verletzungen — unmittelbar der Tod herbeigeführt wird. Aber auch im Gefolge der lokalen Verbrennung können schwere Allgemeinschädigungen eintreten, auf denen der Verbrennungstod im engeren Sinne beruht. Diese Folge droht im allgemeinen, wenn mehr als etwa $1/3$ oder gar die Hälfte der Körperoberfläche verbrannt ist; sie kann aber auch schon bei geringerer Ausdehnung eintreten; es gilt dies namentlich für das Kindesalter. Daß Menschen am Leben bleiben, denen erheblich mehr als die Hälfte der Körperoberfläche verbrannte — wie in einem von mir mitgeteiltem Falle — ist außerordentlich selten.

Die Mehrzahl derartiger Todesfälle ereignet sich innerhalb der ersten 24 Stunden. Das Leben erlischt unter zunehmender Herzschwäche, oft unter Absinken der Temperatur; in manchen Fällen sind die Verletzten unruhig, delirieren, Krämpfe können sich einstellen, bis schließlich das zunehmende Koma das Ende herbeiführt. Aber auch noch nach Tagen kann der Verletzte ohne eigentliche Komplikationen der unmittelbaren Wirkung der Verbrennung erliegen.

Die Erklärung dieses Verbrennungsfrühtodes ist Gegenstand zahlreicher experimenteller Untersuchungen und Hypothesen gewesen.

Sonnenburgs Auffassung, daß die gewaltige Einwirkung auf das Nervensystem, welche gerade bei Verbrennungen zweifellos öfters stattfindet, reflektorisch den Tod durch Herabsetzung des Gefäßtonus nach Art des „nervösen Schocks" herbeiführe, dürfte höchstens für diejenigen Fälle in Betracht kommen, die unmittelbar im Anschluß an die Verletzung bzw. noch während der Katastrophe selbst zugrunde gehen. Wahrscheinlich erfolgt der eigentliche Verbrennungstod durch Intoxikation [Pfeiffer] [1]) infolge der Resorption des durch die Hitzewirkung abgetöteten und autolytisch zerfallenden Gewebes und würde damit in enge Beziehungen zum progredienten Schock nach schweren Zertrümmerungsverletzungen (vgl. Zehnter Abschnitt, S. 392) treten.

Zugunsten dieser Auffassung spricht schon von vornherein die Erfahrung, daß hinsichtlich der Schwere der Allgemeinwirkung ausgedehnte Verbrennungen 2^0 eher noch gefährlicher sind als solche 3^0; schwere Verkohlung einer Extremität wird besser vertragen als eine entsprechend ausgedehnte Verbrühung. Offenbar ist auch vor Eintritt der Demarkation aus den schwerst verbrannten Bezirken eine nennenswerte Resorption nicht mehr möglich. Im Tierversuch gelingt es durch Ausschneiden der verbrühten Hautpartien den Tod hinauszuschieben oder gar zu verhindern. Über die Art der freiwerdenden giftigen Produkte besteht keine völlige Klarheit; wahrscheinlich muß hier der Zerfall in ganz besonderer Weise stattfinden, da die parenterale Resorption von autolytisch zerfallendem Körpermaterial auch ohne toxische Folgeerscheinungen möglich ist. Marchand erinnert in dieser Hinsicht an die Aufsaugung ausgedehnter pneumonischer Exsudate oder die aseptische Nekrose der Frucht bei extrauteriner Schwangerschaft. Ein objektives Zeichen des Gewebszerfalls nach Verbrennung bildet die bei ausgedehnten Verletzungen regelmäßig auftretende Hämoglobinurie. Wilms wies das Auftreten von Albumosen im Harn nach, Pfeiffer das Freiwerden von peptolytischen Fermenten. Jedenfalls zeichnet sich der Urin „Verbrannter" durch erhöhte Giftigkeit aus und erhält fast ausnahmslos

---

[1]) Wien. klin. Wochenschr. 1919. Nr. 50; s. a. Peyrer, ibid. 1923. S. 868.

einen eiweißartigen Körper, der bei Anstellung der Hellerschen Eiweißprobe einen
Ring in oft beträchtlicher Entfernung oberhalb des klassischen Eiweißringes liefert[1].
Das Auftreten von Fieber, auch unabhängig von äußerer Infektion, ist auf solche „Resorptionswirkung" zurückzuführen.

Hierzu treten noch einige weitere Momente, die in manchen Fällen für
den Eintritt bedrohlicher Erscheinungen mit verantwortlich zu machen sind.
Als solche kommt in Betracht die Eindickung des Blutes, die bei ausgedehnten Verbrennungen 2^0 infolge des Wasserverlustes durch das bloßliegende
Korium sehr erheblich werden kann, wenn nicht entsprechende Gegenmaßregeln getroffen werden. Häufig finden sich Nierenschädigungen, seltener
ausgesprochene mit Albuminurie einhergehende Nephritis. Das Auftreten von
Duodenalgeschwüren, die zur Blutung, seltener zur Perforation führen
können, ist wiederholt im Gefolge von Verbrennungen beobachtet worden[2].
Es handelt sich jedoch hierbei meist nicht um eine Frühschädigung, sondern
diese Ulzerationen machen sich erst bemerkbar, wenn nach Abstoßung der
Schorfe Eiterung eintritt; sie stellen demnach wohl meist eine septische Kom
·plikation — vgl. weiter unten — dar.

Die Sektionsbefunde beim Verbrennungsfrühtod sind seitens der inneren
Organe uncharakteristisch. Gewöhnlich findet sich eine ausgesprochene Hyperämie der Atmungs- und Bauchorgane, namentlich auch des Gehirns und seiner
Häute; das Blut bleibt lange flüssig. Fast regelmäßig finden sich (nach
Pfeiffer) Blutungen in die Substanz der Nebennieren.

Die Lokalerscheinungen.

Die bei Verbrennungen ersten Grades auftretenden Lokalerscheinungen sind
allgemein bekannt. Die gerötete Hautstelle ist Sitz eines intensiven Juckens
und Brennens. Oft schon nach einigen Stunden, mitunter noch schneller oder
auch erst nach 1—2 Tagen klingt die Reaktion ab. Abschuppung der geschädigten
obersten Epidermislagen pflegt sich hieran anzuschließen. Bei häufiger Einwirkung lokaler Hitzeschädigungen leichteren Grades erfolgt unter Verdickung
der Epidermis eine förmliche Anpassung an die erhöhte thermische Beanspruchung; bei Heizern, Köchinnen, Wäscherinnen ist dies typisch zu beobachten.

Intensiver gestalten sich die Entzündungserscheinungen bei der Blasenbildung. Bleibt die Blase geschlossen, so kann sie eintrocknen; unter dieser
schützenden Decke erfolgt die Heilung wie „unter dem Schorfe"; nach längstens
8—10 Tagen pflegt die Epidermisierung abgeschlossen zu sein. Langwieriger
gestaltet sich der Verlauf, wenn Eiterung eintritt.

Außerordentlich lebhaft ist die Transsudation, wenn die Blasen nicht geschlossen bleiben. Bei ausgedehnter Verbrennung kann der tägliche äußere
Wasserverlust unter solchen Umständen mehrere Liter betragen.

Regelmäßig kommt es zur Eiterung bei den tiefgehenden Formen der
Verbrennung. Unter Ausbildung einer entzündlichen Demarkationslinie
werden die abgestorbenen Bezirke durch granulierendes Keimgewebe gelöst;
die Tiefe der Zerstörung läßt sich gewöhnlich dann erst mit Sicherheit erkennen.
Bei ausgedehnten Verbrennungen bedeutet dieses Stadium der Eiterung seinerseits eine erneute schwere Gefahr. Septische Infektionen können von den
Wundflächen ausgehen; auch Tetanus ist gelegentlich im Gefolge von Brandwunden beobachtet worden. Spätnephritis kann auf dieser Basis entstehen.
Bei längerem Verlauf droht Erschöpfung durch den dauernden Säfteverlust.

---

[1] Berkey und Schmitz, Grenzgebiete. 1919. 31, S. 415.
[2] Kirchmayr, Dtsch. Zeitschr. f. Chirurg. 1922. 171, 109.

In den selteneren Fällen von umschriebener tiefgreifender Verbrennung kann es bei Lösung der Schorfe zur Arrosion von Blutgefäßen kommen, zur Eröffnung von Gelenken oder Körperhöhlen.

Die Heilungstendenz granulierender Brandwunden ist erfahrungsgemäß meist eine schlechte. Die Granulationen sind oft eigentümlich schmerzhaft, haben Neigung über das Niveau zu wuchern, die Überhäutung vollzieht sich nur zögernd. Sind einzelne reproduktionsfähige Epithelinseln in Form von Talg- oder Schweißdrüsen erhalten geblieben, so können diese sich wirksam an der Überhäutung beteiligen und die Heilung abkürzen. Die sich nach Verbrennungen bildenden Narben sind außerordentlich derb, mitunter keloidartig vorspringend, von eigentümlichem netzartigen Oberflächenrelief, blaß mit stellenweiser Rötung durch Erweiterung feinster Gefäße und ausgesprochener Neigung zur Schrumpfung. Zwangsstellung von Gelenken (Kontrakturen), Verengerungen der äußeren Körperöffnungen, Verziehungen der Lider bilden daher eine häufige Verbrennungsfolge. Die verdünnte, übermäßig gespannte unelastische Haut reißt leicht ein; es kommt dann erneut zu Defekten, zu torpiden Geschwüren, der späteren Entwicklung von Karzinomen wird auf diese Weise Vorschub geleistet. Sind gegenüberliegende Hautstellen verbrannt, so erfolgt bei mangelnder Vorsorge mit großer Regelmäßigkeit eine gegenseitige Verwachsung. So kann durch fibröse Narbenmassen der Oberarm breit an die Brust fixiert werden; ausgedehnte Verbrennungen der Hohlhand und Finger führen, sich selbst überlassen, unfehlbar zu einer verstümmelnden narbigen Verklumpung des ganzen Greifapparates.

Eigentümlich ist die Erscheinung, daß selbst nach oberflächlichen Verbrennungen eine deutlich im Röntgenbild hervortretende Atrophie der unterliegenden Knochen anscheinend gar nicht selten vorkommt. Zeitlich pflegen 3—4 Wochen bis dahin zu vergehen [1]).

Behandlung.

Bei der Behandlung der Verbrennungen ist zu unterscheiden zwischen solchen von geringerer oder größerer Ausdehnung. Handelt es sich um weniger umfangreiche Schädigungen, so genügt bei Verbrennungen ersten Grades ein Salbenverband — Borvaseline, Zinksalbe oder dgl. — um die schmerzhafte Spannung zu lindern. Beim zweiten Grad läßt man kleine Blasen am besten intakt, größere werden seitlich mit einem Scherenschlag aseptisch eröffnet, der Inhalt mit einem sterilen Tupfer vorsichtig ausgedrückt, das ganze Gebiet in messerrückendicker Schicht mit einem Streupulver von Bismut. carbon. Amyl. tritic. āā [2]) eingepudert. Darüber kommt eine Gazeschicht und schließlich Zellstoff, erforderlichenfalls Fixation mittels Schiene.

Bei aseptischem Verlauf bildet das austretende Plasma mit dem Pulver eine feste Schutzdecke, unter der die primäre Überhäutung erfolgt; wenn irgend möglich ist der erste — und einzige! — Verband hierzu 8—10 Tage liegen zu lassen. Kommt es zur Eiterung, so wird der Verband im warmen Bade entfernt und durch Salbenverbände ersetzt. Auch bei geringeren Verbrennungen dritten Grades läßt sich die Therapie nach diesem Prinzip durchführen; die weitere Behandlung der granulierenden Wunde entspricht den bereits früher dargestellten Grundsätzen (S. 108 ff.). —

Bei ausgedehnten Verbrennungen steht die Sorge um den Allgemeinzustand zunächst im Vordergrunde. Bei hochgradigen Schmerzen ist Morphium

---

[1]) Dubs, Münch. med. Wochenschr. 1921. Nr. 36, S. 1141.

[2]) Bei Anwendung des klassischen Brandpulvers nach v. Bardeleben, das Bismut. subnitric. enthält, sind bei größerer Ausdehnung der frischen Wundfläche Vergiftungen möglich.

nicht zu entbehren; unter den Exzitantien wird namentlich die Wirkung des Koffeins gerühmt. Der Bekämpfung der Blutdrucksenkung dient das Adrenalin und das in seiner Wirkung weniger flüchtige Hypophysin. Zum Ausgleich des Wasserverlustes ist der Patient anzuhalten große Mengen Flüssigkeit zu sich zu nehmen; scheitert dies an der Benommenheit, an der Beteiligung der Mundöffnung oder an eintretendem Erbrechen — stets ein Signum mali ominis! —, so sind subkutane Infusionen oder rektale Instillationen anzuwenden. Kotzareff will von der subkutanen Injektion eines Rekonvaleszentenserums gute Erfolge gesehen haben [1]).

Um der Gefahr der Infektion, die von solchen ausgedehnten Brandwunden droht, möglichst vorzubeugen, neigen manche Chirurgen neuerdings einem aktiven Vorgehen zu. In leichter Äthernarkose wird die verbrannte Fläche mit Alkohol und Äther abgerieben, losgelöste Fetzen abgetragen und steril verbunden. Rovsing [2]) empfiehlt als unterste Schicht eine Lage von durchlöcherter Guttapercha, um das Antrocknen der aufsaugenden Verbandsschicht zu vermeiden. Bei Verkohlung von Gliedmaßenabschnitten kommen primäre Amputationen in Betracht. Der namentlich auf Grund der genannten Tierexperimente (s. oben) naheliegende Gedanke bei lebensbedrohlichen Verbrennungen die geschädigten Hautpartien zu exzidieren und den Defekt vielleicht primär durch Transplantation zu decken, scheitert an der Ausdehnung solcher Verbrennungen und an der Unmöglichkeit, den Bereich der Schädigung von vornherein sicher zu erkennen.

Die Nachbehandlung ausgedehnter Brandwunden ist oft recht mühsam und für den Patienten äußerst schmerzhaft. Die Anwendung des permanenten Wasserbades bildet hierbei eine große Erleichterung. Der Ausbildung von Kontrakturen und Verwachsungen ist rechtzeitig vorzubeugen; sobald als möglich sind größere Defekte durch Transplantation zu decken (vgl. Zehnter Abschnitt, S. 438 ff.).

B. Verbrennung durch strahlende Energie.

Auch die Sonnenstrahlen und starke künstliche Lichtquellen, wie das Bogenlicht und vor allem die Quecksilberdampfquarzlampe — die „künstliche Höhensonne" — vermögen „Verbrennungen" auf der Haut hervorzurufen. Daß die Wärmewirkung hierzu nicht notwendig ist, ergibt sich daraus, daß Verbrennungen durch künstliche Höhensonne trotz Kühlvorrichtung möglich sind. Eine besonders intensive Einwirkung der Sonnenstrahlen findet ferner in der verdünnten an ultra-violetten Strahlen reichen Luft des Hochgebirges statt und wird durch den reflektierenden Schnee verstärkt — „Gletscherbrand" —, obwohl die Außentemperatur dabei äußerst niedrig sein kann.

Ein prinzipieller Unterschied zwischen der Wirkung kurzwelliger Strahlen auf die Haut und der rein „thermischen Verbrennung" besteht darin, daß bei jener die Reaktion — vor allem die Hautrötung — nicht sofort eintritt, sondern erst nach einem Intervall von etwa zwei Stunden.

Meist handelt es sich bei derartigen Verbrennungen um Veränderungen, die dem ersten Grade der Combustio calorica entsprechen; bei besonders intensiver Einwirkung — zumal bei Menschen mit empfindlicher Haut — kommen aber auch solche zweiten, selbst dritten Grades vor.

Das der Schädigung folgende Erythem ist im Gegensatz zu der gewöhnlichen Verbrennung absolut scharf an die Stelle der Strahleneinwirkung gebunden; abgedeckt gebliebene Bezirke zeichnen sich durch ihre kontrastierende Blässe scharf ab. Die gerötete Haut ist Sitz intensiven Juckens und Brennens, fühlt sich heiß an, bei stärkerer Einwirkung ist sie derb ödematös infiltriert; sind ausgedehnte Bezirke betroffen, so kann auch die Körpertemperatur erhöht

---

[1]) Rev. de chirurg. 1921. 41. — Ref. Klin. Wochenschr. 1922. S. 1220.
[2]) Vgl. Wulff, Münch. med. Wochenschr. 1913. Nr. 30.

sein und ein gewisses Krankheitsgefühl bestehen. Diese Reaktion klingt nach einigen Tagen ab. Die obersten Schichten der Epidermis stoßen sich im betroffenen Bezirk unter Schuppung ab; eine stärkere Pigmentierung — die bekannte Sonnenbräunung — bleibt auf längere Zeit zurück.

Es stellt diese Pigmentierung einen wirksamen Schutz der tieferen Teile gegen die erneute Einwirkung der kurzwelligen Strahlen des Spektrums dar. Bei der therapeutischen Besonnung und Anwendung der „künstlichen Höhensonne" wird auf den Eintritt dieser Pigmentierung Wert gelegt, weil sie offenbar auch mit der Heilwirkung in gewisser Beziehung steht (vgl. S. 232).

Für die Behandlung des Erythema solare und verwandter Zustände ist das Einpudern mit Talkum oder einem ähnlichen indifferenten aseptischen Streupulver zu empfehlen, ebenso das Einfetten der Haut. Letztere Maßnahme hat gleichzeitig auch eine wirksame prophylaktische Bedeutung. Schwerere Verbrennungen sind nach den Grundsätzen der Combustio thermica zu behandeln.

Xeroderma pigmentosum.

Eine ernste, chirurgisch wichtige Erkrankung, die sich äußerlich durch eine abnorm gesteigerte Empfindlichkeit gegen das Sonnenlicht kennzeichnet, stellt das Xeroderma pigmentosum dar. Es handelt sich hierbei um eine angeborene Disposition, die häufig bei mehreren Geschwistern auftritt und sich meist schon in den ersten Lebensjahren deutlich bemerkbar macht. Schon eine kurze Belichtung ruft ein Erythema solare hervor, das sich bei den geringfügigsten Anlässen wiederholt. Allmählich kommt es dann zu fleckweisen Pigmentierungen, umschriebenen Ektasien der feinen Hautgefäße, zum Auftreten weißlich-narbiger Bezirke; in den der Belichtung ausgesetzten Partien wird die Haut rissig, trocken, abschilfernd, stellenweise kommt es zu warzigen Auflagerungen der Hornschicht (Hyperkeratose), atypischen Epithelwucherungen und schließlich zu multipler Karzinombildung. Auch die Augenbindehaut wird durch die Sonnenbestrahlung gereizt, katarrhalisch verändert; die Kinder sind lichtscheu; später kann sich durch Schrumpfung der Unterlider ein Ektropion entwickeln.

Die Röntgenverbrennung.

Eine besondere praktische Bedeutung haben in neuerer Zeit, in der die Röntgenstrahlen als diagnostisches und therapeutisches Mittel ein immer größeres Anwendungsgebiet gefunden haben, die durch sie hervorgerufenen „Verbrennungen" gewonnen. Es handelt sich bei den Röntgenschädigungen der Haut um den gleichen Vorgang der Zellbeeinflussung, wie er bewußt für therapeutische Zwecke angestrebt wird. Für den Grad der Schädigung ist maßgebend die Dosierung, die Art der Strahlen — indem die „harten" Röntgenstrahlen die Haut größtenteils durchdringen, „weiche" dagegen zu einem beträchtlichen Teil absorbiert werden —, sowie die an einzelnen Körperstellen und je nach dem Lebensalter verschiedene Empfindlichkeit der normalen Haut. Die Vermeidung der ungewollten Röntgenverbrennung ist Aufgabe der Röntgentechnik, deren Darstellung außerhalb unseres Themas liegt[1]).

Die Röntgenverbrennung kann im Anschluß an eine einmalige — auch fraktioniert erfolgte — Überdosierung oder im Gefolge von lange Zeit hindurch sich wiederholenden minimalsten Reizungen auftreten. Das Überstehen einer einmaligen Schädigung gewährt hierbei im Gegensatz zum Verhalten der Licht-

---

[1]) Vgl. Wetterer, Handbuch der Röntgen- und Radiumtherapie. 3. Aufl. München-Leipzig 1919.

strahlen keinen Schutz gegen erneute Einwirkungen, sondern die Empfindlichkeit nimmt sogar noch zu. Derartigen wiederholt einwirkenden kleinsten Schädigungen sind besonders diejenigen Personen ausgesetzt, die beruflich mit Röntgenstrahlen zu tun haben, also vornehmlich Ärzte und Techniker. Man unterscheidet dementsprechend eine **akute** und eine **chronische Röntgendermatitis.**

Die **akute Röntgendermatitis** tritt nach einer Latenz von 2—21 Tagen in die Erscheinung; ein meist flüchtiges Erythem, die sog. Vorreaktion, kann sich gelegentlich schon nach $^{1}/_{2}$ Stunde einstellen. Je höher die applizierte Dosis ist, desto früher treten die Schädigungen in die Erscheinung und desto schwerer verlaufen sie.

In den leichtesten Fällen (**Reaktion 1. Grades**) kommt es nach etwa 3 Wochen zu einem Haarausfall, Schuppung der Haut; bestehende Entzündungen können sich steigern. Die Reaktion klingt nach 1—3 Wochen ab und hinterläßt eine umschriebene Pigmentierung.

Die **Reaktion 2⁰** setzt etwa nach 14 Tagen ein und verläuft unter dem Bilde eines mäßig schmerzhaften Erythems mit Schwellung und Infiltration der Haut und Haarausfall, um nach 3—6 Wochen unter Abschuppung und Pigmentierung wieder zu verschwinden.

Bei der **Reaktion 3⁰** kommt es zur Blasenbildung, das Erythem ist blaurot, die Haut ist infiltriert, das Korium stellenweise entblößt; die Veränderungen sind stark schmerzhaft und können sich etwa 6—12 Wochen hinziehen. Infolge partieller Zerstörung der Papillen und der Anhangsdrüsen bleibt die Haut trocken; der Haarausfall wird nicht ersetzt, fleckige Pigmentierungen stellen sich ein;·später kommt es zur Atrophie der Haut und zum Auftreten von Gefäßerweiterungen (s. w. unten).

Die **Reaktion 4⁰** setzt nach 2—8 Tagen ein. Zu den für den dritten Grad charakteristischen Veränderungen gesellt sich eine Zerstörung ausgedehnter Abschnitte der Kutis unter Auftreten tiefer Nekrosen und Geschwürsbildung.

Der Verlauf derartiger gefürchteter und sehr schmerzhafter **Röntgengeschwüre** ist ein sehr hartnäckiger. Es handelt sich um unregelmäßige Defekte mit speckigem Grunde. Perioden von anscheinender Heilungstendenz folgt häufig ein Exazerbieren, ein progressiver Zerfall der Narbe, eine Vertiefung durch Auftreten massiver Nekrosen, deren Abstoßung lange Zeit in Anspruch nimmt. Schwere Komplikationen können durch das Tiefergreifen solcher Geschwüre verursacht werden. So droht bei Beteiligung der Bauchdecken die Eröffnung der Peritonealhöhle [1]); ebenso ist es nach Uterusbestrahlungen gelegentlich zur Arrosion des Darmes und tödlicher Bauchfellentzündung gekommen. Der Vernarbungsprozeß kann sich über Monate und Jahre hinziehen, bei sehr ausgedehnter Ulzeration ist auf Spontanheilung wohl überhaupt nicht zu rechnen. Aber auch in Bezirken, in denen eine Verbrennung 3⁰ sich einmal abgespielt hat oder nach wiederholten Schädigungen 1⁰ und 2⁰ kann es unter der Einwirkung neuer Reize der verschiedensten Art noch nachträglich zum Auftreten von Ulzerationen kommen. **Für operative Eingriffe in solchem Gebiet ist daher besondere Vorsicht geboten.** Wiederholt sahen wir unter solchen Umständen die Heilungsvorgänge völlig ausbleiben; nach Entfernung der Nähte fielen die reaktionsunfähigen Wundränder einfach wieder auseinander. Auch mit der Möglichkeit der Krebsentwicklung auf der alten Ulkusnarbe ist praktisch leider durchaus zu rechnen.

Sehr eigentümlich ist die **chronische Röntgendermatitis,** welche die Folge einer Summierung oft nur minimalster spezifischer Strahlenwirkung darstellt. In unmerklicher Weise tritt sie ganz allmählich nach Jahr und Tag in die Erscheinung, um zu schweren irreparablen Veränderungen zu führen. Im ausgebildeten Zustande besitzt die chronische Röntgendermatitis eine entschiedene Ähnlichkeit mit den Spätphasen des Xeroderma pigmentosum. Hier wie dort findet sich Atrophie, Rissigwerden, Trockenheit der Haut, umschriebene Pigmentierungen, Hyperkeratosen; die schmerzhaften Rhagaden neigen zur Umwandlung in torpide Ulzerationen. Narbenkontrakturen können sich einstellen und schließlich das **Röntgenkarzinom,** dem mehr als einer der Pfadfinder dieses noch jungen Gebietes erlegen ist.

Die **Therapie der Röntgenschädigungen** soll hier nur insoweit betrachtet werden, als sie chirurgischer Art ist. Es handelt sich hierbei um die **Behandlung des Ulkus.** Bei ausgedehnten torpiden Geschwürsflächen bleibt mitunter nur die Exzision übrig. Dieselbe muß sehr ausgedehnt erfolgen, um eine gesunde brauchbare Pflanzstätte für plastisches Deckmaterial zu gewinnen, dessen Anheilung sonst leicht mißlingt. In der Regel kommen hierfür gestielte Lappenüberpflanzungen in Betracht. Thiersch sche Läppchen — soweit sie

---

[1]) Liek, Dtsch. med. Wochenschr. 1921. S. 999.

überhaupt anheilen — stellen bei tiefen Gewebsdefekten nur einen unzureichenden Ersatz dar. (Vgl. Zehnter Abschnitt, S. 438 ff.) Zweckmäßiger ist es daher, wenn irgend möglich die primäre Vereinigung der Wundränder anzustreben. — Ähnliche Gewebsschädigungen wie durch Röntgenstrahlen können auch durch Radium und Mesothorium hervorgebracht werden.

C. Elektrische Verbrennung [1]).

Elektrische Unfälle beruhen auf Blitzschlag oder auf Kontakt mit Starkstromleitungen, wie sie namentlich in der Industrie verwendet werden. Auch ohne direkte Berührung sind Unglücksfälle durch sog. statische Entladung beobachtet worden. Die Gefährlichkeit für den Menschen hängt einmal von der Spannung ab. Die untere Gefahrengrenze liegt hier durchschnittlich bei etwa 100 Volt, doch werden unter Umständen selbst viel höhere Spannungen vertragen. Es gilt dies besonders für Wechselströme von hoher Periodenzahl: „Teslaströme", die für den tierischen Organismus unschädlich sind. Entscheidend ist ferner die Stromstärke, die den Körper passiert. Dieser letztere Faktor hängt seinerseits ab von der Art der Schaltung — „bipolar" oder „unipolar" — und der Größe des durch den Körper, namentlich die Haut und ihre Bedeckung gegebenen Widerstandes. Durchgehende Ströme von 0,1 Ampère gelten als lebensgefährlich. Schließlich wird die Wirkung wesentlich auch von der Verbreitung des Stromes im Körperinnern, sowie von der Dauer und Größe des Kontaktes bestimmt. Die individuelle Empfindlichkeit scheint hierbei innerhalb beträchtlicher Grenzen zu schwanken; im Schlafe werden stärkere Ströme vertragen als im wachen Zustande.

Außer der lokalen Einwirkung der Elektrizität, die hauptsächlich an den Stellen des Ein- und Austritts erfolgt, stehen bei schweren Unfällen die Allgemeinerscheinungen oft zunächst im Vordergrunde. Diese können recht mannigfach sein. Plötzliche Bewußtlosigkeit, Zusammensinken, tiefes Koma, in anderen Fällen nur leichte Bewußtseinsstörungen oder Aufregungszustände, vorübergehende Lähmungen, auch Schleimhautblutungen, nachfolgender Ikterus und Albuminurie werden beobachtet. Schwere Störungen des Nervensystems, selbst organischer Art, können sich im Anschluß an solche Unfälle entwickeln. Der „elektrische Tod" erfolgt „blitzartig" unter den Zeichen der zentralen Herz- und Atemlähmung. Ein hierfür charakteristischer Sektionsbefund fehlt. Um so näher liegt die Annahme Jellineks, daß dem Versagen dieser fundamentalen Lebensfunktionen nicht immer von vornherein irreparable Veränderungen zugrunde liegen; unverzüglich eingeleitete energische Wiederbelebungsversuche durch künstliche Atmung und Herzmassage sind daher unbedingt angezeigt und können selbst noch nach mehrstündiger Ausführung von Erfolg gekrönt sein [2]).

Von besonderem chirurgischen Interesse sind die lokalen Folgen der elektrischen Schädigung.

Diese fallen größtenteils aber nicht ausschließlich unter den Begriff der Verbrennung. Eine solche kann von der Oberfläche aus erfolgen, namentlich wenn es zur Funkenbildung kommt, der berührte metallische Leiter ins Glühen gerät oder die Kleider Feuer fangen. Man findet dann Haarversengungen oder die bekannten weiteren Brandwirkungen. Als recht charakteristisch ist dagegen jene Form der thermischen Schädigung anzusehen, die infolge innerer

[1]) G. Langer, Bruns' Beitr. z. klin. Chirurg. 1914. 90, S. 178 (Literatur). — L. Aschoff, Handb. d. allg. Pathol. Bd. 1, S. 184. 1908 (Krehl-Marchand).
[2]) Jellinek, Wien. klin. Wochenschr. 1923. S. 832.

Erwärmung des Gewebes („Joulesche Wärme") durch den elektrischen Strom erfolgt und äußerlich als sog. Strommarke in die Erscheinung zu treten pflegt. Außer der Erhitzung, die recht hohe Grade erreichen kann, spielen auch elektrolytische Vorgänge hierbei mit. Keilförmig nach der Tiefe zu sich verbreiternde Nekrosen, wobei jede Versengung an der Oberfläche zu fehlen vermag, können auf diese Weise entstehen, Knochen, Gelenke und andere tiefere Teile in Mitleidenschaft gezogen werden. Die Haut in solchen Bezirken erscheint in eine trockene gefühllose lederartige Masse umgewandelt oder gar verkohlt: einfache Schwärzung der Haut kann dagegen auch auf Imprägnation mit feinsten, durch den Kurzschluß verpufften Metallteilchen beruhen.

Im mikroskopischen Bilde ist — namentlich innerhalb der Haut selbst — das regelmäßige Auftreten wabenartiger Lücken bemerkenswert, das auf Zerklüftung des Gewebes durch den bei der starken Erhitzung sich bildenden Wasserdampf beruht [1]).

Entsprechend der Art der Schädigung zeigt sich beim weiteren Verlauf die Ausdehnung der Nekrose oft erheblich umfangreicher, als es anfänglich den Eindruck machte, so daß eine förmliche Progredienz stattzufinden scheint. Gangrän ganzer Extremitäten ist unter solchen Umständen beobachtet worden. Die Abstoßung der Nekrosen kann beträchtliche Zeit in Anspruch nehmen, während die Heilung selbst rascher vor sich zu gehen pflegt als bei den gewöhnlichen Brandwunden. Auch ist die Schmerzhaftigkeit oft auffallend gering. —

Unter sonstigen Lokalveränderungen, die durch elektrische Einwirkung hervorgerufen werden können, ist das Auftreten subkutaner punktförmiger oder streifenartig angeordneter Blutaustritte zu nennen, auch vorübergehende ödematöse umschriebene Schwellungen, flüchtige Erytheme werden beobachtet. An den Ein- und Austrittsstellen des Stromes kann die Haut ähnlich wie bei Schußverletzungen durchlöchert sein, bei den vom Blitz Getroffenen finden sich solche Perforationen nicht selten auch an der Bekleidung, namentlich den Stiefeln. Der Befund von Epidermisfetzen an der Kleidung oder auch den metallischen Kontaktstellen gilt — im positiven Falle — als pathognomisch und ist daher auch von forensischer Bedeutung [2]).

Eine eigenartige Begleiterscheinung mancher Blitzverletzungen bilden die sog. Blitzfiguren. Es sind dies baumförmig verzweigte erythemartige Streifen, denen eine umschriebene Gefäßlähmung zugrunde liegen soll.

Die Therapie der elektrischen Verbrennungen bietet im Prinzip keine Besonderheiten.

Die Erfrierung[3]).

Unter Erfrierung verstehen wir im Gegensatz zu den Verbrennungen die durch Temperaturherabsetzung erfolgenden Schädigungen des Organismus. Hier wie dort haben wir zwischen lokaler und allgemeiner Wirkung zu unterscheiden.

Ihrem ganzen Wesen nach handelt es sich freilich bei Art und Wirkung dieser verschieden gerichteten Temperatureinflüsse um mehr als rein äußerliche Gegensätze. Es liegt dies zunächst daran, daß die Toleranz des Gewebes eine recht ungleiche ist, je nachdem es sich um eine Steigerung oder Herabsetzung der Temperatur handelt. Eng sind die Grenzen nach der positiven Seite gezogen. Schon bei einer momentanen Erhöhung der Gewebstemperatur um etwa 13° können — wie oben besprochen — irre-

[1]) Schridde, Klin. Wochenschr. 1922. Nr. 52.
[2]) Jaeger, Dtsch. Zeitschr. f. Chirurg. 1920. 159
[3]) Marchand, Sonnenburg und Tschmarke, Flörcken, l. c. — Melchior, Berlin. klin. Wochenschr. 1914. Nr. 48.

parable Zellschädigungen eintreten, während eine entsprechende lokale Abkühlung schadlos vertragen wird; ja selbst eine kurzdauernde Vereisung der oberflächlichen Teile braucht keine ernstlichen Folgeerscheinungen nach sich ziehen, wie die tägliche Erfahrung mit dem Chloräthylspray als lokalem Anästhetikum lehrt (vgl. S. 25).

Fernerhin wird die Wirkung der lokalen thermischen Schädigung bei der Erhitzung fast ausschließlich durch die wenn auch nur für einen Augenblick erreichte Höchsttemperatur des betroffenen Gewebes bestimmt; bei der Kälteeinwirkung hängt der Effekt dagegen praktisch meist vorwiegend von der Zeitdauer der Abkühlung ab, ferner wesentlich auch von der Art der sich anschließenden Reaktion. Daß auf den Ablauf der letzteren zahlreiche sekundäre äußere Umstände bestimmend einwirken, soll weiter unten auseinandergesetzt werden.

Bezüglich der Art des thermischen Traumas handelt es sich ferner bei den Verbrennungen vorwiegend um umschriebene Einwirkungen von meist sehr hohen Temperaturdifferenzen, unter deren Einfluß die Gewebsschädigung unmittelbar erfolgt, ohne daß eine schützende Abwehrreaktion dem zuvorkommen kann. Bei den temperaturherabsetzenden Schädigungen ist die Angriffsfläche dagegen meist eine größere oder gar allgemeine, die Temperaturdifferenz in der Regel weit geringfügiger, so daß an der Stelle der Einwirkung die Lebensvorgänge nicht sofort unterbrochen werden. Abwehrreaktionen können daher wirksam einsetzen. Es gehört hierher die Rötung des Integuments, wie sie an den freigetragenen Hautbezirken in der Winterkälte ganz allgemein auftritt; die vermehrte Durchblutung wirkt der stärkeren Abkühlung direkt entgegen. —

Der allgemeine Erfrierungstod unterscheidet sich von dem „Verbrennungstod" prinzipiell dadurch, daß es sich bei jenem wirklich um die Wirkung der zunehmenden Abkühlung auf die gesamten Lebensvorgänge handelt, während der Verbrennungstod — wie oben besprochen — als allgemeine Folgeerscheinung der lokalen Verbrennung eintritt. Die allgemeine Erfrierung kann daher nicht mit dem allgemeinen Symptomenkomplex der Verbrennung verglichen werden, sondern stellt etwa das Gegenstück zur Wärmestauung und dem Hitzschlag dar.

A. Die lokale Erfrierung.

Die lokale Erfrierung kommt gewöhnlich unter der Einwirkung der allgemeinen Außentemperatur zustande; die freigetragenen Körperteile — Nase, Ohren — sowie überhaupt die schlechter durchbluteten peripheren Bezirke sind ihr besonders ausgesetzt. Da die Haut ein schlechter Wärmeleiter ist, wird begreiflich, daß feuchte Kälte in mancher Hinsicht mehr zu fürchten ist als trockener Frost. Derartige Erfahrungen sind besonders in Kriegszeiten gemacht worden, wenn die Truppen längere Zeit dem Aufenthalt in feuchten Schützengräben und aufgeweichten Stellungen ausgesetzt waren. Im bosnischen Konflikt (1909) wurden sogar während der heißen Sommermonate Erfrierungen der Füße bei Soldaten beobachtet, die längere Zeit in kalten Gewässern stehen mußten, obwohl deren Temperatur + 8° betrug. In der Friedenspraxis sieht man derartige durch Wasser hervorgerufene meist leichtere Kälteschädigungen nicht selten an den Händen von Wäscherinnen, Fleischern, Schiffern, Dienstmädchen.

Derartige Beobachtungen sind hier deshalb besonders hervorzuheben, da nach landläufiger Anschauung vielfach mit der Vorstellung gerechnet wird, als ob Erfrierungen erst bei einer Temperatur von 0⁰ C erfolgen könnten. Dieser thermometrische Nullpunkt ist aber für die Gewebe kein kritischer, da ihr Gefrierpunkt entsprechend der Salzspannung und dem Kolloidgehalt erst bei tieferen Temperaturen liegt. Aber auch bei strengem Frost ist ein Gefrieren von Körperteilen ausgeschlossen, solange nicht der durch die Blutzirkulation dargestellte Wärmestrom völlig erloschen ist.

Wichtig für das Zustandekommen von Kälteschädigungen ist die individuelle Disposition. Körperlich geschwächte blutarme Individuen sind ihnen besonders ausgesetzt. Die geringere Herzkraft, die Herabsetzung der allgemeinen Wärmeproduktion, die geringere Fähigkeit der lokalen reaktiven Hyperämie spielen hierbei zweifellos eine Rolle. Auch die Gewöhnung ist von Einfluß.

Unter den lokal prädisponierenden Momenten, die den Eintritt von Erfrierungen begünstigen, können Zirkulationshemmungen durch enge Kleidungsstücke bedeutsam werden.

Im Kriege wurde ferner die Erfahrung gemacht, daß schußverletzte Gliedmaßen — namentlich im Gipsverbande auf dem Transport — in erhöhtem Maße Kälteschädigungen ausgesetzt sind.

Bei einem von Nägelsbach mitgeteilten Fall von Venenthrombose des Beines genügte der mehrstündige Kontakt eines undichten Eisbeutels, um partielle Gangrän des Fußes hervorzurufen [1]).

Bei den biologischen Vorgängen, welche dem Begriff der lokalen Erfrierung zugrunde liegen, ist zu unterscheiden zwischen der unmittelbaren Einwirkung auf das Gewebe und den erst durch Zirkulationsstörung vermittelten Folgeerscheinungen. Erstere kommt vor allem beim wirklichen Gefrieren zur Geltung. Die Schädigung beruht hierbei in erster Linie auf der Vereisung selbst; durch die Kristallbildung wird das Protoplasma zerrissen, dem Gewebe Wasser entzogen, während in den nicht erstarrenden Zellteilen durch „Aussalzen" eine erhöhte molekulare Spannung eintritt, die Eiweißkörper können ausgefällt werden. Beim Wiederauftauen kehren sich diese Vorgänge — mit Ausnahme des letztgenannten, der irreversibel ist — um, und zwar mit um so folgenschwererer Bedeutung, je schneller dies vor sich geht. Bekanntlich ist es auch experimentell auf diese Weise möglich, eine Hämochromolyse — das Lackfarbenwerden des Blutes — rasch herbeizuführen. Histologisch kommt es zur Bildung von Vakuolen in den Zellen, Schrumpfung der Kerne, Nekrose und Zerfall. Besonders empfindlich sind quergestreifte Muskulatur und Nerven.

Die Unterbrechung der Nervenleitung durch Vereisung ist daher auch therapeutisch nutzbar gemacht worden, z. B. zur Verhütung von Amputationsneuromen (vgl. S. 324), oder zur Behandlung von Neuralgien [2]). Auch übererregbare, zur Auslösung von Krämpfen Anlaß gebende Rindenzentren lassen sich durch Vereisung günstig beeinflussen.

Findet die Einwirkung auf das Gewebe nicht sehr intensiv und nicht sehr lange statt, so braucht der Zelltod kein universeller zu sein; von den erhaltenen Teilen geht dann eine Regeneration oder auch narbiger Ersatz der abgestorbenen Elemente unter entzündlichen Erscheinungen vor sich, ohne daß es zum Auftreten äußerer Substanzverluste zu kommen braucht. Bei der therapeutischen Anwendung stärkerer Kältewirkung zur Beseitigung von Hämangiomen — mittels Kohlensäureschnee — rechnen wir ja gerade mit dieser Form des unter der Oberfläche sich vollziehenden Gewebstodes.

Bei Kälteeinflüssen, die sich oberhalb der Vereisungstemperatur halten, steht gegenüber der direkten Schädigung des Protoplasmas die Gefäßwirkung im Vordergrunde. Nach Abklingen der ursprünglich in vermehrter Durchblutung bestehenden Reaktion kommt es bei anhaltender, stärkerer Abkühlung zu einem

---

[1]) Dtsch. Zeitschr. f. Chirurg. 1920. 160, S. 205.
[2]) Vgl. Wiedhopf, Bruns' Beitr. z. klin. Chirurg. 1921. 123, S. 158.

spastischen Verschluß der Blutgefäße, klinisch erkennbar an dem leichenblassen Aussehen erfrierender Gliedmaßen. Hält dieser Zustand längere Zeit an, so gehen die betroffenen Zellterritorien durch Ischämie zugrunde, auch wird durch die eingeschränkte oder gar aufgehobene Zirkulation eine weitere Abkühlung des Gewebes ermöglicht. Ischämie und direkte Kältewirkung ergänzen sich also in verhängnisvoller Weise, während gleichzeitig der Gesamtwärmehaushalt des Organismus geschützt wird.

Auf dieses Stadium der Vasokonstriktion folgt bei Fortwirken der Noxe, vielfach auch erst nach erfolgter Wiedererwärmung, eine paralytische Gefäßerweiterung, die durch Stockung des venösen Abflusses — Kontraktion der kleinen Venen? — einen zyanotischen Charakter annimmt und zu lebhafter Transsudation in das Gewebe führt. Auch in dieser Phase können bis dahin lebensfähig gebliebene Teile noch zugrunde gehen, zumal wenn durch Eintritt ausgedehnter Venenthrombose der Rückfluß des Blutes definitiv erschwert wird. Als isolierte Schädigung der Gefäße kann es im Gefolge der Kältewirkung zu einer Wucherung der Intima, einer förmlichen Arteriitis obliterans und im Anschluß daran wiederum zu Ernährungsstörungen des Gewebes kommen. (Siehe weiter unten.)

Vom klinischen Standpunkt werden die Folgen der lokalen Erfrierung ähnlich wie bei den Verbrennungen in mehrere Grade eingeteilt, nämlich: 1. die nur von Rötung gefolgte Erfrierung, 2. Blasenbildung, 3. die Nekrose, der eigentliche Frostbrand, wobei noch Unterabteilungen gemacht werden, je nachdem der massive Gewebstod nur die Haut oder auch die tiefer gelegenen Teile betrifft.

Praktisch wird die Brauchbarkeit einer solchen Einteilung indessen dadurch beeinträchtigt, daß sie oft erst nachträglich zu treffen ist. Denn wie bereits hervorgehoben wurde, wird ja in vielen Fällen der klinische Enderfolg noch nicht ohne weiteres durch die vorausgegangene Kältewirkung allein bestimmt, sondern oft wesentlich auch von nachfolgenden Umständen, unter denen die Therapie eine wichtige Stelle einnimmt. Auch kommt die Blasenbildung nicht nur als selbständige Frostschädigung — z. B. nach der therapeutischen Einwirkung von Kohlensäureschnee —, sondern auch symptomatisch bei schwersten Erfrierungen vor.

Ein unter dem Einfluß stärkerer Kältewirkung befindlicher Körperteil ist — wie schon oben begründet — gewöhnlich blaß und gefühllos, nachdem eine erste Periode der Nervenreizung, die sich durch heftiges Brennen und Stechen äußert, überwunden ist. Auf diese Gefühllosigkeit ist es zurückzuführen, daß Leute mit erfrorenen Füßen oft noch stundenlang weiter in der Kälte umherlaufen und auf diese Weise die Schädigung steigern. In den leichtesten Formen der Erfrierung folgt auf das Stadium der Vasokonstriktion eine stärkere entzündliche Rötung der peripheren Abschnitte, begleitet von heftigem Jucken und Prickeln. Der Gliedabschnitt ist meist geschwollen; namentlich in lockeren Gewebsbezirken, wie am Handrücken, ist der Befund eines prallen Ödems ein häufiger. Gewöhnlich gehen diese Erscheinungen restlos wieder zurück, nicht selten von einer Abschuppung der Epidermis gefolgt. Bei anämischen Individuen, zumeist weiblichen Geschlechts, können sich an einmalige Erfrierungen sogenannte Frostbeulen — Perniones — anschließen. Es handelt sich hierbei um in der kalten Jahreszeit sich regelmäßig wieder einstellende livide erythematöse oberflächliche an Gesicht, Fingern oder Zehen lokalisierte Infiltrate, die durch intensiven Juckreiz und die äußere Verunstaltung äußerst lästig werden können und therapeutisch kaum mit Sicherheit zu beeinflussen sind.

Bei wiederholt einwirkenden Frostschäden kommt es gelegentlich im Bereiche der ursprünglichen Frostbeulen zur Geschwürsbildung von ausgesprochen torpidem Charakter, die durchaus an trophoneurotische Ulzerationen erinnern. (Vgl. Zehnter Abschnitt, S. 434). Dieser Hinweis liegt um so näher, als Läsionen der peripheren Nerven — meist sensibler, gelegentlich aber auch motorischer Art — unter der Einwirkung der Kälte gar nicht selten zu beobachten sind. Vielleicht kommen hierbei aber auch endarteriitische Veränderungen in Betracht, wie sie zuerst v. Winiwarter als Ursache der Spätgangrän nach wiederholten leichteren Erfrierungen beschrieben hat. Auch für die Entstehung des „intermittierenden Hinkens" (Dysbasia angio-sclerotica), unter deren kausalen Faktoren Erb vorausgegangene wiederholte Kältetraumen mit an erster Stelle rechnet, spielen derartige endarteriitische Vorgänge eine wesentliche Rolle; mitunter ist ja dieser Symptomenkomplex überhaupt nur als Vorläufer der Gangrän durch Gefäßverschluß anzusehen.

Praktisch bemerkenswert ist weiterhin die Erfahrung, daß es auch nach leichteren Formen der Erfrierung — namentlich an den Füßen — mit großer Regelmäßigkeit nach etwa 2—4 Wochen zu einer ausgesprochenen Knochenatrophie kommt, die sich klinisch in Belastungsschmerzen zu äußern pflegt [1]).

In den schweren Formen der Erfrierung erscheinen die betroffenen Teile blau, ödematös, gedunsen, gefühllos. Häufig finden sich Blasen, gefüllt mit dunkler hämorrhagisch-seröser Flüssigkeit; hebt man sie ab, so wird darunter die blutig imbibierte Kutis sichtbar. Bleiben die zyanotischen Gliedabschnitte auch nach Einleitung einer entsprechenden Therapie (s. w. u.) und bei Zimmertemperatur kalt, so bedeutet dies den Übergang in Gangrän, während sonst noch eine Restitution möglich ist.

Ein anderes prognostisches Kriterium in dieser Hinsicht liefert nach Billroth das Verhalten der Sensibilität: „Ist die Kutis bei tiefen Einstichen 24 Stunden nach stattgehabter Erfrierung noch völlig gefühllos, so erholt sie sich wahrscheinlich nicht mehr."

Einsetzende entzündliche Rötung proximal von den am schwersten geschädigten Partien pflegt in der Folge die Grenze des Absterbens anzuzeigen. Es kommt dann entweder zur Mumifikation mit allmählicher Spontanelimination der nekrotischen Teile, oder zu der prognostisch ungünstigeren feuchten Gangrän, die ja in manchen Fällen nichts anderes darstellt als eine gangränöse Phlegmone und als solche namentlich in der vorantiseptischen Zeit oft genug den tödlichen Ausgang durch Allgemeininfektion herbeiführte. Auch Tetanus ist unter diesen Umständen mehrfach beobachtet worden. Die früher vereinzelt beschriebenen Duodenalgeschwüre nach Erfrierungen gehören wohl in die Kategorie der sogenannten septischen Ulzera [2]).

Die noch bis in die neueste Zeit hinein vertretene Anschauung, daß gefrorene Körperteile so brüchig wie Glas werden können und die daraus abgeleiteten Vorsichtsmaßregeln für den Transport, ist für die in unseren Breiten in Betracht kommenden Verhältnisse auf Grund eigener Experimente nicht stichhaltig.

Therapeutisch gilt bei bereits eingetretener Erfrierung — auch allgemeiner Art — von alters her als Grundregel, daß die Wiedererwärmung zunächst langsam und allmählich zu erfolgen hat. Das Abreiben mit Schnee steht hierfür in klassischem Rufe; es genügt wohl auch ein Frottieren mit kalten Tüchern. Man kann dann die erfrorene Extremität in Watte ein-

---

[1]) Hitschmann und Wachtel, Fortschr. a. d. Geb. d. Röntgenstr. (1919—1921). 27, S. 621.

[2]) Melchior, Ergebn. d. Chirurg. Bd. 2. S. 223. 1911.

wickeln, so daß erst nach und nach unter dem Einflusse der Bettwärme — keine Wärmeflaschen! — die lokale Temperatur wieder einen Anstieg erfährt.

Dieses Prinzip erscheint für die Fälle von wirklicher Vereisung schon theoretisch ohne weiteres begreiflich (s. o.). Aber auch dann, wenn die tiefste Abkühlung noch einige Grade oberhalb des geweblichen Gefrierpunktes Halt gemacht hat, ist die Differenz zur normalen Körpertemperatur eine so erhebliche, daß ein plötzlicher Ausgleich ohne eingreifende Störungen im Ablauf der zellulären Lebensvorgänge kaum denkbar ist. Jedenfalls ist klinisch auf Grund zahlreicher Erfahrungen an der Schädlichkeit einer brüsken Erwärmung nicht zu zweifeln.

Wir selbst sahen an der Küttnerschen Klinik einen sehr kräftigen, robusten, 19jährigen jungen Mann, der bei strenger Kälte Schneeschuh gelaufen war, abends noch getanzt hatte, alles ohne Schmerzen; auf der Heimfahrt in der Eisenbahn legte er die kalten Füße auf die Heizkästen; es folgte eine rapide Gangrän und Spontanabstoßung sämtlicher Zehen. — Im übrigen ist es wohl auch jedem aus eigener Erfahrung — z. B. nach Schlittschuhlaufen — bekannt, daß, wenn die Erwärmung stärker abgekühlter Füße sehr rasch erfolgt, der auftretende brennende, prickelnde spannende Schmerz sehr viel intensiver ist als bei allmählicher Erwärmung.

Eine weitere therapeutische Aufgabe erwächst angesichts der zyanotischen Stase. Bedeutet sie doch einen wesentlichen Faktor für das endgültige Zustandekommen der Nekrose. Solange sie anhält, ist eine genügende arterielle Ernährung des angeschoppten Gewebes ausgeschlossen, dieses muß vielmehr in dem reduzierten Blute schließlich ersticken. Die wirksamste Maßregel zur Beseitigung der Stase stellt die von v. Bergmann angegebene Suspension dar. Das blaugedunsene Glied wird locker auf eine Schiene aufbandagiert und möglichst steil aufgehängt. Die hiermit erzielten Erfolge sind nach zahlreichen Erfahrungen oft überraschend günstige; die zyanotisch ödematösen Extremitäten schwellen ab, Rötung tritt ein als Zeichen der wiederhergestellten Zirkulation, und es ist sicher, daß manche sonst verlorene Extremität auf diese Weise als Ganzes oder wenigstens teilweise gerettet worden ist. Hat man im übrigen einmal eine solche tiefblaue, kühle Extremität gesehen, aus der bei jedem Nadelstich sofort dunkle Blutstropfen hervorquollen, so liegt gewiß der Gedanke nahe, hier die Entleerung des stagnierenden Blutes zu begünstigen durch direkte Einschnitte in das Gewebe — also jenes Verfahren, das Noeßke[1]) generell für die Behandlung der drohenden Gangrän durch Stase angegeben hat. Die hiermit gemachten Erfahrungen lauten z. T. recht günstig.

Nicht jede erfrorene Extremität läßt sich freilich erhalten. In vielen Fällen, namentlich denen, die erst spät in die Behandlung treten, bildet der Eintritt des Brandes die unabweisbare Folge. Unter diesen Umständen hat die therapeutische Aufgabe das wichtige Ziel zu verfolgen, den Brand möglichst zu einem trockenen zu gestalten. Es kommt hierbei hauptsächlich darauf an, dem faulenden Gewebe, dessen Flüssigkeitsabgabe auf biologischem Wege — Zirkulation, Schwitzen — aufgehoben ist, durch rein physikalische Mittel die das Bakterienwachstum fördernde Feuchtigkeit zu entziehen. Da vornehmlich die im Zusammenhange bleibende Oberhaut die Wasserabgabe verhindert, bedeutet das Abziehen derselben eine wichtige Maßnahme, die dadurch erleichtert wird, daß jene in diesem Stadium bereits meist blasig abgehoben ist. Die weitere Austrocknung wird durch sterile Gazeverbände befördert, denen man — zur Einschränkung der Fäulnisvorgänge — ein Streupulver von Dermatol, Jodoform oder dgl. zusetzen kann. Feuchte Verbände sind dagegen in diesem Stadium unbedingt fehlerhaft. Eine besonders wirksame Austrocknung läßt sich durch Anwendung der Heißluftdusche herbei-

---

[1]) Chirurgenkongreß 1910.

führen. Diesem letzteren Verfahren kommt hier außerdem noch die besondere Bedeutung zu, daß es die aktiven, zur Demarkation führenden Entzündungsvorgänge sowie die Granulationsbildung seitens der erhaltenen Teile fördert. Auch bei Behandlung chronischer Erfrierungsrückstände in Gestalt ödematöser und zyanotischer Schwellungen (Lexer) ist der Nutzen der Heißluftanwendung betont worden.

Operative Maßnahmen zumal in Gestalt von Frühamputationen bleiben im wesentlichen für diejenigen — bei rationeller Behandlung glücklicherweise ausnahmsweisen — Fälle reserviert, in denen die Gangrän trotz aller Gegenmaßnahmen feucht bleibt und als fortschreitende Phlegmone das Leben bedroht. In anderen Fällen soll man dagegen die Demarkierung und Abstoßung wenigstens der Weichteile möglichst abwarten. Der große Vorteil eines derartigen zurückhaltenden Verfahrens besteht darin, daß die Verstümmelungen hierbei gewöhnlich erheblich geringer ausfallen, als es bei frühzeitiger Absetzung durchführbar wäre. Es gilt dies um so mehr, als bei der im infektiösen Stadium vorgenommenen Amputation die prima reunio leicht ausbleibt bzw. meist überhaupt nicht angestrebt werden darf, da mit Lappennekrosen oder sonstigen Wundstörungen zu rechnen ist.

Für die leichteren Formen der Erfrierung genügen Salbenverbände; Blasen sind aseptisch zu entleeren oder abzutragen.

B. Die allgemeine Erfrierung.

Es handelt sich hierbei, wie bereits betont, um die Wirkung der allgemeinen Abkühlung auf den Organismus. Bei Schiffbrüchigen, im Schnee Verirrten, Obdachlosen, die im Winter in ungeheizten Schuppen und dgl. nächtigen, hilflosen Verwundeten, die nicht rechtzeitig geborgen werden konnten, spielt diese Form der Kälteschädigung eine praktisch wesentliche Rolle. Ein wichtiges prädisponierendes Moment bildet die Trunkenheit, da die durch Alkoholwirkung erweiterten Gefäße die Wärmeabgabe beschleunigen, und die drohende Gefahr nicht erkannt wird. Die klinischen Erscheinungen — soweit sie im bewußten Zustande einwirken — bestehen in zunehmender Mattigkeit, starkem Kältegefühl und Schlafsucht; Atmung und Herzschlag verlangsamen sich, der Blutdruck sinkt; im Sopor tritt unter allmählichem Erlöschen der vitalen Funktionen der Tod ein. Als kritische Grenze gilt eine Temperaturherabsetzung auf etwa 20⁰.

Die Sektion ergibt keine charakteristischen Veränderungen.

Im Zustande des Scheintodes — d. h. bei noch erhaltener Atmung und Herztätigkeit — können Wiederbelebungsversuche erfolgreich sein; die Notwendigkeit der ganz allmählichen Erwärmung gilt auch hier in besonderem Maße. Freilich schließt die Wiederkehr der Besinnung den nachträglichen Eintritt des Todes durch sonstige Folgen der Kälteschädigung keineswegs aus. —

Die Frage der Erkältungskrankheiten liegt außerhalb unseres Themas.

Chemische Gewebsverletzungen.

Außerordentlich zahlreich sind die Stoffe, welche imstande sind durch chemische Wirkung mehr oder weniger tiefgreifende Schädigungen des bloßliegenden oder auch vom unversehrten Integument bedeckten Gewebes hervorzurufen. Es kann sich angesichts der Fülle der hier in Betracht kommenden Möglichkeiten an dieser Stelle natürlich nur darum handeln, die hauptsächlichsten chirurgisch wichtigen Gesichtspunkte hervorzuheben, während im übrigen auf die Lehrbücher der Pharmakologie und Toxikologie verwiesen werden muß.

Die Wirkung einer Reihe chemisch differenter Substanzen — die auch zu therapeutischen Zwecken Verwendung gefunden haben — auf die äußere Haut zeigt äußerlich eine unverkennbare Ähnlichkeit mit den Folgen der Verbrennung. Die klassischen Grade der Rötung, Blasenbildung und Verschorfung kehren auch hier wieder. Man unterscheidet dementsprechend Rubefazientia, Vesikantia und die eigentlichen Kaustika; allerdings sind die Grenzen nicht immer scharf zu ziehen, zumal die Wirkung oft weitgehend von der Konzentration des Mittels abhängt, z. T. auch von der individuell und an einzelnen Körperstellen verschiedenartigen Widerstandsfähigkeit der äußeren Bedeckung.

Zu den typischen Rubefazientia gehört das Senfmehl, das als „Hautreizmittel" bei Kollapszuständen Verwendung findet („Sinapismen"). Auch das Chloroform übt eine derartige Wirkung aus, die sich bei empfindlicher Haut zur oberflächlichen Nekrotisierung steigern kann; es ist daher auch in dieser Hinsicht bei Chloroformnarkosen Vorsicht geboten. Das gleiche gilt für die Jodtinktur. Bei zarter Haut kommt es hierbei, namentlich bei wiederholter Applikation, leicht zur Blasenbildung; aus diesem Grunde ist man für die operative Hautdesinfektion zur Anwendung einer 5%igen statt der offizinellen 10%igen Lösung übergegangen. Besonders lebhafte Reaktionen können bei Jodüberempfindlichkeit — Hyperthyreoidismus (vgl. Zehnter Abschnitt, S. 427ff.) — ausgelöst werden.

Das klassische, heute aber kaum noch verwendete Vesikans bildet das aus der „Spanischen Fliege" hergestellte Kantharidin, der wirksame Bestandteil des „Blasenpflasters". — Ausgedehnteste Blasenentwicklung und auch tiefergreifende Nekrosen wurden im letzten Kriege zahlreich durch den „Gelbkreuzkampfstoff" hervorgerufen [1]). Die entstehenden Substanzverluste zeichneten sich durch sehr schlechte Heilungstendenz aus. Ein energisches Hautreizmittel stellt auch das Terpentinöl dar. In das Gewebe selbst injiziert, verursacht es Entzündung und Abszesse, die bei der Behandlung der septischen Allgemeininfektion gelegentlich therapeutische Verwendung gefunden haben (vgl. S. 190). Eine gewisse forensische Bedeutung haben die auf gleichem Wege hervorgerufenen „Petroleumphlegmonen", die zum Zwecke der Entziehung vom Militärdienst häufig unter den zur „Selbstverstümmlung" dienenden Methoden eine Rolle spielen. Terpentin und Kupfersulfatlösung werden zum gleichen Zwecke verwendet [2]). Im Tierexperiment dient zur Erzielung aseptischer Abszesse das Aleuronat.

Zu den Kaustika im engeren Sinne gehören in erster Linie starke Säuren und Basen. Ihre gewebstötende Wirkung beruht vornehmlich auf chemischer Bindung, Fällung oder Lösung der protoplasmatischen Substanz.

Konzentrierte Schwefelsäure ruft zunächst weißliche, dann bräunlich sich verfärbende Schorfe hervor; ausgedehnte Läsionen der Körperoberfläche können unter toxischen Allgemeinerscheinungen zum Tode führen. Salzsäure macht grau-weißliche Ätzschorfe. Die durch rauchende Salpetersäure entstehenden lederartigen Nekrosen zeigen eine charakteristische Gelbfärbung (Xantho-Proteinreaktion). Ausgedehnteste Verbrennungen dieser Art kommen in der Sprengstoffindustrie vor. Da die Wirkung der rauchenden Salpetersäure sich scharf auf die Applikationsstelle beschränkt, wird sie auch therapeutisch

---

[1]) Zeitschr. f. d. ges. exp. Med. 1921. 13.
[2]) Vgl. Knosalla, Selbstverstümmelung bei Soldaten im Kriege. Inaug.-Dissert. Breslau 1920.

verwendet; gelegentlich dient sie zur Beseitigung der Verruca juvenilis (vgl. S. 326).

Die durch ätzende Alkalien entstehenden Nekrosen bilden keine festen Schorfe, sondern das betroffene Gewebe löst sich zu einer weichen gelatinösen zerfließenden Masse. Infolgedessen zeichnen sich diese Verätzungen durch größere unberechenbare Tiefenwirkung aus. Es gilt dies vor allem für konzentrierte Lösungen von Ätzkali und Ätznatron; ersteres gelangt auch in Stangenform zur Verwendung. Für therapeutische Zwecke wird der weniger lösliche Ätzkalk zu gleichen Teilen zugesetzt, um eine umschriebene Wirkung zu erzielen („Wiener Ätzpaste"). Früher diente dieses Mittel vielfach zur Zerstörung von äußeren Geschwülsten, selbst zur allmählichen Eröffnung abdomineller Zysten oder des Thoraxraumes. Es bilden sich hierbei ringsum Verklebungen, welche die früher gefürchtete Eröffnung der freien Körperhöhlen verhindern.

Alle diese genannten Ätzmittel rufen besonders ausgedehnte Zerstörungen auch auf Schleimhäuten hervor. Häufig handelt es sich hierbei um Selbstmordversuche durch Trinken kaustischer Lösungen, nicht selten aber auch um folgenschweres Versehen infolge ungenügender äußerer Kennzeichnung der zur Aufbewahrung dienenden Gefäße. Wenn es nicht zu tödlicher Perforation (Mediastinum, Bauchhöhle) kommt oder zum Tode an den Folgen der Allgemeinvergiftung, so entstehen, nach oft röhrenförmig erfolgender Abstoßung der Schorfe, ausgedehnte ulzeröse Wundflächen, deren Vernarbung zu schweren Verengerungen, ja sogar völliger Obliteration führen kann. Der Ösophagus ist der Hauptsitz derartiger Strikturen, seltener Magen, Duodenum oder gar tiefere Darmabschnitte. Auch vom After aus sind solche Verätzungen möglich. Ich sah einen solchen Fall schwerster Mastdarmverengerung infolge eines Klysmas, für das versehentlich Ammoniak verwendet worden war.

Bei verdampfbaren oder fein zerstäubenden Ätzmitteln sind in gleicher Weise auch die Luftwege gefährdet. Es kann hier zu akuten Schwellungen, Glottisödem, Tracheo-Bronchitis, Pneumonie kommen; schwerste ulzeröse Erkrankungen der Atemwege wurden nach „Gelbkreuz"-Vergiftungen beobachtet.

Eine eigentümliche chirurgisch wichtige Sonderstellung nimmt die Karbolsäure ein.

In konzentrierter Form — Acidum carbolic. liquef. — ruft sie auf der Applikationsstelle weißliche Schorfe hervor. Wir verwenden sie in dieser Form, um ulzerierte Geschwülste — vor allem den Brustkrebs — vor operativen Eingriffen in aseptischen Zustand zu versetzen, wobei mit den bakteriellen Keimen auch das Gewebe selbst schonungslos abgetötet wird. Die Applikation hat unmittelbar vor dem Eingriff selbst zu erfolgen, um eine resorptive Karbolintoxikation zu vermeiden.

Viel insidiöser wirkt die Karbolsäure in schwacher Lösung, wie sie als 2%iges Karbolwasser früher sehr häufig und leider auch heute noch mitunter zu Umschlägen bei infizierten Verletzungen und oberflächlichen Entzündungen verwendet wird. Denn das Karbol vermag auch die intakte Haut zu durchdringen; auf die sensiblen Nervenendigungen wirkt es anästhetisch, infolgedessen kann bei längerer Applikation — zumal unter impermeablem Verband — eine tiefgreifende Gewebsnekrose völlig schmerzlos eintreten. Diese Karbolnekrosen gelangen namentlich an den Fingern zur Beobachtung. Die Haut erscheint anfangs blaß, gefühllos, pergamentartig. Im weiteren Verlauf kommt es zu schwarzer Verfärbung, zum trockenen Brande (vgl. Zehnter Abschnitt, S. 399); offenbar verhindert die aseptische Imprägnierung des Gewebes den Eintritt der Fäulnis.

Ätzmittel geringeren Grades sind die Salze der Schwermetalle. Das Argentum nitricum, seltener das Cuprum sulfuricum, finden in fester Substanz — Stifte — praktisch bei der Wundbehandlung Verwendung, um durch Ätzung torpider Granulationen die Reproduktion anzuregen, oder auch um überwuchernde Granulationsmassen (Caro luxurians, vgl. S. 89) zu zerstören. Auf die Eiweißkoagulation durch Eisenchlorid gründet sich ein veraltetes Verfahren der Blutstillung (vgl. S. 97). Chlorzinkätzungen wurden früher bei der Behandlung bösartiger Geschwülste vielfach verwendet.

Bei manchen chemischen Gewebsverletzungen spielen gleichzeitig auch physikalische Vorgänge mit. So die Erwärmung bei der Einwirkung von ungelöschtem Kalk; ein entsprechender Vorgang findet bei der Wasserbindung durch konzentrierte Schwefelsäure, Phosphorsäureanhydrid und andere Agentien statt.

Als rein physikalische Vorgänge kommen ferner osmotische Spannungsunterschiede in Betracht. So wirkt destilliertes Wasser auf offene Wunden als schmerzhaftes „Gift“, selbst granulierendes Gewebe quillt bei längerer Einwirkung hypotonischer Bäder auf. Zusätze eines indifferenten Salzes verhindern derartige unerwünschte Nebenwirkungen. Bei „hypertonischer“ Einwirkung kommt es zur Wasserentziehung.

Bezüglich der Gewebsnekrosen durch Anilinfarben — Tintenstift — sei auf S. 279 verwiesen.

Die Therapie der Verätzungen, soweit sie in das Gebiet der Chirurgie fällt, entspricht den Grundsätzen, wie sie für die Brandwunden dargestellt wurden. Bei der Schnelligkeit der Bindung starker Säuren und Alkalien seitens der Gewebe dürften Neutralisierungsversuche meist zu spät kommen und könnten unter Umständen sogar der Umgebung schaden. Eine gewisse chemische Kenntnis der in Betracht kommenden Verhältnisse ist immerhin wünschenswert. So bedeutet es jedenfalls einen schweren Fehler, wenn man jemanden, der in eine ungelöschte Kalkgrube gefallen ist, mit Wasser von den noch anhaftenden Massen zu befreien sucht.

Bezüglich der den chemischen Verätzungen nahestehenden Gewebsschädigungen durch peptische Fermente sei auf Zehnten Abschnitt, S. 418 verwiesen.

Die Geschwülste[1].

Der Ausdruck „Geschwulst" wird klinisch in recht weitem Sinne gebraucht. Jede örtliche Schwellung, durch Blutaustritt, Transsudat oder entzündliche Ausschwitzung bedingt, wird gelegentlich als Geschwulst bezeichnet. So spricht man von einer Blutgeschwulst (Hämatom), entzündlichen Geschwülsten, von einer „Fußgeschwulst" im Sinne einer ödematös-hämorrhagischen Durchtränkung des Gewebes nach Brüchen — bzw. einer traumatischen Periostitis — der Mittelfußknochen; manche Produkte chronischer Entzündung — wie der Syphilis, Tuberkulose, Lepra — werden auch als Granulationsgeschwülste bezeichnet. Im Gegensatz zu diesem weitgefaßten klinischen Sprachgebrauch werden als Geschwülste im engeren Sinne eigenartige Zellsprossungen — Blastome — bezeichnet, die gegenüber den sonstigen krankhaften Gewebsneubildungen eine unverkennbare Sonderstellung einnehmen und den Gegenstand der Geschwulstlehre im engeren Sinne bilden.

Praktisch ist die Kenntnis der Geschwülste für keine Disziplin unmittelbar so bedeutungsvoll wie für die Chirurgie. Denn ihr fällt in sehr vielen Fällen die das Schicksal des Kranken oft entscheidende Aufgabe der Frühdiagnose zu; die wirksame Behandlung — zumal der bösartigen Geschwülste — ruht fast allein auf ihren Schultern und macht einen beträchtlichen Teil der operativen Tätigkeit überhaupt aus. Die folgende Darstellung ist daher — den Zwecken dieses Buches entsprechend — durchaus auf chirurgische Gesichtspunkte eingestellt; sie erhebt also nicht den Anspruch als wirkliche „Geschwulstlehre" zu gelten.

Begriffsbestimmung.

Unter Geschwulst im engeren Sinne — Tumor, Blastom, Neoplasma, Gewächs — werden nach bestimmtem Typus erfolgende Wucherungen verstanden, die von Zellen ausgehen, welche aus dem geschlossenen Gewebsverband — zum mindesten „funktionell" — heraustreten und dem übrigen Organismus gegenüber eine selbständige Bedeutung gewinnen. Derartige wuchernde Zellen zeigen gewissermaßen einen Rückschlag in das embryonale Verhalten. Freilich treten hierbei vielfach ganz neue Zellformen auf und während die normale embryonale Bildung schließlich zu fertigen Produkten führt, zeigen die echten Tumoren keinen organischen Abschluß; insbesondere erlischt die Wachstumstendenz bösartiger Geschwülste erst mit dem allgemeinen Tode des Individuums. Während entzündliche Wucherungen — zumal parasitärer Art — nach Aufhören der entzündlichen Noxe sich zurückbilden, ist bei den echten Blastomen der Wachstumstrieb offen-

---

[1] Literatur bei Ribbert, Geschwulstlehre. 2. Aufl. 1914. — Wetterer, Handbuch der Röntgen- und Radiumtherapie. 3. Aufl. 1919 — Werner, Bösartige Geschwülste in Kraus-Brugsch: Spezielle Pathologie und Therapie innerer Krankheiten. Bd. 2. 1. 1919.

bar in den Zellen selbst gelegen. Ursächlich scheint es nur einer „Auslösung" zu bedürfen um diesen Trieb zu entfesseln; dauernd nachwirkende äußere Ursachen der Geschwulstentwicklung sind unbekannt (vgl. S. 333 ff.). Von den entzündlichen Neubildungen — etwa den spezifischen Granulomen — unterscheiden sich die Blastome ferner prinzipiell durch das Fehlen nennenswerter erkennbarer humoraler oder geweblicher Gegenreaktionen. Wenigstens treten die Abwehrvorgänge seitens des übrigen Organismus, um die Geschwulst unschädlich zu machen oder gar zu eliminieren, praktisch völlig zurück [1]).

Am wenigsten darf die Kapselbildung, die viele Geschwülste aufweisen, derartig aufgefaßt werden, denn sie kommt vorzugsweise unter dem Einflusse der Verdrängung bei expansivem Wachstum (s. w. u.) zustande und wird bei maligner Progredienz ohne weiteres durchbrochen.

Wie ein parasitäres Eigenwesen steht die Geschwulst dem übrigen Körper feindlich gegenüber. Sein üppiges Wachstum zehrt an den Säften des verfallenden Organismus, selbst ausgesprochen gutartige Geschwülste wie das Lipom (vgl. S. 317) brauchen bei allgemeinem Fettschwund nicht in ihrer lokalen Entwicklung zurückzugehen.

Diese Ausschaltung der Geschwülste aus dem abgestimmten Zusammenhange des übrigen Organismus zeigt sich auch in funktioneller Hinsicht. Es fehlt ihnen die Anpassung an funktionelle Beanspruchung. Besonders deutlich wird dies bei manchen Osteosarkomen (vgl. S. 320 ff.), die trotz lebhafter Knochenneubildung infolge der für Belastung ungeeigneten Anordnung der Stützsubstanz leicht zu Spontanfrakturen — vgl. S. 64 — führen, ganz im Gegensatz zu produktiv entzündlichen Knochenprozessen — also etwa der Osteomyelitis —, auf deren strukturelle Entwicklung die mechanische Beanspruchung einen unverkennbaren Einfluß gewinnt. Zwar kommt ausnahmsweise bei einzelnen Geschwülsten eine Zellfunktion vor, die sich in der Richtung der ursprünglichen Aufgaben bewegt — so die Gallenbildung bei metastasierenden malignen Lebergeschwülsten, gewisse innersekretorische Schilddrüsentätigkeit bei Tumoren der Thyreoidea oder der Keimdrüsen — doch kann von einer eigentlichen „Zweckmäßigkeit" hierbei wohl nicht die Rede sein und im allgemeinen werden derartige an die physiologische Tätigkeit erinnernde Leistungen überhaupt völlig vermißt. So können selbst Geschwülste vom Nebennierentypus mit ausgesprochener Nebenniereninsuffizienz einhergehen; viele bösartige Geschwülste üben eine toxische Einwirkung auf den übrigen Organismus aus.

In einzelnen Grenzfällen ist die Unterscheidung gegenüber entzündlichen Neubildungen schwierig. Es gilt dies namentlich für gewisse papilläre Wucherungen der Haut (S. 326). Andererseits gibt es Gewächse, die mehr den Eindruck von Fehlbildungen, als den echter proliferierender Tumoren hervorrufen; es gehören hierher namentlich manche weiche Fibrome der Haut, die kartilaginären Exostosen und ein Teil der Hämangiome (s. u.). Diese Einschränkung gilt auch für gewisse Geschwülste, wie Dermoidzysten, Cholesteatome und verwandte Gebilde, deren Vergrößerung vorwiegend auf der zentralen Ansammlung abgestorbener Zellprodukte beruht und die damit den gewöhnlichen Retentionszysten nahestehen. Die kompliziertesten Geschwülste zeigen wiederum in ihren differenzierten Formen — Embryome (S. 333) — so unverkennbare Beziehungen zu groben fötalen Mißbildungen, daß auch hier starre Grenzen nicht immer zu ziehen sind. Eine Sonderklasse bilden schließlich geschwulstartige Wucherungen, die zu gewissen Allgemeinerkrankungen des blut- und lymphbildenden Apparates in enger

---

[1]) Über Einzelheiten zur Frage der Krebsimmunität vgl. C. Lewin, Med. Klinik. 1922, Nr. 31.

Beziehung stehen und deren Stellung im System zum Teil noch durchaus strittig ist; wir werden sie in einem kurzen Anhang zu diesem Abschnitte gesondert besprechen.

Die einzelnen Geschwulstformen.

Eine Einteilung der Geschwülste ist nach klinischen und histologischen Gesichtspunkten möglich. Wir geben zunächst einen Überblick über die chirurgisch wichtigsten Geschwulstformen unter Zugrundelegung ihres geweblichen Aufbaues.

Wir unterscheiden hierbei:

A. Geschwülste der Bindegewebsgruppe.
   1. Reife Formen:
      a) Fibrome.
      b) Lipome.
      c) Chondrome.
      d) Osteome.
   2. Unreife Formen: Das Sarkom.
B. Muskel- und Gefäßgeschwülste.
   1. Myome.
   2. Hämangiome.
   3. Lymphangiome.
C. Geschwülste aus nervöser Substanz.
   1. Neurome.
   2. Gliome.
D. Pigmentzellengeschwülste: Chromatophorome.
E. Die epithelialen Geschwülste:
   1. Reife Formen:
      a) Die fibroepithelialen Geschwülste.
      b) Adenome.
      c) Dermoidzysten und verwandte Gebilde.
   2. Unreife Formen:
      a) Das Karzinom.
      b) Das Chorionepitheliom.
F. Endotheliome.
G. Die Mischgeschwülste.

A. Geschwülste der Bindegewebsgruppe.

I. Reife Formen.

a) Fibrome.

Fibrome sind aufgebaut aus faserigem Bindegewebe, dessen Züge sich innig verflechten. Derartige straff aufgebaute Geschwülste zeichnen sich durch derbe Konsistenz aus; die weichen Fibrome sind lockerer zusammengesetzt, saftreich, mitunter geradezu ödematös. Nicht alles, was als Fibrom bezeichnet wird, kennzeichnet sich ohne weiteres als echte Geschwulst. Mitunter ist vielmehr die Abgrenzung gegenüber entzündlichen und regenerativen Prozessen schwierig. So kommen gelegentlich durch exzessive Narbenbildung um kleine Fremdkörper — zumal in der Hohlhand — geschwulstartige ganz wie ein Fibrom anmutende Bildungen zustande. Infolge abnormer Bindegewebsneubildung bei der Wundheilung entsteht das bereits besprochene Keloid (S. 90). Diffuse sehr straffe, oft recht große Bindegewebsgeschwülste in der seitlichen Bauchwand, die fast nur bei Frauen, die geboren haben, zur Entwicklung kommen, die sog. Desmoide, weisen ebenfalls nach dieser Richtung hin. Andere Formen der Fibrome der inneren und äußeren Körperoberfläche lassen bei ausschließlich peripher gerichtetem Wachstum oft sogar gegenüber der normalen Umgebung keine scharfen Grenzen erkennen. Es gehören hierher namentlich die an der äußeren Haut gestielt auftretenden weichen Warzen oder Fibromata mollusca, eine häufige Teilerscheinung der von Recklinghausenschen Krankheit (s. w. u.), die mehr eine lokale Fehlbildung oder Riesenwuchs als eine eigentliche Geschwulst darstellen. Ihnen vergleichbar sind manche weichen Nasenpolypen, glasige Gebilde, die sich besonders im Gefolge eitriger Nebenhöhlenerkrankungen entwickeln. Sie dürfen nicht verwechselt werden mit den vom Periost des Rachendaches ausgehenden Nasenrachenfibromen, einer seltenen, aber typischen Erkrankung, die fast ausschließlich beim männlichen Geschlecht vorkommt. Wie Wurzeln eines Baumes dringen die sich ausbreitenden Geschwulstzapfen unaufhaltsam in die Schädellücken ein und können durch ihren Gefäßreichtum zu schweren Blutungen Anlaß geben.

Genetisch werden diese auch als „Basalfibroide" (Coenen) bezeichneten Gewächse vom fötalen Chondrokranium abgeleitet.

Das typische abgekapselte Fibrom geht von der Haut, den Faszien, den Aponeurosen, dem Periost und sonstigen bindegewebigen Schichten aus. Es kann sich mit andersartig differenzierten Bindegewebsformationen kombinieren: Fibrolipom, Osteofibrom. Bezüglich des Xanthofibroms sei auf S. 319 verwiesen. In manchen glatten Muskelgeschwülsten, wie sie vom Uterus und vom Darm ausgehen (s. w. u.), ist der fibromatöse Anteil stark ausgebildet oder gar vorherrschend: Fibromyome. Im Bereiche der Brustdrüse findet sich in den abgekapselt auftretenden Bindegewebsgeschwülsten meist auch eine aktive Beteiligung des Drüsengewebes; man bezeichnet sie daher als Adeno-Fibrome. Fibrome des Subkutangewebes neigen bei zunehmender Entwicklung infolge ihrer Schwere zu einer Stielung ihres Ansatzes: Fibroma pendulum. Eine Prädilektionsstelle solcher Fibrome bildet die Innenseite der Oberschenkel. Das Wachstum aller Fibrome ist gewöhnlich ein sehr langsames; sie bleiben oft lange stationär. Die oben genannten Nasenrachenfibrome bilden sich oft schon nach unvollkommenen Eingriffen, mit größerer Regelmäßigkeit nach Eintritt in das Pubertätsalter spontan zurück. Rascheres Wachstum charakterisiert die zellreicheren Bindegewebsgeschwülste, die fließende Übergänge zu den Fibrosarkomen zeigen (vgl. S. 319); solche Tumoren sind nicht mehr unbedingt gutartig.

Einen besonderen Anteil gewinnen geschwulstartige Bindegewebswucherungen bei der sog. Neuro-Fibromatosis oder Recklinghausenschen Krankheit. Es handelt sich hierbei um eine ausgesprochen hereditär und familiär auftretende Systemerkrankung der fibrösen Elemente der nervösen Organe. An den peripheren Nerven kommt es vielfach zu unförmigen Verdickungen, die in der Peripherie mitunter als Konvolut gewundener Stränge — sog. Rankenneurom — hervortreten. Die bedeckende Haut bildet darüber nicht selten lockere faltige Wülste, sog. Lappenelefantiasis. Die bereits genannten Fibromata mollusca stehen meist ebenfalls mit Ästen der Hautnerven in Zusammenhang. Auch subkutan finden sich oft zahllose Fibrom-

knoten um die peripheren Ausläufer der Nerven entwickelt; sie sind dementsprechend häufig ausgesprochen druckschmerzhaft (Tubercula dolorosa).
Auch im Bereiche der Spinalwurzeln und Hirnnerven kommen derartige „Neurofibrome" vor. Ein Teil der sog. Akustikus- oder Kleinhirnbrücken-
winkeltumoren gehört in diese Gruppe. Außerdem finden sich meist zahlreiche Naevi (s. w. u.). Die Träger dieses Leidens zeigen nicht selten auch
sonstige Mißbildungen, sind meist von kleiner Statur und vielfach auch geistig
unterentwickelt. In manchen Fällen nehmen diese Bindegewebsgeschwülste
einen sarkomatösen Charakter an und werden dann als „sekundär-maligne
Neurome" bezeichnet.

Außer den eigentlichen Neurofibromen kommen freilich im Rahmen des Morbus Recklinghausen gelegentlich auch Geschwulstformen vor, welche äußerlich mit jenen über-
einstimmend nicht bindegewebig aufgebaut sind, sondern aus nervösen Elementen bestehen,
die genetisch auf die Schwannsche Scheide — bzw. ihre Vorstufen — zurückgeführt
werden. Zum Unterschiede von den echten, d. h. mit Ganglienzellen versehenen Neuromen
(S. 324) bezeichnet man diese Tumoren als **Neurinome** [1]).

b) Lipome.

Das typische Lipom stellt eine scharf abgekapselte, aus gelapptem Fettgewebe bestehende, durchaus gutartige Geschwulst dar. Die meisten Lipome
gehören dem subkutanen Gewebe an. Die Schultern, der Rücken, die Streckseite der Extremitäten gehören zu ihren Prädilektionsstellen. Seltener sind
tiefe Lipome. Diese finden sich in den Muskelinterstitien, subaponeurotisch
namentlich an der Stirn. Am Hinterkopf sah ich eine umfangreiche Geschwulst
dieser Art kongenital; das äußere Bild entsprach weitgehend dem eines
angeborenen Hirnbruches. Eine typische Lokalisation des tiefen Lipoms bildet
die Hohlhand; es entwickelt sich hier unter der Palmaraponeurose und erstreckt
sich zwerchfellartig unter dem Lig. carp. transversum hindurch zum Unterarm, während kleinere Fortsätze durch die Interdigitalräume subkutan zutage
treten. Ähnliche Bildungen im Kniegelenk entstehen anscheinend unter dem
Einfluß chronischer Entzündungen (Lipoma arborescens, vgl. S. 249). Auch
am Samenstrang, perirenal, retromammär gelangen gelegentlich Lipome zu
stärkerer Entwicklung und nötigen zu chirurgischem Eingreifen.

Abgesehen von den seltenen angeborenen Lipomen treten die meisten
dieser Geschwülste erst nach abgeschlossenem Körperwachstum in die Erscheinung. Das weibliche Geschlecht ist bevorzugt. Das Wachstum der Geschwülste ist meist langsam; sie können aber allmählich beträchtliche Größe
erreichen. Gebilde bis zu 10 und 20 kg und noch darüber hinaus sind beobachtet
worden. Bei subkutanem Sitz wird dann durch die Schwere der Ansatz stiel-
artig ausgezogen, so daß ein Lipoma pendulum entsteht. Verschieblichkeit
gegen die Unterlage und die bedeckende Haut, glattgelappte Oberfläche, gleichmäßige weiche Konsistenz, die gewöhnlich deutlich nachweisbare Fluktuation
läßt die Diagnose des Lipoms meist ohne weiteres stellen. Mitunter zeigt die
Geschwulst stellenweise bindegewebige Verdichtungen — Fibro-Lipome.
(Bezüglich der Angio-Lipome vgl. S. 322). Bei größeren und länger bestehenden Gebilden werden auch regressive Veränderungen beobachtet:
Erweichungen, die zu sog. Ölzysten führen, Verkalkungen, selbst Verknöcherungen; infolge Druck und Spannung der Haut kann es zur Nekrose und
Ulzeration kommen.

Nicht selten finden sich Lipome multipel, und zwar oft in großer Anzahl.
Mitunter stehen kleinere Lipome dieser Art auch in Beziehung zu Nervenstämmen und sind auf Druck schmerzhaft. Dies ist nicht zu verwechseln mit

---

[1]) Kirch, Zeitschr. f. d. ges. Neurol. u. Psychiatrie. Bd. 74, S. 379. 1922.

der sog. Adipositas dolorosa, einer eigentümlichen diffusen, oft stark bindegewebigen Vermehrung des subkutanen Fettpolsters, die als Dercumsche Krankheit bezeichnet wird und in Verbindung mit Sekretionsstörungen der Schilddrüse stehen soll. Eine eigentliche Geschwulstbildung liegt hierbei nicht vor. Auch in umschriebenen Bezirken kommt eine ähnliche schmerzhafte Hyperplasie des Fettgewebes vor. Ich beobachtete dies mehrmals in der Oberbauchgegend bei Männern.

Diffuse, das heißt nicht streng abgekapselte lipomartige Hyperplasie des Fettgewebes findet sich ferner nicht selten vergesellschaftet mit lokalem Riesenwuchs im Bereiche der Extremitäten. Eine besonders eigentümliche Form derartiger diffuser Lipombildung charakterisiert den „Madelungschen Fetthals". Von unförmigen mächtigen Wülsten, die sich in ihren Ausläufern bis in die Muskelinterstitien erstrecken, ist der Hals umgeben, auch die Achselhöhle, die Leistengegend kann von derartigen „periglandulär" angeordneten Fettmassen eingenommen sein.

Bei manchen anderen, ebenfalls als Lipom bezeichneten Gebilden tritt der Geschwulstcharakter noch mehr zurück. Es gehört hierher die häufige Fettgewebshyperplasie des Netzes in großen irreponiblen Brüchen, die abnorme Größenentwicklung einzelner Appendices epiploicae, zumal bei allgemeiner Adipositas, ferner die sog. Lipome des präperitonealen Gewebes, d. h. umschriebene Fettansammlungen, die teils als selbständige Ausstülpungen — wie bei der Hernia lineae albae —, teils an der Kuppe von Bruchsäcken — namentlich der Femoralhernien — nicht selten zu beobachten sind.

Zur allergrößten Seltenheit gehört echtes metastasierendes Wachstum der Lipome. Lubarsch hat neuerdings eine solche Beobachtung — bei primärem Sitz in der Nierenfettkapsel — mitgeteilt [1]).

c) Chondrome.

Chondrome sind aus Knorpelgewebe aufgebaute Geschwülste. Sie kommen an den verschiedensten Stellen vor. Unter den Weichteilen sind namentlich der Hoden und vor allem die Speicheldrüsen gelegentlich Sitz knorpelhaltiger Geschwülste. Doch handelt es sich hierbei gewöhnlich nicht um reine Chondrome, sondern um Mischgeschwülste (vgl. S. 332), in denen der knorpelige Anteil mehr oder weniger vorherrscht.

Die Mehrzahl aller Knorpelgeschwülste kommen im Bereiche des Skeletts vor, an Stellen, an denen sich normalerweise nach Abschluß der Ossifikation kein Knorpel mehr findet und werden hier gewöhnlich als Enchondrome bezeichnet. Es handelt sich hierbei häufig um multiples Auftreten, so daß man den Eindruck einer Systemerkrankung gewinnt; es gilt dies um so mehr, als dieser Prozeß zu familiärem Auftreten neigt. Häufig bestehen gleichzeitig Entwicklungs- und Wachstumsstörungen des Gesamtskeletts sowie eine Kombination mit kartilaginären Exostosen (vgl. S. 318). Überwiegend sind männliche Individuen betroffen. Die Prädilektionsstelle für das Auftreten der Enchondrome ist das Hand- und Fingerskelett, dann die übrigen Extremitätenabschnitte unter Bevorzugung von Becken und Schulterblatt, seltener ist die Wirbelsäule, das Brustskelett oder der Schädel betroffen. Bevorzugt ist die Gegend der Metaphysen. Je nach dem Sitz lassen sich zentrale oder periphere Enchondrome unterscheiden. Erstere bringen den Knochen von innen her zum Schwund und zeigen oft eine dünne schalige Bedeckung, die durch ossifizierende Periostitis zustande kommt; letztere wachsen als knollige Tumoren nach außen und lassen den Knochen oft im wesentlichen intakt. Bei stetiger langsamer Entwicklung

---

[1]) Klin. Wochenschr. 1922. Nr. 22. S. 1081.

können die Enchodrome gewaltige Größe erreichen. Die Verbildung der Hände nimmt bei multiplem Auftreten geradezu phantastische Formen an. Regressive Metamorphosen sind in späteren Stadien häufig. Erweichung und Zystenbildung steht hierbei an erster Stelle; es kann infolge Verdünnung der Haut schließlich zur Perforation und Fistelbildung kommen. Auch Verkalkung und Verknöcherung ist nicht selten.

Bei den Enchondromen kommt es mitunter vor, daß sie — vielleicht erst nach längerem Bestehen — ihren Charakter ändern. Sie durchbrechen dann ihre Kapsel und zeigen ein infiltrierendes Wachstum wie maligne Geschwülste (s. w. u.). Metastasierung kann unter solchen Umständen erfolgen. Die Bezeichnung „malignes Enchondrom" erscheint für solche Formen berechtigt.

Ich entfernte erfolgreich eine über 7 Pfund schwere Geschwulst dieser Art, die von den Rippen ausgegangen, auf Lunge und Herzbeutel übergegriffen hatte, breit das Zwerchfell durchsetzte und mit Magen und Querkolon in Beziehung getreten war.

In anderen Fällen geht diese Charakteränderung auch mit der histologischen Umwandlung in Chondrosarkom einher.

Ohne wesentliches chirurgisches Interesse sind die theoretisch bedeutsamen kleinen knorpelähnlichen, am Clivus vorkommenden Geschwulstbildungen, die genetisch mit der Chorda dorsalis zusammenhängen und daher als Chordome bezeichnet werden.

Über die seltenen Formen bösartiger Chordome haben Linck und Warstat (Bruns' Beitr. 127, S. 612. 1922) berichtet.

d) Osteome.

Bei nicht wenigen der aus Knochengewebe sich aufbauenden geschwulstförmigen Bildungen ist der eigentliche Tumorcharakter anfechtbar. Es gilt dies besonders für die bereits erwähnten kartilaginären Exostosen, die im Zusammenhang mit den sie häufig begleitenden sonstigen Entwicklungsstörungen des Skeletts mehr den Eindruck von Fehlbildungen hervorrufen. Sie können im Bereiche des ganzen knorplig vorgebildeten Skeletts auftreten; die Entwicklung geht von den Epiphysenfugen aus und erfolgt im jugendlichen Alter. Ihre stärkste Größenzunahme fällt in die Zeit der Pubertät, um bei Abschluß des übrigen Wachstums zum Stillstand zu kommen; selbst ein spontaner Schwund der bereits gebildeten Exostosen ist beobachtet worden. Sie erscheinen als seitlich aufsitzende stachlige oder mehr knollige, von Knorpel überzogene Fortsätze, deren Struktur weitgehende Übereinstimmung mit den normalen spongiösen Knochen zeigt; mitunter findet sich ihr freies Ende von einem Schleimbeutel bedeckt: „Exostosis bursata". Kartilaginäre Exostosen kommen gelegentlich isoliert vor, meist jedoch multipel. Ihre Zahl kann bis zu mehreren Hundert betragen. Nur ganz selten kommt es zur Bildung umfangreicher Knochengeschwülste. Diese können bei Sitz am Beckenring den Geburtsvorgang erschweren („Stachelbecken").

Schwere Funktionsstörungen sind bei Wirbelexostosen, die in den Spinalraum einwachsen, möglich. Vereinzelt steht eine Beobachtung Chiaris, der ein Spindelzellensarkom (s. w. u.) von einer kartilaginären Exostose ausgehen sah.

Bei den kleinen lästigen subungualen Exostosen, die sich vorwiegend bei jungen Mädchen unter dem Nagel der großen Zehe, seltener an anderer Stelle entwickeln, handelt es sich zum Teil auch um entzündliche Knochenneubildungen.

Aus kompakter Knochensubstanz bestehende Osteome — Osteoma eburneum — kommen namentlich im Bereiche des bindegewebig präformierten Schädels vor; ihre Entwicklung kann sowohl nach innen wie nach außen hin erfolgen. Derartige „fibröse" Exostosen nehmen vereinzelt die Gestalt gewaltiger knolliger Auswüchse an und können mit diffuser Größenzunahme der betroffenen Knochenabschnitte einhergehen. Man bezeichnet eine derartige groteske Verunstaltung des Gesichtsschädels als Leontiasis ossea [1]. Osteome können ferner in das Innere der pneumatischen Schädelhöhlen einwachsen, durch Atrophie des Stieles den Charakter freier Sequester annehmen und hartnäckige fötide Eiterung — zumal aus der Highmorshöhle — unterhalten. Man bezeichnet solche Einschlüsse als „tote Osteome". Zweifellos progredienten Geschwulstcharakter haben manche Osteofibrome, die vornehmlich an den Kiefern zur Beobachtung gelangen. Keine selbständige Bedeutung besitzt das Auftreten von mehr oder weniger differenziertem Knochengewebe in manchen Sarkomen (s. u.) und Mischgeschwülsten.

Bezüglich der Myositis ossificans sei auf Neunten Abschnitt, S. 389 verwiesen. Auch bei dem gelegentlichen Vorkommen von Knochen in Bindegewebsnarben handelt es sich nicht um eigentliche Geschwulstbildung.

Den Osteomen nahestehend sind die am Kiefer vorkommenden Odontome, d. h. Geschwülste, die aus dem Dentingewebe der Zahnanlage hervorgehen und in wechselnder Weise auch Bindegewebe und Knochen enthalten können.

II. Unreife Formen.

Das Sarkom.

Als Sarkome werden die aus unreifen Elementen der Bindegewebsreihe bestehenden Geschwülste bezeichnet. Die sich rasch vermehrenden zelligen Bestandteile stehen im Vordergrunde und bilden die eigentlichen aktiven Formelemente der Geschwulst. Ihre genetische Herkunft gibt sich dadurch zu erkennen, daß in manchen Sarkomen in wechselnder Ausdehnung auch Gewebsformen auftreten, die weitgehende Übereinstimmung mit den späteren Stadien der Bindegewebsentwicklung zeigen. So kommt es zur Ausbildung von Bindegewebsfasern, Knorpel, osteoider Substanz oder Knochen; man spricht demgemäß von Fibro-, Chondro-, Osteoid- oder Osteosarkomen. Mitunter ist sogar der Hergang der, daß ursprünglich die reiferen Gewebsbestandteile überwiegen und erst nachträglich der eigentliche Sarkomcharakter klinisch und histologisch zutage tritt. In gewissen weichen Sarkomen findet sich gelegentlich eine an das embryonale Schleimgewebe erinnernde Gewebsstruktur; man bezeichnet derartige Geschwülste als Myxosarkome.

Einen komplizierteren Aufbau zeigen manche Sarkome, die von Nieren, Hoden, den Speicheldrüsen ihren Ausgang nehmen; es handelt sich in solchen Fällen meist um einseitig entwickelte Mischtumoren (vgl. S. 332).

Bezüglich der Karzinosarkome vgl. S. 332f. Das reine Sarkom ist aus größeren oder kleineren Spindel- oder Rundzellen aufgebaut; der Typus der Zellen kann innerhalb der einzelnen Geschwülste wechseln. Bei manchen Sarkomen — des Zahnfleisches, des Skeletts, des Unterhautzellgewebes, der Sehnenscheiden, Faszien und Gelenke — finden sich oft auch zahlreiche Riesenzellen.

Bei einem Teil derselben kommen außerdem lipoidhaltige sog. Schaumzellen vor. Diese Einsprengungen geben dem Geschwulstgewebe eine oft ausgedehnte gelbliche Verfärbung; sie werden daher als **Xanthome** bezeichnet.

Störungen des Cholesterinstoffwechsels scheinen diesem xanthomatösen Charakter zugrunde zu liegen, der übrigens nicht nur bei Sarkomen beobachtet wird, sondern gelegentlich auch bei Fibromen oder Angiomen hinzutritt.

Wahrscheinlich nicht zu den eigentlichen Blastomen sind dagegen die sog. symptomatischen Xanthome zu rechnen, die nicht selten als multiple Bildungen — zumal

---

[1] Bezüglich anderer Formen der „Leontiasis" vgl. S. 255 und 369.

an den Oberlidern — bei Diabetes oder chronischem Ikterus in Gestalt flacher gelblicher Einlagerungen der Haut auftreten [1]).

Die aus lymphozytenähnlichen Elementen sich aufbauenden Sarkome sollen an späterer Stelle besprochen werden (S. 355).

Das Sarkom nimmt seinen Ausgang vom Bindegewebe. Die Haut, die Faszien, Aponeurosen, Sehnenscheiden und Gelenke, die Knochen, die Bindegewebsscheiden der Muskulatur, Nerven und Gefäße, die Hirn- und Rückenmarkshäute und schließlich jedes Organ kann zum Mutterboden primärer Sarkome werden. Die Brustdrüsen, die Prostata, der Magendarmkanal, Hoden, Niere, Speicheldrüsen kommen in dieser Hinsicht namentlich in Betracht; doch handelt es sich hierbei um relativ seltene Geschwulstformen. Weit häufiger sind die Sarkome, die von der Körperdecke und dem Bewegungsapparat ihren Ausgang nehmen.

Das Sarkom stellt die wichtigste bösartige Geschwulst des jugendlichen Alters dar. Es kommt bereits angeboren vor, ferner im Kindesalter; die Mehrzahl gelangt etwa gegen das Ende des zweiten und im dritten Dezennium zur Beobachtung. Rasch wachsende Geschwülste in dieser Lebensperiode müssen stets den Verdacht auf Sarkom erwecken.

Eine besonders typische und wichtige Lokalisation stellt das im Bereiche des Skelettsystems sich entwickelnde Sarkom dar. Es tritt — namentlich an den langen Röhrenknochen — in zwei meist gut voneinander trennbaren und klinisch nicht gleichartigen Typen auf, nämlich als peripheres und zentrales Sarkom. Beide nehmen bei jugendlichen Individuen ihren Ausgang zumeist von der Metaphyse; nach Abschluß des Knochenwachstums bevorzugt das zentrale Sarkom die spongiösen Gelenkenden, wie den Schulterkopf und das obere Ende der Tibia. Das zentrale Sarkom ist meist riesenzellenhaltig, von weicher Konsistenz, treibt den Knochen blasig auf — der Spina ventosa vergleichbar (vgl. S. 246) —, die sich verdünnende Schale gibt dem sie eindellenden Finger unter charakteristischem „Pergamentknittern" nach; schon die normale Belastung kann zu „Spontanfrakturen" Anlaß geben. Solange die Knochenschale nicht durchbrochen ist, sind diese Geschwülste oft relativ gutartig. Bei weitgehender zentraler Erweichung kommen mitunter förmliche Knochenzysten zustande.

Die Unterscheidung gegenüber Knochenzysten andersartiger Herkunft kann unter solchen Umständen schwierig werden und insbesondere sind früher manche Bildungen dieser Art als „Riesenzellensarkome" bezeichnet worden, die in Wirklichkeit dem Formenkreis der Ostitis fibrosa (vgl. S. 368 ff.) angehören. — Nach Konjetzny ist sogar ganz allgemein bei den sog. schaligen Riesenzellensarkomen die Sarkomnatur auszuschließen [2]). Die Bezeichnung: „Riesenzellensarkoid" soll diesem Verhalten Rechnung tragen.

Ungemeine Bösartigkeit zeichnet das periphere Sarkom aus. Dasselbe entwickelt sich, ausgehend vom Periost oder den äußeren Skelettschichten, mehr einseitig oder auch wie ein zirkulärer Geschwulstmantel um den Knochen, dessen Kompakta anfangs erhalten bleibt. Es handelt sich meist um Spindelzellensarkome mit charakteristischen Ossifikationen, die im Mazerationspräparat als peripher gerichtete Stacheln — Spiculae — dem Knochen seitlich aufsitzen. Im Röntgenbild entsteht auf diese Weise eine sehr charakteristische Zeichnung (vgl. Abb. 9, S. 321). Auch hier kann es zu Spontanfrakturen kommen.

Nächst den langen Röhrenknochen finden sich die ossalen Sarkome am häufigsten am Becken, den Kiefern, am Schulterblatt, ferner am Schädel. Ähnliche Bilder wie das ossifizierende Sarkom der Schädelkonvexität vermag

---

[1]) Kirch, Beitr. z. pathol. Anat. u. z. allg. Pathol. 1922. 70, S. 75.
[2]) Chirurgenkongr. 1922.

gelegentlich das nach außen durchwuchernde Sarkom der harten Hirnhaut — „Fungus durae matris" — hervorrufen, das ja genetisch den Skelettsarkomen nahe steht. Starker Gefäßreichtum destruierender Knochensarkome kann zu deutlicher Pulsation Anlaß geben; man hat derartige Geschwülste früher irrtümlich als Knochenaneurysmen gedeutet.

Wohl nur dem Namen nach ein Sarkom ist die riesenzellhaltige **Epulis,** eine typische, vom Alveolarfortsatz der Kiefer ausgehende Geschwulstform, die sich bei radikaler Entfernung durchaus als gutartiger Tumor verhält und nach Aschoff richtiger als Fibroma giganto-cellulare zu bezeichnen ist.

Die klinische Bedeutung der Sarkome wird zusammen mit den bösartigen Tumoren einheitlich dargestellt werden. Hier sei nur bemerkt, daß die Sarkome anfangs meist abgekapselt sind. Ihrer raschen Entwicklung geht oft eine Periode langsamer Größenzunahme voraus, bis dann plötzlich eine rapide Wachstumstendenz zutage tritt. Traumatische Einwirkung, unzulängliche operative Eingriffe kommen gelegentlich als Ursache für die Charakteränderung in Betracht. Anatomisch kennzeichnet sich diese Wandlung gewöhnlich dadurch, daß jene anfänglich meist bestehende Kapsel durchbrochen wird und nun ein schrankenloser Durchbruch in die Umgebung erfolgt. Manche solcher Tumoren können in rapider Entwicklung enorme Größe erreichen; die gespannte Haut ist eigentümlich glänzend; stark erweiterte und geschlängelte Venen deuten auf die starke Blutbeanspruchung und die mechanische Kompression oder Verlegung (vgl. S. 339) der tieferen abführenden Blutgefäße hin. Alle diese Erscheinungen des

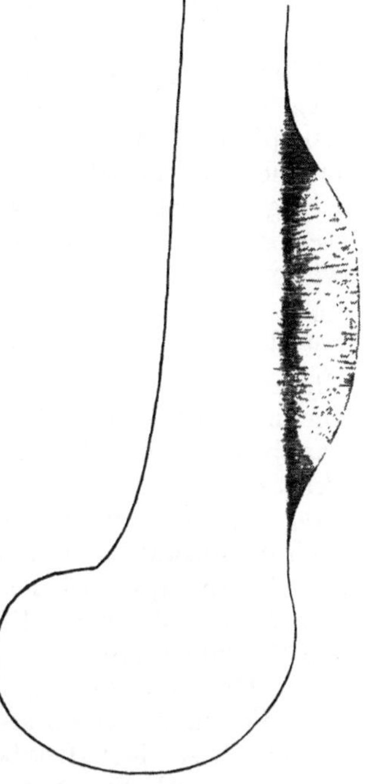

Abb. 9. Strukturbild des peripheren Knochensarkoms im Röntgenbilde (halbschematisch).

lokalen mächtigen Wachstums, das mit dem rapiden Verfall des übrigen Organismus seltsam kontrastiert, verleiht dem vorgeschrittenen Sarkom ein recht charakteristisches eindrucksvolles Gepräge.

B. Muskel- und Gefäßgeschwülste.

Myome, Hämangiome, Lymphangiome.

Den differenzierten Geschwülsten der Bindegewebsreihe reihen sich solche an, die aus Muskelfasern und ausgebildeten Gefäßelementen aufgebaut sind.

I. Myome.

Die Mehrzahl der Myome setzt sich aus Elementarbestandteilen zusammen, die morphologisch und genetisch der glatten Muskulatur entsprechen — Leiomyome —, ohne jedoch funktionell die Eigenschaften der Muskelsubstanz aufzuweisen. Auch fehlt ihnen jede nachweisbare nervöse Verbindung zum Zentralorgan. Die Myome bilden gut abgegrenzte, meist derbe — „fibroide" — Tumoren von knolligem Aufbau, ihre Prädilektionsstelle ist der Uterus; chirurgisch bedeutsamer ist ihr gelegentliches Vorkommen am Magendarmkanal, seltener im Bereiche der Harnblase. Ihre Entwicklung erfolgt meist subserös, bei vornehmlich submuköser Ausbildung entstehen polypenartige innere Darmanhänge, die zur Verlegung des Lumens — namentlich durch Invagination — führen können. Auch bei der harten Form, der sog. Prostatahypertrophie, finden sich ausgesprochene Myomknoten innerhalb der Drüsensubstanz; häufig ist gleichzeitig auch das Drüsengewebe gewuchert: Adenomyome; am Uterus werden diese Adenomyome zum Teil von Resten des Wolffschen Ganges abgeleitet. Bei festen älteren Myomen pflegt überdies eine ausgesprochene Bindegewebswucherung vorzuherrschen: Fibromyom. Ich sah eine solche kindskopfgroße Geschwulst im Bereiche des Kolons. Andererseits gibt es ausgesprochen weiche Myome, namentlich am Uterus, bei denen die einzelnen Faserzüge durch freie Gewebsflüssigkeit auseinandergedrängt sind; förmliche Zysten können sich auf diese Weise bilden. Letztere können auch aus einer Gewebsnekrose infolge von Ernährungsstörungen hervorgehen.

In der Haut kommen mitunter multiple kleinste Myome vor, die von der glatten Muskulatur der Hautanhänge — Haarbälge, Schweißdrüsen — abgeleitet werden.

Ihrem Wachstum nach sind die Myome gutartige Tumoren, in vereinzelten Ausnahmen wurde jedoch ein den malignen Geschwülsten entsprechendes Verhalten beobachtet. Zum Teil handelt es sich dabei um Übergang in Myosarkome.

Als Rhabdomyome werden Geschwülste bezeichnet, die sich aus quergestreifter Muskulatur aufbauen. Freilich zeigen diese Elemente nicht das Verhalten der fertigen Skelettmuskulatur, sondern es handelt sich um atypische „embryonale" Formen, die nur stellenweise Querstreifung erkennen lassen. Echte Rhabdomyome sind sehr selten, gehören meist dem frühen Kindesalter an; der Urogenitalapparat und die Skelettmuskulatur stellt, abgesehen vom Herzen, ihre häufigste Fundstätte dar. Bei den in Nieren und Hoden vorkommenden mehr bösartigen Rhabdomyomen handelt es sich in der Regel um Teilbildungen innerhalb embryonaler Mischtumoren (vgl. S. 333).

II. Hämangiome.

Ein Teil der als Hämangiome beschriebenen Tumoren ist mehr als Fehlbildung von Gefäßanlagen aufzufassen und läßt die den Geschwülsten sonst eigentümliche Wachstumstendenz vermissen.

Man unterscheidet das Haemangioma simplex und capillare, das Haemangioma cavernosum sowie das Haemangioma arteriale s. racemosum, auch Rankenangiom genannt.

Die große Mehrzahl der Hämangiome ist angeboren oder tritt wenigstens schon in den ersten Lebensjahren klinisch in die Erscheinung. Die gemeinsame Form, unter der sich alle derartigen oberflächlichen Hämangiome zunächst darstellen, ist die flache Teleangiektasie, das kapilläre Hämangiom, auch Naevus vasculosus genannt. Dieser erscheint als kleiner roter, zunächst nicht erhabener Fleck in der Haut und besteht aus dicht angeordneten kapillären Gefäßschlingen. Eine Prädilektionsstelle bildet das Gesicht; die Stellen der fötalen Spalten sind besonders bevorzugt („fissurale Angiome"). Ein derartiger Nävus kann von vornherein sehr ausgedehnt sein oder erfährt erst später eine dem übrigen Körperwachstum entsprechende Größenzunahme; manche bleiben auch stationär oder zeigen gar eine spontane Rückbildung.

In anderen Fällen wuchern die Schlingen stärker in die Tiefe, so daß es zu eigentlichen Geschwülsten kommt, die oft besonders eng mit der traubigen Anordnung des Fettgewebes verbunden sind (Hämangiolipom). Diese tumorartigen kapillären Hämangiome zeigen fließende Übergänge zu solchen, in denen die einzelnen Schlingen sich zu größeren Bluträumen erweitern: kavernöse

Hämangiome. Je nachdem die arterielle oder venöse Blutversorgung überwiegt, zeigen diese Hämangiome eine mehr hochrote oder auch mehr violettbläuliche Färbung. Durch Druck lassen sie sich wesentlich verkleinern — „ausdrücken" —, manche der im Gesicht befindlichen Tumoren schwellen bei Kongestion zum Kopf im Affekt förmlich an: erektile Geschwülste. Mitunter zeigen die Hämangiome auch eine stärkere Tiefenentwicklung und können die Muskulatur durchsetzen. Man sieht dies besonders bei ausgedehnten Hämangiomen von Lippen und Zunge; auch gibt es primär in der Muskulatur sich entwickelnde tiefe Hämangiome. Eine typische Lokalisation hierfür bildet die Beugemuskulatur des Vorderarmes. Diese Muskelhämangiome erreichen oft eine beträchtliche Ausdehnung und sind wegen ihrer Neigung zur Bildung von Phlebolithen (vgl. S. 139) im Röntgenbild gewöhnlich leicht erkennbar. In einem ungewöhnlichen Falle sahen wir eine solche Geschwulst in Nervenstämme des Armgeflechts eindringen. Aber auch sonst pflegen Muskelhämangiome ausgesprochen schmerzhaft zu sein. Das gleiche gilt für die recht seltenen Hämangiome der Gelenke[1]). — Auch die oberflächlichen Hämangiome können recht groß werden und durch Ulzeration und Blutung eine erhebliche Gefahrenquelle darstellen. Für die Technik der Exstirpation ist es von Bedeutung, daß manche von ihnen gut abgekapselt sind und sich leicht ausschälen lassen; andere gehen mit zahlreichen Fortsätzen diffus in die Umgebung über.

Sonstige kavernöse Hämangiome — wie die sog. Kavernome der Leber, die meist keine besondere Größenentwicklung zeigen —, sind von geringerem chirurgischen Interesse.

Dagegen spielen unter den „Gehirngeschwülsten" die kavernösen Hämangiome praktisch eine gewisse Rolle. Sie nehmen ihren Ausgang vornehmlich von den Gefäßen der Pia mater und können namentlich bei Sitz in der Nähe der Zentralwindung erhebliche Erscheinungen hervorrufen.

Als eine gewisse Sonderform der Hämangiome sind kleine stecknadelkopf- bis erbsgroße, meist etwas bläuliche oberflächliche Geschwülstchen aufzufassen, die in späteren Lebensjahren bei vielen Menschen oft in großer Zahl im Bereiche der Haut auftreten. Man hat sie diagnostisch für Tuberkulose, innere Karzinome und manches andere zu verwerten gesucht, doch sind sie dazu viel zu häufig.

Das seltene Rankenangiom stellt sich in ausgebildetem Zustande als ein oft enormes Konvolut fertiger Arterien bis zu solchen stärksten Kalibers dar. Es kommt am häufigsten im Bereiche des Gesichts und Schädels vor, kann gewaltige Ausdehnung erreichen und bei Durchbruch oder Verletzung der verdünnten Weichteilbedeckung zu schwersten lebensbedrohlichen Blutungen Anlaß geben. Auch im Bereiche des Gehirns wird diese Hämangiomform gelegentlich beobachtet.

III. Die Lymphangiome.

Die Lymphangiome bilden ein vielkammeriges Maschenwerk, deren Septen von Endothel ausgekleidet sind; die Hohlräume enthalten eine lymphartige seröse Flüssigkeit. Durch Schwund der Scheidewände können aus solchen kavernösen Lymphangiomen einfachere zystische Bildungen hervorgehen, die nur noch stellenweise einen vielkammerigen Aufbau erkennen lassen. Die Lymphangiome stellen weiche, oft „expressible" Geschwülste dar und kommen als diffuse und zirkumskripte Bildungen vor. Erstere liegen einer typischen Erkrankungsform, der sog. Makrocheilie und Makroglossie zugrunde. Zunge oder Lippen erscheinen hierbei im ganzen oder streckenweise diffus vergrößert, von weicher Konsistenz; auf dem Durchschnitt zeigt sich das beim Austritt der Flüssigkeit kollabierende Gewebe schon für das bloße Auge in eine wabige Struktur umgewandelt. Eine charakteristische Veränderung dieser Art sahen

---

[1]) F. C. Hilgenberg, Bruns' Beitr. z. klin. Chirurg. 123, S. 645. 1921.

wir in ausgedehntester Form im Bereiche von Hand, Fingern und Unterarm. Ohne scharfe Grenzen verliert sich die Neubildung in die gesunde Umgebung. — Die zirkumskripten Lymphangiome bilden große zystische Geschwülste, die am häufigsten am Halse, in der Achselhöhle, gelegentlich auch in der Lendengegend, am Samenstrang und anderen Stellen vorkommen. Topographische Beziehungen zu den normalen Lymphdrüsengruppen sind hierbei unverkennbar. Die weichen, meist etwas expressiblen und deutlich transparenten Geschwülste sind gewöhnlich unschwer zu diagnostizieren und lassen sich, wenn keine Entzündung vorausgegangen ist, meist leicht ausschälen.

Derartige Entzündungen bakterieller Art sind jedoch bei Lymphangiomen nicht ganz selten. Sie treten spontan auf, sind gewöhnlich nur flüchtiger Art, ohne zur Eiterung zu führen, neigen aber zu intermittierender Wiederkehr (Küttner).

Ausnahmsweise kommt es vor, daß bei den zystischen Lymphangiomen der bindegewebige Anteil des Stromas eine überwiegende Entwicklung unter reichlicher Beteiligung von Fettgewebe nimmt, so daß äußerst kleinkammerige Lipo - Lymphangiome entstehen, die durch ihre derbe Konsistenz sich wesentlich von dem sonst üblichen Verhalten unterscheiden. Auch die Transparenz ist nur wenig ausgesprochen bzw. kann praktisch völlig fehlen, so daß allein die Punktion sicheren Aufschluß zu geben vermag. Wir sahen eine äußerst umfangreiche angeborene Geschwulst dieser Art im Bereiche von Hals und Achselhöhle.

C. Geschwülste aus nervöser Substanz.

Auf die sog. Neurofibrome wurde bereits hingewiesen; sie sind als Fibrome der Nerven aufzufassen. Auch beim Rankenneurom (vgl. S. 315) handelt es sich nicht um eine geschwulstartige Wucherung der Nervensubstanz selbst. Die praktisch wichtigen sog. Amputationsneurome stellen kolbige Auftreibungen der zentralen Nervenstümpfe dar, die ausgesprochen druckschmerzhaft sind und daher zu lebhaften Beschwerden Anlaß geben können, wenn sie nur von der Haut des Stumpfes bedeckt oder gar mit der tragenden Knochenfläche verwachsen sind. Sie stellen keine echten Geschwülste dar, sondern es handelt sich hierbei um regenerative, gewissermaßen „blinde" Sprossungen, die eine atypische Ausbildung genommen haben, da ihnen die Möglichkeit des peripheren Anschlusses versagt blieb. Ähnliches sieht man daher auch dann auftreten, wenn bei Quertrennung von Nerven durch ausgiebige Weichteilinterposition eine regelrechte Wiedervereinigung verhindert wird. Namentlich bei Schußverletzungen ist dieser Hergang nicht selten.

Um Störungen durch Amputationsneurome vorzubeugen, werden die größeren Nervenstämme nach der Absetzung des Gliedes noch einmal einzeln vorgezogen und hoch durchtrennt. Innerhalb des dicken Muskelpolsters pflegen dann die etwa sich bildenden Auftreibungen der Nervenstümpfe keine Beschwerden hervorzurufen. Die degenerative Sprossung selbst sucht man neuerdings auch durch Vereisen mit dem Chloräthylspray oder durch Alkoholinjektion zu verhindern.

Echte Neurome sind nach Ribbert an den Zusammenhang mit Ganglienzellen gebunden: **Ganglioneurome.** Sie kommen hauptsächlich im Bereiche des autonomen (sympathischen) Nervensystems der Bauchhöhle vor und können hier umfangreiche, derbe, knollige, mit der Umgebung fest zusammenhängende Tumoren bilden, die retroperitoneal gelegen sind, nicht selten mit den Nebennieren in Zusammenhang stehen und wiederholt auch schon operativ entfernt werden konnten.

Von der Stützsubstanz des Nervensystems gehen die sog. **Gliome** aus. Außer in der Retina kommen sie im Gehirn und Rückenmark vor. Im Rückenmark sind sie meist „stiftförmig" zentral gelegen und daher für die operative Entfernung wenig günstig. Manche neigen zur Erweichung und Höhlenbildung; ein Teil der zur Syringomyelie gehörigen Fälle wird auf eine solche

„Gliosis" zurückgeführt. Die Gliome des Gehirns kommen zum Teil als zirkumskripte Tumoren vor, häufiger zeigen sie jedoch ein diffuses Wachstum; sie brauchen sich weder durch die Konsistenz noch durch das makroskopische Aussehen von der gesunden Umgebung zu unterscheiden; selbst im mikroskopischen Bilde kann die exakte Abgrenzung Schwierigkeiten machen. Die Möglichkeit ihrer radikalen Entfernung wird durch dieses Verhalten wesentlich beeinträchtigt.

Bezüglich der bereits besprochenen Neurinome sei auf S. 316 verwiesen.

D. Chromatophorome.

Die Chromatophorome stellen eine wohlcharakterisierte Geschwulstgruppe dar, deren kennzeichnendes Element von den pigmenthaltigen Zellen der Kutis — den Chromatophoren — abgeleitet wird. Diese Pigmentierung tritt auch in den fertigen Geschwülsten meist ausgesprochen in die Erscheinung; sie zeichnen sich durch dunkelbraune oder schwarze Färbung aus und werden deshalb auch als Melanome bezeichnet. Doch ist zu beachten, daß gelegentlich — namentlich bei raschem Wachstum — die Geschwülste stellenweise pigmentfrei bleiben können. Entsprechend dem Vorkommen der Chromatophoren an den Schleimhäuten — namentlich der Mundhöhle — und im Auge (Chorioidea, Iris) können sie auch von dort her ihren Ausgang nehmen.

In der großen Mehrzahl der Fälle entwickeln sich die Melanome auf dem Boden eines kongenitalen pigmentierten Nävus, des sog. Muttermals. Derartige Nävi kommen häufig außerordentlich zahlreich teils als kleinere oder größere pigmentierte Flecken vor (Naevus spilus pigmentosus), teils als warzenartig erhabene Bildungen (Naevus verrucosus), die nicht selten auch eine stärkere Behaarung zeigen (Naevus pilosus). Nävi letzterer Art sind mitunter außerordentlich umfangreich; beim sog. „Schwimmhosennävus" können solche warzige behaarte Bildungen große Abschnitte des Rumpfes, des Beckens und der Oberschenkel einnehmen und machen den Eindruck eines fremdartigen Tierfells. Die charakteristischen Elemente des Nävus sind protoplasmareiche Zellen, die meist in dichten Haufen zusammenliegen und als Nävuszellen bezeichnet werden. Ihre Genese ist strittig. Die meisten Autoren betrachten sie als Abkömmlinge der Epidermis. Ribbert spricht sie als unentwickelte Chromatophoren an, wie sie ebenfalls in den Nävi zahlreich zu finden sind und ihre dunkle Färbung verursachen. In den meisten Fällen rufen die Nävi zeitlebens keine besonderen Störungen hervor; mitunter kommt es dagegen allmählich zu einer stärkeren Wucherung und zu echter Geschwulstbildung. Meist sind es kleinere erhabene, oft auffallend schwarze Nävi, von denen das Chromatophorom ausgeht, gelegentlich aber auch flache Pigmentflecke, die allmählich stärker hervortreten. Histologisch erinnert das Chromatophorom bald mehr an zellreiche Sarkome, nicht selten auch durch alveoläre Anordnung epithelartig gestalteter Zellen an das Verhalten des Karzinoms.

Das Chromatophorom stellt eine überaus bösartige Geschwulstform dar, bei der das diskontinuierliche Wachstum ganz im Vordergrunde steht, so daß schließlich der Organismus von Geschwulstkeimen geradezu durchsetzt werden kann. Infolge des dabei gleichzeitig stattfindenden Zerfalls der Geschwulstteile wird Farbstoff frei und verursacht die als Melaninurie bezeichnete Schwarzfärbung des Urins. Bei Fällen, die erst im Stadium der manifesten Tumorentwicklung oder gar schon mit Lymphdrüsenmetastasen zur Operation gelangen, scheint das Rezidivieren absolute Regel zu bilden.

E. Die epithelialen Geschwülste.

I. Reife Formen.

a) Fibro-epitheliale Geschwülste.

Unter den epithelialen Geschwülsten läßt sich zweckmäßig eine gewisse Gruppe abgrenzen, für die nach Ribberts Vorgang der Name der fibroepithelialen Geschwülste üblich ist. Von den „Mischtumoren" unterscheiden sie sich grundsätzlich dadurch, daß die fibrösen und epithelialen Bestandteile hier nicht nach Art des unreifen Gewebes unabhängig voneinander zu selbstständiger Wucherung gelangen, sondern stets in organartiger Geschlossenheit zusammen auftreten.

Zu den fibroepithelialen Tumoren werden zunächst die Warzen der Haut gerechnet, obwohl sie meist nicht als echte Blastome gelten können. Man unterscheidet drei verschiedene Typen, nämlich die Verruca senilis, vulgaris und juvenilis.

1. Die senile — oder seborrhoische — Warze entwickelt sich häufig auf der atrophischen Haut älterer Leute, namentlich im Gesicht und dem Handrücken. Sie bildet meist flache fettige verhornende Auflagerungen, die sich mitunter zu förmlichen Hauthörnern (Cornu cutaneum) entwickeln. Derartige Warzen gehen nicht selten der Entwicklung eines Hautkarzinoms voraus. Am Penis entspricht diesen Gebilden vielleicht das sog. Akanthom. Es sind dies harte breitbasig aufsitzende papilläre Wucherungen, die vorzugsweise auf einer Zunahme der Stachelzellenschicht beruhen und scharf gegen die Kutis abgegrenzt sind. Sie werden klinisch leicht mit Karzinomen verwechselt und stellen wahrscheinlich öfters auch nur eine Vorstufe der Krebsentwicklung dar.

2. Die Verruca vulgaris — „harte Warze" — kommt bei Jugendlichen und Erwachsenen vor und tritt in Gestalt einer umschriebenen rundlichen Erhebung am häufigsten an der Rück- und Seitenfläche von Fingern und Hand auf. Histologisch zeigen die Papillen eine enorme Verlängerung, die Epidermis ist in allen Schichten verdickt. Die Übertragbarkeit dieser Warzen ist auch experimentell erwiesen.

3. Die Verruca juvenilis tritt fast ausschließlich im Bereich von Gesicht und Händen oft in sehr großer Zahl nacheinander auf; man beobachtet sie zumeist bei älteren Kindern und im Beginn der Pubertät. Sie bestehen auch aus kleinen, wenig erhabenen, leicht höckerigen epidermoidalen Papeln und sind ebenfalls kontagiös. Nach kürzerem oder längerem Bestehen pflegen sie spontan wieder zu verschwinden.

Beziehungen zu dieser Gruppe weisen ferner die sog. Reizpapillome auf. Es sind dies ebenfalls warzenartige fibroepitheliale Wucherungen; man beobachtet sie am häufigsten als „spitze Kondylome" im Gefolge der Gonorrhöe und nässender Genitalerkrankungen zumal bei Frauen. Ihre Übertragbarkeit erscheint gleichfalls sicher gestellt. Ähnlich gestaltete Gebilde können sich auch bei chronischer mit vermehrter Sekretion einhergehender Entzündung der Mastdarmschleimhaut in der Umgebung des Anus entwickeln.

Auch im Bereich von Mund- und Rachenhöhle kommen gelegentlich ähnliche Bildungen vor.

Eine chirurgisch wichtige Erkrankung stellen ferner die als Zottenpolyp bezeichneten Papillome der Harnwege dar. Sie kommen vorzugsweise in der Blase, dem Nierenbecken, seltener an anderen Stellen vor und bestehen aus büschelartig angeordneten, oft dendritisch verzweigten zarten papillären Fäden, die leicht abreißen und somit eine dauernde Quelle von Blutungen darstellen. Auch diese Gebilde sind ausgesprochen „infektiös", d. h. sie neigen zu Implantationsmetastasen (vgl. S. 340). Namentlich im Anschluß an Exstirpationsversuche kann eine förmliche Aussaat in die Umgebung erfolgen. Sie unterliegen nicht selten im weiteren Verlauf einer krebsigen Umwandlung. —

Bei den polypösen Gebilden im Bereiche des Magendarmkanals ist die Beteiligung der Schleimhautdrüsen gewöhnlich besonders ausgesprochen. Man bezeichnet solche Fibroepitheliome daher auch als polypöse Adenome, wobei freilich die systematische Abgrenzung gegen die eigentlichen Adenome

(s. w. u.) oft nur willkürlich zu treffen ist. Sie kommen als erbs- bis kleinfingergroße, meist dünn gestielte Gebilde am häufigsten im Rektum vor, mitunter auch sehr zahlreich auf weiten Strecken des Intestinaltraktus als sog. Polyposis. Klinisch führen sie zu Blutungen, gelegentlich zur Invagination, auch kann auf ihrem Boden die Krebsentwicklung einsetzen. Hereditäre Einflüsse machen sich bei ihrem Auftreten mitunter deutlich geltend. Auch am Uterus sind polypöse Adenome nicht selten.

b) Adenome.

Die Adenome stellen Wucherungen der epithelialen Drüsen dar, die trotz mancherlei Abweichung von der Form des normalen Vorbildes den geschlossenen Drüsencharakter streng bewahren.

Sie sind selten im Bereiche der äußeren Haut, wo sie von den Talg- und Schweißdrüsen ihren Ausgang nehmen und nur ausnahmsweise eine beträchtliche Größe erreichen.

An der im Gefolge der Rosacea faciei vorkommenden, oft enormen, als Rhinophym bezeichneten Vergrößerung der äußeren Nase ist eine hyperplastische Wucherung der Talgdrüsen wesentlich beteiligt, ohne jedoch den Charakter einer echten Geschwulst anzunehmen.

Ohne besonderes chirurgisches Interesse sind die nicht sehr seltenen Leberzellen- und Gallengangsadenome, ferner die Adenome der Niere, die in der Regel nur kleine, klinisch nicht in Betracht kommende Tumoren darstellen. Adenomatöse Partien finden sich häufig bei der Hypertrophie der Prostata. Der sog. Akromegalie (vgl. Zehnter Abschnitt, S. 427 ff.) liegen gewöhnlich Adenome des Hypophysenvorderlappens zugrunde. In der Brustdrüse treten die nichtmalignen Drüsenwucherungen gewöhnlich als Fibroadenome auf. Diese typische Geschwulstform bildet gut abgekapselte, leicht knollige Tumoren, die auf dem Durchschnitt ein verschränktes schalenartiges Gefüge erkennen lassen. Kommt es zur Bildung größerer Hohlräume, so bezeichnet man sie auch als Zystadenome. Gewöhnlich bleiben diese Geschwülste klein, mitunter erreichen sie jedoch unter schnellerem Wachstum beträchtliche Größe; ihr bindegewebiger Anteil zeichnet sich in solchen Fällen öfters durch erheblichen Zellreichtum aus, ein Verhalten, dem der Name Cystosarcoma (phyllodes) Rechnung trägt. Auch Karzinome können sich auf der Basis von Fibroadenomen der Mamma entwickeln. — Umschriebene knotige drüsige Hyperplasien des Schilddrüsengewebes werden als Wölflersches fötales Adenom bezeichnet. Bei der gewöhnlich überaus häufig vorkommenden kropfigen Vergrößerung der Schilddrüse — der sog. Struma — handelt es sich dagegen nicht um eine echte Geschwulstbildung, sondern vielmehr um eine Wucherung der Drüsensubstanz, die im einzelnen recht verschiedene Formen annehmen kann.

In seltenen Fällen kommt es vor, daß adenomatös wucherndes Schilddrüsengewebe nach Art der bösartigen Geschwülste sich auf dem Blutwege weiter verbreitet — zumal im Knochensystem —, ohne daß die Veränderungen am primären Sitz eine deutliche Krebsstruktur aufweisen. Derartige **maligne Adenome** kommen gelegentlich auch an anderen Stellen — Leber, Dickdarm — vor, zeigen ein infiltrierendes Wachstum und sind daher ihrem Wesen nach als Karzinome (s. w. u.) zu betrachten.

Adenome von der Struktur der Nebenniere kommen innerhalb dieses Organes selbst, ferner in der Niere, sowie mitunter auch an anderen Stellen (Ligamentum latum) vor und entwickeln sich aus versprengten Nebennierenkeimen, welche in diesem Bereiche nicht allzu selten vorkommen. Die eigentlichen Adenome bleiben in der Regel klein und treten klinisch gewöhnlich nicht in die Erscheinung. Bei stärkerem Wachstum verhalten sie sich dagegen wie ausgesprochen maligne Geschwülste, mit großer Neigung zur Weiterverbreitung auf dem Blutwege. Ihr Hauptsitz ist die Niere, wo sie als **Grawitz-sche Tumoren** oder **Hypernephrome** bezeichnet werden; in der Nebenniere neigen sie zu zystischer Erweichung. Solche Zysten können beträchtliche Größe erreichen, sind relativ gutartig und fallen unter den weiten Begriff der „**Struma suprarenalis cystica**".

Die **Cystadenome des Ovariums**, die aus kleinsten Anfängen ganz enorme Größe erreichen können, gehören zum Spezialgebiet der Gynäkologie.

c) Dermoidzysten und verwandte Gebilde.

Wir schließen hieran die Aufzählung einiger weiterer zystischer epithelialer, auf Entwicklungsstörung beruhender Bildungen, deren Zugehörigkeit zu den echten Geschwülsten zum Teil sicherlich nur eine äußerliche ist.

Es gehören hierher zunächst die **Dermoidzysten**. Sie entstehen durch kongenitale Absprengung von Hautkeimen und enthalten Epidermis, Papillarkörper mit den Anhangsgebilden der Haut, d. h. Talg- und Schweißdrüsen, Haarbälge und Haare. Infolge der dauernden Abstoßung sammelt sich in ihrem Innern ein fettiger Epithelbrei an, in dem sich gewöhnlich Cholesterinkristalle und Haare finden. In seltenen Fällen enthalten sie als Anhangsgebilde fast ausschließlich Schweißdrüsen, so daß zunächst der Inhalt rein wässerig ist [**seröse Dermoidzysten**[1])]. Bei Fehlen des Papillarkörpers und der Anhangsgebilde der Haut werden sie als **Epidermoidzysten** bezeichnet. Nicht zu verwechseln sind diese einfachen Dermoidzysten mit den später zu besprechenden **komplizierten Dermoiden** (vgl. S. 333). Am häufigsten kommen die Dermoidzysten im Gebiete des Kopfes vor — im Bereiche der Stirn, dem äußeren oberen Orbitalwinkel, an der Nasenwurzel, ferner seitlich und median am Mundboden, am Steißbein und anderen Stellen. Die meisten derselben treten schon in den ersten Lebensjahren in die Erscheinung und überschreiten nicht die Größe einer Haselnuß. Doch kommt es gelegentlich auch zu recht umfangreichen Bildungen. Von Plattenepithelnestern, die in der seitlichen Halsgegend als Reste der fötalen Kiemengänge zurückbleiben können, wird die Entstehung der sehr seltenen sog. **branchiogenen Karzinome** abgeleitet.

Ein interessantes, geradezu experimentelles Analogon für die Entstehung der fötalen Dermoidzysten bilden die sog. **traumatischen Epithelzysten,** die sich im postfötalen Leben dann entwickeln können, wenn bei Verletzungen einzelne Epidermiszellen in die Tiefe verlagert werden. Sie entsprechen in ihrem Bau den Epidermoiden und gelangen fast ausschließlich im Bereich der Greiffläche von Hand und Fingern zur Beobachtung. Sie kommen hier sogar gelegentlich multipel vor und deuten auch damit auf eine besondere Disposition dieser Gegend hin.

Äußerlich ähnliche Bildungen stellen die sog. **Atherome** oder **Grützbeutel** dar, die vorwiegend im Bereich der behaarten Kopfhaut vorkommen. Sie entwickeln sich aus den Talgdrüsen der Haarbälge und liegen dementsprechend zunächst **intrakutan** im Gegensatz zu den subkutanen Dermoidzysten. Doch können sie im Laufe der Entwicklung auch tiefer treten, so daß die Unterscheidung gegenüber den Epidermoidzysten — zumal bei atypischer Lokalisation am Halse, Skrotum — gelegentlich unsicher wird. Wahrscheinlich liegt auch der Bildung der Atherome eine kongenitale Disposition zugrunde. Es spricht hierfür ihr oft familiäres, erbliches und multiples Auftreten. Man findet sie fast ausschließlich bei erwachsenen Individuen und niemals vor den Pubertätsjahren.

Den Dermoidzysten nahe stehen die **Cholesteatome** oder **Perlgeschwülste**. Sie zeichnen sich vor ihnen dadurch aus, daß die abgestoßenen Epithelmassen sich nicht breiartig umwandeln, sondern sich zu festen, zusammen-

---

[1]) **Melchior** und **Hanser**, Zentralbl. f. Chirurg. 1917. Nr. 24.

hängenden, verhornten, weißlich oder perlmutterartig glänzenden, konzentrisch geschichteten Massen anordnen.

Solche Cholesteatome kommen auf der Basis fötaler Epithelversprengung vor. Es gehören hierher die seltenen **intrakraniellen** Cholesteatome der Schädelbasis. Bei den praktisch besonders wichtigen Cholesteatomen der **Paukenhöhle** handelt es sich vielleicht auch um sekundäres Einwandern der Epidermis nach entzündlicher Perforation des Trommelfells. Infolge der sich ansammelnden Cholesteatommassen kommt es hier schließlich zu Druckusur des Knochens; die zerfallende Hornsubstanz unterhält äußerst stinkende Eiterung; Meningitis oder Hirnabszeß kann sich anschließen.

Cholesteatome sind ferner im Bereich des **Nabels** beobachtet worden, wo sie ebenfalls die Quelle hartnäckiger fötider Eiterungen bilden können; in größerer Zahl sind sie im Bereich der **Harnwege** beschrieben worden, wobei die entzündlichen Erscheinungen wiederum im Vordergrunde stehen und der klinische Nachweis gelegentlich schon durch den Befund der mit dem Urin entleerten Epithelmassen zu erbringen ist. Zum Teil handelt es sich um embryonale Versprengung von Plattenepithel; nach Verletzungen oder Fistelbildung ist jedoch auch hier mit der Möglichkeit des sekundären Einwanderns zu rechnen.

Das entzündliche Moment spielt ferner bei der Genese der **epithelialen Wurzelzysten der Zähne** eine wichtige Rolle. Sie leiten sich ab von den im Gefolge der chronischen Pulpaentzündung durch Karies häufig auftretenden, oft nur stecknadelkopfgroßen, an der Wurzelspitze sich ausbildenden ,,Granulomen". Ein Teil dieser Granulome ist hohl und enthält epitheliale Elemente, die auf die embryonale Schmelzzellenbekleidung der Zähne entwicklungsgeschichtlich zurückgeführt werden. Derartige Epithelgranulome können sich unter Auftreibung des Knochens durch Druckusur zu größeren Zysten entwickeln.

Bei den **follikulären Zahnzysten** handelt es sich dagegen um zystische Degeneration einer embryonalen Zahnanlage. Diese Zysten treten vorzugsweise bei jugendlichen Individuen auf, enthalten den verlagerten oder überzähligen, mehr oder weniger vollständig entwickelten Zahn — mitunter auch mehrere — und geben dementsprechend einen charakteristischen Röntgenbefund.

Echte epitheliale Tumoren, die im Zusammenhang mit der Zahnanlage stehen, stellen die sog. **Adamantinome** dar. Dies sind gutartige, teils solide, teils zystisch auftretende, auf der Schnittfläche eigenartig satiniert glänzende Geschwülste, deren charakteristisches Element in hohen strangförmig angeordneten schmelzepithelartigen Zellen besteht. Sie kommen meist im Unterkiefer, seltener am Oberkiefer vor.

Den relativ häufigen, vom **äußeren Keimblatt** sich ableitenden Dermoidzysten — insbesondere den Epidermoiden — entsprechend, gelangen gelegentlich auch **entodermale,** mit Flimmerepithel ausgekleidete Zysten zur Beobachtung. Sie kommen vornehmlich in der mittleren Halsgegend als Reste des Ductus thyreoglossus, in den seitlichen Halspartien als Überbleibsel der Kiemenanlage vor. Bei persistierender äußerer Öffnung entstehen **angeborene Halsfisteln.** Bezüglich der komplizierten Enterokystome sei auf S. 333 verwiesen.

II. Unreife Formen.

a) Das Karzinom.

Das Karzinom, der Krebs, ist der Hauptvertreter der bösartigen Geschwülste und stellt das epitheliale Analogon zum Sarkom dar. Er ist charakterisiert durch eine Wucherung der Epithelien, die sich aus dem Zusammenhange mit dem Mutterboden lösen, die dort vorhandene organische

Anordnung — im Gegensatz zum Adenom — mehr oder weniger verlieren,
atypische „indifferenzierte" Formen annehmen, die natürlichen Gewebsschranken
durchbrechen, infiltrierend und durch diskontinuierliche Verbreitung als selbstständige „parasitäre" Bildung dem übrigen Organismus gegenüber auftreten.
Immerhin bleiben gewisse Merkmale als Hinweis auf die ursprüngliche Aus-
gangsstelle in der Regel gewahrt. So zeichnen sich die von der Epidermis ausgehenden Karzinome vielfach durch Neigung zur Verhornung aus, indem die
zapfenartig in die Tiefe dringenden Epithelsprossen zur Bildung geschichteter
„Hornperlen" führen. In den von den Schleimhäuten des Intestinaltraktus
ausgehenden Karzinomen ist häufig eine ausgesprochene Drüsenstruktur
erkennbar; die einzelnen Elemente können dabei den typischen Zylinderzellen
weitgehend entsprechen. — Außer den epithelialen Bestandteilen findet sich in
den Krebsgeschwülsten regelmäßig auch ein bindegewebiges Stützgerüst, das
sog. Stroma, innerhalb dessen Maschen die Epithelien vielfach eine alveoläre
Anordnung aufweisen. Bei den ektodermalen Krebsen lassen sich diese einzelnen
Zellnester oft als kleine, mit dem bloßen Auge noch deutlich erkennbare Pfröpfe
von der Schnittfläche abstreifen; bei saftreichen Karzinomen bezeichnet man
diesen Abstrich auch als Krebsmilch. Das Stroma selbst stellt keinen selbst-
ständig wuchernden Tumorbestandteil dar, wie bei den Karzinosarkomen (vgl.
S. 332), befindet sich auch nicht mit dem Epithel in einem ausgeglichenen
stabilen Zusammenhange wie bei den fibroepithelialen Tumoren, sondern geht aus
dem Bindegewebsapparat der von den wuchernden Elementen zerstörten Organe
hervor und kann seinerseits von den aktiven Geschwulstzellen in wechselnder
Weise wieder durchsetzt und vernichtet werden. Beim Untergang der spezifischen Elemente gewinnt das Stroma vielfach eine stärkere Ausbildung, die an
das Verhalten der bindegewebigen Vernarbung erinnert. Solche Karzinome
zeichnen sich durch festere Konsistenz aus und werden als Skirrhus bezeichnet.
Je weniger Bindegewebe in den Tumoren enthalten ist, desto weicher pflegen
sie zu sein; man bezeichnet solche vorwiegend aus kompakten Epithelmassen
sich zusammensetzenden Geschwülste auch als Markschwamm (Carcinoma
medullare). Durch schleimigen Zellzerfall entstehen die sog. Gallert- oder
Kolloidkarzinome. Man trifft diese Metamorphose am häufigsten bei Magen-
und Mastdarmkrebsen, seltener bei dem von kubischen Zellen aufgebauten
Karzinom der Brustdrüse.

Das Karzinom ist vorwiegend eine Erkrankung der späteren Lebensjahre und tritt meist erst vom fünften Dezennium ab in die Erscheinung.
Doch gelangen manche Karzinome, wie der häufige Brustkrebs, nicht selten auch
schon bei jüngeren Personen zur Entwicklung. Ausnahmsweise begegnet man
Karzinomen schon im Alter von etwa 16 bis 20 Jahren — wie dies namentlich
beim Mastdarmkrebs vorkommt — oder gar noch früher. Derartige „juvenile"
Karzinome pflegen sich durch ganz besonders rapides Wachstum auszuzeichnen.

Nie entwickelt sich das Karzinom zu derartigen umfangreichen mannskopf-
großen oder noch darüber hinausgehenden Geschwülsten, wie das bei manchen
Sarkomen vorkommt. Denn beim Krebs überwiegt das infiltrierende Wachstum
und bei stärkerer Entwicklung treten frühzeitig Ernährungsstörungen ein, die
zum Tumorzerfall und zur äußeren Geschwürsbildung führen. Namentlich bei
den von Haut und Schleimhaut ausgehenden Karzinomen pflegt dies meist
schon frühzeitig einzutreten. Bei stark schrumpfenden skirrhösen Krebsen kann
jede „Geschwulstbildung" im allgemeinen Sinne sogar völlig fehlen; man sieht
dies namentlich bei manchen Formen von Brustkrebs, die durchaus eine Verkleinerung der Brustdrüse herbeiführen. Auch manche oberflächliche Hautkarzinome — Ulcus rodens — treten rein äußerlich betrachtet nur als flache

geschwürige, die Umgebung allmählich heranziehende Defekte in die Erscheinung.

Innerhalb der einzelnen Gewebssysteme bieten die primär auftretenden Karzinome vielfach weitgehende Übereinstimmung. Die Mehrzahl der Hautkrebse führt zur Verhornung. Manche zeichnen sich durch papillär nach außen gerichtete Wucherungen aus; es gehören hierher gewisse Formen, die sich auf dem Boden seborrhoischer Warzen entwickeln; auch beim Peniskarzinom ist dieser Typus nicht selten. Eine vorwiegend im Gesicht vorkommende oberflächliche Form stellt das bereits erwähnte Ulcus rodens dar. Dasselbe zeichnet sich dadurch aus, daß es oft jahrelang besteht, ohne wesentliche Progredienz zu zeigen. Ja, es kommt sogar vor, daß sich das Geschwür zeitweise wieder — mit Karzinomzellen! — überhäutet. Andere verhornende Hautkrebse bilden von vornherein solide in die Tiefe greifende Geschwülste und lassen über ihre Malignität zu keiner Zeit einen Zweifel. Nichtverhornende Karzinome der Haut werden gewöhnlich von den Basalzellen abgeleitet (von anderer Seite auch als Endotheliome — vgl. S. 332 — aufgefaßt) und sind meist relativ gutartig. Ähnliche Tumoren können von den Talgdrüsen ausgehen. An den Schleimhäuten im Bereich des Mundes, namentlich des harten Gaumens, kommen entsprechende Tumoren vor, deren Stroma eine hyaline Umwandlung erfährt und von den gleichmäßig angeordneten epithelialen Zellsträngen zylindrisch umgeben wird. Man bezeichnet derartige Geschwülste auch als Zylindrom. Diese Bezeichnung hat aber wahrscheinlich nur eine rein morphologische Bedeutung, denn es kommen zylindromartige Bildungen auch in andersartig zusammengesetzten Tumoren vor.

Plattenepithelkarzinome kommen ferner vor im Bereiche des Mundes (Lippe, Zunge) und seiner Adnexe, dem Ösophagus, ausnahmsweise aber auch an Stellen, an denen sich normalerweise kein Plattenepithel findet. Es gehören hierher die verhornenden Karzinome der Gallenblase, des Mastdarms, der Harnblase, des Nierenbeckens, der Gebärmutter, ja selbst der Lunge oder der Schilddrüse. Man nimmt in solchen Fällen die Möglichkeit einer epithelialen Charakteränderung — eine „Metaplasie" an. Zum Teil handelt es sich aber auch um bereits kongenital gegebene Anomalien, auch können sich Karzinome auf sekundär eingewandertem Plattenepithel entwickeln. Solche Leukoplakien kommen z. B. im Rektum im Anschluß an geschwürige Entzündungen oder Verletzungen vor. Umgekehrt kann z. B. von versprengten Zylinderepithelien des Ösophagus ein typischer Zylinderzellkrebs seinen Ausgang nehmen. Die meisten Zylinderzellenkarzinome gehören — vom Uterus abgesehen — dem Magendarmkanal an. Sie kommen hier als polypöse Tumoren vor, andere zeigen ein vorwiegend infiltrierendes Wachstum. Durch Schrumpfung kommt es hierbei häufig zur Verengerung oder gar zur Verlegung des Intestinallumens. Ausgesprochen papilläre Karzinome, deren drüsiger Aufbau eine gewisse Ähnlichkeit mit Darmkrebsen besitzt, kommen im Bereiche der Harnblase vor. Sonstige chirurgisch wichtige Lokalisationen des Auftretens primärer Karzinome betreffen die Speicheldrüsen, das Pankreas, die Nieren, Hoden und Ovarien. Sehr selten ist das primäre Leberkarzinom; es entsteht hier meist multipel auf dem Boden hyperplastischer Wucherungen nach degenerativem Zelluntergang, insbesondere bei gewissen „hypertrophischen" Formen der Leberzirrhose (vgl. S. 335).

Eine Sonderstellung nehmen die neuerdings viel besprochenen sog. Appendixkarzinome ein. Es sind dies kleine geschwulstartige Bildungen des Wurmfortsatzes, die meist keine echten Karzinome darstellen, sondern zellreiche Bildungen, die anscheinend mit den Nävi der Haut auf einer Stufe stehen (Aschoff) und prognostisch durchaus gutartig sind.

Eine seltene Tumorform stellen die Endothelgeschwülste der serösen Höhlen dar, die der Zölomtheorie entsprechend als Karzinome aufzufassen sind.

Namentlich in der Bauchhöhle kommen sie als diffuse schwartenartige Neubildungen oder auch in Gestalt multipler größerer und kleinerer Knoten vor.

b) Das Chorionepitheliom.

Diese seltene Geschwulstform ist von besonderem theoretischem Interesse. Ihre Genese hängt mit der Plazentarentwicklung zusammen. Die fötalen ektodermalen Elemente — die Chorionzotten — dringen hierbei in die mütterlichen Bestandteile ein und können sogar gelegentlich mit dem Blutstrom weiter verschleppt werden. Bei einer bestimmten pathologischen Fötalentwicklung, der mit Zottendegeneration einhergehenden „Blasenmole" (vgl. Lehrbücher der Geburtshilfe) kommt es vor, daß die entarteten Zotten geschwulstartig den Uterus durchsetzen (destruierende Blasenmole) und auch auf dem Blutwege weiter zu maligner Tumorentwicklung gelangen. Diese Geschwülste zeichnen sich durch eine besonders weiche, stark hämorrhagische Beschaffenheit aus. Nicht jede Blasenmole freilich führt zum Chorionepitheliom, wie auch das Chorionepitheliom selbst ohne die Zwischenstufe der Blasenmole entstehen kann. Insbesondere gilt letzteres für gewisse chorionepitheliomartige äußerst maligne Geschwulstbildungen des Hodens. Wir kommen hierauf bei Besprechung der teratoiden Tumoren zurück.

F. Endotheliome.

Die genetische Ableitung echter Geschwülste von den wahren Endothelien ist durchaus strittig. Manche der als Endotheliom bezeichneten Geschwülste werden von anderer Seite als Krebse aufgefaßt; es gehört hierher das bereits genannte Basalzellenkarzinom der Haut und der sog. Endothelialkrebs der serösen Häute. Die „Endotheliome" der Speicheldrüsen — einige derselben werden auch als Peritheliom bezeichnet — sind dagegen entschieden mit mehr Recht zu den echten Mischtumoren — mit epithelialer Komponente — zu rechnen. Unter „Endotheliom der Dura mater" versteht man relativ gutartige Geschwülste, in denen es gewöhnlich zum Auftreten „hirnsandartiger" Kalkablagerungen kommt; sie werden daher auch als Psammome bezeichnet.

G. Die Mischgeschwülste.

Als Mischgeschwülste werden solche Tumoren bezeichnet, in denen mehrere verschiedenartige Gewebe selbständig tumorbildend auftreten. In einfachster Form aus zwei primitiven Gewebsformationen bestehend, gibt es kompliziertere Bildungen, die Abkömmlinge sämtlicher Keimblätter enthalten. Diese können sogar in Gestalt hochdifferenzierter Gewebe auftreten, so daß derartig zusammengesetzte Geschwülste eine weitgehende Ähnlichkeit mit den als „fötale Inklusion" bezeichneten Mißbildungen gewinnen. In ihrer höchsten Entwicklung stellen sie unvollkommene Zwitteranlagen dar, denen ein eigentlicher Geschwulstcharakter nicht mehr zukommt.

Einfachere Mischgeschwülste werden vor allem im Gebiete der Speicheldrüsen, namentlich der Parotis angetroffen. Sie treten hier meist typisch als gut abgekapselte Tumoren auf, die neben karzinomähnlichen Partien gewöhnlich noch Schleimgewebe und Knorpel enthalten. Letzterer kann so reichlich vorhanden sein, daß der Tumor zunächst den Eindruck eines Chondroms hervorruft. Auch zylindromartige Bildungen sind gelegentlich in diesen Geschwülsten anzutreffen.

Es bestehen hier entschiedene Beziehungen zu den seltenen Karzino-Sarkomen, d. h. Geschwülsten, in denen ausgesprochene Karzinomstruktur neben echten sarkomatösen

Abschnitten anzutreffen ist. Mitunter scheint es, daß diese Mischform sich erst nachträglich ausbildet, daß also förmliche Charakteränderungen — vgl. S. 336 — vorkommen, wie man das bei Tiergeschwülsten wiederholt experimentell gefunden hat. Die Bezeichnung der Mutationsgeschwülste trägt dieser Möglichkeit Rechnung.

Kompliziertere unreife Mischgeschwülste — die mitunter schon kongenital oder im frühen Kindesalter in die Erscheinung treten — finden sich vornehmlich im Bereiche der Nieren, der Geschlechtsdrüsen, Uterus und Vagina; in selteneren Fällen sind sie auch in der Brustdrüse beobachtet worden. Man bezeichnet sie auch als teratoide Geschwülste, sofern sie Abkömmlinge aller drei Keimblätter enthalten. Wucherndes Drüsen- und Nervengewebe, Knorpel und Knochen, dermoidzystenartige Bildungen, Plattenepithel mit karzinomartigen Hornperlen, embryonale quergestreifte Muskelelemente — am Hoden und Ovarium auch die bereits genannten chorionepitheliomartigen Partien — sind in solchen Tumoren anzutreffen. Einzelne Bestandteile, wie Knorpel, Muskelelemente oder die rein sarkomatösen Veränderungen können in solchen Geschwülsten überwiegen, in den Metastasen sogar isoliert auftreten, so daß erst die genauere Untersuchung den komplizierten Aufbau ergibt.

Je nachdrücklicher dagegen die einzelnen Gewebsformationen den Bau fertiger Organe nachahmen, desto mehr tritt der eigentliche Geschwulstcharakter zurück. Den klassischen Repräsentanten dieser Teratome bilden die bereits genannten Dermoide des Ovariums. Es handelt sich hierbei um mit Epithelbrei und Haaren gefüllte Zysten, die recht ansehnliche Größe erreichen können. Man findet in ihnen solide Bestandteile, mit Haarbüscheln besetzt, oft mit entwickelten Knochenplatten; außerdem sind mitunter rudimentäre Hirnteile, darmähnlich gestaltete Gänge und Hohlräume, abortive Augenanlagen, Drüsen vom Typus der Thyreoidea, selbst ausgebildete Zähne oder gar Extremitätenrudimente nachweisbar. Es ergibt sich also geradezu das Bild einer chaotisch verworfenen Fötalanlage, die hier und da zu nutzloser Reifung gelangt ist. Wilms hat für diese Geschwülste die treffende Bezeichnung der Embryome eingeführt.

Ähnliche, meist weniger kompliziert gebaute Geschwulstbildungen, in denen die entodermalen Elemente überwiegen, kommen innerhalb des Mesenteriums als Enterokystome vor.

Auch die sogenannten Steißteratome, eine typische angeborene Geschwulst des hinteren Körperendes, gehören zur Gruppe der Embryome. Sie stellen gewissermaßen eine rudimentäre Form der mit dem Becken zusammenhängenden Zwillingsmißbildungen — der Pygopagen — dar.

Metastasierendes Wachstum seitens dieser hochdifferenzierten Embryome wird nicht beobachtet. Bezüglich des Vorkommens von „Pseudometastasen" sei auf S. 340 verwiesen.

Ätiologie.

Ein tieferer Einblick in die Veränderungen und Ursachen, welche die Gewebszelle befähigen aus dem ruhenden Verbande heraus in die für die Tumoren charakteristischen Wucherungen überzugehen, fehlt bisher. Alle Versuche, die Geschwülste auf eine von sonstigen pathologischen Vorgängen her bekannte einheitliche Ursache zurückzuführen, sind einstweilen gescheitert. Es gilt dies namentlich für die Theorie der mikro-parasitären Ätiologie der Tumoren. Immerhin sind eine Reihe von Tatsachen bekannt, welche auf die **Bedingungen**, unter denen überhaupt eine Geschwulstentwicklung zustande kommt, ein gewisses

Licht werfen. Besonders fruchtbar hat sich in dieser Hinsicht die zuerst von Cohnheim ausführlich begründete Lehre erwiesen, daß viele Geschwülste zurückzuführen sind auf in der **Fötalentwicklung** aus dem normalen Verbande **versprengte Elemente,** denen eine gesteigerte „embryonale" Wachstumsenergie erhalten bleibt.

Die spezielle Geschwulstlehre kennt zahlreiche Beispiele für diesen Hergang. Erinnert sei an die Beziehungen der Chromatophorome zu den kongenitalen Pigmentmuttermälern, an das Hervorgehen der Hypernephrome aus versprengten Nebennierenkeimen, die Entwicklung tiefer Karzinome des Halses aus Plattenepithelresten fötaler Kiemengänge. Mammakarzinome gehen mitunter von verlagerten Azini außerhalb des Bereichs des eigentlichen Drüsenkörpers aus; versprengte Parotiskeime können den Sitz atypisch lokalisierter Speicheldrüsengeschwülste abgeben, manche Karzinome der Papilla duodeni scheinen von akzessorischen Nebenpankreasbildungen ihren Ausgang zu nehmen, ebenso mitunter Krebse des Magens; versprengte Zylinderzellinseln des Ösophagus kommen als Mutterboden atypisch gebauter Karzinome der Speiseröhre in Betracht; erinnert sei auch an die Geschwulstbildung in versprengtem Schilddrüsengewebe. Am unverkennbarsten wird die Bedeutung fötaler Keimisolierungen für das Zustandekommen der Mischgeschwülste, zumal in ihren komplizierteren Formen.

Ebenfalls auf entwicklungsgeschichtliche Störungen weist die gelegentliche Geschwulstbildung auf der Basis abnorm persistierender fötaler Gebilde — Urachus, Ductus omphalomesentericus — hin, sowie die Erfahrung, daß Hodentumoren besonders häufig in Keimdrüsen auftreten, bei welchen der normale Deszensus ausgeblieben ist. Auch in anderen Organbezirken findet sich gelegentlich ein Zusammentreffen von kongenitalen Mißbildungen und Tumoren; es gilt dies besonders für den Urogenitalapparat und die Spaltungen der Wirbelsäule (Spina bifida); Kiefertumoren finden sich gelegentlich bei Anomalien der Zahnanlage [1]). An der Küttnerschen Klinik sahen wir ein großes kavernöses Hämangiom der Parotisgegend bei gleichzeitiger Persistenz des Ductus Botalli. In gleiche Richtung deutet das Vorkommen „maligner Entartung" auf dem Boden kongenital angelegter gutartiger Geschwülste und verwandter Gebilde. Die sarkomatöse Umwandlung reiner Enchondrome, das „sekundär maligne Neurom", die Karzinomentwicklung in Dermoidzysten ist hierher zu rechnen. Auf ähnliche Beziehungen weist das Vorkommen ausgebildeter Geschwülste bei Neugeborenen und im frühen Kindesalter hin. Sarkome, Lipome, Lymphangiome kommen in dieser Hinsicht in Betracht, vor allem aber sind die meisten Hämangiome der Körperoberfläche schon bei der Geburt sichtbar angelegt.

Den klassischen Sonderfall für die Fähigkeit der embryonalen Zellen unter bestimmten Verhältnissen die Eigenschaften des Geschwulstgewebes anzunehmen, bildet das Chorionepitheliom (vgl. S. 332).

Welcher Art diese Bedingungen sind, die dem Embryonalgewebe die Fähigkeit des blastomatösen Wachstums verleihen, ist im Prinzip unbekannt. Erforderlich ist jedenfalls die Annahme eines weiteren Zwischenfaktors, denn durchaus nicht etwa jede Keimversprengung zieht eine Tumorentwicklung nach sich, und auch im Tierexperiment gelingt es durch Verpflanzung embryonaler Elemente im allgemeinen nur vorübergehende atypische Wucherungen, nicht aber echte Geschwülste hervorzurufen.

Das erbliche, familiäre Auftreten mancher Geschwülste — wie es für die multiplen Osteome und Enchondrome des Skeletts, die Recklinghausensche Krankheit geradezu typisch ist, aber auch bei manchen anderen Tumoren, z. B. dem Brustkrebs, oft ganz unverkennbar eine Rolle spielt, — weist ebenfalls auf eine kongenitale Disposition hin.

---

[1]) Hauer, Zeitschr. f. Stomatologie Bd. 19, H. 1. 1921.

In gleiche Richtung deutet das gelegentliche Vorkommen multipler voneinander unabhängiger Primärtumoren an verschiedenen Organen desselben Individuums.

Mathias nimmt schließlich gewisse Beziehungen zwischen Geschwulstdisposition der einzelnen Organe und der Mannigfaltigkeit ihrer phylogenetischen Umgestaltungen an, wobei der weibliche Genitalapparat an erster Stelle stehen soll.

Nur bei einem Teil der Geschwülste ist freilich die Annahme einer fötalen Keimversprengung zulässig. In der Mehrzahl ist ein solcher Hergang unbewiesen oder gar unwahrscheinlich. Man spricht in solchen Fällen — zumal bei den unreifen Blastomen — von einem embryonalen Rückschlag der Zellen. In mancher Hinsicht erscheint diese Annahme mehr als ein bloßes Symbol. Es gilt dies namentlich für diejenigen Fälle, in denen die Geschwulstentwicklung im Zusammenhang steht mit **regenerativen Prozessen.** Überall wo Heilungsvorgänge sich im Gewebe abspielen, zugrunde gegangene Zellelemente ersetzt werden, kommt es seitens des ruhenden Bindegewebes oder des Epithels zum Auftreten unreifer Formen und zu Sprossungen, wie sie nach Abschluß der Körperentwicklung normalerweise nicht mehr vorkommen. Daß nun tatsächlich engere Beziehungen zwischen derartigen regenerativen Vorgängen und echter Geschwulstbildung bestehen, lehrt als klassisches Paradigma die Leberzirrhose, bei der dem degenerativen Zelluntergang auf der einen Seite regenerative Zellwucherungen gegenüberstehen, die geradezu alle Übergänge von der knotigen Hyperplasie zum Leberzelladenom und dem Karzinom zeigen können. Auch bei der Schrumpfniere kommt es nicht selten zur Bildung typischer Adenome. Auf Beziehungen regenerativer Bindegewebswucherungen zum Sarkom weisen gelegentliche Beobachtungen von „traumatischem" Sarkom (siehe weiter unten) hin.

Besondere Beziehungen reparativer Epithelwucherung zur Karzinomentwicklung scheinen sich dann zu ergeben, wenn der Ablauf des Regenerates nicht zum planmäßigen Abschluß gelangt, sondern immer wieder von neuem gestört und schließlich in atypische Bahnen gelenkt wird. Die Krebsentwicklung auf dem Boden schlechter immer wieder aufbrechender Narben, sowie von Geschwüren und Fisteln ist hierher zu rechnen. Ebenso das Lupuskarzinom, die gelegentliche – in ihrer Frequenz freilich sehr verschiedenartig beurteilte – Krebsentwicklung auf der Basis peptischer Ulzerationen des Magens, sowie das Karzinom der Gallenblase, dem sehr häufig mit Steinbildung vergesellschaftete chronische Entzündungsprozesse vorausgehen.

Fließende Übergänge bestehen zwischen dem zuletzt genannten Modus und dem Begriffe des **Reizkarzinoms.** Es gehört hierher das Gesichtskarzinom auf dem Boden der „Seemannshaut", der Röntgenkrebs im Gefolge der chronischen Röntgendermatitis; manche Unterlippenkarzinome werden auf den dauernden Gebrauch der Tabakspfeife zurückgeführt. Weitaus die Mehrzahl der Peniskarzinome entwickelt sich im Gefolge einer Phimose; der vermittelnde kausale Faktor ist hier in durch Stagnation verursachter chronischer Balano-Posthitis zu suchen. In noch prägnanterer Weise tritt eine solche epitheliale Reizwirkung bei gewissen chemischen Stoffen in die Erscheinung. Das gehäufte Auftreten von Hautkarzinomen bei Paraffin- und Teerarbeitern, des Blasenkrebses bei Angehörigen der Anilinindustrie ist in diesem Zusammenhang zu nennen. Die experimentelle Erzeugung atypischer Epithelwucherungen durch Injektionen von Scharlachrot — einem Azofarbstoff — wirft ein gewisses Licht auf diese Entstehung sowie vor allem die erst neuerdings nachgewiesene Tatsache, daß es durch längere Zeit fortgesetzte Teerpinselungen der äußeren Haut im Tierexperiment regelmäßig gelingt Karzinome künstlich hervorzurufen. In England wurde früher bei Schornsteinfegern das Karzinom der Skrotalhaut als „Berufskrankheit" beobachtet; die seltenen Hautkrebse der Hohlhand entstehen fast stets im Gefolge chronischer Arsenvergiftung und einer dadurch hervorgerufenen Hyperkeratose. Überhaupt entsteht das Hautkarzinom fast nie auf bis dahin intaktem Terrain. Erinnert sei auch an die Karzinomentwicklung auf dem Boden einer durch chronische Reize entstandenen Epithelmetaplasie, wofür die Leukoplakie der Zunge das klassische Paradigma bildet (vgl. S. 259), ferner an die Karzinomentwicklung in alten Lungenkavernen, an das Vorkommen von Plattenepithelkrebsen des Uterus. Manche Mammakarzinome schließen sich an die ihrem Wesen nach allerdings strittige Mastitis chronica cystica an. Auch die Krebserkrankung der Blase, des Mastdarms und der Haut im Gefolge der Bilharziainfektion (vergl. S. 291) ist in diesem Zusammenhang zu nennen [1]).

Gegenüber der Bedeutung derartiger chronischer „Irritationen" spielt das einmalige Gewebstrauma für die Entstehung von Geschwülsten eine wesentlich geringere Rolle. Praktisch wird zwar häufig ein solcher Zusammenhang angegeben und angenommen, juristisch im Sinne der Unfallgesetzgebung dementsprechend entschieden, doch hält die Begründung einer streng wissenschaftlichen Kritik meist nicht Stand. Soweit böswillige Täuschungen nicht mit im Spiele sind, lassen sich solche Angaben mitunter darauf zurückführen, daß das Trauma zur Entdeckung einer bis dahin unbemerkten Geschwulst Anlaß gab. Eine relative Bedeutung des Traumas kann darin bestehen, daß durch die einwirkende Schädigung eine bis dahin langsam wachsende Geschwulst zu schnellerem Wachstum angeregt wird, eine Möglichkeit, die prinzipiell zuzugeben ist. Auch kann es wohl sein, daß bis dahin ruhende versprengte Geschwulstkeime durch das Trauma den schließlichen Anstoß zur Geschwulstentwicklung erhalten. Diese Einschränkung der ätiologischen Bedeutung des Traumas ergibt sich besonders dann deutlich, wenn es sich um Tumoren von embryonalem Typus (Mischgeschwülste) handelt. Weitgehender scheint dagegen die Bedeutung des Traumas für die Entstehung mancher Sarkome zu sein. Der Übergang eines traumatischen Quetschungsherdes, eines anscheinend banalen Hämatoms, eines Frakturkallus in eine schnell wachsende Sarkomgeschwulst ist in seltenen Fällen ein so unmittelbarer, daß der Gedanke einer wesentlichen Bedeutung des Traumas naheliegen muß.

Wir selbst sahen ein rapid wachsendes Sarkom des Humeruskopfes nach kurz vorausgegangener Luxation sich entwickeln; die damals von fachmännischer Seite kontrollierte Röntgenaufnahme hatte keinen besonderen Befund ergeben. — Vielleicht ist in diesem Zusammenhang auch das bereits erwähnte Karzino-Sarkom (S. 332) zu nennen, indem ein Teil dieser „Kombinationsgeschwülste" darauf zurückgeführt wird, daß unter dem Reize der Epithelwucherung das Stroma eine sarkomatöse Beschaffenheit annimmt.

Auch für die Ansiedlung von Metastasen (s. w. u.) kann das einwirkende örtliche Trauma gelegentlich eine gewisse Bedeutung gewinnen.

Nur für einzelne Geschwülste lassen sich derartige „Teilursachen" ermitteln. Daß sie die Bedingungen der Geschwulstgenese nicht erschöpfen, geht daraus hervor, daß viel häufiger nichts Derartiges nachweisbar ist; dieselben Vorgänge, die hier und dort für eine Geschwulstentwicklung verantwortlich gemacht werden, gelangen in zahllosen anderen Fällen zur Einwirkung, ohne zu ähnlichen Folgen zu führen. Es ist deshalb bisher auch nur in bestimmten Sonderfällen — namentlich mittels Teerpinselung! (vergl. oben) — gelungen, auf experimentellem Wege echte Geschwülste zu erzeugen. Die Transplantierbarkeit mancher Geschwülste (s. w. u.) darf hiermit nicht verwechselt werden.

---

[1]) Weitere Einzelheiten bei Joannović, Klin. Wochenschr. 1923. S. 2301.

Sie ist besonders beim Tier (Hund, Maus, Ratte) studiert worden, wobei jedoch zu berücksichtigen ist, daß die „Tiertumoren" sich in mancher Hinsicht wesentlich von dem Verhalten der menschlichen Geschwülste unterscheiden.

Das klinische Verhalten.

Der ungemein mannigfache histologische Formenkreis der Geschwülste scheidet sich für die klinische Betrachtung in zwei Hauptgruppen: die **benignen** und **malignen** Tumoren. Die ersteren, die gutartigen Geschwülste, besitzen für den Organismus im allgemeinen nur die Bedeutung eines streng abgegrenzten lokalen Prozesses, der unter Umständen (vergl. S. 342) allerdings auch sehr ernste Folgen nach sich ziehen kann; dem malignen Tumor kommt dagegen die Fähigkeit zu, weit über den Ort seines ursprünglichen Sitzes hinauszugreifen und nach Art eines Parasiten den Organismus förmlich zu durchseuchen. Die typischen Vertreter dieser letzteren Gruppe sind die Karzinome, Sarkome, die Chromatophorome, die „malignen Adenome" und verwandte Bildungen, ferner die unreifen Formen der Mischgeschwülste; ausgesprochen gutartige Tumoren sind die Fibrome, Lipome, die Leiomyome und die Osteome. Der Schematismus aller Einteilungen versagt freilich auch hier gegenüber der ungemeinen Mannigfaltigkeit der natürlichen Erscheinungen. So gibt es manche Sarkome und Mischgeschwülste — wie die Epulis, die sogenannten Endotheliome der Speicheldrüsen —, die nur als bedingt bösartig zu bezeichnen sind; in gewissem Sinne gilt diese Einschränkung auch für die „Kankroide" der Haut und das sogenannte Appendixkarzinoid. Andererseits gibt es innerhalb der differenzierten Bindegewebsgeschwülste fließende Übergänge zu bösartigen Formen, deren Charakter sich in der Regel durch größeren Zellreichtum — Fibrosarkom, Myxosarkom — auch histologisch erweist, während die Knorpelgeschwülste wiederum selbst in reiner Form das Verhalten bösartiger Tumoren annehmen können, und ausnahmsweise dies sogar für Lipome (vergl. S. 317) gilt. — Auch bei wachsenden Pigmentmälern ist die Entscheidung, ob Malignität vorliegt oder nicht, auf Grund des histologischen Verhaltens allein durchaus nicht immer möglich. — Auf das Vorkommen der praktisch so wichtigen sekundären Wesensveränderung ursprünglich gutartiger Tumoren wurde bereits hingewiesen. Es gehört hierher die Entwicklung des Karzinoms auf der Basis von Polypen (Magen-Darmkanal, Harnblase), des Fibroadenoms der Mamma, das „sekundär maligne Neurom", die „maligne Degeneration" von Enchondromen usw.

Die prinzipiellen Unterschiede in dem Verhalten der gutartigen und bösartigen Tumoren gelangen in der Art ihres Wachstums zum Ausdruck. Wir können hierbei zunächst ganz allgemein unterscheiden zwischen einem Wachstum durch **Exkreszenz** und **Inkreszenz.** Eine Vergrößerung durch Auswachsen ist nur möglich bei Oberflächengeschwülsten, deren Zunahme ausschließlich zentrifugal erfolgt, wie es also etwa für die Verruca juvenilis (vergl. S. 326) und die gutartigen Zottenpolypen der Harnblase typisch ist. Bei der Mehrzahl der Geschwülste handelt es sich dagegen um ein Wachstum durch Inkreszenz. Innerhalb des normalen Gewebes selbst muß Platz geschaffen werden für den sich allseitig ausbreitenden Tumor. Diese Vergrößerung geht nun entweder im geschlossenen Verbande des von seiner Kapsel umgebenen Geschwulstgewebes vor sich, das dabei mehr oder weniger die Form einer Kugelgestalt behält und die umgebenden Teile rein durch Druck allmählich bei Seite drängt. Man bezeichnet diesen Vorgang als

expansives Wachstum im Gegensatz zum **infiltrierenden.** Bei diesem letzteren Modus kommt es förmlich zum Ausschwärmen der aus dem geschlossenen Verbande heraustretenden Tumorelemente. Einzeln oder zu wurzelartigen Zapfen vereinigt, dringt das wuchernde Blastom in allseitiger Minierarbeit in die Gewebslücken zwischen die einzelnen Körperzellen ein und bringt sie zum Zerfall oder zur Auflösung. Auch das widerstandsfähigste Gewebe ist einem solchen Vordringen gegenüber machtlos; Knochen, Nerven, Blutgefäße werden schrankenlos durchwuchert.

Dieses infiltrierende oder destruierende Wachstum ist nun charakteristisch für die bösartigen Gewächse; die gutartigen Tumoren vergrößern sich dagegen nur expansiv oder durch Exkreszenz.

Die grobe äußere Form des Tumorwachstums kann über den eigentlichen dabei stattfindenden Vorgang hinwegtäuschen, so handelt es sich bei den papillär wuchernden Karzinomen gewiß nicht um reine Exkreszenz. Denn wichtiger als das zentrifugale Wachstum ist das charakteristische basalwärts gerichtete wurzelartige Tiefergreifen der Krebszapfen in die gesunde Umgebung. Andererseits zeigen manche Sarkome nicht selten längere Zeit hindurch einen kapselartigen Abschluß. Doch wachsen sie auch schon in dieser Periode infiltrativ und sind in Wirklichkeit, wie die Erfahrung bezüglich der operativen Rezidive lehrt (s. w. u.), wohl auch meist schon in Gestalt einzelner Zellvorläufer weit über die grob erkennbaren äußeren Geschwulstgrenzen hinausgedrungen.

Ein scheinbar infiltratives Wachstum zeigen manche kavernöse Hämangiome bei ihrem Vordringen in Fettgewebe oder Muskulatur (vergl. S. 323). Doch unterscheidet es sich von der Wuchsform der echten malignen Tumoren dadurch, daß es hierbei nie zur selbständigen Isolierung einzelner Zellen kommt; es fehlt daher auch die für die bösartigen Geschwülste charakteristische Fähigkeit der Metastasierung (s. w. u.).

Untrennbar verbunden mit der Art des infiltrativen Wachstums ist eine weitere fundamentale Eigenschaft der malignen Geschwülste, die sie zur diskontinuierlichen Weiterentwicklung befähigt. Es beruht hierauf das Auftreten von Metastasen und die Neigung zu Rezidiven nach operativer Entfernung.

Unter **Metastasen** versteht man das Auftreten von selbständigen Tochtergeschwülsten, die nicht mehr in unmittelbarem Zusammenhange mit dem „Primärtumor" stehen. Ihr Auftreten gibt zu erkennen, daß auch die isolierten Geschwulstzellen unter geeigneten Bedingungen im befallenen Organismus die Möglichkeit der selbständigen Weiterentwicklung besitzen. Histologisch stimmt die Tochtergeschwulst in der Regel weitgehend, prinzipiell aber stets mit dem Primärtumor überein. Es kann daher bei unbekanntem Sitz des Primärtumors, — zumal bei den epithelialen Geschwülsten —, oft schon aus dem histologischen Verhalten der Metastase allein ein Rückschluß auf das vermutlich zuerst erkrankte Organ gezogen werden.

Bei Mischgeschwülsten gelangt in den Metastasen öfters nur einer der den Primärtumor bildenden Geschwulstbestandteile zur Entwicklung. Eine eigentümliche Erscheinung besteht darin, daß die Metastasen mitunter wesentlich mächtigere Ausbildung erlangen, als der ursprüngliche Primärtumor. (Vergl. S. 346).

Auf die gelegentliche sekretorische Funktion der Metastasen wurde bereits hingewiesen. (Vgl. S. 313.)

Je nach Sitz der sekundären Geschwülste und dem benutzten Transportwege unterscheidet man **entfernte und regionäre, hämatogene und lymphatische sowie Implantationsmetastasen.**

Am häufigsten erfolgt die Dissemination auf dem Lymphwege. Aus dem sich peripher aufsplitternden Geschwulstverbande gelangen die Zellen — manche vielleicht durch selbständige Eigenbewegung — in die Gewebsspalten, von hier aus werden sie mit dem Lymphstrom durch die Lymphbahnen in die Lymphdrüsen eingeschwemmt und dort gewöhnlich zunächst festgehalten. Für die Karzinome stellt diese sekundäre Erkrankung der Lymphdrüsen einen typischen Vorgang dar, der mitunter schon recht früh erfolgt, bei den gutartigeren oberflächlichen Hautkarzinomen allerdings auch Jahre hindurch ausbleiben kann. Beim Sarkom tritt die „Infektion“ der Lymphdrüsen gegenüber der hämatogenen Ausbreitung häufig zurück. In den Lymphdrüsen setzen die verschleppten Zellen ihr Wachstum fort; die ganze Lymphdrüse kann schließlich größtenteils oder völlig von den Tumormassen durchsetzt werden. Eine solche Drüse fühlt sich meist derb, oft auch höckrig an, ohne dabei immer vergrößert zu sein. So sind z. B. beim Brustkrebs kleine axillare Lymphdrüsen oft nur durch ihre Härte als karzinomatös erkrankt zu erkennen. In anderen Fällen kommt es zur Bildung mächtiger tumorartiger Pakete. Wie bei den bakteriellen Infektionen kommt den Lymphdrüsen hierbei zunächst fraglos die Bedeutung eines Filters zu; sie sind imstande die weitere Verseuchung des Organismus zum mindesten zu verzögern. Eine solche, obwohl nur unvollkommene Schutzwirkung der Lymphdrüsen äußert sich auch darin, daß ihre Kapsel oft auffallend lange dem direkten Einbruch der von ihr eingeschlossenen Geschwulstmassen in die Umgebung widersteht. Eine sekundäre Folge der Erkrankung ganzer Lymphdrüsengruppen bildet nicht selten das Auftreten einer Lymphstauung, die zur Elefantiasis (vergl. Neunter Abschnitt, S. 378) führen kann. Auch Druck auf benachbarte große Venenstämme spielt dabei gewöhnlich mit. Man sieht dies am häufigsten an der oberen Extremität im Gefolge des Brustkrebses; ähnliche Folgen für das Bein ruft gelegentlich die diffuse Karzinose der Leistendrüsen beim Peniskarzinom hervor. Sind die Lymphbahnen völlig blockiert, so erfolgt beim Karzinom das Auswachsen der nachdrängenden Keime oft schon in der unmittelbaren Nachbarschaft des Primärtumors. Derartige oberflächliche Dissemination sieht man namentlich nicht selten in späteren Stadien des Magenkrebses. Beim schrumpfenden Mammakarzinom (Skirrhus, vergl. S. 330) führt dieser Zustand zum sogenannten Cancer en cuirasse. Auch retrograder Transport auf dem Lymphwege kommt unter solchen Umständen vor; ferner die als „Lymphangitis carcinomatosa“ bezeichnete kontinuierliche strangförmige Wucherung der Krebselemente innerhalb der Lymphgefäße. Auf dem Wege des Ductus thoracicus kann ein Übertritt der Geschwulstkeime in das venöse System hinein erfolgen.

Bezüglich des „Erysipelas carcinomatosum“ sei auf S. 129 verwiesen.

Häufiger, zumal beim Sarkom, erfolgt die hämatogene Metastasierung durch direkten Einbruch in das Venensystem. Diese Penetration der Geschwulstelemente in die Lichtungen der Blutgefäße — die lebhaft an das Eindringen der Plazentarzotten in das mütterliche Gefäßsystem erinnert — läßt sich häufig im mikroskopischen Bilde, nicht selten auch schon mit bloßem Auge direkt nachweisen. In besonders eindrucksvoller Form sieht man dies gelegentlich bei malignen Nierentumoren, zumal beim Hypernephrom. Mächtige Geschwulstzapfen können innerhalb der Vena cava hoch heraufreichen, bei dem Versuche der Geschwulstexstirpation abreißen und unter den Erscheinungen der groben Embolie unmittelbar den Tod auf dem Operationstische herbeiführen. In der Regel handelt es sich aber nur um die Verschleppung kleinerer Geschwulstpartikel, die nicht unmittelbar mechanische Störungen hervorrufen, sondern erst durch ihr Wachstum am Orte ihrer sekundären Niederlassung Bedeutung gewinnen. Bei vielen Sarkomen kommt hierfür in erster Linie die Lunge in Betracht, bei den Tumoren des Pfortadergebietes die Leber, die allerdings auch retrograd von der Vena cava aus metastatisch erkranken kann. Nicht selten wird auch die Lunge passiert, und es kommt dann zur Aussaat im Gebiete des großen Kreislaufes. Bei manchen Karzinomen — des Uterus, der Prostata, mitunter auch der Mamma — wird das Knochensystem besonders von den Metastasen bevorzugt. Zu den Organen, die nur ganz ausnahmsweise zur Ansiedlung von Metastasen Anlaß geben, gehören die Hoden, Milz und Nebennieren. Als Sammelpunkt ungewöhnlicher Metastasen ist schließlich das subkutane Zellgewebe zu nennen. Ganz unberechenbar erfolgt die Metastasierung der Hypernephrome und gibt daher öfters zu diagnostischen Überraschungen Anlaß.

Derartige, durch rein mechanische Verhältnisse nicht erklärbare Unterschiede in der Ausbreitung der hämatogenen Metastasen weisen darauf hin, daß für die Ausbildung der Sekundärgeschwülste sowohl das allgemeine biologische Verhalten der Tumoren als auch der einzelnen Organe gewiß von weitgehender Bedeutung sein muß. Denn offenbar vermag durchaus nicht etwa jeder Keim, der über das Gebiet der Primärgeschwulst hinausgedrungen ist, sich in der Folge selbständig weiter zu entwickeln, sondern es bedarf dazu besonderer günstiger Umstände, deren genauere Analyse bisher nicht möglich ist. Bei dem infiltrativen Wachstum der malignen Tumoren und der im Vergleich dazu oft recht unvollkommenen Möglichkeit der radikalen Entfernung müßte ja sonst eigentlich jede Geschwulstoperation vom Rezidiv begleitet sein. Freilich gibt es Geschwülste von höchster Malignität, bei denen schließlich von irgendeiner elektiven Ansiedlung der Metastasen nichts mehr zu erkennen ist; wahllos wird der ganze Organismus von unzähligen Geschwulstkeimen oft in rapider Weise durchsetzt. Man trifft dies am häufigsten bei den Chromatophoromen; in großartigster Form sah ich diesen Verlauf bei einem als „Chorionepitheliom" entwickelten Mischtumor des Hodens.

In Hohlorganen kommt es gelegentlich zu Implantationsmetastasen durch Oberflächeninokulation losgelöster Geschwulstkeime. Es gilt dies namentlich für die serösen Höhlen; unter Bildung unzähliger Knötchen entwickelt sich eine förmliche flächenhafte „Karzinose", nicht selten begleitet von einer mächtigen serösen Exsudation. Ähnliche Veränderungen können freilich auch durch Ausbreitung in den subserösen Lymphspalten zustande kommen.

Nicht als echte Metastasierung ist die Implantation nichtaktiver Geschwulstelemente innerhalb seröser Höhlen aufzufassen. Es gehört hierher das nach Ruptur gelatinöser Ovarialzysten beobachtete „Pseudomyxoma peritonei" (Werth); auch Dermoidbrei kann unter solchen Umständen entzündlich eingekapselt werden und zur Bildung zahlreicher dermoidaler „Scheinmetastasen" Anlaß geben, wie ich selbst in einem Falle beobachtete [1]).

Seltener kommen derartige Implantationsmetastasen im Bereich der Digestions- und Exkretionsorgane vor, öfters handelt es sich um lymphogene regionäre Ausbreitung. Auf echte Implantation wird das gelegentliche Vorkommen korrespondierender Ober- und Unterlippenkarzinome zurückgeführt, auch im Bereiche der Vagina werden derartige Befunde meist als „Abklatschmetastasen" gedeutet. Daß tatsächlich eine freie Verimpfbarkeit maligner Geschwulstelemente auch beim Menschen möglich ist, lehrt das gelegentliche Auftreten von postoperativen Rezidiven tiefgelegener Tumoren in der äußeren Hautnarbe; auch nach der Punktion karzinomatöser Peritonealergüsse gelangen mitunter Krebsknoten im Stichkanal zur Ent-

---

[1]) Berlin. klin. Wochenschr. 1908. Nr. 34.

wicklung. Die Dissemination mancher Blasentumoren im Anschluß an operative Eingriffe beruht gewiß auf dem Zustandekommen multipler Epithelläsionen.

Wie schon erwähnt, hängt die Neigung der malignen Tumoren zum **Rezidiv** nach erfolgter Exstirpation durchaus mit dem oben besprochenen infiltrativen und diskontinuierlichen Wachstum zusammen. Im Prinzip können freilich auch gutartige Geschwülste rezidivieren. Wenn etwa ein Hämangiom nur unvollständig entfernt wird, so vermag der zurückgebliebene Rest sich nachträglich wieder zu vergrößern und nach einiger Zeit als Rückfall zu imponieren. Das Eigentümliche des Rezidivierens der malignen Tumoren liegt demgegenüber darin begründet, daß ein solches örtliches Rezidiv auch dann möglich ist, wenn die Geschwulst für das bloße Auge im ganzen entfernt wurde, wie das namentlich bei noch eingekapselten Sarkomen besonders leicht zu kontrollieren ist. Der Eintritt des Rezidivs kann in solchem Falle also nur darauf beruhen, daß in Wirklichkeit bereits einzelne Geschwulstelemente sich außerhalb der grob erkennbaren Grenzzone befanden, infolgedessen zurückblieben und zu erneuter Tumorbildung Anlaß gaben. Diese Art des örtlichen Rezidivierens allein ist es, welche den malignen Tumor charakterisiert. Außer den örtlichen Rezidiven handelt es sich in anderen Fällen darum, daß das Rezidiv von metastatisch versprengten Geschwulstkeimen seinen Ausgang nimmt. Je nach der Lage derselben spricht man von regionären Drüsen- oder Fernrezidiven. Erstere sind natürlich im Prinzip nicht streng von den lokalen Rezidiven im engeren Sinne zu trennen. Beim Sarkom überwiegen die regionären und die Fernrezidive; beim Karzinom handelt es sich dagegen häufiger um lokale und um Drüsenrezidive. Unechte Rezidive liegen dann vor, wenn das wiederauftretende Neoplasma genetisch nicht mit dem Primärtumor zusammenhängt. Es kommt dies hauptsächlich in Betracht bei Karzinombildung auf diffus veränderter Umgebung — Röntgendermatitis, Verbrennungsnarben, der „Seemannshaut" — d. h. unter Verhältnissen, die nicht selten auch zu gleichzeitiger multipler Krebsentwicklung führen.

Die Mehrzahl der malignen Tumorrezidive gelangt innerhalb des ersten Jahres — oft schon nach wenigen Wochen oder Monaten — zur Beobachtung; in der Folge nimmt die Häufigkeit progressiv ab. Ein Freibleiben von Rezidiv durch 5 Jahre hindurch wird praktisch als „Dauerheilung" gebucht. Doch ist diese Regel keineswegs etwa eine absolute; selbst noch nach 10, 15 Jahren und darüber hinaus werden ausnahmsweise echte Rezidive beobachtet.

Das Vorkommen derartiger Spätrezidive weist im Einklang mit den früheren Ausführungen über die Metastasierung darauf hin, daß zurückgebliebene Geschwulstkeime durchaus nicht immer sofort zu progredientem Wachstum fähig sind, wahrscheinlich auch nicht selten zugrunde gehen und im übrigen durch ihren Zerfall für den Eintritt der „Krebskachexie" (s. w. u.) vielleicht nicht ganz bedeutungslos sind. Vereinzelte Beobachtungen scheinen sogar dafür zu sprechen, daß nach Entfernung des Primärtumors selbst bereits deutlich entwickelte Metastasen sich wieder zurückbilden können. Immerhin handelt es sich hierbei um seltene Ausnahmen, welche die Regel eines möglichst radikalen Vorgehens bei der Ausrottung bösartiger Geschwülste nicht erschüttern können.

Bei längerem Bestehen vieler bösartiger Geschwülste kommt es zu einem eigenartigen allgemeinen Kräfteverfall, der als **Kachexie** bezeichnet wird. Dieses theoretisch nicht ganz scharf umrissene, aber klinisch durchaus markante Syndrom setzt sich zusammen aus Abmagerung, Anämie, einer ausgesprochenen

Kraftlosigkeit, subjektivem Schwächegefühl, Appetitlosigkeit, oft ausgesprochenem Widerstreben gegen Nahrungsaufnahme; die Haut ist fahl mit einem Stich ins Gelbliche, ohne daß Ikterus besteht. Das Blut und oft auch die Gewebe sind auffallend wässrig, die Knochen können sehr brüchig werden; in vorgeschrittenen Stadien ist die Heilungstendenz bei Wunden und der Widerstand gegen Infektionen meist unverkennbar herabgesetzt.

Eine derartige Kachexie ist jedoch für die malignen Tumoren nicht etwa streng pathognomonisch, denn man trifft sie auch im Gefolge der Inanition — z. B. im Gefolge der Pylorusstenose —, bei lange bestehender tropischer Malaria, manchen Formen schwerer Tuberkulose, bei Paralytikern, depressiven Psychosen. Immerhin gelangt sie bei malignen Tumoren besonders häufig und markant zur Beobachtung. In manchen Fällen kann freilich die Kachexie auch lange Zeit hindurch ausbleiben und dadurch die Diagnose vom richtigen Wege ablenken. — Die Ursachen der Tumorkachexie sind nicht einheitlich. Diese beruht zum Teil wahrscheinlich auf toxischer Wirkung abnormen Gewebszerfalls — im Bereiche der Geschwulst selbst oder auch durch Zellverschleppung —, vielleicht auch auf einer abnormen „inneren" Tumorsekretion; jedenfalls kann auch bei geschlossenen Tumoren Fieber auftreten. Hierzu kommt der Säfteverbrauch durch rasch wachsende Tumoren; bei ulzerierten Geschwülsten gesellt sich dazu der äußere Eiweißverlust. Jauchige Resorption kommt besonders bei den Geschwülsten im Bereiche des Digestionstraktus und der oberen Luftwege in Betracht. Dagegen spielen fortschreitende Infektionen vom Tumorgewebe aus bemerkenswerterweise kaum eine Rolle. Hierher gehört ferner die erschwerte Aufnahme der Nahrung, Störung ihrer Verarbeitung und Passage bei Tumoren der Verdauungsorgane, die Schmerzen bei Beteiligung der Nervenstämme, die damit zusammenhängende Beeinträchtigung des Schlafes, direkte Schädigung lebenswichtiger Organe und schließlich — nicht immer am wenigsten! — auch noch psychische Momente.

Fehlt eine derartige Beteiligung der Nerven, die bei malignen Tumoren auf infiltrativem Einwachsen zu beruhen pflegt, bei gutartigen gelegentlich aber auch durch einfachen Druck zustandekommt (vgl. S. 316), so vollzieht sich in der Regel das Geschwulstwachstum ohne jegliche Schmerzen. Es liegt hierin mit ein Grund dafür, daß so viele Neubildungen erst zu spät erkannt werden. Auf die Sonderstellung, welche in dieser Hinsicht die Muskelhämangiome einnehmen, wurde bereits hingewiesen (vgl. S. 323).

Eine spezifische Störung des Stoffwechsels in Gestalt der aufgehobenen Ansatzmöglichkeit auch bei gesteigerter Nahrungszufuhr — wie es früher angenommen wurde — liegt der Kachexie nicht zugrunde. So gelingt es nicht selten bei stenosierendem Pyloruskarzinom nach Anlegen einer neuen Verbindung zum Darm (Gastroenterostomie) selbst erhebliche Gewichtszunahme zu erzielen. Andererseits fiel mir auf, daß nach radikaler Operation des Magenkarzinoms und jahrelanger Heilung die Patienten bei allem sonstigen Wohlbefinden doch oft noch einen gewissen kachektischen Zug unverkennbar aufwiesen. — Der **Tod** kann bei malignen Tumoren direkt unter den Erscheinungen der zunehmenden Kachexie in einer Art von finalem Koma erfolgen. Häufig wird das Ende in letzter Linie durch den Ausfall lebenswichtiger Organe — Zentralnervensystem, Leber, Lunge, Herz, Harnapparat, Nebennieren oder etwa durch Darmverschluß — herbeigeführt. Auch lokale Komplikationen, wie Eröffnung von Körperhöhlen, Arrosion von Blutgefäßen, Einbruch verjauchter Tumoren in das Mediastinum oder das retroperitoneale Zellgewebe, können die unmittelbare Todesursache darstellen. In vielen Fällen gibt eine terminale Bronchopneumonie den schwergeprüften Duldern den Todesstoß. —

Nur ausnahmsweise gewinnen dagegen die in ihrem Wachstum benignen Tumoren klinisch die Bedeutung eines bösartigen Prozesses. Es kann dies auf

der Eigenart der Lokalisation beruhen. Das Zentralnervensystem kommt in dieser Hinsicht hauptsächlich in Betracht. Ferner kann etwa eine gutartige Dermoidzyste des Thorax die Luftwege komprimieren, ein Papillom des Duodenum in folgenschwerer Weise die Einmündungsstelle des Hauptgallengangs blockieren; gutartige Polypen oder Myome können durch Invagination oder direkt den Darmkanal verlegen. An die Ulzeration großer Lipome können sich bösartige Erysipele oder andere Infektionen anschließen; auch bei geschlossenen Lymphangiomen kommen solche Infektionen vor. Die komplizierten Dermoidzysten des Ovariums vereitern gelegentlich hämatogen, zumal im Gefolge des Typhus abdominalis. Polypen des Darmes, der Blase sowie die äußeren Hämangiome können mit schweren Blutungen einhergehen, Papillome der oberen Luftwege zur Erstickung führen, und schließlich ist auch bei der Prognose mancher gutartigen Geschwülste ihre Neigung zur malignen „Entartung" mit in Betracht zu ziehen.

Eine besondere Erscheinung, die namentlich den malignen Tumoren eigen ist, aber auch bei größeren gutartigen Geschwülsten vorkommt, besteht in dem Eintritt von regressiven Veränderungen infolge ungenügender Zirkulation. Nur die Randpartien des rasch proliferierenden Tumors sind die Träger des eigentlichen Wachstums, eine entsprechende Neubildung von Blutgefäßen findet nicht statt. Infolgedessen kommt es in den zentralen Teilen häufig zur Nekrose, an die sich Erweichung und Ulzeration anzuschließen pflegt. Besonders disponiert sind hierzu die Oberflächenkarzinome, die vielfach schon frühzeitig ulzerieren. Die Sarkome zeigen gewöhnlich erst bei stärkerer Größenentwicklung ausgedehnten zentralen Zerfall, bleiben aber trotzdem oft lange geschlossen. Von sonstigen Tumoren neigen namentlich die großen Enchondrome, ferner die reinen Leiomyome zur Erweichung; bei Lipomen kann es auf diese Weise zur Bildung der schon genannten Ölzysten kommen.

Eine Heilung maligner Geschwülste durch zentralen Zerfall ist nach den obigen Voraussetzungen ausgeschlossen; die früher gelegentlich gemachten Versuche, bösartige Tumoren durch Unterbindung der zuführenden arteriellen Stämme therapeutisch zu beeinflussen, haben dementsprechend nicht zu brauchbaren Resultaten geführt.

Die Geschwulstdiagnostik.

Es handelt sich im folgenden nur darum, die wichtigsten chirurgisch-klinischen Gesichtspunkte für die Diagnose der Tumoren kurz zusammenzufassen, während bezüglich der histologischen Seite der Geschwulstdiagnostik auf die Darstellungen der pathologischen Anatomie verwiesen werden muß.

Der klinischen Diagnose der Geschwülste fällt einerseits die Unterscheidung gegenüber andersartigen Prozessen zu, ferner die Ermittlung des Ausgangspunktes des Neoplasmas und nicht zuletzt auch die Beurteilung des Charakters des betreffenden Blastoms.

Ein Teil der klinisch in Betracht kommenden Geschwülste ist der direkten Untersuchung mittels Inspektion oder wenigstens der Palpation zugänglich; andere Geschwülste gelangen in versteckt gelegenen Organen und Territorien zur Entwicklung und geben sich nur mittelbar zu erkennen. Es gilt dies namentlich für die Tumoren des Zentralnervensystems und der Brusthöhle. Es bedarf oft des gesamten Rüstzeuges der klinischen Untersuchungsmethoden neurologischer und interner Art, einschließlich des Röntgenverfahrens und der endoskopischen Methoden, um hier zu diagnostisch verwertbaren Befunden zu gelangen. Ein näheres Eingehen auf diese Fragen der speziellen klinischen Pathologie würde sich jedoch ins Uferlose verlieren. Es kann sich hier daher im wesentlichen nur darum handeln, die wichtigsten allgemeinen Richtlinien für die Beurteilung der palpablen Tumoren, zumal der peripheren Organe, kurz zu besprechen, also jener Geschwülste, welche bis zur Ausbildung der „Organ-Chirurgie" das eigentliche Gebiet der operativen Geschwulstbehandlung darstellten.

Grundsätzlich ist die Möglichkeit eines Tumors jedesmal zu erwägen bei allen Formen äußerer Schwellung, akut- oder chronisch-entzündlicher Produkte, traumatischer Extravasate, einschließlich der Aneurysmen, bei Retentionszysten, parasitären Neubildungen (Echinokokkus), Gewebshyperplasien (z. B. Struma, großknotige Leberzirrhose), Deformitäten auf Knochenverbiegung oder Verbildung beruhend; selbst eigentliche Mißbildungen (z. B. die Hufeisenniere) kommen gelegentlich differentialdiagnostisch gegenüber echten Tumoren in Betracht. Am häufigsten gilt dies hinsichtlich der gummösen Spätformen der Lues. Aber auch ein kalter tuberkulöser Abszeß kann zur Verwechslung mit einem Lipom Anlaß geben, die Spina ventosa ein zentrales Sarkom oder Enchondrom vortäuschen, ein Kapselsarkom des Kniegelenks weitgehende Ähnlichkeit mit einem Fungus genus gewinnen. Eine abgekapselte chronische tuberkulöse Peritonitis kann das Bild eines Ovarialkystoms hervorrufen und umgekehrt; die tumorbildende Zökaltuberkulose läßt sich auch durch exakte Untersuchung nicht immer mit Sicherheit von einem Karzinom unterscheiden. Gefäßreiche tiefe Sarkome sind schon wiederholt mit Aneurysmen verwechselt worden. Schnell wachsende Weichteilsarkome — zumal nach vorausgegangenem erheblichem Trauma — werden gelegentlich unter dem anfänglichen Hämatom verkannt. Nur ausnahmsweise freilich sind Verwechslungen mit akut-entzündlichen Prozessen denkbar. Das klassische Paradigma bildet hierfür jene exquisit maligne, rapid progrediente Form des Mammakarzinoms, die am häufigsten bei jungen stillenden Müttern vorkommt und ihrem äußeren Verhalten nach nicht unzutreffend als „Mastitis carcinomatosa" bezeichnet wird. Eine ähnliche metastatische Karzinose des Mundbodens im Gefolge eines Lippenkarzinoms sah ich bei einem jüngeren Manne. — Auch sonst fühlt sich über rasch wachsenden Tumoren die Haut oft heiß an, ist von erweiterten Venen durchzogen, Fieber kann bestehen, so daß tatsächlich gewisse Ähnlichkeiten mit entzündlichen Prozessen hervorgerufen werden. Umgekehrt verlaufen manche abgeschwächten Infektionen so torpide unter Vorherrschen der Bindegewebsneubildung, daß tumorartige Bilder entstehen. Ich erinnere in dieser Beziehung an die chronisch entzündlichen Schlofferschen Tumoren (vergl. S. 126) oder an die tumorartigen Formen der Osteomyelitis. (Vergl. S. 149).

Im allgemeinen aber bilden solche Fälle die Ausnahme und zumeist ist für die Tumoren — zumal in ihren Anfangsstadien und im Gegensatz zu den infektiösen Neubildungen — ihre deutlichere Abgrenzung gegen die Umgebung und das Fehlen einer manifesten entzündlichen Reaktion charakteristisch. Nicht wenige Geschwülste, wie die oberflächlichen kavernösen Hämangiome, die melanotischen Chromatophorome der Haut, alle grobknolligen Tumoren, wie viele Sarkome, Enchondrome, sind überhaupt in ihrem Äußeren so charakteristisch, daß auch der Ungeübte sie nicht verkennen kann.

Die Bestimmung des Sitzes der nachgewiesenen Geschwulst erfolgt auf Grund der allgemeinen diagnostischen Regeln. Sie gründet sich vornehmlich auf die Art der Verschieblichkeit gegen die Unterlage, seitliche Umgebung und bedeckenden Teile; oft gibt schon die äußere Form wichtige Hinweise. So deutet eine annähernd gleichmäßige zentrale Entwicklung eines Tumors an den Extremitäten auf den Ausgang vom Knochen hin; bei Sitz der Geschwulst am Schädeldach, am knöchernen Brustkorb ist unter solchen Umständen stets die Möglichkeit eines intrakraniellen oder intrathorakalen Ursprunges zu prüfen. Für intraabdominellen Sitz ist die Verschieblichkeit bei der Atmung charakteristisch, bei sekundärem Einwachsen in die Bauchdecken geht diese Erscheinung wieder mehr oder weniger verloren. Einzelheiten würden hier zu weit führen.

Die Beurteilung des Charakters einer Geschwulst fällt in der Regel mit ihrer näheren Bestimmung überhaupt zusammen. Doch lassen sich mitunter schon aus dem allgemeinen klinischen Verhalten gewisse Rückschlüsse ziehen. Schnelles Wachstum spricht in der Regel für Malignität, langsame Entwicklung oder gar Stehenbleiben im Wachstum für gutartigen Tumor. Die Möglichkeit der scharfen Abgrenzung gegen die Umgebung, sowie die freie Verschieblichkeit gegen die umgebenden Teile deutet in der Regel auf Gutartigkeit hin. Lappige Begrenzung eines solchen weichen fluktuierenden Tumors gilt als charakteristisches Merkmal des Lipoms. Doch gibt es auch gutartige Tumoren — wie die Desmoide der Bauchdecken —, die bei starker Entwicklung oft nur wenig verschieblich sind, während andererseits manche Weichteilsarkome in früheren Stadien jede Fixation gegen die Umgebung vermissen lassen. Die Entwicklung harter höckeriger Bildungen, andererseits der Eintritt von Erweichung, geschwürigem Zerfall kommt vorwiegend nur den bösartigen Tumoren zu. Bei den flachen Karzinomen der Haut und Schleimhäute geht sogar durch die frühzeitig erfolgende Ulzeration der eigentliche „Geschwulstcharakter" äußerlich oft gänzlich verloren, so daß nur die charakteristische Induration der Geschwürsränder sie klinisch als Tumoren erkennen läßt. Auch beim Skirrhus (vergl. S. 330) kann eine Geschwulstbildung im ursprünglichen Sinne des Wortes gänzlich fehlen.

Der Nachweis regionärer Drüsenschwellungen spricht im allgemeinen für Bösartigkeit des lokalen Tumors, doch ist bei Mitspielen entzündlicher Veränderungen dieses Symptom nicht immer verwertbar. Andererseits wäre es gänzlich fehlerhaft, wegen Abwesenheit nachweisbarer Drüsenmetastasen oder gar einer Kachexie die Malignität eines Tumors auszuschließen. Bei der Häufigkeit tuberkulöser Lymphome können auch hierdurch Irrtümer hervorgerufen werden. (Vergl. S. 347) Aussaat von Tochterknoten in die Umgebung bildet ein unverkennbares Zeichen für äußerste Malignität.

Eine weitere notwendige Vorbedingung für die Erkennung und Unterscheidung der Blastome stellt die gründliche theoretische Beherrschung der speziellen Chirurgie dar. Denn jedes Organ und jedes Gewebsterritorium hat gewissermaßen seine typischen Geschwulstformen, deren Kenntnis die Bestimmung im Einzelfall wesentlich erleichtert. So ist bei gleichem palpatorischen Befund eine kleine glatte gleichmäßig konturierte oblonge, nicht besonders harte Geschwulst innerhalb der Brustdrüse mit Wahrscheinlichkeit als Fibroadenom, am Halse als Lymphom anzusprechen, im subkutanen Gewebe der Extremitäten dagegen suspekt auf ein Weichteilsarkom; am inneren oberen Orbitalwinkel wäre zunächst an eine prall gespannte Dermoidzyste zu denken, in der Präaurikularregion an einen Mischtumor der Parotis. Die Grenzen der allgemeinen Geschwulstdiagnostik sind daher einigermaßen eng gezogen.

Bei Gegenwart mehrerer Geschwülste ist überdies stets die Frage zu klären, ob es sich um metastatische Bildungen, verschiedenartige Tumoren oder um eine multiple gleichartige Geschwulstbildung im Sinne einer Systemerkrankung handelt. Typische Beispiele für den letzten Modus bilden die Neurofibromatose, multiple Lipome, Enchondrome, kartilaginäre Exostosen. Maligne gleichartige Primärtumoren kommen hauptsächlich auf dem Boden präkarzinomatöser Veränderungen vor. Das gleichzeitige Auftreten verschiedenartiger klinisch wesentlicher Primärtumoren, namentlich maligner Art, ist im allgemeinen so selten, daß in erster Linie stets die anderen Möglichkeiten zu prüfen sind.

Von besonderer Bedeutung ist stets die Entscheidung, ob eine palpatorisch nachweisbare Geschwulst als Primärtumor aufzufassen ist oder vielleicht nur die Metastase eines nicht erkennbaren Primärtumors darstellt. Diese Feststellung ist vor allem dann geboten, wenn es sich um Tumorbildung an Stellen handelt, die nur selten von Primärgeschwülsten, um so häufiger dagegen von Metastasen heimgesucht werden. Die Lymphdrüsen und die Leber sind in dieser Hinsicht besonders zu nennen. Eine gründliche Allgemeinuntersuchung, zumal des in Betracht kommenden Quellgebietes, ist unter solchen Umständen geboten, um prognostisch und therapeutisch vielleicht sehr folgenschwere Irrtümer zu vermeiden. Besonders lehrreich ist in dieser Beziehung die Erfahrung, daß die Mehrzahl der sog. branchiogenen Karzinome des Halses sich bei der Autopsie als Metastasen eines oft unscheinbaren Primärtumors des oberen Viszeraltraktus — etwa des Sinus piriformis pharyngis — entpuppen; die meisten klinisch zur Beobachtung gelangenden Lebertumoren sind Metastasen latenter Karzinome im Bereiche des Pfortadersystems. Auch bei anderen Geschwulstformen entwickeln sich die Metastasen mitunter viel beträchtlicher als der Primärtumor, machen erheblichere Erscheinungen, so daß eine Verkennung des wahren Zusammenhanges leicht möglich ist. Es gilt dies namentlich für manche Chromatophorome, Hypernephrome der Niere und die metastasierenden Schilddrüsenadenome. Mitunter ist die Entscheidung überhaupt nur auf Grund des histologischen Befundes zu treffen (s. w. u.). — Die Röntgenstrahlen lassen eine direkte Erkennung der Geschwülste in der Regel nur dann zu, wenn Knochengewebe zerstört ist oder der Tumor selbst typische Ossifikation, Verkalkung oder Knorpelbildung zeigt. Es gilt dies namentlich für die Sarkome des Skeletts, ferner die Enchondrome, Osteome und die sarkomatösen Mischformen dieser Geschwulstgruppen; auch die metastatischen Knochengeschwülste sind gewöhnlich durch das Röntgenverfahren nachzuweisen. Zahnbildung in follikulären Kieferzysten oder komplizierten Ovarialdermoiden stellt ebenfalls ein dankbares Objekt für das Röntgenverfahren dar; in letzteren lassen sich mitunter auch mehr oder weniger rudimentär ausgebildete Knochenspangen nachweisen. Charakteristische Röntgenbilder geben schließlich die gewöhnlich an Phlebolithen reichen kavernösen Hämangiome der Muskulatur.

Vielfache Versuche sind gemacht worden, um eine insbesondere für das Karzinom diagnostisch brauchbare Serumreaktion aufzufinden. Alle bisherigen Methoden, die sich an die Namen von Freund und Kaminer, Ascoli, v. Dungern, Abderhalden knüpfen, haben sich jedoch weder als konstant noch als spezifisch erwiesen.

Zu erwähnen ist schließlich in diesem Zusammenhange auch noch die als Akanthosis nigricans bezeichnete, mit umschriebenem Auftreten von Pigment und papillärer Wucherung der Epidermis einhergehende seltene Hauterkrankung (vgl. Lehrbücher der Dermatologie), da diese nach bisherigen Erfahrungen mit großer Wahrscheinlichkeit den Rückschluß auf die Gegenwart einer bösartigen Geschwulst der inneren Organe gestattet. —

Vor noch nicht zu langer Zeit galt es als zulässig, in zweifelhaften Fällen, namentlich bei bösartigen Geschwülsten, die Diagnose durch weitere Beobachtung sicher zu stellen. Nahmen die Erscheinungen zu, wurde die bis dahin vielleicht nur unsicher nachweisbare oder uncharakteristische Schwellung deutlicher oder traten gar Metastasen auf, so klärte sich damit die Sachlage gewissermaßen von selbst. Bestand Verdacht auf Lues, so wurde mindestens zunächst die Wirkung einer spezifischen Kur abgewartet. Von einem derartigen Verfahren „exspektativer Diagnostik" ist man heutzutage mit guten Gründen abgekommen. **Denn je früher ein operatives Eingreifen bei den malignen Tumoren erfolgt, desto größer sind die Aussichten für die Dauerheilung;** jedes Abwarten verschlechtert die Prognose oder läßt die Geschwülste gar inoperabel werden. Deshalb ist bei irgendwie begründetem Verdacht auf Tumor die diagnostische Klarstellung unbedingt ohne Verzug herbeizuführen. Gelingt dies nicht durch die gewöhnliche klinische Untersuchung einschließlich aller Hilfsverfahren (Röntgen, Endoskopie), **dann ist auf chirurgischem Wege diese Erkenntnis zu erzwingen.**

Einen Vorläufer in dieser Richtung stellt die heute mehr historisch gewordene Akidopeirastik nach Middeldorpf dar. Durch Einstechen von langen feinen Nadeln suchte man sich von der Konsistenz eines Tumors, von der Gegenwart von Knocheneinlagerungen zu überzeugen. Ausnahmsweise kann dieses Verfahren auch jetzt noch in Betracht kommen. Fehlt so z. B. bei einem sarkomverdächtigen Tumor der Schädelkonvexität der knöcherne Widerstand in der Tiefe, so muß es sich um einen perforierenden Tumor handeln, also wahrscheinlich um ein Sarkom der Dura mater.

Wertvoller ist gelegentlich die Probepunktion. Die Unterscheidung mancher Lipome von kalten Abszessen wird hierdurch mitunter erst sichergestellt. Der Befund unregelmäßiger protoplasmareicher Zellverbände in dem Punktat zweifelhafter fluktuierender Schwellungen kann unter Umständen unmittelbar die Diagnose eines erweichten Tumors gestatten. Besondere Bedeutung besitzt die Probepunktion für die Erkennung und Lokalisation der Hirntumoren. Von feinen Bohrlöchern aus wird systematisch das Hirn punktiert und die kleinen aspirierten Gewebszylinder sorgfältig histologisch untersucht. Dieses letztere Verfahren stellt damit bereits eine Modifikation der Probeexzision dar. Die eigentliche **Probeexzision** selbst kommt dann in Betracht, wenn bei Gegenwart tumorverdächtiger, leicht zugänglicher Gebilde die therapeutische Indikation nicht ohne exakte Kenntnis der vorliegenden Veränderungen zu stellen ist.

Einige Beispiele mögen dies veranschaulichen:

1. Induriertes tumorverdächtiges Infiltrat der Zunge. Luetische Infektion vor Jahren vorausgegangen. Wassermann +; Probeexzision ergibt Karzinom. Therapeutische Folgerung: Ausgedehnte Exstirpation mit Drüsenausräumung am Halse. Hätte die Probeexzision ein Gumma ergeben, so wäre dagegen jeder operative Eingriff fehlerhaft, ebenso wie es falsch gewesen wäre, sich unter den vorliegenden Verhältnissen vorzeitig mit der Feststellung der Syphilis abzufinden.

2. Kleiner Tumor der Mamma. Die Entscheidung, ob Fibroadenom oder Karzinom ist nicht sicher zu treffen. Man wird also den Tumor zunächst exzidieren. Handelt es sich um Fibroadenom, so ist der Eingriff damit erledigt, im anderen Falle müßte nachträglich die Amputatio mammae mit Drüsenausräumung der Achselhöhle vorgenommen werden.

3. Tumor des Magens, offenbar Karzinom, wahrscheinlich örtlich operabel. In der 1. Supraklavikulargrube eine Drüsengeschwulst zweifelhaften Charakters. Probeexzision ist indiziert, denn handelt es sich um ein metastatisches Karzinom, so würde die Resektion des Magens zwecklos sein, zeigt sich die Drüse dagegen etwa tuberkulös verändert, so wäre der radikale Eingriff unbedingt zu versuchen.

Mitunter dient die Probeexzision auch nur zur Klärung der Prognose. Es gilt dies dann, wenn man bei begonnenem Eingriff nicht radikal entfernbare Veränderungen antrifft.

Beispiele: 1. Cholezyst-Enteroanastomose wegen vermutlichen Karzinoms des Pankreas. Die bei der Operation einwandfrei ausgeführte Probeexzision ergibt chronische Entzündung. Der Eingriff liegt 6 Jahre zurück; Pat. lebt. (Beobachtung der Küttnerschen Klinik.)

2. Laparotomie wegen Annahme einer tuberkulösen Peritonitis. Peritoneum übersät mit feinen tuberkelartigen Knötchen. Probeexzision ergibt Karzinom. Prognose dementsprechend infaust.

Über die Technik der Probeexzision sind angesichts der Wichtigkeit dieses diagnostischen Hilfsmittels einige Worte am Platze, zumal praktisch durch Nichtbeachtung der notwendigen Regeln sich folgenschwere Irrtümer ergeben können.

Der untersuchende pathologische Anatom kann natürlich sein Urteil allein auf das ihm übersandte Gewebsstück gründen. Dieses muß daher unbedingt in ausreichender Größe aus dem Tumor selbst entnommen werden und darf nicht etwa aus der oft nur entzündlich veränderten Umgebung stammen. Ist das Tumorgewebe in der Tiefe nekrotisch, so müssen möglichst intakte Partien aus der Peripherie entnommen werden. Völlige Klarheit muß ferner stets darüber gewonnen werden, aus welchem Gewebe das probeexzidierte Stück stammt. So bedeuten z. B. epitheliale Elemente aus einer geschlossenen Lymphdrüse, aus dem Knochen oder dem Muskel stets das Vorliegen einer malignen Metastase, da in den genannten Geweben normalerweise und auch infolge fötaler Versprengung niemals Epithelien vorkommen. Bei den ulzerierten epithelialen Oberflächentumoren ist es besonders wichtig, ausreichende **Randpartien** zur Untersuchung zu gewinnen, da oft nur aus diesen allein das Verhältnis des Epithels zur Umgebung und damit die Beurteilung der Bösartigkeit möglich ist.

Die Anwendung der Luerschen Hohlmeißelzange, die bei geschickter Führung mit großer Präzision genügend große Stücke rasch und fast schmerzlos ausstanzt, ist hierfür besonders empfehlenswert. Bei geschlossenen submukösen Tumoren führen Partialexzisionen gewöhnlich zur Ulzeration; um bei subkutan gelegenen Tumoren diesen Nachteil zu vermeiden, soll man solche Stellen wählen, an denen die Haut noch nicht verdünnt ist. Die Wunde ist nachher sorgfältig unter allen aseptischen Kautelen wieder zu vernähen. Wenn es sich um Lymphdrüsen handelt, so ist möglichst eine Drüse im ganzen zu entfernen, um nicht durch ihre Eröffnung Gelegenheit zur Aussaat zu geben. Das gleiche gilt auch für kleinere Tumoren; namentlich bei geschlossenen Sarkomen ist die Kontinuitätstrennung der Kapsel aus diesem Grunde möglichst zu vermeiden.

In solchen Fällen ist es daher oft zweckmäßiger, die Wunde nicht erst zu vernähen, sondern sofort während der Operation durch Schnellfixierung und Gefrierschnitt die Diagnose stellen zu lassen. In vielen Fällen genügt auch schon die **Probeinzision,** um die Natur der Veränderung zu erkennen. Handelt es sich um einen malignen Tumor, so kann der Eingriff sofort vervollständigt werden. Gründliche Kauterisierung der Freilegungsstelle, Wechsel der gebrauchten Instrumente — genau wie bei der Gegenwart unvermutet angetroffener Infektionsherde — ist unter solchen Umständen notwendig, um Zellverschleppung und die Entstehung von Impfmetastasen zu verhüten.

Das zielbewußte Streben, die Frühdiagnose der malignen Tumoren nachhaltig zu fördern, hat schließlich dazu geführt, in unklaren Fällen nach gewissenhafter Erschöpfung der sonstigen Hilfsmittel auch die großen Körperhöhlen zu diagnostischen Zwecken zu eröffnen. Es dient hierzu in weitem Maße die **Probelaparotomie** — deren Bedeutung freilich nicht nur auf diesem Gebiete liegt —, seltener auch die **Probethorakotomie.** Auch die Eröffnung der Schädelhöhle durch **Trepanation** bei Tumorverdacht ist hierher zu rechnen, doch verfolgt dieser Eingriff mindestens ebenso auch den unmittelbaren therapeutischen Zweck durch Herbeiführung der Druckentlastung.

Therapie.

A. Indikationsstellung.

Nicht jede Geschwulst muß unbedingt beseitigt werden. Kleinere ausgesprochen gutartige Geschwülste, wie die Lipome, die meisten Dermoidzysten, die weichen Fibrome brauchen nur dann entfernt zu werden, wenn sie irgendwelche Störungen hervorrufen oder sonst dem Träger lästig fallen; bei multiplem Auftreten zahlreicher Fibrome, Lipome, kartilaginärer Exostosen ist es ja auch schon aus äußeren Gründen mitunter kaum durchführbar, sie sämtlich zu exstirpieren. Schärfer ist die Indikation zu stellen, wenn es sich um wachsende Tumoren handelt, deren Entfernung bei zunehmender Größe mißlicher wird — wie dies etwa für die kavernösen Hämangiome des Gesichts zutrifft — oder deren zunehmende Vergrößerung gar den Verdacht einer bösartigen Charakteränderung befürchten lassen muß. Rasch wachsende Nävi, Fibrome und Enchondrome gehören in diese Kategorie. In gleicher Weise gilt diese Indikationsstellung für alle Tumoren, deren klinische Gutartigkeit nur eine bedingte ist, wie die Papillome der Blase, die Intestinalpolypen und die Epulis. Über die absolute Notwendigkeit der Entfernung der malignen Geschwülste darf vollends kein Zweifel bestehen, wenn auch die Art des therapeutischen Vorgehens und die Grenzen der Indikationsstellung zum Teil noch strittig sind.

B. Prophylaxe.

In einzelnen Fällen kann therapeutisch der Entwicklung der bösartigen Geschwülste vorgebeugt werden. Die rechtzeitige Exzision eines wachsenden Nävus, eines Blasenpapilloms von zweifelhafter Gutartigkeit entspricht einer derartigen Prophylaxe. Es gilt dies sogar in gewisser Hinsicht für die operative Therapie der Cholelithiasis, wobei die Ektomie der Gallenblase entschieden auch einer späteren Karzinomentwicklung vorbeugt; für die Exzision des Magengeschwürs sind ebenfalls entsprechende Erwägungen geltend gemacht worden. In weit höherem Grade gilt dies für die Behandlung der Leukoplakia linguae (vgl. S. 259). Bei der großen Bedeutung, welche schlechte Narben, alte Fisteln und Ulzera für die Krebsentwicklung der Haut besitzen, bleibt ferner in dieser Richtung ein wesentliches Betätigungsfeld, wenn sich natürlich auch zahlenmäßig und für den einzelnen Fall der Erfolg nicht beweisen läßt. Die Beseitigung der Erosionen der Portio vaginalis verdient hinsichtlich der Vorbeugung des Uteruskarzinoms ebenfalls in diesem Zusammenhange genannt zu werden. Die Behandlung und Vorbeugung der senilen Seborrhoe, der „Seemannshaut“, die Verhütung von Röntgenschädigungen, die Fabrikhygiene der Teer- (Anilin-) und Paraffinindustrie, bei der Arsengewinnung ist in gleichem Sinne zu werten.

C. Nichtoperative Behandlung.

Die nichtoperative Behandlung spielt bei den dem Messer radikal zugänglichen Tumoren praktisch nur eine geringe Rolle. Die früher so beliebten Ätzungen mit kaustischen Substanzen kommen fast nur noch für juvenile Warzen in Betracht, die sich durch rauchende Salpetersäure rasch beseitigen lassen.

Sie reagieren aber auch gut auf Röntgenstrahlen bzw. auf innere Behandlung mittels Arsen oder Hg. jodat. flav. Bei den harten Warzen verdient dagegen die Auskratzung mit scharfem Löffel und nachfolgende Ätzung mit reiner Karbolsäure den Vorzug.

Von den echten Tumoren sind vorzugsweise die Hämangiome einer konservativen Behandlung zugänglich. Oberflächliche Teleangiektasien lassen sich durch Gefrieren mit Kohlensäureschnee meist gut beseitigen. Die Applikation soll zur Vermeidung allzu heftiger Reaktion nicht länger als eine Minute dauern. Die einen Sitzungen werden alle acht Tage wiederholt. Durch Schädigung der tiefen Teile kommt es hierbei unterhalb der unversehrten Oberfläche zum Zelluntergang und zu glatter Vernarbung. Bei tiefen kavernösen Hämangiomen sind Alkoholinjektionen (70 bis 80 %) zu einem bis mehreren Kubikzentimetern zu empfehlen. Die narbige Umwandlung wird hierbei durch Gerinnung innerhalb der Bluträume eingeleitet. Die in achttägigen Abständen zu wiederholenden Injektionen dürfen nicht zu oberflächlich erfolgen, weil es sonst zum Absterben der Bedeckung, zur Ulzeration und Blutung kommen kann. Dem gleichen Zwecke dient das von Payr vorgeschlagene Spicken mit Magnesiumpfeilen. Es kommt hierbei zur Hydrolyse mit Gasbildung innerhalb der Geschwulst, wodurch ebenfalls eine Gerinnung herbeigeführt wird. Auch mit Mesothoriumbestrahlung lassen sich hierbei gute Erfolge erzielen.

Die Behandlung mit Röntgenstrahlen und radioaktiven Substanzen (vgl. S. 353) spielt hauptsächlich bei den Myomen des Uterus eine Rolle. Die operative Therapie dieser Gewächse ist durch die Anwendung der Röntgentiefenbestrahlung wesentlich eingeschränkt worden.

Es handelt sich hierbei nicht nur um eine direkte Einwirkung auf das Myomgewebe, sondern in erster Linie um eine funktionelle Ausschaltung des Ovariums, dessen Involution seinerseits eine Rückbildung des Uterustumors im Gefolge hat; zum mindesten ist auf Stillstand des Wachstums zu rechnen und vor allem auch auf Beseitigung der meist im Vordergrunde stehenden Blutungen.

Ähnliche Verhältnisse liegen bei der dem Myom genetisch nahestehenden Prostatahypertrophie vor, deren Verhalten in gewissen Grenzen von der Funktion der Hoden abhängig ist. Auch hier läßt sich mit Röntgenstrahlen mitunter eine Verkleinerung der Drüse, Rückgang oder gar völliges Schwinden der Symptome herbeiführen. Ähnliche Besserungen werden hierbei gelegentlich auch durch Resektion des Ductus deferens — „Vasektomie" — erzielt. Die früher zu dem gleichen indirekten Zwecke empfohlene Kastration ist aus guten Gründen wieder aufgegeben worden.

Die Radiotherapie operabler maligner Tumoren gilt im allgemeinen bisher mit Recht als unzulässig. Eine Ausnahme bilden oberflächliche, der dauernden Kontrolle gut zugängliche Tumoren der Haut, die durch ihren Sitz der Strahlenwirkung besonders günstig liegen und wie die „Kankroide" des Gesichts tatsächlich oft rasch zum Schwinden gebracht werden. Vor allem gilt dies auch für die auf Mesothorium gut reagierenden Basalzellenkarzinome. Ein Versuch mit Radiotherapie ist ferner dann geboten, wenn besondere Gründe, wie Diabetes oder sonstige schwere Organerkrankungen, die Gefahr eines operativen Eingriffes unverhältnismäßig heraufsetzen würden, bzw. der Kranke sich nicht zur vorgeschlagenen chirurgischen Behandlung entschließen kann.

Bezüglich sonstiger konservativer Maßnahmen vgl. S. 352.

D. Die operative Behandlung.

Alle die bisher genannten Methoden können sich an Bedeutung nicht vergleichen mit der operativen Behandlung. Die auf die blutige Exstirpation sich gründende Therapie der Geschwülste stellt einstweilen die Normalmethode dar. Mit besonderem Nachdruck gilt dies für die malignen Geschwülste und nur vor dem inoperablen Tumor streckt der Chirurg wider Willen das Messer. Doch können auch in diesem Stadium noch operative Aufgaben an ihn herantreten.

Als inoperabel sind zunächst solche Geschwülste anzusehen, deren Entfernung nur unter unzulässiger Läsion lebenswichtiger Teile möglich ist. Es gilt dies z. B. für die Lokalisation an manchen Stellen der Hirnbasis und bezieht sich dann auch auf onkologisch gutartige Tumoren. Die Radikaloperation des Ösophaguskarzinoms ist praktisch bisher meist an der schwer vermeidbaren Infektion der Brusthöhle gescheitert. Im allgemeinen sind Tumoren dann inoperabel, wenn bereits hämatogene Fernmetastasen bestehen, ausgedehnte lokale Dissemination eingetreten ist, die regionären Metastasen nicht mehr in Zusammenhang entfernbar sind oder der Primärtumor selbst örtlich zu weit vorgeschritten ist. Manche Geschwülste, wie die oben genannten Beispiele, sind also von vornherein durch ihren Sitz inoperabel; die Mehrzahl der Tumoren wird dagegen erst inoperabel im Laufe ihrer Entwicklung. Eine Erweiterung der therapeutischen Möglichkeiten ist im ersteren Falle von technischen Fortschritten zu erwarten, im anderen Falle dagegen nur durch unablässige Verfeinerung der Frühdiagnose, und praktisch ist dies zunächst die dringlichste Forderung. Freilich ist die

Beurteilung der Operabilität eines Tumors nicht immer eine absolute; denn zum Teil hängt sie gewiß auch vom persönlichen Können, Erfahrung und Temperament des Operateurs ab. In jedem Falle aber sollte diese Entscheidung spätestens nach erfolgter Freilegung der Geschwulst erfolgen, denn „anoperierte" maligne Tumoren, namentlich Sarkome, neigen erfahrungsgemäß zu besonders rapidem Wachstum.

Die Technik der Exstirpation gutartiger Tumoren ist meist einfach. Viele derselben — wie die Lipome, Fibrome, manche Hämangiome u. a. — lassen sich leicht aus der Umgebung ausschälen. In anderen Fällen genügt es, die Abtrennung hart an der Grenze des Gesunden vorzunehmen. Bei gutartigen gestielten Tumoren war früher vielfach die Abbindung des Stieles oder die Abschnürung mittels Schlinge üblich. Bei den Nasenpolypen, Mastdarmpolypen des Kindesalters reicht diese Behandlung aus, in sonstigen Fällen ist es zweckmäßiger, auch die Basis regelrecht zu exzidieren, um Rezidiven oder gar malignen Spätfolgen (vgl. S. 354) vorzubeugen.

Wesentlich andere Grundsätze gelten für die Operation bösartiger Geschwülste. Nur gründliche Entfernung weit im Gesunden, auch bei noch kleinen Tumoren, geben hier Aussicht auf Dauerheilung. Bei wirklich malignen Tumoren muß daher jede Rücksicht auf kosmetisches Verhalten, Möglichkeit der direkten Wundvereinigung, Erhaltung nicht lebensnotwendiger sonstiger Gebilde unbedingt zurücktreten vor dem Bestreben, das Neoplasma radikal zu entfernen. Kleinliches Vorgehen ist hier durchaus unangebracht. Bei Beteiligung der Lymphknoten, grundsätzlich überhaupt beim Karzinom und den Chromatophoromen, sind die regionären Lymphdrüsen gründlichst auszuräumen. Dieser Akt hat en bloc zu erfolgen, nicht etwa so, daß die einzelnen Drüsen für sich ausgeschält werden. Günstig ist es, wenn hierbei die Kontinuität zwischen dem Primärtumor und den regionären Metastasen überhaupt nicht durchbrochen zu werden braucht, wie es bei der typischen Operation des Mammakarzinoms geschieht. Denn es ist ja stets mit der Möglichkeit zu rechnen, daß zum mindesten das Gebiet zwischen diesen beiden Etappen mit Geschwulstkeimen infiziert ist. Wird bei der Operation versehentlich der Tumor eröffnet, so ist die freigelegte Oberfläche durch Ätzung zu zerstören und im übrigen so vorzugehen, als wenn man unversehens auf Eiter gestoßen wäre. Es besteht sonst die Gefahr, das Wundgebiet durch verstreute Geschwulstkeime ausgedehnt zu infizieren.

Diejenigen Tumoren, bei denen die prinzipielle Drüsenexstirpation wegen der Größe des Eingriffes meist unterlassen wird, wie bei den Hodengeschwülsten, deren Lymphsammelstellen retroperitoneal entlang der Aorta bis zum Zwerchfell sich erstrecken, geben erfahrungsgemäß eine besonders schlechte Prognose.

Bei maligner Tumorerkrankung von Organen, deren Entfernung praktisch möglich ist — z. B. einer Niere bei Intaktsein des Paarlings, des Uterus — tritt an Stelle der Partialexzision die Totalexstirpation.

Auch Rezidive lassen sich öfters noch lokal mit gewisser Aussicht operativ angreifen; es gilt dies jedoch nur für örtliche und regionäre Rückfälle, nicht aber — von seltenen Ausnahmefällen abgesehen — für hämatogene Metastasen. Je früher man derartige Rezidive operiert, desto günstiger ist es. Es ergibt sich hieraus die Notwendigkeit, alle Patienten, die wegen maligner oder nur bedingt gutartiger Tumoren radikal behandelt worden sind, noch Jahre hindurch unter Beobachtung zu halten und namentlich in der kritischen ersten Zeit (vgl. S. 341) öfters nachzuuntersuchen. Eine wegen Mammakarzinom operierte Patientin der Küttnerschen Klinik konnte durch eine große Reihe von Rezidivoperationen über 20 Jahre am Leben erhalten werden. Die beste Prophylaxe gegen Rezidive besteht freilich in gründlichem frühzeitigen Operieren.

Es scheint außerdem, daß auch eine sorgfältige, technisch einwandfreie längere Nachbehandlung mit Röntgenstrahlen mitunter die Häufigkeit der Rezidive einzuschränken vermag. Doch ist leider auch diese Frage noch nicht als spruchreif zu bezeichnen (vgl. S. 353).

E. Die Behandlung der inoperablen Tumoren.

Eine schwierige, meist wenig dankbare, trotzdem aber nicht minder ernst zu nehmende Aufgabe bildet die Behandlung der inoperablen malignen Tumoren. Die Behandlung ist vielfach nur eine symptomatische, vornehmlich auf medikamentöse Bekämpfung der Schmerzen gerichtet. Bei ulzerierten jauchenden Tumoren kann durch peinliche Sauberkeit, Spülung mit desodorisierenden Lösungen (H_2O_2, Kaliumpermanganat) das Los der armen Kranken wesentlich gemildert werden; unter den pulverförmigen, hierzu in Betracht kommenden Mitteln ist besonders die Tierkohle zu nennen, während das sonst sehr brauchbare Jodoform meist wegen seines eignen Geruches als lästig empfunden wird. Die örtliche Anwendung von Anästhesin, Orthoform (als Pulver oder 20%ige Salbe) ist gelegentlich bei schmerzhaften ulzerierten Tumoren nützlich. Tiefergreifende Ätzungen mit Chlorzink, Ätzpaste (vgl. S. 310) oder gar Exkochleationen solcher Tumoren, sowie das Ausbrennen mit dem Glüheisen oder dem Paquelin sind von chirurgischer Seite — vielleicht mit Unrecht — meist aufgegeben worden. Bei intensivster Jauchung kommen gelegentlich sogar größere Eingriffe, wie die Amputation der Brustdrüse oder die Absetzung von Extremitäten, in Betracht. Arrosionsblutungen aus größeren arteriellen Stämmen können ihrerseits die Ligatur erforderlich machen. In anderen Fällen ist die Palliativoperation berufen, schwere, durch den Tumor hervorgerufene mechanische Störungen zu beseitigen; es ist auf diese Weise mitunter möglich, solche Patienten noch längere Zeit am Leben zu erhalten.

Es gehört hierher die Entlastungstrepanation bei Hirngeschwülsten, die Anlegung eines Anus praeternaturalis beim strikturierenden Rektumkarzinom oder einer Blasenfistel beim malignen Prostatatumor, die Gastrostomie beim Krebs des Ösophagus und drohender Inanition. Beim inoperablen Kehlkopfkrebs wird die Tracheotomie häufig erforderlich. Die mechanischen Störungen des Pyloruskarzinoms lassen sich durch Anlegen einer Gastroenterostomie umgehen. Bei Tumorverschluß des Choledochus kommt die Ableitung der gestauten und in das Blut übertretenden Galle durch eine Cholezyst-Enteroanastomose in Betracht.

Die Versuche, auf medikamentösem Wege, durch Injektion „spezifischer" Krebssera, allerhand Gewebssäfte oder auch nichtspezifischer Toxine oder Fermente, maligne Tumoren zur Heilung zu bringen, sind praktisch bisher als gescheitert anzusehen[1]). Zwar gelingt es mitunter schon durch Injektion von artfremdem Serum — oder Blut, wie es Bier beschrieben hat — große Tumoren prompt zum Zerfall zu bringen. Doch geht dieser Vorgang mit schweren toxischen Allgemeinerscheinungen einher und vor allem wird eine, wirkliche Totalnekrose der Geschwulst nicht erzielt, die Wucherungen der Randpartien werden vielmehr mitunter sogar noch verstärkt. Freilich ist diese ganze Frage der internen Tumorbehandlung noch längst nicht spruchreif, jeder Tag kann Überraschungen bringen. Viel Beachtung fand auch das Cholin, da es nach den Untersuchungen von Werner ganz analoge Veränderungen hervorruft wie die Röntgen- und Radiumstrahlen. Das schon früher viel gebrauchte Arsen hat mitunter eine deutliche Heilwirkung auf manche Sarkome, namentlich die später zu besprechenden Lymphosarkome (vgl. S. 355); neuerdings wird es auch in Form des Atoxyls und des Salvarsans verwendet und mag ge-

---

[1]) Vgl. Lewin (zit. S. 313).

legentlich bei inoperablen Tumoren zur Ergänzung der sonstigen Therapie mit herangezogen werden.

Die wirksamste Beeinflussung inoperabler maligner Tumoren ist zweifellos mittels der modernen Tiefenbestrahlung durch das Röntgenlicht, Radium und Mesothorium zu erreichen [1]). In Betracht kommen hierfür vornehmlich die kurzwelligen harten, d. h. die besonders penetrationsfähigen Röntgenstrahlen. Die Radiumstrahlen sind bei der heute üblichen Verwendung in Kapseln nur bei Applikation aus nächster Nähe verwertbar. Bei inneren Schleimhautkarzinomen bringt man daher die Kapseln mittels Sonden in unmittelbaren Kontakt an den Tumor; ulzerierte Tumoren werden auch zu diesem Zwecke tunneliert. Theoretisch beruht die Möglichkeit dieser Tumorbehandlung darauf, daß die rasch proliferierenden indifferenzierten Tumorzellen gegen die Strahlenwirkung empfindlicher sind als die reifen Elemente des normalen ausgebildeten Gewebes. Die letzte und wichtigste Aufgabe bei der Geschwulstheilung hat freilich — und daran zweifelt man immer weniger — das umgebende intakte Gewebe selbst zu leisten; auf diesen so schwer zu erfassenden Faktor sind wohl auch die zahlreichen Unstimmigkeiten der bisherigen Ergebnisse in erster Linie zurückzuführen. Die Ermittlung der für die einzelnen Geschwulstformen sehr verschiedenartigen wirksamen Dosis — der sog. Todesdosis (Wintz) — bildet den Gegenstand besonderer Forschung. Sache der Technik ist es, durch die Art der Versuchsanordnung die Strahlenwirkung möglichst auf die Neubildung allein zu konzentrieren, die Umgebung dagegen zu schützen. Durch unzweckmäßige Applikation und Überdosierung wird sonst auch die gesunde Nachbarschaft auf das schwerste geschädigt. Tiefgreifende Perforationen, z. B. des Uterus in Darm, Blase oder Bauchhöhle, ausgedehnte Nekrosen des Kehlkopfes [2]) — mit schwersten Folgeerscheinungen — können auf diese Weise zustande kommen. Unzureichende Dosierung vermag andererseits als Reiz auf die Tumorzellen einzuwirken und den Prozeß verhängnisvoll zu verschlimmern, Rezidive geradezu heranzuzüchten. Die Radiotherapie stellt also kein indifferentes Verfahren dar, das man etwa den Händen von Halblaien anvertrauen dürfte, sondern es bedarf dazu außer gründlicher technischer Beherrschung des komplizierten Instrumentariums weitgehender klinischer und biologischer Urteilsfähigkeit, falls der Schaden den Nutzen nicht überwiegen soll. Von einer speziellen Darstellung sehen wir daher in diesem Lehrbuche ab. Wer sich für Einzelheiten interessiert, sei auf die Literatur (l. c.) verwiesen.

Zu einer Empfehlung der Radiotherapie bei operablen malignen Tumoren halten wir uns noch nicht berechtigt; ihr Anwendungsgebiet bleibt vielmehr — von vereinzelten Ausnahmen abgesehen (vgl. S. 350), zu denen vielleicht auch noch die operativ kaum mit Erfolg angreifbaren Lymphosarkome und die periostalen Sarkome der langen Röhrenknochen zu rechnen sind — auf die inoperablen Geschwülste und die Nachbehandlung nach erfolgter Exstirpation beschränkt.

Anhang:

F. Geschwulstartige Wucherungen des Lymph- und Markgewebes.

Nach dem Vorgange von Herxheimer trennen wir von den eigentlichen Geschwülsten eine bestimmte Gruppe ab, die in engen Beziehungen zu Systemerkrankungen des lympha-

---

[1]) Vgl. Perthes, Chirurgenkongr. 1921. II, S. 61. — Jüngling, Ibid. S. 114 und die sich anschließende Diskussion.

[2]) Hofmeister, Münch. med. Wochenschr. 1922. S. 1683.

tischen und hämatopoetischen Apparates steht und deren Zugehörigkeit zu den echten Tumoren nicht unbestritten ist, während andererseits aber auch manche weitgehende Übereinstimmungen bestehen.

Es kommen derartige Bildungen zunächst bei der **Leukämie** vor. Eine eingehende Betrachtung dieser Krankheitsform kann natürlich an dieser Stelle nicht erfolgen; wir verweisen hierzu auf die Lehrbücher der inneren Medizin. Ätiologisch unklar stellt sich die Leukämie dar als eine hyperplastische Erkrankung des Knochenmarks und des lymphatischen Gewebes. Je nachdem vorzugsweise Markzellen — die Vorstufen der Leukozyten — oder Lymphozyten neugebildet werden und in das Blut übergehen, unterscheidet man eine myeloische und eine lymphatische Form. Bei der ersteren findet sich gewöhnlich eine oft mächtige Vergrößerung der „myeloisch umgewandelten" Milz, bei der lymphatischen Leukämie steht die allgemeine Vergrößerung der Lymphdrüsen im Vordergrunde. Schon dadurch allein ist die Leukämie chirurgisch von Interesse, da gelegentlich die Schwellung der Milz das hervorstechendste Symptom bildet. Ebenso ist bei multiplen Drüsenschwellungen stets an die Möglichkeit der Leukämie zu denken und eine Blutuntersuchung vorzunehmen. Ferner geht die Leukämie nicht selten mit den Zeichen der hämorrhagischen Diathese (vgl. S. 80) einher und schließlichgibt es Formen akuter lymphatischer Leukämie, die unter dem Bilde einer schwersten nekrotisierenden Angina verlaufen, meist kompliziert mit bakterieller Sepsis, da der leukozytäre Abwehrapparat fehlt; auch diese Fälle können in differential-diagnostischer Hinsicht chirurgisch in Betracht kommen (vgl. S. 38).

Gleiche hyperplastische Wucherungen wie in Knochenmark, Milz und Lymphdrüsen kommen nun auch an zahlreichen anderen Stellen des lymphadenoiden Gewebes — Leber, Nieren, Magen-Darmkanal usw. — vor und können mitunter **tumorartige Beschaffenheit** annehmen. Man trifft sie namentlich im Mediastinum, ausgehend von der Thymus; sie können hier geradezu infiltrierende Wuchsformen annehmen, die destruierend in die Umgebung einbrechen und deren Unterscheidung vom Lymphosarkom (s. w. unten) nicht immer möglich ist. Auch im Knochenmark selbst kommt eine ähnliche Weiterentwicklung der hyperplastischen Herde vor. Das Wachstum erfolgt teils mehr periostal zu tumorartigen Auflagerungen, teils wird der Knochen von innen her aufgetrieben und durchbrochen; mächtige Neubildungen können sich unter weitgehender, im Röntgenbilde gut erkennbarer Zerstörung des Knochengerüstes entwickeln [1]). Die Möglichkeit zum Eintritt von Spontanfrakturen besteht hierbei in hohem Maße [2]).

Kleinere leukämische Tumoren werden gelegentlich im Bereiche der Haut angetroffen.

Ganz die gleichen Veränderungen dès Knochenmarkes und Lymphapparates wie bei der eigentlichen „Weißblütigkeit" kommen aber auch vor, ohne daß eine vermehrte Ausschwemmung in die Blutbahn erfolgt. Man bezeichnet derartige Zustände, die mitunter nur ein Vorstadium der manifesten Leukämie darstellen, als **Pseudoleukämie** oder auch als **aleukämische Lymphadenose**. Hier wie dort trifft man Milz- oder Drüsenanschwellungen, auch tumorbildende Hyperplasien gleicher Art an. Es handelt sich offenbar um einen wesensgleichen Prozeß, dessen Erkennung um so schwieriger ist, als die gewöhnliche Untersuchung des Blutes keinen positiven Aufschluß gewährt.

Eine besondere seltene tumorartige Hyperplasie bei leukämischen und aleukämischen Erkrankungen stellt das **Chlorom** dar. Der Name bezieht sich darauf, daß diese Geschwülste auf dem Durchschnitt eine ausgesprochen grasgrüne Farbe zeigen, deren Natur und Herkunft noch nicht feststeht. Die Chlorome treten in dèr Regel multipel auf, finden sich meist am Skelettsystem — Schädel, Wirbelsäule —, auch die Lymphdrüsen, der Uterus können erkranken. An der Küttnerschen Klinik wurde ein typisches Chlorom der Mamma beobachtet [3]). Die Geschwülste entsprechen teils einem myelozytären, teils einem mehr lymphatischen Typus und zeigen vielfach ein Wachstum, das durchaus dem Verhalten bösartig infiltrierender Tumoren entspricht. Manche derselben neigen zur Erweichung und erscheinen dann unter dem Bilde grünlicher Abszesse.

Auch das **Myelom** steht den bisher besprochenen Bluterkrankungen nahe. Es tritt unter dem Bilde multipler vom Knochenmark ausgehender geschwulstartiger Bildungen auf, die sich vorzugsweise aus Myelozyten oder ihren ungranulierten Vorstufen, den Myeloblasten zusammensetzen. Schädel, Wirbel, Rippen, Brustbein, sowie die langen Röhrenknochen der Extremitäten sind am häufigsten betroffen; schwerste Formen erscheinen als Systemerkrankung des ganzen Knochenmarkes. Im Röntgenbilde sind entsprechend der herdförmigen Lokalisation des Myeloms umschriebene Aufhellungen zu erkennen. Spontanfrakturen können infolge dieser Usur des Knochens eintreten, auch kommt es häufig zu

[1]) **Hänisch** und **Querner**, Zeitschr. f. klin. Med. 1919. 88.

[2]) Vgl. auch **Melchior**, Spondylopathia leucaemica. Zentralbl. f. Chirurg. 1922. Nr. 47.

[3]) **Simon**, Berlin. klin. Wochenschr. 1912. S. 893.

hochgradigen Verbiegungen namentlich der Wirbelsäule. Mitunter wird eine weitere Ausbreitung des perforierenden Geschwulstgewebes in der Umgebung des Knochens beobachtet, ohne daß es jedoch zum Auftreten echter Metastasen kommt. Der Urin solcher Kranken gibt häufig — ebenso wie bei der lymphatischen Leukämie — eine besondere Eiweißreaktion, indem die beim Erwärmen auftretende Fällung sich bei höherer Temperatur löst, um beim Abkühlen wieder zu erscheinen (Bence-Jonesscher Eiweißkörper).

Das Myelom befällt meist ältere Individuen und führt unter fortschreitender Kachexie zum Tode. —

Als zweifellos echte Geschwulst wird im allgemeinen das **Lymphosarkom** betrachtet, doch wurde schon darauf hingewiesen, daß die geschwulstartigen Wucherungen im Gefolge leukämischer Erkrankungen nicht immer scharf von ihm zu trennen sind. Das Lymphosarkom — von Ribbert früher auch als Lymphozytom bezeichnet — stellt eine atypische Wucherung des Lymphgewebes dar, die lokalisiert beginnt, infiltrativ schrankenlos auf die Umgebung übergeht und zu ausgedehnten Metastasen Anlaß geben kann. Jugendliche Individuen sind am häufigsten betroffen. Den Ausgangspunkt bilden meist die Drüsen der seitlichen Halsgegend, der Achsel, nicht selten auch die mediastinalen Lymphdrüsen. Auch von den lymphatischen Elementen des Thymus kann die sarkomartige Wucherung ausgehen und zu umfangreichen Mediastinaltumoren führen, deren klinische Erscheinungen in erster Linie durch den verhängnisvollen Druck auf die Trachea, Bronchien und die großen Venen bedingt werden.

Andere Lymphosarkome nehmen ihren Ausgang vom lymphatischen Rachenring, gelegentlich von den Lymphfollikeln in Magen und Dünndarm. Derartige Dünndarmtumoren werden meist erst zu spät erkannt, da keine besondere Neigung zur Stenosierung besteht. Allgemeine Aussaat in den serösen Höhlen, klinisch unter dem Bilde einer exsudativen Polyserositis verlaufend, kann hierbei große Ähnlichkeit mit dem Verhalten tuberkulöser Prozesse gewinnen.

Unbedingt zu trennen von den leukämischen und aleukämischen Systemerkrankungen ist das sog. maligne Lymphom, auch als Pseudoleukämie oder Hodgkinsche Erkrankung bezeichnet; alle diese Namen sind besser durch die Bezeichnung der **Lymphogranulomatose** [1]) zu ersetzen. Es handelt sich hierbei ebenfalls um eine Systemerkrankung des lymphatischen Apparates, der sich jedoch zum Unterschiede gegen die bisher besprochenen Erkrankungen nicht hyperplastisch verändert, sondern es wird vielmehr das ursprüngliche Gewebe durch granulationsähnliche Wucherungen verdrängt.

Es kommt hierbei zum Auftreten von Spindelzellen, Leukozyten — unter denen die eosinophilen häufig besonders hervortreten — protoplasmareichen, großen Zellen mit Übergang in Riesenzellen, auch Plasmazellen. Zahlreiche Kernteilungsfiguren weisen gewöhnlich auf die außerordentliche Lebhaftigkeit der Zellwucherung hin. Der Blutbefund ist oft zunächst normal, bei weiterem Verlauf entwickelt sich meist eine nichtspezifische Anämie. Die Leukozyten sind hierbei öfters nicht vermehrt; nicht selten findet sich ein besonderes Hervortreten der eosinophilen Elemente.

Die Lymphogranulomatose tritt vorwiegend bei jüngeren Individuen in die Erscheinung. Der Höhepunkt der Erkrankungsziffer liegt zwischen dem 20. und 35. Lebensjahre. Den Beginn bildet meist eine lokale Vergrößerung einzelner Lymphdrüsengruppen, wobei die Halsregion bevorzugt wird. Die vergrößerten Drüsen zeigen eine gleichmäßige glatte Form, die einzelnen Knoten können bis Hühnereigröße und mehr erreichen. Die durch die gruppenweise Erkrankung hervorgerufenen Konglomerattumoren entwickeln sich in manchen Fällen zu beträchtlichem Umfang. Die Schwellung ist schmerzlos, die Haut unverändert, in unkomplizierten Fällen lassen sich die Drüsen leicht aneinander „wie Nüsse in einem Sack" verschieben. Das Stadium der umschriebenen Lymphdrüsenerkrankung macht gewöhnlich im weiteren Verlauf nach kürzerer oder längerer Frist einem generalisierten Fortschreiten des Prozesses Platz. Immer neue Lymphdrüsengruppen werden ergriffen, Fieber und allgemeiner Verfall stellt sich ein, auch das übrige lymphatische Gewebe des Knochenmarks und der inneren Organe wird schließlich in wechselnder Ausdehnung in den Prozeß einbezogen. Besonders bösartige Fälle können von vornherein als Allgemeinerkrankung auftreten und nehmen einen raschen Verlauf. Im übrigen zeigt die Krankheit weitgehende Verschiedenheiten; so kommen im lokalisierten Stadium nicht selten Remissionen und zeitweise erhebliche Besserungen vor. Bei eingetretener Generalisierung wird dem Leben meist innerhalb eines Jahres ein Ziel gesetzt (Ziegler).

Die Ursache der Hodgkinschen Krankheit ist unbekannt, vieles weist auf ein infektiöses Agens hin. Das nicht seltene Zusammentreffen des malignen Lymphoms mit tuberkulösen Lymphdrüsenerkrankungen, der öfters erhobene Befund säurefester Granula in den granulomkranken Drüsen hat Beziehungen zur Tuberkulose vermuten lassen, doch steht eine Klärung dieser Frage noch aus.

---

[1]) Vgl. Ziegler, Ergebn. d. Chirurg. Bd. 3. 1911.

Ähnlich wie bei den hyperplastischen Systemerkrankungen kommen auch beim malignen Lymphom tumorartige Bildungen zur Beobachtung. Namentlich im Bereiche der Knochen sind derartige mit lebhaften Schmerzen einhergehende osteo-periostale Granulationsgeschwülste beobachtet worden, ferner von seiten des Darmes [1]) sowie der großen Gallengänge [2]). Auch die Drüsenwucherungen können infiltratives sarkomartiges Wachstum annehmen; manche der als Thymussarkome beschriebenen Fälle gehören hierher. —

Mikuliczsche Krankheit.

Man versteht hierunter eine chronische symmetrische Schwellung der Speichel- und Tränendrüsen, wodurch das Gesicht eine sehr auffällige und charakteristische Verunstaltung erhält. Es handelt sich hierbei nicht um eine einheitliche Erkrankung, sondern meist nur um die Teilerscheinung eines generalisierten Prozesses, der sowohl in das Gebiet der leukämischen und aleukämischen Erkrankungen, als auch in das des malignen Granuloms fallen kann.

Die chirurgische Bedeutung der in dieser Gruppe vereinigten Erkrankungsformen liegt vorzugsweise auf diagnostischem Gebiete. Denn nur das Lymphosarkom — in seiner reinen Form — läßt sich, vereinzelt wenigstens, mit Erfolg operativ angreifen. Bei den leukämischen und aleukämischen Tumoren und Schwellungen, ferner dem Chlorom und dem Myelom sind dagegen Versuche einer operativen Inangriffnahme zwecklos; beim malignen Granulom führt sogar die früher vielfach versuchte Exstirpation erfahrungsgemäß meist zu einer rapide einsetzenden Verschlimmerung, d. h. Generalisierung des Leidens. Die Notwendigkeit der exakten Blutuntersuchung bei allen zweifelhaften Drüsen- und Tumorerkrankungen, wodurch die manifesten leukämischen Prozesse ohne weiteres zu erkennen sind, während eine stärkere Eosinophilie zum mindesten als Hinweis auf die Granulomatose zu verwerten ist, ergibt sich hieraus mit aller Deutlichkeit. In zweifelhaften Fällen ist die Probeexzision heranzuziehen. Es gilt dies besonders bei Vorhandensein multipler indolenter Drüsenschwellungen ohne Verwachsungen, die also dem Palpationsbefunde nach außer den hier besprochenen Erkrankungen auch der nichtverkäsenden Form der Tuberkulose entsprechen. Andererseits schließt eine adhäsive Periadenitis das Vorliegen des malignen Lymphoms nicht ohne weiteres aus. Freilich darf nicht außer acht gelassen werden, daß auch die mikroskopische Beurteilung gelegentlich schwierig sein kann und besondere Erfahrung voraussetzt. Namentlich betrifft dies die Abgrenzung des Lymphosarkoms von den tumorartigen Wucherungen im Gefolge jener Systemerkrankungen. Praktisch wird diese Schwierigkeit allerdings gewöhnlich dadurch wieder aufgehoben, daß die meisten Lymphosarkome erst in einem nicht mehr operablen Zustande zur Beobachtung gelangen.

Die konservativen Behandlungsmethoden aller dieser Erkrankungsformen zeigen weitgehende Übereinstimmung: Röntgenbestrahlung, innerlich Arsen, stehen hierbei im Vordergrunde.

Bezüglich aller Einzelheiten muß auf die Lehrbücher der inneren Medizin verwiesen werden.

---

[1]) De Groot, Virchows Arch. f. pathol. Anat. u. Physiol. Bd. 237, S. 241. 1922.
[2]) Stahr und Synwoldt, Med. Klinik. 1922. Nr. 13.

Chirurgisch wichtige Erkrankungen einzelner Gewebe.

Die Systemerkrankungen der Knochen[1]).

Bei der Beurteilung der allgemeinen Skeletterkrankungen werden die am Knochen selbst sich abspielenden Vorgänge leicht allzu einseitig in den Vordergrund gestellt. In Wirklichkeit erschöpfen aber die manifesten ossalen Veränderungen durchaus nicht immer das eigentliche Wesen des Prozesses, sondern stellen nur den sinnfälligsten Ausdruck einer weit tiefer greifenden Allgemeinerkrankung dar. Störungen des Stoffwechsels und des endokrinen Systems (vgl. Zehnter Abschnitt, S. 427) spielen hierbei häufig eine wichtige Rolle.

A. Endokrine Skeletterkrankungen.

Für die hierher gehörenden Erkrankungen tritt besonders die Bedeutung der Schilddrüse hervor. Der Ausfall bzw. eine erhebliche Insuffizienz der Schilddrüse führt in der Entwicklungsperiode regelmäßig zu Störungen des Knochenwachstums. Bei angeborenem Schilddrüsenmangel (kongenitalem Myxödem) äußert sich dies in einer schweren Beeinträchtigung der normalen Ossifikation; trotz pathologischer Persistenz der Epiphysenfugen pflegt ein Zwergwuchs die Folge zu sein. Ähnliche Störungen treten auf, wenn der Schilddrüsenmangel — durch Erkrankung der Drüse bedingt — in den ersten Lebensjahren einsetzt (erworbenes infantiles Myxödem) oder in den Rahmen der Cachexia strumipriva bzw. des endemischen Kretinismus fällt.

Im Gegensatz zum athyreotischen Zwergwuchs steht das Vorkommen eines abnorm gesteigerten Längenwachstumes im Gefolge frühzeitigen Verlustes der männlichen Keimdrüsen[2]). Für das weibliche Geschlecht scheinen ähnliche Beobachtungen nicht bekannt zu sein. In besonderem Maße ist die Längenentwicklung der unteren Extremitäten an dem Riesenwuchs der Kastraten beteiligt. Die Epiphysenfugen können bis in die mittleren Lebensjahre persistent bleiben. Möglicherweise spielt bei diesen Wachstumsstörungen auch eine gesteigerte Tätigkeit der Hypophysis eine Rolle, die nach frühzeitiger Kastration oft deutlich hypertrophiert. Doch begegnet man gelegentlich einem abnormen Längenwachstum auch bei einfacher Hypoplasie der männlichen Keimdrüsen, ohne daß Zeichen einer Veränderung der Hypophysis — d. h. eine im Röntgenbilde erkennbare Erweiterung der Sella turcica — vorliegen.

Unter den Erkrankungen des Hirnanhanges selbst kann die Akromegalie (vgl. Zehnter Abschnitt, S. 427) zu gesteigertem Knochenwachstum Anlaß geben. Durchaus nicht in allen Fällen freilich kommt es hierbei zum universellen Riesenwuchs, zumeist trägt vielmehr die Vergrößerung nur einen elektiven Charakter.

Betroffen sind hauptsächlich Hände und Füße, die eine groteske tatzenartige Größenzunahme erfahren können, sowie das Schädelskelett. Die ver-

---

[1]) Frangenheim, Neue deutsche Chirurgie. Bd. 10. 1913.
[2]) Biedl, Innere Sekretion.

mehrte Belastung der Wirbelsäule kann zu kompensatorischen Verbiegungen Anlaß geben. —

Die Zahl derjenigen Skeletterkrankungen, deren Zustandekommen von innersekretorischen Störungen beherrscht wird, ist mit der voranstehenden kurzen Übersicht nicht erschöpft.

So spielen auch bei solchen Knochenerkrankungen, die in erster Linie auf allgemeine Ernährungsstörungen zurückzuführen sind, die innersekretorischen Drüsen eine gewisse Rolle. Es gehört hierher die Beteiligung der Epithelkörperchen, vielleicht auch des Thymus, bei der Rachitis; auch auf die Beziehungen der Ovarien zur sog. essentiellen Osteomalazie (vgl. S. 364) ist in diesem Zusammenhang hinzuweisen. Immerhin liegen hier die Verhältnisse weniger durchsichtig, da es sich vielfach gewiß nicht um Ursache und Wirkung, sondern vielmehr um koordinierte Störungen handelt.

B. Die Chondrodystrophia foetalis.

Für den Chirurgen ist diese Erkrankung hauptsächlich nur diagnostisch von Interesse.

Durch tiefgreifende, ihrem Wesen und Ursache nach unbekannte Störungen der Ossifikation kommt es zu einer ganz auffälligen Hemmung des Längenwachstums der Extremitäten, deren verkrümmte Skelettformen eine eigentümlich plumpe Gestalt gewinnen. Die Schädelbildung erscheint unverhältnismäßig groß; die Gegend der Nasenwurzel zeigt eine charakteristische Einziehung, bedingt durch vorzeitige Synostose der basalen Suturen. Als pathognomisch gilt das Auftreten eines bindegewebigen periostalen Streifens, der sich an der Diaphysengrenze zwischen Knorpel und Knochen einschiebt. Asymmetrische Entwicklung gibt hierbei Anlaß zu Verkrümmungen; durch stärkere Entwicklung des Streifens kann eine förmliche Ablösung der Epiphyse herbeigeführt werden.

Die Mehrzahl der chondrodystrophischen Früchte stirbt bereits in utero ab, oder die Kinder erliegen bald nach der Geburt. In minder schweren Fällen können sie aber auch ein höheres Alter erreichen und zeichnen sich dann durch einen unproportionierten Zwergwuchs aus, bei dem die Größe von Kopf und Rumpf in auffälligem Gegensatz zu den stummelartig kurzen oft auch noch verkrümmten und ungefügen Extremitäten steht. Die Intelligenz ist dabei lebhaft entwickelt. Solche chondrodystrophische Zwerge waren daher oft beliebte Spaßmacher an den Hofhaltungen früherer Jahrhunderte, um in neuerer Zeit diese Rolle mit der des Zirkusclowns zu vertauschen.

In abortiver Form kann die Chondrodystrophie nach Budde gelegentlich auch isoliert am Skelettsystem auftreten und führt dann unter vorzeitiger Epiphysenfugenverknöcherung zur Wachstumshemmung einzelner Knochen[1]). Wahrscheinlich dürften insbesondere manche Formen metakarpaler Bradydaktylie hierher gehören.

C. Osteogenesis imperfecta.

Auch die Ursache dieser Erkrankung ist in Dunkel gehüllt. Es handelt sich hierbei um eine schwere Hemmung der myelogenen und periostalen Ossifikation, die vielleicht auch mit einer vermehrten Resorption der bereits gebildeten Knochensubstanz einhergeht, während die enchondrale Ossifikation normal erfolgt. Die Knochen erscheinen auffallend dünn, am Schädel mitunter rein häutig, weich oder brüchig. Einknickungen oder Frakturen können schon intrauterin in größerer Zahl erfolgen und schwere Deformitäten hinterlassen. Die meisten derartigen Früchte sterben bei der Geburt oder bald danach ab. Die außerordentliche Verletzlichkeit und der damit zusammenhängende mangelhafte Schutz der inneren Organe ist hieran gewiß nicht unbeteiligt. Bei minder schwerer Form des Leidens ist aber auch ein Überleben möglich, obwohl die abnorme Brüchigkeit des Skeletts zeitlebens bestehen bleibt. Dieser Zustand ist wahrscheinlich identisch mit der sog. idiopathischen Osteopsathyrosis, auch Fragilitas ossium genannt. Die mit diesem Leiden behafteten Individuen erleiden bei den geringsten Anlässen Frakturen, deren Zahl im Laufe der Jahre in die Dutzende gehen kann, und die gewöhnlich schwere Deformitäten hinterlassen. Als weitere Eigentümlichkeit dieses — ebenso wie die kongenitale Form der Osteogenesis imperfecta — mitunter familiär auftretenden Leidens ist das Vorkommen einer auffallenden Blaufärbung der Skleren bemerkenswert[2]). Nach K. H. Bauer weist dies

---

[1]) Frankfurt. Zeitschr. f. Pathol. Bd. 28, S. 461. 1922.
[2]) Vgl. Uhthoff, Berlin. klin. Wochenschr. 1916. S. 488.

darauf hin, daß es sich bei diesen Zuständen um eine Systemerkrankung sämtlicher Stützgewebe handelt [1]).

Eine andersartige als „Marmorknochenerkrankung" bezeichnete Form habitueller Brüchigkeit beruht auf abnorm gesteigerter Härte und Sprödigkeit des Skeletts [2]).

D. Die Möller-Barlowsche Krankheit.

Die Möller-Barlowsche Krankheit, auch als infantiler Skorbut bezeichnet, wurde bereits bei den hämorrhagischen Diathesen erwähnt (vgl. S. 80). Sie kommt fast ausschließlich bei solchen Säuglingen und jungen Kindern vor, die lange Zeit hindurch mit einer einseitigen, ausschließlich oder überwiegend aus Mehl oder Mehlpräparaten bzw. hochsterilisierter Milch bestehenden Nahrung künstlich aufgezogen wurden. Ein auf Fehlen der sog. C-Vitamine beruhender „Nährschaden" beherrscht also die Ätiologie [3]).

Die am Skelett auftretenden Veränderungen spielen sich besonders an der Knochen-Knorpelgrenze ab. Das normale Mark nimmt hier eine dem embryonalen Bindegewebe ähnelnde Beschaffenheit an; trotz Steigerung der ossalen Resorption ist die Knochenneubildung herabgesetzt und in ihrer Regelmäßigkeit gestört. Es kommt daher in dieser „Trümmerfeldzone" (E. Fraenkel) leicht zu Kontinuitätstrennungen, die bei Erhaltensein des Periostes klinisch als „Infraktionen" zu verlaufen pflegen. Einen regelmäßigen Befund stellen Blutungen dar, die teils in das Knochenmark hinein erfolgen, teils zu typischen, oft sehr ausgedehnten subperiostalen Hämatomen Anlaß geben. Die Rippen und die Extremitätenknochen, unter den letzteren namentlich der untere Femurabschnitt, werden am häufigsten betroffen. Zu seltenen Befunden gehört die Beteiligung der Schädelknochen oder Blutungen in die Gelenke. Im Röntgenbild sind die subperiostalen Hämatome oft deutlich zu erkennen, besonders wenn das abgehobene Periost in ossifizierende Wucherung gerät. Als pathognomonisch gilt nach E. Fraenkel ein an der jüngsten Diaphysengrenze auftretender, unregelmäßig begrenzter Schatten, welcher der Trümmerfeldzone entspricht.

Die klinischen Erscheinungen zeigen eine allmähliche Entwicklung. Unter Beeinträchtigung des Allgemeinbefindens stellen sich Schmerzen in den Beinen ein, die besonders auf das untere Femurende lokalisiert sind; in der Folge kommt es zu Anschwellungen, die auf dem Auftreten der subperiostalen Hämatome beruhen. Gleichzeitig machen sich auch an anderen Stellen die Erscheinungen der hämorrhagischen Diathese bemerkbar. Es kommt zu Zahnfleischblutungen, subkutanen Sugillationen oder zu Blutergüssen in die Orbita, kenntlich an einer Protrusio bulbi und Verfärbung der Augenlider. Auch im Bereiche der Muskulatur und der tiefen Bindegewebsräume, sowie innerhalb der Organe, kann es zu spontanen Blutaustritten kommen.

Sich selbst überlassen, gehen solche Säuglinge unter zunehmendem Verfall zugrunde, während die rechtzeitige Einleitung einer rationellen Therapie innerhalb von zwei bis drei Wochen prompte Heilung herbeiführt. Diese Behandlung besteht vornehmlich in dem Übergang zur gemischten Kost unter reichlicher Zufuhr frischer natürlicher, d. h. „vitaminreicher" Nahrungsstoffe. Rohe Milch, Frucht-, Gemüse- und Fleischsäfte stehen hierbei an erster Stelle. Einzelheiten sind in den Lehrbüchern der Kinderheilkunde nachzulesen. — Eine lokale Behandlung erübrigt sich hierbei. Doch wird man nachweisbare Infraktionen zweckmäßig schienen.

---

[1]) Dtsch. Zeitschr. f. Chirurg. 1920. 154.
[2]) Clairmont und Schinz, Arch. f. klin. Chirurg. Bd. 132, S. 374. 1924.
[3]) Stepp, Klin. Wochenschr. 1922. Nr. 19.

E. Störungen der chondralen Ossifikation im Wachstumsalter[1].

Eine eigenartige in diesem Kapitel vereinigte Sondergruppe unter den Erkrankungen des Skeletts, deren klinische Erscheinungen sich zumeist im Kindesalter bemerkbar machen, ist in ihrer ätiologischen Stellung noch sehr wenig geklärt. Es handelt sich hierbei um Störungen, die sich nur an umschriebenen Stellen bemerkbar machen, während das Skelett als Ganzes wesentliche Abweichungen von der Norm nicht darzubieten pflegt. Ob und wie weit die von Weil unter Betonung kongenitaler Faktoren vorgeschlagene Bezeichnung der „dysplastischen Malazie" das eigentliche Wesen dieser Veränderungen trifft, erscheint fraglich.

Der wichtigste Vertreter dieser Gruppe ist die auch als Perthessche Krankheit bezeichnete sog. Osteochondritis coxae juvenilis. Es handelt sich hierbei um Veränderungen von Schenkelhals und Kopf, die unter dem Einfluß der statischen Belastung zur örtlichen Deformität sowie zur Verkleinerung des Schenkelhalswinkels führen. Außer den sich mechanisch ergebenden Störungen des Hüftgelenkes können Schmerzen und Kontraktur der Muskulatur auftreten, ohne daß es jedoch zu Entzündungserscheinungen im eigentlichen Sinne kommt. Mit oder ohne Behandlung pflegt nach einigen Jahren — oft auch unter weitgehender anatomischer Wiederherstellung — spontane Heilung einzutreten; vereinzelt schloß sich später an das Leiden eine Arthritis deformans an. Dem Wesen nach nahe steht der „Osteochondritis coxae" die am Köpfchen des II. Metatarsus sich abspielende Köhlersche Krankheit[2], die mit Schmerzen einhergehend zu einer im Röntgenbilde erkennbaren Deformierung und Destruktion führt.

Ähnliche Beziehungen bestehen zu der sog. Schlatterschen Krankheit. Diese tritt unter dem Bilde einer schmerzhaften Verdickung der Tuberositas tibiae bei 12—15jährigen Knaben auf und pflegt ebenfalls mit oder ohne Ruhigstellung oder Schonung wieder zu verschwinden, ohne dauernde Folgen zu hinterlassen. Anscheinend prinzipiell gleichartige Veränderungen kommen auch noch an anderen Apophysen — insbesondere am Kalkaneus — vor. Freilich wird gelegentlich die Schlattersche Krankheit auch mit der Rachitis ätiologisch in Verbindung gebracht[3].

Die nach Weil wahrscheinlich ebenfalls hierher zu rechnende andere Köhlersche Krankheit betrifft das Os naviculare des Fußskeletts, sie wird bei Kindern beobachtet und bietet in ihren klinischen Erscheinungen eine gewisse Ähnlichkeit mit dem Verhalten des gewöhnlichen Plattfußes.

Möglicherweise gehört noch in die gleiche Kategorie die im Bereiche der Hand vorkommende von Kienböck[4] beschriebene traumatische Malazie des Mondbeins.

Histologisch handelt es sich — speziell beim Morbus Perthes und der Köhlerschen Metatarsalerkrankung — nach Axhausen[5] um subchondrale epiphysäre Knochennekrosen, die zu Einbrüchen führen; vom metaphysären Periost aus findet ein Einwuchern von Bindegewebe statt, regenerative Vorgänge können weiterhin das histologische Bild komplizieren. — Als Ursache der ossalen Nekrose nimmt Axhausen embolischen Gefäßverschluß an. Freilich scheint bei diesen Erkrankungen auch die kongenitale Disposition eine gewisse Bedeutung zu besitzen. Es spricht hierfür der wiederholt festgestellte Einfluß der Heredität sowie das nicht seltene Vorkommen „osteochondritis"-ähnlicher Veränderungen bei der angeborenen Hüftluxation. Auch andere Entwicklungsstörungen des Skeletts können sich mit diesen Erkrankungen kombinieren. Für ihre wesentliche Zusammengehörigkeit spricht ferner ihr gelegentliches gleichzeitiges Vorkommen bei demselben Individuum.

F. Die malazischen Skeletterkrankungen.

I. Die infantile Rachitis[6].

Die Rachitis, auch englische Krankheit genannt, da sie zuerst in England eingehender beobachtet und beschrieben wurde, stellt die häufigste Skeletterkrankung dar. In manchen Gegenden und in den arbeitenden Klassen der städtischen Bevölkerung kommt sie vielfach geradezu endemisch vor, so daß

---

[1] S. Weil, Bruns' Beitr. z. klin. Chirurg. Bd. 122, H. 2. 1921. — S. besonders S. 436.
[2] Münch. med. Wochenschr. 1920. Nr. 45.
[3] Hinrichs, Zeitschr. f. orthop. Chirurg. Bd. 41. S. 217. 1921.
[4] Fortschr. a. d. Geb. d. Röntgenstr. 16. 1910/11.
[5] Zentralbl. f. Chirurg. 1923. Nr. 14 und Chirurgenkongr. 1923.
[6] Salge, Kinderheilkunde. 3. Aufl. 1920.

man in solcher Umgebung nach Kindern, die eine völlig normale Skelettentwicklung zeigen, geradezu suchen muß. Die Erkrankung gehört dem frühen Kindesalter an. Die ersten Zeichen treten gewöhnlich noch in der zweiten Hälfte des ersten Lebensjahres auf, selten dagegen nach Vollendung des dritten Jahres. Die später beobachteten Veränderungen sind in der Regel auf ältere Prozesse zurückzuführen. Die floride Rachitis des kindlichen Alters fällt also in die Zeit, in der an die Körperentwicklung die größten Anforderungen gestellt werden; ähnliche Verhältnisse wiederholen sich bei der Rachitis tarda (s. w. u.).

Die Ätiologie der Rachitis ist nicht völlig geklärt. Doch ist sicher, daß Ernährungsstörungen hierbei eine wesentliche Rolle spielen. Insbesondere kommt ein Fehlen oder Mangel der fettlöslichen „Vitamine A" in Betracht, welche sich in grünen Gemüsen und vor allem in der Butter, dem Rinderfett, dem Lebertran sowie dem Eigelb finden [1]). Der mangelnde Gehalt des Knochens an Mineralsalzen deutet hierbei schon äußerlich auf eine Beeinträchtigung des Kalkstoffwechsels hin, wobei freilich weniger die mangelnde Zufuhr als eine Störung des Ansatzes in Betracht kommt. Die Bedeutung dieser Verhältnisse ist namentlich durch die in neuerer Zeit endemisch beobachteten „Hungerosteopathien" (s. w. u.) wesentlich geklärt worden. Wie weit die experimentellen Untersuchungen von Basch und Klose, wonach die frühzeitige Thymusexstirpation zur Rachitis führt, für die menschliche Pathologie in Betracht kommen, steht noch nicht fest. Doch spielen sicherlich auch konstitutionelle Momente, die sich im einzelnen zwar bisher der Analyse entziehen, beim Zustandekommen der englischen Krankheit eine gewisse Rolle.

Der pathologische Prozeß, der bei der Rachitis am Knochensystem zur Geltung kommt, ist charakterisiert durch ein Ausbleiben der Verkalkung der neugebildeten Knochensubstanz. Der Knochenaufbau bleibt also bei der Bildung osteoider Substanz stehen. Diese wird sogar in vermehrter Menge produziert, worin Schmorl den Versuch des mechanischen Ausgleiches des unzureichend gebildeten normalen Stützgewebes erblickt. Seitens des Periostes führt dieser Vorgang zum Auftreten schalenartiger osteoider Auflagerungen. In noch prägnanterer Form macht sich die Störung der enchondralen Ossifikation geltend. Hierbei unterbleibt die an der Knorpel-Knochengrenze normalerweise auftretende provisorische Verkalkung der Zwischensubstanz; es leidet dadurch die regelmäßige Ausbildung der zur Diaphyse vordringenden Knorpelsäulen, wobei freilich auch ein abnormes Verhalten der Gefäßsprossen mitspielen mag. Infolgedessen bleibt also auch der Knorpel in abnormer Weise erhalten, während der Abbau der bereits formierten Knochenbälkchen ungehemmt weiter vor sich geht. Ja, dieser regressive Vorgang kann sogar gesteigert sein, so daß unter Erweiterung der Markräume eine zunehmende Vakuolisierung des Knochens, eine sog. „Osteoporose" eintritt. Schließlich kann sich auch der Knorpel selbst in Osteoid umwandeln.

Chemisch führen diese Vorgänge zu einer Verminderung der anorganischen Salze, während der Wassergehalt des Knochens gesteigert und das spezifische Gewicht herabgesetzt ist.

Für die Betrachtung mit dem bloßen Auge kennzeichnet sich die rachitische Knochenerkrankung durch eine unregelmäßige Verbreiterung der epiphysären Wachstumszone, die äußerlich mit einer charakteristischen Auftreibung der Knorpel-Knochengrenze dieses Bezirkes einhergeht. Vor allem aber tritt die mangelhafte Festigkeit des Knochens in die Erscheinung. In schwersten, den sog. malazischen Formen, kann der Knochen so nachgiebig werden, daß er sich mit Leichtigkeit wie Kautschuk biegen läßt. Häufig entstehen dabei Einknickungen innerhalb der Knochensubstanz bei erhaltenem Periost, ohne daß es zu eigentlichen Kontinuitätstrennungen kommt; man bezeichnet sie als „Infraktionen". Sie gehen gewöhnlich mit deutlicher Ausbildung eines osteoiden Kallus einher. Häufiger treten unter dem Einfluß der statischen Belastung mehr oder minder hochgradige Verbiegungen ein, mitunter scheint sogar der Muskelzug schon dazu zu genügen.

---

[1]) Stepp, Klin. Wochenschr. 1923. Nr. 18.

An den einzelnen Skeletteilen pflegen diese Veränderungen in typisch wiederkehrender Weise zu verlaufen.

Für die Schädelrachitis ist vor allem die sog. Kraniotabes charakteristisch. Man versteht hierunter eine auffallende Weichheit der Hinterhauptsschuppe, die sich leicht eindrücken läßt. Die Nähte und Fontanellen bleiben abnorm weit und können bis in das dritte Lebensjahr hinein offen bleiben. Durch osteoide Auflagerungen an den Stirn- und Scheitelhöckern entsteht die charakteristische Form des „Caput quadratum".

An der Wirbelsäule führt der Prozeß zu abnormen Verbiegungen, deren häufigste Form die Kyphose bzw. Kyphoskoliose der unteren Brust- und oberen Lendenwirbel darstellt.

Wesentliche Veränderungen pflegt der knöcherne Brustkorb zu erleiden. Auftreibungen an der Knorpel-Knochengrenze der Rippen liegen dem klassischen „Rosenkranz" zugrunde. Allgemeine Wachstumshemmung der Rippen führt zu einer Verengerung des Thorax. Eine häufige Form stellt die rachitische Hühnerbrust (Pectus carinatum) dar; auf den Zug des Zwerchfells wird die Entstehung der häufigen tiefen seitlichen Furchen zurückgeführt, während die starke Füllung des Bauches wiederum zu einer Erweiterung der unteren Thoraxapertur Anlaß gibt.

Die rachitischen Deformitäten des Beckens spielen in der Geburtshilfe eine wichtige Rolle. Die häufigste Form stellt das platt verengte Becken dar.

Unter den Veränderungen der oberen Extremität sind vor allem die selten fehlenden Auftreibungen der distalen Vorderarmenden zu nennen, die zu der Bezeichnung der „doppelten Gelenke" Anlaß gegeben haben.

Von den Verbiegungen der unteren Extremität kommt zunächst die rachitische Coxa vara in Betracht, bei der es sich um eine durch die Belastung des nachgiebigen Knochens bedingte Verkleinerung des Schenkelhalswinkels handelt. Bei den häufigen Deformitäten der Kniegelenksgegend, die sich als X- oder O-Bein (Genu valgum bzw. Genu varum) darstellen, handelt es sich teils um Verkrümmungen der Tibia, teils des Femur; häufiger sind beide Knochen gleichzeitig betroffen.

Die klinische Entwicklung der Rachitis macht sich gewöhnlich zuerst am Schädel bemerkbar. Als auffallendes Frühsymptom wird überdies die Neigung zum Schwitzen, besonders im Bereiche des Hinterhauptes, hervorgehoben.

Häufig ist das rachitisch erkrankte Skelett schmerzhaft; die Kinder schreien beim Anfassen und verlieren die Lust zu selbständigen Bewegungen. Kinder, die bereits gehen konnten, verlernen wieder das Laufen; bei stärkerer Beteiligung der Wirbelsäule kann selbst das Sitzen erschwert werden.

Bei den schwersten malazischen Formen wird jede nennenswerte mechanische Belastung des Skeletts zur Unmöglichkeit.

Von sonstigen Begleiterscheinungen sind in erster Linie die Störungen der Dentition zu nennen. Sie ist gewöhnlich verzögert, erfolgt unregelmäßig; auch kann es zu Deformitäten und Schmelzdefekten der Zähne kommen.

Häufig findet sich eine funktionelle Schwäche der Muskulatur, als deren Substrat Bing eine Verdünnung des Faserkalibers, Verlust der Querstreifung, abnormes Hervortreten der Längsstreifung, sowie eine starke Vermehrung der Muskelkerne nachgewiesen hat. Wieweit es sich hierbei um unmittelbare Schädigungen handelt oder erst um Folgen der Inaktivität bzw. der mitspielenden allgemeinen Ernährungsstörung, ist unbekannt. In schwersten

Fällen kann hierdurch geradezu der Eindruck einer Lähmung (Pseudoparalyse) hervorgebracht werden [1]).

Auch das Blut ist meist verändert. Eine Herabsetzung der roten Blutkörperchen geht oft mit starker Vermehrung der weißen Elemente einher. Auch morphologische Abweichungen in Gestalt des Auftretens von Normoblasten, Megalozyten sowie einer Poikilozytose können bestehen. Doch fehlen nachweisliche Veränderungen des Knochenmarkes. Die Milz ist in schweren Fällen vergrößert.

Bemerkenswert ist auch der eigentümlich pastöse Habitus vieler rachitischer Kinder.

Eine weitere häufige und wichtige Begleiterscheinung der floriden Rachitis bildet die sog. Spasmophilie. Es gehört hierher die Neigung zu eklamptischen bzw. tetanischen Krämpfen und Laryngospasmus. Galvanisch besteht eine Übererregbarkeit der Nerven. Daß es sich hierbei allem Anschein nach um die gemeinsame Folge der gleichen Stoffwechselstörung handelt, wie sie dem Knochenleiden selbst zugrunde liegt, ergibt sich aus dem gleichfalls nicht seltenen Zusammentreffen der Hungerosteopathie mit der Tetanie (s. S. 367). Eine Beteiligung der Epithelkörperchen spielt bei diesen Zuständen zweifellos mit.

Bei der allgemeinen Prognose der Rachitis ist zu berücksichtigen, daß nicht wenige Kinder komplizierenden Begleiterkrankungen, soweit diese überhaupt mit Sicherheit von dem eigentlichen Grundleiden abzutrennen sind, erliegen. Es gehören hierher Magen-Darmaffektionen, die Tetanie; auch ist zu beachten, daß rachitische Thoraxdeformitäten bei stärkerer Ausbildung die Lungenlüftung erschweren und daher die Prognose der bei diesen Kindern so häufigen katarrhalischen und pneumonischen Erkrankungen verschlechtern. Aber auch noch im späteren Leben, nach Ausheilung der floriden Prozesse können zurückbleibende Verbildungen des Brustkorbes und der Wirbelsäule die Tätigkeit von Herz und Lunge in sehr folgenschwerer Weise beeinträchtigen. Auf die nicht seltene geburtshilfliche Bedeutung der rachitischen Beckenveränderungen für das Leben von Mutter und Kind sei in diesem Zusammenhang ebenfalls hingewiesen.

Gelangt die Rachitis zur Ausheilung, so erfolgt eine verstärkte Kalkablagerung; die Knochen werden auf diese Weise abnorm schwer, plump und massig. Die Residuen der Rachitis sind daher meist für das ganze Leben erkennbar. Doch können selbst erhebliche Verbiegungen bei weiterem Wachstum eine wesentliche spontane Korrektur erfahren. Nicht selten ist im kindlichen Alter die Heilung zunächst nur eine zeitweilige; solche Rezidive können mehrfach folgen. Leichte rachitische Störungen führen gelegentlich zu einem verstärkten Längenwachstum, während schwere Veränderungen dauernde Verkürzung hinterlassen. In extremen Fällen entsteht hieraus der rachitische Zwergwuchs. Zum Teil sind solche Verkürzungen freilich auch durch die hochgradigen Verbiegungen bedingt.

Die Diagnose der Rachitis bietet im allgemeinen keine Schwierigkeiten.

Das Röntgenbild zeigt im floriden Stadium den allgemeinen Kalkmangel in Gestalt einer gleichmäßigen abnormen Aufhellung an. Die Epiphysenfuge erscheint unregelmäßig verbreitert und ausgefranst. In schwersten Fällen kann die Struktur des Knochens bis auf eine bleistiftartige Randkontur der Spongiosa völlig verwaschen sein.

---

[1]) Vgl. Schede, Münch. med. Wochenschr. 1922. Nr. 1.

Die Behandlung der floriden Rachitis hat sich in erster Linie gegen das Grundleiden zu richten. Soweit es sich hierbei um diätetische und allgemein-hygienische Maßnahmen handelt, muß auf die Lehrbücher der Kinderheilkunde verwiesen werden. Eine erfahrungsgemäß besonders günstige Wirkung pflegt die Darreichung von Lebertran und Phosphor zu zeitigen [1]). Auch Soolbäder üben oft einen guten Erfolg aus. Ein gleiches gilt von der künstlichen Höhensonne.

Eingreifende orthopädische Maßnahmen zur Korrektur der Deformitäten sind im floriden Stadium gewöhnlich zwecklos. Doch gibt es auch einfachere Methoden, um eine allmähliche Besserung zu erzielen oder wenigstens eine Zunahme der Verkrümmungen zu verhüten. Für die Extremitäten kommen hierfür Schienen in Betracht, die nachts angelegt werden, während tagsüber die Tätigkeit der Muskulatur nicht gehindert werden soll, um nicht Anlaß zu einem noch stärkeren, auf Inaktivität beruhenden Kalkschwund zu geben (s. w. u.). Nur bei hochgradiger Wirbelsäulenverbiegung kann es notwendig werden, die Kinder längere Zeit auf ein tragbares Gipsbett zu fixieren.

Ist die Rachitis als solche zur Ausheilung gelangt, so können schwere Deformitäten die operative Korrektur erforderlich machen. An Stelle des früher vielfach geübten gewaltsamen Brechens der verkrümmten Knochen (Osteoklase) ist heutzutage zumeist die offene Osteotomie getreten, bei der dieser Akt wesentlich an Präzision gewinnt. Natürlich darf man nicht erwarten, auf diese Weise vollständig ideale Knochenformen zu erzielen, da die Verbiegung die Skeletteile typisch in allen Dimensionen betrifft. Neuere Verfahren suchen daher den Knochen weitgehender zu zerlegen; Kirschner hat für den gleichen Zweck das Anlegen multipler Längsfissuren empfohlen [2]). Wird die Osteotomie zu früh vorgenommen, so besteht die Gefahr, daß infolge mangelhafter Ossifikation die Frakturheilung verzögert wird oder gar ausbleibt. In der Regel wird daher mit diesen Eingriffen bis etwa zum fünften Lebensjahr gewartet. Auch ist hierbei zu berücksichtigen, daß selbst erhebliche Verkrümmungen mitunter spontan größtenteils ausheilen.

Als gelegentlicher Ersatz der operativen Korrektur hat sich ein von Anzoletti und Röpke angegebenes Verfahren bewährt, das auf der Erfahrung beruht, daß bei längerer vertikaler Suspension und Fixierung des rachitischen Knochens eine akute Erweichung eintritt. Die Extremitäten werden zu diesem Zwecke auf 4—6 Wochen eingegipst; die Nachgiebigkeit des Knochens ist dann so groß, daß die Geraderichtung in der Regel ohne Narkose gelingt. In der Nachbehandlung ist dann noch für einige Zeit ein Stützapparat zu tragen, um eine Wiederkehr der Verkrümmung zu vermeiden [3]).

II. Die essentielle Osteomalazie.

Die Osteomalazie im engeren Sinne ist eine Erkrankung, die in der Vorkriegszeit fast ausschließlich bei Frauen zur Beobachtung gelangte. Das Leiden beginnt gewöhnlich in der Gravidität. In vielen Fällen kommt der Prozeß nach Abschluß der Laktation zum Stillstand, um beim Eintritt einer neuen Schwangerschaft zu rezividieren; in anderen Fällen nimmt die Erkrankung trotz Aufhörens der Fortpflanzungstätigkeit einen unaufhaltsam progredienten Verlauf. Der Beginn des Leidens wird gewöhnlich durch Schmerzen in den Knochen eingeleitet, die sich bei Bewegungen und anhaltender Belastung

---

[1]) Die übliche Rezeptformel lautet:

Rp. Phosphor 0,01
Ol. jecor. asell. 100,0
D. S. 1—2 mal tgl. 1 Teelöffel.

[2]) Chirurgenkongr. 1923.

[3]) Vgl. G. Magnus, Therapeutische Halbmonatshefte 1920. S. 4.

steigern. Gewöhnlich macht sich dann in der Folge eine zunehmende Schwäche der Beine bemerkbar; der Gang wird watschelnd. Die unter dem Einfluß der Erweichung eintretenden Verkrümmungen pflegen sich zunächst an der Wirbelsäule in Form einer Kyphose zu äußern, die eine Herabsetzung der Körpergröße herbeiführt. Thoraxdeformitäten stellen sich ein; das Becken nimmt eine eigentümliche Schnabelform an; schließlich macht sich die zunehmende Verbiegung auch an den Extremitäten geltend. In den schwersten Fällen geht schließlich das kautschukartig erweichte Skelett seiner Stützfunktion völlig verlustig; der Körper wird zur wahren Molluske und kann groteske Formen annehmen.

Pathologisch-anatomisch entsprechen die bei Osteomalazie auftretenden Skelettveränderungen prinzipiell durchaus denen, die bei der Rachitis anzutreffen sind. Das Wesentliche des Vorganges besteht nämlich nicht, wie man früher annahm, in einer einfachen Entkalkung des Knochens, der sog. Halisterese, sondern die vermehrt auftretende osteoide Substanz muß wie bei der Rachitis als neugebildet aufgefaßt werden. Denn auch nach Abschluß des Körperwachstums gelangt der Knochen, ebensowenig wie wahrscheinlich alle anderen Gewebe, völlig zur Ruhe, sondern es erfolgt normalerweise ununterbrochen eine Resorption und Apposition, so daß — wie Pommer es zuerst grundsätzlich festgestellt hat — der lebende Knochen sich dauernd im Stadium des Umbaues befindet. Während nun die resorptiven Vorgänge bei der Osteomalazie — vielleicht sogar in vermehrter Form — weitergehen, ist die Knochenneubildung in charakteristischer Weise gestört, indem wie bei der Rachitis die Verkalkung des neuformierten osteoiden Gewebes ausbleibt. Das Osteoid selbst unterliegt bei der weiteren Entwicklung des Prozesses der Auflösung und wird durch ein vom Knochenmark gebildetes faseriges Bindegewebe ersetzt. Unter Erweiterung der Markröhre wird der Knochen bis auf die verdünnte Kortikalis rarefiziert; schwindet schließlich auch die äußere Schale, so nimmt der Knochen die Form einer weichen, beliebig biegsamen Masse an, wie man es bei jener oben geschilderten schwersten Form der Malazie antrifft.

Sehr eigentümlich verhält sich die „puerperale Osteomalazie" hinsichtlich ihrer geographischen Verbreitung, indem sie in manchen Gegenden — stellenweise am Rhein, in Flandern, am Po — geradezu endemisch auftritt, während sie in anderen Bezirken — z. B. in Schlesien — zur größten Seltenheit gehört.

Abgesehen von den oben genannten Beziehungen zur Sexualfunktion, die noch durch die Erfolge der Therapie (s. w. u.) besonders ins Licht gesetzt werden, ist die speziellere Ursache der essentiellen Osteomalazie unbekannt.

Therapeutisch kommt es bei der in Frage stehenden Form der allgemeinen Knochenerweichung zunächst darauf an, den Eintritt weiterer Schwangerschaften zu verhindern. Diese Forderung ist hier um so dringlicher, als schon die osteomalazische Beckendeformität eine schwere Gefährdung des Geburtsvorganges mit sich bringt. Unter Umständen muß daher die Gravidität künstlich unterbrochen werden. Ein Stillen darf nicht stattfinden. Von besonderer Bedeutung ist die Erfahrung, daß es durch operative Entfernung der Ovarien (Fehling) möglich ist, den Prozeß günstig zu beeinflussen bzw. zur Heilung zu bringen. Neuerdings ist an deren Stelle die Vernichtung der aktiven Ovarialsubstanz mittels Röntgenstrahlen getreten. Auch die von Bossi empfohlenen, für längere Zeit fortgesetzten Adrenalininjektionen werden in ihrer Wirkung gelobt, obwohl eine ausreichende theoretische Begründung dieser Therapie noch aussteht.

III. Die Hungerosteopathie [1]).

Die Anschauung, daß es sich bei der Rachitis sowie bei der Osteomalazie um eine prinzipiell gleichartige Erkrankung handelt, deren Unterschiede vornehmlich darauf beruhen, daß die eine am wachsenden, die andere am fertigen Knochen angreift [2]), hat eine feste Stütze durch ein tragisches Massenexperiment des Krieges erfahren. Unter dem Einfluß der qualitativ wie quantitativ unzureichenden Ernährung, welcher große Schichten der Bevölkerung Deutschlands und Österreichs während mehrerer Kriegsjahre ausgesetzt waren, ist es zu einem geradezu endemischen Auftreten von Skeletterkrankungen gekommen, die je nach dem Alter der betroffenen Individuen mehr die Züge der Rachitis oder die der Osteomalazie trugen, ohne daß im einzelnen eine strikte Abgrenzung immer möglich war.

Ein Teil dieser Fälle, soweit er in den Pubertätsjahren befindliche männliche Individuen betrifft, fügt sich ungezwungen in ein Krankheitsbild ein, das in sporadischer und weniger schwerer Form bereits aus der Friedenszeit gut bekannt war und vielfach als **Spätrachitis** bezeichnet wird.

Das **Genu valgum adolescentium**, das in typischer Weise bei männlichen Individuen im Alter von 14 bis 16 Jahren nicht so selten vorkommt, stellt die praktisch wichtigste Erscheinungsform der Spätrachitis dar; weit seltener entwickelt sich das Genu varum oder die Coxa vara auf dieser Basis. Auch nach den früheren Erfahrungen handelt es sich hierbei meist um minderernährte, blutarme, mitunter besonders hochaufgeschossene schmächtige Individuen, welche als Bäcker, Kellner oder dergleichen eine mit langem Stehen verbundene Tätigkeit ausüben, die ihre Kräfte übersteigt. Daß weibliche Individuen in dieser Form gewöhnlich nicht erkranken, liegt teils im Beruf begründet, vielleicht auch darin, daß gerade in den Pubertätsjahren das männliche Skelett seine sexual-spezifische massigere Ausbildung erfährt und infolge dieser gesteigerten Anforderungen besonders empfindlich gegen einwirkende Störungen ist.

Beim weiblichen Geschlecht scheint dagegen eine in den Pubertätsjahren gelegentlich auftretende Verbiegung des distalen Radiusendes — die **Madelung**sche Deformität — ein Analogon der genannten Skelettverbiegungen der männlichen Jugend darzustellen.

Während nun beim **Genu valgum adolescentium** der Friedenszeit grob nachweisbare typische Erscheinungen einer floriden Systemerkrankung des Knochens oft vermißt werden, so daß die Bezeichnung der Spätrachitis vielfach angefochten wurde, so entsprachen die Veränderungen der Hungerosteopathie durchaus denen, wie sie sonst von der floriden infantilen Rachitis her bekannt sind. Namentlich im Röntgenbilde tritt in gleicher Weise die diffuse Aufhellung des Knochens, die Verbreiterung und Ausfransung der epiphysären Wachstumsgrenze in die Erscheinung; der Knochen kann geradezu eine biegsame Konsistenz annehmen; nicht selten — und zwar im Bereiche der von **Looser** (l. c.) als „Umbauzonen" beschriebenen stärkst veränderten Knochenbezirke — finden sich förmliche Infraktionen, die gelegentlich auch als Spontanfrakturen bezeichnet werden.

Zu gleicher Zeit mit der Häufung der „Spätrachitis" nahm auch die infantile Rachitis besonders schwere Formen an; jene extremen Fälle, die früher gelegentlich als zur „Malazie" gehörig künstlich abgetrennt wurden, bildeten in der Kriegszeit keine Seltenheit mehr.

---

[1]) Ausführliche Literatur bei W. V. Simon, Spätrachitis und Hungerosteopathie. Berlin 1921.

[2]) Vgl. hierzu auch Looser, Dtsch. Zeitschr. f. Chirurg. Bd. 152. 1920.

Die Bilder der Hungerosteopathie des Erwachsenen, die am häufigsten bei Frauen auftrat, entsprechen andererseits durchaus dem Verhalten der klassischen Osteomalazie, wie es im voranstehenden Abschnitt beschrieben wurde.

Die subjektiven Beschwerden sind bei allen Formen der Hungerosteopathie sehr ausgesprochen. Die ersten Zeichen bestehen in leichter Ermüdung, Mattigkeit; in späteren Stadien kommt es gewöhnlich zu lebhaften Schmerzen. Diese treten nicht nur spontan auf, sondern sind — wie bei der floriden infantilen Rachitis — auch durch Druck auszulösen. Insbesondere pflegt dies für die Oberschenkel, den Thorax — namentlich die obersten Rippen — die Wirbelsäule und das Becken zu gelten; von den Gesichtsknochen ist häufig das Jochbein druckschmerzhaft.

Die Muskeln sind atrophisch und funktionell geschwächt.

In manchen Fällen bestehen ausgesprochene Gangstörungen wie bei der puerperalen Osteomalazie.

Die Knochen selbst können so weich werden, daß sie sich mühelos biegen lassen; auf das Vorkommen spontaner Infraktionen wurde bereits hingewiesen. Rasch eintretende Kyphoskoliosen können sich auf diese Weise entwickeln; selbst Deformierungen des Gesichtsschädels sind beschrieben worden.

Praktisch bedeutungsvoll sind fernerhin auch die häufig anzutreffenden Störungen im Bereiche des Nervensystems, denen wie bei der Rachitis eine latente oder manifeste Tetanie zugrunde liegt. Es könnte daher nicht überraschen, wenn angesichts dieser weitverbreiteten relativen Insuffizienz der Epithelkörperchen auch eine operative Schädigung dieser Organe sich besonders folgenschwer gestaltete (vgl. Zehnter Abschnitt, S. 427). Die Tetanie nach Kropfoperationen scheint tatsächlich in den letzten Kriegsjahren und der darauf folgenden Zeit eine Häufung erfahren zu haben [1]).

Fast in allen Fällen gehen die osteopathischen Veränderungen einher mit einer starken Anämie, Reduktion des Ernährungszustandes sowie den Zeichen des vorzeitigen Alterns.

Chirurgisch bedeutungsvoll ist ferner die Erfahrung, daß die Frakturheilung bei solchen tiefgreifenden Störungen des Knochenstoffwechsels häufig verzögert ist oder überhaupt ausbleibt. Dieses Moment trat im Laufe der Kriegsjahre immer deutlicher in die Erscheinung [2]).

Selbst im Bereiche osteomyelitischer Totenladen kann sich der Kalkschwund in Gestalt von Erweichung und Verbiegung geltend machen [3]).

Ätiologisch handelt es sich bei den Hungerosteopathien um die Folge eines schweren chronischen Nährschadens. Wie bei der infantilen Rachitis spielt auch hier der Vitamin-A-Mangel eine wichtige Rolle; äußerlich tritt die Kalkverarmung besonders in die Erscheinung. Ebenso wie bei der infantilen Rachitis ist freilich auch hier nicht der absolute Kalkmangel der Nahrung dafür verantwortlich zu machen, sondern vielmehr die Möglichkeit seiner Ausnutzung. Als wichtigster Träger dieses inneren Kalkstoffwechsels scheint namentlich das Fett eine Rolle zu spielen, dessen Mangel sich bei der Kriegsernährung ja ganz besonders bemerkbar machte. Auf diese Bedeutung der Fettzufuhr wirft überdies ein besonderes Licht die Beobachtung Pawlows, daß Hunde mit chronischer äußerer Gallenfistel einer Malazie des Skeletts ausgesetzt sind. Auch beim Menschen sind solche Erfahrungen gesammelt worden[4]). Gewiß kann es sich auch hier nicht um eine einfache Folge des Kalkverlustes

---

[1]) Melchior, Grenzgebiete. 1921. 34, S. 400.
[2]) Hammer, Dtsch. med. Wochenschr. 1920. Nr. 27.
[3]) Melchior, Berlin. klin. Wochenschr. 1920. S. 22.
[4]) Seidel, Chirurgenkongr. 1910. I, S. 169.

handeln. Vielmehr ist anzunehmen, daß im Einklang mit der gestörten intestinalen Fettresorption auch der Kalkansatz notleidet.

Ein von Geisler[1]) als „Hungerosteopathie" mitgeteilter Fall von chronischem Choledochusverschluß durch Pankreastumor dürfte sich daher ungezwungen obiger Kategorie anreihen.

Die Therapie der Hungerosteopathie liegt mit ihrem Schwerpunkt durchaus auf dem Gebiete der Ernährung. Wenn es möglich ist, den Kranken eine qualitativ wie quantitativ reichlich bemessene gemischte Nahrung zu verschaffen, dann pflegt auch der pathologische Knochenprozeß bald zum Stillstand zu kommen. Als unterstützende Maßnahme kommt vornehmlich der Phosphorlebertran in Betracht. Zurückbleibende Deformitäten sind nach den früher besprochenen Grundsätzen zu behandeln.

IV. Ostitis fibrosa und Ostitis deformans.

Die **Ostitis fibrosa** [2]) wird von v. Recklinghausen, dessen Namen sie auch gelegentlich führt, ebenfalls zu den Knochenerweichungen gerechnet und zwar mit Rücksicht darauf, daß der Knochenschwund hier mit einem bindegewebigen Ersatz einhergeht, als metaplastische Malazie bezeichnet. Pathologisch-anatomisch besteht ihr wesentlichstes Kennzeichen in einer den Charakter chronischer Entzündung tragenden Umwandlung des Fettmarkes in faseriges Gewebe. In diesen Bezirken nimmt das veränderte Mark durch das Überwiegen der Bindegewebselemente eine derbe weißliche Beschaffenheit an. Es kann auf diese Weise an Stelle der schwindenden Knochensubstanz zu förmlichen Fibromen kommen, die sich im Zusammenhange als zylindrische Massen aus dem verdünnten Knochenmantel ausschälen lassen. Auch kommen mehr umschriebene Zellanhäufungen in Gestalt weicher rotbrauner „Tumoren" vor, die sich durch besonderen Reichtum an Blutpigment und Riesenzellen auszeichnen. Sie galten lange Zeit als Sarkome, doch spricht hiergegen außer dem klinischen Verhalten besonders auch die regelmäßige Gestalt der Spindelzellen bei gleichmäßiger Anordnung des bindegewebigen Stromas; ferner sind die Riesenzellen, im Gegensatz zu den morphologisch ähnlichen Elementen beim Sarkom, meist reichlich mit eisenhaltigem Pigment versehen. Es handelt sich also nicht um echte Blastome, sondern nach Lubarsch entstehen diese Gebilde dadurch, daß die bei der Zerstörung der Knochensubstanz auftretenden Osteoklasten sich nach Vollendung ihrer Aufgabe zusammenschließen und unter dem Reize von Blutungen sich vermehren und Pigment aufnehmen.

Spontane Heilung ist durch bindegewebige und knöcherne Umwandlung möglich; nach Konjetzny können auch jene oben geschilderten zentralen Fibrome diesen Endausgang bedeuten.

Durch regressive Metamorphosen, die sich vor allem an Blutungen anschließen und bei denen traumatische Einflüsse vielleicht nicht ganz unbeteiligt sind, kommt es nicht selten zur Bildung kleinerer oder größerer **Zysten.** Entsprechend ihrer zentralen Entstehung erweist sich der Knochen hierbei von innen her aufgezehrt; die Kortikalis ist mitunter papierdünn, während das Periost lange Widerstand leisten kann. Anfangs sind diese Zysten gewöhnlich mit bluthaltigem rotbraunen Inhalt gefüllt, der später eine mehr bräunliche Beschaffenheit annimmt oder auch eine schleimig-seröse Umwandlung erfahren kann. Die Innenwand ist mit einer granulationsartigen Membran ausgekleidet, die histologisch dem Verhalten jener „braunen Tumoren" entspricht.

---

[1]) Inaug.-Dissert. Breslau 1909.
[2]) Tietze, Ergebn. d. Chirurg. u. Orthop. 1911. II. — Konjetzny, Langenbecks Arch. Bd. 121, S. 567. 1922.

Dadurch, daß alle die genannten Veränderungen für sich allein oder miteinander kombiniert, umschrieben oder multipel bezw. diffus auftreten können, zeigt sich im einzelnen die Ostitis fibrosa unter recht verschiedenartigen Bildern.

Von chirurgischem Interesse ist besonders die zur Zystenbildung führende Form. Sie wird meist bei jugendlichen Individuen im zweiten Dezennium beobachtet; doch reichen die ersten Anfänge wohl vielfach bis in das Kindesalter zurück. Ihre Prädilektionsstelle bildet die Metaphyse der langen Röhrenknochen. Heftige „rheumatische" oder neuralgische Schmerzen können auf das Leiden hindeuten, häufig entwickeln sich aber die Zysten auch völlig unbemerkt und werden daher mitunter nur zufällig bei Durchleuchtungen des Skeletts festgestellt. Gelegentlich deutet eine leichte äußere Schwellung auf die Knochenveränderungen hin. Häufiger tritt jedoch das Leiden erst dadurch in die Erscheinung, daß die verdünnte Knochenwand schließlich keinen ausreichenden Halt mehr gewährt und es somit bei irgendeiner geringfügigen Gelegenheitsursache zur Fraktur kommt. Bei jeder Spontanfraktur muß daher der Gedanke einer Knochenzyste erwogen werden. Praktisch ist von Interesse, daß solche Brüche mitunter ungestört konsolidieren; es kann dabei dauernde Spontanheilung des örtlichen Leidens eintreten.

Die Diagnose gründet sich vornehmlich auf das Röntgenbild. Dasselbe zeigt eine glattwandige meist völlig einheitlich gestaltete bogenförmig begrenzte gleichmäßige Aufhellung, wobei sich die äußere Kontur des Knochens völlig normal verhalten kann, in jedem Falle aber der Form der Zyste angepaßt ist. Die Gleichmäßigkeit der Aufhellung spricht hierbei vor allem gegen Enchondrom, das sonst ein ähnliches Bild hervorrufen kann. Gegenüber dem Sarkom, dem Knochenabszeß, ist das Fehlen von Verdichtungen des Knochenschattens bezw. von ossifizierenden Neubildungen bedeutungsvoll. Große Ähnlichkeit kann mit dem ossalen Echinokokkus bestehen; doch läßt sich dort meist eine mehrkammerige septierte Struktur nachweisen. Auch nach traumatischen Markblutungen ist vereinzelt die Entstehung nichtspezifischer Zysten beobachtet worden.

Multiples Auftreten der Aufhellungen ist im Zweifelsfalle für das Vorhandensein einer Ostitis fibrosa zu verwerten. Die praktisch immerhin wenig belangreiche Unterscheidung zwischen echten Zysten und den oben erwähnten „Fibromen" ist dagegen auf Grund des Röntgenbildes nicht zu treffen.

Blutuntersuchungen haben bisher bei generalisierter Ostitis fibrosa höchstens eine sekundäre Anämie, sonst aber keine Veränderungen ergeben, ein Verhalten, das gegenüber den multiplen Myelomen (S. 354) differentialdiagnostische Verwertung zuläßt.

In besonders eigenartiger Form verläuft die Ostitis fibrosa gelegentlich im Bereiche des Schädels. Sie kann hier zu Bildungen führen, die mit unter den Sammelbegriff der Leontiasis ossea fallen. Wahrscheinlich stehen auch manche Osteofibrome des Oberkiefers (vergl. S. 319) in Beziehung zur Recklinghausenschen Krankheit. —

Zusammengehörig oder sehr nahe verwandt mit der Ostitis fibrosa ist ferner wahrscheinlich die sogenannte Pagetsche Krankheit, auch als **Ostitis deformans**[1]) bezeichnet. Man faßt sie neuerdings als sklerosierende Form der Ostitis fibrosa auf.

Es handelt sich hierbei um eine langsam verlaufende seltene Erkrankung, die im mittleren oder höheren Lebensalter — nur ganz ausnahmsweise schon früher — einzelne oder auch multiple Abschnitte des Skelettsystems oft in

---

[1]) Caan, Bruns' Beitr. z. klin. Chirurg. Bd. 125, S. 212. 1922.

symmetrischer Ausdehnung befällt. Die Knochen erfahren dabei eine oft beträchtliche Volumenzunahme, die vielfach am Schädel zuerst in die Erscheinung tritt. Auch hier ergeben sich Beziehungen zur Leontiasis ossea. Die Dicke des Schädeldaches kann bis 2,5 cm und mehr erreichen. Mit diesen aus poröser Knochensubstanz bestehenden kortikalen Auflagerungen geht ein gleichzeitiger Abbau der ursprünglichen Knochensubstanz einher; das spezifische Gewicht ist vermindert. Ähnliche Veränderungen gelangen auch an dem übrigen Skelett zur Ausbildung; die anfänglich eintretende Erweichung führt zu Verkrümmungen der langen Röhrenknochen. Schmerzen pflegen namentlich im Beginne des Leidens, noch ehe grobe Veränderungen erkennbar sind, meist nicht zu fehlen, um später wieder zu verschwinden. Das gelegentliche Auftreten zerebraler Störungen bezw. seitens der Hirnnerven wird auf direkte Kompression zurückgeführt.

Die Ätiologie der Ostitis deformans sowie der Recklinghausenschen Krankheit liegt völlig im Dunkel. Gelegentliche Beobachtungen eines familiären Auftretens sind auf hereditäre Einflüsse bezogen worden. Vereinzelte autoptische Befunde von Epithelkörperhyperplasie haben anderseits an endokrine Faktoren — insbesondere eine Störung des Parathyreoidapparates — denken lassen. —

Einer wirksamen Therapie sind nur die umschriebenen Zysten zugänglich. Die Methode der Wahl besteht in der breiten Eröffnung der Höhle und ihrer gründlichen Ausräumung. Die Heilung kann sich unter dem Blutschorf (vergl. S. 87) vollziehen. Plombierung mit Fettgewebe wäre vielleicht nicht unzweckmäßig. In gleicher Weise lassen sich auch die Fibrome behandeln. Eingreifender ist die Kontinuitätsresektion. Es empfiehlt sich hierbei das Periost zu erhalten; die Deckung der Defekte ist mittels freier Knochentransplantation vorzunehmen. Nach Frangenheim soll diese lokale Radikaltherapie imstande sein, den Patienten vor einer Generalisierung des Leidens zu schützen, was nach unseren Erfahrungen jedoch nicht immer zutrifft.

V. Ostéoarthropathie hypertrophiante pneumique[1]).

Nach dem Vorgange von Pierre Marie werden unter obiger Bezeichnung gewisse Skelettveränderungen verstanden, die unter dem Einflusse chronischer Stauung bei lungen- oder herzkranken Individuen vorkommen. Die hierbei auftretenden Verdickungen beruhen auf periostalen ossifizierenden Auflagerungen; sie machen sich gewöhnlich zuerst am Handskelett bemerkbar und führen hier zur Bildung der sog. Trommelschlägelfinger. Doch sind auch die Weichteile an dieser Deformität nicht unbeteiligt.

Von chirurgischer Bedeutung sind diese Skelettveränderungen nicht, doch ist darauf hinzuweisen, daß an dem Zustandekommen der bei Varizen häufig sich bildenden Hyperostosen der Tibia der Einfluß der Stauung wohl ebenfalls nicht unbeteiligt ist.

Der Nutzen der Bierschen Stauung bei der Behandlung von Knochenbrüchen mit herabgesetzter Heilungstendenz ist wohl ebenfalls auf solche Faktoren zurückzuführen.

Die chronischen nicht-spezifischen Gelenkentzündungen.

Die nachfolgende Darstellung kann sich kürzer gestalten, da die hier in Betracht kommenden Erkrankungen zum Teil in das Gebiet der inneren Medizin gehören. Ätiologisch spielen bei den chronischen Gelenkentzündungen so mannigfache, großenteils noch nicht aufgeklärte Ursachen mit, daß bei der

[1]) Mauclaire, in Le Dentu und Delbet, Nouveau traité de Chirurgie. T. 5. 1908.

Einteilung die rein klinische Erscheinungsform den Ausschlag geben muß. Wir unterscheiden als Haupttypen:

Den chronischen artikulären Hydrops.
Die chronische Arthritis im engeren Sinne.
Die Arthritis chronica deformans.

A. Der chronische Gelenkhydrops.

Die Ursachen der chronischen Gelenkergüsse, wobei von den spezifischen Formen infolge Tuberkulose, Lues sowie den Arthropathien abgesehen ist, sind äußerst mannigfach. Eine große Rolle spielen Gelenktraumen, namentlich solche, die anfänglich zu stärkeren Blutergüssen geführt haben, wie Kontusionen, Frakturen und Luxationen. Auch traumatisch entstandene freie Körper, Abrisse von Kapselteilen oder der Bandscheiben, die gelegentlich zu Einklemmungen führen, können einen rezidivierenden Hydrops unterhalten, der allmählich chronische Form annimmt. In ähnlicher Weise können Fremdkörper wirken, ebenso entzündliche Herde, die in der Spongiosa der Gelenkenden gelegen sind (vergl. S. 149). Unter Umständen führt schon eine einmalige besonders starke Beanspruchung zum Auftreten seröser Ergüsse, die bei Wiederholung solcher Schädlichkeiten zum Dauerzustande werden. Man sieht dies beispielsweise gelegentlich am Kniegelenk nach Verlust des anderen Beines. Auch nach längerer Anwendung von Zugverbänden können sich Ergüsse entwickeln. Ähnliches sieht man mitunter bei Patienten, die wegen sonstiger Erkrankung für lange Zeit das Bett hüten mußten und nun anfangen ihre Beine wieder zu belasten. Alle diese Ergüsse betreffen am häufigsten das Kniegelenk. Nicht zuletzt kann auch die „primäre chronische Arthritis" (s. w. u.) zunächst als Hydrops in die Erscheinung treten. Das gleiche gilt für neuropathische Gelenkerkrankungen (S. 435).

Pathologisch-anatomisch führt ein länger bestehender Gelenkerguß regelmäßig zu einer Verdickung der Synovialis und zu unregelmäßiger Wucherung der Zotten. Der Knorpel und die Gelenkenden bleiben hierbei zunächst intakt. Doch kann, wenn es zur Bildung eines synovialen „Pannus" kommt, auch der Gelenkknorpel in Mitleidenschaft gezogen werden. Der Prozeß geht dann über in den Formenkreis der chronischen Arthritis im engeren Sinne.

Klinisch sind die Zeichen des freien Exsudats gewöhnlich sehr charakteristisch. Die Schmerzen sind meist gering oder fehlen gänzlich; im Vordergrunde stehen Klagen über die funktionelle Schwäche. Durch mechanische Überdehnung des Bandapparates können sich Schlottergelenke ausbilden. Bei stärkerer Wucherung der Synovialis, die palpatorisch zumal am Kniegelenk recht gut erkennbar ist, pflegt die freie Beweglichkeit zu leiden. Bildet sich in diesem Stadium das Exsudat zurück, so macht sich ein deutliches Reiben und Knarren bemerkbar. Ein solches Gelenk neigt auch für die Folge zur Wiederkehr freier Exsudate, oder die Veränderungen nehmen allmählich die Form der gewöhnlichen chronischen Arthritis an.

Die Diagnose des chronischen Gelenkhydrops bleibt unvollständig, wenn sie nicht die Ursache der Ergüsse aufklärt, da dies von wesentlichem Einfluß auf die Behandlung ist.

Die Therapie kann sich in manchen Fällen als kausale gestalten. Die Entfernung freier Körper, abgerissener Menisken oder eingedrungener Geschosse, die Beseitigung entzündlicher Epiphysenherde gehört hierher. Symptomatisch kommt die Entleerung des Exsudates mittels Punktion in Betracht, der ein Auswaschen mit ein- bis zweiprozentiger Karbollösung folgen kann.

Daran anschließende Kompression sucht der Wiederkehr der Ergüsse vorzubeugen. Die innere Jodmedikation erweist sich gelegentlich auch bei solchen Fällen als nützlich, die mit Lues nichts zu tun haben. In späteren Stadien spielt die Behandlung mit Wärme in Gestalt von Heißluft, Bädern, Fangopackungen usw. eine besondere Rolle. Bei Schlottergelenken kann das Tragen eines Schienenhülsenapparates notwendig werden.

B. Die chronische Arthritis im engeren Sinne.

Bei den unter diesem — immerhin noch sehr weiten — Sammelbegriff zusammengefaßten Erkrankungen treten die Veränderungen des Kapselapparates in den Vordergrund. In manchen Fällen stellt der Prozeß das aseptische Analogon zu der früher besprochenen Kapselphlegmone Payrs dar, indem eine mächtige Exsudation innerhalb der Fibrosa und des parartikulären Gewebes eintritt, die zunächst zur schwieligen sulzigen Verdickung führt, an die sich später eine narbige Schrumpfung anschließt. Pannusartige Wucherung führt zur Knorpelusur; fibröse und knöcherne Ankylosen können hieraus hervorgehen. In anderen Fällen beruhen die für die chronische Arthritis charakteristischen Kontrakturen der Gelenke darauf, daß die von der Synovialis gebildeten Granulationsmassen mit den gegenüberliegenden Kapselabschnitten in Kontakt treten und durch fibröse Organisation zu einer mehr oder weniger vollständigen Verödung des Kapselschlauches führen.

Derartige Gelenkveränderungen treten teils „primär", oft multipel als Systemerkrankung auf; chirurgisch von besonderem Interesse sind die sekundären Formen.

Ätiologisch kommen für diese sekundäre Arthritis die gleichen Momente in Betracht, wie sie voranstehend für den Hydrops genannt wurden. Aber auch nach Ausheilung spezifischer Infektionen — Lues, Tuberkulose, Gonorrhöe — können sich derartige Veränderungen entwickeln. Das gleiche ist häufig der Fall nach vorausgegangenen pyogenen Gelenkentzündungen, soweit diese nicht von vornherein zur Verödung des Gelenkes geführt haben. Die Nachbarschaft osteomyelitisch erkrankter Knochen disponiert auch ohne vorausgegangene akute Gelenkentzündungen zu derartigen Folgezuständen. Selbst längere Fixierung — bei der Behandlung von Frakturen oder Phlegmonen, nach Einrichtung von Luxationen — kann bei Individuen jenseits der ersten Dezennien dazu ausreichen, um den Eintritt chronischer arthritischer Veränderungen auszulösen (vgl. auch S. 373).

Die primäre chronische Arthritis ist eine ätiologisch noch recht wenig geklärte Erkrankung.

Sie tritt in der Regel multipel auf, selten vor Abschluß des dritten Dezenniums; Frauen sind vorwiegend betroffen. Die kleinen Gelenke werden besonders befallen. Erkältungen, vorwiegender Aufenthalt im Freien, häufige Durchnässungen werden nicht selten angeschuldigt; mit der uratischen Diathese hat jedoch das Leiden nichts zu tun, wenn es auch öfters als „Gicht" bezeichnet wird. Der an und für sich chronische Verlauf wird gelegentlich von akuteren Schüben unterbrochen und leitet damit über zu solchen Fällen, die sich im Anschluß an wiederholte Attacken des akuten Gelenkrheumatismus entwickeln.

Klinisch führt die chronische Arthritis anfänglich zu Gelenkschwellungen, bei denen, wie oben erwähnt, das parartikuläre Exsudat eine besondere Rolle spielt; die Wucherung der Synovialis führt zu Reiben und Knarren in solchen Gelenken. Später kommt es unter narbiger Retraktion der Kapsel, Schrumpfung und Atrophie der Muskulatur häufig zu Kontrakturen, die namentlich im Bereiche der Fingergelenke zu charakteristischen schweren Entstellungen führen; Subluxationen — selbst eigentliche Verrenkungen — können durch derartigen Narbenzug eintreten. Auf die Möglichkeit des Zustandekommens echter Ankylosen wurde bereits hingewiesen.

An der Wirbelsäule führt eine derartige „Arthritis ankylopoetica" mitunter zu ausgedehnten funktionell ungemein störenden Versteifungen (Bechterew-, Pierre Mariesche Krankheit).

Die hochgradigen funktionellen Beschwerden, welche die chronische Arthritis — zumal in ihren Endzuständen und bei multipler Lokalisation — mit sich bringt, werden besonders noch dadurch gesteigert, daß die Erkrankung ausgesprochen schmerzhaft ist. Schmerzfreie Perioden können mit solchen stärkerer sensibler Reizerscheinungen abwechseln. Allgemein bekannt ist in dieser Hinsicht der Einfluß der Witterung.

Das Röntgenbild läßt bei der chronischen Arthritis häufig keinen erheblichen Befund erkennen; doch pflegen die Gelenkenden eine gewisse — mitunter sogar hochgradige — Atrophie aufzuweisen; der Gelenkraum selbst und seine nähere Umgebung erscheint mehr oder weniger verschattet, um in den schwersten, mit Knorpelusur und Ankylose einhergehenden Fällen schließlich völlig zu verschwinden. Namentlich an den kleineren Gelenken kommt es vielfach auch zu ausgesprochenen — vornehmlich funktionell mechanisch zu erklärenden — Umformungen der Knochenenden.

In therapeutischer Hinsicht bildet die chronische Arthritis das Stiefkind der medizinischen Disziplinen. Eine kausale Behandlung kommt im allgemeinen nicht in Betracht. Unter den symptomatischen Maßnahmen steht die Wärmeapplikation — mittels Moorbäder, Fangopackungen, Diathermie — an erster Stelle. Unsicher ist die von mancher Seite gerühmte Wirkung des Fibrolysins. Bezüglich der „nicht-spezifischen Reiztherapie" sei auf das folgende Kapitel verwiesen.

C. Arthritis chronica deformans.

Dieses — ätiologisch wie pathologisch-anatomisch freilich auch nicht völlig einheitliche — Leiden stellt eine wohl charakterisierte Erkrankung dar. Sein Beginn fällt meist in das mittlere Lebensalter. Der Prozeß ist meist multipel unter Bevorzugung der großen Gelenke. Knie und Hüfte sind am häufigsten betroffen. Die Entwicklung erfolgt spontan, d. h. in den meisten Fällen ohne nachweisbare äußere Ursache. Gleichartige Veränderungen können sich aber auch an ein grobes Gelenktrauma bezw. an erworbene Verbildungen der das Gelenk formierenden Knochen anschließen.

So pflegt z. B. nach veralteten — d. h. nicht reponierten — Luxationen, oder etwa bei hochgradigem Genu valgum des Erwachsenen die Arthritis deformans auf die Dauer nicht auszubleiben. Auch im Gefolge abgelaufener schwerer gonorrhoischer Gelenkentzündung sowie der Arthritis urica kann sich ein solcher Prozeß entwickeln, ganz allgemein schließlich überall dort, wo Knorpel stellenweise zugrunde gegangen ist.

Pathologisch-anatomisch stehen die Veränderungen am Gelenkknorpel und den knöchernen Gelenkenden an erster Stelle. Ihre Ursache ist nach Preiser in einer Inkongruenz der Gelenkflächen zu suchen, wobei die funktionelle Belastung in abnormer Weise verteilt wird. Axhausen [1] stellt das Auftreten herdförmiger Knorpel- und Knochennekrosen, die einen bestimmten „Reiz" auf die Umgebung zur Folge haben, in den Vordergrund, wobei freilich die Ursache dieses Knorpeltodes selbst — in den „idiopathischen" Fällen — strittig bleibt. Nach Pommer stellt eine solche Schädigung vornehmlich die Folge funktioneller Überbeanspruchung dar. Der Knorpel verliert hierbei seinen Glanz, nimmt eine gelbliche Färbung an, fasert sich auf,

---

[1] Arch. f. Orthop. Bd. 20, S. 1. 1921.

wird „aufgeschlissen". Auch können sich Erweichungsherde bilden. An den Stellen des stärksten Druckes kommt es schließlich zum völligen Knorpelschwund unter Freilegung des Knochens, während an den nicht belasteten Randpartien eine proliferierende Knorpelwucherung einsetzt. Diese Exkreszenzen können verknöchern. Vor allem aber beteiligt sich auch der Knochen selbst — durch subchondrale Proliferation des Markes — am Zustandekommen dieser „Randwülste". Seitens des Periostes kann es zu Osteophyten kommen, die sich besonders mächtig an den Ansatzstellen der Gelenkkapsel entwickeln. Auch auf Sehnen und Muskeln kann dieser Prozeß übergreifen. An den Stellen, wo die Spongiosa durch Knorpelschwund freigelegt ist, nimmt der Knochen infolge reaktiver sklerosierender Ostitis ein hartes, glattes, porzellanartiges Gefüge an; man pflegt hier von „Abschliffen" zu sprechen. Gleichzeitig mit den genannten produktiven Bildungen vollzieht sich ein fortschreitender Knochenschwund auf dem Wege der lakunären Resorption. Besonders hochgradige Reduktionen und Formveränderungen kommen namentlich am Schenkelkopf und -hals auf diese Weise zustande („Malum coxae senile"). Die ganzen Gelenkenden erfahren offenbar einen vollständigen Umbau. — Veränderungen der Gelenkkapsel pflegen bei einigermaßen schweren Formen nicht auszubleiben; sie bestehen vorzugsweise in einer proliferierenden Zottenwucherung. Diese Zotten können stellenweise verknorpeln; lösen sich diese Gebilde ab, so entstehen freie Gelenkkörper.

Eine weitere Gelegenheit für die Bildung freier Gelenkkörper ist bei der Arthritis deformans dadurch gegeben, daß zusammenhängende überknorpelte Knochenstücke unmittelbar in das Gelenk abgestoßen werden können. An der Wirbelsäule kommt es durch deformierende Arthritis zu periostaler Brückenbildung zwischen den einzelnen Wirbeln, die im Erfolg einer artikulären Ankylose entspricht. Echte Ankylosen kommen dagegen bei der Arthritis deformans nicht vor. Auch pflegen freie Ergüsse regelmäßig zu fehlen. Subluxationen und Frakturen der Gelenkenden können das schon an und für sich recht vielgestaltige Bild noch weiterhin komplizieren.

Die subjektiven Beschwerden bei der chronischen deformierenden Gelenkentzündung bestehen in dem Gefühl der Steifheit und leichter Ermüdung; später pflegen auch Schmerzen nicht auszubleiben. Objektiv erscheinen die Konturen der Gelenkgegend vergröbert; die Beweglichkeit ist eingeschränkt, ohne daß eigentliche Kontrakturen bestehen; man fühlt dabei ausgesprochenes grobes Reiben und Knirschen. Recht charakteristisch ist gewöhnlich das Röntgenbild. Diagnostisch bemerkenswert ist hier vor allem der Befund der oben geschilderten Randwülste. Später kommen dazu die typischen groben Deformierungen der Gelenkenden. Der Knochen pflegt normale Dichtigkeit zu zeigen; Verdickung der Kapsel kann zu diffuser Verschattung der Gelenkgegend führen. Falls Verknöcherung in der Kapsel oder im parartikulären Gewebe eingetreten ist oder freie Körper vorhanden sind, pflegt dies im Röntgenbilde deutlich erkennbar zu sein.

Therapeutisch kommt auch hier in erster Linie die Wärmebehandlung in Betracht, wie dies für die chronische Arthritis geschildert wurde. Auch Radiumkuren werden empfohlen. Um die Gleitfähigkeit der Gelenkflächen zu erhöhen, sind in Frankreich Injektionen von Vaseline in die Gelenkhöhle vorgenommen worden; besser würde sich vielleicht sterilisiertes menschliches Fett dazu eignen.

In neuerer Zeit hat die „nichtspezifische Reiztherapie" sowohl bei der deformierenden Arthritis wie auch bei sonstigen Formen nichtspezifischer chronischer Gelenkentzündung vielfache Empfehlung gefunden. Nach parenteraler Zuführung von Milch, Kasein od. dgl. kommt es unter Fieberanstieg nicht selten zu Herdreaktionen, denen sich deutliche Besserung anschließen kann. Es gehört hierher wohl auch das aus Knorpel hergestellte „Sanarthrit“ (Heilner), das sich aber praktisch nicht recht bewährt hat. Die neuerdings besonders empfohlene Behandlung mit parenteral zugeführtem Yatren[1]) und Schwefel[2]) ist prinzipiell ebenfalls hierher zu rechnen.

Bei stärkeren Schmerzen können entlastende Schienenhülsenapparate notwendig werden. Als letztes Mittel bleibt — namentlich bei isolierter Erkrankung — gelegentlich nur die Resektion übrig; beim Knie- und Fußgelenk wird hiernach eine Ankylose in geeigneter Stellung angestrebt, während beim Hüftgelenk mitunter ein bewegliches Gelenk erzielt werden kann[3]). Hildebrand hat ein solches Resultat auch durch das einfache operative „Modellieren“ des deformierten Hüftkopfes erreicht[4]).

Freie Gelenkkörper bedürfen der Entfernung nur dann, wenn sie Neigung haben, sich einzuklemmen. Sie sind dann mittels Arthrotomie zu entfernen. Als sonstige Quelle derartiger Gelenkmäuse haben wir das Trauma kennen gelernt (vgl. S. 65), ferner die Arthropathien (vgl. Zehnter Abschnitt, S. 434). Mitunter kommt es auch ohne sonstige grobe Gelenkveränderungen bei jugendlichen Individuen zu derartiger Knorpelablösung und Bildung freier Körper. Das nicht ganz seltene symmetrische Vorkommen dieses Ereignisses schien auf eine Systemerkrankung des Knorpels bzw. des anliegenden Knochens hinzuweisen, über deren Natur freilich nur Vermutungen bestehen. Man bezeichnete daher diesen hypothetischen Prozeß nach dem Vorgange von König als **Osteochondritis dissecans**[5]). Traumatische bzw. mechanische Momente stehen jedoch gewiß auch hier an erster — vielleicht sogar ausschließlicher — Stelle[6]).

Ganz ähnliche Erscheinungen wie die typischen freien Körper können auch Fremdkörper — namentlich Steckgeschosse — sowie partiell abgerissene Zwischenbandscheiben hervorrufen. Derartige Meniskusverletzungen spielen namentlich am Kniegelenk eine wichtige Rolle. Ihre Therapie ist die gleiche wie bei den freien Gelenkkörpern.

Kontrakturen.

Unter Kontrakturen werden anhaltende Zwangsstellungen der Gelenke verstanden.

Je nach Art der zugrunde liegenden Veränderungen läßt sich zweckmäßig unterscheiden zwischen funktionellen und organischen Kontrakturen.

Die **funktionellen** Kontrakturen beruhen auf einem Spasmus der die Gelenkbewegung beherrschenden Muskulatur. Eine häufige wichtige Ursache derartiger spastischer Kontraktur sind Entzündungsvorgänge, die sich innerhalb des Gelenks oder seiner Umgebung abspielen und die Muskulatur teils reflektorisch, vor allem aber auch direkt in Mitleidenschaft ziehen. Ein typisches Beispiel hierfür bildet die Zwangsstellung der Finger bei der akuten purulenten Tendovaginitis, die Kieferklemme im Gefolge der Parulis, die Psoaskontraktur bei retrofaszial perforierenden appendizitischen Abszessen.

Es handelt sich in diesen Fällen um ein völliges Analogon der „Défense musculaire“ bei der akuten diffussen oder zirkumskripten Peritonitis. Nach dem Vorgang von A. Hoffmann[7]) wird hierbei die reflektorische spinale Genese in den Vordergrund gerückt. Doch spricht hiergegen einigermaßen die Erfahrung, daß diese Kontraktur räumlich streng der Ausdehnung des

---

[1]) Zimmer, Berlin. klin. Wochenschr. 1921. Nr. 43—45.
[2]) Meyer-Bisch, Klin. Wochenschr. 1922. Nr. 12.
[3]) Wollenberg, Zeitschr. f. orthop. Chirurg. 42. Bd. H. 5. 1922.
[4]) Chirurgenkongr. 1922. S. 218.
[5]) Vgl. S. Weil, Bruns' Beitr. z. klin. Chirurg. Bd. 78. 1912.
[6]) Kappis, Dtsch. Zeitschr. f. Chirurg. Bd. 157. 1920. — Roesner, Bruns' Beitr. z. klin. Chirurg. Bd. 127, S. 537. 1922.
[7]) Bruns' Beitr. z. klin. Chirurg. Bd. 69. 1910. (S. Weil [Breslau] konnte laut persönlicher Mitteilung die Hoffmannschen Experimente nicht bestätigen).

entzündlichen Herdes entspricht, — ohne durch die Topographie der interkostalen bezw. sakrolumbalen Nerven bestimmt zu werden — und auch nur bestimmte Muskelabschnitte in Mitleidenschaft zu ziehen braucht. Auch im Beginn schmerzhafter Gelenkerkrankungen anderer Ätiologie treten derartige Kontrakturen auf. Sie werden ferner beobachtet nach Quetschung oder Verwundung der Muskulatur. Auch die Zwangsstellungen bei Luxationen beruhen zum großen Teil auf muskulärem Spasmus, der gleichzeitig häufig das wichtigste Repositionshindernis darstellt. Das funktionelle Übergewicht der Beuger führt gewöhnlich zu Flexionskontrakturen. Erinnert sei auch an den „kontrakten Plattfuß.“

Durch elektrische Untersuchung konnten Schäffer und Weil zeigen, daß die Muskulatur sich hierbei in einem Dauertetanus befindet.

Nervöse Kontrakturen pflegen sich zu entwickeln bei partieller Lähmung, wobei die Antagonisten das Übergewicht gewinnen. Auch bei Spasmen infolge Unterbrechung der Pyramidenbahnen oberhalb des zugehörigen Spinalsegments sowie infolge kortikaler Lähmung pflegen sich Kontrakturen einzustellen. Die Kontrakturen im Gefolge des Wundstarrkrampfes (S. 196) sind ebenfalls hier zu nennen.

Eine weitere Ursache funktioneller Kontrakturen bildet schließlich gelegentlich die Hysterie.

Alle derartigen Kontrakturen tragen zunächst einen vorübergehenden Charakter, d. h. bei Fortfall der auslösenden Ursache wird das Gelenk wieder frei beweglich. Hält jedoch dieser Zustand länger an, so entwickelt sich eine Dauerkontraktur der Muskulatur, die mit organischen Veränderungen der kontraktilen Substanz einhergeht und schließlich zu fibröser Umwandlung führt, so daß nunmehr die funktionelle Kontraktur sekundär einen organischen Charakter annimmt.

Die organischen Kontrakturen werden je nach ihrer primären Ursache in dermatogene, desmogene und arthrogene Kontrakturen eingeteilt. Doch ist hierbei zu bemerken, daß diese Abgrenzung vielfach nur der ursprünglichen Genese Rechnung trägt. Denn in Wirklichkeit paßt sich bei längerem Bestehen der Zwangsstellung nicht nur das Gelenk selbst, sondern auch das parartikuläre Gewebe weitgehend der Deformität an, so daß schließlich alle Gewebsarten zu ihrer definitiven Ausbildung und Fixierung beitragen.

Eine häufige Ursache dermatogener Kontrakturen stellt die Verbrennung dar, da die hieraus hervorgehenden Narben sich durch besondere Festigkeit und Neigung zur Schrumpfung auszeichnen. Selbst Verkrümmungen der Wirbelsäule können sich auf diese Weise ausbilden. Aber auch andersartige tiefe Hautnarben sind imstande, derartige Folgen zu hinterlassen. Im Bereiche der Hand und Finger sowie auch der Füße kommt es gelegentlich im Gefolge der Sklerodermie sowie des Lupus zu schweren Verkrüppelungen. Ein typisches praktisch wichtiges Beispiel für tendogene Kontrakturen bildet die Zwangsstellung der Finger nach abgelaufenen tendovaginalen Phlegmonen. Auf fibröser Schrumpfung der Palmaraponeurose beruht die ihrem Wesen nach noch wenig aufgeklärte Dupuytrensche Fingerkontraktur. Ihr ausgesprochen hereditäres Vorkommen weist auf konstitutionelle Momente hin. Primär organische muskuläre Kontrakturen liegen dem muskulären Schiefhals zugrunde, der größtenteils als eine intrauterine Belastungsdeformität aufzufassen ist, ausnahmsweise aber auch durch Quetschung des Kopfnickers beim Geburtsakt zustande kommt. Selbst im postfötalen Leben können muskuläre Kontrakturen allein durch prolongierte Fixierung zustande kommen. Allzulanges Tragen von Verbänden bei der Frakturbehandlung bildet hierfür eine häufige

Ursache. Bei schwerkranken Menschen kann selbst der permanente Druck der Bettdecke ausreichen, um einen hochgradig fixierten Spitzfuß herbeizuführen. Weiter ist die ischämische Kontraktur (vgl. S. 95), die narbige Muskelverkürzung nach Trauma, im Gefolge gummöser oder entzündlich myositischer Schwielen in diesem Zusammenhange zu nennen.

Beim Zustandekommen arthrogener Kontrakturen ist früher vielfach besonderes Gewicht auf die mechanische Wirkung des freien Exsudates gelegt worden (Bonnet), doch wird dieser Faktor leicht überschätzt. Schwerste Kontrakturen können sich vielmehr auch bei mehr „trocken" verlaufenden Gelenkerkrankungen ausbilden. In der akuten Phase der Gelenkentzündungen, sowie bei frischen Gelenkverletzungen steht die Beteiligung der Muskulatur meist im Vordergrunde; in späteren Phasen gelangen dagegen die Veränderungen des Gelenkapparates selbst mehr zur Geltung. Hartnäckige Kontrakturen können durch Schrumpfung der fibrösen Kapsel zustande kommen; ist der knorplige Überzug zerstört, so kann sich eine feste, bindegewebige oder gar knöcherne Verwachsung der Gelenkenden ausbilden. Man bezeichnet diesen Zustand als fibröse bezw. ossale Ankylose. In diesen Fällen ist jegliche Beweglichkeit des Gelenkes aufgehoben, während sonst vielfach noch innerhalb der Kontrakturgrenze eine gewisse Exkursionsfähigkeit besteht.

Praktisch ist von besonderer Bedeutung, daß die fibröse Ankylose, sowie bei jugendlichen Individuen selbst eine partiellknöcherne Vereinigung keinen sicheren Schutz gegen eine weitere Zunahme der Deformierung gewährt. Man kennt dies vor allem aus Erfahrungen bei Gelenkresektionen und Arthrektomien im Kindesalter wegen Tuberkulose (vgl. S. 253).

Eigentümlich sind die Wachsstumstörungen der zugehörigen Skeletteile, die sich bei Eintritt der Ankylose in frühen Lebensjahren entwickeln können. Ein typisches Beispiel hierfür stellt das Kleinbleiben des Unterkiefers (Mikrognathie) im Gefolge entzündlicher Verödung des Kiefergelenks dar.

Als „lymphangiogene" Kontrakturen beschrieb Helms Zwangsstellungen der oberen Extremität, die auf isolierte Veränderung der Lymphgefäßstämme im Anschluß an akute Entzündung zurückgeführt werden [1]).

Bei der Behandlung der Kontrakturen spielt die Prophylaxe eine sehr wesentliche Rolle. Durch Vermeidung einer unnötig langen Mobilisierung, frühzeitiges Einsetzen von Massage und Medikomechanik ist es in vielen Fällen möglich, die Beweglichkeit des Gliedes zu erhalten. Streckverbände sind meist imstande, der Neigung zu Kontrakturen vorzubeugen oder bereits eingetretene Stellungsanomalien leichteren Grades schonend zu beseitigen. In anderen Fällen — z. B. bei der Gelenktuberkulose — ist das Hauptaugenmerk darauf zu richten, daß, falls eine Versteifung erfolgt, sie in der Stellung stattfindet, die für funktionelle Zwecke am brauchbarsten ist. Für das Knie ist das die Streckstellung, für das Ellenbogengelenk die Beugung im rechten Winkel, für die Hand die leichte Dorsalflexion usw. Einzelheiten gehören der speziellen Chirurgie an. Auch subkutane Injektionen von Fibrolysin (1,0 jeden 2. Tag intramuskulär) werden empfohlen, um die Narben zur Erweichung zu bringen. Einwandfreie Erfolge habe ich niemals davon gesehen. Die Pepsin-Pregl-Lösung (S. 91) sei ebenfalls in diesem Zusammenhange genannt.

Beruht die Kontraktur auf isolierter Erkrankung einzelner Gewebselemente, so gelingt die operative Korrektur oft auf einfachem Wege. Die Durchschneidung der Achillessehne beim paralytischen Spitzfuß, des Kopfnickers beim muskulären Schiefhals gehört hierher. Ferner die Exzision narbiger Hauptpartien oder der veränderten Aponeurosenbezirke bei der Dupuytrenschen Kontraktur. Dagegen genügt bei der nach eitriger Tendovaginitis entstandenen

---

[1]) Inaug.-Dissert. Göttingen 1920. — Ref. Zentralbl. f. Chirurg. 1921. S. 1061.

Fingerkontraktur die Durchtrennung der Sehne oder die Exzision der Hautnarbe meist noch nicht, um eine Geraderichtung zu erzielen; häufig müssen vielmehr auch Teile der Kapsel zu diesem Zwecke exstirpiert werden. Bei fibrösen Ankylosen spielt das forcierte Redressement in Narkose immer noch eine große Rolle. Dauererfolge werden jedoch meist nicht erzielt, da die zerrissenen Adhäsionen wieder miteinander verwachsen; die unausbleiblichen Blutungen in das Gelenk, Knorpelabrisse können sogar dazu beitragen, daß hernach die Vernarbung in verstärktem Maße einsetzt. Überdies besteht bei allen solchen Eingriffen die Gefahr, etwa vorhandene ruhende Infektionskeime zu neuer Tätigkeit zu erwecken. In noch höherem Maße gelten diese Bedenken für die knöchernen Ankylosen. Hier kann es sich nur darum handeln, falls man ein bewegliches Gelenk erzielen will, die geschrumpfte Kapsel zu exstirpieren, die Gelenkenden anzufrischen und durch Interposition von Faszie oder Fettgewebe die Bildung neuer Artikulationsflächen anzustreben (vergl. auch Zehnter Abschnitt, S. 438). Wo die Gefahr besteht, ruhende Infektionsvorgänge wieder aufzurühren, ist es oft zweckmäßig, sich an Stelle einer solchen „orthopädischen Resektion" darauf zu beschränken, durch parartikuläre Osteotomie eine passende Korrektur der Zwangsstellung herbeizuführen.

Angestrebt werden gelegentlich Ankylosen bei paralytischen Schlottergelenken. Die spinale Kinderlähmung gibt am häufigsten hierzu Veranlassung. Man bezeichnet die hierfür in Betracht kommende Operation als Arthrodese.

Elephantiasis [1]).

Die Elephantiasis, von der einzelne Formen bereits in früheren Abschnitten erwähnt wurden, stellt einen Sammelbegriff dar, deren gemeinsames Kriterium das Auftreten mehr oder weniger umschriebener, plumper, massiger Verdickungen der Haut und des Unterhautzellgewebes darstellt.

Die umschriebene Elephantiasis, auch als Lappenelephantiasis bezeichnet, gehört zum Gebiet der Neurofibromatose und ist hier an das Vorhandensein von Rankenneuromen gebunden (vgl. S. 315). Einer anderen kongential auftretenden, ebenfalls gelegentlich als Elephantiasis bezeichneten Form liegen diffuse tiefe Lymphangiome zugrunde. Wir erwähnten eine solche eigene Beobachtung bereits auf S. 324.

Die Elephantiasis im engeren Sinne wird durch chronische Lymphstauung hervorgerufen. Als seltene kongenitale Ursache kommen hierfür amniotische Schnürfurchen in Betracht. Vereinzelt wird ferner ein familiäres Vorkommen der Elephantiasis beobachtet, ohne daß lokale Ursachen nachweisbar sind. In der Regel handelt es sich jedoch um erworbene Veränderungen. Die klassische Elephantiasis der alten Zeit, vornehmlich die unteren Extremitäten betreffend, gehört der Lepra an (E. Graecorum). Sie kommt hier bei der tuberösen Form vor und beruht auf perivaskulärer Infiltration der Lymphbahnen (vgl. S. 255). Eine häufige Ursache der verbreiteten tropischen Elephantiasis stellt die Infektion mit der Filaria Bancrofti dar (E. Arabum). Freilich scheint auch hier das Mitspielen sekundärer bakterieller Erreger, namentlich der Streptokokken, oft von ausschlaggebender Bedeutung zu sein.

Die heimischen Formen der Elephantiasis (E. nostras) beruhen größtenteils auf rezidivierendem Erysipel, in dessen Verlauf es schließlich zur

---

[1]) Draudt, Ergebn. d. Chirurg. u. Orthop. Bd. 4. 1912.

Verödung der Lymphbahnen kommt (vgl. S. 130). In ähnlicher Weise vermag die Blockierung großer Lymphdrüsengruppen, sei es infolge tuberkulöser und karzinomatöser Erkrankung, sei es infolge chirurgischer Exstirpation zu wirken. Auch tiefgreifende ringförmige Unterschenkelgeschwüre können die Lymphzirkulation der Haut größtenteils unterbrechen. Schließlich kommt es auch bei chronischen venösen Stauungszuständen gelegentlich zu elephantiastischen Veränderungen. Thrombotischer Verschluß der Vena femoralis, seltener ihre Ligatur, kann zu derartigen Folgen führen; das gleiche gilt für ausgedehnte variköse Erkrankung der Blutadern der unteren Extremität (vgl. S. 387). Infektiöse Zustände, namentlich das Erysipel, spielen auch bei dieser Form der Elephantiasis häufig mit.

In der großen Mehrzahl aller Fälle ist die untere Extremität betroffen, sodann Skrotum und Penis, seltener die Labien. Im Gefolge des Mammakarzinoms wird auch die obere Extremität öfters in Mitleidenschaft gezogen; seltener erkrankt die Haut der Brustdrüse oder das Gesicht. Im letzteren Falle handelt es sich meist um die Wirkung rezidivierender Erysipele („Pachydermie"); auch bei der Lepra kommen ähnliche Veränderungen vor und werden hier als Leontiasis bezeichnet.

Das gemeinsame Substrat, auf dem sich in allen diesen Fällen die elephantiastische Veränderung selbst entwickelt, bildet das chronische Stauungsödem. Es kommt hierbei allmählich zu einer mächtigen Zunahme des Bindegewebes der Kutis und des Subkutangewebes, das eine derbe speckige Beschaffenheit annimmt, stellenweise auch eine weiche gallertig-ödematöse Beschaffenheit zeigt. Häufig finden sich in das sonst kernarme Gewebe entzündliche Herde eingesprengt. Durch Konfluenz erhaltener Lymphspalten, vielleicht auch durch Dilatation einzelner Lymphstämme, kommt es nicht selten zu kleinen bis apfelgroßen umschriebenen Lymphzysten. Die Haut selbst ist häufig eigentümlich gewulstet, fühlt sich kühl an, ist oft von Borken bedeckt oder zeigt flache oder knollige papilläre Wucherungen. Sie ist leicht verletzlich und neigt zu Einrissen, die sich zu förmlichen Lymphfisteln umwandeln können. Auch bilden sich — zumal an der unteren Extremität — häufig Geschwüre aus. Alle derartigen Veränderungen begünstigen ihrerseits den Eintritt und die Wiederkehr infektiöser Attacken. Bei längerem Bestehen pflegt die Bindegewebswucherung auch auf tiefere Teile überzugreifen. Das Fettgewebe und die Muskulatur gehen hierbei allmählich zugrunde, auch die Nerven werden in Mitleidenschaft gezogen. Äußerlich kann eine solche elefantiastische Extremität monströse Gestalt annehmen, die kaum noch an menschliche Formen erinnert. Auch das Skrotum kann sich zu solcher Größe entwickeln, daß es fast bis zur Erde reicht und schon durch seine Schwere seinem Träger das Gehen fast unmöglich macht.

Bezüglich der Therapie beschränken wir uns auf die erworbenen Formen. Eine gewisse Besserung läßt sich gewöhnlich durch längere Zeit fortgesetzte Kompression und Suspension der erkrankten Teile erreichen, wobei auch vorsichtige Massage sich als nützlich erweisen kann. Doch pflegt bei Wiederaufnahme der funktionellen Beanspruchung dieser Erfolg meist nicht lange vorzuhalten. Auch Fibrolysininjektionen, mehrere Wochen hindurch 1,0 jeden zweiten Tag intramuskulär injiziert, werden empfohlen. Zur Bekämpfung der rezidivierenden Infektionen spielt die sorgfältige Hautpflege (Bäder, Salbenverbände) eine nicht zu unterschätzende Rolle.

Für die operative Behandlung kommt in erster Linie die keilförmige Exzision der hyperplastischen Partien in Betracht; namentlich die skrotale Elefantiasis eignet sich in besonderer Weise hierfür. Man kann hier mitunter das gesamte erkrankte Gewebe abtragen und die Hoden mit mobilisierter

Haut aus der Nachbarschaft decken. Ein von Lanz angegebenes Verfahren bezweckt zum Ersatz der verödeten oberflächlichen Lymphbahnen die tiefen Saftspalten in Kommunikation mit dem erkrankten Bezirk zu bringen. Lanz tunnelierte zu diesem Zwecke das Femur und zog lappenförmig mobilisierte Streifen der Fascia lata hindurch. Das gleiche Ziel wird in einfacherer Weise dadurch erreicht, daß man nach Kondoléon[1]) breite Fenster in die Muskelfaszie schneidet. Schließlich hat Handley lange Seidenfäden, die aus dem erkrankten Bezirk bis in das gesunde Gewebe geleitet werden, zur Einheilung gebracht, um die kapillare Saugfähigkeit dieses Materials für den Lymphtransport nutzbar zu machen.

Alle diese Methoden geben mitunter gute Erfolge und werden zweckmäßig miteinander kombiniert. Völlig normale Verhältnisse lassen sich freilich auch auf diese Weise meist nicht erzielen, und manche Fälle erweisen sich von vornherein als rebellisch. Unter solchen Umständen können die dauernden Beschwerden, die infektiösen Vorgänge, das Fortschreiten geschwüriger Veränderungen dazu zwingen, eine solche Extremität abzusetzen. —

Anhangsweise sei schließlich noch die eigentümliche von Minkowski[2]) als „perirenale Hydronephrose" bezeichnete Krankheit erwähnt, da die Entstehung dieser Zysten mit einer gewissen Wahrscheinlichkeit auf Stauung und Ansammlung der Nierenlymphe zurückzuführen ist.

Die Aneurysmen[3]).

Unter Aneurysmen versteht man umschriebene Erweiterungen der arteriellen Blutbahn. Solche Aussackungen können durch einfache Dilatation des erkrankten oder geschädigten Gefäßrohrs zustande kommen; häufiger beruhen sie auf einer Kontinuitätstrennung der Arterien, wobei die Erweiterung des Strombettes sich im extravaskulären Gebiet abspielt. Im ersteren Falle — der namentlich bei den Aneurysmen der Aorta der typische ist — spricht man von wahren, im letzteren von falschen Aneurysmen. Eine Zwischenstufe nimmt das seltene Aneurysma dissecans ein, bei dem nach partieller Ruptur der Gefäßhäute das Blut sich zwischen die einzelnen Schichten des Arterienrohrs einwühlt.

An den peripheren Arterien gehört ein solches Vorkommen zur größten Seltenheit. Küttner beobachtete diese Veränderung an der Arteria subclavia bei gleichzeitiger Halsrippe, die einen dauernden Druck auf das Gefäßrohr ausgeübt hatte.

Die chirurgisch bedeutsamen Aneurysmen gehören fast durchweg der Gruppe der falschen Aneurysmen an.

Je nachdem die Läsion nur die Arterie oder auch die zugehörige Vene betrifft, entstehen rein arterielle bzw. arterio-venöse Aneurysmen. Nach der Ätiologie handelt es sich entweder um die Folge einer Erkrankung der Gefäßhäute oder traumatischer Einwirkung. Man unterscheidet demgemäß zwischen spontanen — besser pathologischen — und traumatischen Aneurysmen. Die arterio-venösen Aneurysmen gehören fast stets der letzteren Kategorie an. Nur der sog. pulsierende Exophthalmus (vgl. S. 384) bildet hiervon eine Ausnahme.

Irreführend ist die Bezeichnung des Aneurysma racemosum; richtiger spricht man von Rankenangiom (vgl. S. 323). Bei den sog. Knochenaneurysmen der älteren Literatur handelt es sich meist um weiche gefäßreiche Sarkome, deren Blutreichtum zu den Erscheinungen des Eigenpulses und des Schwirrens Anlaß gibt (S. 321).

---

[1]) Zentralbl. f. Chirurg. 1912. Nr. 30 und 1923. Nr. 11.
[2]) Grenzgebiete. 1906. 16.
[3]) Stich und Fromme, Ergebn. d. Chirurg. u. Orthop. Bd. 13. 1921.

Die Ursache der „pathologischen" Aneurysmen ist in vereinzelten Fällen vielleicht in einer angeborenen Schwäche der Blutgefäße zu suchen. Die seltenen spontanen Aneurysmen des Kindesalters werden zum Teil auf solche Verhältnisse zurückgeführt [1]). Eine wesentlichere Rolle spielt die Lues. Es handelt sich hierbei besonders um Texturveränderungen der mittleren Gefäßhaut: „Mesarteriitis syphilitica". Dagegen scheint die gewöhnliche arteriosklerotische Atheromatose für die Entstehung peripherer Aneurysmen keine Bedeutung zu besitzen; solche Aneurysmen müßten ja sonst viel zahlreicher sein. Das relativ häufigere Vorkommen spontaner Aneurysmen in England wird von mancher Seite mit der Gicht in Zusammenhang gebracht. Auch auf infektiöser Basis können Aneurysmen entstehen. Namentlich im jugendlichen Alter kommt der akute Gelenkrheumatismus in dieser Hinsicht in Betracht. Derartige Formen leiten ihrerseits über zu den Aneurysmen auf embolisch-mykotischer Grundlage. Wir haben diese Vorgänge bereits im Rahmen der akuten Arteriitis besprochen und dort auch erwähnt, daß in manchen Fällen die Beteiligung der Gefäße durch direktes Übergreifen der Infektion von außen her erfolgt (S. 141 f.). Bei den so häufigen Lungenblutungen aus Kavernen handelt es sich vielfach um derartig entstandene kleine Aneurysmen. Noethen teilte die sehr ungewöhnliche Beobachtung eines tuberkulösen Aneurysmas der A. femoralis mit [2]).

In seltenen Fällen schließlich spielen auch bei der Entstehung der „spontanen" Aneurysmen traumatische Momente mit. Es gehören hierher Beobachtungen von Aneurysmen der Subklavia, die auf chronischen Druck einer Halsrippe zurückgeführt werden (vgl. oben); im Bereiche der unteren Extremität sind Exostosen im gleichen Sinne verantwortlich gemacht worden.

In allen den genannten Fällen pflegt die Entwicklung der Gefäßveränderung zuerst im Sinne des A. verum zu erfolgen. Erst bei weiterer unter dem Einflusse des Blutdruckes erfolgender Größenzunahme tritt schließlich eine Berstung der geschwächten und überdehnten Gefäßwand ein, so daß der Endausgang gewöhnlich dem A. spurium entspricht.

Die chirurgisch in Betracht kommenden spontanen Aneurysmen gehören zumeist der A. poplitea an, ferner der Femoralis, Karotis und Subklavia. —

Traumatische Aneurysmen können sowohl durch subkutane wie durch penetrierende Einwirkung zustande kommen. Zu dem ersteren Mechanismus gehören schwere Kontusionen. Die komplette Ruptur braucht hierbei dem Trauma nicht unmittelbar zu folgen, sondern es kann zwischen der Schädigung der Gefäßhaut und der manifesten Aneurysmabildung ein kürzeres oder längeres Intervall eingeschaltet sein. Direkte Zerreißung kann sich auch bei gewaltsamer Streckung kontrakter Gelenke oder bei Einrichtung von Luxationen ereignen. Auch als Komplikation von Verrenkungen kommt es in seltenen Fällen zur Gefäßruptur. Bei Knochenbrüchen handelt es sich in der Regel darum, daß ein spitzes Fragment das Gefäß direkt anspießt. Penetrierende Verletzungen setzen besondere Vorbedingungen voraus, damit sich ein Aneurysma entwickeln kann. Hierzu gehört in erster Linie, daß die äußere Wunde nur klein ist oder der Wundkanal durch interponiertes Gewebe — namentlich die Faszie — derartig verlegt wird, daß das austretende Blut sich in unmittelbarer Nähe der Rupturstelle ansammeln kann. Glatte, kleinkalibrige Schuß- oder Stichverletzungen kommen daher als weitaus häufigste Ursache für die Entstehung derartiger Aneurysmen in Betracht; der Völkerkrieg hat ein ungeahnt großes Material hierzu erbracht. Auch die Art der Gefäßverletzung spielt eine wichtige Rolle. Handelt es sich um völlige Quertrennung, so kann sich das Gefäß weit retrahieren, die Möglichkeit des

---

[1]) Mc Graw, Annals of Surgery. 1909. II.
[2]) Frankfurt. Zeitschr. f. Pathol. Bd. 24, Ergänzungsheft S. 654. 1921.

spontanen Verschlusses wird hierdurch gefördert. Viel weniger günstig für den selbständigen Eintritt der Hämostase sind dagegen seitliche Gefäßverletzungen, zumal wenn sie einen großen Teil der Zirkumferenz betreffen und der schmale stehengebliebene Streifen die Arterie an der Retraktion verhindert. Bei der großen Mehrzahl der traumatischen Aneurysmen handelt es sich dementsprechend um seitliche Defekte.

Kann sich das Blut auf diese Weise in dem umgebenden Gewebe einwühlen, so entsteht als erste Stufe zum Aneurysma das sog. **pulsierende Hämatom.** Ein solches erscheint als eine sich rasch entwickelnde mächtige Schwellung in der Umgebung größerer Gefäßstämme. Der expansive Eigenpuls, ein mit dem Stethoskop zu hörendes, oft auch fühlbares, mit dem Pulse synchrones Schwirren ist hierfür charakteristisch. Doch kann auch primär oder durch Nachblutungen die Spannung im Hämatom solche Grade erreichen, daß der Expansivpuls und das fühlbare Schwirren verschwindet. Diagnostisch wird ein derartiges „stilles Hämatom" (Küttner) leicht verkannt. Die starke Schwellung, die Schmerzen, das Ödem der bedeckenden Haut, die lokale, oft auch allgemeine Temperaturerhöhung können die größte Ähnlichkeit mit einem Abszeß darbieten. Bei der Stabilisierung eines solchen primären Hämatoms und seiner Umwandlung zum fertigen Aneurysma spielt die Blutgerinnung eine besonders wichtige Rolle. Diese setzt schon frühzeitig ein und führt zur Bildung schalenartig angeordneter, bei längerem Bestehen an Derbheit zunehmender Kruormassen. Durch fibröse Verdichtung des vernarbenden zerrissenen oder verdrängten Nachbargewebes kommt es allmählich zur Ausbildung einer organischen festen Kapsel, die kontinuierlich dem Gefäßrohr in der Umgebung der Rupturstelle aufsitzt, so daß das ausgebildete Aneurysma oft wie eine Zyste sauber ausgeschält werden kann. Die anfänglich diffuse Schwellung macht hierbei einer in annähernd normaler Umgebung schärfer hervortretenden umschriebenen Schwellung Platz, so daß man geradezu von einem „Herauskristallisieren" des Aneurysma reden kann. Die Innenbekleidung eines derartigen Sackes ist oft spiegelnd und glänzend, doch reicht anatomisch die Intimaauskleidung nur auf eine kurze Strecke über die Rupturstelle hinaus. Bis dieser Zustand erreicht ist, pflegen viele Monate, gewöhnlich ein Jahr oder noch darüber zu vergehen. Bis dahin ist das Aneurysma ein einigermaßen labiles Gebilde, das bei allen möglichen Gelegenheitsursachen einer plötzlichen Vergrößerung fähig ist, häufig auch kontinuierlich wächst. Für praktisch-operative Zwecke (vgl. S. 385) stellt sich das Aneurysma freilich meist schon nach etwa zwei Monaten als „fertiges" dar.

Die **Diagnose des arteriellen Aneurysma** ergibt sich aus den voranstehenden Ausführungen. Bei spontan entstandenen — „pathologischen" — Ausweitungen kommen differentialdiagnostisch vor allem gefäßreiche Tumoren in Betracht, auch können auf Grund einer fortgeleiteten Pulsation andersartige Anschwellungen mit Aneurysmen verwechselt werden. Besonders gilt dies für Abszesse, da — wie oben erwähnt — auch die echten Aneurysmen klinisch entzündungsähnliche Erscheinungen aufweisen können. Auch kommt die Kombination von Infektion und Aneurysma vor, sei es, daß die Gefäßläsion durch eine phlegmonöse Arteriitis herbeigeführt wird — vgl. S. 142 —, sei es, daß das Gefäßtrauma gleichzeitig Infektionserregern Eingang verschaffte. Der periphere Puls ist bei Aneurysmen der großen Gefäßstämme gewöhnlich abgeschwächt, oft auch unfühlbar. Doch ist bei der Bewertung dieses Symptoms eine gewisse Vorsicht geboten. Denn nach traumatischen Einwirkungen können derartige Pulsabschwächungen auch auf einer narbigen Einengung oder gar völligem Verschluß des Gefäßrohrs beruhen. Bei frischen Hämatomen kommt es ferner vor, daß sie durch ausgedehnte Entwicklung die Hauptstämme derartig komprimieren, daß eine Läsion dieser Gefäße vorgetäuscht wird [1]). Schließlich pflegt auch bei Lähmungszuständen mit der Zeit eine Herabsetzung der Pulsgröße einzutreten. Melchior und Wilimowski [2]) beobachteten dies sogar bei zerebralem Sitz der Lähmung.

Bei sorgfältiger Untersuchung und Berücksichtigung der Entstehung gelingt es jedoch in der Regel rein klinisch zu eindeutiger Diagnose zu gelangen. Nur ausnahmsweise ist in zweifelhaften Fällen die Entscheidung vom Ausfall der Probepunktion abhängig zu machen.

Das Schicksal des sich selbst überlassenen Aneurysma kann sich verschiedenartig gestalten. Spontanheilung kommt zweifellos vor, ist aber so selten, daß praktisch kaum damit gerechnet werden kann. Sie erfolgt durch Thrombose und bindegewebige Organisation. Häufig führen die Aneurysmen zu Ernährungsstörungen der versorgten Bezirke. In einem Teil der traumatischen Fälle handelt es sich hierbei um den unmittelbaren Gewebstod als Folge der durch die frische Gefäßverletzung herbeigeführten Unterbrechung der Zirkulation in einem arteriellen Hauptstromgebiet (vgl. S. 97 f.). In weniger schweren Fällen kann es zur ischämischen Muskelnekrose (vgl. S. 95) kommen. Nicht selten machen sich schwere Schädigungen auch erst im weiteren Verlaufe der Entwicklung geltend, indem das wachsende Aneurysma schließlich die Kollateralen komprimiert. Das Zustandekommen peripherer Nekrosen kann ferner beim arteriellen Aneurysma darauf beruhen, daß aus dem Sackinnern feine Gerinnsel mit dem Blutstrom in die distalen Gliedabschnitte entführt werden und dort größere oder kleinere Gefäßbezirke verstopfen. In vielen anderen Fällen, in denen derartige grobe Ernährungsstörungen ausbleiben, machen sich Zeichen einer relativen Insuffizienz der Zirkulation bemerkbar. Während in der Ruhe die Durchströmung ausreicht, versagt sie bei stärkerer funktioneller Beanspruchung unter Erscheinungen, wie sie auf S. 402 besprochen werden. Mit der Zeit pflegt sich eine derartige Extremität auch äußerlich von dem normalen Verhalten zu unterscheiden. Die Temperatur ist herabgesetzt, die Muskulatur geschwächt, die Haut dünn und — namentlich bei Kälteeinwirkung — zyanotisch verfärbt.

Beim Wachsen des Aneurysma pflegt sich der Druck gewöhnlich besonders auf die Nerven geltend zu machen, die bei ihrer unmittelbaren Lagebeziehung zu den großen Gefäßstämmen oft auch schon von vornherein in Mitleidenschaft gezogen sind. Es kommt dann zu ausstrahlenden Schmerzen, die sich zur Unerträglichkeit steigern können, mitunter auch zu kompletten Lähmungen. Daß auf die Dauer selbst der Knochen dem Drucke eines wachsenden Aneurysma nicht standzuhalten vermag, sondern weitgehend der Usur anheimfallen kann, ist besonders von den Aortenaneurysmen hinsichtlich der Wirbelsäule bekannt. Schließlich kann auch die bedeckende Haut perforiert werden, so daß es zur freien vehementen Blutung nach außen kommt. Am häufigsten ereignet sich diese meist lebensbedrohliche Komplikation in den früheren Stadien der durch penetrierende Verletzungen entstandenen Aneurysmen; die Infektion bildet hierbei vielfach das vermittelnde Zwischenglied. Auch die „ruhende Infektion" spielt beim traumatischen Aneurysma eine wichtige Rolle. Wiederholt sind in den Kruormassen bakterielle Keime im klinischen Stadium der Latenz nachgewiesen worden.

Im Anschluß an die operative Behandlung derartiger Aneurysmen kann es daher zu manifesten Zeichen der Infektion kommen; selbst tödlicher Gasbrand ist in diesem Zusammenhange beobachtet worden.

---

[1]) Jehn, Münch. med. Wochenschr. 1918. Nr. 35.
[2]) Zentralbl. f. Chirurg. 1916. Nr. 3.

Die **arterio-venösen Aneurysmen** entstehen fast stets durch penetrierende Verletzungen. Eine Ausnahme bildet das arterio-venöse Aneurysma der Carotis interna im Sinus cavernosus, das in etwa einem Drittel der Fälle auf Gefäßerkrankung, zumeist wohl luetischer Art, beruht. Wegen des auffälligsten klinischen Symptoms wird dieses charakteristische Leiden auch als pulsierender Exophthalmus bezeichnet [1]).

Auf Grund des allgemeinen anatomischen Verhaltens wird zweckmäßig zwischen direkten und indirekten arterio-venösen Aneurysmen unterschieden. Bei der letzteren Form, die dem häufigsten Typus entspricht, münden Arterie und Vene in den gemeinsamen aneurysmatischen Sack ein (Abb. 10, S. 384). Die einfachste Form des arterio-venösen Aneurysma stellt die arteriovenöse Fistel dar (Abb. 11). In anderen Fällen trägt die Arterie überdies eine aneurysmatische Aussackung (Abb. 12). — Weitere Unterscheidungen, die sich aus diesen Haupttypen ergeben, haben vorwiegend nur ein spezialistisches Interesse.

Regelmäßig führt eine derartige abnorme Verbindung zwischen arteriellem und venösem System zu einer Erweiterung des benachbarten Venenabschnittes, dessen Wandung infolge der erhöhten Beanspruchung eine Verdickung — „Arterialisation" — erfährt. Durch mehr umschriebene variköse Ausbuchtungen der Venen-

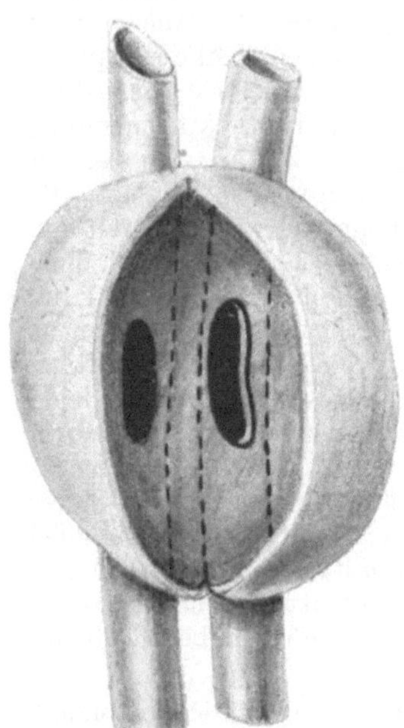

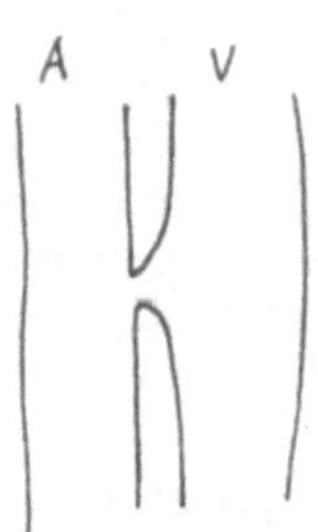

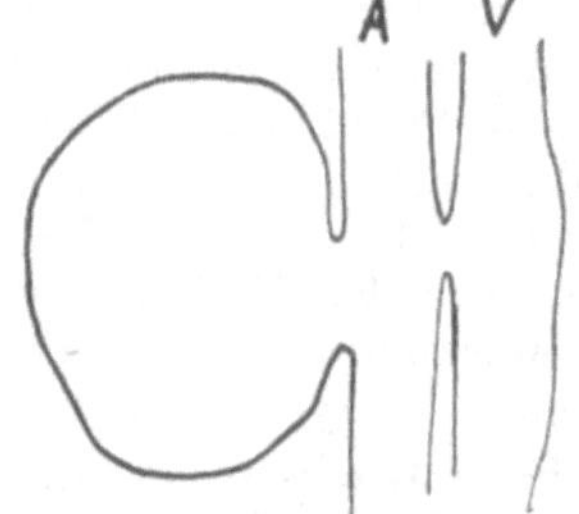

Abb. 10. Indirektes arterio-venöses Aneurysma (halbschematisch).

Abb. 11. Direktes arterio-venöses Aneurysma (arteriovenöse Fistel).

Abb. 12. Direktes arterio-venöses Aneurysma (Kombination von arteriellem Aneurysma mit arterio-venöser Fistel).

wand kann die Form der Aneurysmen weiterhin kompliziert werden. Die Größenentwicklung der arterio-venösen Aneurysmen bleibt in der Regel erheblich hinter den rein arteriellen zurück. Denn schon bei einer frischen Verletzung verhindert das Absaugen seitens der Vene meist das Zustandekommen eines ausgedehnten Hämatoms. Bei der einfachen Fistel bleibt sogar typisch jede lokale Schwellung aus. Die Venenerweiterung und der arterielle Venenpuls ist gewöhnlich schon äußerlich erkennbar; Stauungszustände und Ödeme können sich hieraus ergeben. Besonders ausgesprochen sind die akustischen Phänomene. Sie bestehen in einem dauernden, pulsatorisch verstärkten Sausen und Schwirren, das sich oft auf weite Strecken entlang der Vene herzwärts fortpflanzt und sich mitunter sogar im Bereiche des Herzens selbst bemerkbar macht. Allein dieses dauernde Vibrieren kann für den Patienten eine erhebliche Belästigung mit sich bringen, die mit der Zeit einen funktionell-nervösen

---

[1]) Melchior, N. Dtsch. Chirurg. Bd. 18, 2. Teil. 1916.

Symptomenkomplex auszulösen vermag. Insbesondere gilt dies für den pulsierenden Exophthalmus. Auch das Herz kann infolge der dauernd vermehrten Arbeitsleistung in Mitleidenschaft gezogen werden.

Die Emboliegefahr spielt beim arterio-venösen Aneurysma eine erheblich größere Rolle als bei den rein arteriellen Formen. Die Verschleppung der Thromben erfolgt hier in der Richtung zum Herzen. Lungeninfarkte und plötzliche Todesfälle können hierdurch herbeigeführt werden.

Die Größenentwicklung der arterio-venösenAneurysmen bleibt dagegen häufig stationär, insbesondere gilt dies für die einfachen Fisteln.

Differentialdiagnostisch ist bemerkenswert, daß in neuerer Zeit mehrfach unter der Diagnose eines arterio-venösen Aneurysma operativ eingegriffen wurde, ohne daß sich ein objektiver Befund ergab. Ein Teil dieser „Pseudoaneurysmen"[1]) ist zweifellos darauf zurückzuführen, daß irgendeine kleine Kommunikation arterieller und venöser Äste übersehen wurde. Aber auch infolge Verziehung, Einengung oder Abknickung der Arterie durch Narbenzug können täuschende akustische Phänomene hervorgebracht werden.

Therapie. Unter den konservativen Maßnahmen der Aneurysmenbehandlung kommt heute nur noch die methodische Kompression in Betracht, und zwar auch nur bei den rein arteriellen Formen. Mehr zu empfehlen als die direkte Kompression, die zu Embolien Anlaß geben kann, ist der Druck auf die Arterie zentral vom Aneurysma. Man hat die Wahl zwischen instrumenteller oder digitaler Kompression; letztere Form ist wirkungsvoller und kann, wenn es vertragen wird, über mehrere Stunden täglich ausgedehnt werden. Daß es gelegentlich gelingt, auf diesem Wege Heilung herbeizuführen, steht fest, doch ist die Zahl der guten Resultate nur gering. Aber auch zur operativen Vorbereitung kann diese Methode nützlich werden, da sie die Ausbildung der Kollateralen fördert und auf diese Weise die Möglichkeit der Ligatur erweitert. Es dürfte nicht unzweckmäßig sein, während dieser Zeit durch Verabreichung von hämostyptischen Mitteln (Kalzium, Gelatine) die Gerinnungsfähigkeit des Blutes zu erhöhen (vgl. S. 98).

Die operative Behandlung der arteriellen Aneurysmen scheidet sich in palliative und radikale Eingriffe. Der radikale Eingriff gestaltet sich in den einzelnen Phasen verschieden. Ist der Sack noch nicht fest organisiert, so ist es das einfachste, die Gerinnsel auszuräumen, das Loch in der Arterie freizulegen und durch Ligatur oder Naht zu versorgen. Die Ausführung dieser — auch nach Kikuzi benannten — Operation setzt im allgemeinen die künstliche Blutleere nach Esmarch voraus; im anderen Falle muß wenigstens die Möglichkeit bestehen, die zuführende Arterie zunächst präparatorisch zentral freizulegen und nach Bedarf abzuklemmen. Falls diese Voraussetzung nicht zutrifft, ist nach Küttner möglichst bis zur Ausbildung eines organisierten Sackes zu warten. Die ideale Operation des fertigen Aneurysma — auf die schon Billroth hingewiesen hat — besteht in der radikalen Exstirpation der Sackwandung und nachfolgender Versorgung der Gefäßwunde. Besteht ein genügender Kollateralkreislauf, so ist die Ligatur zulässig. Im anderen Falle ist die Gefäßnaht angezeigt; ausnahmsweise kann es hierzu notwendig werden, ein Stück Vene frei zu implantieren (vgl. S. 442). Ein ausreichender Kollateralkreislauf wird dann als vorliegend erachtet, wenn bei Abklemmung des zentralen Stumpfes aus dem peripheren Ende eine lebhafte arterielle Blutung erfolgt (Henle, Lexer, Coenen).

Immerhin hat die Beobachtung, daß trotzdem nach der Ligatur leicht die Zeichen einer relativen zirkulatorischen Insuffizienz sich einstellen, der grundsätzlichen Gefäßnaht manche Anhänger zugeführt, während andere Chirurgen sie nur ausnahmsweise für angezeigt halten.

---

[1]) Küttner, Med. Klinik. 1916. Nr. 7.

Bei schwachem arteriellen Zufluß ist mehrfach empfohlen worden, gleichzeitig die zugehörige Vene zu unterbinden, um das zuströmende Blut länger an Ort und Stelle zu halten.

Unter den palliativen Methoden hat die zentrale Ligatur oberhalb des Sackes (Antyllus, Hunter) heutzutage keine Berechtigung mehr. Dagegen kommt die periphere Unterbindung der Arterie gelegentlich noch dort in Betracht, wo wegen der Lage des Aneurysma — etwa der Subklavia nahe am Aortenbogen — eine Radikaloperation technisch nicht möglich ist. Vereinzelt ist in solchen Fällen mit dieser von Brasdor und Wardrop angegebenen Methode Heilung erzielt worden.

Bei den arterio-venösen Aneurysmen kommt es grundsätzlich darauf an, eine völlige Trennung zwischen dem arteriellen und venösen Blute herbeizuführen. Ein Übersehen selbst kleinster kommunizierender Äste kann zum Rezidiv führen. Die Ligatur ist in diesen Fällen weit unbedenklicher, da infolge der Absaugung des Arterienblutes die arterielle Zufuhr an und für sich bereits fast ausschließlich auf dem Wege der Kollateralen vor sich geht. Am wenigsten ist die Anwendung der Naht für die Versorgung der Venenwunde erforderlich. Doch wird man kleine seitliche Defekte des Arterienrohres zunächst stets mittels Naht zu verschließen suchen.

Zentrale Ligaturen haben auch beim arterio-venösen Aneurysma im allgemeinen keinen Zweck. Nur bei dem sonst fast unzugänglichen pulsierenden Exophthalmus kommt die Ligatur der Carotis communis in Betracht. Es gelingt annähernd die Hälfte der Fälle auf diese Weise zur Heilung zu bringen. Durch Resektion der erweiterten Orbitalvenen kann dieses Verfahren zweckmäßig ergänzt werden.

Die praktisch wichtige Frage der Wahl des geeignetsten Zeitpunktes für die Operation der traumatischen Aneurysmen ist im voranstehenden z. T. schon berührt worden. Blutung, rasche Größenzunahme, Druckerscheinungen, manifeste Infektion, Ernährungsstörungen machen vielfach die Frühoperation zur gebieterischen Notwendigkeit. Nachteile dieses technisch oft einfachsten Vorgehens können sich bei zentralem Sitz der Gefäßläsion (vgl. oben) ergeben, ferner daraus, daß im infizierten Gebiete die Durchführbarkeit einer etwa notwendigen Gefäßnaht oder gar von Plastiken wesentlich eingeschränkt wird. In solchen Fällen bedeutet es daher oft einen Vorteil, wenn man die sich in etwa 2 Monaten vollziehende Ausbildung des „fertigen" Aneurysma abwarten kann, zumal auch mit Rücksicht auf den sich inzwischen verstärkenden Kollateralkreislauf. Interkurrente Störungen — auf den schon genannten Faktoren beruhend — können freilich auch noch nachträglich die Aufstellung eines bestimmten Planes durchkreuzen.

Varizen.

Unter Varizen[1]) versteht man die diffuse, mit Schlängelung einhergehende Erweiterung von Venen. Die umschriebene aneurysmaartige Ektasie wird als Varix bezeichnet.

Eine häufige Ursache derartiger Erweiterungen stellen mechanische Hindernisse dar. So führt die chronische Stuhlverstopfung, bei der die Defäkation unter besonders erhöhtem Blutdruck vor sich geht, leicht zur Ektasie der unteren Hämorrhoidalvenen und damit zur Bildung der sog. Hämorrhoiden. Je nachdem diese Ektasien subkutan oder submukös gelegen sind, werden sie als „äußere" bzw. „innere" Hämorrhoiden bezeichnet. Bei Pfortaderverlegung durch Thrombose, äußere Kompression oder im Gefolge der Leberzirrhose bilden sich kompensatorische Erweiterungen im Kollateralgebiet aus;

---

[1]) Nobl, Der variköse Symptomenkomplex. 1910.

außer den Hämorrhoidalvenen kommen hierfür die Adern des Ösophagus sowie der vorderen Bauchwand („Caput Medusae") besonders in Betracht. Ähnliche Folgen können Tumoren des Halses oder des Mediastinum zeitigen, auch bei Beckengeschwülsten bildet mitunter die Dilatation der Beinvenen das erste klinische Symptom. An der unteren Extremität, deren venöser Rückfluß schon aus statischen Gründen besonders erschwert ist, können sich auch weniger tiefgreifende Schädigungen in dieser Weise im Bereiche der Hautvenen bemerkbar machen. Eine wichtige Ursache für die Entstehung von Varizen an dieser Stelle bildet daher schon das berufsmäßige lange Stehen, und zwar macht sich diese Schädigung besonders leicht bei hochgewachsenen Menschen geltend. Bei Frauen spielt die Gravidität in dieser Hinsicht eine wichtige Rolle. In vielen derartigen Fällen ist freilich eine gewisse angeborene Disposition zu diesem Leiden unverkennbar. So sieht man Unterschenkelvarizen sich häufig auch ohne nachweisbare äußere Schädlichkeiten entwickeln, das gleiche gilt für Hämorrhoiden. Für die nicht seltenen Varizen des Plexus pampiniformis (Varikozele) bildet das Fehlen nachweisbarer äußerer Ursachen sogar die Regel. Ihre fast stets linksseitige Lokalisation wird auf die annähernd rechtwinklig gestellte Einmündung der Vena spermatica in die linke Nierenvene zurückgeführt, doch erscheint die Beweiskraft dieses Argumentes zweifelhaft. Eine symptomatische Bedeutung kann die Varikozele für die Diagnostik renaler Tumoren gewinnen.

Regelmäßig beschränkt sich bei der varikösen Erkrankung die Erweiterung nicht nur auf die queren Durchmesser der Vene, sondern betrifft auch die Längsachse. Infolgedessen bilden sich oft außerordentlich geschlängelte Konvolute aus, innerhalb derer es durch sekundäre Verlötung und Durchbruch zu mannigfachen Anastomosen kommen kann. Seltener treten umschriebene Varixknoten auf, die aber mitunter bis Hühnereigröße erreichen können. Man trifft sie am häufigsten im Bereiche der Fossa ovalis und im unteren Drittel des Oberschenkels. Die Venenwand selbst ist gewöhnlich verdickt, dabei jedoch infolge Schwundes der elastischen Fasern auffallend brüchig. Auch sind entzündliche Infiltrate nicht selten. An manchen Stellen ist die Wand hochgradig verdünnt. Bei längerem Bestehen der Varizen kommt es leicht zu Ernährungsstörungen im versorgten Gebiet. Vielleicht gehört hierher die regelmäßig anzutreffende Kleinheit des Hodens bei stärkerer Varikozele. Insbesondere machen sich derartige Schädigungen im Bereiche der unteren Extremität bemerkbar. Eine wichtige Rolle spielt hierbei die infolge der Dehnung der Vene eintretende Insuffizienz der Klappen. Infolgedessen kommt es zu einer paradoxen Zirkulation, indem ein Teil des in der Vena femoralis zurückfließenden Blutes wieder rückläufig durch die Vena saphena in das Bein zurückströmt. Die Haut und das Subkutangewebe einer solchen Extremität erscheint anfangs — oft unter Mitspielen entzündlicher Veränderungen — verdickt; später tritt unter Schwund des Subkutangewebes gewöhnlich eine zunehmende Atrophie ein, so daß die glatte, glänzende, verdünnte Haut den erweiterten Venenstämmen direkt aufliegt. Es kann unter solchen Umständen schon durch leichte Kontusion, selbst durch plötzliche Zunahme des Venendruckes, zur Ruptur und zu schweren Blutungen kommen. Auch die submukösen Varizen sind hierzu besonders disponiert. So sind derartige Blutungen geradezu typisch für die „inneren" Hämorrhoiden; in nicht wenigen Fällen von Leberzirrhose wird der Tod durch Platzen einer Varix der Ösophagusschleimhaut herbeigeführt. Weiterhin kommt es an der unteren Extremität infolge der Stauung leicht zu Ödemen, zu subkutanen Blutungen, die ausgedehnte bleibende Pigmentierungen hinterlassen und schließlich mitunter sogar zu förmlichen elefantiastischen Zuständen. Die Haut ist leicht vulnerabel, der Widerstand gegen Infektion herabgesetzt, selbst geringfügige Oberflächenläsionen zeigen daher eine geringe Heilungstendenz und geben vielfach Anlaß zur Ausbildung der so häufigen varikösen Unterschenkelgeschwüre. Bei ringförmiger Ausbreitung können diese weiterhin den Rückfluß der Lymphe in verhängnisvoller Weise unterbrechen. Das Vorkommen karzinomatöser Umwandlung derartiger chronischer Unterschenkelgeschwüre wurde schon früher erwähnt (vgl. S. 335). Eine weitere häufige Komplikation der Varizen der Saphena bildet der Eintritt einer Thrombophlebitis. Nur ausnahmsweise kommt es indessen hierbei zur Einschmelzung, die dann zu ausgedehnten subkutanen Phlegmonen, seltener zur septischen Allgemeininfektion führt. Auch bei der blanden Thrombose ist im allgemeinen die Gefahr der embolischen Verschleppung gering, da der gewundene und unregelmäßige Verlauf der varikösen Stränge ein wesentliches Passagehindernis darstellt. Dies ändert sich jedoch mit dem Augenblicke, wo die Thrombose auf den Stamm der Vena femoralis übergreift. In oberflächlichen Venen kommt es nach umschriebener Thrombose häufig zu charakteristischen Phlebolithen (vgl. S. 139). Auch ohne eigentliche Komplikationen pflegen solche Varizen mit mehr oder weniger lebhaften subjektiven Beschwerden einherzugehen. Schwächegefühl, leichte Ermüdbarkeit der Beine, mitunter auch heftige, anfallsweise auftretende Muskelschmerzen — „Krampfadern" — bilden eine häufige Klage der Patienten. Vielleicht kommt zur Erklärung solcher neuralgischer Schmerzen gelegentlich auch eine direkte Einwirkung auf Nervenstämme seitens tiefer Varizen in Betracht. So hat man für einzelne Formen des Hüftwehs — „Ischias" — an diese Erklärung gedacht. Eine besondere Komplikation der submukösen Hämorrhoiden besteht darin, daß sie gelegentlich bei der Defäkation mit vorgepreßt, dann durch Sphinkterkrampf zurückgehalten und so förmlich eingeklemmt werden. Dieser höchst qualvolle Zustand kann schließlich auf dem Wege der Nekrose zu einer Art von Spontanheilung führen und ist daher sogar bewußt zu therapeutischen Zwecken angestrebt worden (Boas). Freilich besteht auch hier die Gefahr, daß Vereiterung und phlegmonöses Fortschreiten eintritt.

Therapeutisch kommt eine selbständige chirurgische Bedeutung nur der Varikozele, den Hämorrhoiden und den Varizen der unteren Extremität zu. Als konservative Maßnahmen dienen im letzteren Falle methodische Einwicklungen mit elastischen Binden oder das Tragen von Trikotstrümpfen. Einer Verschlimmerung sowie der Entwicklung von Unterschenkelgeschwüren wird auf diese Weise mit ziemlicher Sicherheit vorgebeugt; auch Geschwüre lassen sich auf diese Weise häufig zur Heilung bringen. Trendelenburgs Vorschlag, die Vena saphena hoch zu unterbinden, um das Rückströmen des Blutes zu verhindern, zeitigt meist keinen dauernden Erfolg. Man gibt daher heutzutage der Exstirpation der Varizen den Vorzug, auf deren Technik hier nicht näher eingegangen zu werden braucht. Die multiple perkutane Umstechung sowie die Injektion koagulierender bzw. entzündungserregender Mittel — wie Lösungen von Jod, Sublimat, Karbol — dient dem gleichen Zweck. Auch bei den Hämorrhoiden ist die radikale Entfernung, die an der Küttnerschen Klinik mittels Ligatur geübt wird, das zweckmäßigste Verfahren; bei der Varikozele kommt ebenfalls nur die Exstirpation der erweiterten Venenpakete in Betracht. Therapeutisch lassen jedoch im letzteren Falle die Erfolge oft zu wünschen übrig; es liegt dies hauptsächlich daran, daß die meisten mit Varikozele behafteten Individuen neuropathische Menschen sind, deren funktionelle Beschwerden oft auch nach Wiederherstellung normaler anatomischer Verhältnisse weiterbestehen.

Myositis ossificans[1].

Bei den in der Muskulatur sich abspielenden Verknöcherungsprozessen ist grundsätzlich zwischen zwei wesentlich verschiedenartigen Formen zu unterscheiden, nämlich der Myositis ossificans circumscripta und der Myositis ossificans progressiva.

Die umschriebene Form kommt in den meisten Fällen unter dem Einflusse traumatischer Einwirkungen zustande. Es handelt sich dabei teils um stumpfe einmalige Traumen, die zur Zerreißung der Muskelsubstanz und Bildung eines Hämatoms führen. Häufiger bildet das Leiden die Folge habituell einwirkender mechanischer Schädigungen, denen in gewissen Berufen bestimmte Muskelgruppen ausgesetzt sind. Es entstehen auf diese Weise die „Reitknochen" in den Adduktoren des Oberschenkels; beim alten Exerzierreglement kam es zu ähnlichen Bildungen im Gebiete des Musculus deltoideus („Exerzierknochen"). Bei Sattlern oder Schuhmachern werden gelegentlich Muskelverknöcherungen beobachtet, die auf den habituellen Druck der am Körper aufgestützten Instrumente zurückzuführen sind. Eine typische Lokalisation bildet ferner das Auftreten einer Myositis ossificans im Bereiche des Musculus brachialis internus nach kunstgerecht reponierter Luxation des Vorderarms. Die erhebliche Schädigung, welcher dieser Muskel bei der zur Einrenkung dienenden Hyperextension im Ellenbogengelenk ausgesetzt ist, wird hierfür verantwortlich gemacht. Selbst nach operativer Reduktion veralteter Luxation kann hier diese Komplikation das funktionelle Resultat wesentlich beeinträchtigen.

Weitaus seltener führen offene Verletzungen der Muskulatur zu derartigen Folgen. Vereinzelte Beobachtungen betreffen ferner eingedrungene Fremdkörper sowie traumatische Aneurysmen.

Die Entwicklung der Verknöcherung nach einmaligem Trauma kann sehr rasch erfolgen und schon innerhalb der ersten 14 Tage nachweisbar sein. Im Anschluß an Ellenbogenluxationen pflegt der Prozeß innerhalb der ersten vier Wochen zu beginnen, um etwa nach einem Vierteljahr seinen Höhepunkt zu erreichen.

Klinisch kann sich dieser Vorgang nahezu latent vollziehen, häufiger schließen sich Schmerzen und eine gewisse Funktionsstörung unmittelbar den Erscheinungen des akuten Traumes an. Zunehmende Verhärtung innerhalb der betroffenen Partien deutet auf den Eintritt der Ossifikation hin. Die Neubildung selbst kann druckschmerzhaft sein, mitunter kommt es sogar durch Druck auf Nerven zu heftigen Neuralgien. Nur selten wird dagegen eine Kompression größerer Gefäßstämme beobachtet. Form und Größe der Muskelknochen ist im einzelnen recht verschieden. Meist erscheinen sie als längliche spangenartige Körper, auch kommen schalen- oder mehr kugelartige Gebilde vor. Im Bereiche der Adduktoren stellen Spangen von 25 cm Länge keinen ganz ungewöhnlichen Befund dar. Die meist vorhandene, wenn auch nur geringe Verschieblichkeit gegen das Skelett läßt schon klinisch in der Regel einen Rückschluß auf ihren Ausgang zu. Im Röntgenbilde erscheinen die Knochenherde zunächst als unscharf begrenzte diffuse Schatten, aus denen sich im weiteren Verlauf die scharf gezeichneten dichten Umrisse des fertigen Knochens „herauskristallisieren".

Aus dem histologischen Befund ist besonders hervorzuheben, daß es sich um echte Verknöcherung und nicht nur um einfache Verkalkung handelt. Die Matrix hierfür bildet

---

[1] Küttner, Ergebn. d. Chirurg. u. Orthop. 1910. I.

ein zellreiches Keimgewebe, das sich an Stelle der zugrunde gehenden Muskelsubstanz aus den bindegewebigen Elementen entwickelt, als Zwischenstufe kann es hierbei zum vorübergehenden Auftreten von Knorpel kommen. Die nahen entwicklungsgeschichtlichen Beziehungen zwischen quergestreifter Muskulatur und Skelett sind bei dieser Metaplasie gewiß nicht ohne Bedeutung.

Der Verlauf der Myositis ossificans circumscripta gestaltet sich verschiedenartig. In einem Teil der Fälle bleibt der Prozeß, nachdem er seinen Höhepunkt erreicht hat, für viele Jahre, vielleicht für immer stationär. In anderen Fällen läßt sich ein kontinuierlicher Abbau verfolgen, der im Laufe einiger Monate zu dauernder Spontanheilung führen kann.

Der Prophylaxe bietet sich bei diesem Prozeß insoweit ein gewisses Feld, als erfahrungsgemäß die beim Muskelhämatom so gern ausgeführte Massage das Zustandekommen der Myositis ossificans begünstigt. Sie ist daher unbedingt zu unterlassen. Ebenso sollte bei der Ellenbogenverrenkung nach hinten mit Rücksicht auf die hier besprochenen Spätfolgen von der Reposition mittels Hyperextension nach Möglichkeit Abstand genommen werden. Bei Resektion wegen veralteter Luxation hat es sich zweckmäßig erwiesen, die Bewegungsaufnahme erst spät zu beginnen. Therapeutisch ist mit Rücksicht auf die Möglichkeit der Spontanheilung die operative Entfernung nur dann geboten, wenn der Prozeß lebhafte Beschwerden unterhält. Diese Zurückhaltung gilt um so mehr, als nach der Exzision Rezidive eintreten können. Von sonstigen Mitteln wird gelegentlich das Fibrolysin empfohlen (1,0 intramuskulär, 20mal mit 2—3tägigen Pausen).

Eine besondere Form der Myositis ossificans, bei der die Rolle des Traumas weniger hervorzutreten braucht, wird nicht selten bei organischen Nervenerkrankungen (Tabes, Paralyse, Syringomyelie u. a.) beobachtet. Auf das Vorkommen nach Rückenmarkverletzungen hat A. Israel hingewiesen [1]). Die Verknöcherungen treten hier zumeist in der Umgebung neuropathisch erkrankter Gelenke auf und werden an anderer Stelle in diesem Zusammenhang kurz erwähnt (vgl. Zehnter Abschnitt, S. 434). Für therapeutische Maßnahmen kommt diese Form kaum in Betracht. Das gleiche gilt für die Myositis ossificans im Gefolge der Arthritis chronica deformans (vgl. S. 374).

Eine völlige Sonderstellung nimmt die **Myositis ossificans progressiva** ein. Diese ihrem Wesen nach ungeklärte sehr seltene Erkrankung tritt vorzugsweise bei jugendlichen männlichen Individuen auf und führt unter akuten entzündlichen Schüben zu einer bindegewebigen Degeneration der Muskulatur, an die sich oft ausgedehnte Verknöcherung anschließt, die auch auf Sehnen und Faszien fortschreitet. Nacken- und Rückenmuskulatur werden gewöhnlich zuerst befallen. Nach und nach kann schließlich im Laufe von Jahren oder Jahrzehnten die ganze Muskulatur des Rumpfes, auch Teile der Glieder sowie zuletzt die Kaumuskulatur befallen werden. Beweglichkeit, Atmung und schließlich auch die Nahrungsaufnahme wird aufs Schwerste beeinträchtigt, die Todesursache hängt in der Regel hiermit zusammen. In Schaustellungen werden gelegentlich solche unglückliche Individuen als „versteinerte Menschen" gezeigt.

Histologisch besteht manche Übereinstimmung mit dem oben geschilderten Verhalten der Myositis ossificans circumscripta.

Die Therapie ist diesem Leiden gegenüber völlig machtlos.

---

[1]) Fortschr. a. d. Geb. d. Röntgenstr. 1923. 27, S. 365.

Wichtige Kapitel der allgemeinen chirurgischen Pathologie und Therapie.

Ohnmacht, Kollaps, Schock.

Die Besprechung von Ohnmacht, Kollaps und Schock in einem gemeinsamen Kapitel soll andeuten, daß trotz aller in ausgeprägten Fällen vorhandenen Verschiedenheiten praktisch die Unterscheidung nicht immer leicht ist. Auch wird die Abgrenzung von Ohnmacht und Kollaps, von Kollaps und Schock im einzelnen oft genug durchaus verschiedenartig gehandhabt. Es liegt diese Schwierigkeit nicht nur darin begründet, daß die klinischen Symptome vielfach weitgehende Übereinstimmung zeigen, sondern vor allem in der Unklarheit, die über das Wesen des Schocks in wichtigen Punkten auch heute noch besteht.

A. Ohnmacht.

Unter Ohnmacht verstehen wir eine meist rasch vorübergehende Trübung des Bewußtseins, bei der auch die Herrschaft über die willkürliche Körpermuskulatur verloren geht, so daß der Betroffene zusammensinkt. Die Ohnmacht setzt gewöhnlich nicht schlagartig ein, sondern der von ihr Bedrohte fühlt sie herannahen; energischen Menschen kann es daher gelingen, durch Aufbietung aller Willenskraft ihr zu entgehen. Rasch einsetzende Blässe, Flachwerden der Atmung, Sinken des Blutdrucks geht mit der Ohnmacht einher, die Pupillen können sich weiten. Sensible Naturen, namentlich Frauen, sind besonders derartigen Zufällen ausgesetzt. Selbst geringfügige Schmerzen, wie die Entfernung einer Wundnaht, der Anblick eines Bluttropfens, kann bei solchen Individuen den Eintritt der Ohnmacht auslösen. Eine große Rolle spielen auch schreckhafte psychische Eindrücke und Vorstellungen. Der erstmalige Anblick einer Operation hat schon auf manchen angehenden Mediziner in dieser Weise gewirkt. Wahrscheinlich handelt es sich bei dem Zustandekommen der Ohnmacht um den Eintritt einer plötzlichen Anämie der Hirnrinde. Diese kann durch einen Gefäßkrampf herbeigeführt werden; bei ausgebluteten oder sonst sehr anämischen Menschen genügt oft schon das Aufrichten aus der Horizontalen, um den Ohnmachtsanfall auszulösen.

Therapeutisch spielt das Tieflagern des Kopfes eine besondere Rolle, um die Durchblutung des Hirns zu fördern. Durch Einatmen von Amylnitrit oder Nitroglyzerin wird dies wirksam unterstützt. Der Patient ist zu tiefem Atmen anzuhalten, beengende Kleidungsstücke sind zu diesem Zweck zu öffnen. Beliebt sind auch allerhand Reizmittel, wie das Einatmen von Salmiak oder Essigsäure-

dämpfen. Zunahme des Pulses, Rötung der Gesichts, Wiederkehr des vollen
Bewußtseins zeigt das Überwundensein des Anfalls an.

B. Kollaps.

Nachhaltigere Ohnmachtsanwandlungen werden auch als Kollaps bezeichnet.
Es empfiehlt sich jedoch, diesen Namen auf solche Zustände zu beschränken,
in denen es infolge allgemeiner Erschöpfung zu bedrohlicher Insuffizienz der Gesamtfunktionen kommt. Das Versagen des Herzens
steht hierbei bestimmend im Vordergrunde. Ein derartiger Kollaps
charakterisiert die Endstadien mancher schweren Infektionen — zumal der
Peritonitis —, des Blutverlustes; auch die Erschöpfung durch allzu große körperliche Anstrengung kann sich zum Kollaps steigern. Wenn wir uns auf das
Beispiel der Peritonitis beschränken, so ist im Kollaps der Puls klein, fadenförmig, das Gesicht eingefallen, die Extremitäten kühl, die Achseltemperatur
herabgesetzt, das Sensorium benommen, mitunter bestehen auch Aufregungszustände oder eine ausgesprochene, mit dem übrigen Verhalten seltsam kontrastierende Euphorie. Natürlich handelt es sich bei einem derartigen Kollaps
nicht um eine isolierte Herzwirkung, wie denn überhaupt das Symptom des
Kollapses, der Vielheit der in Betracht kommenden Faktoren entsprechend,
komplexer Natur ist.

Eine Sonderstellung nehmen gewisse praktisch nicht unwichtige Fälle ein, in denen
im unmittelbaren Anschluß an die Entfernung größerer Bauchgeschwülste oder nach dem
Ablassen eines umfangreichen Aszites ein plötzliches bedrohliches Versagen des Herzens
eintritt. Es handelt sich hierbei offenbar um die Wirkung der beträchtlichen Druck-
schwankung, indem nach Entfernung des drucksteigernden Momentes ein lebhafter
Blutzustrom zur Bauchhöhle einsetzt, so daß die übrige Zirkulation notleidet. Selbst
nach ausgiebiger Stuhlentleerung bei angeborenem „Riesendickdarm" (Hirschsprungsche
Krankheit) sind solche Zufälle betrachtet worden, die sogar tödlich enden können [1]).

Die Therapie des Kollapses — soweit sie in vorgeschrittenen Stadien
überhaupt noch möglich ist — hat sich gegen die Ursache dieses Zustandes zu
richten. Symptomatisch kommen exzitierende Maßnahmen (Kampfer, Koffein,
Strophanthin, Adrenalin, Wärme, Flüssigkeitszufuhr) in Betracht, wie hier im
einzelnen nicht ausgeführt zu werden braucht.

C. Schock [2]).

Die Definition des Schocks bildet eine schwierige Aufgabe, da einerseits
wahrscheinlich recht verschiedenartige Dinge hierunter zusammengefaßt werden,
andererseits meist nur die äußerlichen, nicht aber die ausschlaggebenden inneren
Ursachen für den Eintritt des Schocks bekannt sind. In weitester Fassung ist
der Schock charakterisiert durch einen mehr oder weniger plötzlich eintretenden katastrophalen Zusammenbruch des gesamten Organismus, ohne daß spezifische grobe anatomische Veränderungen — wie etwa
beim apoplektischen Insult oder der Lungenembolie — eine ausreichende Erklärung hierfür abgeben.
Nur in den wenigsten Fällen steht hierbei — im deutlichen
Gegensatz zum Kollaps — eine unmittelbare Herzwirkung an erster
Stelle. In reinster Form wird dies beobachtet bei den seltenen Todesfällen
durch Schreck, etwa vor einer beabsichtigten Operation, wie das in der Zeit
vor Einführung der Narkose gelegentlich vorkam. Auch die mehrfach beob-

[1]) Neugebauer, Langenbecks Arch. 1907. 82, S. 523.
[2]) Wieting, Ergebn. d. Chirurg. u. Orthop. Bd. 14. 1921. — Kleinschmidt, Langenbecks Arch. 1921. 117, S. 569. — Knorr, Grenzgebiete. 1921. 33, S. 326.

achteten Todesfälle durch Sturz oder Sprung in sehr kaltes Wasser dürften hierher zu rechnen sein. Es gehören hierzu ferner die in neuerer Zeit wiederholt mitgeteilten tödlichen Unglücksfälle bei ärztlicher Anwendung des elektrischen Stromes. Denn die beabsichtigte psychotherapeutische Schreckwirkung spielt hierbei eine größere Rolle als die unmittelbare Stromwirkung, welche die zulässigen Grenzen gar nicht zu überschreiten braucht. Der Tod tritt in solchen Fällen blitzartig unter den Erscheinungen des von Hering studierten Kammerflimmerns als „Sekundenherztod" ein. Schwerste Störung der zentralen Innervation liegt diesem Ereignis zugrunde. Sensible Individuen sind derartigen Zufällen besonders ausgesetzt; allgemeine Hyperplasie des lymphatischen Apparates und der Thymusdrüse soll auch hierbei eine Rolle spielen (vgl. S. 9).

Eine größere chirurgische Bedeutung besitzt der Schock, welcher sich an grobe lokale Traumen anschließt. Eine bestimmte Gruppe derartiger Fälle weist eine weitgehende Analogie mit dem Goltzschen Klopfversuche am Frosch auf, wobei die mechanische Erschütterung des Bauches reflektorischen Herzstillstand herbeiführt.

In der menschlichen Pathologie spielt ein ähnlicher Mechanismus besonders bei den Kontusionen des Abdomens eine Rolle. So kann z. B. ein Fußtritt gegen den Bauch ohne nennenswerte grobanatomische Verletzungen den Getroffenen im schwersten Schock zusammenstürzen lassen, selbst der Tod kann sich unmittelbar hieran anschließen. Zu dem gleichen Hergang disponieren die stumpfen Verletzungen des Hodens. Ähnliches gilt für grobe Kontusionen des Brustkorbes und des Kehlkopfes.

Eine prinzipiell gleichartige, wenn auch gewöhnlich abgeschwächte Wirkung läßt sich bei manchen operativen Eingriffen beobachten. So hat Payr noch jüngst auf die gelegentlich auftretenden akuten Störungen bei der Durchschneidung des Vas deferens hingewiesen [1]). Langdauerndes und unzartes Manipulieren an den Därmen, namentlich Zerren an den Mesenterien, wie es besonders beim Hervorholen großer Tumoren geschieht, führt leicht zu einem abdominellen Schock. H. Fischer berichtete über plötzlichen Tod im Anschluß an die Taxis des eingeklemmten Bruches. Seitens der Pleura sind ähnliche Einwirkungen auf Zirkulation und Atmung als „Pleurareflex" — die aber z. T. sicher unter den Vorgang der Luftembolie (S. 76) fallen — beschrieben worden; selbst bei Spülung von Empyemhöhlen können sich derartige bedrohliche Zufälle ereignen. Insbesondere sind auch umfangreiche Brustwandresektionen nach dieser Richtung hin zu fürchten. Ich selbst sah ein junges Mädchen in akutester Weise der Perforation eines perilienalen Abszesses in die Pleurahöhle — fast unter dem Bilde einer Lungenembolie — erliegen; die unmittelbare Todesursache bildete auch hier zweifellos der von der nervenreichen Pleura ausgelöste reflektorische Schock. Ähnliches ist bei der Perforation großer Leberechinokokken in den Brustfellraum beobachtet worden. Es läßt sich dieser Vorgang durchaus mit der Perforation abdomineller Hohlorgane — infolge Geschwürsbildung oder Verletzung — vergleichen, wobei der heftige Reiz der austretenden Inhaltsmassen ebenfalls einen initialen Schock auszulösen vermag.

Auch bei Eingriffen an den Extremitäten können derartige Zufälle eintreten. Es gilt dies insbesondere dann, wenn große Nervenstämme durchtrennt werden müssen. Manche Todesfälle bei der Oberschenkelamputation und vor allem bei der Exartikulation im Hüftgelenk fallen diesem Ereignis zur Last. Namentlich in der Zeit vor Einführung der Allgemeinnarkose forderte dieser Schocktod manche Opfer. Auch die Zerrung großer Nervenstämme kann die gleiche Wirkung haben. Ein Todesfall beim Versuch der Einrenkung einer traumatischen Hüftluxation (Küttnersche Klinik) konnte mangels einer anderen Ursache nur auf Schock zurückgeführt werden. Bei einem anderen Falle — eine kongenitale Hüftluxation betreffend — erwies sich bei der Sektion der N. ischiadicus auf das stärkste gespannt. Bei kriegschirurgischer Tätigkeit auf dem Hauptverbandsplatz gewann ich ferner den Eindruck, daß das lange Liegen einer Esmarchbinde an den Extremitäten ebenfalls schockfördernd wirkt.

Eine besonders große Rolle hat der Schock im modernen Kriege gespielt. Hier sind es in erster Linie die durch grobes Geschoß hervorgerufenen Verletzungen, die nach dieser Richtung hin zu fürchten sind. Im Gegensatz zu den

---

[1]) Zentralbl. f. Chirurg. 1920. Nr. 37.

glatten Durchschüssen durch Infanterieprojektile wird hier oft die gesamte lebendige Kraft des Geschosses dem Organismus zugeführt. Wenn es sich also um größere Granatsplitter oder um multiple Treffer handelt, so macht sich dabei oft eine erhebliche Massenwirkung geltend; die ausgedehnte mechanische Erschütterung des Gewebes kann infolgedessen im Augenblick der Verletzung ganz beträchtliche Grade erreichen. — Die Zerschmetterung oder der Abschuß von Gliedmaßen steht unter den zum Schock führenden Verwundungen an erster Stelle. Freilich ist es schwer, hierbei eine bestimmte Regel zu erkennen, denn anscheinend ganz gleichartige Verletzungen können sich bezüglich der Schockfolgen gänzlich verschieden verhalten. Der Einfluß der individuellen Disposition wird auf diese Weise in ein besonderes Licht gerückt. Mitunter kommt sogar das Bild des Schocks zustande, ohne daß überhaupt grobe Gewebsläsionen eingetreten sind. Man sah dies gelegentlich bei Leuten, die durch den Luftdruck der Granatexplosion fortgeschleudert wurden. Nicht zu verwechseln ist dies mit dem sog. „Nervenschock", der weiter unten kurz besprochen werden soll (S. 396). — Daß im übrigen aber auch psychische Momente — Schreck, Furcht — sowie Erschöpfung durch Anstrengung, Kälte, Nahrungsmangel für den Eintritt des Schocks Bedeutung gewinnen können, scheint festzustehen.

Der im Schock darniederliegende Patient ist blaß, das Gesicht verfallen, die Pupillen oft weit, die Lippen bläulich verfärbt, die Stirn von klebrigem Schweiß bedeckt. Der Muskeltonus ist vermindert, emporgehobene Gliedmaßen fallen schlaff wieder zu Boden, die Reflexe sind, ebenso wie die Sensibilität, herabgesetzt. Die Haut fühlt sich kühl an, die Körpertemperatur ist subnormal. Die Atmung vollzieht sich oberflächlich, der Puls ist klein, doch ist seine Spannung anfangs nicht immer herabgesetzt, mitunter sogar erhöht, in späteren Stadien ist er beschleunigt, weich oder fast unfühlbar. Das Bewußtsein ist — im Gegensatz zu dem gewöhnlichen Verhalten beim Kollaps — nicht beeinträchtigt, der Patient vermag auf Fragen korrekt zu antworten, sich selbst überlassen liegt er meist teilnahmslos da. Singultus, Neigung zum Erbrechen bildet kein seltenes Begleitsymptom.

Unter allmählichem Rückgang der einzelnen Erscheinungen kann der Schock wieder dem normalen Zustande Platz machen, in vielen Fällen tritt jedoch unter zunehmendem Sinken der Herzkraft nach einigen Stunden, mitunter auch erst nach 1—2 Tagen der Tod ein. Klinisch ist der Schock in seinem Endstadium von dem des vorgeschrittenen Kollapses oft nicht zu unterscheiden.

Zur differentialdiagnostischen Unterscheidung gegenüber dem durch Blutverlust herbeigeführten Kollaps hat Crile die zahlenmäßige Bestimmung des Hämoglobins und der Erythrozyten empfohlen, die beim Schock unveränderte Werte ergibt. —

Bei den Erklärungen der bisher besprochenen Schockformen spielt der oben angeführte Goltzsche Klopfversuch eine unverkennbare Rolle. Im Vordergrunde steht also die durch Reiz der peripheren sensiblen Elemente vermittelte reflektorische Störung der Zirkulation, wobei neben der Wirkung auf das Herz die Beteiligung der Vasomotoren bestimmend hervortritt. Bei den mit anfänglicher Steigerung des Blutdruckes einhergehenden Fällen ist sogar eine primär auf das Herz sich geltend machende Schädigung auszuschließen. — Die Ansicht, daß bei Aufnahme der zum Schock führenden Schädigung die peripheren sensiblen Nervenelemente eine ausschlaggebende Rolle spielen, ist namentlich von Crile begründet worden. Nach Auffassung dieses Autors werden diese Vorgänge auch durch die Narkose nicht ausgeschaltet, er sucht daher die Nervenstämme durch Infiltration mit einer anästhesierenden Lösung zu blockieren. Es scheint in der Tat, daß dieses Mittel geeignet ist, das Zustandekommen des operativen Schocks einzuschränken, wenn auch nicht mit unbedingter Sicherheit zu verhindern [Short [1])]. Einen interessanten Beitrag geben hierzu die auf Biers Veranlassung vorgenommenen Schrotbeschießungen von Hunden, über die Schieffer [2]) berichtet hat. Durch vorausgeschickte Anästhesie ist es hierbei möglich, den sonst fast regelmäßig eintretenden Schock zu verhüten oder wenigstens in seiner Intensität abzuschwächen.

Freilich hat die von Crile vertretene Auffassung, wonach diese Form des Schocks anatomisch durch bestimmte Veränderungen der Ganglien des Zentralnervensystems charakterisiert sei, bei experimentellen Nachprüfungen (Knorr l. c.) keine Bestätigung erfahren.

Versuche, den Schock durch Erschöpfung des Adrenalins im chromaffinen System oder durch Mangel an CO^2 im Blut (Hendersons „Akapnia") zu erklären, haben ebensowenig zu einem befriedigenden Ergebnis geführt.

Eine besondere Schwierigkeit für das Verständnis des Schockbegriffes liegt schließlich darin, daß nicht alle Fälle unmittelbar blitzartig als „Wundschlag" einsetzen, sondern manche sich auch erst allmählich, entweder nach freiem Intervall oder — wie Wieting es will — nach geringfügigen Primärerscheinungen entwickeln. Namentlich im letzten Kriege hat dieser „sekundäre Schock" eine wesentliche Rolle gespielt, doch kommt ein Gleiches mitunter auch nach operativen Eingriffen vor, wie ich z. B. nach Amputation des Schultergürtels beobachtete [3]). Vorausgegangene Blutverluste und allgemeine Erschöpfung, starke Abkühlung sind zweifellos imstande, den Eintritt dieses sekundären Schocks zu begünstigen, doch stellen diese Faktoren keineswegs eine notwendige Vorbedingung hierzu dar. Eine wesentliche Rolle scheint dagegen hierbei die Resorption des durch das Trauma geschädigten autolytisch zerfallenden Gewebes zu spielen. Es entspricht dies einer Auffassung, die schon vor langer Zeit von v. Nußbaum vermutet, neuerdings namentlich von französischer Seite in den Vordergrund gerückt worden ist. Sekundärer Schock nach Verschüttungen ohne Kontinuitätstrennung der äußeren oder inneren Körperoberfläche entspricht in reinster Form dieser Annahme. Eine bedeutungsvolle experimentelle Stütze gibt hierzu die Mitteilung Naegelis [4]), dem es gelang, Tiere durch Beklopfen größerer Muskelmassen in schockartiger Weise zu töten; das gleiche trat ein, wenn die Muskulatur unter aseptischen Kautelen exzidiert und reimplantiert wurde. Dagegen war es möglich, durch Exzision der beklopften Partien die Tiere zu retten. Dale und seine Mitarbeiter [5]) sehen in dem hierbei entstehenden Histamin das für das Zustandekommen des klinischen Syndroms wesentliche Agens.

Vielleicht ist es möglich, daß sich auf dieser Basis der Autointoxikation gewisse Beziehungen zwischen dem traumatischen und dem anaphylaktischen Schock, der auf parenteraler Zufuhr von Eiweißkörpern beim überempfindlichen Individuum beruht, ergeben. Mauthner und Pick [6]) konnten hierbei eine Kontraktion der Blutgefäße im Bereiche von Leber und Lunge nachweisen, wodurch es zu einer Stauung im Darmgebiete und zu mangelndem Zustrom zum Herzen kommt.

Nicht immer freilich handelt es sich beim sekundären Schock um die Wirkung des rein aseptischen Gewebszerfalles; gerade bei den Kriegsverletzungen spielt vielmehr auch das infektiöse Moment eine ausschlaggebende Rolle. Gewiß wäre es prinzipiell richtiger, derartige Fälle grundsätzlich vom Begriff des Schocks auszuschließen. Praktisch wird indessen eine reinliche Scheidung

---

[1]) The newer Physiology in surgical and general practice 3. ed. London 1914.
[2]) Dtsch. Zeitschr. f. Chirurg. 1905. 76.
[3]) Vgl. Berlin. klin. Wochenschr. 1918. Nr. 50.
[4]) Zentralbl. f. Chirurg. 1919. Nr. 49.
[5]) Journ. of physiol. 1918—1919. 52, S. 110 u. 355. (Ref. bei Marchand, Virchows Arch. f. pathol. Anat. u. Physiol. 1921. 134, S. 282.)
[6]) Münch. med. Wochenschr. 1915. S. 1142.

dadurch erschwert oder unmöglich gemacht, daß diese Zustände vielfach unmittelbar ineinander übergehen und die Bedeutung des infektiösen Momentes im einzelnen oft nur schwer abzuschätzen ist, um so mehr, als die Folgen der bakteriellen Giftwirkung — zumal bei der anaeroben Wundinfektion — oft auf das Täuschendste mit dem Bilde des eigentlichen „Wundschlags" übereinstimmen. Auch darf nicht unberücksichtigt bleiben, daß der Schock selbst — infolge des Darniederliegens der Zirkulation und anderer Elementarfunktionen — die Entwicklung der Infektion sowie den Eintritt der Nekrose bei Gefäßverletzungen seinerseits wesentlich begünstigt.

Als unterstützendes Moment beim traumatischen Spätschock ist schließlich noch die Fettembolie [1]) zu nennen. Reine Fälle von Fettembolie (vgl. S. 68) sind natürlich streng vom eigentlichen Schock zu trennen, was auch klinisch in der Regel gelingt. Andererseits ist aber nicht daran zu zweifeln, daß auch geringere, an und für sich weniger bedeutungsvolle und klinisch nicht selbständig hervortretende Grade von Fettembolie den Komplex jener Schädlichkeiten, der dem Eintritt des Schocksyndroms zugrunde liegt, in wirksamer Weise zu steigern vermögen. Überdies handelt es sich ja bei ausgedehnten Gewebszertrümmerungen gewöhnlich nicht nur um den embolischen Transport von Fett, sondern auch sonstiges Zellmaterial (Leber, Muskel, Knochenmark) kann mit dem Blutstrom verschleppt werden. Abgesehen von den dadurch herbeigeführten mechanischen Störungen dürfte namentlich das Zustandekommen autolytischer Vorgänge hierdurch begünstigt werden (vgl. S. 69).

Nicht zu verwechseln mit dem „chirurgischen" Schock im engeren Sinne ist der sog. „Nervenschock". Es handelt sich hierbei um funktionelle Folgen schreckhafter Eindrücke oder auch wirklicher Verletzungen bei neuropathisch belasteten Individuen. Im Kriege sind derartige Zufälle in großer Zahl beobachtet worden. Primär kann dieser „Nervenschock" unter den Erscheinungen des Stupors oder hochgradiger Aufregung verlaufen, in späteren Stadien reiht er sich in das Krankheitsbild der traumatischen Neurose ein, deren Besprechung im nächsten Kapitel erfolgt.

Die Prophylaxe des Schocks spielt namentlich für die operative Chirurgie eine große Rolle. Schonendes Vorgehen beim Einrenken großer Gelenke, bei Bauchoperationen, vermag die unmittelbare Schädigung gewiß herabzusetzen. Auch die oben besprochene Blockierung der großen Nervenstämme nach Crile stellt in dieser Hinsicht zweifellos ein nützliches Verfahren dar. Die mehrfach beobachteten Todesfälle nach brüskem Elektrisieren mahnen zu besonderer Vorsicht.

Die Vorbeugung des „Wundschlags" im engeren Sinne entzieht sich unserem Einfluß. Dagegen gelingt es der frühzeitigen Wundversorgung — im Sinne der Absetzung zertrümmerter Extremitäten, der definitiven Blutstillung unter Entfernung der Esmarchschen Binde, der sachgemäßen Wundexzision (vgl. S. 106) — sicherlich manchen Verwundeten vor dem sonst drohenden Schock zu retten, indem die Quelle starker sensibler Reize, parenteraler Eiweiß- und Toxinresorption sowie der Fettembolie rechtzeitig ausgeschaltet wird. Daß auch in dieser Hinsicht der operativen Tätigkeit in den vorderen Sanitätsformationen eine besondere Bedeutung zukommt, ist meine feste Überzeugung.

---

[1]) Vgl. Siegmund, Münch. med. Wochenschr. 1918. Nr. 39. — Gold und Löffler, Zeitschr. f. d. ges. exp. Med. 1923. 38, S. 153. — Melchior, Grenzgebiete. 1924. 38. S. 178 (spez. S. 200).

Die Vermeidung der schädlichen Abkühlung ist ebenfalls in diesem Zusammenhang zu nennen.

Die Prognose des Schocks ist recht verschiedenartig. Der initiale Schock nach unkomplizierten Bauchkontusionen, abdominellen Geschwürsperforationen, Hodenquetschungen pflegt in den meisten Fällen mehr oder weniger rasch wieder abzuklingen; ungünstiger ist im allgemeinen die Prognose bei großen Zertrümmerungswunden durch Artillerieverletzung, Überfahrung, Verschüttung, Sturz aus großer Höhe usw.

Der Tod kann unter solchen Umständen eintreten, auch ohne daß die lokale Verletzung als solche unmittelbar lebensgefährlich ist.

Die Therapie des Schocks hat sich in erster Linie gegen die Allgemeinerscheinungen zu richten. Exzitantien, vor allem Koffein und Kampfer, stehen hierbei an erster Stelle. Auch kann es zweckmäßig sein, die nachwirkenden sensiblen Reize durch Morphium zu dämpfen. Bei Blutdrucksenkung ist die intravenöse Injektion von Adrenalin oft sehr wirksam, leider läßt sich jedoch meist nur ein Augenblickserfolg hiermit erzielen. Auch die Anwendung des Hypophysins ergibt meist keine nachhaltige Besserung. Versuche, mittels Strychnin den gesunkenen Splanchnikustonus zu heben, haben sich nicht bewährt. Über das schon von H. Fischer zu dem gleichen Zwecke empfohlene Physostigmin scheinen keine Erfahrungen vorzuliegen. Von größter Bedeutung ist die Erwärmung. Der elektrische Schwitzkasten hat sich hierbei besonders bewährt. Bezüglich der Flüssigkeitszufuhr kommt wegen der häufig bestehenden Neigung zum Erbrechen der natürliche Weg in der Regel nicht in Betracht, subkutane Infusionen werden andererseits wegen des Darniederliegens der Zirkulation nur langsam resorbiert. Das gegebene Verfahren besteht daher in der intravenösen Infusion. Eine solche ist auch schon deshalb angezeigt, um das Mißverhältnis zwischen Gefäßkapazität und Gefäßfüllung zu verringern. Am besten eignet sich hierzu die Bluttransfusion; dem gleichen Zwecke dient die auf S. 100 genannte Gummi-Kochsalz- (oder Traubenzucker-)lösung. — Operative Eingriffe, sofern sie rasch und ohne Blutverlust ausführbar sind, sind in den Frühstadien des sekundären Schocks zulässig, bei ausgebildetem Schock ist dagegen jeder Eingriff unstatthaft. Der im tiefen Schock darniederliegende Mensch·verfügt nur noch über eine Vita minima, das geringste Trauma bringt die nur noch schwach zuckende Lebensflamme vollends zum Erlöschen.

Es besteht also ein prinzipieller Gegensatz zwischen Schock und Kollaps. Beim Kollaps — etwa durch Peritonitis bedingt — beruht die einzige Möglichkeit den Patienten zu retten, auf dem operativen Eingriff, während beim Schock ein derartiges Vorgehen die größte Gefahr mit sich bringt.

Um sich praktisch diesen Unterschied klar zu machen, ist das Beispiel der intraperitonealen Geschwürsperforation — etwa des Magens — recht lehrreich. Im ersten Augenblicke kann es zum Schock kommen; der Kranke stürzt zusammen. Nach einer Weile tritt Erholung ein, der Patient vermag vielleicht noch zu Fuß ein Krankenhaus aufzusuchen; mit der nun fortschreitenden Peritonitis kommt es allmählich zu den Zeichen des Kollapses. Während im Stadium des primären Zusammenbruches die Vornahme der Laparotomie bedenklich sein würde, bietet sie im später auftretenden Kollaps die einzige noch mögliche Chance der Wiederherstellung. Der beste Zeitpunkt liegt zwischen diesen Extremen.

Gelingt es mit Hilfe der oben geschilderten Maßnahmen, die Verletzten über den Schock hinauszubringen, so besteht nunmehr die Möglichkeit, unaufschiebbare Operationen vorzunehmen.

Anhang: Lokaler Schock.

Als „lokaler Schock" werden gelegentlich Zustände bezeichnet, bei denen im Anschluß an traumatische Einwirkungen nicht die Funktion des gesamten

Organismus, sondern nur bestimmter, nach Innervation oder Durchblutung einheitlich versorgter Bezirke plötzlich in ihren Verrichtungen gelähmt werden. So ist von einzelnen Autoren (H. Fischer) die Commotio cerebri (vgl. S. 65) in diesem Sinne gedeutet worden. Von seiten des spinalen Nervensystems würde diesem die „Rückenmarkserschütterung" entsprechen. Man versteht hierunter die ohne nachweisbare grobe anatomische Veränderungen· im Gefolge von Kontusionen mitunter eintretende vollkommene oder teilweise, der Rückbildung fähige Ausschaltung der spinalen Funktionen. Auch in peripheren Körperabschnitten ist in der Umgebung von Wunden oder im Anschluß an stumpfe Gewalteinwirkungen ein örtlicher Schock beschrieben worden. Eine solche Extremität erscheint blaß oder mehr zyanotisch, kühl, gefühllos; später können sich daran die Zeichen der vermehrten Durchblutung mit neuralgischen Schmerzen anschließen. Diese wenig beachteten Zustände, die gewöhnlich auf Nervenerschütterung bezogen wurden, sind in neuerer Zeit dem Interesse näher gerückt worden durch Beobachtungen von umschriebenem arteriellem Spasmus im Anschluß an Verletzungen, die das Gefäß selbst im wesentlichen intakt lassen. Die Erscheinungen können so völlig dem Gefäßabschluß gleichen, daß selbst Gliedabsetzungen unter solchen Umständen irrtümlich ausgeführt worden sind. Von deutscher Seite haben besonders Küttner und Baruch zur Kenntnis dieser interessanten Kontusionsfolge, welche sie als „traumatisch segmentären Gefäßkrampf" bezeichnen, beigetragen [1]).

Delirium tremens.   Postoperative Psychosen. Traumatische Neurose.

Nur mit wenigen Worten können hier einige psychonervöse Störungen erwähnt werden, die in besonderen Beziehungen zur Chirurgie stehen.

Das auf chronischem Alkoholismus beruhende Delirium tremens ist in Deutschland durch die Einschränkung des Spirituosenverbrauchs seit den Kriegsjahren wesentlich seltener geworden. Verletzungen aller Art, namentlich solche, die mit starkem Blutverlust einhergehen, insbesondere auch Knochenbrüche, können den Eintritt des Delirium auslösen. Sehr auffällig ist die meist bestehende weitgehende Analgesie. Wiederholt ist beobachtet worden, daß solche Deliranten auf ihren gebrochenen Extremitäten trotz Durchspießung der Weichteile weiterlaufen, sich frische Operationswunden aufreißen, mit den Därmen hantieren usw. Bezüglich der übrigen Symptomatologie und Therapie muß auf die Lehrbücher der Psychiatrie verwiesen werden.

Delirien von ähnlichem Charakter kommen gelegentlich im akuten Stadium schwerer Infektionen vor. Namentlich das Kopferysipel disponiert hierzu in besonderer Weise.

Ausgesprochene Psychosen mit Verwirrung, Halluzinationen und ängstlichen Wahnvorstellungen werden mitunter nach operativen Eingriffen beobachtet. Schwere Erschöpfung durch chronisch verlaufende Peritonitis, anhaltende Eiterung, Blutungen, Säfteverlust im Gefolge langwieriger Darmfisteln kommen als wichtigste disponierende exogene Momente in Betracht. Prinzipiell fallen also diese Zustände in der Regel unter den allgemeinen Begriff der Inanitions-

---

[1]) Bruns' Beitr. z. klin. Chirurg. 1920. 120, S. 1.

psychosen, wobei die Bedeutung der toxisch infektiösen Komponente allerdings nicht verkannt werden darf. Die Prognose ist mit Rücksicht auf das Grundleiden meist ungünstig, während die psychischen Störungen als solche bei Hebung des Allgemeinzustandes auch ihrerseits wieder zu verschwinden pflegen.

Ein leidiges, praktisch sehr bedeutungsvolles Kapitel stellt die Lehre von der traumatischen Neurose dar. Man versteht hierunter eine Gesamtheit von funktionellen Störungen mit hysterischer Färbung, die sich bei neuropathischen, charakterschwachen Individuen an Verletzungen leichtester Art anschließen können. Selbst geringfügigste Läsionen können auf diese Weise eine mehr oder minder vollständige Arbeitsunfähigkeit nach sich ziehen. Funktionelle Schwäche des betroffenen Gliedes, mitunter selbst ausgesprochene motorische Lähmungen, Gefühlsstörungen, angebliche Schmerzen charakterisieren die lokalen Erscheinungen; häufig gesellt sich hierzu allgemeines Zittern, psychische Depression, Klagen über Schlaflosigkeit, Appetitmangel u. dgl. Ein lebhafter Gegensatz zwischen dem objektiven Befund und den vorgebrachten subjektiven Beschwerden ist hierbei oft unverkennbar. Wesentlich für das Zustandekommen der traumatischen Neurose ist das Mitspielen von Begehrungsvorstellungen. Die Einführung der modernen Unfallgesetze hat daher in diesem Sinne geradezu verheerend gewirkt. Auch bei Kriegsverletzten kommt ein entsprechendes Moment leicht zur Geltung. Gelangt das Begehrungsmotiv zum Fortfall, wie bei Auszahlung einer einmaligen Kapitalabfindung, der definitiven Entlassung aus dem Heeresdienst, dann pflegen auch die funktionellen Störungen rasch wieder zu verschwinden. Es liegt daher nahe, daß die Grenzen zwischen eigentlicher Neurose und bewußter Fälschung nicht immer leicht zu ziehen sind. Gegenüber den oben genannten Radikalmitteln der traumatischen Neurose haben alle anderen Methoden nur einen schweren Stand. Von größter Bedeutung ist daher die Prophylaxe. Wenn es möglich ist, von vornherein den Umfang einer Verletzung sicher festzustellen, dann gelingt es bei einiger Energie und Erfahrung in der Regel auch zu verhindern, daß der Geschädigte übertriebene Erwartungen im Sinne der Begehrung hieran angeknüpft. In praxi kann diese Aufgabe nicht ernst genug genommen werden, denn die Zahl der auf diese Weise verloren gehenden Arbeitskräfte, deren Unterhalt der Allgemeinheit zur Last fällt, ist eine erschreckend hohe. Es handelt sich also um eine Frage von größter sozialer Bedeutung [1]).

Der Zelltod.

Nekrose, Gangrän.

Es handelt sich in diesem Kapitel im wesentlichen um eine Wiederholung bereits besprochener Dinge unter gemeinsamen Gesichtspunkten.

Der Zelltod spielt bei allen pathologischen Vorgängen eine wichtige Rolle. Auch bei der leichtesten Infektion, dem geringsten Trauma, selbst bei kunstgerechter operativer Schnittführung gehen Zellen zugrunde. Diesem allgemeinen Phänomen gegenüber beschränkt sich die klinische Bezeichnung der Nekrose auf diejenige Form des Zelltodes, die infolge ihrer Ausdehnung auf umfangreichere Gewebsbezirke eine wesentliche selbständige Bedeutung gewinnt. In reinster Form tritt die Nekrose dann in die Erscheinung, wenn sie sich unterhalb der intakten Körperoberfläche abspielt, so daß der absterbende Bezirk

---

[1]) Siehe vor allem Naegeli, Unfall- und Begehrungsneurosen. Stuttgart 1917.

der direkten äußeren Infektion entzogen ist. Es gehört hierher die subkutane Nekrose nach Verschüttung oder sonstigen Kontusionen, die ischämische Muskelkontraktur, die Hirnerweichung im Gefolge der Unterbindung der Carotis interna. Der hämatogenen Infektion sind freilich auch solche zentrale Nekroseherde in hohem Maße ausgesetzt. Als Beispiele für ausgedehnte infektiöse Nekrosen sei die sequestrierende Osteomyelitis sowie die Sehnennekrose im Gefolge tendovaginaler Panaritien genannt.

Steht der nekrotische Bezirk unmittelbar mit der Außenwelt in Verbindung, dann kommt es häufig zum Bilde der **Gangrän**. Äußerlich ist dies dadurch gekennzeichnet, daß das Gewebe eine schwärzliche oder mißfarbene Beschaffenheit, oft mit ausgeprägtem Fäulnisgeruch annimmt. Man bezeichnet diesen Zustand daher auch als Brand. Prinzipiell lassen sich zwei Formen des Brandes unterscheiden: die trockene und die feuchte Gangrän.

Die trockene Gangrän tritt allemal dann ein, wenn die Beschaffenheit des Gewebes und der einwirkenden Umgebung eine ausreichende Wasserabgabe an die atmosphärische Luft gestattet. Im besonderen Maße wird dieser Vorgang durch den Verlust der Oberhaut begünstigt. Die unter Schrumpfung erfolgende Austrocknung des Gewebes entzieht den vorhandenen Bakterien ihre wichtigsten Lebensbedingungen; auch die Resorption hört auf. Das abgestorbene Gewebe bildet dann nur noch ein totes Anhängsel, das zu einer pathologischen Rückwirkung auf den Gesamtorganismus nicht mehr fähig ist und dessen Abstoßung — „Demarkierung" — durch die Tätigkeit des von dem angrenzenden gesunden Gewebe aufsprießenden Granulationsgewebes vor sich geht. Es handelt sich also bei dieser Form des Brandes weniger um einen biologischen als einen allgemein physikalischen Vorgang, der sich in gleicher Weise bei abgetrennten Gewebsteilen oder sogar bei Leichen vollziehen kann, wie in klassischer Weise, der ägyptische Totenkult lehrt. Man bezeichnet daher diesen Vorgang auch als Mumifizierung.

Wesentlich anders ist die feuchte Gangrän zu beurteilen. Hier stellt das in seinem natürlichen, oft auch noch durch Ödem oder Exsudat vermehrten Feuchtigkeitsgehalt absterbende Gewebe einen ausgezeichneten Nährboden für zahlreiche Bakterienarten dar; insbesondere finden die Anaerobier hier denkbar günstige Kulturbedingungen. Es fehlt die scharfe Abgrenzung gegen das Gesunde, und toxisches Material kann infolgedessen ausgiebig zur Resorption gelangen. Dieser Vorgang ruft teils unmittelbare Allgemeinerscheinungen hervor, teils findet eine weitere Schädigung des angrenzenden Gewebes statt, so daß die Gangrän einen fortschreitenden Charakter gewinnt. In vielen Fällen läßt sich daher — wie bereits früher betont — eine strenge Unterscheidung zwischen feuchter Gangrän und der gangränösen Phlegmone nicht treffen. Nicht immer freilich verläuft die feuchte und trockene Gangrän in so prägnanter Weise, wie das oben geschildert wurde. Praktisch trifft man vielmehr oft auch Übergänge zwischen beiden Formen, auch kann die eine aus der anderen nachträglich hervorgehen. Hierbei stellt insbesondere die Umwandlung des feuchten in den trockenen Brand eine oft erfolgreich zu lösende wichtige therapeutische Aufgabe dar, deren Richtlinien bereits früher besprochen wurden (vgl. S. 307).

Auch die aseptische Nekrose kann eine Giftwirkung auf den Gesamtorganismus im Gefolge haben. Wir wiesen auf die durch Gewebsautolyse bedingten Vorgänge schon bei Besprechung des Schocks hin (vgl. S. 395).

Äußerst zahlreich sind im einzelnen die Ursachen des massiven Gewebstodes.

An erster Stelle steht das direkte Trauma. Unter den mechanischen Einwirkungen ist vor allem die Verschüttung zu nennen; auch die Drucknekrose durch schlecht sitzende Verbände, bei schwerkranken Menschen auch schon durch die Wirkung des eigenen Körpergewichts veranlaßt, ist hierher zu rechnen. Es gehört hierzu ferner die Nekrose im Gefolge von Erfrierung und Verbrennung, strahlende Energie (Röntgen), durch Starkstromverletzungen, sowie durch chemische Verätzung, wie das in früheren Kapiteln ausführlich besprochen wurde.

Eine zweite Hauptgruppe bildet der Gewebstod infolge Unterbrechung oder Insuffizienz der Blutversorgung.

Im Vordergrunde stehen hierbei die arteriellen Gefäßverletzungen, sei es, daß es sich um völlige Durchtrennung oder auch nur um seitliche Wunden handelt. Der Quertrennung gleichbedeutend verhält sich die Ligatur sowie die traumatische obturierende Thrombose, die sich gelegentlich an durch grobe Kontusion entstandene Intimarisse anschließt (vgl. S. 63).

Der Einfluß derartig bedingter Zirkulationsstörungen auf die Lebensfähigkeit der versorgten peripheren Bezirke hängt von zahlreichen Nebenumständen ab. Die Größe des ausgefallenen Gefäßquerschnittes, die Lokalisation, das Verhalten der Kollateralen spielt hierbei eine wichtige Rolle. Die Ausbildung des Kollateralkreislaufs kann sich dann besonders wirksam gestalten, wenn der Gefäßverschluß nicht momentan, sondern allmählich eintritt. Das Lebensalter, der allgemeine Kräftezustand, die Blutbeschaffenheit sowie insbesondere das Verhalten des übrigen Kreislaufapparates sind ihrerseits oft von ausschlaggebendem Einfluß auf die Folgen der lokalen Zirkulationsunterbrechung. Eine gleichzeitige Sperre der zugehörigen Vene ist mitunter günstiger als ein isolierter Verschluß der Arterien. In Organen, deren Kapillargebiete nicht miteinander anastomosieren, deren Blutzufuhr also mittels sog. Endarterien erfolgt, wie im Gehirn, Niere, Darm, können auch umschriebene Störungen der arteriellen Versorgung schwere Schädigungen nach sich ziehen.

In weitgehender Weise wird die Ernährung des Gewebes durchbrochen, wenn durch traumatische Verletzung oder operativen Akt größere zusammenhängende Teile von der Umgebung weit abgelöst werden. Lappenwunden sind daher besonders dem Absterben ausgesetzt. Doch können unter bestimmten Vorbedingungen auch völlig isolierte Gewebsbezirke wieder einheilen, wie bei Besprechung der Transplantation näher dargestellt wird (vgl. S. 440ff.).

Den traumatischen Gefäßverlegungen schließt sich die pathologische Unterbrechung der Zirkulation durch Torsion und Kompression an.

Der Torsion sind solche Organe ausgesetzt, denen eine Stielung ausgiebigere Beweglichkeit gestattet. Dies kann besonders dann verhängnisvoll werden, wenn infolge krankhafter Größenzunahme des Organs die Torsion zu größerer Massenwirkung gelangt. Das klassische Beispiel hierfür bildet die Stieldrehung von Ovarialtumoren, sowie die Torsion des in einem umfangreichen Bruchsacke gewucherten und in die Bauchhöhle zurückgeschlüpften Netzes. Auch der retinierte Bauchhoden ist dieser Komplikation ausgesetzt. In seltenen Fällen ist eine Torsion der Gallenblase beobachtet worden. Ein der Stieldrehung entsprechender Vorgang im Bereich des Intestinaltraktus wird als Volvulus bezeichnet. Dieser kommt am häufigsten an der Flexura sigmoidea, seltener im Bereiche des Dünndarmes oder gar des Magens vor. Infolge des Bakteriengehaltes des Darmes hat hier eine Achsendrehung und die dadurch bedingte Gewebsschädigung das Einsetzen schwerster Infektionsvorgänge oft rasch zur Folge. Aber auch bei den anderen Formen der abdominellen Torsionsnekrose kommt es von den anliegenden Darmschlingen aus leicht zum Einwandern der Bakterien und damit zur Peritonitis.

Eine ähnliche Wirkung wie bei der Torsion kommt bei der elastischen Einklemmung von Brüchen durch Druck auf das gefäßführende Mesenterium zustande. Freilich überwiegt hierbei vielfach die Wirkung der venösen Stauung über die arterielle Absperrung, welche zunächst oft unvollkommen bleibt;

auch spielt die **direkte Schädigung** der am stärksten komprimierten Teile des Bruchinhaltes, also der Darmwand, oft eine ausschlaggebende Rolle. Die Kompression der Arterien durch sonstige pathologische Prozesse — Tumoren, Exsudate — pflegt demgegenüber meist nicht zu klinischen Folgeerscheinungen zu führen, da dieser Vorgang sich so allmählich vollzieht, daß sich ein ausreichender Kollateralkreislauf entwickeln kann. Auch können die Arterien häufig ausweichen. Daß dagegen durch ein rasch einsetzendes Hämatom die Zirkulation einer Extremität schwer gestört werden kann, wurde bereits früher erwähnt (vgl. S. 60).

Unter den **Erkrankungen der Arterien**, welche ein Absterben ausgedehnter Gewebsbezirke nach sich ziehen können, ist zunächst die akute **Arteriitis** zu nennen. An und für sich selten, wird sie am häufigsten im Gefolge des Typhus und der Grippe beobachtet und kann zur Gangrän ganzer Extremitäten führen (vgl. S. 141).

Bei dem relativ häufigen Brande im Gefolge des **Fleckfiebers** sind oft weniger die großen Stämme als das kapillare und präkapillare Gebiet betroffen. Infolgedessen ist oft in unmittelbarer Umgebung des absterbenden Bezirkes der fühlbare Arterienpuls erhalten [1]).

Eine wichtige Rolle kommt fernerhin im Rahmen derartiger Gefäßerkrankungen der **Lues** zu (vgl. S. 261). Namentlich die spontane Extremitätengangrän jugendlicher Individuen ist in der Regel auf syphilitische obliterierende Endarteriitis zurückzuführen. Chronische Nikotinvergiftung tritt hierzu oft als unterstützendes Moment, um vielleicht auch gelegentlich als selbständiger kausaler Faktor zu erscheinen. Im höheren Alter stellt die **Arteriosklerose** die wichtigste Ursache des spontanen Gliederbrandes — der senilen Gangrän — dar. Auch bei der **diabetischen Gangrän** pflegen arteriosklerotische Prozesse nicht zu fehlen. Die unteren Extremitäten sind in allen diesen Fällen weitaus am häufigsten betroffen.

Allerhand Störungen, wie Kältegefühl, Vertaubung, Parästhesien, nicht selten sogar lebhafteste Schmerzen pflegen dem Eintritt der manifesten Ernährungsstörung oft lange Zeit vorauszugehen.

In einzelnen Fällen kommt es hierbei zum Symptom des **intermittierenden Hinkens** (Claudicatio intermittens). Man versteht hierunter die Erscheinung, daß die Patienten zunächst ganz gut gehen können, nach kurzer Zeit stellt sich jedoch gewöhnlich unter Schmerzen eine zunehmende funktionelle Schwäche ein, die zum Stehenbleiben zwingt; nach eingetretener Erholung wiederholt sich das Spiel von neuem. Die relative zirkulatorische Insuffizienz gegenüber der gesteigerten funktionellen Beanspruchung gibt sich hierbei in eindrucksvoller Form zu erkennen; z. T. spielen hier jedoch — wie bei den voranstehend genannten Erkrankungen — auch **Gefäßspasmen** (s. w. u.) eine unverkennbare Rolle. Schon frühzeitig pflegt in diesen prämonitorischen Stadien der Puls am inneren Knöchel oder dem Fußrücken nicht mehr tastbar zu sein; im Röntgenbilde werden die stark verkalkten Arterien meist deutlich sichtbar. Der Eintritt des Brandes selbst schließt sich oft an kleine Verletzungen, Kälte- oder Wärmeschädigungen an. Häufig beschränkt sich hierbei der Gewebstod auf eine oder mehrere Zehen und führt dann zur Mumifikation. In anderen Fällen, namentlich bei unsachgemäßer Pflege und vor allem beim Diabetes, überwiegt die feuchte Gangrän und neigt zu raschem Fortschreiten.

Prophylaktisch scheint in den prämonitorischen Stadien die vorsichtige Anwendung von Heißluft- oder Wechselbädern, welche die Zirkulation fördern, nützlich zu sein. Die Gangrän selbst ist nach den früher besprochenen Grundsätzen zu behandeln (vgl. S. 307). Wird eine Absetzung im Stadium der noch nicht demarkierten Gangrän erforderlich, so ist sie in der Regel am Oberschenkel vorzunehmen, da sparsame Amputationen leicht Lappennekrosen im Gefolge haben. Der **Moszkowiczsche Versuch** (vgl. S. 96) ist hier nicht immer ausschlaggebend, da, wie Bier nachwies, trotz ausgedehnter reaktiver Hyperämie jede nennenswerte arterielle Blutung selbst bei hoher Absetzung fehlen kann.

---

[1]) Langenbecks Arch. 1922, 119. S. 347.

Versuche, durch operative Umschaltung des Arterienblutes in die Venen eine entscheidende Besserung der Zirkulation herbeizuführen (Wieting), haben nicht zu praktisch brauchbaren Resultaten geführt.

Zu den gleichen Folgezuständen wie der autochthone Arterienverschluß führt die embolische Sperrung. Die häufigste Ursache bildet die Mitralstenose; die embolischen Thromben stammen hierbei aus der linken Herzvorkammer. Die klinischen Erscheinungen dieses Vorganges sind sehr prägnant und bestehen in heftig einsetzenden Schmerzen; das betroffene Glied ist blaß, kühl, pulslos und funktionell mehr oder weniger ausgeschaltet. Sich selbst überlassen kommt es dann in den stärkst betroffenen Bezirken unausbleiblich zur Gangrän. Nach Bauers Vorgang ist wiederholt in solchen Fällen operativ eingegriffen worden, um den Embolus aus dem Gefäßrohr zu entfernen. Der unmittelbare Erfolg war mehrfach ein günstiger; bei Weiterbestehen des Grundleidens bleibt jedoch der Patient der Möglichkeit des Rezidivs dauernd weiter ausgesetzt. So sahen wir ein junges Mädchen mit Mitralstenose, bei dem in kurzen Abständen sämtliche Extremitäten betroffen wurden. Vor allem aber hat das Aufsuchen des Embolus dann keinen Sinn mehr, wenn der Brand bereits eingetreten ist.

Die gleichen Folgen wie die organische Gefäßverlegung können anhaltende spastische Zustände mit sich bringen. Es gehört hierher vor allem die zu Spontangangrän der Finger, seltener der Zehen, Nasen- oder Ohrenspitzen führende Raynaudsche Krankheit. Ebenfalls auf spastischer Vasokonstriktion beruht die in ähnlicher Weise sich äußernde gangränöse Form der Mutterkornvergiftung (Ergotismus). Bezüglich der operativen Therapie derartiger arterieller Spasmen sei auf S. 451 verwiesen.

Die Verlegung größerer Venenstämme führt gewöhnlich nicht zum Gewebstod, da die stärkere Entwicklung der Kollateralen hier meist ausreicht, um die Zirkulation — wenigstens innerhalb der notwendigsten Grenzen — aufrecht zu erhalten. Mitunter kommt es jedoch zu chronischem Ödem, wie man das z. B. nach operativer Unterbindung der Vena femoralis oder bei Kompression der Vena axillaris durch karzinomatöse Drüsenmetastasen häufig sich ausbilden sieht. Bei der Entstehung der Unterschenkelgeschwüre im Gefolge variköser Erkrankung der Beinvenen handelt es sich nicht um unmittelbaren Gewebstod, sondern um ein Zusammenwirken infektiöser und traumatischer Schädigungen in einem mangelhaft durchbluteten Gewebe (vgl. S. 388). Auf empfindliche Organe kann jedoch auch die stärkere venöse Stauung von verhängnisvoller Wirkung sein. So vermag die nichtinfektiöse Thrombose des Sinus sagittalis superior, die namentlich bei chlorotischen Individuen vorkommt, rein durch zerebrale Zirkulationsstörung den Tod herbeizuführen. Auch der Darm ist besonders empfindlich gegen eine Hemmung des venösen Abflusses. Daß dieses Moment bei der Brucheinklemmung eine wichtige Rolle spielt, wurde bereits betont. In reinster Form tritt dieser Faktor in Erscheinung bei der aseptischen Mesenterialvenenthrombose, deren schwerste Form auch den Stamm der Pfortader beteiligt. Ein schweres akutes abdominelles Krankheitsbild, mitunter mit blutigen Abgängen, charakterisiert diesen Zustand; der hämorrhagischen Infarzierung der Darmwand folgt eine mehr oder weniger ausgedehnte Nekrose, die Durchwanderung der Bakterien führt zur tödlichen Peritonitis. Immerhin ist vereinzelt selbst eine Heilung der Pfortaderthrombose beobachtet worden; durch Kanalisierung des verstopften Bezirkes stellte sich eine gewisse Wegsamkeit wieder her (vgl. auch S. 97).

Wir begegnen also auch bei dem venösen Gefäßverschluß den bereits erwähnten Beziehungen zwischen Zirkulationsstörungen abdomineller Hohlorgane und bakterieller Infektion. In isolierter Weise tritt die bakterielle Gangrän bei wichtigen anderen abdominellen Erkrankungen in die Erscheinung. Es gehört hierher vor allem die akute Appendizitis, deren schwerste Form als gangränöse Phlegmone des Wurmfortsatzes zu bezeichnen ist. In ähnlicher Weise können sich hochvirulente Entzündungen der Gallenblase abspielen. Weitere Beispiele der bakteriellen Gangrän, wie der Gasbrand, das Erysipelas gangraenosum, die Fourniersche Genitalgangrän wurden bereits an früherer Stelle ausreichend besprochen.

Eine letzte Kategorie des Gewebstodes bildet der Zelluntergang durch nervös-trophische Störungen. Es gehört hierher vor allem das Mal perforant, der Typus Morvan der Syringomyelie, die Mutilationen bei der Nervenlepra. Wir verweisen hierzu auf S. 434 dieses Abschnittes.

Die Diagnose der Nekrose und Gangrän berührt so ausgedehnte Gebiete der chirurgischen Pathologie, daß eine zusammenfassende Besprechung derselben hier nicht möglich ist. Leicht zu beurteilen, wo die Veränderungen dem Auge unmittelbar zugänglich sind, kann andererseits z. B. die Erkennung der aseptischen Sinusthrombose oder der Netztorsion mit zu den schwierigsten diagnostischen Problemen gehören. Stets ist die Diagnose des Gewebstodes eine unvollständige, wenn es nicht gelingt, auch die Ursache dieses Vorganges zu ermitteln.

Die prophylaktischen Maßnahmen gegen den Eintritt des Gewebstodes spielen nur vereinzelt eine Rolle. Es gehört hierher namentlich die bereits oben besprochene Behandlung der prämonitorischen Störungen bei vorgeschrittener Arteriosklerose. In besonders prägnanter Weise vermag gelegentlich die Entfernung eines arteriellen Embolus (s. oben) den sonst unfehlbaren Eintritt der Gangrän zu verhindern. Auch der operativen Behandlung der Gefäßspasmen (s. S. 451) scheint nach dieser Hinsicht eine Bedeutung zuzukommen.

Die therapeutischen Aufgaben gegenüber der ausgebildeten Gangrän gipfeln darin, ein Fortschreiten zu verhindern, der Resorption toxischen und infektiösen Materials vorzubeugen, die Elimination der Nekrose zu begünstigen. In vielen Fällen — namentlich bei den Extremitäten — handelt es sich ferner darum, nach Abstoßung des toten Gewebes definitive Verhältnisse zu schaffen. Wie diese Aufgabe im einzelnen durchzuführen ist, läßt sich bei der Mannigfaltigkeit der in Betracht kommenden Zustände nicht einheitlich darstellen; es muß hierzu auf die einzelnen Sonderkapitel verwiesen werden.

Ganglien.

Das Einfügen der Ganglien in dieses Kapitel mag überraschend erscheinen. Die Zugehörigkeit gründet sich indessen darauf, daß auch diese Gebilde durch eine besondere Form des Gewebstodes zustande kommen. Sie entstehen durch eine gallertig-kolloide Verflüssigung des hyperplastischen Bindegewebes in der Umgebung der Gelenke; auch die Gelenkkapsel selbst, seltener das Sehnengewebe kann eine solche degenerative Umwandlung erleiden. Ihre Genese zeigt also weitgehende Analogien mit der Bildung der Hygrome (vgl. S. 163), und in manchen Fällen — so z. B. bei den Ganglien der Kniekehle — wird die Bezeichnung überhaupt nicht einheitlich gehandhabt. Abgesehen von der letztgenannten Lokalisation überschreiten die Ganglien gewöhnlich nicht die Größe einer Kirsche; ihre Wand ist dünn aber fest, mit glatter glänzender Innenfläche, der Inhalt besteht aus einer glasig-durchscheinenden zähflüssigen Gallerte. Am häufigsten treten sie an der Streckseite des Handgelenks, zumal bei jungen Mädchen auf und werden hier gewöhnlich als „Überbein" bezeichnet. Ihrer Herkunft entsprechend kommunizieren sie häufig mit dem benachbarten Gelenk. Über ihre Ätiologie ist wenig bekannt;

eine nennenswerte Bedeutung traumatischer Einflüsse erscheint zweifelhaft. Grund zur Behandlung bietet oft nur die äußere Entstellung.

Therapeutisch bedeutet die früher meist übliche subkutane Sprengung mittels Zerklopfen ein veraltetes Verfahren, da es hiernach leicht zu Rezidiven kommt. Die Methode der Wahl bildet die Exstirpation. Die oft bestehende Verbindung mit Gelenken erfordert hierbei besonders peinliche Asepsis.

Als seltene Sonderform der Ganglien sei schließlich ihr vereinzelt beobachtetes Vorkommen an Nerven[1]) bzw. an Nervenscheiden[2]) erwähnt.

Stauung und Retention in Hohlorganen.

Wir haben in diesem Kapitel eine Reihe von pathologischen Vorgängen vereinigt, die auf den ersten Blick recht verschiedenartig erscheinen, sich aber doch ihrer Genese nach unter einen einheitlichen Gesichtspunkt einfügen. Es handelt sich hier vornehmlich um die mit äußerer Sekretion einhergehenden Drüsen samt ihrer Ausführungsgänge sowie um den Intestinaltraktus.

Ganz allgemein reagieren die drüsigen Organe auf eine Erschwerung des Sekretabflusses mit zystischer Erweiterung, indem die gestauten Absonderungsprodukte sich im Innern des Organs anhäufen. Vollständige dauernde Verlegung, namentlich wenn sie plötzlich erfolgt, kann dagegen eine so schwere Schädigung der Drüsenepithelien zur Folge haben, daß diese schnell ihre Funktion einstellen und zugrunde gehen. Bei Betrachtung der entsprechenden Vorgänge seitens der Niere, der Speicheldrüsen, des Hodens werden wir solchen Beispielen begegnen. Besondere Verhältnisse ergeben sich, wenn eine derartige Sekretstauung nicht unter aseptischen Verhältnissen verläuft. Es handelt sich dann entweder darum, daß der Verschluß bereits an einem infizierten Organ angreift, vielfach wird aber auch erst durch den Aufstau der Sekrete die Ansiedlung der Keime begünstigt. Das klassische Beispiel hierfür bilden die Harn- und Gallenorgane. Während hier bei normalen Abflußbedingungen eine vorübergehende Passage von Bakterien, die auf dem Wege der renalen bezw. hepatogenen Ausscheidung hierher gelangen, keinerlei Störungen hervorzurufen pflegt, kommt es bei Stauung in diesen Organen rasch zur Vermehrung der eingedrungenen Parasiten und zu einer Virulenzsteigerung, die sie befähigt, heftige Entzündungsprozesse — oft schwerster Art — hervorzurufen. Die Gesetzmäßigkeit der Bedeutung dieser Sekretstauung für die Harnwege hat zuerst Max Melchior[3]), für die Gallenwege Ehret und Stolz[4]) nachgewiesen. Aber nicht nur die hämatogene Infektion, sondern auch aufsteigende Prozesse werden durch den Aufstau der Abscheidungsprodukte begünstigt. So pflegt z. B. bei längerem Steinverschluß des Choledochus ein Einwandern der Kolibazillen vom Darm her nicht auszubleiben; in gleicher Weise ist die Niere bedroht, wenn das Abflußhindernis etwa in einem ulzerierten Tumor der Blase am Ureterostium besteht. In besonders vehementer Weise macht sich die Blockierung geltend, wenn sie an einem bereits infizierten Organ zur Wirkung gelangt. Die dann akut einsetzenden Erscheinungen sind durchaus mit der Verhaltung eines Abszesses vergleichbar. Ähnliche Verhältnisse treten ein, wenn kleinere Darmbezirke mit ihrer obligaten Bakterienflora plötzlich abgesperrt werden. Die Mikroben

---

[1]) Reis, Bruns' Beitr. z. klin. Chirurg. 1923. 129, S. 622.
[2]) Hilgenreiner, Zentralbl. f. Chirurg. 1924, S. 301.
[3]) Zystitis und Urininfektion. Berlin 1897.
[4]) Mitt. a. d. Grenzgeb. d. Med. u. Chirurg. Bd. 6—8. 1900—1901.

gelangen dann rasch zur Vermehrung, erfahren eine rapide Virulenzsteigerung, und die bis dahin harmlosen Oberflächenparasiten werden nunmehr befähigt, in die Darmwand einzudringen, Destruktion und Peritonitis hervorzurufen. Der Wurmfortsatz bildet das klassische Objekt für diesen Hergang, auf den Dieulafoy eine Lehre von der „Cavité close" begründet hat. Freilich gilt dieses Gesetz nur für die totale Ausschaltung kleiner Darmteile, milder gestalten sich im allgemeinen diese Vorgänge, wenn ausgedehntere Abschnitte blockiert werden.

Häufige Retentionszysten im Bereich der Haut stellen die sog. Komedonen oder „Mitesser" dar, bei denen es sich um Verhaltung von Talg in den Haarbalgdrüsen handelt. Ähnliche Bildungen werden auch als Milien bezeichnet. Ihre Bedeutung fällt mehr in das Gebiet der Dermatologie, doch sind sie chirurgisch insoweit bemerkenswert, als sie — zumal bei mangelnder Hautpflege — zur Entstehung von Furunkeln führen können. Ihr nicht seltenes Zusammentreffen mit Atheromen weist auf eine kongenitale Prädisposition hin. Bei einem jugendlichen Träger derartiger Bildungen sahen wir das Auftreten multipler Hautkarzinome an sonst ungewöhnlichen Stellen (Rumpf, Oberschenkel).

Auf die Atherome selbst wurde bereits auf Seite 328 hingewiesen und ihre kongenitale Natur in den Vordergrund gestellt. Nur bedingt zu den Retentionszysten ist ferner die sog. Zystenniere zu rechnen. Auch hier handelt es sich um eine Entwicklungshemmung, die darauf zurückgeführt wird, daß innerhalb der Niere die Vereinigung der sekretorischen Elemente mit den ableitenden an zahlreichen Stellen ausbleibt. Diese zystöse Entartung der Niere tritt gewöhnlich doppelseitig auf und führt allmählich zur Niereninsuffizienz. Die klinischen Erscheinungen zeigen weitgehende Übereinstimmung mit den Symptomen der chronischen Schrumpfniere. Nicht selten finden sich ähnliche Zystenbildungen auch gleichzeitig in der Leber. Das Auftreten kleinerer isolierter renaler Retentionszysten ist ohne chirurgisches Interesse.

Als Ranula werden schleimhaltige durchsichtige asymmetrisch am Mundboden gelegene Retentionszysten bezeichnet, die von der sublingualen Blandin-Nuhnschen Drüse ihren Ausgangspunkt nehmen. Diese Verlegung wird auf chronische interstitielle Entzündungsprozesse in der Umgebung des Ausführungsganges zurückgeführt. Weit seltener kommen ähnliche Retentionszysten (Sialozele) im Bereiche der Parotis oder der submaxillaren Speicheldrüse vor. Vollständiger Verschluß des Ausführungsganges, namentlich durch Stein, kann andererseits auch eine bindegewebige Schrumpfung der betroffen Drüse im Gefolge haben. In der Mamma kommt es bei der senilen Involution nicht selten zum Auftreten multipler Retentionszysten, die ohne chirurgisches Interesse sind. Dieser Prozeß darf jedoch nicht verwechselt werden mit der Mastitis chronica cystica, einer in ihrem Wesen noch strittigen Erkrankung, deren chirurgisches Interesse vornehmlich darauf beruht, daß sie mitunter der Karzinomentwicklung vorausgeht. Weit seltener kommt es in der Mamma zu größeren Retentionszysten. Ihre Entstehung ist in der Regel auf narbige Verlegung einzelner Milchgänge nach vorausgegangener eitriger Mastitis zurückzuführen. Bei eintretender Laktation können sich auf diese Weise förmliche Milchzysten (Galaktozele) entwickeln. Bei Ausscheidung des Milchfettes entstehen „Butterzysten", auch kann der Inhalt durch Resorption der flüssigen Bestandteile zu mörtelartigen Konkrementen eingedickt werden.

Auch ein Teil der Pankreaszysten ist auf Retention zurückzuführen, während andere sich an akute Entzündung, tryptische Nekrose oder apoplektische Blutungen der Drüse anschließen. Pankreassteine, Tumoren, auch chronisch indurative Entzündungen, die sich in der Umgebung der Hauptgänge abspielen, kommen als Ursache der Sekretretention in Betracht. Derartige Zysten können recht beträchtliche Größe erreichen. In anderen Fällen, die chirurgisch weniger in Betracht kommen, bilden sich multiple kleinere Zysten, ohne daß das Organ im ganzen eine nennenswerte Vergrößerung erfährt. Bei der experimentellen Unterbindung am Tier kommt es sogar zur Schrumpfung der Gesamtdrüse. Von besonderem Interesse ist hierbei die Erfahrung, daß der innersekretorische Apparat des Pankreas, die Langerhansschen Zellinseln, hierbei nicht der Atrophie verfällt, sondern vielmehr sogar eine gesteigerte Entwicklung annimmt.

Entsprechende Verhältnisse lassen sich beim Hoden beobachten. Auch hier führt die Ligatur des Ductus deferens nur zu einer Atrophie der Samenkanälchen, während die der inneren Sekretion dienenden Zwischenzellen einen Wachstumsanstoß erfahren. Wir kommen auf diese, neuerdings durch die Beziehungen zur „Verjüngung" aktuell gewordenen Verhältnisse noch an anderer Stelle zurück (vgl. Seite 433).

Auch die sog. Spermatozelen des Hodens sind zu einem Teil als Retentionszysten aufzufassen, doch beruhen sie wohl in erster Linie auf entwicklungsgeschichtlichen Störungen.

Ein wichtiges chirurgisches Kapitel betrifft die Folgen der Gallenstauung. Sie können hier natürlich nur unter allgemeinen Gesichtspunkten kurz besprochen werden.

Die häufigste Ursache für die Störungen der Gallenpassage bilden die Gallenkonkremente. Eine Blockierung des Ductus cysticus durch Stein führt unter aseptischen Verhältnissen zum sog. Hydrops der Gallenblase. Die in dem Reservoir noch befindliche Galle wird allmählich resorbiert; das sich anstauende Sekret besteht aus wässerigem Schleim, der von den zahlreichen Drüsen der Mukosa geliefert wird. Ein solcher Hydrops kann beträchtliche Grade erreichen, ohne zu sekundärem Einwandern bakterieller Erreger zu disponieren.

Bezüglich der sekundären Entstehungsmöglichkeit des Hydrops sei auf S. 408 verwiesen.

Steineinklemmung im Ductus choledochus führt zu allgemeiner Stauung im Gallensystem. Daß es trotzdem hierbei nicht zu einer Dilatation der Gallenblase selbst zu kommen pflegt, liegt daran, daß dieses Organ gewöhnlich durch vorausgegangene lithogene Entzündung derartig fibrös verändert ist, daß es nicht mehr erweiterungsfähig ist. Der Befund einer großen Gallenblase bei mechanischem Verschluß des Hauptgallenganges spricht daher mit großer Regelmäßigkeit dafür, daß das Hindernis auf anderer Ursache, wie Tumor, Pankreatitis indurativa oder narbiger Ulkusstenose an der Papilla duodeni beruht (Courvoisiersches Gesetz [1]). Desto mehr macht sich bei länger bestehendem Steinverschluß die Erweiterung der Gallengänge geltend, die innerhalb der Leber geradezu zystöse Form annehmen kann. Die unmittelbare Folge der mechanischen Gallensperre bildet der Ikterus, d. h. der Übertritt der Galle in das Blut. Bei lange anhaltendem Stauungszustande kommt es sogar dazu, daß sämtliche Galle direkt in die Blutkapillaren übergeht, während in die Gallengänge nur noch eine farblose wässerige Flüssigkeit abgeschieden wird. Daß diese „weiße Galle" — ein Zustand, der auch als „Hydrops des gesamten Gallensystems" bezeichnet wird — für Tumorverschluß charakteristisch sein soll, wie Kausch [2] vermutete, hat sich nicht bestätigt. In der Leber selbst kommt es bei längerer Gallensperre zum ausgedehnten Untergang des

---

[1] Courvoisier, Pathologie und Chirurgie der Gallenwege. Leipzig 1890.
[2] Grenzgebiete 1911. 23.

Parenchyms, während sich das interstitielle Gewebe durch fibrös entzündliche Wucherung vermehrt. Charcot und Gombault konnten eine derartige „biliäre Zirrhose" im Tierexperiment durch Unterbindung des Ductus choledochus herbeiführen. Chronische Gallensperre ist auf die Dauer mit dem Leben nicht vereinbar. Der Tod erfolgt unter den Zeichen der Cholämie. Auf die Beziehungen der Cholämie zur hämorrhagischen Diathese wurde bereits an anderer Stelle hingewiesen (vgl. S. 80).

Nur ausnahmsweise gelangt beim Steinverschluß die eben geschilderte Folgenkette in reiner Form zur Entwicklung. In den meisten Fällen tritt vielmehr die bakterielle Infektion als entscheidender Faktor hinzu, sei es, daß schon vorher die Gallenwege nicht aseptisch waren, sei es durch nachträgliches Einwandern vom Darm her. Es kommt dann zu aufsteigender Cholangitis, die in schwerster Form zu multiplen, oft zahllos in feinster Form um die Gallengänge angeordneten Leberabszessen führt und dann fast stets tödlich endet.

Verletzung des Ductus cysticus bei infizierter Gallenblase hat das Einsetzen einer akuten Cholezystitis zur Folge. Die schwersten Formen dieser Entzündung tragen destruktiven Charakter, Geschwürsbildung, Perforation, Totalgangrän kennzeichnen ihre wichtigsten Unterarten. Vermag die Gallenblasenwand stand zu halten, so kommt es zum Empyem, das also stets eine kräftige Abwehr des Organismus zur Voraussetzung hat. Auch in diesem Stadium kann noch ein sekundärer Durchbruch in die Bauchhöhle, den Darm oder in die Bauchwand erfolgen. In anderen Fällen gehen die Bakterien allmählich in ihren eigenen Stoffwechselprodukten zugrunde; das Empyem wandelt sich in einen sekundären Hydrops um. Intermittierender Steinverschluß liegt häufig der rezidivierenden Cholezystitis zugrunde.

Sehr mannigfach sind die Störungen, die sich im Gefolge der Stauung oder Verlegung der **Harnpassage** entwickeln. Strikturen der Harnröhre führen zunächst zu einer Hypertrophie der Blasenmuskulatur, — der „Balkenblase", so genannt wegen der trabekelartig in das Lumen vorspringenden Muskelzüge. Diese Muskelhypertrophie vermag eine Zeitlang die Erschwerung der Austreibung zu kompensieren, bei weiterer Entwicklung versagt aber auch diese Anpassung an die erhöhte Anforderung. Es kommt dann zur zunehmenden Dilatation, die Harnblase wird bei der Miktion nicht mehr vollständig entleert („Residualharn") und schließlich tritt der qualvolle Zustand der Ischuria paradoxa ein, darin bestehend, daß die willkürliche Urinentleerung überhaupt aufhört und aus der übervollen Blase tropfenweise der gestaute Urin dauernd überfließt. Früher oder später macht sich eine derartige Harnstauung auch auf die Nieren in der gleich zu besprechenden Weise geltend; zu der gestörten Austreibung gesellt sich die sekretorische renale Insuffizienz und führt schließlich durch Urämie zum Tode. Eine derartige Systemerkrankung des Harnapparates kann sich nun nicht nur an Harnröhrenstrikturen oder die Prostatahypertrophie anschließen, sondern selbst die angeborene Phimose höheren Grades vermag derartige Folgen nach sich zu ziehen [1]).

Länger einwirkende renale Stauung führt unter partiellem Untergang des Parenchyms und Erweiterung des Beckens zur sog. Hydronephrose. Kongenitale Anomalien des Ureters, Steine, Druck auf den Ureter durch Beckentumoren, mitunter auch Knickungen bei hochgradiger Nephroptose kommen als wichtigste Ursachen dieses Zustandes in Betracht. Daß dagegen atypisch verlaufende Arterien imstande sein sollen, die Ureterpassage wesentlich zu er-

---

[1]) Heinrichsdorff, Grenzgebiete. 1912. 24.

schweren — wie meist angenommen wird — erscheint wenig wahrscheinlich. Eine größere Rolle scheinen dagegen funktionelle Passagestörungen des Ureters (Atonie, Spasmen) zu spielen. Der Urin ist unter der Einwirkung der Druckschädigung des Parenchyms gewöhnlich in charakteristischer Weise verändert, indem bei Herabsetzung der gelösten Harnbestandteile der Wassergehalt vermehrt ist. Die Polyurie bei der Prostatahypertrophie beruht in der Regel auf diesem Vorgang. Bei zunehmender zystischer Dilatation wird die betreffende Niere als Ausscheidungsorgan insuffizient.

Wesentlich anders gestaltet sich der Einfluß der Harnstauung auf die Niere, wenn der Verschluß vollständig ist und plötzlich einsetzt, wie es bei der Ligatur des Ureters der Fall ist. Die damit verbundene Schädigung des Parenchyms ist unter diesen Umständen eine so hochgradige, daß, falls die Sperre anhält, die Funktion völlig erlischt und die Niere der Schrumpfung anheimfällt. Bei operativen Verletzungen des Ureters und Unmöglichkeit, die Kontinuität wiederherzustellen, wird daher dieses Verfahren an Stelle der sonst notwendigen Nephrektomie mitunter angewendet.

Führt der Verschluß gleichzeitig zu einem heftigen Reiz, wie dies bei der Steineinklemmung im Ureter oft der Fall ist, so kann durch nervöse Vermittlung auch die andere Niere augenblicklich ihre Funktion einstellen (reflektorische Anurie). Die Notwendigkeit der sofortigen Beseitigung des primären Hindernisses ergibt sich in solchen Fällen aus vitaler Indikation.

Auf die Beziehungen der Harnstauung zur bakteriellen Infektion wurde bereits hingewiesen. Jede chronisch erschwerte Entleerung der Blase disponiert in hohem Maße zur Zystitis; aus der gemeinsamen Einwirkung von Stauung und Infektion auf die Niere geht die Pyonephrose hervor. Man bezeichnet sie als sekundär, wenn sie durch Infektion einer ursprünglichen Hydronephrose entsteht. —

Eine große Rolle spielen schließlich die Passagestörungen des **Intestinaltraktus.** Man hat hierbei zwischen Verengerung und völliger Verlegung zu unterscheiden.

Verengerungen, wie sie im Bereich des Ösophagus, des Magens und des übrigen Darmkanals häufig als Folge äußerer Kompression, durch Narbenschrumpfung nach Verätzung oder Geschwüren, bezw. durch Tumoren auftreten, haben eine Erweiterung und muskuläre Hypertrophie der oberhalb gelegenen Teile im Gefolge. Am Magen und Darmkanal führt die abnorm gesteigerte Peristaltik zu sog. Steifungen, die gewöhnlich schon durch die Bauchdecken hindurch deutlich erkennbar sind.

Der vollständige Verschluß im Bereiche des Darmkanals, dem in vielen Fällen die Zeichen der Stenose vorausgehen, wird als Ileus bezeichnet. Das kardinale Symptom des Ileus bildet die absolute Verhaltung von Stuhl und Winden sowie das Regurgitieren von Dünndarminhalt in den Magen, der sich dieses Zuflusses durch fäkulentes Erbrechen entledigt. Gegen den Rücktritt von geformtem Dickdarmkot schützt die Bauhinsche Klappe. Der gleiche Symptomenkomplex wie durch mechanische Ursachen kann auch durch Lähmung der Darmmuskulatur hervorgebracht werden. Die häufigste Ursache eines solchen dynamischen oder paralytischen Ileus bildet die eitrige Peritonitis. Das Gegenstück hierzu stellt der spastische Ileus dar. Dieser Vorgang spielt namentlich bei der Bleikolik eine Rolle, kommt aber auch „idiopathisch“ — zumal bei Menschen mit labilem Nervensystem — gelegentlich vor.

Soweit es sich beim mechanischen Intestinalverschluß um die gleichen Ursachen handelt, wie sie für die Darmverengerung genannt werden, spricht man von Obturationsileus. Auch der Darmverschluß durch Fremdkörper, kongenitale Stenose oder Blindverschluß (Atresie), sowie durch Einschiebung (Invagination) gehört hierher. Dem Obturationsileus wird der Strangulationsileus entgegengestellt, bei dem Zerrungen und Zirkulationsstörungen des Mesenteriums oder der Darmwand eine wichtige Rolle spielen. Die Inkarzeration, die Abschnürung durch Strang, der bereits besprochene Volvulus (vgl. S. 401) gehört hierher. Bei lebhafter Strangulation wirkt dieser Reiz als tonushemmender Reflex auf die Motilität des Darmes ein, es kann daher auch hier wie beim dynamischen Ileus die Darmlähmung im Vordergrunde stehen. Das Regurgitieren des durch lebhafte Flüssigkeitsabscheidung vermehrten Darminhaltes nach oben erfolgt hier durch einfaches Überfließen, beim mechanischen Ileus ist dagegen auch mit der Wirkung einer Antiperistaltik zu rechnen. In späteren Stadien verwischen sich die Unterschiede zwischen den einzelnen Typen des Darmverschlusses, da auch beim Obturationsileus und dem Strangulationsverschluß mit Vorwiegen der mechanischen Blockierung schließlich die motorische Darmtätigkeit erlischt. Die gelähmten Schlingen werden stark meteoristisch gebläht. Es scheint, daß dieser Vorgang auf das Vasomotorenzentrum eine depressorische Wirkung ausübt; jedenfalls findet in vorgeschrittenen Stadien des Darmverschlusses eine verhängnisvolle Senkung des Blutdruckes statt, die auch auf die Funktion des Herzens nicht ohne Einfluß bleibt.

Die eigentliche Todesursache beim Ileus ist nicht immer klar und wohl auch nicht einheitlich zu formulieren. Nicht ohne Einfluß auf Zirkulation und Atmung dürfte der zunehmende Zwerchfellhochstand sein, der erschwerte Blutumlauf in den gelähmten Därmen, die Inanition, sowie der Einfluß der mesenterialen Zerrung, die sich entsprechend dem Goltzschen Klopfversuch geltend machen kann. Daß eine gewisse Giftwirkung aus den gestauten Darmschlingen ebenfalls mitspielen dürfte, erscheint klinisch sehr naheliegend, obwohl es an experimentellen Stützen hierfür bisher fehlt (vergl. Rost [1]). In vielen Fällen kommt es schließlich im vorgeschrittenen Stadium des Ileus zur Durchwanderung der Bakterien und zur Peritonitis; besonders frühzeitig tritt dies dann ein, wenn die Strangulation lokale Ernährungsstörungen der Darmwand oder des Mesenteriums im Gefolge hat.

Noch prägnanter sind diese letzteren Erscheinungen, wenn nur ganz kurze Abschnitte des Darmkanals blind ausgeschaltet sind. Wir verwiesen hierzu bereits auf das Beispiel der Appendizitis; in gleicher Weise kann auch das Meckelsche Divertikel betroffen werden. Die beim Abschluß eintretende rapide Vermehrung und Virulenzsteigerung der Darmparasiten befähigt sie, rasch einsetzende destruktive Veränderungen der Darmwand hervorzurufen, deren schwerste Form die Totalgangrän darstellt. In relativ milderen Fällen kommt es zum Empyem, aus dem sekundär wiederum durch Selbststerilisierung ein Hydrops hervorgehen kann. Wir begegnen hier also dem gleichen Vorgange, wie er bereits in bezug auf die Gallenblase besprochen wurde.

Diagnose und Therapie aller dieser verschiedenartigen in diesem Kapitel zusammengefaßten Krankheitszustände gehört zum Gegenstande der speziellen Chirurgie.

Die Geschwüre.

Es handelt sich in diesem Abschnitte zum großen Teile um Wiederholung bereits besprochener Fragen, doch erfordert die Wichtigkeit des Gegenstandes eine zusammenfassende Betrachtung nach gemeinsamen Gesichtspunkten.

---

[1] Experimentelle Chirurgie. 1920. S. 265.

Das Wort: Geschwür — Ulcus — bedeutet einen Sammelbegriff. Es bezeichnet einen aus Gewebszerfall hervorgehenden mehr oder weniger nach der Tiefe greifenden umschriebenen Substanzverlust der Körperoberfläche, der sich meist durch geringe Heiltendenz auszeichnet. Dieser Defekt kann durch fortschreitenden „molekularen" Gewebszerfall progredient zustande kommen, oder auch durch Abstoßung flächenhafter Nekrosen von vornherein in seiner Größe bestimmt sein. In seinen akutesten Formen zeigt das progrediente Ulkus weitgehende Analogien mit gewissen destruktiven phlegmonösen Prozessen; so ist es bis zu einem gewissen Grade willkürlich, ob man die Noma oder den phagedänischen Schanker zu den akuten gangräneszierenden Ulzerationen oder zu den putriden destruktiven Phlegmonen rechnet. Handelt es sich jedoch um torpid heilende ältere Wunden, so kann sich die Trennung oft nur auf den genetischen Vorgang stützen und praktisch wird unter solchen Umständen auf eine prinzipielle Sonderung gewöhnlich verzichtet.

Die Ursachen, auf denen ein solcher verzögerter Wundverschluß beruhen kann, wurden bereits auf S. 111 f. dargestellt. Künstlich wurden in älterer Zeit vielfach derartige Geschwüre dadurch geschaffen, daß man zu diesem Zweck angelegte Wunden durch Einlage von Scharpie oder Erbsen am Zuheilen verhinderte. Man versprach sich von solchen „Fontanellen" eine „ableitende" Wirkung.

Häufig beginnt der ulzeröse Gewebszerfall nicht unmittelbar an der Körperoberfläche selbst, sondern zunächst in tieferen Schichten. Ein typisches Beispiel hierfür stellt die kolliquative Hauttuberkulose dar oder die aus einer Nekrose der submukös gelegenen Follikel hervorgehenden Typhusgeschwüre des Darmes. Unter solchen Umständen wird die Bezeichnung des Ulkus auf diejenigen Fälle beschränkt, in denen der Durchbruch in breiter Form erfolgt; feinere röhrenförmige Perforationen oder überhaupt solche Prozesse, in denen die Tiefenausbreitung wesentlich die flächenhafte Entwicklung überwiegt, werden dagegen als fistulöse bezeichnet. Der Unterschied zwischen derartigen Fisteln und dem gewöhnlichen Ulkus ist also ein rein formaler und im Grenzfall gelegentlich nur willkürlich zu treffen. Auch wird die äußere Mündung tiefer Fisteln nicht selten durch ein ausgesprochenes Ulkus bezeichnet, wie es namentlich bei der Tuberkulose vorkommt.

Unzulässig ist es dagegen, bereits vor eingetretener Perforation eines unter der Körperoberfläche gelegenen Herdes den Begriff des „Geschwürs" anzuwenden, wie es früher vielfach geschah und auch heute noch in der Volkssprache viel verbreitet ist. („Zahngeschwür" statt Parulis, „Blutgeschwür" statt Furunkel, „Fingergeschwür" für Panaritium usw.). Auch sonst ist man im Interesse einer klaren Terminologie mit der Anwendung des Ulkusbegriffes zurückhaltender geworden. So spricht man etwa bei Gegenwart einer Tibianekrose mit breiter Hautperforation kaum noch von „Knochengeschwür" und auch bei zerfallenden Tumoren der Körperoberfläche stellt — mit Ausnahme etwa des Ulcus rodens (vgl. S. 351) — die Bezeichnung des „Geschwürs" meist nur eine diagnostische Etappe dar.

Oberflächlichste Ulzerationen werden als Erosionen bezeichnet. Der syphilitische Primäraffekt erscheint häufig unter dieser Form. Praktisch spielen Erosionen ferner im Bereiche des Magens eine gewisse Rolle; sehr heftige parenchymatöse Blutungen können von solchen Schleimhauterosionen ausgehen („érosions hémorrhagiques").

Als allgemeine Ursache der meisten Geschwüre wurde ein Gewebszerfall bezeichnet. Derselbe kann infektiöser Art sein, im Gefolge von Geschwülsten auftreten, traumatisch bedingt oder durch primäre Ernährungsstörungen weitester Art veranlaßt sein. Vielfach kommen freilich diese Faktoren nicht rein zur Geltung, sondern kombiniert; im besonderen pflegen infektiöse und mechanisch-traumatische Momente ganz allgemein nicht zu fehlen.

Ein großer Teil der infektiösen Ulzera ist spezifischer Art. Als Ursache kommt in Betracht Lues, Tuberkulose, Typhus, Dysenterie; es gehören hierher ferner das Ulcus molle, Rotz, manche Formen von Hospitalbrand und der Wunddiphtherie; erwähnt sei auch das Ulcus tropicum, geschwürig zerfallende Pockeneffloreszenzen usw. Unter den nichtspezifischen infektiösen Ulzerationen sind diejenigen Geschwürsformen zu nennen, die sich gelegentlich im Anschluß an panaritielle Entzündungen, Karbunkel, perforierende phlegmonöse Lymphadenitis entwickeln; auch bei der Entzündung der Gaumentonsillen sind Geschwürsbildungen nicht selten, ganz abgesehen von der „spezifischen" Plaut-Vincentschen Angina (vgl. S. 183).

Die Neigung zum ulzerösen Zerfall ist ferner für viele maligne Tumoren charakteristisch. Es gilt dies zumal für die meisten Schleimhautkarzinome, die Mehrzahl der Hautkrebse, rasch wachsende Sarkome, vielfach auch für solche, die von tieferen Teilen — z. B. den Lymphdrüsen — ihren Ausgang nehmen. Das Mitspielen mechanischer Schädigungen und nachträglicher bakterieller Infektion ist hierbei meist unverkennbar, bestimmend ist jedoch zunächst meist die unzureichende zentrale Gefäßversorgung der bösartigen Gewächse. Dagegen sind die bei umfangreichen gutartigen Tumoren gelegentlich vorkommenden Ulzerationen meist nicht anders als banale Dekubitalgeschwüre zu beurteilen. Ähnliches sieht man bei übergroßen Hernien; als begünstigender Faktor kommt hierbei wohl auch die übermäßige Dehnung und Ischämie der Haut in Betracht.

Das traumatische Moment steht bei solchen Dekubitalgeschwüren im Vordergrunde. . Anhaltender umschriebener Druck führt hierbei leicht zu direkter Gewebsschädigung, beeinträchtigt die Zirkulation und verhindert vor allem, wenn es einmal zum Substanzverlust gekommen ist, den Eintritt der Heilung. Anhaltender Druck eines Knochens gegen die nicht entsprechend angepaßte Haut — z. B. bei Amputationsstümpfen — stellt ein typisches Beispiel hierfür dar, aber auch schon durch schlecht sitzende Stiefel, unzweckmäßig angelegte Verbände, können Dekubitalgeschwüre entstehen. Auf die Bedeutung tiefergreifender Gewebsschädigungen — zumal bei dem Wundliegen dekrepider Menschen — wurde bereits früher hingewiesen. Zu nennen sind auch die durch Druck eines scharfen Zahnfragments oder einer schlecht gefertigten Gebißplatte nicht selten verursachten Ulzerationen von Zunge und Gaumen. Innerhalb des übrigen Verdauungstraktus kommen verschluckte Fremdkörper und Konkremente in dieser Hinsicht besonders in Betracht. Wir erwähnen ferner die Dekubitalgeschwüre des Ösophagus um verschluckte Gebißplatten, Ulzerationen des Choledochus um eingekeilte Gallensteine. Auch im Darm können größere Gallensteine zu ulzeröser Perforation führen; ähnliche Verhältnisse gelten für die Steinerkrankung der Harnwege. Der Vorgang ist hierbei freilich ein komplexer, da durch den Fremdkörperreiz die glatte Muskulatur sich krampft und somit den Druck in verhängnisvoller Weise steigert; infektiöse Vorgänge pflegen nicht auszubleiben. Das wiederholte Trauma in Verbindung mit dem Muskelspasmus stellt die wichtigste Ursache für das häufige Geschwürigwerden feiner rißförmiger Verletzungen am Afterausgang — sogenannte Fissura ani — dar. Stagnierende harte Kotmassen verursachen gelegentlich im Dickdarm — namentlich im Zökum — typische Dekubitalgeschwüre. Besonders leicht kommt dies oberhalb mechanischer Hindernisse zustande, doch spielt dabei auch die Schädigung der Wand durch Dehnung eine wichtige, mitunter ausschlaggebende Rolle. Solche Dehnungsgeschwüre kommen vorwiegend am Dickdarm vor; in ähnlicher Weise können sich tiefgreifende Dehnungsgeschwüre auch oberhalb einer Harnröhrenstriktur entwickeln.

Prädisponiert für derartige mechanische Schädigungen ist das Narbengewebe infolge seiner geringen oder fehlenden Verschieblichkeit und Elastizität, der verminderten Blutversorgung und des Fehlens einer normalen Epidermis. Es wurde hierauf schon an früherer Stelle (vgl. S. 90) hingewiesen. Es gilt dies besonders für ausgedehnte straff gespannte und mit der knöchernen Unterlage verwachsene Narben im Gefolge von umfangreichen Verletzungen, Verbrennungen, Verätzungen und dergleichen. Zu den traumatischen Ulzerationen gehört ferner das Röntgengeschwür, das die schwerste Form der unmittelbaren Schädigung durch Röntgenstrahlen darstellt. Auch nach Erfrierungen werden sehr hartnäckige Geschwürsbildungen beobachtet, an deren Zustandekommen neben der direkten Gewebsschädigung lokale Erkrankungen der Blutgefäße und Nerven nicht unbeteiligt sind (vgl. S. 306).

Eine besondere Gruppe der traumatischen Ulzera bilden schließlich die durch chemische Agentien hervorgebrachten Verätzungsgeschwüre. Konzentrierte Laugen, Säuren, die Salze der Schwermetalle kommen hierbei hauptsächlich in Betracht (vgl. S. 308). Die Anwendung der Arsenpaste, welche tiefgreifende Ulzerationen mit ausgedehnten Entzündungsvorgängen in der Umgebung hervorbringt, diente in der vorantiseptischen Zeit dazu, um tiefgelegene Abszesse oder Zysten ohne Anwendung des Messers unter Vermeidung freier Körperhöhlen zu eröffnen. Besonders ausgedehnte Geschwüre im Bereich des Dickdarms finden sich bei der Sublimatvergiftung; bei chronischer Quecksilbervergiftung spielt die ulzeröse Stomatitis eine wichtige Rolle. In gewisse Analogie mit derartigen Geschwüren sind die gelegentlich bei Urämie beobachteten Ulzera der Darmschleimhaut — seltener der äußeren Haut — zu setzen.

Die trophoneurotischen Geschwüre kommen sowohl bei Nervenerkrankungen (Tabes, Syringomyelie, Lepra nervina), angeborenen Defektbildungen (Spina bifida), als auch bei Unterbrechung der Leitung durch Geschwülste oder traumatische Einwirkung zustande. Zum Teil handelt es sich dabei um echte trophische Störungen, zum Teil auch in erster Linie um die Folgen der Herabsetzung der Sensibilität und der dadurch vermehrten Verwundungsmöglichkeiten. Ein gruppenweises akutes Auftreten trophischer Ulzerationen kommt mitunter im Anschluß an Gürtelrose — Herpes zoster —, jene eigentümliche meist an eine Erkrankung der Interkostalnerven gebundene Dermatose vor (vgl. auch Zehnter Abschnitt, S. 434).

Bei den häufigen varikösen Unterschenkelgeschwüren handelt es sich um die Folge einer venösen Stauung. Oft findet dabei gleichzeitig eine Behinderung des Rückflusses der Lymphe statt. Auch bei primärer Lymphstauung (Elefantiasis) besteht erhöhte Neigung zur Geschwürsbildung.

Unzureichende arterielle Durchblutung disponiert — soweit es nicht zur massiven Gangrän kommt — zur Entstehung ischämischer Ulzerationen. Bei schwerer Arteriosklerose, Endarteriitis obliterans im Gefolge der Lues oder chronischer Vergiftungen entwickeln sich gelegentlich — namentlich an der unteren Extremität — Geschwüre auf dieser Grundlage.

Umschriebene ischämische Ulzerationen können sich ferner an embolische Nekrosen der Haut sowie der Schleimhaut anschließen. In ganz besonderer Weise machen sich alle derartigen Schädigungen im Bereich des Magens und des oberen Duodenum geltend, da jegliche Ernährungsstörung hier die normale Resistenz der Schleimhaut gegenüber dem salzsauren Magensaft und dem Pepsin beeinträchtigt. Im einzelnen ist zwar die Entstehung derartiger peptischer Ulzerationen noch recht umstritten; man neigt neuerdings nach dem Vorgang v. Bergmanns dazu, in einer abnormen Irritabilität des autonomen Nervensystems, derzufolge die mannigfachsten Reize reflektorisch eine durch

Muskelkrampf bewirkte schädliche Ischämie hervorrufen bzw. unterhalten, einen wichtigen konstitutionellen Faktor innerhalb der peptischen Ulkusgenese zu erblicken. —

Das äußere Verhalten der Geschwüre ist durch Größe, Form, Beschaffenheit der Ränder, des Geschwürsgrundes sowie der Umgebung bestimmt. Die Größe schwankt in weiten Grenzen. Die kleinsten Geschwüre sind miliarer Art, wie sie zumal bei der Schleimhauttuberkulose vorkommen, auch Hornhautgeschwüre halten sich meist in sehr geringen Grenzen; das Extrem nach der anderen Seite bilden riesenhafte Geschwüre, die vielleicht — wie nach Röntgenverbrennung — den größten Teil des Rückens einnehmen, beim Ulcus rodens oder Lupus gelegentlich eine ganze Gesichtshälfte; selbst das Ulcus cruris varicosum zerstört mitunter weite Hautstrecken des Unterschenkels.

Der äußeren Form nach kann das Geschwür rundlich sein, wie es besonders häufig für die tertiäre Syphilis der Haut gilt oder auch ovalär; als typisch längsgestelltes fissurales Ulcus tritt die bereits erwähnte Fissura ani auf, sowie manche Geschwüre am Mundwinkel. Serpiginöse Geschwüre gehen durch Konfluenz aus runden Geschwüren hervor und sind im allgemeinen für Lues charakteristisch. In vielen anderen Fällen muß man sich damit begnügen, die Geschwürsform als „unregelmäßig" zu bezeichnen.

Der Geschwürsgrund ist je nach der Entstehung und Ausbreitung des Ulkus flach oder tief. Wichtig ist stets die Feststellung, welches Gewebe seinen Grund bildet — etwa der Knochen, ein pulsierendes Gefäß, die Dura mater —, ferner ob das Ulkus abgeschlossen ist oder nur die äußere Endigung eines Fistelganges bezeichnet. Der Grund kann glatt sein — z. B. bei gereinigten Typhusgeschwüren —, zerklüftet — zumal bei zerfallenden Tumoren —, körnig — z. B. im Stadium der Heilung, jedoch wohl zu unterscheiden etwa von einer tuberkulösen Knötcheneruption! —, weich oder matsch — vornehmlich im Stadium der akuten Progredienz, bei käsigen oder fungösen tuberkulösen Geschwüren. Eine derbe glatte fibröse Beschaffenheit des Grundes mit wenigen oder fehlenden Granulationen charakterisiert viele chronische, torpide, in diesem Zustande nicht heilungsfähige Geschwüre; die Ulcera cruris und die trophoneurotischen Geschwüre zeigen häufig diese Beschaffenheit.

Eine proliferierende Wucherung des Geschwürsgrundes kann rein auf „luxurierendem" Granulationsgewebe beruhen; man sieht dies z. B. gelegentlich im Anschluß an vernachlässigte Furunkel und Karbunkel. Ist die Wucherung eine derbe, so muß dies stets den Verdacht einer echten Tumorbildung im Geschwürsgrund hervorrufen. Der Geschwürsgrund kann ferner eitrig belegt sein, fibrinös — wobei stets an die Möglichkeit einer Diphtherie zu denken ist —, speckig — vor allem bei tertiärer Lues —, jauchig (z. B. bei Noma, progredienten Dekubitalgeschwüren, zerfallenden Tumoren), käsig, mehr oder weniger leicht bei Berührung blutend je nach Ausbildung des Granulationsgewebes; manche Geschwüre sind mehr trocken, andere zeigen eine starke seröse Sekretion. Zu derartigen nässenden Geschwüren gehört besonders das Ulcus cruris. Offenbar beruht die im Volksmunde als „Salzfluß" bezeichnete lebhafte Absonderung hierbei vornehmlich auf der gleichzeitigen venösen und Lymphstauung.

Rapid zerfallende und jauchende Ulzerationen zeichnen sich meist durch lebhaften Gestank aus (Stomatitis ulcerosa, ulzerierende Tumoren, manche tertiäre Syphilide usw.).

Die meisten Geschwüre sind nicht besonders schmerzhaft. Ein vollständiges Fehlen der Sensibilität kennzeichnet gewöhnlich die trophoneurotischen Ulzerationen. Eine ausgesprochene Empfindlichkeit zeichnet dagegen die Fissura ani aus, tuberkulöse Schleimhautgeschwüre des oberen und unteren Verdauungstraktus; auch die aus Erfrierung und Röntgenverbrennung hervorgehenden Geschwüre sind oft hochgradig schmerzhaft. Die Schmerzhaftigkeit der peptischen Geschwüre ist keine direkte, sondern beruht auf reflektorisch ausgelöstem Krampf der glatten Muskulatur.

Die Beschaffenheit der Geschwürsränder spielt bei der Diagnostik eine große Rolle. Ob der Rand weich oder hart ist, hängt vielfach nur von der Dauer des Bestehens ab. So nehmen ältere peptische Geschwüre und Ulcera cruris mit der Zeit eine charakteristische „kallöse" Beschaffenheit an. Manche Geschwüre haben dagegen von vornherein derbe Ränder. So das Ulcus durum und vor allem das karzinomatöse Geschwür. In letzterem Falle erscheint der Defekt vielfach wie mit einem „drahtartigen" Wall umgeben, ein palpatorisch und diagnostisch recht charakteristisches Verhalten. Andererseits pflegen tuberkulöse Geschwüre auch bei langem Bestehen weiche Ränder zu behalten. Charakteristisch für die Tuberkulose ist die zunehmende Verdünnung, oft auch Auszackung der Ränder, ihre livide Verfärbung sowie ihre Unterminierung (vgl. Abb. 14). Ein ähnliches Verhalten kommt bei der Sporotrichose (vgl. S. 276) vor. Ihr Gegenstück bildet die Geschwürsbildung mit „ausgestanztem Rand", wie es beispielsweise für ältere Ulcera cruris, kallöse Magen-Duodenalgeschwüre sowie vor allem für die tertiär luetischen Ulzerationen die Regel bildet (Abb. 13).

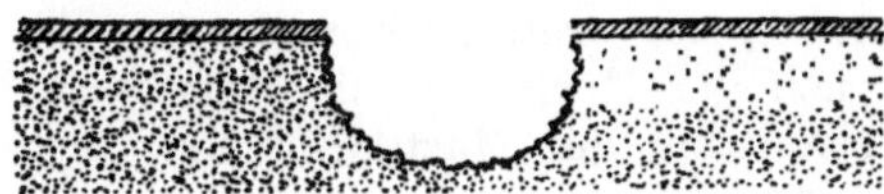 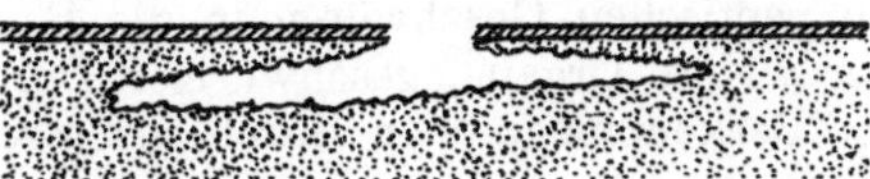

Abb. 13. Geschwür mit „ausgestanztem" Rand.　　Abb. 14. Geschwür mit unterminiertem Rand.

Auch die weitere Umgebung des Ulkus ist stets sorgfältig zu berücksichtigen. Sie kann im wesentlichen intakt sein, oder auch die Zeichen der kollateralen mehr oder weniger heftigen Entzündung darbieten. Man sieht dies letztere vor allem bei progredienten Ulzerationen, z. B. dem phagedänischen Schanker und der Noma. Erinnert sei ferner an das Oedema indurativum des syphilitischen Primäraffektes, an das Glottisödem bei ulzerösen Prozessen des Larynx, die entzündliche Phimose beim Ulcus molle. Narbige Beschaffenheit der Umgebung kann sowohl auf die Ursache des Ulzerationsprozesses hindeuten, als auch aus teilweiser Abheilung des Geschwürsprozesses hervorgegangen sein. Variköse Venenerweiterung, Pigmentierungen, chronische Induration findet sich regelmäßig beim typischen Ulcus cruris; livide Verfärbung, herabgesetzte Temperatur charakterisiert die Umgebung ischämischer Ulzerationen; vermehrte Schwielenbildung und vor allem die Herabsetzung der Sensibilität zeichnet die trophoneurotischen Geschwüre aus.

Der Verlauf der verschiedenen Geschwürsformen ist recht verschiedenartig. Der torpiden Entstehung tuberkulöser und der meisten trophischen Ulzera stehen akute Geschwürsbildungen gegenüber, so z. B. manche Formen von phagedänischem Schanker, akute septische Geschwüre, manche Dekubitalgeschwüre nach Quetschung des Rückenmarks. Bei manchen Formen — wie dem Ulcus molle — folgen die einzelnen Phasen des Beginns, der Progredienz sowie der Heilung rasch aufeinander. Der Phase der Heilung geht eine „Reinigung" des Geschwürsgrundes voraus und entspricht somit durchaus dem Vorgang der Wundheilung „mit Defekt". Freilich ist bei vielen chronischen Ulzerationen der

Verlauf ein so torpider, daß die einzelnen Phasen unkenntlich werden; es gilt dies um so mehr, als die einzelnen Abschnitte des Geschwürs ein verschiedenes Verhalten darbieten können, indem das Ulkus nach einer Seite abheilt, in anderer Richtung dagegen weiterschreitet. Das Geschwür scheint dann förmlich zu wandern. Namentlich für das „Ulcus rodens" ist dieses Verhalten recht charakteristisch. Bei sehr ausgedehnten und bereits fibrösen Ulzerationen ist im allgemeinen trotz eingetretener Reinigung auf endgültige und spontane Heilung überhaupt nicht zu rechnen, da sich die lokale Reproduktionskraft vorzeitig erschöpft (vgl. S. 89). In anderen Fällen beruht die ausbleibende Heilung auf spezifischer Veränderung des Gewebes, fortdauernden traumatischen Insulten oder Ernährungsstörungen der Umgebung. Wichtig ist der gelegentlich vorkommende intermittierende Verlauf des Geschwürsprozesses, d. h. die Unterbrechung zeitweiliger Heilungen durch erneute progressive Phasen. Man sieht dies nicht ganz selten bei trophoneurotischen Geschwüren und dem Röntgenulkus. Für die peptischen Ulzerationen von Magen und Zwölffingerdarm scheint dieser Hergang ebenfalls eine Bedeutung zu besitzen [1]). Auch die Narbe des Primäraffektes kann in späteren Stadien der Lues wieder aufbrechen und die Form banaler ulzeröser Syphilide annehmen.

Die Gefahren des Ulzerationsprozesses bestehen einmal in dem dadurch bedingten Säfteverlust. Vor allem können durch Tiefergreifen des Prozesses schwere Komplikationen entstehen. Es gehört hierher die Eröffnung des Wirbelkanals und die sich daraus unvermeidlich ergebende eitrige Meningitis im Anschluß an tiefe Dekubitalgeschwüre des Rückens, die Perforation von peptischen Geschwüren in die Bauchhöhle, das retroperitoneale Gewebe oder andere Organe, geschwüriger Durchbruch der Hornhaut, die Entstehung von Beckenphlegmonen durch ulzeröse Perforation des Mastdarms usw.

Werden bei derartigen tiefgreifenden Ulzerationen größere Blutgefäße arrodiert, so kann dies zu schweren Blutungen Anlaß geben. Man begegnet dieser Komplikation mitunter bei ulzerierten Geschwülsten des Halses, den aus Bubonen hervorgehenden Geschwüren der Leistengegend und vor allem bei peptischen Ulzerationen des Magens und Zwölffingerdarms.

Jedes Ulkus kann ferner in jedem Stadium seines Verlaufes zur Eintrittspforte einer weiteren Infektion werden. Phlegmonen, Lymphangitis, Erysipel, ebenso spezifische Infektionen — Tuberkulose, Syphilis, Tetanus — können von Ulzerationsflächen ihren Ausgang nehmen. Wenn dies jedoch im allgemeinen nicht sehr häufig ist, so liegt das daran, daß hier zumeist entsprechende Verhältnisse vorliegen wie bei einfachen granulierenden Wunden, es also in der Regel noch einer akzidentellen Verletzung der Geschwürsfläche bedarf, um eine Infektion der umgebenden Gewebsschichten zu ermöglichen (vgl. S. 88).

Besondere Komplikationen können sich auch aus der Vernarbung von Geschwüren ergeben. Handelt es sich um tiefe, annähernd ringförmige Defekte im Bereiche von Hohlorganen, so kann die Heilung zu verhängnisvoller Verengerung des Lumens führen. Für die peptischen Ulzera des Magens und Duodenum, die tuberkulösen Dünndarmgeschwüre, durch Konkremente bedingte Dekubitalgeschwüre des Choledochus — um nur einige praktisch wichtige Beispiele zu nennen — spielt dieser Hergang eine bedeutsame Rolle. Ringförmige Vernarbungen im Bereiche der Extremitäten — also z. B. beim Ulkus cruris varicosum — kann hochgradige Einschnürung von Gliedabschnitten mit schwerer Lymphstauung in der Peripherie zur Folge haben.

---

[1]) Vgl. Melchior, Berlin. klin. Wochenschr. 1919. Nr. 20.

Krebsbildung kommt sowohl als eigentliches Narbenkarzinom, wie als echte Geschwürskomplikation vor. Der Hauptrepräsentant ist hier das Ulkus cruris; auch beim Magengeschwür, tuberkulösen Darmulzerationen wird — wenn auch nur selten — eine derartige maligne Degeneration beobachtet.

Die Diagnose der einzelnen Ulkusformen ergibt sich in den Grundzügen aus dem oben Dargestellten. Das Vorherrschen der einzelnen Geschwürsformen an bestimmten Lokalisationen erleichtert praktisch die Erkennung recht wesentlich. Hier kann es sich freilich nur darum handeln, die allgemeinen Erkennungsmöglichkeiten kurz zusammenzustellen. Abgesehen von den anamnestischen Erhebungen kommt vor allem die direkte Besichtigung und Palpation in Betracht. Versteckte Abschnitte der inneren Körperoberfläche haben die modernen endoskopischen Verfahren: Laryngoskopie, Ösophagoskopie, Zystoskopie, Rektoskopie usw. in weiter Ausdehnung der direkten Besichtigung zugänglich gemacht. Das Haften strahlenundurchlässiger Breimassen in tiefen Geschwüren ermöglicht im Bereiche des Magens und Duodenum die Erkennung „penetrierender Ulzera" mittels Röntgenstrahlen („Nischenphänomen"). Auch das Auftreten von Blutspuren im Stuhl („okkultes Blut") wird für die Diagnose geschwüriger Prozesse des Digestionstraktus verwertet. Eine wichtige Rolle spielen in der allgemeinen Ulkusdiagnostik fernerhin die serologischen Methoden (Wassermannsche und Pirquetsche Reaktion). Die bakteriologische Untersuchung hat ebenfalls mitunter eine ausschlaggebende Bedeutung (Treponema pallidum beim Ulcus durum, Ducreysche Bazillen beim Ulcus molle, ulzeröse Diphtherie). In zweifelhaften Fällen ist auch die histologische Untersuchung heranzuziehen. Hierzu kann man mittels scharfen Löffels Material vom Geschwürsgrund entnehmen; zumeist bedarf es jedoch einer regelrechten keilförmigen Probeexzision, wodurch die oft allein charakteristischen Randpartien bis in das Gesunde hinein der systematischen Untersuchung zugänglich gemacht werden. Nie vergesse man bei Geschwüren, welche diagnostisch in gar kein typisches Schema hineinpassen wollen, an artifizielle Genese zu denken. Mechanische und chemische Insulte sind in dieser Hinsicht beliebt. Böswillige Täuschung oder die Hysterie geben die Motive hierzu ab. Ein hermetischer Verband, der das Ulkus vor weiteren Manipulationen schützt, genügt oft, um einen Prozeß, der bis dahin jeglicher Therapie trotzte, in kürzester Zeit zur Abheilung zu bringen und ihn damit ex juvantibus diagnostisch zu klären.

Im übrigen hat jede rationelle Therapie der Geschwüre eine vorherige diagnostische Klarstellung unbedingt zur Voraussetzung, da sie an der Ursache des Prozesses anzugreifen hat, also eine kausale ist. Wie dies für die luetischen und tuberkulösen Ulzerationen gilt, sowie für die traumatischen Geschwürsbildungen, wurde bereits in früheren Kapiteln dargestellt; in vielen Fällen nichtspezifischer Ulzera deckt sich die Behandlung mit der Therapie der schlecht heilenden Defektwunde. Unter solchen Umständen kann mitunter die Exzision mit nachfolgender Naht die Heilungsdauer wesentlich abkürzen. Freilich hat dies stets zur Voraussetzung, daß die weitere Umgebung gesund und reaktionsfähig ist. Es gilt dies auch für die Möglichkeit plastischer Deckung nach solchen Exzisionen. Die Ausschneidung allein kann bei Geschwüren der äußeren Körperoberfläche insoweit in Betracht kommen, als sie eine gesunde, per secundam heilfähige Wunde schafft. Auch bei den peptischen Gastro-Intestinalgeschwüren spielt die Exzision (bzw. Resektion) neuerdings eine immer größere Rolle. Andere operative Maßnahmen — wie die Gastro-Enterostomie — suchen durch Änderung des Magenchemismus sowie seiner motorischen Funktion indirekt eine Heilung des Ulkus herbeizuführen. Analfissuren pflegen auszuheilen, wenn der krampfende Schließmuskel durch Dehnung zeitweise geschwächt wird. Die Nervendehnung ist zur Behandlung neuropathischer Ulzerationen empfohlen worden; bei Ulzerationen nach Nervenverletzungen besteht die kausale Therapie in einer Wiederherstellung der nervösen Leitung. Auch die Hebung des Blutzuflusses durch periarterielle Sympathektomie spielt hier — und besonders auch bei den ischämischen Ulzerationen — neuerdings eine größere Rolle (vgl. S. 451). In schwersten Fällen — so z. B. bei ausgedehnten kallösen, varikösen Beingeschwüren — können Gliedabsetzungen erforderlich werden.

Fisteln.

Auch hier, wie in dem voranstehenden Kapitel, handelt es sich größtenteils um eine zusammenstellende systematische Rekapitulation von Fragen, die bereits bruchstückweise an den verschiedensten Stellen vorweggenommen werden mußten.

Man versteht unter Fistel eine regelwidrige vorzugsweise gangartige Verbindung tieferer Gewebe, Organe oder Hohlräume mit der inneren oder äußeren Körperoberfläche, sowie auch die Verbindung von Hohlorganen untereinander.

Wesentlich ist dabei im allgemeinen der chronische Charakter. Denn eine offene Verbindung tieferer Gebilde mit der Außenwelt oder untereinander kann auch in akuter Weise, z. B. durch eine Schußverletzung erfolgen; ein solcher Schußkanal ist aber noch keine Fistel, sondern wird erst zu einer solchen, wenn er einen stationären Zustand annimmt. Die Gründe, die hierzu Anlaß geben, sollen weiter unten erörtert werden.

Die Einteilung der Fisteln ist nach zahlreichen Gesichtspunkten möglich. Ganz allgemein werden solche Fisteln, deren Mündung im Bereich der Haut liegt, als äußere bezeichnet; gehört sie einer Schleimhaut an, so spricht man von inneren Fisteln. Fisteln, die gangartig die innere mit der äußeren Körperoberfläche verbinden, kann man als komplette Fisteln bezeichnen, praktisch ist dies jedoch meist nur für die Mastdarmfisteln üblich. Langgestreckte Kanäle, die mit beiden Enden im Bereiche der äußeren Haut münden, werden auch Haarseilfisteln genannt. Dieser Ausdruck bezieht sich darauf, daß früher gelegentlich durch Einlegen eines geflochtenen Seidenfadens (Setaceum) Fisteln künstlich erzeugt wurden, von denen man sich eine ableitende Wirkung (vgl. S. 411) versprach. Kommunizierende Fisteln sind solche, die mehrere Hohlorgane miteinander verbinden, also z. B. Blasen-Scheiden-, Gallengangs-, Bronchus-, Rektovesikale-, Magen-Kolonfisteln. In solchen Fällen wird der Begriff des „gangartigen" häufig fallen gelassen und man spricht hier selbst bei breiter permanenter Verbindung dieser Art von kommunizierenden Fisteln.

Die nähere Bestimmung solcher Fisteln erfolgt — wie in den obigen Beispielen — durch Aufzählung der betroffenen Organe. Ebenso spricht man von Knochenfisteln, Gelenk-, Zahn-, Lymphdrüsen-, Pleura-, Hodenfisteln usw.

An die spezielle Ätiologie solcher Fisteln knüpft die Bezeichnung: tuberkulöse Fistel, syphilitische, aktinomykotische, osteomyelitische, Empyemfistel, Fremdkörperfistel usw. an. Man spricht ferner von traumatischen, kongenitalen oder erworbenen Fisteln.

Je nach dem Aufbau unterscheidet man röhrenförmige und epithelialisierte (Lippen-) Fisteln.

Die röhrenförmige Fistel (Abb. 15) stellt im Prinzip nichts anderes dar als ein röhrenförmiges Ulkus. Ihre Kanalwand ist gebildet von spezifischem oder unspezifischem entzündlichem Gewebe oder etwa zerfallenen Tumormassen. Gegenüber einer ulzerösen Fistel erscheint die epithelialisierte Fistel als organisch abgeschlossenes Gebilde (Abb. 16). Es handelt sich hierbei entweder um kongenitale Anlagen oder um die allmähliche Einwanderung von Epithel in Röhrenfisteln. Da unter solchen Umständen bei kompletten Fisteln Haut und Schleimhaut wie bei der normalen Mundöffnung unmittelbar ineinander übergeht, so bezeichnet man sie auch als Lippenfisteln, zumal wenn der eigentliche Gang als solcher keine Rolle spielt. Sinngemäß läßt sich diese Bezeichnung auch auf endothelüberzogene Fisteln übertragen, so z. B. die arteriovenösen Fisteln (vgl. S. 384), die fistulöse Anastomose zwischen unterer Hohlvene und Pfortader (Ecksche Fistel) usw. In prognostischer und therapeutischer Hinsicht bestehen zwischen den geschwürigen und epithelialisierten Fisteln gewisse Unterschiede, auf die wir noch zurückkommen.

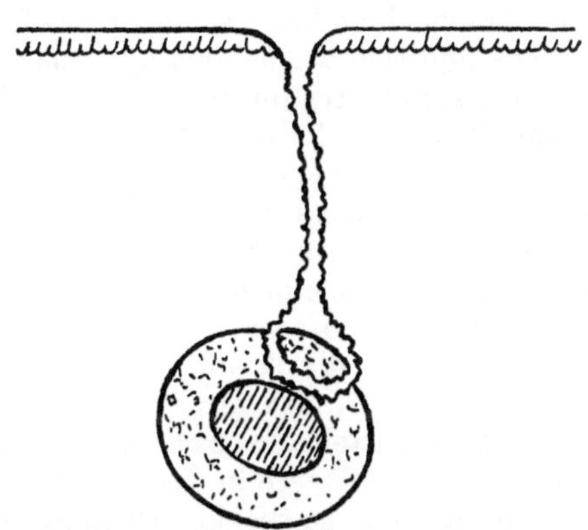

Abb. 15. Schema der „röhrenförmigen" Fistel (bei Kortikalsequester eines Röhrenknochens).

Man kann schließlich auch die Fistel nach der Art des von ihr entleerten Produktes bezeichnen. Jede Fistel sezerniert. Bei den röhrenförmigen Fisteln handelt es sich wie beim Ulkus um Eiter oder mehr seröses, vielleicht auch hämorrhagisches Exsudat. Je nach der Art des die Fistel unterhaltenden Prozesses können dem Eiter spezifische Bestandteile — Aktinomyzeskörnchen, Tuberkelbazillen — beigemengt sein. Auch die einfache epithelialisierte Fistel ist nicht trocken, sondern produziert je nach der Art des Epithels schleimige oder mehr atheromartige Absonderungen. Diese Eigenprodukte der Fistel treten nun in vielen Fällen völlig zurück hinter den Ausscheidungen, deren Vermitt-

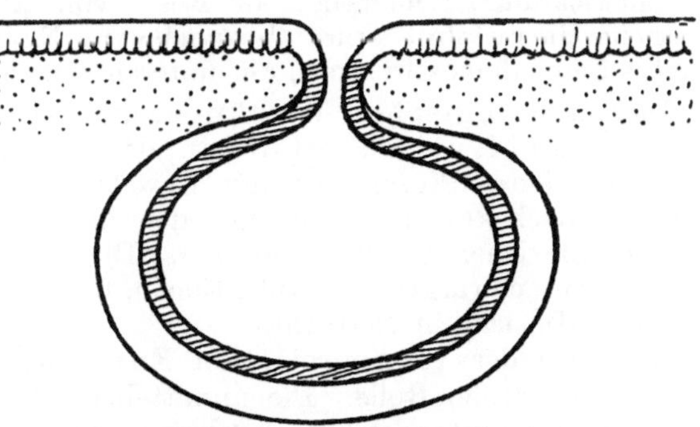

Abb. 16. Schema der „Lippenfistel" (kontinuierlicher Übergang der Schleimhaut des fistulösen Darmes in die Epithelschicht der äußeren Haut).

lung sie dienen. So deuten z. B. massige Eiterentleerungen aus einer kleinen Fistel stets auf die Existenz großer dahinter befindlicher Abszeßhöhlen — z. B. eines Pleuraempyems — hin. Wir unterscheiden also: Eiterfisteln, Lymphfisteln — z. B. nach Exstirpation größerer Drüsengruppen entstanden, Chylusfisteln, z. B. nach Verletzung des Ductus thoracicus am Halse, Aszitesfisteln, eine gelegentliche Folge von Punktionen eines Hydrops peritonei, Liquorfisteln, am häufigsten nach penetrierenden Schädelverletzungen,

Schädelbasisbrüchen mit Zerreißung des Trommelfells, Schußverletzungen der Wirbelsäule; Synovialfisteln, eine nicht seltene Begleiterscheinung des Mal perforant, Speichelfisteln — nach Verletzung größerer oder kleinerer Ausführungsgänge der Speicheldrüsen, Milchfisteln, am häufigsten entstehend nach Inzision oder Durchbruch einer abszedierenden Mastitis bei stillenden Frauen, Dermoidfisteln, kenntlich an der Ausscheidung von Epithelbrei und Haaren, ähnlich wie die Atheromfisteln, — Luftfisteln (dieser Ausdruck ist zwar nicht gebräuchlich, er bezeichnet aber sinngemäß die Bronchial- und Trachealfisteln), Samenfisteln, hervorgehend aus Verletzungen des Hodens und seines Ausführungsapparates, Urinfisteln (Niere, Blase, Urethra, am häufigsten traumatisch), Schleimfisteln, z. B. von ausgeschalteten Darmteilen unterhalten, Magen(saft)-fisteln, am häufigsten operativ angelegt, Pankreasfisteln, z. B. nach Incision von Pankreasabszessen, Gallenfisteln, z. B. nach Schußverletzung der Leber mit Eröffnung großer Gänge, früher auch operativ durch Einnähung der Gallenblase angelegt bei nicht zu behebendem Choledochusverschluß, Kotfisteln, nach Brucheinklemmung, Darmverletzungen usw.

Bei Fisteln, durch die sich physiologische Absonderungen und Ausscheidungen entleeren, ist ferner zu unterscheiden zwischen endständigen und seitlichen Fisteln. Durch erstere erfolgt die gesamte widernatürliche Entleerung, durch letztere in der Regel nur ein Teil davon. Im Bereich des Darmes werden nur die seitlichen Öffnungen überhaupt als Fisteln bezeichnet; bei endständigem Sitz spricht man von einem „Anus praeternaturalis".

Die Entstehung der Fisteln kann kongenital, traumatisch sein oder auf Gewebserkrankungen beruhen.

Bei den kongenitalen Fisteln handelt es sich in der Regel um epithelialisierte Gebilde. Sie kommen vor z. B. als strangartige, vom sternalen Ansatz des Sternokleido-mastoideus bis zur seitlichen Rachenwand ziehende Gebilde, die entwicklungsgeschichtlich als Reste von Kiemengängen aufzufassen sind (seitliche Halsfisteln), ferner als angeborene Nabelfisteln infolge Persistenz des Ductus omphalomesentericus, am unteren Darmende und anderen Stellen.

Die pathologischen Vorgänge, die zur Entstehung einer Fistel führen können, sind identisch mit denen, die für die Ulkusgenese besprochen wurden. Jeder Prozeß, der mit Gewebszerfall einhergeht und zum Durchbruch — nach außen oder innen oder in andere Organe — führt, vermag zur Ursache einer Fistel zu werden. Die spezifischen und nichtspezifischen chronischen „chirurgischen" Infektionen, ferner die malignen Tumoren kommen in dieser Hinsicht in Betracht.

Auch bei der traumatischen Entstehung von Fisteln spielt die Infektion eine große Rolle. Die unmittelbare Bedeutung des Trauma gilt vor allem für das Zustandekommen kommunizierender Fisteln.

Den wichtigsten Grund für das Offenbleiben der einmal entstandenen Fistel bildet die Fortdauer der Sekretion, die von zerfallendem oder sequestrierendem Gewebe, Abszeßhöhlen, Fremdkörpern oder von den spezifisch abscheidenden oder ausscheidenden Organen unterhalten wird.

In vielen Fällen stellt daher die Fistel nichts als einen Abzugskanal dar, der sich schließt, sobald es gelingt, ihn „trocken" zu legen. Eine osteomyelitische Fistel heilt, wenn man den schuldigen Sequester kunstgerecht (vgl. S. 153) entfernt; ja man kann palliativ solche Fisteln auch schon dadurch zur Verödung bringen, daß man den Abfluß an eine geeignetere Stelle verlegt, wie das bei Pleuraeiterungen mitunter praktisch in

Betracht kommt. Hartnäckige röhrenförmige Blasenfisteln lassen sich oft schon allein durch Anwendung des Dauerkatheters der Heilung zuführen. Selbst bei spezifischen Prozessen — zumal der Tuberkulose — genügt vielfach die Entfernung des Herdes allein um auch die Fistel zum Verschwinden zu bringen, obwohl diese selbst meist — aber nicht immer — eine spezifische Wandstruktur aufweist.

Ganz anders liegen natürlich die Verhältnisse bei den epithelialisierten Fisteln. In solchen Fällen hat die Fistel eine selbständige organartige Bedeutung, ihr Epithel verhindert eine Verklebung und sie verödet spontan ebensowenig wie etwa ein ausgeschaltetes Darmstück.

Nicht ganz so ungünstig zu beurteilen ist der Befund einer Lippenfistel im engeren Sinne. Entgegen einer sonst vielfach gelehrten Auffassung schließt dieses Verhalten die Möglichkeit einer spontanen Heilung nicht grundsätzlich aus. So sieht man z. B. gerade bei Darmfisteln nicht selten, daß durch Narbenschrumpfung der epithelumsäumte Ring sich bis zur Berührung verengt; es kommt dann leicht zu einem Wundwerden der freien Öffnung, wodurch die endgültige Verklebung ermöglicht wird.

Dagegen kann gelegentlich bei nichtspezifischen röhrenförmigen Fisteln auch nach Beseitigung jeglicher zentraler Ursache die Fistel deshalb selbständig bestehen bleiben, weil ihre Wände infolge starrer fibröser Induration nicht mehr kollapsfähig sind. Die bereits erwähnten künstlich geschaffenen Haarseilfisteln gehören hierher; ungewollt kann dieser Zustand herbeigeführt werden, wenn man nach Inzision von Abszessen, bei Behandlung infizierter Wunden oder dergl. die eingeführten Drains allzulange liegen läßt.

Das klinische Verhalten der Fisteln ist recht verschiedenartig. Der erstmalige Durchbruch bei den der Betrachtung zugänglichen äußeren Fisteln kann in torpider oder auch akuter Weise erfolgen, letzteres selbst bei chronischen Prozessen. Es handelt sich dann meist um Mischinfektion. Ähnliche akute Phasen kommen nicht selten auch im weiteren Verlauf der Fistelerkrankung vor und beruhen auf Verhaltung. So braucht bei langgestreckten röhrenförmigen Fisteln die Sekretion nur zeitweilig nachzulassen, damit die Mündung verklebt, scheinbar verheilt; unter dem Einflusse der Sekretstauung tritt dann eine Virulenzsteigerung des infektiösen Prozesses ein mit den Erscheinungen der akuten Verhaltung, die schließlich zur Sprengung des Verschlusses führt und den alten Zustand wiederherstellt. Derartige Intermissionen sind für viele, namentlich Eiterfisteln, recht charakteristisch und erklären den alten noch heute im Volke weit verbreiteten Glauben, daß solche Fisteleiterungen einen für den Organismus nützlichen Zustand darstellen, den man nicht beseitigen dürfe. Richtig ist immerhin, daß viele Fisteln als eine Art von Notventil anzusehen sind. Eine Urinfistel oberhalb einer Harnröhrenstriktur, die Entstehung einer Darmfistel durch Brucheinklemmung, der spontane Eintritt einer Choledocho-Duodenalfistel im Gefolge von Steinverschluß des Hauptgallenganges ist ja gewiß in jenem Sinne aufzufassen und die operative Therapie ahmt derartige Vorgänge mitunter bewußt nach.

Manche Fisteln können, namentlich bei indolenten Individuen, völlig unbemerkt bleiben — innere Zahnfisteln, Mastdarmfisteln —, andere besitzen kaum die Bedeutung eines pathologischen Zustandes, wie z. B. die innere Speichelfistel. In vielen anderen Fällen dagegen bedeutet eine Fistel eine dauernde Belästigung oder gar eine Quelle erheblicher Gefahren.

Das erstere gilt zunächst für jede nennenswert sezernierende äußere Fistel; manche Fisteln, wie Kot- und Urinfisteln, Blasenscheidenfisteln beeinträchtigen auf das schwerste das Leben in menschlicher Gemeinschaft.

Die Gefahren des Fistelzustandes bestehen zunächst in der dadurch drohenden sekundären Infektion. Es gilt dies namentlich für die Tuberkulose, doch kann ganz allgemein jede Fistel zum Ausgang von Phlegmonen, Erysipel, Lymphangitis werden. Besonders gefährlich sind in dieser Hinsicht die Liquor- und Aszitesfisteln. Urinfisteln — namentlich bei Kommunikation mit dem Darm — führen leicht zu aufsteigender Infektion des Harnapparates.

Eine große Rolle spielt ferner der Säfteverlust. Dieser kann schon bei reinen Eiterfisteln beträchtliche Grade erreichen, bei Lymphfisteln und besonders bei Chylusfisteln unmittelbar bedrohlich werden. Das gleiche gilt für Magen- und Darm-, Gallen- und Pankreasfisteln. Nur tiefgelegene, d. h. bereits dem Dickdarm angehörige Kotfisteln sind nach dieser Richtung hin unbedenklich. Als eine besondere Folge langbestehender totaler äußerer Gallenfisteln ist gelegentlich die Entwicklung einer Malazie bzw. abnormer Brüchigkeit des Skeletts beobachtet worden. Offenbar steht dies mit der gestörten Fettverdauung und der davon abhängigen Beeinträchtigung des Kalkstoffwechsels in Zusammenhang (vgl. S. 367).

Gemeinsam ist diesen zuletzt genannten Fisteln die Gefährdung der Haut durch Andauung und Mazeration. Bei vernachlässigter Pflege können hierbei so ausgedehnte äußerst schmerzhafte Ekzeme entstehen, daß schon dadurch allein der Gesamtzustand auf das schwerste beeinträchtigt wird.

Die Gefahr der Inanition besteht ferner auch bei gewissen kommunizierenden Fisteln, so namentlich der nicht seltenen Magenkolonfistel, wobei ein großer Teil der eingeführten Nahrung fast unverdaut rasch wieder ausgeschieden wird („Lienterie"), andererseits der eintretende Dickdarmkot eine verhängnisvolle Störung der Magentätigkeit mit sich bringt. Im übrigen gehört die Schilderung der oft recht eigenartigen Symptomatologie der kommunizierenden Fisteln dem Gebiete der speziellen Chirurgie an. —

Die Diagnose der äußeren Fisteln ist bei stärkerer Absonderung meist ohne weiteres zu stellen. Grundsätzlich muß bei allen Eiterungen der Verdacht einer Fistel stets dann bestehen, wenn die Entleerung beträchtlicher ist, als es den äußerlich erkennbaren Veränderungen entspricht. Nicht selten ist die äußere Öffnung so fein, daß sie sorgfältig gesucht werden muß; in anderen Fällen zeigt ein kleiner Granulationspfropf oder ein Ulkus die Stelle der Mündung an. Der exakte Nachweis selbst geschieht mittels vorsichtiger Anwendung der Knopfsonde; besteht jedoch über Ursache und Tatbestand von vornherein kein Zweifel, wie etwa bei einem fistulösen Gelenkfungus, so ist die Sondierung zum mindesten überflüssig; bei Liquor- oder Aszitesfisteln würde eine derartige Untersuchung sogar einen schweren Kunstfehler bedeuten. Behutsame Führung der Sonde ist unter allen Umständen notwendig, um keine künstlichen Gänge hervorzubringen. Über Richtung, Länge des Fistelganges, über Anwesenheit ursächlicher Knochensplitter, Fremdkörper oder dergleichen vermag die Sondierung häufig Aufschluß zu geben, doch werden bei gewundenem Verlauf des Ganges die Ergebnisse leicht unzuverlässig. In unklaren Fällen kann die Röntgenaufnahme nach vorheriger Kontrastfüllung — Wismutpaste, Jodipin — wertvolle Aufklärung bringen. Ebenso leistet das Röntgenverfahren wichtige Dienste für die Erkennung mancher innerer kommunizierender Fisteln; auch Injektion von Milch oder Farblösungen kommt in dieser Hinsicht in Betracht. Äußere Sekretfisteln werden bei spärlicher Absonderung erfahrungsgemäß leicht verkannt. Wichtig ist in solchen Fällen stets auch die mikroskopische und chemische Untersuchung der Ausscheidungen.

Differentialdiagnostisch ist bei Beimengungen von Kot zum Urin, von geformtem Kote im Erbrochenen und dergleichen stets auch an die Möglichkeit einer absichtlichen Täuschung zu denken.

Jede Fisteldiagnose bleibt natürlich unvollständig, wenn sie nicht auch die Ursache des Prozesses aufzuklären vermag.

Zur Erkennung der spezifischen Natur kommt auch die Exkochleation — zwecks Gewinnung von histologischem Material — in Betracht, doch sind negative Resultate stets nur mit Vorsicht zu verwerten (vgl. S. 420).

Die Behandlung der Fisteln gestaltet sich verschiedenartig je nach den einzelnen Gruppen.

Bei den unspezifischen, also nicht etwa durch Tumor oder Tuberkulose bedingten Sekret- und Exkretfisteln, genügt häufig bereits eine durch konservative Maßnahmen zu erzielende „Trockenlegung" (vergleiche oben), um volle Heilung herbeizuführen. Ein Okklusivverband bei Darmfisteln, ein Dauerkatheter bei Blasenfisteln kann dieser Indikation Rechnung tragen, vorausgesetzt, daß der normale Abflußweg frei ist. Allerhand konservative Maßnahmen können dem gleichen Zwecke dienen, so bei Pankreasfisteln eine antidiabetische, die Pankreassekretion herabsetzende Diät, bzw. Durstkuren bei hochgelegenen Darmfisteln. Auch durch zweckmäßige Änderung der Körperhaltung ist es oft möglich, die Fistel wirksam zu entlasten.

Ebenso gelingt es häufig, spezifische Eiterfisteln — im Gefolge von Tuberkulose, Syphilis, Aktinomykose — durch entsprechende konservative Behandlung des ursächlichen Prozesses zur Heilung zu bringen.

Auch die operative Behandlung hat sich bei den Eiterfisteln zunächst durchaus gegen die Ursache des Prozesses zu richten. Alle Eingriffe an der Fistel, welche — wie die beliebten Exkochleationen, allerhand medikamentöse Ätzungen und dergleichen — nicht an der Wurzel des Übels angreifen, sind zum mindesten zwecklos. Fremdkörperentfernung, Sequestrotomien, Zahnextraktionen, Ausräumung erkrankter Lymphdrüsen, Gelenkresektionen gehören hierher; gelingt es, das Grundleiden zu beseitigen, so bedarf die Fistel selbst zumeist keiner besonderen Behandlung.

. Anders liegen die Verhältnisse bei den meisten Sekret- und Exkretfisteln. Exzisionen, plastische Deckungen treten hier in ihr Recht. Bei kommunizierenden Fisteln — soweit sie nicht spezifischer Art sind — handelt es sich im Prinzip stets darum, die betroffenen Organe von einander zu lösen und einzeln durch Naht zu schließen. Erkrankte Teile sind zu entfernen.

Wo die Herstellung ursprünglicher Verhältnisse nicht mehr möglich ist, kommen besondere plastische Verfahren in Betracht. So zur Beseitigung einer Ureter-Scheidenfistel die Implantation des Ureters in eine höhere Stelle der Blase, die Verwandlung einer lästigen äußeren Speichelfistel in den harmlosen Zustand einer inneren. Fistulöse Darmteile kann man resezieren oder auch durch anastomosierende breite Verbindung zwischen zuführender und abführender Schlinge trocken legen. Unmöglichkeit der Beseitigung einer Nierenfistel kann zur Exstirpation des Organes zwingen. Ein elegantes Verfahren zur Heilung einer Parotisfistel stellt die Entnervung dieser Drüse durch Entfernung des N. auriculo-temporalis dar.

Epithelialisierte Fistelkanäle müssen exstirpiert werden, die Exkochleation oder Ausbrennung führt gewöhnlich nicht zum Ziel. Ein Mittel, um hartnäckige Haarseilfisteln zum Schluß zu bringen, stellt die Spaltung dar, welche den nichtkollabierenden Gang in eine überhäutungsfähige Flächenwunde verwandelt. Für die Behandlung der häufigen subkutaneo-mukösen Mastdarmfisteln stellt diese Methode das Normalverfahren dar.

Die chirurgische Bedeutung allgemeiner Stoffwechselerkrankungen

(Diabetes, Gicht).

A. Diabetes [1]).

Der Diabetes gehört eigentlich zu den im nachstehenden Kapitel (s. d.) besprochenen Erkrankungen, da auch bei ihm eine Störung der inneren Sekretion, und zwar seitens des Pankreas, eine weitgehende Rolle spielt (Minkowski, Mehring). Wenn diese Beziehung bei den groben „chirurgischen" Pankreaserkrankungen — der Pankreatitis, den Zysten und Tumoren — gewöhnlich nicht hervortritt, so liegt das darin begründet, daß für die Regulierung des Kohlehydratstoffwechsels nur bestimmte im übrigen Drüsenparenchym zerstreute Zellgruppen, die sogenannten Langerhansschen Inseln, in Betracht kommen, die auch bei weitgehender Schädigung des übrigen Drüsenapparates oft noch ausreichend funktionieren (vgl. S. 407).

Die spezielle Pathologie des Diabetes kann hier natürlich nicht besprochen werden; es muß dazu auf die Lehrbücher der inneren Medizin verwiesen werden. Seine chirurgische Bedeutung besteht zunächst darin, daß bestimmte Erkrankungen beim Diabetes besonders häufig auftreten, vielfach auch durch das Grundleiden in bestimmter Weise beeinflußt werden.

Derartige diabetische Komplikationen können zunächst schon allein durch den Zuckergehalt des Urins verursacht werden. Zersetzung des Harns außerhalb der äußeren Harnröhrenmündung führt hierbei nicht selten zu juckenden Ekzemen, bei engem Präputium wird die Entstehung einer Balanoposthitis begünstigt. Letztere nimmt in seltenen Fällen einen schweren gangränösen Charakter an (siehe weiter unten), so daß ein ähnliches Krankheitsbild entsteht wie bei der eigentlichen Genitalgangrän (vergl. S. 182). Zersetzung innerhalb der Harnwege kann hartnäckige Zystitis und auch aufsteigende Infektionen im Gefolge haben. Bei Gegenwart von Hefepilzen ist in seltenen Fällen echte Pneumaturie beobachtet worden.

Eine weit größere Rolle spielt demgegenüber der vermehrte Zuckergehalt des Blutes und der Gewebe selbst. Das Entstehen und das Fortschreiten von Infektionen aller Art wird hierdurch in unverkennbarer Weise begünstigt. Wolfsohn fand weiterhin gegenüber Staphylokokken eine Herabsetzung der Phagozytose; also eine Minderwertigkeit der weißen Blutzellen. Außerdem scheint die Fähigkeit der Leukozytose überhaupt herabgesetzt zu sein [2]). — An erster Stelle sind hier die Furunkel und Karbunkel zu nennen. Ihr gehäuftes und habituelles Auftreten bildet nicht selten dasjenige Symptom, welches zuerst Veranlassung gibt, den Urin zu untersuchen und so zur Erkennung des Grundleidens führt. Neigung zu phlegmonöser Ausbreitung und tiefgreifender Destruktion zeichnet viele dieser diabetischen Hautinfektionen aus. Das gleiche gilt für die übrigen pyogenen Infektionen. Sie neigen zu schrankenlosem Fortschreiten und besonders zur Gangrän. Selbst an geringfügige Verletzungen können sich schwerste gangränöse Phlegmonen anschließen. Eine banale aber typische und gefürchtete Gelegenheitsursache bildet in dieser Hinsicht oft das Schneiden von „Hühneraugen" an den Zehen. Ebenso dis-

---

[1]) Vgl. auch Kaposi, Ergebn. d. Chirurg. u. Orthop. Bd. 6. 1913.
[2]) Langenbecks Arch. 1920. 114, S. 737.

ponieren die infektiösen Lungenherde des Diabetikers zum Zerfall und Gangrän. Aber auch ohne äußere Verletzungen kommt es bei älteren Diabetikern nicht selten zum Brande der peripheren Gliedabschnitte, namentlich der Zehen und Füße. Das vermittelnde Zwischenglied bildet hierbei die durch den Diabetes ihrerseits begünstigte Arteriosklerose. Von sonstigen eitrigen Prozessen, zu denen der Diabetes disponiert, ist noch die Alveolarpyorrhöe und die Stomatitis zu nennen. —

Bei der Therapie aller dieser Komplikationen spielt neben den chirurgischen lokalen Maßnahmen die diätetische Behandlung des Grundleidens eine wichtige, oft ausschlaggebende Rolle. Wenn es gelingt, völlige Entzuckerung herbeizuführen, ohne daß es zur Azidosis kommt, so ist damit die spezifische Bedeutung des Diabetes im wesentlichen ausgeschaltet; der infektiöse Prozeß verläuft nunmehr so, wie es beim Nicht-Diabetiker der Fall sein würde. Sehr ungünstig stellt sich dagegen die Prognose, wenn bei fortschreitender Infektion die Durchführung der Entzuckerung durch den Eintritt der Azidosis verhindert wird. Auch ein radikales Vorgehen an Ort und Stelle vermag unter solchen Umständen das Weitergehen und die Verallgemeinerung der Infektion oft nicht zu verhindern. Außerdem droht stets die Gefahr des Coma diabeticum.

Insbesondere gilt dieses Verhalten auch für die Extremitätengangrän. Gelingt die Entzuckerung, so kann man im allgemeinen abwarten; die Abstoßung einzelner Zehen erfolgt dann mitunter spontan in solcher Form, daß selbst korrigierende Nachoperationen unterbleiben können. Im anderen Falle kommt in der Regel die Oberschenkelamputation in Betracht; doch gelingt es auch auf diese Weise durchaus nicht immer, die Patienten vor den Gefahren der Toxinämie, der Sepsis und des Coma diabeticum zu retten. Die Anwendung des den Zuckerabbau regulierenden wirksamen Pankreashormons in Gestalt des „Insulins" scheint auch in dieser Beziehung eine wertvolle Bereicherung der Diabetestherapie darzustellen.

Die eingangs besprochene „chirurgische Minderwertigkeit" des Diabetikers muß sich notwendigerweise auch auf die allgemeine operative Indikationsstellung geltend machen. Um so mehr, als auch die Narkose den Eintritt der Azidosis begünstigt (vgl. S. 14), die anästhesierende örtliche Infiltration dagegen leicht lokale Ernährungsstörungen im Gefolge hat. Es dürfen daher beim Diabetiker nur unbedingt notwendige Eingriffe, d. h. aus vitaler Indikation, vorgenommen werden. Die Forderung, bei jedem zu Operierenden eine etwaige Zuckerharnruhr festzustellen, ergibt sich daraus mit aller Schärfe. Eine zeitweise Latenz der Zuckerausscheidung kann freilich bei aller Vorsicht gelegentlich zu folgenschweren Verkennungen führen. Die Bestimmung des Blutzuckers gibt daher verläßlicheren Anhalt als die gewöhnliche Urinuntersuchung. Wenn es die Zeit erlaubt, so ist völlige Entzuckerung — soweit es ohne Azidosis gelingt — in jedem Fall vor der Operation anzustreben. Die Wundheilung und der übrige Verlauf kann sich dann völlig normal gestalten. Bei drohender Azidosis spielt die prophylaktische Alkalitherapie — nach den Grundsätzen der inneren Medizin — eine wichtige Rolle.

B. Gicht[1]).

Der Gicht liegt eine eigentümliche, ihrem Wesen nach noch nicht völlig aufgeklärte Störung des Purinstoffwechsels zugrunde, die ihren sichtbaren Ausdruck in der Ablagerung von Uraten im Gewebe — vornehmlich innerhalb der Gelenke und ihrer Umgebung — findet. Zur uratischen Diathese

---

[1]) Minkowski, Die Gicht. Wien. 1903.

im weiteren Sinne sind wahrscheinlich auch gewisse Formen der Nephrolithiasis zu rechnen, denn die Bildung von Harnsäurekonkrementen in der Niere kommt bei Gichtkranken in ganz besonderer Häufigkeit vor.

Der typische Gichtanfall stellt sich als akute Gelenkentzündung dar, die mit bekannter Vorliebe das Grundgelenk der großen Zehe befällt. Die Erscheinungen, deren Schilderung sich an dieser Stelle erübrigt, können zur Verwechslung mit dem akuten Gelenkrheumatismus, der Arthritis gonorrhoica und selbst gelegentlich mit purulenten Gelenkentzündungen Anlaß geben. Die in der Synovialis und dem Gelenkknorpel sich ausscheidenden Uratdepots sind in den Anfangsstadien einer Rückbildung fähig; bei stärkerer Anhäufung führen sie zur Entwicklung eines Granulationsgewebes, unter dessen Einfluß Usuren des Knorpels und des Knochens eintreten; oft geben sie auch zu sekundären Veränderungen vom Typus der Arthritis deformans (S. 373) Anlaß. Schwere Zerstörungen der Gelenkenden können schließlich in solchen chronisch gichtkranken Gelenken zustande kommen, sowie irreparable adhäsive — ausnahmsweise selbst knöcherne — Versteifungen und pathologische Stellungsanomalien. Wieweit das Vorausgehen primärer Gewebsnekrosen für die Ausscheidung der harnsauren Salze hierbei eine Rolle spielt, ist noch strittig. Im Röntgenbilde lassen sich die Frühstadien der Gelenkgicht nicht erkennen, da die Urate strahlendurchlässiger sind als der Knochen. In vorgeschrittenen Fällen geben die umschriebenen höhlenartigen randständigen Usuren, denen schließlich der Knochen weitgehend zum Opfer fällt, im Verein mit den unregelmäßigen Osteophyten recht charakteristische Bilder.

Außer in den Gelenken kommt es vielfach zur Ablagerung von Uraten innerhalb der Schleimbeutel, Sehnenscheiden, der Ohrmuschel und des Subkutangewebes in Gestalt der klassischen Gichtknoten oder Tophi. Zu seltenen Lokalisationen gehört das vereinzelt beobachtete Auftreten von Tophi im Bereiche des Hodens. Durch Druckatrophie der bedeckenden Haut, nicht selten auch unter den Erscheinungen einer akuten nichtbakteriellen Entzündung kann schließlich ein solches Uratdepot nach außen perforieren. Es entstehen auf diese Weise eigentümliche Gichtgeschwüre oder Fisteln, aus denen kreidig bröcklige Massen oder auch eine mehr milchartige Suspension der Uratkristalle sich entleeren. Auch seitens der Gelenke kommen solche spontane Durchbrüche vor. Interessant ist hierbei die seit altersher gemachte Erfahrung, daß derartige Uratfisteln, selbst wenn sie mit einem Gelenk kommunizieren, doch nur selten einer groben Infektion zum Opfer fallen. In den meisten Fällen tritt vielmehr nach allmählicher Entleerung des kristallinischen Inhaltes spontane Heilung ein. Offenbar vermag die Gegenwart der Urate in eigenartiger, nicht auf direkter Antisepsis beruhender Weise die bakterielle Ansiedelung zu hemmen. Derartige Uratperforationen können sich im Laufe der Zeit periodisch wiederholen.

Eine ungewöhnliche Form der Perforation eines solchen Tophus beobachteten wir im Bereiche der Bursa olecrani. Durch Hinzutreten eines sich organisierenden Hämatoms entstand hier ein Bild, das durchaus an einen ulzerierten malignen Tumor erinnerte [1]).

Die chirurgische Bedeutung der Gicht liegt vornehmlich nach der diagnostischen Seite hin begründet. Es gilt dies namentlich für die Erkennung des akuten Anfalls, der gelegentlich selbst mit phlegmonösen Prozessen verwechselt worden ist. Es ist also gewiß nicht überflüssig, wenn auch der Chirurg bei der Beurteilung von Gelenkerkrankungen an diese Möglichkeit denkt.

Äußere Tophi, die durch Neigung zu Ulzeration oder ihre Größenentwicklung dem Träger lästig fallen, werden zweckmäßig exzidiert.

---

[1]) Melchior und Reim, Dtsch. Zeitschr. f. Chirurg. 1916. 135.

Riedel [1]) führte in einzelnen Fällen von heftiger isolierter Erkrankung des Großzehengelenks die Radikaloperation in Gestalt der Exzision der Kapsel (Arthrektomie) aus. Allgemeiner anerkannt ist die Indikation des chirurgischen Eingreifens bei hartnäckigen infizierten Gelenkfisteln. Unter Umständen können hierbei sogar Absetzungen erforderlich werden [2]).

Die chirurgisch wichtigsten Tatsachen aus der Lehre der inneren Sekretion.

Seitdem die ursprüngliche „Oberflächenchirurgie" nach und nach auch die inneren Organe in den Bereich ihrer Tätigkeit gezogen hat, hat die Kenntnis der von diesen unterhaltenen komplizierten inneren chemischen Regulierung der Lebensvorgänge auch für unsere Disziplin eine unmittelbare Bedeutung gewonnen [3]). Die Eingriffe an der Schilddrüse, dem Hoden, der Hypophysis cerebri und anderen Organen, obwohl sie vielfach nur die Beseitigung lokaler Veränderungen zum Ziele haben, müssen ja oft genug auch jene Vorgänge beeinflussen, welche als innere Sekretion bezeichnet werden. In anderen Fällen strebt der operative Akt bewußt eine Änderung der Drüsentätigkeit an. Es handelt sich hierbei also um jenen Teil der Drüsenfunktion, deren Produkte nicht in greifbarer Form durch einen Ausführungsgang abgeleitet werden, sondern unmittelbar oder durch die Lymphbahnen vermittelt in die Blutzirkulation übergehen, um innerhalb des Organismus in mannigfachster Weise zur Wirkung zu gelangen. Die gesamten Lebensvorgänge: Wachstum, Involution, Assimilation, Blutdruck u. a., auch die Funktionen der einzelnen Drüsen selbst, stehen dauernd unter derartigen Einflüssen. Dieser Zusammenhang ist ein so inniger, daß rein einseitige Störungen der inneren Sekretion wahrscheinlich gar nicht vorkommen, sondern die Erscheinungen stets einen „pluriglandulären" — besser vielleicht ausgedrückt einen „omniglandulären" — Charakter tragen. Immerhin ist es für praktische Zwecke möglich, grobe Störungen einzelner „endokriner" Drüsen einer gesonderten Betrachtung zugänglich zu machen. Für die chirurgisch unmittelbar bedeutungsvollsten Drüsen: Thyreoidea, Epithelkörperchen, Thymus, Hypophysis, Nebenniere, Hoden soll dies nachstehend in aller Kürze durchgeführt werden.

A. Schilddrüse.

Die sekretorischen Störungen der Schilddrüse spielen für die praktische Chirurgie eine große Rolle. In sehr vielen Fällen bleiben freilich selbst erhebliche anatomische Veränderungen dieses Organs ohne nachweisliche funktionelle Folgen. Die Schilddrüse ist ein lebenswichtiges Organ. Ihr totaler Ausfall, wie man es im Beginne der Kropfchirurgie als unfreiwilliges Experiment kennen lernte, führt zu schweren Allgemeinstörungen, die in ihrer Gesamtheit als Kachexia strumipriva bezeichnet werden. Dieser Zustand führt zu allgemeinem geistigem und körperlichem Verfall, Erlöschen der Sexualfunktion; die Haut nimmt eine eigentümlich teigige Beschaffenheit (Myxödem) an, die Haare werden vorzeitig weiß und fallen aus; spätestens 7 Jahre nach der

[1]) Dtsch. med. Wochenschr. 1904. Nr. 35.
[2]) Läwen, Bruns' Beitr. z. klin. Chirurg. 1906. 50.
[3]) Rost, Experimentelle Chirurgie. Leipzig 1920. — Biedl, Innere Sekretion. 3. Aufl. 1916.

Exstirpation tritt schließlich der Tod ein. Wird die Entfernung bereits im Kindesalter vorgenommen, so bleibt das Längenwachstum und die Allgemeinentwicklung auffallend zurück (vgl. S. 357). Ein ähnlicher Symptomenkomplex — nach seinem hervorstechendsten Zeichen auch als Myxödem schlechtweg bezeichnet — kann sich bei angeborenem oder sonst erworbenem Schilddrüsenmangel herausbilden. Der Kretinismus, der in manchen Kropfländern endemisch auftritt, unterscheidet sich von dem Myxödem im wesentlichen dadurch, daß hierbei die Schilddrüse zwar vorhanden ist, aber infolge einer in bestimmter Richtung erfolgten kropfigen Entartung unzureichend funktioniert.

Die Gegenprobe, daß es sich bei den bisher genannten Zuständen tatsächlich um einen mehr oder minder vollständigen Ausfall der Schilddrüsentätigkeit handelt, wird dadurch erbracht, daß es gelingt durch fortgesetzte Schilddrüsenfütterung oder Injektion von Drüsenpreßsaft die Erscheinungen zu bessern und nach Schilddrüsenverlust den Ausfall zu kompensieren. Die Versuche durch homoioplastische Transplantation von Schilddrüsenstückchen unter die Haut, in die Muskulatur, Milz oder Knochenmark eine dauernde Drüsentätigkeit wieder herzustellen, haben dagegen bisher nur zu vorübergehenden Erfolgen geführt (vgl. S. 444).

Zu einer gewissen Einschränkung der obigen Theorie — wenigstens bezüglich des Kretinismus — fordert freilich die Erkenntnis auf, daß es einen typischen Schilddrüsenbefund für diese Erkrankung nicht gibt, sowie die einigermaßen überraschende, in neuester Zeit gemachte Erfahrung, daß durch Schilddrüsenreduktion bei jugendlichen Kretinen erhebliche Besserung erzielt werden kann [1]).

Auf die mutmaßlichen Beziehungen der Derkumschen Krankheit (Adipositas dolorosa) zu Störungen der Schilddrüsenfunktion wurde bereits hingewiesen (vgl. S. 317).

Im klassischen Gegensatz zum Myxödem und den ihm verwandten Zuständen steht die Basedowsche Krankheit [2]). In der Tat kann es wohl keine prägnantere Antithese geben als das träge Verhalten des Kretins mit kleinen tiefliegenden Augen, verzögerter psychischer Reaktion, herabgesetzter Körpertemperatur, verlangsamten Stoffwechsel und Herzschlag, seiner kalten, trockenen, pastösen Haut, zum Unterschied von dem nervösen Basedowpatienten, der sich keinen Augenblick ruhig verhalten kann, mit warmer, zarter, feuchter Haut, gesteigerter Körpertemperatur, beschleunigter Herzaktion, vermehrtem Stoffumsatz und dem als „Exophthalmus" hervortretenden Glanzauge. Man betrachtet daher im allgemeinen den Morbus Basedow als den Ausdruck einer krankhaft gesteigerten Schilddrüsenfunktion, eines Hyperthyreoidismus.

Natürlich muß man sich darüber klar sein, daß diese Bezeichnung nur eine grobe Formel darstellt, welche das außerordentlich komplizierte Problem gewiß nicht zu erschöpfen vermag. Es genügt in diesem Sinne darauf hinzuweisen, daß im Stadium des vorgeschrittenen Basedow geradezu eine Kombination mit Symptomen des Myxödem vorkommt. Offenbar handelt es sich also nicht um ein einheitliches Schilddrüsenprodukt, sondern um eine ganze Gruppe solcher Stoffe, die im einzelnen verschiedenartige qualitative und quantitative Veränderungen erleiden können. Ein gewisser Grad von „Dysthyreoidismus" mag daher bei dieser Erkrankung wohl mitspielen. Nachdem es Kendall neuerdings gelungen ist, aus der Schilddrüse einen relativ einfachen, auch synthetisch darstellbaren Stoff — das Thyrotoxin — zu gewinnen, welches experimentell die Symptome der Hyperthyreose hervorruft [3]), liegt wohl auch klinisch eine befriedigende Lösung dieses Problems nicht mehr fern.

Ein weiterer Beweis für die oben angenommene Erklärung des Morbus Basedow beruht darauf, daß durch Zufuhr von Drüsensubstanz sich Basedow-

<hr>

[1]) Hotz, Klin. Wochenschr. 1922. Nr. 42.
[2]) Melchior, Bruns' Beitr. z. klin. Chirurg. 1924. 13, S. 331.
[3]) Vgl. Biedl, Zeitschr. f. ärztl. Fortbild. 1922. Nr. 6.

symptome künstlich hervorrufen lassen. Namentlich bei bereits bestehendem Kropf kann eine solche Behandlung einen echten Basedow unmittelbar im Gefolge haben. Insbesondere gilt das auch von den Jodkuren, die früher vielfach — und zum Teil auch erfolgreich — zur Beseitigung weicher Kröpfe angewendet wurden, bis die Häufung derartiger unliebsamer Nebenerscheinungen ihre eigentliche Gefahr erkennen ließ. Ein weiterer Beweis liegt schließlich in den durch Schilddrüsenreduktion erzielten operativen Erfolgen begründet. Denn es gelingt durch wesentliche Verkleinerung der Drüse in den meisten Fällen wesentliche Besserung oder gar völlige Heilung zu erzielen. Die Aussichten hierfür liegen um so günstiger, je früher der Eingriff vorgenommen wird. Bei längerem Bestehen des Leidens sind es dagegen namentlich die sekundären Veränderungen des Herzens, des Nervensystems sowie der gesamten Persönlichkeit, die sich nur schwer oder gar nicht mehr zurückbilden. Die Gefahr dieser Eingriffe ist größer als die der gewöhnlichen Kropfoperationen. Auch nach ungestört verlaufenem operativen Akt selbst kann innerhalb der ersten ein bis zwei Tage unter fulminanter Steigerung der gesamten Symptome der Tod unter schließlichem Versagen des Herzens eintreten. Die Annahme, daß diesen Todesfällen eine spezifische Thymuswirkung zugrunde liegt (vgl. S. 431), wird durch die Tatsachen nicht gerechtfertigt. Sorgfältige Vorbereitung der Patienten durch Ruhe und Herzmittel, Vermeidung jeder Aufregung — am besten mittels Narkose —, Ausschaltung einer möglichst großen Parenchymmenge und nicht zuletzt die Frühoperation erscheinen geeignet, diese Gefahrenquelle wesentlich herabzusetzen.

B. Die Epithelkörperchen[1]).

Die Epithelkörperchen sind kleine Organe, die gewöhnlich paarweise an der Eintrittsstelle der unteren Hauptarterie der Hinterfläche jedes Seitenlappens der Schilddrüse anliegen, häufig aber auch bis zum oberen Pol heraufreichen. Ihre Zahl und Anordnung unterliegt zahlreichen Variationen. Die totale Entfernung der Glandulae parathyreoideae führt unmittelbar oder innerhalb weniger Tage zum Auftreten von blitzartig einsetzenden äußerst schmerzhaften tonischen Krämpfen in den Extremitäten, die auf die Rumpfmuskulatur und das Zwerchfell übergehen und unmittelbar den Tod durch Ersticken herbeiführen können. Steigerung der elektrischen Erregbarkeit (Erbsches Phänomen), mechanische Übererregbarkeit des Fazialis (Chvosteksches Phänomen) und des N. medianus (Trousseau) dürfte wohl stets den manifesten Erscheinungen vorausgehen und ist daher als Frühsymptom von größter Bedeutung. In schwersten Fällen kann der Tod unter den Erscheinungen tiefster Benommenheit — „parathyreoprives Coma" (Melchior l. c.) — erfolgen. Handelt es sich nur um vorübergehende Schädigung oder um den Ausfall einzelner Drüsen, so ist völlige Wiederherstellung möglich; reicht dagegen das zurückgebliebene Parenchym zur dauernden Funktion nicht aus, so entwickelt sich ein Zustand chronischer Tetanie, der seinerseits innerhalb von Wochen oder Monaten, oft begleitet von trophischen Störungen (Haarausfall, Starbildung u. a.) zum Tode zu führen vermag. Einen milderen Ausgang stellt die „latente Tetanie" dar, wobei es nur gelegentlich unter dem Einfluß besonderer Anforderungen — wozu namentlich die Gravidität gehört — zum Wiederauftreten der Krampfanfälle kommt. Das Bestehenbleiben des Erbschen Phänomens auch im klinischen Intervall deutet freilich darauf hin, daß eine volle Kompensation nicht zustande kommt. Es scheint dies sogar auch für jene leichteren Fälle zu gelten.

---

[1]) Landois, Ergebn. d. Chirurg. u. Orthop. Bd. 1. 1910.

Differentialdiagnostisch bedeutsam sind neuere Feststellungen, daß die zum Syndrom der Tetanie gehörigen Übererregbarkeitszustände auch auf das Gebiet des autonomen Nervensystems übergreifen und hier zu mannigfachen Erscheinungen — zumal des Magendarmkanals — führen können („viszerale Tetanie").

Auch nach Hodenreduktion ist eine Steigerung der elektrischen Erregbarkeit beobachtet worden [1].

Andere tetanische Zustände werden vornehmlich bei gewissen Ernährungsstörungen kleiner Kinder, sowie gelegentlich im Gefolge von hochgradiger Pylorusstenose beobachtet. Es ist wahrscheinlich, daß auch hierbei die Epithelkörperchen wesentlich beteiligt sind. Während der Ernährungsstörungen des letzten Krieges, bei denen die Beeinträchtigung des Fett- und Kalkstoffwechsels eine wesentliche Rolle spielte, waren leichtere — latente — tetanische Symptome in gesteigerter Häufigkeit nachweisbar (vgl. S. 363 und 367).

Vielleicht hängt damit die von Melchior und Nothmann ermittelte Feststellung zusammen, daß eine leichte, rasch vorübergehende tetanische Reaktion — in der Regel latenter Art — nicht ganz selten auch nach indifferenten Operationen vorkommt [2].

Die Vermeidung der postoperativen Tetanie ist Sache der Technik, auf die hier nicht näher eingegangen werden kann. Stets sollte eine sorgfältige Revision exstirpierter Schilddrüsenteile rechtzeitig vorgenommen werden, damit versehentlich entfernte Epithelkörperchen unverzüglich reimplantiert werden können. Bei ausgebrochener Tetanie hat sich die Behandlung mit Magnesium sulfuricum (vgl. S. 199), Kalzium, saurem Ammoniumphosphat und Parathyreoidpräparaten insoweit bewährt, als es bei partiellem Ausfall der Nebenschilddrüsen oft noch gelingt, die bedrohlichen Erscheinungen solange zu überwinden, bis eine ausreichende Funktion der zurückgebliebenen Elemente wieder eingetreten ist. Auch andauernde relative Parathyreoidinsuffizienz kann auf diese Weise gemildert werden. Dagegen ist es nicht möglich, einen definitiven totalen oder überwiegenden Ausfall der E. K. zu kompensieren. Die Aussichten der Transplantation werden verschiedenartig beurteilt, wie an anderer Stelle dargestellt ist (vgl. S. 445). Eine heikle Aufgabe bleibt für alle Fälle die Beschaffung geeigneten Materials [3].

C. Thymus [4].

Die Thymus ist ein epitheliales branchiogenes Organ, das beim Neugeborenen relativ am umfangreichsten ist, um nach Abschluß des Wachstums einer allmählichen Involution zu verfallen. Schon dieser Umstand deutet auf besondere Beziehungen zur allgemeinen Körperentwicklung hin. Totalentfernung in früheren Lebensperioden führt dementsprechend zu schweren Störungen, unter denen eine allgemeine Wachstumshemmung, Adipositas, rachitisähnliche Knochenveränderungen und eine degenerative Muskelatrophie besonders hervorzuheben ist. Außer der physiologischen Rückbildung neigt die Thymus zur „akzidentellen" Involution im Gefolge schwerer, mit allgemeinem Kräfteverfall einhergehender Erkrankungen sowie bei der Inanition.

Im frühen Kindesalter vermag die Thymus gelegentlich rein durch ihre Größenentwicklung zu mechanischen Störungen, insbesondere einer Kompression der Trachea, Anlaß zu geben. Wiederholt wurden Thymusreduktionen aus dieser Indikation erfolgreich ausgeführt [5]. In neuerer Zeit sind be-

---

[1] Melchior und Nothmann, Grenzgebiete. 1922. 34.
[2] Chirurgenkongr. 1923 und Klin. Wochenschr. 1923. Nr. 18.
[3] Melchior, Therapie der Gegenwart, April 1924.
[4] Klose, Neue dtsch. Chirurg. 1912. 3. — Vgl. auch Henke, Dtsch. med. Wochenschr. 1920. Nr. 45. — Birk, Münch. med. Wochenschr. 1923. S. 1472.
[5] Neuere Erfahrungen auf diesem Gebiete — Finkelstein (Dtsch. med. Wochenschr. 1921. Nr. 4) — mahnen freilich zu zurückhaltender Be.rteilung.

sonders die sekretorischen Störungen der Thymus in den Vordergrund des Interesses gerückt. Der nicht seltene Befund einer übermäßig großen Thymus — Hyperplasie oder abnorme Persistenz —, nicht selten kombiniert mit einer allgemeinen Vergrößerung des lymphatischen Apparates bei plötzlichen Todesfällen führte zur Annahme, daß ein solcher Status thymicolymphaticus (Paltauf) als Ausdruck einer konstitutionellen Minderwertigkeit aufzufassen sei, und daß derartige Individuen besonders leicht allen möglichen Noxen erliegen. Plötzliche Todesfälle durch traumatische Einwirkungen, namentlich die ominöse Frühsynkope der Chloroformnarkose, wurden hierher gerechnet (vgl. S. 9). Die Kritik ist an dieser anscheinend so einleuchtenden Hypothese nicht untätig vorübergegangen. Insbesondere wies Hammar nach, daß einerseits eine derartige Beurteilung der Thymus nur auf Grund eingehender histologischer Untersuchung möglich ist. So kann eine scheinbar hyperplastische Thymus sich in Wirklichkeit als strukturell unterwertig erweisen. Insbesondere gelang es ihm darzulegen, daß die normalen Thymuswerte weit höhere sind, als bisher angenommen wurde, offenbar deshalb, weil die akzidentelle Involution bei den an einer Krankheit Verstorbenen hier sehr rasch eine erhebliche Verminderung herbeiführt. Daß ähnliche Verhältnisse auch für das lymphatische System Geltung besitzen, konnte Groll[1]) auf Grund zahlreicher Sektionen Kriegsgefallener begründen.

Eine noch weitgehendere Zurückhaltung ist hinsichtlich der neuerdings vielfach angenommenen wichtigen Rolle der Thymus für das Zustandekommen des Basedowschen Symptomenkomplexes geboten[2]). Capelles Annahme, daß die Größe der Thymus hier geradezu als „Indikator der Schwere" der Erkrankung zu gelten hat, entsprang irrtümlichen Voraussetzungen und wird durch die Tatsachen nicht gestützt. Auch der Versuch, den postoperativen Basedowtod als „Thymustod" aufzufassen, besteht nicht zu Recht, denn der gleiche Ausgang kann selbst bei totaler Thymusinvolution eintreten. Andererseits braucht das Vorhandensein einer großen Thymus nicht den glücklichen Ausgang der Schilddrüsenoperation zu verhindern. Die Versuche, durch gleichzeitige Thymusreduktion den Gesamteingriff seiner Gefahren zu entkleiden, zeitigten nicht den erhofften Erfolg. Auch die Ergebnisse der isolierten Exstirpation haben die an sie geknüpften Erwartungen nicht erfüllt. Die praktischen Konsequenzen dieser Erfahrungen, d. h. die prinzipielle Rückkehr zur operativen Schilddrüsentherapie hat Capelle selbst neuerdings anerkannt[3]).

D. Hypophysis cerebri[4]).

Der Hirnanhang ist aus mehreren Lappen von verschiedenartiger Herkunft und Bedeutung zusammengesetzt. Der Vorderlappen besteht aus ektodermalen Epithelsträngen; der Hinterlappen erweist sich als eigentlicher Bestandteil des Zentralnervensystems. Zwischen den beiden befindet sich der in seinem Aufbau an die Schilddrüse erinnernde Mittellappen, dessen Extrakt eine adrenalinähnliche, aber nachhaltigere Wirkung besitzt und auch therapeutisch als „Pituitrin" oder „Hypophysin" — namentlich in der Geburtshilfe — Verwendung findet.

Die Hypophysis ist ein unmittelbar lebenswichtiges Organ. Ihr vollständiger Verlust oder ihre hochgradige Zerstörung führt beim Versuchstier

---

[1]) Münch. med. Wochenschr. 1919. Nr. 30.
[2]) Melchior, Berlin. klin. Wochenschr. 1917. 35.
[3]) Vgl. Melchior, Berlin. klin. Wochenschr. 1919. S. 1077.
[4]) Melchior, Ergebn. d. Chirurg. u. Orthop. Bd. 3. 1911. — Biedl, 34. Kongr. d Ges. f. inn. Med. 1921 [1922]. S. 330.

zum Tode, beim Menschen zu der als „hypophysäre Kachexie" (Simmonds) bezeichneten letalen Erkrankung. Teilweise Zerstörung des Vorderlappens hat beim jugendlichen Individuum (Hund) eigentümliche Entwicklungsstörungen im Gefolge. Diese äußern sich in Zurückbleiben des Wachstums und genitalem Infantilismus. Das Auftreten einer Adipositas, trophischer Störungen der Haut, oft auch von Polyurie, Glykosurie, das mit diesen Zuständen häufig vergesellschaftet ist, wird auf Beeinträchtigung der Funktion des Zwischenlappens bezogen. Durchaus entsprechende Veränderungen, die in ihrer Gesamtheit als Dystrophia adiposo-genitalis bezeichnet werden, kommen beim Menschen, namentlich jüngeren Alters, im Gefolge von bestimmten Erkrankungen vor, die ebenfalls den Vorder- und Zwischenlappen in Mitleidenschaft ziehen bzw. auch nur den Sekretabfluß durch den Hypophysenstiel verlegen. Es sind dies vornehmlich Zysten, Sarkome, Plattenepithelkarzinome des Hirnanhanges selbst. Ähnliche Erscheinungen können sich im Gefolge komprimierender Tumoren der Nachbarschaft, auch bei allgemeinem Hirndruck (Hydrocephalus) sowie nach Verletzungen der Hypophysengegend entwickeln.

Eine eigentümliche Erkrankung, deren Wesen in einer Steigerung der spezifischen Tätigkeit des Hypophysenvorderlappens zu suchen ist, stellt die Akromegalie dar. Ihr typisches Substrat bilden Geschwülste des Vorderlappens vom Typus des Adenoms. Die auffälligsten Symptome dieser Erkrankung beruhen auf einer oft grotesken Vergrößerung des Gesichtsschädels und seiner Bedeckung, der Hände und Füße; hierzu kommen außerdem direkte Geschwulstsymptome, unter denen die Druckwirkung auf den Sehnerven an erster Stelle steht. Durch operative Inangriffnahme dieser Tumoren ist es schon wiederholt gelungen, auch die spezifischen trophischen Störungen wesentlich zum Rückgang zu bringen. Auch beim Hypopituitarismus ist es möglich, durch Eröffnung von Zysten oder Druckentlastung eine weitere Schädigung zu verhüten, die vorhandenen zu bessern. Besonders gute Resultate sind hier ferner gelegentlich — der Theorie entsprechend — mit der Zuführung von Hypophysensubstanz erzielt worden. Die hierbei wirksame, dem Vorderlappen entstammende Lipoidsubstanz ist für diese Zwecke auch isoliert dargestellt worden und wird als Tethelin bezeichnet.

Der bei manchen hypophysären und zerebralen Erkrankungen auftretende Symptomenkomplex des Diabetes insipidus soll durch Läsion des in der Gegend des Tuber cinereum befindlichen wasserregulatorischen Zentrums zustande kommen.

E. Nebennieren.

Diese paarigen Organe sind aus Mark und Rinde zusammengesetzt, die unter sich durchaus verschiedenartig sind. Das Mark oder die chromaffine Substanz bildet die Herkunftsstätte des bereits besprochenen Adrenalins. Bei finalen Kollapszuständen nach schweren Verbrennungen, dem Gasbrand, bei der Diphtherieinfektion scheint eine Erschöpfung des Adrenalsystems mit eine Rolle zu spielen. Auch für die Chloroformnarkose ist dieses Moment mit herangezogen worden. In erster Linie als lebenswichtig ist die Rinde anzusehen, deren völliger Ausfall in kurzer Frist zum Tode führt. Worin im einzelnen ihre Funktion besteht, ist noch recht unklar. Bei der durch Auftreten einer abnormen Pigmentierung (Bronzehaut), Abmagerung, Kraftlosigkeit, gastrointestinaler Störungen gekennzeichneten Addisonschen Krankheit handelt es sich in der Regel um Tuberkulose beider Nebennieren. Operativ ist dieses Leiden zwar nicht angreifbar, doch insoweit auch chirurgisch nicht ohne Interesse, als hierbei gelegentlich peritonitisähnliche Symptomenkomplexe beobachtet worden sind, die zu unnötigen Eingriffen Anlaß geben können. Landow[1]) hat hierauf zuerst hingewiesen; wir selbst sahen einen ähnlichen Fall.

Eigenartige Störungen der inneren Sekretion treten gelegentlich bei Tumoren vom Typus der Hypernephrome (vgl. S. 328) in die Erscheinung. Bittorf[2]) beobachtete in einem solchen Falle beim Manne eine Umkehr in einen femininen Sexualtypus. Bei Kindern kam es mehrfach zum Eintritt einer geschlechtlichen Frühreife (Biedl). — Die von A. Brüning[3]) empfohlene Exstirpation einer Nebenniere zum Zwecke der Heilung der Epilepsie — infolge Herabsetzung der „Krampffähigkeit" — hat die an sie geknüpften Erwartungen nicht erfüllt und kann wohl kaum noch als berechtigter Eingriff gelten[4]).

F. Hoden.

Die innere Sekretion der männlichen Keimdrüsen, die von der Spermatogenese weitgehend unabhängig ist, gilt als Funktion der Leydigschen Zwischenzellen. Diese erfahren in der Periode der sich ausbildenden Geschlechtsreife eine mächtige Entwicklung und werden daher in ihrer Gesamtheit neuerdings als „Pubertätsdrüse" bezeichnet. Im Senium unterliegen sie einer fortschreitenden Atrophie. Die Ausbildung der Körperformen, der sekundären Geschlechtszeichen, des Charakters und des Temperaments, das Verhalten des Stoffwechsels wird weitgehend von den Zwischenzellen bestimmt. Die im jugendlichen Alter ausgeführte Kastration führt zum Verharren im sexualen Infantilismus; auch beim Erwachsenen zieht der doppelseitige Hodenverlust deutliche Allgemeinfolgen nach sich. Diese zeigen sich in Neigung zu Fettansatz, Schwinden der Barthaare; auch Charakterveränderungen stellen sich ein. Hypophysis und Schilddrüse erfahren eine Größenzunahme, während die Prostata sich zu verkleinern pflegt. Letzteres Verhalten hat daher eine Zeitlang dazu geführt, bei Prostatahypertrophie die therapeutische Kastration vorzunehmen. Unliebsame Nebenerscheinungen, namentlich das wiederholte Auftreten schwerer Psychosen, ließen jedoch von diesem Verfahren wieder Abstand nehmen. Bei Kastration wegen doppelseitiger Hodentuberkulose pflegen derartige Folgen auszubleiben; es dürfte dies mit dem sich allmählich vorbereitenden Ausfall zusammenhängen. Eine Steigerung der Sexualfunktion, vor allem der Eintritt vorzeitiger Geschlechtsreife, ist bei Tumoren der Keimdrüse beobachtet worden.

Die homoioplastische Transplantation von Hoden zum Ersatz des durch Trauma oder Erkrankung herbeigeführten Verlustes ist in neuerer Zeit wiederholt zur Anwendung gelangt. Es kann sich hierbei natürlich stets nur um die Funktion der Zwischenzellen, nie um die Erzielung der Spermatogenese handeln. Als autoplastisches Ausgangsmaterial dienen gewöhnlich retinierte Leisten- oder Bauchhoden. Bei doppelseitiger Kastration wegen Tuberkulose sollte wenigstens stets der Versuch gemacht werden, einen gesunden Parenchymteil autoplastisch zu reimplantieren[5]). Wenig aussichtsreich erscheint demgegenüber die zuerst von Lichtenstern ausgeführte Transplantation zur Beseitigung der Homosexualität (vgl. S. 443).

Ein lebhaftes — aber anscheinend ebenso rasch wieder vorübergehendes — Interesse haben in neuester Zeit die „Verjüngungsversuche" Steinachs[6]) erregt. Sie beruhen darauf, daß im Anschluß an den Verschluß der Samenwege — technisch am besten zwischen

---

[1]) Dtsch. Zeitschr. f. Chirurg. 1909. 101.
[2]) Berlin. klin. Wochenschr. 1919. Nr. 33.
[3]) Zentralbl. f. Chirurg. 1920. Nr. 43.
[4]) Küttner und Wollenberg, Zentralbl. f. Chirurg. 1923. Nr. 11.
[5]) Els, Dtsch. med. Wochenschr. 1920. Nr. 17.
[6]) Monographie (Springer) 1920.

Hoden und Nebenhoden vorzunehmen — die Samenkanälchen atrophieren, dagegen die Zwischenzellen eine mächtige Wucherung erfahren. Im Experiment — bei der Ratte — gelingt es auf diese Weise, senile impotente Männchen wieder brünstig zu machen; auch der übrige Organismus zeigt hierbei ein jugendliches Aufleben. Anwendung dieses Verfahrens auf den Menschen ist in einer Reihe von Fällen mit ungleichem Ergebnis erfolgt; vor kritischen Nachprüfungen versagt die Theorie überhaupt [1]).

Chirurgisch wichtige neuropathische Störungen und Erkrankungen.

Die auf Störung der normalen Innervation beruhenden Gewebsschädigungen bieten in vieler Hinsicht chirurgisches Interesse, so daß eine kurze Betrachtung derselben hier geboten erscheint.

Am durchsichtigsten liegen die Verhältnisse, wenn es sich um den Fortfall der spinalen motorischen Nervenversorgung handelt. In isolierter Weise ist dies bei der so häufig in ihren Folgezuständen den Chirurgen beschäftigenden spinalen Kinderlähmung (Poliomyelitis anterior) der Fall. Erkrankt die motorische Ganglienzelle des Vorderhorns, oder wird ihre Verbindung zur Peripherie unterbrochen, so entartet das gesamte Neuron einschließlich der versorgten Muskelfasern. Dieser Prozeß geht mit den Zeichen der hier nicht näher zu besprechenden Entartungsreaktion einher und schließlich wandelt sich der gelähmte Muskel in einen bindegewebigen Strang um, in dem nur noch die Sarkolemmschläuche mit den Muskelkernen nachweisbar sind.

Obwohl in derartigen Fällen von rein motorischer Lähmung der Einfluß auf die Skelettmuskulatur durchaus im Vordergrund steht, so beschränken sich die eintretenden Störungen doch nicht allein hierauf. Spielte sich die akute Phase der Poliomyelitis — wie gewöhnlich — im Kindesalter ab, so pflegt vielmehr eine solche gelähmte Extremität auch im ganzen im Wachstum zurückzubleiben, die Knochen sind graziler und kürzer, die Ausbildung der Knochenkerne kann verzögert sein. Die Haut fühlt sich kühl an, ist livide oder blaß und atrophisch. Infolge Wegfalls des Muskeltonus macht sich das Gewicht der oberen Extremität in vollem Ausmaß als Zug auf die Schultergelenkkapsel geltend; es kommt infolgedessen zur Überdehnung des Bandapparates und zur Ausbildung eines charakteristischen Schlottergelenkes. Am Hüftgelenk kann es zu mehr oder weniger vollständigen Luxationen kommen. Der ganze Habitus einer solchen motorisch gelähmten Extremität weist auf mangelhafte Durchblutung hin. Es liegt natürlich nahe, hierin allein die Wirkung der Inaktivität zu erblicken. Diese Erklärung reicht aber nicht völlig aus, denn man sieht bei intakten Nerven niemals eine so weitgehende Beeinträchtigung der Ernährung eintreten, auch wenn durch Gipsverband — z. B. bei tuberkulösen Gelenkleiden — eine vielleicht jahrelange Inaktivität künstlich herbeigeführt wurde. Die mangelhafte Durchblutung im Gefolge von Lähmungen setzt vielmehr eine darüber hinausgehende besondere Beeinflussung der vasomotorischen Gefäßregulierung voraus. Der Puls an solchen gelähmten Extremitäten ist mitunter derartig herabgesetzt, daß in traumatischen Fällen leicht der Verdacht einer gleichzeitigen Verletzung des Hauptgefäßes entstehen kann; es finden sich aber solche Pulsdifferenzen gelegentlich auch bei zentralen Lähmungen, wo eine periphere arterielle Läsion mit Sicherheit auszuschließen ist [2]). Diese engen Beziehungen zwischen Innervation und Durchblutung geben die

---

[1]) **Hart**, Med. Klinik. 1922, Nr. 25—27.
[2]) **Melchior** und **Wilimowski**, Zentralbl. f. Chirurg. 1916. Nr. 3.

Erklärung dafür, daß klinisch auf den ersten Blick oft kaum zu unterscheiden ist, ob es sich um rein trophisch-nervöse oder um primär ischämische Ernährungsstörungen handelt.

Noch ausgeprägter als bei rein motorischen Lähmungen pflegen sich alle diese Erscheinungen zu gestalten, wenn auch die sensiblen Elemente mit betroffen sind. Ihre schwerste Form stellt der **Dekubitus** dar, der sich bei plötzlich einsetzenden spinalen Querschnittslähmungen, also vor allem traumatischer Art, schon innerhalb von 24 Stunden entwickeln kann, oft in unaufhaltsamer Weise fortschreitet, in die Tiefe greift und vielfach die eigentliche Todesursache darstellt. Angesichts eines derartig foudroyant verlaufenden Gewebszerfalls liegt gewiß der Gedanke nahe, daß es sich hierbei nicht einfach um einen Fortfall der normalen „nutritiven" Vorgänge handelt, sondern daß vielmehr eine pathologische Umkehr der zentralen Regulierung, eine aktiv unterhaltene Desassimilation mit im Spiele ist[1]). Für das Verständnis der später einsetzenden Ernährungsstörungen ist die Feststellung von Breslauer [2]) von Interesse, daß nach Durchtrennung peripherer Nervenstämme oder der hinteren Wurzeln die Beantwortung peripherer Reize mit aktiver Gefäßerweiterung verloren geht. Es äußert sich hierin mit anderen Worten die mangelnde Reaktionsfähigkeit des gelähmten Gewebes gegenüber traumatischen und infektiösen Schädigungen und gibt eine Erklärung dafür, daß Wunden in solchem Bezirk nur geringe Heilungstendenz besitzen und dazu neigen, sich in torpide Geschwüre umzuwandeln. Das später zu besprechende „Mal perforant" kann hierfür als typisch gelten. Die Entstehung des akuten nervösen Dekubitus wird freilich hierdurch nicht erklärt, da diese Änderung der vaskulären Reaktion frühestens nach einer Woche einsetzt.

Eine wichtige Rolle für das Entstehen und die Ausbildung trophischer Läsionen spielt ferner die Anästhesie. Die Häufigkeit der Verletzungen im anästhetischen Bezirk ist sogar in erster Linie hierauf zurückzuführen, weil die einwirkende Schädigung nicht wahrgenommen wird. Die gesetzte Läsion kann sich weiter entwickeln, weil das Fehlen subjektiver Beschwerden keinen Anlaß zu Gegenmaßnahmen gibt. Die Bedeutung dieses Sachverhalts ist zuerst für die im Gefolge von Läsionen des ersten Trigeminusastes vorkommende „Keratitis neuroparalytica" erkannt worden. Es genügt, eine solches anästhetisches Auge durch Okklusivverband vor äußeren Insulten zu schützen, um diese Komplikation mit Sicherheit fernzuhalten. Auch bei den neuropathischen Gelenkerkrankungen (s. w. u.) kommen die schwersten Formen der Destruktion wohl nur dadurch zustande, daß der Patient sein erkranktes aber schmerzloses Gelenk schonungslos weiter belastet.

Derartige **Arthropathien** [3]) werden vor allem im Gefolge der Tabes und der Syringomyelie beobachtet. Bei dieser überwiegt die Beteiligung der oberen, bei jener die der unteren Extremitäten. Auch bei Querschnittsverletzungen des Rückenmarks kommt eine Schädigung der Gelenke in Gestalt seröser Ergüsse vor; wenn sich diese nicht zu ausgeprägteren Formen weiter entwickeln, so dürfte dies vor allem daran liegen, daß derartige schwere Verletzungen nicht genügend Zeit hierfür zu lassen pflegen. Durch Dehnung der Kapsel kommt es im Gefolge der arthropathischen Ergüsse leicht zu Schlottergelenken, die eine geradezu groteske Exkursionsfähigkeit gestatten können, zumal auch der innere Bandapparat bei weiterer Entwicklung der Zer-

---

[1]) Vgl. Brüning, Klin. Wochenschr. 1922. Nr. 15.
[2]) Deutsche Zeitschr. f. Chirurg. 150. 1919.
[3]) R. Levy, Ergebn. d. Chirurg. u. Orthop. Bd. 2. 1911.

störung anheimfällt. Kapselrisse können zu parartikulärer Flüssigkeitsansammlung und zur Fistelbildung Anlaß geben. Gewöhnlich ist die Kapsel verdickt, die Zotten gewuchert, Kalk-, Knochen- und Knorpeleinlagerung findet sich häufig und bildet eine der Ursachen des Auftretens freier Gelenkkörper (vgl. S. 374).

Auch die knöchernen Gelenkenden werden in Mitleidenschaft gezogen, soweit nicht überhaupt etwa eine Spontanfraktur (s. w. u.) der Entwicklung der Arthropathie vorausging. Diese Veränderungen bestehen in Knorpelusuren bis zu allerschwersten Destruktionen des Knochens selbst, die mitunter zum völligen Schwund der Gelenkenden führen und eine weitere Quelle für die Entstehung freier Körper abgeben. Bei ausgiebiger Inanspruchnahme derartig hochgradig zerstörter Gelenke kommt es oft zu charakteristischen Abschliffen der Knochenenden. Weitere Veränderungen beruhen auf dem Eintritt von Frakturen, ihrer Heilung mit Dislokation und hypertrophischer Kallusbildung, Vertiefung der Gelenkpfannen, periostalen Wucherungen. Derartige hochgradige Destruktionen, Kapselerschlaffung und Inkongruenz der Gelenkenden führen nicht selten zu pathologischen Luxationen. Auch das parartikuläre Gewebe bleibt nicht unbeteiligt. Das Unterhautzellgewebe ist häufig Sitz eines eigentümlich derben Ödems. Im umgebenden Bindegewebe, Muskulatur und Sehnen können ausgedehnte Verknöcherungen auftreten. Bei der Röntgenaufnahme entstehen auf diese Weise sehr eigenartige und charakteristische Bilder; bemerkenswert ist hierbei auch, daß der Kalkgehalt des Knochens gewöhnlich nicht herabgesetzt ist.

Auch das gesamte klinische Verhalten der Arthropathien mit ihren grotesken Zerstörungen, dem Fehlen jeglicher Schmerzen ist ein so eigentümliches, daß die Diagnose in der Regel selbst dann zu stellen ist, wenn die sonstigen Symptome des nervösen Grundleidens noch in den ersten Anfängen begriffen sind, wie dies gelegentlich vorkommt.

Entsprechende Veränderungen an der Wirbelsäule liegen den nicht seltenen tabischen Skoliosen zugrunde. Bei den charakteristischen Wirbelsäulenverkrümmungen im Gefolge der Syringomyelie pflegen dagegen Destruktionen zu fehlen, statische Momente und eine Knochenerweichung treten dafür in den Vordergrund.

Die Behandlung der Arthropathien ist möglichst eine konservative, da lokale Eingriffe leicht Fisteln hinterlassen, die unvermeidlich zur Infektion führen. In Betracht kommen also hauptsächlich stützende bzw. entlastende Schienenhülsenapparate, welche weiteren traumatischen Schädigungen des Gelenks möglichst vorbeugen. Bei Eintritt sekundärer Infektion kann die Amputation notwendig werden.

In manchen Fällen führt die Syringomyelie, Tabes oder die Paralyse zu einer abnormen Brüchigkeit des Skeletts, die zu **Spontanfrakturen** Anlaß gibt. Wahrscheinlich handelt es sich hierbei um eine Verminderung der organischen Knochensubstanz. Querbrüche sind für diese neuropathischen Frakturen besonders charakteristisch. Trotz einer gewissen Neigung zur Entstehung von Pseudarthrosen tritt in nicht wenigen Fällen unter lebhafter Kallusbildung prompte Heilung ein.

Das Auftreten tiefgreifender **neuropathischer Ulzerationen** wird hauptsächlich an der Fußsohle, über der Ferse und über dem Köpfchen des ersten Metatarsus beobachtet und als **Mal perforant** bezeichnet. Es findet sich am häufigsten bei der Tabes, kommt aber auch unter anderem bei den mit spinalen Lähmungen verbundenen Formen der Spina bifida, sowie nach peripheren

Nervenverletzungen vor. Es handelt sich um trichterförmig in die Tiefe greifende, äußerst torpide Geschwüre, die nur wenig seröses Sekret absondern, soweit ihnen nicht etwa eine Synovialfistel zugrunde liegt (s. w. u.). Normales Granulationsgewebe ist in der Regel nicht erkennbar, sondern der scharf ausgestanzte Geschwürsgrund ist von weißlichen schwieligen Massen gebildet; die Umgebung zeigt eine vermehrte Verhornung und ist anästhetisch. In vielen Fällen stellt ein solches Mal perforant das fistulöse Stadium einer Arthropathie des benachbarten Gelenkes dar (R. Levy). Doch kommen auch selbständige trophoneurotische Ulzerationen vor. Die oben besprochene mangelhafte Reaktionsfähigkeit des seiner zentralen Innervation beraubten Gewebes ist gewiß auf die Entstehung und die Fortdauer dieser Geschwüre von wesentlichem Einfluß. Gelegentlich wird ein solches Ulkus zum Ausgangspunkt septischer Komplikationen. — Die Diagnose ist in der Regel ohne weiteres zu stellen. Therapeutisch bildet das Mal perforant kein dankbares Objekt. Gegen medikamentöse Beeinflussung durch örtliche Applikationen verhält es sich meist völlig refraktär. Auch die Exzision des Geschwürs, die gegebenenfalls mit der Resektion des anliegenden erkrankten Gelenkes zu verbinden ist, führt durchaus nicht immer zum Ziel.

Gelegentlich tritt nach operativer Dehnung des zugehörigen Nervenstammes prompte Heilung ein (Chipault). Man hat ferner versucht, in traumatischen Fällen, bei denen die Wiederherstellung der normalen Nervenleitung mißlingt, den gelähmten Bezirk durch Einpflanzung eines in der Kontinuität befindlichen sensiblen Nervenastes wieder zu „neurotisieren". Foerster empfiehlt statt dessen die Anastomosierung der sensiblen Nervenäste. Neurome des zentralen Stumpfes sollten stets entfernt und durch Vereisung ihrer Wiederkehr vorgebeugt werden, da man annimmt, daß von ihnen ein schädlicher, die trophische Störung unterhaltender Reiz ausgeht [1]). Auch die „periarterielle Sympathektomie" ist neuerdings — z. T. mit entschiedenem Erfolg — zur Behandlung dieser Geschwüre herangezogen worden (vgl. S. 451).

Das Fehlen des Schmerzes und der Temperaturempfindung, der dadurch begünstigte Eintritt von Verletzungen im täglichen Leben sowie die herabgesetzte Reaktionsfähigkeit führt in manchen Fällen von Syringomyelie zu einem charakteristischen Symptomenkomplex, der auch als Morvansche Krankheit bezeichnet wird. Es handelt sich hierbei um das habituelle Auftreten panaritieller Entzündungen, die schließlich durch Phalangennekrose zu ausgesprochener Verstümmelung führen und somit weitgehende Ähnlichkeit mit der Lepra mutilans hervorrufen (vgl. S. 255). —

Eine Reihe weiterer trophischer Störungen, die vorzugsweise bei peripheren Nervenverletzungen vorkommen, betreffen die Haut und ihre Anhangsgebilde. Es gehört hierher das gelegentliche Auftreten einer Hypertrichosis, Anomalien der Schweißsekretion, Brüchigwerden oder Ausfall der Nägel. Eine eigenartige Veränderung der Haut wird als „glossy skin" (Glanzhaut) bezeichnet. Die Haut erscheint hierbei anfangs gerötet, glatt, glänzend, verdickt, später kommt es zur Atrophie. Das verdünnte Integument liegt glatt und eng dem Knochen an, ist kühl, bläulichrot, leicht verletzlich, neigt zur Bildung von Blasen und Rhagaden, so daß sich daraus eine wesentliche Gebrauchsstörung ergibt.

Wir möchten dieses Kapitel nicht schließen, ohne zu betonen, wie wichtig auch für die chirurgische Praxis die exakte neurologische Untersuchung ist. Folgenschwere Verkennungen können sonst allzu leicht eintreten. So ist schon mancher, der an tabischen Krisen litt, irrtümlich wegen eines Magenulkus oder dergleichen operiert worden, tabische Blasenstörungen können zur Annahme einer urologischen Lokalerkrankung führen, spinale Wurzelirritationen zur Verwechslung mit einer Cholelithiasis oder Nierensteinkoliken

---

[1]) Vgl. Brüning, Klin. Wochenschr. 1922. Nr. 15.

Anlaß geben. Eine eingehendere Übersicht dieser wichtigen diagnostischen Fragen würde an dieser Stelle zu weit führen.

Die plastischen Operationen und die Transplantationen.

Viele chirurgische Eingriffe tragen einen destruktiven verstümmelnden Charakter. Ihnen stehen solche Operationen gegenüber, bei denen es sich darum handelt, den Verlust von Teilen bildnerisch zu ersetzen oder pathologische Verhältnisse zweckmäßig umzuformen. Diesem Ziele dienen die plastischen Operationen. Die entscheidende Frage hierbei bildet die Beschaffung des Materials. Am einfachsten liegen die Verhältnisse dort, wo es nur einer Korrektur des Vorhandenen bedarf. Die Erweiterung einer zu engen Harnröhrenöffnung oder Vorhaut, eines narbig kontrakten Mundes durch lineäre Inzision stellt den einfachsten Fall eines plastischen Verfahrens dar. Auch die Osteotomie zur Geraderichtung eines verkrümmten Knochens bedeutet nichts anderes als eine elementare Form der Plastik, wenn auch dieser Ausdruck im allgemeinen hierfür nicht üblich ist. Mitunter läßt sich das Ziel der Plastik auch durch einfache Verziehung des vorhandenen Gewebes herbeiführen. Das klassische Beispiel hierfür bildet die praktisch allerdings veraltete Pyloroplastik, bei der der verengte Pförtner längs inzidiert und der Quere nach wieder vernäht wird.

In den meisten Fällen ist jedoch die Beschaffung des Materials weniger einfach, indem es hierzu besonderer Voroperationen bedarf, um das Fehlende heranzuholen. Prinzipiell stehen hierfür zwei Wege zu Gebote. Entweder läßt sich das Material gewinnen durch Mobilisierung von Nachbargewebe, das hierbei im Zusammenhange mit der natürlichen Gefäßversorgung bleibt, oder man muß zur freien Verpflanzung (Transplantation) übergehen. Man unterscheidet dementsprechend zwischen kontinuierlicher und freier Plastik.

A. Die kontinuierliche Plastik.

Zur Entnahme des zu verpflanzenden Materials kommt hier nur das gleiche Individuum in Betracht. Zwar gelingt es, im Experiment unter besonderen Kautelen (junge Tiere von gleichem Wurf und Geschlecht) auch eine organische Gewebsverbindung zwischen zwei lebenden Individuen herzustellen — sog. Parabiose[1] —, für praktische Zwecke ist jedoch dieses umständliche und schwierige Verfahren nicht anwendbar.

Am häufigsten handelt es sich bei der kontinuierlichen Plastik um die Beschaffung von **Haut.** Die Deckung von Geschwüren, Wunden und operativ entstandenen Defekten kommt hierzu in Betracht. Auch röhrenförmige Organe lassen sich auf diese Weise neu bilden. Es gilt dies namentlich für den künstlichen Ersatz des Ösophagus. Daß es überhaupt möglich ist, plastisch verfügbare Haut zu gewinnen, ohne an der Entnahmestelle einen entsprechend großen Defekt mit in Kauf zu nehmen, liegt in der Elastizität des menschlichen Integumentes begründet. An manchen Stellen, namentlich am Halse und Bauche, ist die Haut so nachgiebig, daß sich selbst große Stücke entnehmen lassen, ohne daß es Schwierigkeiten bereitet, den Defekt primär durch Naht zu schließen. Aber auch an den meisten anderen Körperstellen ist es unter exakter Berücksichtigung der lokalen Elastizitätsverhältnisse (vgl. S. 71) mög-

---

[1] Schmidt, Münch. med. Wochenschr. 1920. Nr. 52.

lich, Material zu gewinnen. Die nach der Entnahme anfangs zurückbleibende Spannung gleicht sich allmählich wieder aus. Stets handelt es sich bei solchen Hautplastiken darum, das zu verpflanzende Stück ausgiebig zu unterminieren. In den meisten Fällen muß es außerdem durch partielle seitliche Umschneidung mobilisiert werden. Beschränkt sich die zurückbleibende Verbindung mit dem Mutterboden auf den kleineren Teil der Zirkumferenz, so spricht man von gestieltem Lappen. Für die Anlegung des Stiels ist die Kenntnis des Gefäßverlaufes von grundlegender Bedeutung, da sonst die Ernährung des Lappens Not leidet. Gelingt es, den Stiel so anzulegen, daß er ein größeres Gefäßpaar in sich schließt, so kann man trotz schmaler Verbindung sehr ausgiebige Lappen gewinnen. Das typische Beispiel hierfür bildet die sog. Pistolenplastik nach Lexer, wobei ein mächtiger Kopf-Stirnlappen, der die A. und V. temporalis in sich schließt, visierartig in das Gesicht heruntergeschlagen wird und hier mannigfache plastische Verwendung findet. An beiden Enden gestielte Hautlappen werden auch als Brückenlappen bezeichnet. Im übrigen ist es keineswegs notwendig, daß der Stiel kontinuierlich verpflanzter Lappen hierbei immer der natürlichen Umgebung angehört. Man kann vielmehr, durch Fixierung der Extremitäten an den Rumpf oder in anderer Kombination, ursprünglich entfernt liegende Teile zu künstlicher Nachbarschaft vereinigen. Das klassische Beispiel hierfür stellt die sog. italienische Methode des Nasenersatzes dar, wobei die Überpflanzung mittels gestielter Lappen vom Arm her erfolgt. In solchen und manchen anderen Fällen wird nach erfolgter Einheilung der Stiel nachträglich wieder durchtrennt, so daß dann die gestielte Plastik im Endeffekt der freien Transplantation gleichkommt. Werden solche transplantierten Teile nochmals weiter verpflanzt, so spricht man von Wanderlappen.

Auch die Haare lassen sich auf diese Weise an andere Körperstellen übertragen. So dient die oben genannte Pistolenplastik Lexers nicht selten dazu, die verloren gegangene Oberlippe mitsamt dem Schnurrbart zu ersetzen.

Wiederholt sind nach dem Vorgange von Nicoladoni mittels gestielter Plastik Zehen zum Ersatze von Fingern, ja selbst der ganze Vorderfuß zu diesem Zwecke (Esser) verpflanzt worden.

Auch an der **Schleimhaut** lassen sich gestielte Plastiken durchführen. Ihr Hauptanwendungsgebiet bilden die Lippen und die Mundhöhle.

Von gestielten **Knochen**plastiken läßt sich nur insoweit reden, als die natürliche Periostverbindung hierbei erhalten bleibt. Zur Deckung von Schädellücken (nach König-Müller), der Sägefläche von Amputationsstümpfen (Bier), bei der Bildung künstlicher Nasen aus der Stirn, bei der osteoplastischen Trepanation (Wagner), zum Verschlusse großer femoraler Bruchpforten (Trendelenburg) kommen solche Verfahren in Betracht. Es ist allerdings zweifelhaft, ob wirklich in allen Fällen die Erhaltung der periostalen Gefäßverbindung eine wesentliche Rolle spielt; im Prinzip stehen vielmehr derartige Operationen der freien Plastik recht nahe.

Ähnliches gilt vom **Fettgewebe**, bezüglich dessen Verwendung auf die späteren Ausführungen verwiesen sei.

Eine erfolgreiche Verpflanzung der **Muskulatur** unter Erhaltung ihrer spezifischen Struktur und Funktion setzt außer der Gefäßverbindung die Schonung der zugehörigen Nerven voraus. Diese ideale Muskelplastik läßt sich daher aus anatomischen Gründen nur ausnahmsweise durchführen. Wir nennen als Beispiel die Umschaltung der Ansatzpunkte des M. sartorius zum Ersatz des verloren gegangenen M. rectus femoris. Eine andere Form der Muskelplastik dient zur Ausfüllung starrer toter Räume, z. B. der Pleurakuppel bei chronischem Empyem, von Knochenhöhlen nach Aufmeißelung osteomyelitischer Totenladen. In diesen Fällen kommt es natürlich nicht auf die Funktion des Muskels an, sondern nur auf seine Bedeutung als **Füllmaterial**, die auch bei bindegewebiger Entartung gewahrt bleibt (vgl. S. 153).

Ein großes Gebiet bildet die kontinuierliche Verpflanzung von **Sehnen**. Sie spielt eine große Rolle bei der Behandlung sonst irreparabler Lähmungen. Es handelt sich hierbei darum, die Kraft noch funktionierender aber entbehrlicher Muskeln auf gelähmte wichtigere Elemente mit zu übertragen oder völlig darauf umzuschalten [1]). Einzelheiten würden an dieser Stelle zuweit führen.

Auch am Nervensystem gelangen ähnliche Operationen zur Ausführung. Periphere Stümpfe gelähmter Nerven lassen sich durch seitliche Pfropfung an benachbarte funktionierende Nerven anschließen; auch hat man versucht, funktionierende Nervenzweige kontinuierlich in gelähmte Muskeln einzupflanzen [„Muskuläre Neurotisation" nach Gersuny [2])].

B. Die freie Plastik [3]).

Eine weit größere Bewegungsfreiheit als die bisher genannten Methoden gewährt die freie Plastik oder Transplantation. Freilich stellt sie wesentlich höhere Ansprüche an die Reaktionsfähigkeit des Transplantates sowie des aufnehmenden Gewebes, so daß hierdurch ihre allgemeine Anwendbarkeit wieder wesentlich eingeschränkt wird.

Prinzipiell ist bei der freien Plastik zu unterscheiden, ob das zu überpflanzende Gewebe vom **gleichen Individuum** stammt oder **anderer Herkunft** ist. Die **Autoplastik** tritt hierbei in Gegensatz zur **Deuteroplastik**. Je nachdem bei fremder Herkunft das Material von einem artgleichen Individuum oder einer anderen Spezies stammt, wird sie als **Homoio-** bzw. **Heteroplastik** bezeichnet. Der Ausdruck **Alloplastik** ist für die Überpflanzung von totem Stoff ohne Rücksicht auf die Herkunft üblich (vgl. S. 444).

Praktisch kommt in den meisten Fällen nur die Autoplastik in Betracht, wenigstens soweit es sich darum handelt, dauernd lebensfähiges funktionierendes Gewebe zu gewinnen. Homoio- und heteroplastisch verpflanztes Gewebe geht dagegen überwiegend zugrunde; die eingreifenden biologischen Verschiedenheiten, die nicht nur zwischen den einzelnen Arten, sondern auch zwischen den Individuen selbst bestehen, machen sich hierbei bestimmend geltend. Die Abwehrreaktion gegen derartig zugeführtes fremdes Gewebe kann so heftig sein, daß es zu Temperaturanstieg und zu aseptischer Eiterung kommt. Immerhin ist nicht in allen Fällen die Anwendung der Deuteroplastik zwecklos. So kann selbst der abgestorbene homoioplastische Knochen unter gleichzeitiger Zuführung verwertbarer Baustoffe die Regeneration des erhaltenen Gewebes soweit anregen, daß schließlich ein vollwertiger Ersatz eintritt. Bei homoioplastischer Verpflanzung von Parathyreoidgewebe kann ferner die Resorption des absterbenden Drüsengewebes mitunter genügen, um dem Organismus über die kritische Phase einer vorübergehenden Epithelkörpercheninsuffizienz hinwegzuhelfen.

Freilich geht auch bei jeder Autoplastik stets Gewebe zugrunde, doch kann hierbei eine ausreichende Regeneration aus dem Transplantat selbst heraus erfolgen.

---

[1]) Vgl. Lange, Ergebn. d. Chirurg. u. Orthop. Bd. 2. 1911.
[2]) Wien. med. Wochenschr. 1906.
[3]) Lexer, Die freien Transplantationen. 1. Teil. Stuttgart 1919. — Schöne, Heteroplastische und homoioplastische Transplantation. Berlin 1912. — Stich, Ergebn. d. Chirurg. u. Orthop. Bd. 1. 1910. — Heller, ibid.

In ihren Vorbedingungen zum Gelingen stellt die freie Gewebsverpflanzung meist erheblich höhere Anforderungen als die kontinuierliche Plastik. Einwandfreie Asepsis, Vermeidung jeglicher Schädigung des Gewebspfropfes, günstige Ernährungsverhältnisse des aufnehmenden Mutterbodens bilden in der Regel eine unumgängliche Voraussetzung. Doch kann auf diese technischen Fragen hier nicht im einzelnen eingegangen werden.

Am besten für die Überpflanzung eignen sich einfache, in ihrer Ernährung weniger anspruchsvolle Gewebe, die eines längeren Überlebens fähig sind und dadurch aus eigener Lebenskraft über die erste gefährliche Periode hinwegzukommen vermögen, bis der Gefäßanschluß an den neuen Mutterboden hergestellt ist.

Besonders ausgedehnte Verwendung findet die freie Transplantation der **Haut.** Ihre ideale Ausführung besteht in der Übertragung von Hautlappen, die sämtliche Schichten des Integumentes enthalten. Das Fettgewebe wird bei dieser von Wolfe und F. Krause angegebenen Methode entfernt. Sie ist nur autoplastisch durchführbar. Wenn sie gelingt, gibt diese Übertragung ganz ausgezeichnete Resultate, sie ist aber besonders anspruchsvoll hinsichtlich der Technik sowie des aufnahmefähigen Mutterbodens und des gesamten Ernährungszustandes des Individuums; Fehlschläge sind daher nicht selten.

Weniger hohe Anforderungen stellt die isolierte Überpflanzung der **Epidermis,** für die ebenfalls nur die Autoplastik in Betracht kommt. Die Entnahme erfolgt gewöhnlich nach Thiersch mittels Rasiermesser oder Mikrotomschneide. Es werden hierbei möglichst große aber dünne Streifen, gewöhnlich von der Außenseite des Oberschenkels, entnommen. Die Anheilung gelingt sowohl auf der frischen, nicht mehr blutenden Wunde wie auf guten Granulationsflächen. Die obersten Schichten des Transplantates stoßen sich in der Folge regelmäßig ab, die eigentlichen Träger der gelungenen Pfropfung sind die tiefen Epidermislagen. Nach 8—10 Tagen pflegen die Läppchen definitiv angeheilt zu sein. Auch die Entnahmestelle hat sich inzwischen von den Epitheleinsenkungen aus wieder überhäutet, so daß wiederholte Transplantationen von ein und derselben Stelle aus möglich sind. Natürlich bildet die nach Thiersch gedeckte Haut keinen vollwertigen Ersatz der normalen Bedeckung, da ihr die Anhangsgebilde und das Subkutangewebe fehlt. Der transplantierte Bezirk bleibt daher trocken, spröde und leicht verletzlich. Doch haben wir wiederholt beobachtet, daß nach Jahren wieder eine gewisse Verschieblichkeit gegen die tieferen Teile eintritt. Eine praktisch oft empfehlenswerte Änderung der Technik bedeutet das Verfahren von W. Braun, wobei die kleingeschnittenen Läppchen nicht auf die Granulationsfläche gebracht, sondern in sie hinein versenkt werden[1]).

Auch zum Ersatz von Schleimhäuten — namentlich der Konjunktiva — lassen sich die Thierschschen Epidermisläppchen benutzen; ebenso eignen sie sich zur Bildung von Epithelröhren. Beim Ersatz der Harnröhre, zur Anlegung der die Kraftübertragung vermittelnden Kanäle beim kinetischen Amputationsstumpf nach Sauerbruch lassen sie sich zweckmäßig verwenden.

Die Verwendung eines durch Abschaben der Haut gewonnenen lebensfähigen „Epithelbreies" nach v. Mangoldt kommt neben dem Thierschschen Verfahren nur ausnahmsweise in Betracht. Pels-Leusden hat dieses Verfahren mit der Braunschen Methode kombiniert, injiziert also den Epithelbrei unmittelbar in die Granulationsschicht[2]).

Auch die Anhangsgebilde der Haut sind einer freien Verpflanzung fähig. Schmale Kutisstreifen dienen zur Übertragung von Haaren, insbesondere zum Ersatze von Wimpern. Gelegentliche Erfahrungen über das Wiederanheilen

---

[1]) Vgl. Wildegans, Langenbecks Arch. 1922. 120. S. 415.
[2]) Vgl. Reschke, Bruns' Beitr. z. klin. Chirurg. 1922. 127, S. 647.

abgeschlagener Fingerspitzen führten zur künstlichen Überpflanzung der Haut der Zehenkuppe einschließlich des Nagelbettes auf verstümmelte Finger; der hierdurch erzielte kosmetische Erfolg kann recht befriedigend sein.

Die freie Transplantation von **Schleimhaut**läppchen kommt hauptsächlich bei der Konjunktiva in Betracht. Versuche, den Wurmfortsatz in Harnröhrendefekte zur Einheilung zu bringen (Lexer), führten nicht zu einem vollen plastischen Erfolge (Axhausen).

Die freie autoplastische Verpflanzung von **Fettgewebe** hat namentlich unter dem Einflusse Lexers und seiner Schule neuerdings eine immer steigende Verwendung gefunden. Es eignet sich vortrefflich zur Ausfüllung toter Räume, zumal von Knochenhöhlen. Als Füllmaterial zwischen Pleura parietalis und Brustwand eingeschoben dient frei verpflanztes Fettgewebe dazu, um Lungenkavernen zum Kollaps zu bringen (Tuffier). Es kommt ferner in Betracht bei der plastischen Deckung tiefer Schädeldefekte, wobei es gleichzeitig zum Duraersatze dient, zur Unterpolsterung eingezogener, am Knochen adhärenter Narben, zur Umscheidung genähter oder ausgelöster Nerven und Sehnen, als Zwischenlager bei operativer Gelenkmobilisation und Arthroplastik, zum kosmetischen Ersatz nach Exstirpation von Mammatumoren. Frei transplantierte Netzstücke werden innerhalb der Bauchhöhle zum Zwecke der Blutstillung — zumal bei Leberwunden — sowie zum Peritonealersatz und zur Vermeidung von Verwachsungen verwendet.

In ebenso ausgiebiger Weise hat Kirschner die frei verpflanzte **Faszie** für die Zwecke der praktischen Chirurgie nutzbar gemacht [1]). Sie dient zum Ersatz von Dura, Pleura, Peritoneum, zur Verstärkung der Bauchwand beim Verschluß großer Bruchpforten, zur Auskleidung neugeschaffener Gelenkflächen, zum künstlichen Ersatz von Sehnen, Bändern usw. Das Material wird gewöhnlich von der Fascia lata des Oberschenkels gewonnen.

Die freie Verpflanzung der **Muskulatur** kommt wegen ihrer Abhängigkeit von der Nervenversorgung für funktionelle Zwecke nicht in Betracht. Daß sogar bei Übertragung mechanisch geschädigter größerer Stücke toxische Symptome, auf Resorption beruhend, auftreten können, wurde bereits erwähnt (vgl. S. 395). Kleinste Muskelstückchen werden gelegentlich zum Zwecke der Blutstillung frei verpflanzt (vgl. S. 78).

Auch **Sehnen** lassen sich frei transplantieren, doch scheitert ihre ausgedehnte autoplastische Verwendung an dem Mangel eines geeigneten Ausgangsmaterials.

Eine freie Übertragung von **Hautnerven** ist zum Zwecke der Überbrückung von Nervendefekten versucht worden. Spruchreife Erfahrungen über diese Methode scheinen indessen noch nicht vorzuliegen.

Eine große Rolle spielt die freie **Gefäßverpflanzung** zur Wiederherstellung defekter größerer Arterien, deren Unterbindung zu Zirkulationsstörungen führen würde. Als Transplantat wird in der Regel die V. saphena benutzt. Bei gelungener Überpflanzung pflegt sich die Venenwand dem erhöhten Blutdruck — entsprechend dem Vorgange der „Arterialisation" — anzupassen. Derartige freie Plastiken sind bereits in großer Zahl mit Erfolg ausgeführt worden (vgl. S. 385).

Versuche, den Ureter durch ein Blutgefäß zu ersetzen, sind als gescheitert anzusehen.

Ein großes Verwendungsgebiet findet die freie **Knochen**plastik. Ersatz von angeborenen, traumatischen oder operativen Defekten steht hier an erster Stelle. Ferner wird der frei überpflanzte Knochen verwendet zur Bolzung

---

[1]) Bruns' Beitr. z. klin. Chirurg. 1913. 96.

gebrochener Extremitätenknochen, zur Fixierung bei der Arthrodese paralytischer Gelenke, zur Feststellung der destruktiv erkrankten Wirbelsäule (Henle-Albeesche Operation), oder etwa zur Stützung ihres natürlichen Gerüstes beraubter oder neugebildeter Nasen. Während nach älteren Untersuchungen von Barth die Herkunft des Knochens hierbei fast gleichgültig ist, da das überpflanzte Gewebe doch meist zugrunde geht und von den erhaltenen Skelettteilen aus substituiert wird, haben neuere Erfahrungen immer mehr die **Bedeutung der lebensfrischen Autoplastik** erwiesen, wobei das mitübertragene **Periost** als Knochenbildner eine wesentliche Rolle spielt. Bei andersartigem Material kommt es dagegen leicht zur Resorption, ehe genügender Ersatz eingetreten ist; ein anderer unerwünschter Ausgang ist der der sequesterartigen Einkapselung. Nach Lexers Ansicht sind die von Küttner ausgeführten Überpflanzungen von lebenden Affenknochen diesem Schicksal anheimgefallen. Von Wichtigkeit für das Gelingen der Transplantation ist mitunter ferner auch **die frühzeitige funktionelle Beanspruchung.** So kann die zum Ersatz von Tibiadefekten überpflanzte Fibula mit der Zeit die Dimensionen jenes Knochens annehmen; der gelegentliche Schwund von zunächst gut eingeheilten Ersatzteilen in Schädeldefekten könnte dementsprechend mit der mangelnden mechanischen Beanspruchung zusammenhängen.

Außer der Fibula bilden breite Späne aus der Tibia das beste Ausgangsmaterial für autoplastische Transplantationen. Zum Ersatze des Unterkiefers lassen sich Rippen verwenden; Defekte der Mittelhand sind wiederholt erfolgreich durch Teile des Metatarsus ersetzt worden.

Erst in zweiter Linie ist überlebendes homoioplastisches Material am besten von Amputationsfällen, sonst von frischen, aseptisch einwandfreien Leichen (Küttner) zu verwenden.

Einen besonderen Triumph der freien Knochenplastik bildet die gelungene Übertragung überknorpelter Gelenkenden sowie ganzer Gelenkabschnitte. Die schönen Erfolge Lexers [1]) haben hier weite Aussichten eröffnet. Das Ausgangsmaterial ist hierbei meist nur homoioplastisch nach obigen Grundsätzen zu gewinnen.

Gegenüber den zahlreichen Fortschritten, welche die Überpflanzung derartiger einheitlicher Gewebe gezeitigt hat, endeten die Versuche der eigentlichen **Organtransplantation** im allgemeinen mit einer Enttäuschung.

Nur kleine Stückchen bestimmter Organe sind in der Regel einer erfolgreichen Überpflanzung fähig, und zwar meist auch nur innerhalb desselben Individuums. Die Hoffnung, mittels Anwendung der Gefäßnaht hier weiterzukommen, hat sich im ganzen nicht bestätigt.

Im einzelnen gibt die Autoplastik, d. h. die Reimplantation von Epithelkörperchen mitunter gute Resultate, während die gelegentlichen Erfolge der Homoioplastik vorzugsweise nur auf ihrer Resorption zu beruhen scheinen. Besser sind vielleicht die Aussichten für die Homoioplastik von Ovarialsubstanz. Doch ist bei der Beurteilung der anscheinenden Erfolge eine gewisse Zurückhaltung am Platze, da auch mit der Möglichkeit zu rechnen ist, daß Teile der ursprünglichen Keimdrüse zurückgeblieben waren. Noch günstiger lautet von mancher Seite die Beurteilung der Verpflanzungsmöglichkeit der Hoden, da es bei der Homoioplastik dieses Organs angeblich gelingt, die innersekretorische Tätigkeit der Zwischenzellen (Pubertätsdrüse) aufrecht zu erhalten. Ernsthafter Kritik gegenüber haben aber die bisherigen „Erfolge"

---

[1]) Chirurgenkongr. 1908, 1909, 1910.

nicht standhalten können [1]). Gänzlich ungeeignet für jede Art der Transplantation ist ferner die Nebenniere. Daß bei der Milz eine Autoplastik möglich ist, lehrt schon die Pathologie der Milzverletzungen, wobei es durch Aussaat von Milztrümmern zur Entstehung zahlloser Nebenmilzen kommen kann (Kreuter). Doch bietet sich für die Autoplastik der Milz kaum eine Verwendung. Bei der Niere kann die totale Autoplastik mittels Gefäßnaht gelingen, doch dürfte auch dieses Verfahren praktisch kaum in Betracht kommen. Kleine Schilddrüsenstückchen können unter Erhaltung der Funktion autoplastisch einheilen; die Erfolge der Homoioplastik sind dagegen in ihrem Gelingen sehr unsicher. — Die Hoffnung, mit Hilfe der Gefäßnaht ganze Extremitäten verpflanzen zu können, hat sich nicht verwirklicht.

C. Die Alloplastik
sowie die Lehre von den Fremdkörpern.

Die prinzipielle Möglichkeit der plastischen Anwendung von totem Material gründet sich auf die seit altersher bekannten Beobachtungen der Einheilung von Geschossen oder sonstigen Fremdkörpern der mannigfachsten Art. Das geläufigste Beispiel hierfür bildet der Seidenfaden. Es gibt aber gleichzeitig auch schon einen Hinweis auf die Nachteile dieser Verfahren, denn selbst leichteste Störungen der Asepsis können entweder das Einheilen überhaupt verhindern oder noch nachträglich zu unerwünschten Spätkomplikationen Anlaß geben (vgl. S. 49). Aber auch ohne das Mitspielen von Bakterien sind manche Fremdkörper imstande, allein durch „chemischen" Reiz mit der Zeit echte Eiterung und manifeste Entzündungserscheinungen hervorzurufen. Eine spezielle Form der Anwendung der Seide zu alloplastischen Zwecken stellt die künstliche Suspension der dislozierten Niere oder die Bildung künstlicher Ligamente bei paralytischen Gelenken (Lange) dar. Eine besondere Stellung nimmt das Elfenbein ein, das gelegentlich zur Bolzung, zur Arthrodese oder zur Nagelung von Pseudarthrosen benutzt wird, da dieses Material mit der Zeit resorbiert wird. Es handelt sich hierbei also nur um einen vorläufigen Ersatz, der gleichzeitig einen kräftigen Reiz auf die regenerativen Vorgänge ausüben soll. Zelluloid wird gelegentlich zur Ausfüllung von Schädellücken verwendet. Silberdrahtnetze spielten eine Zeitlang eine größere Rolle bei der Deckung umfangreicher Bauchwanddefekte. Das häufige Auftreten von allerhand Spätstörungen hat ihre Verwendung jedoch nahezu völlig wieder verdrängt. Ein auf den ersten Anblick recht bestechendes alloplastisches Material stellt das Paraffin dar. Zur Ausfüllung subkutaner Defekte, zur Verengerung des äußeren Orifiziums bei Insuffizienz der weiblichen Harnröhre und zu anderen Zwecken fand es vielfach Verwendung. Doch ist der Ersatz kein dauernder, da mit der Zeit unter bindegewebiger Durchwachsung ein Abtransport eintritt. Bei Anwendung von Paraffin mit niedrigem Schmelzpunkt besteht überdies die Gefahr der Embolie der A. centralis retinae.

Nur bewußt zu vorübergehendem Dasein dient die Anwendung der bereits erwähnten Jodoformplombe bei der Ausfüllung von Knochenhöhlen. Sie wird mit der Zeit bindegewebig substituiert. In gleichem Zusammenhang sind die von Payr angegebenen resorbierbaren Magnesiumprothesen zur Ausführung der Gefäßvereinigung, sowie Liebleins resorbierbarer Galalithknopf — als Ersatz des zur Ausführung der Gastroenterostomie dienenden Murphyknopfes — zu nennen.

---

[1]) Enderlen, Med. Klinik. 1921. Nr. 48.

Die Einheilung alloplastischen Materials[1]) ist also grundsätz-lich niemals so zu verstehen, daß der eingeführte Körper zum integrierenden organischen Bestandteil des Körpers wird, sondern in manchen Fällen kommt es zur restlosen **Resorption** — wobei der Begriff der „Einheilung" von vornherein verloren geht —, unter anderen Verhältnissen, insbesondere bei weichem und porösem Material — wie dem Paraffin — tritt eine Durchwachsung und damit in der Regel auch ein wenigstens teilweiser Abbau ein. Die häufigste Form bildet dagegen die aus Granulationsgewebe hervorgehende feste **Einkapselung,** mitunter unter Entstehung einer förmlichen fibrösen Zyste oder selbst geschwulstähnlicher Produkte (vgl. S. 49 und 315). Einen interessanten Sonderfall bilden in dieser Hinsicht die traumatischen Epithelzysten der Hand (S. 328). Auszubleiben pflegt die Einheilung — wenn auch nicht ausnahmslos — bei grober primärer Infektion, ferner wenn chemisch der Fremdkörper einen erheblichen Entzündungsreiz auf das Gewebe ausübt. Kleinere Elemente heilen leichter ein als große, tief gelegene besser als oberflächliche. Auch bei sehr spitzen scharfen Fremdkörpern kann die Einheilung dadurch verhindert werden, daß beim Spiel der Muskulatur das Corpus alienum dauernd seine Lage ändert. Förmliche ausgedehnte „Wanderungen" können unter solchen Umständen stattfinden, wie es namentlich für Nadeln bekannt ist; durch gelegentliches Eindringen in das Herz ist schon öfters tödlicher Ausgang hierbei beobachtet worden. In der Bauchhöhle sieht man andererseits auch das spontane Einwandern von Gaze, die bei Operationen versehentlich zurückblieb, in den Darm. Ausnahmsweise wird eine solche Wanderung auch dadurch herbeigeführt, daß ein um den Fremdkörper sich bildender Abszeß sich senkt.

Die sog. **Fremdkörpertuberkulose** wurde bereits erwähnt (S. 222 u. 290). Sie kommt in besonders charakteristischer Form gelegentlich nach ausheilender Perforation des Magen-Darmkanals vor, wenn feinste pflanzliche Partikel in größerer Zahl in die Bauchhöhle hineingelangen und dort in Gestalt feinster riesenzellhaltiger Knötchen vom Peritoneum eingekapselt werden.

Andererseits kann auch in der Bauchhöhle oder in größeren Gelenken jegliche Einheilung im eigentlichen Sinne unterbleiben. Umgekehrt kommt es gelegentlich vor, daß selbst resorbierbares Material eingekapselt wird. Man sieht derartiges z. B. mitunter im Anschluß an subkutane Injektionen von Kampferöl[2]).

Ausstoßung der Fremdkörper kann zunächst erfolgen durch Wanderung. Gelangt hierbei das Corpus alienum in den Bereich der äußeren Haut, so ist von den tieferen Schichten aus — Haarbälgen, Schweißdrüsen — die Möglichkeit sekundärer Infektion gegeben. Häufiger ist die Infektion bereits primär erfolgt, wenn auch jahrelange Latenz oft dazwischen liegt. Verletzung des einschließenden Balges von außen her, nicht selten auch durch Lageänderung eines scharf kantigen Gegenstandes bedingt, bildet die wichtigste Veranlassung für ein derartiges Aufflackern „ruhender Infektion". Nach Schußverletzungen kommen als bakterielle Träger mitunter sogar feinste, nur mikroskopisch erkennbare Elemente — insbesondere in Gestalt von in Riesenzellen eingeschlossenen Stoffasern — in Betracht[3]). Weitere Gefahren können chemisch begründet sein (Bleivergiftung vgl. S. 278). Besonders empfindlich gegen derartige Störungen ist das Sehorgan. Namentlich Kupfer pflegt hier heftige Entzündungen hervorzurufen. Eisensplitter haben die als „Siderosis" bezeichnete Imprägnation des Augeninneren zur Folge, die durch Netzhaut-

---

[1]) v. Bayer, Bruns' Beitr. z. klin. Chirurg. 1908. 58. 70., S. 1110.
[2]) Bothe, Zentralbl. f. Haut- u. Geschlechtskrankh. Bd. 2, S. 421. 1921.
[3]) Vgl. Melchior, Bruns' Beitr. z. klin. Chirurg. 1921. 127, S. 145.

atrophie sogar völlige Erblindung verursachen kann. Auf die schweren durch „Tintenstift" herbeigeführten Gewebsnekrosen wurde schon an früherer Stelle hingewiesen (S. 279).

In praktischer Hinsicht sei schließlich daran erinnert, daß schon rein psychisch das Bewußtsein, einen Fremdkörper mit sich zu tragen, auf manche Menschen ungünstig einwirkt.

Das Auftreten von Fremdkörpern im Bereiche der mit der Außenwelt in Verbindung stehenden Hohlorgane — Harnwege, Magendarmkanal — gibt zu allgemeinchirurgischen Betrachtungen keinen Anlaß.

——— ———

Schlußbetrachtung.
Wege und Ziele der operativen Chirurgie.

Das Studium der allgemeinen Chirurgie ist kein Selbstzweck. Diese bildet vielmehr nur — wie schon einführend betont — die theoretische Grundlage der angewandten Chirurgie, die ihrerseits eine ausgesprochen praktische Wissenschaft darstellt und ihre höchste Betätigung im operativen Eingriff am lebenden Menschen findet. In der Vorstellung des Laien handelt es sich hierbei vornehmlich um das Wegschneiden kranker Teile. In Wirklichkeit sind aber die Aufgaben des operativen Aktes viel komplizierter und mannigfacher, und es erscheint der Mühe wert, ihre prinzipiellen Möglichkeiten an dieser Stelle systematisch zu analysieren. Dies kann um so kürzer geschehen, als die Darstellung in den meisten Punkten auf bereits besprochene Verhältnisse zurückzugreifen vermag.

1. Die operative Behandlung mechanischer Verletzungen.

Auf die Bedeutung der Wundnaht wurde bereits eingehend hingewiesen. Ihr fällt die Aufgabe zu, durchtrennte Teile in der für die Wiedervereinigung zweckmäßigsten Lage zu fixieren. Bei klaffenden Wunden ist nur auf diesem Wege der Eintritt der Heilung ohne Defekt herbeizuführen. An manchen Stellen und an bestimmten Geweben erwachsen der Naht besondere Aufgaben. So spielt z. B. bei Gesichtsverletzungen auch das kosmetische Moment eine nicht zu vernachlässigende Rolle. Im Bereiche der Bauchdecken beugt die Naht der durchtrennten Schichten dem Eingeweidevorfall bzw. der Entstehung eines Bauchbruches vor. Bei breiteren penetrierenden Wunden des Brustkorbes ist es der Naht vorbehalten, den verhängnisvollen weiteren Zutritt von Luft zu verhindern und den durch den Pneumothorax schwer beeinträchtigten Atemmechanismus wiederherzustellen. Bezüglich der Bedeutung der Nervennaht sei auf S. 104 verwiesen. Ohne weiteres einleuchtend ist die Aufgabe der primären Naht bei Durchtrennung der Sehnen. Auch die Knochennaht findet ihre bestimmten Indikationen; namentlich bei Patellarfrakturen kann sie unentbehrlich sein. Bei Verletzung innerer Hohlorgane verfolgt die Naht vielfach den Zweck, bis zum Eintritt der organischen Verheilung einen vorläufigen wasserdichten Abschluß zu schaffen. Nur auf diese Weise läßt es sich verhindern, daß ein Darmriß zur tödlichen Peritonitis führt. Ähnliches gilt für die Verletzungen von Harn- und Gallenwegen. Die Notwendigkeit der möglichst frühzeitigen Ausführung aller derartigen Eingriffe leuchtet ohne weiteres ein.

In blutreichen Geweben — wie der Zunge, den Schwellkörpern, der Leber — verfolgt die Naht auch häufig den Zweck der Blutstillung, die ja sonst meist keinen besonderen operativen Charakter trägt. Eher trifft dies zu, wenn bei

engen Wunden größere Gefäße zum Zwecke der Blutstillung besonders freigelegt werden müssen. Bei Hauptarterien, deren Unterbindung die Zirkulation
gefährden würde, tritt wiederum die Naht in ihre Rechte. Selbst bei Herzwunden läßt sie sich — rasches zielbewußtes Handeln vorausgesetzt — erfolgreich durchführen. Eine besondere operative Aufgabe bietet sich dann, wenn
die Blutung als innere Hämorrhagie unterhalb der intakten Körperoberfläche erfolgt. Nur die rechtzeitige Trepanation kann bei intrakraniellem Sitz
der Blutung — etwa aus der A. meningea media erfolgend — den Verletzten vor
den tödlichen Folgen des zunehmenden Hirndruckes schützen; eine ähnliche
mechanische Gefährdung erleidet das Herz durch zunehmende Blutfüllung des
Perikards (Herztamponade), die Funktion der Lunge durch ausgedehnten
Hämothorax. Weitaus häufiger handelt es sich freilich auch bei den inneren
Hämorrhagien in erster Linie um die Folgen der Verminderung des zirkulierenden
Blutes, also um eigentliche Verblutung. Es gilt dies namentlich für intraperi-
toneale Hämorrhagien. Soweit die Ligatur, Naht oder Tamponade in solchen
Fällen nicht zur Blutstillung ausreichen, kann statt dessen die Exstirpation
des verletzten Organes — Milz, gravide Tube, Niere — notwendig werden.

Wie bereits früher eingehend besprochen, ist die exakte Wundnaht nur bei
praktisch als aseptisch zu betrachtenden Wunden zulässig. Als wichtigster
operativer Akt kommt bei frischen infizierten Wunden die mechanische
Sterilisation mittels Ausschneidung in Betracht; zum mindesten ist durch
zweckmäßige „Wundtoilette" das Wundbett derartig herzurichten, daß die zu
erwartende Infektion möglichst milde verläuft.

2. Die operative Behandlung der Eiterung und Infektion.

Die hier in Betracht kommenden Verhältnisse sind bereits ausführlich besprochen worden. Nur in seltenen Fällen ist der Chirurg in der Lage, durch
operativen Eingriff einen Infektionsherd radikal auszuschalten. Die Exstirpation der vereiterten Niere, einer an Empyem erkrankten Gallenblase, des entzündeten Wurmfortsatzes, der noch nicht zur intraperitonealen Keimauswande-
rung Veranlassung gegeben hat, gehören hierher. Neben einem derartigen Normalverfahren stellt die Absetzung infektiös erkrankter Extremitäten immer nur
einen durch höchste Not veranlaßten Eingriff dar, zu dessen Vermeidung es
der vollen Kunst des Chirurgen bedarf. Weit häufiger beschränkt sich demgegenüber der operative Akt bei eitrigen Infektionen auf palliative Maßnahmen.
Die prinzipielle Bedeutung des Einschnittes und der Drainage wurde in diesem
Sinne bereits erläutert. Der infektiöse Prozeß wird auf diesem Wege nicht
beseitigt, wohl aber der Organismus in seinem Kampfe gegen die Bakterien
wirksam unterstützt, die Bildung der Demarkation begünstigt und damit ein
innerhalb des Körpergewebes selbst sich abspielender „Binnenprozeß" gewissermaßen in eine „Oberflächenerkrankung" umgewandelt. Durchaus
nicht immer freilich liegen solche Infektionen dem Messer bequem zugänglich,
sondern oft muß der versteckte Herd zunächst durch genaue Diagnostik ermittelt
und sodann zielbewußt aufgesucht werden, mag er innerhalb der Körperhöhlen,
tief in den Weichteilen oder im Knochen versteckt seinen Sitz haben. So ist
es gewiß kein geringer Triumph chirurgischen Könnens, wenn nach Eröffnung
der Schädelkapsel das tief in das Gehirn gesenkte Messer den Eiter an gesuchter
Stelle frei hervorquellen läßt.

3. Korrektur abnormer mechanischer Verhältnisse.

Mannigfache und dankbare Aufgaben bieten sich der operativen Chirurgie
in dieser Hinsicht. Das elementare Beispiel bietet der Ausgleich von Knochen-

deformitäten mittels Osteoklase oder Osteotomie. Eine schon kompliziertere
Aufgabe bildet die Beseitigung von Pseudarthrosen, d. h. fehlerhafter Gelenkbildung nach Knochenbrüchen, andererseits die Wiederherstellung beweglicher
Artikulationsflächen nach Gelenkverödung. Auch die Behandlung gelähmter
Gliedmaßen — ein weites Betätigungsfeld der orthopädischen Chirurgie — ist
reich an mechanischen Problemen. Durch Umschalten noch funktionierender
Muskeln oder Sehnen auf kraftlos gewordene Abschnitte läßt sich oft eine
wesentliche Besserung erzielen; bei vollständiger Lähmung ganzer Gliedmaßen
kann es sich darum handeln, durch operative Versteifung der haltlosen Gelenke
(Arthrodese) die betroffene Extremität wieder bestimmten Verrichtungen zugänglich zu machen. Ein paralytisches, funktionell nutzloses Bein läßt sich
auf diese Weise in eine wertvolle Stütze umgestalten. Der Verschluß von Lücken
der Bauchwand — also die Radikaloperation der Hernien — gehört ebenfalls
in dieses Kapitel. Das gleiche gilt für die druckentlastende Trepanation bei
radikal nicht angreifbaren raumbeengenden Prozessen des Schädelinnern. Ist
durch vorzeitige Verknöcherung des Rippenknorpels eine zur Lungenlähmung
führende Starre des Brustkorbes eingetreten, so vermag gelegentlich die Durchtrennung der Knorpelspangen — Chondrotomie nach A. W. Freund — die
Exkursionsbreite der Atmung wieder zu vergrößern und das Lungenleiden zu
bessern. Bei der Concretio pericardii, jenem Folgezustand der Perikarditis, wo
das Herz unter Verödung des Herzbeutels fest mit der Brustwand verwächst
und dadurch in seiner Tätigkeit verhängnisvoll gehemmt wird, ist die Entknochung der adhärenten Thoraxabschnitte — Kardiolyse nach Brauer — dazu
berufen, das gefesselte Herz wirkungsvoll zu entlasten. Dieselbe Operation in
größerer Ausdehnung über einer einseitig an Tuberkulose erkrankten adhärenten
Lunge ausgeführt, bringt diese zum Kollaps und vermag der progredienten
Phthise oft Einhalt zu gebieten. Ein ähnlicher Eingriff dient dazu, chronische
Empyemhöhlen, die wegen der Starre der Abszeßwandungen nicht heilfähig
sind, zur Verödung zu bringen (Thorakoplastik nach Schede).

Plastische Verengerung der Stimmritze (nach Schmerz) sucht die durch Rekurrens-
lähmung bedingte Phonationsstörung zu kompensieren [1]).

Verengerungen des Magenausganges, bei denen eine radikale Beseitigung
des Hindernisses nicht möglich oder nicht geboten ist, lassen sich mittels
Anlegung einer neuen Magendarmverbindung (Gastroenterostomie) umgehen.
Auch am übrigen Intestinaltraktus und im Bereiche der Gallenwege spielen
derartige Anastomosen eine wichtige Rolle. Unter anderen Umständen muß
man zur Herstellung von zu- bzw. abführenden Fisteln seine Zuflucht nehmen.
Überhaupt fällt die gesamte Chirurgie der Verengerungen — z. B. der Harnwege, des Enddarmes — wesentlich unter den hier behandelten Begriff. Auch
bei der operativen Therapie der Steinbildung im Organismus — Cholelithiasis,
Harnsteine usw. — steht das mechanische Problem oft an erster Stelle. Das
gleiche gilt für die Fremdkörperchirurgie.

4. Änderung der Blutzirkulation.

In wirkungsvoller Weise vermag die operative Chirurgie in die innersten
Vorgänge des Organlebens einzugreifen durch künstliche Veränderung des
zugehörigen Blutkreislaufes. Es kann sich hierbei entweder um völlige Sperrung
des arteriellen Zuflusses — bzw. des venösen Abflusses — handeln oder um
Einschränkung desselben; ferner ist es bis zu einem gewissen Grade möglich, den Blutstrom umzuleiten und schließlich auch Zirkulationshinder-
nisse — zumal in der Blutbahn selbst befindliche — zu beseitigen.

[1]) v. Wehner, Münch. med. Wochenschr. 1922. Nr. 33.

Die völlige Unterbrechung des arteriellen Zuflusses spielte in der älteren Chirurgie eine gewisse Rolle bei der Behandlung großer, für die damalige Technik inoperabler Tumoren. So suchte man durch Unterbindung der hauptsächlichsten zugehörigen Schlagadern eine Rückbildung krankhafter Geschwülste — zum mindesten einen Wachstumsstillstand — herbeizuführen. Auch bei der Elefantiasis ist hiervon gelegentlich Gebrauch gemacht worden. Bier empfahl die Unterbindung der Aa. hypogastricae, um bei Prostatahypertrophie eine Rückbildung des vergrößerten Organes zu erzielen. Eine größere Rolle spielt die Ligatur der Schilddrüsenarterien als Ersatz der partiellen Kropfexstirpation. Bezüglich der Bedeutung der arteriellen Ligatur für die Behandlung von Aneurysmen sei auf S. 385 verwiesen.

Eine Herabsetzung des arteriellen Zuflusses zum Gehirn hat Momburg zum Zwecke der Behandlung der Fallsucht (Epilepsie) mittels Umschnürung der großen Halsschlagadern herbeizuführen gesucht.

Die Unterbindung der Venenstämme gewinnt eine wichtige Bedeutung, wenn es sich darum handelt, die Verschleppung blander oder infizierter Gerinnsel zu verhüten. Dagegen genügt bei den Krampfadern die Ligatur der V. saphena oft nicht, um einen Dauererfolg herbeizuführen, es bedarf hierzu vielmehr meist der Exstirpation der varikös entarteten Blutgefäße selbst.

Eine Umschaltung des arteriellen Blutes auf die venösen Bahnen hat Wieting bei drohendem Gliederbrand versucht; doch ist nach Coenen und Wiewiorowski dieses Verfahren theoretisch nicht genügend gestützt.

Bei Stauungszuständen im Pfortadergebiet im Gefolge der Leberzirrhose läßt sich die venöse Stagnation durch direkte Überleitung des Pfortaderblutes in die Vena cava (Ecksche Fistel) beheben.

Die Wiederherstellung der normalen arteriellen Zirkulation kommt, abgesehen von traumatischen Läsionen, bei embolischer Verstopfung in Betracht. Im Gebiet der peripheren Arterien ist dieser Eingriff schon wiederholt glücklich durchgeführt worden [1]; auch Trendelenburgs kühner Vorschlag, bei Lungenembolie den Pfropf aus der Arteria pulmonalis operativ zu entfernen, hat neuerdings dauernden Erfolg gezeitigt [2].

Eine indirekte Verstärkung der arteriellen Blutzufuhr sucht die periarterielle Sympathektomie (Leriche) herbeizuführen (s. unter 6.).

Die in ihren praktischen Erfolgen z. T. recht ungleichmäßige renale Dekapsulation sucht einen kollateralen Gefäßanschluß der Rindenpartien herbeizuführen. Freilich kann hierbei auch die Druckentlastung, vielleicht sogar eine Änderung der Innervation mitspielen.

5. Operative Änderung der Lymphzirkulation.

Die Verbesserung der Lymphzirkulation bei Elefantiasis mittels Eröffnung der tiefen Bahnen sowie der Handleyschen Lymphangioplastik wurde bereits besprochen (vgl. S. 380).

Ein entsprechendes Vorgehen bei dem auf übermäßiger Liquorbildung beruhenden Hydrocephalus internus stellt der sog. Balkenstich dar, der einen Abfluß der Hirnkammerflüssigkeit in das Zirkulationsgebiet der weichen Hirnhäute anstrebt. Beim Hydrocephalus externus sucht der Subokzipitalstich eine Drainage in die Weichteile des Nackens herbeizuführen. Auch mittels Trepanation und Anlegung eines Durafensters läßt sich dieses Ziel zunächst erreichen; nachträgliche Vernarbung der Weichteillücke macht jedoch späterhin meist den Erfolg illusorisch. Die Anastomosierung in das Venen-

---

[1] Michaelsson, Acta chirurg. scandinav. 1922. 55, S. 427.
[2] Kirschner, Chirurgenkongr. 1924.

system mittels implantierter Gefäßstücke scheint ebenfalls keine Dauerresultate zu ergeben. Auch intraperitoneale Flüssigkeitsansammlungen hat man auf diese Weise zu drainieren gesucht. Die neuerdings angegebene Exstirpation des Plexus chorioideus sucht die Ursache des Hydrozephalus an der Quelle zu fassen. Die Iridektomie bzw. Sklerotomie beim Glaukom bestrebt gleichfalls durch Erweiterung der Abflußmöglichkeiten eine Druckherabsetzung herbeizuführen, obwohl im einzelnen dieses Problem noch vielfach strittig ist.

6. Operative Änderung der Innervation.

Nicht nur die willkürliche Lebenstätigkeit vollzieht sich unter der Herrschaft der Nerven, sondern auch bei den übrigen Organfunktionen spielt der nervöse Apparat vielfach eine bestimmende und regulierende Rolle. So erklärt es sich, daß selbst äußerlich unscheinbare umschriebene Veränderungen im Bereiche dieses Systems zu weittragenden schweren Folgezuständen Veranlassung geben können; andererseits wird auf diese Weise für den Chirurgen die Möglichkeit gegeben, bei gestörter Organfunktion hier besonders wirkungsvoll — gewissermaßen an der Zentrale — einzugreifen. So kann die Entfernung einer kleinen, zwischen Knochen und Hirnoberfläche gelegenen bindegewebigen Narbe genügen, um schwerste fallsuchtartige Krämpfe dauernd zu beseitigen; die Ausschneidung des „Rindenzentrums", die Unterschneidung oder die momentane Gefrierung (vgl. S. 304) dienen dem gleichen Zwecke.

Ausrottung der Nerven — gelegentlich des zentralen Ganglions selbst — kommt in Betracht bei auf anderem Wege nicht zu behebenden dauernden oder periodischen sensiblen Reizzuständen (Neuralgien). Die Entfernung des N. auriculotemporalis bringt die Sekretion der Ohrspeicheldrüse zum Versiegen, in rebellischen Fällen von Speichelfisteln dieses Organs kann daher dieser Weg zum Ziel führen. Auch die Dehnung von operativ freigelegten Nervenstämmen kommt gelegentlich für die Beseitigung von Neuralgien — namentlich der Ischias — in Betracht. In anderen Fällen hat sich die Nervendehnung als wirksam erwiesen, um trophoneurotische Geschwüre zur Heilung zu bringen.

Die Durchtrennung — bzw. partielle Resektion — des N. phrenicus und die dadurch herbeigeführte halbseitige Zwerchfellähmung hat therapeutisch Verwendung gefunden zur Ergänzung der „Kollapstherapie" der Lungentuberkulose (S. 234), vereinzelt auch bei andersartigen Zuständen [1]).

Die Aufgaben der Nervenplastik bei umschriebenen motorischen oder sensiblen Lähmungen wurden bereits besprochen.

Ein krankhaft gesteigerter spinaler Tonus, wie er der Littleschen Krankheit zugrunde liegt, läßt sich nach Foersters Vorgang durch Herabsetzung der sensiblen Impulse, d. h. mittels Reduktion der hinteren Wurzeln wirkungsvoll beeinflussen. Einen anderen Weg zur Beseitigung spastischer Zustände schlug Stoffel ein, indem er durch Schwächung der zentrifugalen Fasern dei motorischen Impulse vermindert.

Bei spastischem Dauerkrampf des Magenpförtners — Pylorospasmus der Säuglinge — hat sich die direkte Durchtrennung des hypertrophischen und kontrakten Muskelringes (nach Rammstedt) bewährt. Ähnliche Eingriffe sind erfolgreich bei Kardiospasmus ausgeführt worden.

Eine besondere Bedeutung haben neuerdings die Eingriffe am **autonomen Nervensystem** erlangt [2]). Hiervon sind die Eingriffe am Grenzstrang des Sympathikus mit seinem Ganglion freilich schon älteren Datums und betreffen die Behandlung der Epilepsie

---

[1]) Lange, Dtsch. Zeitschr. f. Chirurg. 1922. 169.

[2]) Leriche und Wertheimer, Journ. méd. franc. 1921. 10, Nr. 6. — Brüning, Chirurgenkongr. 1923.

und des Morbus Basedow. Doch haben derartige Operationen Dauererfolge anscheinend nicht erzielt und sind hier wohl auch theoretisch nicht hinreichend begründet [1]). Dagegen hat sie Leriche mit Erfolg bei Trigeminusneuralgie, Jonnesco und Brüning bei Angina pectoris ausgeführt, Kümmell bei Asthma bronchiale. Auch Vagusoperationen kommen bei den letztgenannten Erkrankungen in Betracht [2]).

Die Eingriffe am peripheren Sympathikus spielen sich an den großen Gefäßstämmen ab. Zylindrische auf 8—10 cm sich erstreckende Entfernung der Adventitia, in der das sympathische Geflecht verläuft, führt nach rasch vorübergehender Kontraktion zu einer verstärkten Erweiterung und die hierdurch herbeigeführte andauernd vermehrte Durchblutung der Peripherie stellt wohl den wesentlichsten therapeutischen Faktor dieses Verfahrens dar. In den verschiedenartigsten Zuständen, bei denen die lokale Blutzufuhr dauernd oder anfallsweise direkt oder indirekt notleidet — wie bei der Raynaudschen Krankheit, der Erythromelalgie, Ulzerationen nach Erfrierung, Röntgenverbrennung, trophoneurotischen Geschwüren, selbst beim banalen Ulcus cruris — ist die Operation nach Leriche wenn auch nicht immer mit gleichmäßigem Erfolg ausgeführt worden. Für die Beeinflussung der Funktion der inneren Organe — wie namentlich des Magens, der Niere — scheinen sich ebenfalls auf diesem Wege therapeutische Möglichkeiten zu eröffnen (s. w. u.).

7. Änderung der Organfunktion.

Nur unter besonderen Umständen ist es möglich, in das geheimnisvolle Getriebe der Organfunktionen selbst regulierend einzugreifen. Viel leichter ist es, die Funktion eines nicht unmittelbar lebenswichtigen Organs einfach aufzuheben, als sie zu modifizieren. Wenn wir so z. B. einmal den rein hypothetischen Fall der krankhaft gesteigerten Tätigkeit der Leber oder der Niere annehmen, so würde es nicht möglich sein, dieses Übermaß durch partielle Entfernung dieser Organe dauernd zu verringern, da die Erfahrung gelehrt hat, daß derartige Eingriffe an diesen Organen sofort mit einer „vikariierenden Hypertrophie" des zurückbleibenden Gewebes beantwortet werden. Dagegen ist die Schilddrüse ein Organ, das auf einen derartigen Eingriff in der Regel nicht in dieser Weise reagiert; wir können daher bei gesteigerter Funktion dieser Drüse — Hyperthyreoidismus, Morbus Basedow — durch entsprechende operative Verkleinerung oder auch durch Gefäßunterbindung ihre Tätigkeit oft dauernd auf das normale Maß zurückführen. Bei der auf adenomatöser Entartung des Hypophysisvorderlappens beruhenden Akromegalie ist es wiederholt gelungen, diese Erscheinungen durch Reduktion des Hirnanhanges zum Schwinden zu bringen.

Eine Steigerung der innersekretorischen Funktion des Hodens — der sog. Pubertätsdrüse — ist nach Steinach durch Unterbindung der Ausführungsgänge angestrebt worden (vgl. S. 407).

Auch auf indirektem Wege, durch Eingriff in die innersekretorische hormonale Regulierung der einzelnen Drüsen untereinander, läßt sich das Verhalten bestimmter Organe operativ beeinflussen. Die früher gelegentlich geübte Kastration zum Zwecke der Rückbildung der vergrößerten Prostata gehört hierher. Erwähnt sei auch die Entfernung der Ovarien zum Zwecke der Heilung der Osteomalazie.

Für die Behandlung der Eklampsie der Schwangeren hat Sellheim sogar die Amputation beider Brüste vorgeschlagen.

Bei der mit Vergrößerung der Milz, Leber und Herabsetzung der Zahl der weißen Blutkörperchen (Leukopenie) einhergehenden Bantischen Krankheit handelt es sich darum, die schwerwiegende Hemmung des Knochenmarks zu beseitigen, und zwar hat es sich gezeigt, daß die Milzexstirpation hierzu ein wirksames Mittel darstellt. Schon wenige Stunden danach kann die Zahl der

---

[1]) Vgl. Klose und Hellwig, Klin. Wochenschr. 1923. Nr. 14.
[2]) Kappis, Med. Klinik. 1924. Nr. 39.

weißen Blutkörperchen wieder zur Norm heraufgeschnellt sein; in einem vor vielen Jahren von mir operierten Falle erfreut sich der bis dahin sieche Mann dauernder Gesundheit. Ähnliche Erwägungen haben zur Milzexstirpation bei der essentiellen Thrombopenie (vgl. S. 80) und der perniziösen Anämie Anlaß gegeben. Doch pflegen bei letztgenannter Krankheit die anfänglich oft guten Resultate meist nicht von Dauer zu sein. Dagegen scheint bei dem sog. hämolytischen Ikterus die Entfernung der den abnormen Blutzerfall herbeiführenden Milz die Bedeutung einer wirksamen kausalen Therapie zu besitzen.

Durch Exstirpation einer Nebenniere hat man neuerdings die Krampfdisposition bei der Epilepsie herabzusetzen versucht; die Ergebnisse haben jedoch den Erwartungen nicht entsprochen (vgl. S. 433).

Auch die chemische Funktion des Magens wird durch Anlegung der bereits besprochenen Magendarmverbindung wesentlich verändert, indem hierbei durch kontinuierliches Einströmen ·von Galle und Bauchspeichel die gebildete Magensäure abgestumpft oder gar neutralisiert wird. Bei Fehlen einer Verengerung des Magenpförtners steht daher diese Wirkung der „Gastroenterostomie“ durchaus im Vordergrunde und spielt bei der Behandlung der Magengeschwüre eine wichtige Rolle.

8. Die operative Entfernung kranker Teile.

Es handelt sich hierbei hauptsächlich um Eingriffe wegen bösartiger Geschwülste; von sonst in Betracht kommenden krankhaften Zuständen sei hier noch die Tuberkulose genannt. Fernerhin kommt ganz allgemein die Exstirpation in Betracht, wenn es sich um Teile handelt, die durch Eiterung, Zirkulationsstörung oder Trauma zerstört sind und durch ihre Gegenwart den übrigen Organismus gefährden. Die Grenzen dieses verstümmelnden Verfahrens und ihre Indikationsstellung wurden bereits eingehend für die einzelnen Gruppen besprochen.

Einen besonderen Zug tragen schließlich einige ebenfalls hierher gehörige Operationen, deren Charakter vorwiegend ein prophylaktischer ist, d. h. ihre Aufgabe besteht darin, bestimmten mit gewisser Wahrscheinlichkeit zu erwartenden Folgeerscheinungen vorzubeugen [1]). So entfernen wir den in der Bauchhöhle zurückgebliebenen Hoden, wenn er sich nicht vorlagern läßt, da die Erfahrung gelehrt hat, daß derartige retinierte Organe im späteren Leben häufig geschwulstig entarten. Der Gynäkologe sterilisiert die Frau, wenn eine neue Schwangerschaft lebensgefährlich sein würde. Auch einen anscheinend gesunden Wurmfortsatz entfernen wir im Intervall bei Menschen, die appendizitische Attacken durchgemacht haben, da man hinreichend weiß, daß diese Erkrankung mit großer Regelmäßigkeit wiederkehrt und diese Aussicht viel gefährlicher ist als die einfache Intervalloperation. Auch die bereits besprochene operative Wundexzision fällt größtenteils unter diesen Begriff der prophylaktischen Exstirpation.

9. Die plastische Chirurgie.

Methodik und Anwendungsgebiet der plastischen Chirurgie, der die Wiederherstellung zerstörter oder dem Messer verfallener Teile zum Ziele gesetzt ist, wurde bereits in einem besonderen Kapitel besprochen; wir können uns daher hier auf die Grenzen dieses Verfahrens beschränken. Diese sind dadurch gezogen, daß die Deuteroplastik nur in sehr beschränktem Maße ausführbar ist und vollends versagt beim Ersatze komplizierter Organe. Die Möglichkeit, auf-

---

[1]) Vgl. Melchior, Zeitschr. f. ärztl. Fortbild. 1923. Nr. 21.

gebrauchte, durch Krankheit oder Verletzung zerstörte Organe, durch neue zu ersetzen, dieses Ziel, das einst als höchster Traum der operativen Chirurgie vorschwebte, entfällt damit und gleichzeitig die Illusion, die ehernen Gesetze des Lebens durchbrechen zu können. Diese Einsicht darf uns jedoch in unserem Tun und Streben nicht hemmen, denn innerhalb der gezogenen Grenzen gibt es dankbarer und wichtiger Aufgaben genug. —

Mit diesem Hinblick auf die Grenzen der chirurgischen Kunst beenden wir unsere Schlußbetrachtung. In kurzen Umrissen zeigt sie, wie die heutige Chirurgie das grobe Handwerksmäßige der alten „Wundartzney" längst abgestreift hat; ihre Erfolge bauen sich auf der breitesten Basis des biologischen Wissens auf. Solange die operative Heilkunst diesen Kontakt nicht verliert, dürfen wir ihrer Zukunft zuversichtlich ins Auge blicken.

Sachregister.

Abdominalerkrankungen, tuberkulöse 230.
Abdominaloperationen 18, 30.
Abdominaltyphus 41, 115, 285, 343.
Abdominelle Aktinomykose 268, *270*.
— Geschwürsperforation 397.
— Zysten 286, 310.
Abdomineller Schock 392, 393.
„Abdrehen" 98.
Abfieberung im ersten Verband 123.
Abkapselung 42, 92, 194, 196, 217, 232, 241, 247, 251.
Abklatschmetastasen 340.
Abmagerung 188, 341, 432.
Abort 174, 186, 193.
Abreibungen, kühle 12.
„Abscès de fixation" 190.
Abschnürung 19, 32, 95, 281, 351.
— der Beine 19, 32.
Abschürfungen 70, 74.
Abschuppung 127, 296, 305.
Absetzungen 69, 111, 119, 124, 137, 154, 178, 234, 308, 324, 352, 380, 396, 402, 427, 447.
— Glied- 178, 189, 198, 380, 396, 398, 418.
Abszedierende Mastitis 420.
Abszedierungen 115, 122, 129, 134, 136, 137, 142, 143, 158, 165, 167, 168, 169, 183, 187, 188, 217, 220, 240, 250, 277, 285.
— aktinomykotische 266.
— chronische 272.
— gonorrhoische 143, 220.
— der Leistendrüsen 142.
— Lymphdrüsen- 171.
— nach medikamentösen Injektionen 143.
— metastatische 268.
— perifollikuläre 167.
— periphlebitische 141.
— perisinuöse 141.
— phlegmonöse 136.
— pyämische 187.
— pyogene 243.
— sekundäre 132.
— sequestrierende 166.

Abszedierungen, umschriebene 140.
Abszesse 71, 115, *117*, 119, 123, 130, 133, 134, 136, 142, 143, 147, 151, 165, 169, 170, 179, 185, 204, 205, 216, 219, 238, 242, 254, 268, 274, 276, 287, 309, 382, 405, 413, 421, 445.
— abgekapselte 138.
— akute 118, 125.
— appendizitische 270, 375.
— aseptische 309.
— furunkelartige 216.
— gashaltige *178*.
— Gluteal-, metastatische 186.
— gonorrhoische 220.
— grünliche 354.
— Haut- 216.
— Hirn- 164, 189, 277, 329.
— intraabdominelle 123.
— kalte 186, 224, 227, 230, 233, 238, 241, 242, 247, 250, 252, 253, 344, 347.
— — retropharyngeale 239.
— — Knochen- *148*, 369.
— — gonorrhoische 219.
— Kongestions-, tuberkulöse 270.
— Leber- 114, 270, 274, 408.
— — pylephlebitische 140.
— lymphangitische 95, 167.
— miliare 187, 188.
— Pankreas- 420.
— paranephritische 117, 187.
— perilienale 393.
— periproktitische 170, 179, 270, 290.
— periurethrale 216.
— Pneumokokken- 116.
— pyämische 140.
— pyogene 224.
— retroperitoneale 179.
— retropharyngeale 239.
— — der Kinder 136.
— Rinden-, der Niere 170, 188.
— röhrenförmige 143, 159, 224.
— Schweißdrüsen- 167, 169, 172.

Abszesse, Senkungs- 224, 230, 234.
— spezifische 271.
— subkutane 190.
— subperiostale 148, 149.
— tiefe, der Glutealgegend 143.
— tuberkulöse 254.
— typhöse 116.
— Wurm- 290.
— zentrale 149.
Abszeßhöhlen 135, 419, 420.
Abszeßmembranen 243.
Abwehrreaktionen 440.
Achillodynie 219, 220.
Actinomycosis bovis 269.
Adamantinome 329.
Addisonsche Krankheit 432.
Adenofibrome 315.
Adenomatöse Entartung 415.
Adenome 314, *327*, 330, 335, 432.
— Fibro- 327, 337, 345, 347.
— fötale 327.
— Gallengangs- 327.
— Leberzellen- 327, 335.
— maligne 327, 337.
— Nieren- 327.
— polypöse 326, 327.
— Schilddrüsen- 327, 346.
— Wölflersche fötale 327.
— Zyst-, der Ovarien 327, 328.
Adenomyome 322.
Aderkompressen 95.
Aderlaß 1, 78, 138.
Adhäsionen 230, 243, 244, 378.
Adipositas, allgemeine 317, 430, 432.
— dolorosa 317, 428.
Adnexerkrankungen, tuberkulöse 226.
Adrenalin 8, 10, 13, 15, 33, 96, 99, 298, 392, 395, 397, 432.
— -injektionen 15, 365, 397.
— -schwund 15.
Aerobe Infektion *113*.
Afenil 98.
After, künstlicher 34.
Agglutination 41, 197, 205, 209, 273.
Agglutinine 100.
Agone 38, 114.

Eosinophilie 286, 287, 289, 356.
Epidemische Genickstarre 115,
Epidermisierung 85, 89, 110.
111, 296.
Epidermisläppchen nach
Thiersch 300, 441.
Epidermistransplantation
nach Thiersch 72, 93, 111,
441.
Epidermoidale Papeln 326.
Epidermoide 328, 329.
Epidermoidzysten 328.
Epididymitis, akute gonorrhoi-
sche 216, 217, 220, 229.
Epidurale Anästhesie *30*, 34.
— Novokaininjektion 199.
Epifasziales Emphysem 175.
Epilepsie 433, 449, 450, 452.
Epileptiforme Krämpfe 214,
450.
Epileptische Krämpfe 208.
Epiphysenlösung 150.
— spontane 263.
Epithelbrei 441.
Epitheliale Geschwülste 314,
326, 338.
— Tumoren 329.
— Wurzelzysten der Zähne
329.
Epithelialisierte Fisteln 418,
419, 421.
Epithelialisierung 87, 89, 90.
Epitheliomartiger Lupus 236.
Epitheliome, Chorion- *332*,
334, 340.
— Fibro- 326.
Epithelkörperchen 363, *429*,
443.
— -hyperplasie 370.
— -insuffizienz 367, 440.
Epithelmetaplasie 336.
Epithelnekrose 200.
Epithelversprengungen, fötale
329.
Epithelwucherungen 335, 336.
— atypische 90, 236, 299.
Epithelzysten, traumatische
328, 445.
Epulis 321, 337, 349.
Erblindung 446.
Erbrechen 21, 28, 127, 208,
209, 290, 298, 394, 397.
— blutiges 280.
— fäkulentes 409.
— Narkosen- 7, 13, 14.
— postnarkotisches 5, 12, 13,
21.
Erbsches Phänomen 429.
Erdinfektion 106, 174, 175,
198.
Erektile Geschwülste 323.
Erektion, Störungen der 216.
Erfrierung 139, 180, *302*, 401,
413, 415, 451.
— allgemeine *308*.

Erfrierung, lokale *303*.
— Therapie 305, 306.
Erfrierungsbrand 193.
Erfrierungstod, allgemeiner
303.
Ergotin 96.
Ergotismus 403.
Ergüsse, akute tuberkulöse
243.
— arthropathische 435.
— aseptische seröse 150.
— Blut- 55, 359, 371.
— entzündliche 217, 249, 264.
— freie 374.
— Gelenk- 158, 249, 264, 371.
— gonorrhoische 218.
— hämorrhagische 243.
— intraperitoneale 57.
— Peritoneal-, karzinomatöse
340.
— polyarthritische 249.
— Scheidenhaut- 220.
— seröse 64, 150, 160, 230,
249, 254, 371, 435.
— subkutane 61.
— sympathische 157, 251.
— syphilitische 264.
— traumatische 251.
— tuberkulöse 223, 243, 252.
Ernährungsstörungen 34, 92,
97, 124, 305, 322, 330, 358,
361, 383, 386, 387, 402,
410, 411, 416, 430, 435.
— allgemeine 111, 362.
— trophisch-nervöse 34, 66.
Erosionen 236, 259, 349, 411.
Erosions hémorrhagiques 411.
Erreger, bakterielle *114*, 155,
190, 378, 407.
— Gasbrand- 108, 175, 176.
— des Rotlaufs 211, 212.
— spezifische 191.
Erregungszustände 293.
Erschöpfung 130, 151, 154,
160, 189, 192, 195, 196,
204, 213, 247, 255, 272,
296, 392, 394, 395, 398,
432.
Erschütterung 55, 68, 394.
— Hirn- 65, 400.
— Nerven- 398.
— Rückenmarks- 72, 398.
Erstickung 5, 6, 21, 33, 120,
190, 191, 195, 201, 210,
284, 285, 290, 295, 343,
429.
Erstickungsgefühl 18, 19.
Ertrinken 195, 200.
Erweichung 233, 240, 242, 256,
261, 262, 264, 265, 267,
269, 270, 272, 274, 316,
318, 320, 324, 343, 345,
367, 370, 374, 377.
— akute 364.
— Knochen- 365, 368, 436.
— zystische 328.

Erysipel 42, 91, 119, *127*, 129,
132, 138, 204, 207, 236,
343, 378, 379, 416, 422.
— gangränöses 182.
— Gesichts- 131.
— habituelles 130.
— Kopf- 398.
— Milzbrand- 207.
— rezidivierendes 130, 378,
379.
— der Schleimhäute 129.
— Wander- 129.
Erysipelas bullosum 128.
— carcinomatosum 129, 339.
— curativum *131*.
— gangraenosum 404.
— — s. necroticans 128.
— migrans 128.
— phlegmonosum 128.
Erysipelatöse Ödeme 121.
Erysipelimpfung 132.
Erysipeloid 129, 212.
Erysipelphlegmone 128.
Erythem 298, 300, 302.
— infektiöses 127.
Erythema solare 299.
Erythemartige Effloreszenzen
256.
Erythromelalgie 451.
Esmarchbinde 27, 76, 95, 96,
134, 393, 396.
Esmarchsche Blutleere 27, 95,
385.
— Konstriktion 95.
Essentielle Osteomalazie 358,
364, 365.
— Thrombopenie 452.
Essigsäure 391.
Essigsaure Tonerdeverbände
108, 124, 203.
Eukalyptol-Menthol 11.
Eukupin 203.
Eukupin-Vuzin-Behandlung
203.
Euphorie 392.
Exantheme 281.
— akute 41, 131.
— erysipelartige 129.
Exartikulationen 124, · 154,
178, 253, 393.
— Hüft- 393.
— Kiefer- 274.
Exazerbationen, nächtliche
263.
Exerzierknochen 389.
Exkochleationen 234, 237,
274, 275, 352, 423.
— probatorische 274.
Exkoriationen 56, 72.
Exkreszenz 337, 338.
Exkretfisteln 423.
Exophthalmus 428.
— pulsierender 380, 384, 385,
386.
Exostosen 219, 381.
— fibröse 319.

VERLAG VON J. F. BERGMANN IN MÜNCHEN

Lehrbuch der Lokalanästhesie
für Studierende und Ärzte

Von

Professor Dr. Georg Hirschel in Heidelberg
⟨St. Josephshaus⟩

Mit 112 Abbildungen im Text

Dritte veränderte und ergänzte Auflage.

1923.   Steif kartoniert 6.— Goldmark

In 150 Seiten werden in ausgezeichneter und knapper Art, nach Körperregionen geordnet, die einzelnen Methoden der örtlichen Betäubung abgehandelt. Jedem Kapitel gehen kurze anatomische und physiologische, die Innervationsgebiete betreffende Bemerkungen voraus. Durch die Aufnahme einiger neuerer Verfahren, wie z. B. der paravertebralen und epiduralen Methoden, der Splanchnikusanästhesie usw. wurde die vorliegende Auflage wesentlich bereichert und auf den heutigen Stand der Wissenschaft gebracht. Der Stoff ist übersichtlich eingeteilt und außerdem unterstützt ein ausführliches Inhaltsverzeichnis das Nachschlagen. Die beigefügten zahlreichen guten Bilder und Figuren, welche teils den Verlauf der einzelnen Nerven zeigen, teils die Technik veranschaulichen, erleichtern das Verständnis des Textes sehr.

Die Ausstattung ist eine sehr gute. Die Anschaffung des Buches, welches eine erhebliche Verbesserung und Bereicherung der früheren Auflage bedeutet, kann nur angelegentlich empfohlen werden. Dem Anfänger kann es zur Einführung in das wichtige Kapitel der Lokalanästhesie dienen, doch auch dem Erfahrenen, dem Praktiker und dem Operateur wird es stets ein willkommener Berater sein.

Ärztliche Nachrichten, Prag

Aus der chirurgischen Praxis
Ratschläge und Winke für angehende Chirurgen

Von

Dr. med. John Blumberg in Dorpat

1922.   2.— Goldmark

Auf 83 Seiten der vom Verlage nach Druck und Papier sehr gut ausgestatteten Broschüre findet der junge Assistent und der chirurgisch tätige Arzt eine Fülle von praktischen Winken und Kenntnissen, die er sonst meist recht mühsam und durch unangenehme persönliche Erfahrungen sich sammeln muß. Mit Nutzen und Gewinn im stillen Kämmerlein zu lesen ist namentlich das Kapitel vom Assistieren während der Operation, die Vorbereitung und die Nachbehandlung der zu operierenden oder operierten Patienten. Manchen Ärger und manche Verdrießlichkeit vermag das anspruchslose, aber sehr nützliche Schriftchen dem jungen Assistenten zu ersparen.

Schweiz. med. Wochenschrift.